中药现代化研究系列

U0385699

中药“讲明白、说清楚”的探索与实践

苏薇薇　主编

王永刚　李沛波　吴　灏　副主编

中山大學出版社
SUN YAT-SEN UNIVERSITY PRESS
·广州·

图书在版编目（CIP）数据

中药“讲明白、说清楚”的探索与实践/苏薇薇主编；王永刚，李沛波，吴灏副主编．—广州：中山大学出版社，2022.11

（中药现代化研究系列）

ISBN 978－7－306－07519－2

Ⅰ．①中…　Ⅱ．①苏…　②王…　③李…　④吴…　Ⅲ．①中药学—研究　Ⅳ．①R28

中国版本图书馆CIP数据核字（2022）第081500号

出 版 人：王天琪
策划编辑：曾育林
责任编辑：曾育林
封面设计：曾　斌
责任校对：梁嘉璐
责任技编：靳晓虹
出版发行：中山大学出版社
电　　话：编辑部020－84113349，84110776，84111997，84110779，84110283
　　　　　发行部020－84111998，84111981，84111160
地　　址：广州市新港西路135号
邮　　编：510275　　传　　真：020－84036565
网　　址：http://www.zsup.com.cn　E-mail：zdcbs@mail.sysu.edu.cn
印 刷 者：广州市友盛彩印有限公司
规　　格：787mm×1092mm　1/16　55.25印张　1380千字
版次印次：2022年11月第1版　2022年11月第1次印刷
定　　价：328.00元

《中药“讲明白、说清楚”的探索与实践》

编　委　会

主　编：苏薇薇

副主编：王永刚　李沛波　吴　灏

编　委（按姓氏拼音排序）：

白　杨　毕　聪　陈丽云　陈　思　谌　攀　程可羚　樊威洋
方铁铮　关倩怡　管淑玉　郭小芳　贺凡珍　黄　昕　贾　强
劳业兴　李　晶　李泮霖　李咏华　梁嘉敏　梁洁萍　梁玉婷
廖　彦　廖弈秋　林　锋　林海丹　刘　翀　刘　宏　刘慧燕
刘孟华　刘忠政　潘隽丽　庞文静　彭　维　饶鸿宇　师　瑞
谭莉萍　唐　清　童　欣　吴钉红　谢镗宁　徐祯彦　许定舟
严曾豪　杨翠平　姚宏亮　曾诗榆　曾　璇　郑艳芳　郑玉莹
周　波　周　静　朱晓枭

内 容 提 要

当前，中药走向国际市场遇到的困难甚多，其根源在于：未能从本质上全面弄清楚中药的化学物质基础和药效物质基础，未能对中药作用机制及作用靶点进行深入研究，这已成为制约中药国际化的技术瓶颈。为解决这一问题，最近20年来中山大学苏薇薇教授团队进行了有益的探讨。围绕着将“中药成分讲明白、药效说清楚”开展研究。本书收录了苏薇薇团队有关中药“讲明白、说清楚”的原创性研究成果，涉及化橘红、田基黄、麦冬、枳壳、金银花、猴耳环、珍珠母、何首乌等中药材，以及复方血栓通胶囊、脑心通胶囊、口炎清颗粒、丹红注射液、参芪扶正注射液、脑栓通胶囊、银杏叶提取物注射液、红核妇洁洗液、补肺活血胶囊等中成药大品种。本书对中药现代化研究具有积极意义。

本书获得悦康药业——中山大学药物研究开发联合实验室（33000－71010041）的资助。

目　录

第一部分　中药材研究

一、化橘红的研究

二、田基黄的研究

三、麦冬的研究

四、枳壳、枳实的研究

第一部分　中药材研究

一、化橘红的研究

南药化橘红基原考证

[摘要] 对南药化橘红的基原进行考证，包括化橘红的历史沿革、基原植物考证、分子水平的亲缘性研究、有效成分及药效的研究，并对化橘红植物来源方面存在的问题进行了讨论。从药材沿革史来看，道地药材化橘红的基原植物为化州柚，而非现今市场上的化州柚和柚；分子水平的研究表明，化州柚遗传特征与柚存在一定距离；化州柚来源的化橘红药材在有效成分含量及药效方面均显著优于柚来源的药材。

2010 年版《中华人民共和国药典》（以下简称《中国药典》）规定，化橘红为芸香科植物化州柚 *Citrus grandis* 'Tomentosa' 或柚 *Citrus grandis*（L.）Osbeck 的未成熟或近成熟的干燥外层果皮。化州柚习称“毛橘红”，柚习称“光七爪”“光五爪”。化橘红具有理气宽中、燥湿化痰的功效，用于治疗咳嗽痰多、食积伤酒、呕恶痞闷等症[1]。从历版《中国药典》变更来看，化橘红为多基原药材。历史记载显示，化橘红最初来源于化州柚，经过较为复杂的沿革，逐渐演变出多来源的现状，直接导致了目前化橘红药材品种的混乱。本文以古籍、史料及现代植物学文献为基础，对化橘红药材来源植物的演变、历史沿革进行考证，并从分类学、分子水平角度来考察化橘红各原植物来源的关系，对各来源植物的入药合理性进行评价。

1 化橘红的历史沿革

据记载，广东的化州橘红始种于梁朝，至今已有约 1500 年的历史[2]。经过南北朝、隋、唐、宋、元各时期的不断发展，于明朝永乐年间被定为朝庭贡品[3]。

化橘红又名化皮（《岭南杂记》）、化州橘红（《岭南随笔》）、化州陈皮（《本草从新》）、柚皮橘红（《中药志》）、毛化（《广西中药志》）[4]。化橘红来源于化州柚而不是橘，对此文献有明确记载：清乾隆十三年（公元 1748 年）《广东省化州志 · 卷一 · 物产》[5]记载“惟橘红最为佳品，其种二有红白瓤之分，即柚也。岐黄家用以利气化痰，功倍他药”；清光绪十六年（公元 1890 年）《广东省化州志 · 卷二·物产》[6]则记载：“（化橘红）其实非橘，皮厚肉酸，不中食。其皮釐为五片七片，不可成双。治痰症如神，每片真者可直一金……化州橘红赝者多而真者难得，今广东柑橘橙柚之皮皆充。”

事实上，化橘红之所以称为“化橘红”，正是因为其与橘红的药效相仿，但又优于其功效，故药材名前冠以“化”字，以表产地。据化州县志，当时“化州药属五十有九，皆非道地材，惟橘红为最佳品”；如若处方上不写“化”橘红，药肆常以橙橘柚柑等皮冒充入药[7]。

经过历代医家不断补充和发展，“化橘红”与“橘红”明确分为两类[8]。乾隆三十年（公元1765年），赵学敏在《本草纲目拾遗》中已将化橘红正式立目。其后的本草著作多以此为基础，与历史上的橘皮、橘红相区别。

清代中叶，化州全县种植化州柚尚有20多公顷。至清末民初战火频繁，当局不重视中药的发展，导致化州柚果树损失严重。化州柚产量减少，市场上逐渐产生以其他品种柚皮混充的现象，市售药材中也逐渐开始以其他柚皮作为代用品[9]。

1977年版《中国药典》首次建立“化橘红”项，包括化州柚和柚两个植物来源。1985年版及以后各版《中国药典》中化橘红均包括毛橘红（化州柚）和光橘红（柚）两个品种。事实上，中华人民共和国成立以后，化州柚产量一度萎缩，致使化州柚来源的化橘红难以为继。《中国药典》把柚列入化橘红来源之一，也是不得已而为之。

2 化橘红基原植物考证

《中国药典》将化橘红原植物来源分为化州柚与柚。根据《中国植物志》[2]记载，柚为芸香科柑橘属植物，拉丁学名为 *Citrus maxima*（Burm.）Merr.，《中国药典》记载柚的拉丁学名为 *Citrus grandis*（L.）Osbeck。化州柚为柚的栽培变种，拉丁学名应当为 *Citrus maxima*（Burm.）Merr. cv. Tomentosa。在植物分类等级上，化州柚与柚非并列关系。

根据定义，人们将在自然生态系统中所有非人为控制环境下生存的生物种类称为野生种；经由人工栽培后驯化产生的植物种类称为栽培变种（也称“品种”），在分类等级上归于种之下。化州柚为柚的栽培变种，应归于柚种等级之下。但柚 *Citrus maxima*（Burm.）Merr. 目前仍未发现野生种[10]，作为柑橘属下“种”的概念，其分类学地位曾一度被质疑，这可能是人们误将化州柚和柚并列为品种的原因。

半个多世纪以来，有两个主流学派涉及柑橘属的分类研究：Swingle（1948）学派和以田中长三郎为代表的学派[11]。

Swingle 学派认为：从系统发生的观点而论，接枝、芽变、突变等行营养繁殖的植物，充其量只能认为是栽培品种，不是系统分类学概念的种[11]。其将柑橘属分为2个亚属：大翼橙亚属 Subgenus *Papeda* 和柑橘亚属 Subgenus *Citrus*。其中，柑橘亚属包括柑橘 *Citrus reticulata* Blanco、柚 *Citrus grandis*（L.）Osbeck 等10个种。Swingle 系统认为柚主要分布于东南亚、东印度群岛以及广大亚热带地区[12]，在柚之下未有描述变种或杂交种。

田中长三郎则认为突变是柑橘属新种形成的主因，且柑橘属植物的基因中心是在印度东北部；柚的起源分为内陆性系统和海洋性系统。内陆性柚是原始的，经印度传入东南亚，并形成较为进化的海洋性柚[13]。而且，田中对柚原产于中国这一点提出异议，认为中国古代的柚其实指的是香橙（*Citrus junos* Sieb. ex Tanaka），中国不过是柚的“次生基因中心”。

但根据我国古籍的记载，田中长三郎的说法存在问题，我国很早便有柚的栽培史记载。我国最早解释词义的专著《尔雅·释木篇》记载有“櫠，椵”。东晋著名学者郭璞对其注解为：柚属也，子大如盂，皮厚二、三寸，中似枳，食之少[14]。故中国古代所说的“柚”，正是如今所指的“柚”，而非香橙。

不过，田中长三郎将柚起源分内陆性及海洋性系统的观点，得到了部分学者的支持。叶荫民[13]认为中国内陆性柚多样化中心位于秦岭、长江中游以南和南岭一带，包括四川、湖北、湖南等地。而海洋性柚品系的多样化中心分布在福建、广东的沿海地区和台湾。他认为化州橘红（即化州柚）正是海洋性系统的代表品种之一[13]，是经过人工栽培选育而得来的品种。

此外，为了证明柚的种的地位，我国学者做出了巨大贡献。张太平等[15]通过对柑橘亚属柚的主要品种和新发现的大翼橙亚属野生近缘种云南红河橙 *Citrus hongheensis* 进行遗传关系研究，发现两者种内集合良好，种间分异明显。由于大翼橙类被认为是柑橘属最原始的类型，因此该遗传研究结果有力地支持了柚的种的地位[10]。

柑橘属植物本身栽培历史悠久，种间、种内杂交极其普遍。据不完全统计，光柚的品种（包括传统品种及新品种）就在120个以上。这些通过基因突变、多倍性育种或是杂交形成的新种或新栽培品种，使整个柑橘属内的植物分类关系复杂化，因此也有人试图将柚的栽培品种上升到种的地位。

针对柑橘属分类问题，《中国植物志》选用 Swingle 系统，并做增订，主要观点有：①野生性状强的视为种的等级。②对种的划分依据，着重基本形态，至于有表征区分的类群，认为是种下等级的性状。据此栽培种包容了大量的品种品系。③有些疑为杂交起源的种，出于多个原因，如已具有惯用名，仍被保留作为分类学上的种的等级，避免名称反复更换而带来的麻烦与混乱[11]。由此目前学者普遍承认，柚 *Citrus maxima*（Burm.）Merr. 具有种的地位，并与香橼 *Citrus medica* L.、柑橘 *Citrus reticulata* Blanco 并列成为柑橘属 *Citrus* L. 下分布最广泛的三大基本种。

综上，根据化橘红的历史沿革及栽培史记载，《中国植物志》将化州柚定为柚的栽培变种，在分类学等级上归于柚种下一级。除具有柚的一般植物学特征之外，化州柚还具有特异性特征"果被柔毛，果皮比柚的其他品种厚"[2]（"毛橘红"名字的由来）。《中国药典》化橘红项下"为芸香科植物化州柚或柚的未成熟或近成熟的干燥外层果皮"将化州柚与柚并列的写法，实则是采用了旧的分类观念。

3　化橘红基原植物的亲缘性

已有研究对市面上不同来源、不同产地的化橘红药材进行基因分析，来确立其亲缘关系。

针对柑橘属，庞晓明等[16]利用 SSR 标记对 29 份柑橘属及其近缘属植物的亲缘关系进行分析。实验结果证实柑橘属的香橼、柚和柑橘能够得到很好的分离，支持了其为现代柑橘属下三大基本种的观点。邓锋等[17]采用 ISSR 分子标记法，用 20 条 ISSR 引物对化橘红、橘、柚等共 16 个样品进行 PCR 扩增及电泳分析，筛选出 2 条可扩增出较明显多态性条带的 ISSR 引物。此结果表明，化橘红、橘及柚的 ISSR 序列有着较高的同源性，提示这些种群间可能发生过自然或人为的基因交流。陈晓颖等[18]对广东地区的毛橘红（即化州柚）、沙田柚及其近缘种柑橘进行 rDNA ITS 序列测定。结果发现，基于 K2P 参数遗传距离模型构建的毛橘红与沙田柚、柑橘 rDNA 的 ITS 序列遗传距离分别为 1. 05 和 2. 29，即毛橘红与其近缘品种 ITS 序列有明显差异，而毛橘红间 ITS 序列相似率为 100%。林励等[19]对 23 个不同产地（广东、广西）的化州柚进行随机扩增多态性分析，发现产地同为化州的化州柚遗传距离均小于 0. 01，不同产地的化州柚遗传距离则在 0. 19 以上。这说明化州柚的遗传特征受产地因素影响。故有人称"纵有移植、仿冒也算不得'化橘红'"[7]。

4　化橘红基原植物化学成分及药效的区别

有研究表明，柚皮苷为化橘红止咳化痰的有效成分，主要存在于柚的外层果皮中，柚皮苷的含量直接影响化橘红的药效[20]。为进一步开发利用化橘红，有研究者先后对不同来源的化橘红进行成分研究及药效实验。

刘群娣等[21]采用 HPLC-DAD-MS/MS 方法，对化橘红中主要化学成分进行定性研究。结果发现，毛橘红含有未在光橘红中检测出的佛手苷内酯；含量方面，毛橘红的柚皮苷、野漆树苷、水合氧化前胡素和异欧前胡素明显高于光橘红。林励等[22]比较了毛橘红（化州柚）与光橘红（柚）两者的总黄酮含量，结果发现毛橘红总黄酮含量、柚皮苷含量均高于光橘红，且前者野漆树苷含量甚至为后者的 10 倍。文小燕等[23]采用高效液相色谱法对 10 个产地的化橘红药材（包括化州柚和柚）进行柚皮苷含量测定，结果发现，各产地化橘红中柚皮苷含量存在差异，并以广东化州产地的毛橘红含量为最高。张秀明等[24]采用小鼠酚红法及小鼠二甲苯致炎法对毛橘红（化州柚）及光橘红（柚）进行化痰和抗炎药效学比较，结果发现，相同剂量下，毛橘红化痰和抗炎作用强度显著大于光橘红。这提示毛橘红药效质量优于光橘红，证明了毛橘红的道地性。

5 讨论

正是化州柚曾经的稀缺及药肆冒充入药的行为，导致化橘红药材市场杂乱，历版《中国药典》也因此将化橘红描述为多来源药材。

但根据古籍和文献考据，化橘红的基原植物应为化州所产的化州柚，是柚种之下的栽培变种。而《中国药典》中化橘红项下“柚的干燥外果皮”，是化州柚匮乏时期出现的药材替代品。从分子水平来看，化州柚与其他柚类品种存在一定遗传距离，且二者的有效成分含量、药效作用差异也很大，化州柚来源的化橘红药材显著优于柚类品种的药材。因此，化州柚和柚品种不可混为一谈，也不应相互替代。

如今化橘红基原植物化州柚种植面积已超过6000公顷，产量提升，完全可以满足市场需求，且有效成分和药效方面优势显著。笔者建议下一版《中国药典》将化州柚规定为化橘红药材的唯一来源，以避免今后用药的混乱。

参考文献

[1] 国家药典委员会．中华人民共和国药典［S］．一部．北京：中国医药科技出版社，2010：69－70.

[2] 黄成就．中国植物志［M］．43（2）卷．北京：科学出版社，1997：189.

[3] 李润唐，李映志，汪永保，等．中药“化橘红”原料植物化州柚种质资源初步研究［J］．中国南方果树，2012，41（4）：53－55.

[4] 肖耀军．关于橘红与化橘红的鉴别及合理使用［J］．北京中医药，2012，31（10）：772－775.

[5] 广东省地方史志办公室．广东历代方志集成·高州府部（九）［M］．广州：岭南美术出版社影印，2009：422.

[6] 广东省地方史志办公室．广东历代方志集成·高州府部（十）［M］．广州：岭南美术出版社影印，2009：50.

[7] 张忠炎，曹伯占．橘红小史［J］．山东中医学院学报，1984，8（2）：57－59.

[8] 金世元．橘红的品种及今昔药用情况［J］．首都医药，2005，5（5）：41－42.

[9] 左大勳，贺善安．化州桔红［J］．中药通报，1958，4（3）：86－89.

[10] 张太平，彭少麟，王峥峰，等．柚类品种遗传相互关系的RAPD标记研究［J］．热带亚热带植物学报，2001，9（4）：322－328.

[11] 黄成就．中国芸香科植物资料：（V）柑桔属植物种的问题［J］．广西植物，1990，10（4）：273－296.

[12] SWINGLE W T，REECE P C. The botany of *Citrus* and its wild relatives［M］.

Vol 1. Berkeley: University of California Press, 1967.
[13] 叶荫民. 柚 *Citrus grandis* (L.) Osbeck 种质多样化中心的探讨 [J]. 中国南方果树, 1997, 26 (1): 3-5.
[14] 阮元. 十三经注疏 [M]. 北京: 中华书局, 2003: 2636.
[15] 张太平, 彭少麟, 王峥峰, 等. 柚类种质资源研究与保护概况 [J]. 生态科学, 2001, 20 (3): 8-13.
[16] 庞晓明, 胡春根, 邓秀新. 用 SSR 标记研究柑橘属及其近缘属植物的亲缘关系 [J]. 遗传学报, 2003, 30 (1): 81-87.
[17] 邓锋, 莫结丽, 陈浩桉. 采用 ISSR 分子标记法鉴别道地药材化橘红 [J]. 广东药学院学报, 2009, 25 (5): 455-458.
[18] 陈晓颖, 高晓霞, 罗源生, 等. 化橘红 rDNA ITS 序列特征的初步分析 [J]. 中药材, 2007, 30 (3): 268-270.
[19] 林励, 欧剑锋, 肖凤霞, 等. 化橘红种质资源的随机扩增多态性 DNA 分析 [J]. 广州中医药大学学报, 2008, 25 (4): 350-354.
[20] GAO S, LI P B, YANG H L, et al. Antitussive effect of naringin on experimentally induced cough in guinea pigs [J]. Planta Med, 2010, 77 (1): 16-21.
[21] 刘群娣, 谢春燕, 闫李丽, 等. 化橘红化学成分的 HPLC-DAD-MS/MS 分析 [J]. 世界科学技术 (中医药现代化), 2011, 13 (5): 864-867.
[22] 林励, 陈志霞, 袁旭江, 等. 两种化橘红的质量鉴别 [J]. 广州中医药大学学报, 2004, 21 (4): 308-312.
[23] 文小燕, 谭梅英, 张诚光. 不同产地化橘红中柚皮苷的含量分析 [J]. 湖南中医杂志, 2013, 29 (6): 125-126.
[24] 张秀明, 陈志霞, 林励. 毛橘红与光橘红的化痰及抗炎作用比较研究 [J]. 中药材, 2004, 27 (2): 122-123.

[作者: 廖弈秋、李泮霖、廖文波、苏薇薇, 原文发表于《中药材》, 2015 年第 38 卷第 2 期, 第 401-404 页]

化橘红药典标准的修改建议及其等级标准的建立

[摘要] 针对现行《中国药典》化橘红标准中基原混乱、实际使用的药用部位与规定不符等问题，经过大量的文献考证、市场调研及实验研究，提出了化橘红药典标准合理的修改建议。化橘红最初植物来源为化州柚，柚是化州柚匮乏时期出现的替代品，二者化学成分的种类和含量均有较大差异，有必要加以区分，建议将化州柚作为化橘红的唯一基原。化橘红在实际使用中，药用部位逐渐由外层果皮演变为幼果，二者化学组成相同且幼果有效成分含量更高，因此建议：化橘红应增加幼果这一药用部位。此外，还建立了化橘红等级标准，可以区分药材基原、评价质量优劣。本研究为完善化橘红质量标准提供了依据，并将规范化橘红市场流通，促进化橘红资源合理利用，加速化橘红进入国际市场。

化橘红是岭南特色中药，用于治疗咳嗽痰多、食积伤酒、呕恶痞闷等症，是广东省化州市的地理标志产品。其应用历史悠久，在历代本草及历版药典中均有记载，目前收载于《中国药典（2015 版）》一部[1]。我们经过大量的文献考证、市场调研及实验研究，认为现行版药典中的化橘红质量标准存在以下两个问题：第一，植物基原混乱。2015 年版药典"化橘红"项下规定，化橘红为芸香科植物化州柚 *Citrus grandis*'Tomentosa'或柚 *Citrus grandis*（L.）Osbeck 的未成熟或近成熟的干燥外层果皮。化州柚为柚的一个栽培变种，在分类学上归于柚种的下一级，"化州柚或柚"并列的写法是采用旧的分类观念，不够准确[2]。此外，两种基原药材质量有很大差异，而《中国药典》中的相关标准无法进行区分。第二，实际使用的药用部位与《中国药典》的规定不一致。根据当前的市场现状及民间用药习惯，化州柚普遍使用干燥未成熟幼果入药，而《中国药典》规定的外层果皮已非常少见。化州柚幼果的质量标准仍处于空缺状态，严重影响了其监管及利用。

为了解决以上问题，本研究通过对化橘红的历史沿革进行考证，弄清化橘红多基原的产生及药用部位变迁的缘由。通过收集并检测市场上各类化橘红样品，探讨不同基原及药用部位间的差异，并建立化橘红等级标准，可对基原进行区分，对质量优劣进行评价。本研究结果将为化橘红药典标准的修订提供建议，为规范化橘红市场流通提供依据。

1 材料

1.1 样品的收集

从广东、广西等地收集具代表性的化橘红药材124批（表1），其中化州柚基原98批、柚基原26批。化州柚基原中又包括81批幼果及17批外果皮（即五爪或七爪）样品；柚基原的样品只收集到幼果样品。代表性样品图片如图1所示。

表1 化橘红样品及其测定结果

编号	基原	产地	年份	部位	外表面被毛	横直径/cm	纵直径/cm	果皮厚度/cm	水分 w/%	柚皮苷 w/%	野漆树苷 w/%	总黄酮 w/%	聚类	等级
1	化州柚	广东化州	2016	幼果	有	5.69	6.01	2.31	11.70	7.92	0.74	8.66	3	二
2	化州柚	广东化州	2016	幼果	有	5.13	5.03	1.61	11.03	7.94	0.77	8.71	3	二
3	化州柚	广东化州	2016	幼果	有	5.26	5.48	1.89	10.81	8.28	0.74	9.02	3	二
4	化州柚	广东化州	2016	幼果	有	5.67	5.96	1.88	10.12	9.08	0.91	9.99	2	二
5	化州柚	广东化州	2016	幼果	有	5.95	5.80	1.87	11.69	10.60	0.93	11.53	2	二
6	化州柚	广东化州	2016	幼果	有	6.05	6.01	2.22	11.29	9.33	0.92	10.25	2	三
7	化州柚	广东化州	2016	幼果	有	5.67	5.82	2.21	11.28	6.80	0.68	7.48	3	二
8	化州柚	广东化州	2016	幼果	有	5.63	5.67	1.96	11.30	7.86	0.76	8.62	3	二
9	化州柚	广东化州	2016	幼果	有	5.79	5.42	2.08	11.34	9.81	0.96	10.77	2	二
10	化州柚	广东化州	2016	幼果	有	5.47	5.85	2.17	10.82	8.09	0.84	8.93	3	二
11	化州柚	广东化州	2016	幼果	有	5.61	5.74	2.10	7.89	8.02	0.87	8.89	3	二
12	化州柚	广东化州	2016	幼果	有	6.17	6.31	2.24	9.40	12.00	0.38	12.38	2	三
13	化州柚	广东化州	2016	幼果	有	6.33	6.09	2.02	9.50	7.55	0.35	7.90	3	三
14	化州柚	广东化州	2016	幼果	有	5.48	5.71	1.98	9.76	8.50	0.36	8.86	3	二
15	化州柚	广东化州	2016	幼果	有	5.83	5.31	1.18	9.86	6.69	0.52	7.21	3	二
16	化州柚	广东开平	2017	幼果	有	4.70	4.50	1.56	9.17	10.70	1.01	11.71	2	一
17	化州柚	广东化州	2017	幼果	有	5.33	4.87	1.87	7.87	7.46	0.77	8.23	3	二
18	化州柚	广东化州	2016	幼果	有	6.44	6.57	1.44	6.28	8.09	0.18	8.27	3	三
19	化州柚	广东化州	2017	幼果	有	5.12	5.40	1.72	6.71	12.17	0.57	12.73	2	二
20	化州柚	广东化州	2017	幼果	有	3.19	3.29	1.40	8.87	18.43	1.27	19.69	1	一
21	化州柚	广东化州	2017	幼果	有	4.77	4.86	1.70	9.07	8.47	0.58	9.05	2	一
22	化州柚	广东化州	2010	幼果	有	5.53	5.69	2.05	8.88	7.45	0.28	7.73	3	二
23	化州柚	广东化州	2011	幼果	有	5.92	6.15	2.02	10.53	8.92	0.33	9.25	2	三
24	化州柚	广东化州	2012	幼果	有	5.92	5.81	1.92	8.88	8.54	0.15	8.69	3	二
25	化州柚	广东化州	2011	幼果	有	6.80	7.26	2.32	8.90	7.91	0.15	8.06	3	四
26	化州柚	广东化州	2010	幼果	有	6.71	6.48	2.11	8.58	9.86	0.24	10.10	2	三
27	化州柚	广东化州	2012	幼果	有	5.65	5.94	2.23	9.04	10.47	0.29	10.76	2	二
28	化州柚	广东化州	2010	幼果	有	5.94	5.62	1.62	9.25	5.91	0.23	6.14	3	二
29	化州柚	广东化州	2011	幼果	有	6.73	6.86	1.96	10.18	6.63	0.19	6.82	3	三
30	化州柚	广东化州	2012	幼果	有	6.46	5.90	1.83	8.96	8.14	0.30	8.44	3	三
31	化州柚	广东化州	2010	幼果	有	6.18	5.66	1.86	10.04	6.73	0.20	6.93	3	二
32	化州柚	广东化州	2011	幼果	有	6.00	7.19	1.79	11.00	6.16	0.15	6.31	3	三

续上表

编号	基原	产地	年份	部位	外表面被毛	横直径/cm	纵直径/cm	果皮厚度/cm	w/% 水分	w/% 柚皮苷	w/% 野漆树苷	w/% 总黄酮	聚类	等级
33	化州柚	广东化州	2010	幼果	有	6.05	6.50	1.92	11.57	6.85	0.16	7.01	3	三
34	化州柚	广东化州	2011	幼果	有	6.85	6.76	2.33	11.69	7.38	0.25	7.63	3	三
35	化州柚	广东化州	2012	幼果	有	7.77	7.21	2.10	11.91	5.27	0.11	5.38	4	四
36	化州柚	广东化州	2010	幼果	有	6.57	6.34	2.09	12.16	7.77	0.26	8.03	3	三
37	化州柚	广东化州	2011	幼果	有	5.40	6.19	1.73	11.79	7.31	0.20	7.51	3	二
38	化州柚	广东化州	2011	幼果	有	6.88	6.65	1.94	11.25	8.15	0.26	8.41	3	三
39	化州柚	广东化州	2012	幼果	有	5.91	6.08	2.08	9.64	8.34	0.30	8.64	3	二
40	化州柚	广东化州	2011	幼果	有	6.99	6.67	1.27	11.95	6.08	0.19	6.27	4	三
41	化州柚	广东化州	2010	幼果	有	7.17	7.18	1.33	11.84	6.42	0.22	6.64	3	四
42	化州柚	广东化州	2010	幼果	有	5.65	5.65	1.69	12.25	8.30	0.38	8.68	3	二
43	化州柚	广东化州	2011	幼果	有	5.89	5.52	1.62	11.84	9.30	0.36	9.66	2	二
44	化州柚	广东化州	2012	幼果	有	5.84	5.93	1.73	12.03	6.88	0.16	7.04	3	二
45	化州柚	广东化州	2010	幼果	有	7.33	7.41	2.04	12.23	8.01	0.52	8.53	3	四
46	化州柚	广东化州	2011	幼果	有	6.35	7.28	1.92	12.13	6.02	0.28	6.30	4	三
47	化州柚	广东化州	2010	幼果	有	6.94	6.39	1.75	11.70	7.41	0.24	7.65	3	三
48	化州柚	广东化州	2011	幼果	有	5.34	5.75	1.84	10.95	7.05	0.23	7.28	3	二
49	化州柚	广东化州	2011	幼果	有	6.61	6.97	2.00	11.56	5.84	0.29	6.13	4	三
50	化州柚	广东化州	2010	幼果	有	6.27	6.20	1.86	12.44	5.71	0.23	5.94	4	三
51	化州柚	广东化州	2012	幼果	有	5.00	5.31	1.56	12.22	10.03	0.42	10.45	2	二
52	化州柚	广东化州	2012	幼果	有	6.80	6.53	1.69	11.20	6.36	0.47	6.83	3	三
53	化州柚	广东化州	2012	幼果	有	3.64	3.71	1.23	11.37	13.53	0.57	14.10	1	一
54	化州柚	广东化州	2007	幼果	有	4.59	4.84	1.47	11.69	9.16	0.39	9.55	2	一
55	化州柚	广东化州	2008	幼果	有	4.90	5.70	1.82	10.73	9.45	0.86	10.31	2	二
56	化州柚	广东化州	2008	幼果	有	4.59	6.45	1.46	11.39	10.70	0.55	11.25	2	二
57	化州柚	广东化州	2009	幼果	有	4.25	6.64	1.32	12.39	9.23	0.22	9.45	2	二
58	化州柚	广东化州	2007	幼果	有	4.25	4.15	1.38	11.71	14.83	0.56	15.39	1	一
59	化州柚	广东化州	2007	幼果	有	4.46	4.79	1.62	10.99	8.58	0.67	9.25	2	一
60	化州柚	广东化州	2007	幼果	有	4.23	5.14	1.65	11.69	18.25	0.66	18.91	1	一
61	化州柚	广东化州	2008	幼果	有	3.81	4.81	1.51	9.60	10.86	0.84	11.70	2	一
62	化州柚	广西玉林	2011	幼果	有	4.49	5.59	1.72	10.63	9.07	0.11	9.18	2	二
63	化州柚	广西玉林	2012	幼果	有	4.85	5.84	1.85	11.65	9.85	0.13	9.98	2	二
64	化州柚	广西玉林	2010	幼果	有	4.83	6.40	1.88	9.11	10.48	0.12	10.60	2	二
65	化州柚	广西玉林	2012	幼果	有	4.80	6.25	1.83	9.37	8.45	0.12	8.57	3	二
66	化州柚	广西玉林	2010	幼果	有	4.21	4.71	1.64	9.45	10.54	0.13	10.67	2	一
67	化州柚	广西玉林	2011	幼果	有	4.58	5.46	2.01	11.14	6.46	0.12	6.58	3	二
68	化州柚	广西博白	2011	幼果	有	6.03	6.43	2.05	11.17	8.46	0.28	8.74	3	三
69	化州柚	广西博白	2012	幼果	有	6.79	6.70	2.01	10.69	5.42	0.23	5.65	4	三
70	化州柚	广西博白	2010	幼果	有	6.06	6.12	1.72	9.71	7.40	0.20	7.60	3	三
71	化州柚	广西桂林	2010	幼果	有	7.35	8.20	2.64	8.33	5.17	0.18	5.35	4	四
72	化州柚	广西桂林	2011	幼果	有	7.46	8.47	2.91	11.80	4.71	0.16	4.87	4	四
73	化州柚	广西桂林	2011	幼果	有	6.45	8.18	2.59	12.60	7.65	0.30	7.95	3	四
74	化州柚	广西桂林	2012	幼果	有	8.35	8.54	2.82	12.41	6.28	0.26	6.54	4	不合格
75	化州柚	广西	2012	幼果	有	6.35	6.35	1.43	12.09	8.40	0.16	8.56	3	三

续上表

编号	基原	产地	年份	部位	外表面被毛	横直径/cm	纵直径/cm	果皮厚度/cm	w/% 水分	w/% 柚皮苷	w/% 野漆树苷	w/% 总黄酮	聚类	等级
76	化州柚	广西清湖	2008	幼果	有	4.97	5.73	1.85	12.63	6.02	0.65	6.67	3	二
77	化州柚	广西清湖	2008	幼果	有	7.49	8.12	2.39	7.32	5.03	0.40	5.43	4	四
78	化州柚	广西清湖	2009	幼果	有	3.41	3.74	1.19	11.64	18.16	1.09	19.25	1	一
79	化州柚	广西桂林	2007	幼果	有	4.42	5.54	1.65	11.67	8.32	0.98	9.30	3	一
80	化州柚	广西清湖	2007	幼果	有	4.37	4.26	1.32	11.75	8.89	1.25	10.14	2	一
81	化州柚	广西陆川	2007	幼果	有	4.88	5.25	1.15	7.78	10.48	0.23	10.71	2	二
82	化州柚	广东化州	2018	外果皮	有	5.33	5.44	0.35	7.39	5.72	0.70	6.42	3	二
83	化州柚	广东化州	2018	外果皮	有	4.98	4.75	0.47	10.73	7.35	0.21	7.56	3	二
84	化州柚	广东化州	2018	外果皮	有	5.03	5.29	0.41	7.18	5.96	0.71	6.67	3	二
85	化州柚	广东化州	2018	外果皮	有	5.30	4.89	0.45	10.07	7.83	0.48	8.31	3	二
86	化州柚	广东化州	2018	外果皮	有	4.14	4.04	0.41	9.16	9.03	0.33	9.36	2	一
87	化州柚	广东化州	2018	外果皮	有	5.96	5.46	0.37	11.03	4.58	0.53	5.11	4	三
88	化州柚	广东化州	2018	外果皮	有	4.14	3.82	0.32	8.84	9.97	0.99	10.96	2	一
89	化州柚	广东化州	2018	外果皮	有	5.78	5.66	0.44	9.26	5.85	0.80	6.65	3	二
90	化州柚	广东化州	2018	外果皮	有	5.05	5.60	0.38	9.03	5.00	0.53	5.53	4	三
91	化州柚	广东化州	2018	外果皮	有	5.99	5.55	0.45	10.96	5.18	0.64	5.82	4	三
92	化州柚	广东化州	2018	外果皮	有	5.37	5.34	0.41	10.25	6.20	0.31	6.51	3	二
93	化州柚	广东化州	2018	外果皮	有	5.57	5.75	0.40	8.65	4.77	0.60	5.37	4	三
94	化州柚	广东化州	2018	外果皮	有	5.52	5.18	0.22	9.64	8.34	1.04	9.38	3	二
95	化州柚	广东化州	2018	外果皮	有	6.11	6.61	0.34	9.46	3.18	0.40	3.58	4	四
96	化州柚	广东化州	2018	外果皮	有	5.13	4.99	0.29	9.78	5.18	0.27	5.45	4	三
97	化州柚	广东化州	2018	外果皮	有	7.20	5.57	0.37	10.37	3.83	0.58	4.41	4	三
98	化州柚	广东化州	2018	外果皮	有	5.13	5.49	0.26	9.95	4.03	0.47	4.50	4	三
99	柚	广东肇庆	2007	幼果	无	7.24	9.66	2.10	13.41	3.87	0.04	3.91	4	不合格
100	柚	广东梅县	2009	幼果	无	7.04	9.41	2.44	12.46	2.95	0.07	3.02	4	不合格
101	柚	广东化州	2007	幼果	无	7.28	10.32	2.56	11.98	2.92	0.06	2.98	4	不合格
102	柚	广东化州	2007	幼果	无	6.42	9.26	2.63	12.74	4.44	0.05	4.49	4	四
103	柚	广东怀集	2007	幼果	无	4.95	7.63	2.20	11.02	6.30	0.12	6.42	3	四
104	柚	广东化州	2008	幼果	无	7.34	9.75	2.23	12.87	4.31	0.08	4.39	4	不合格
105	柚	广东湛江	2007	幼果	无	7.81	10.20	2.34	12.60	6.42	0.08	6.50	4	不合格
106	柚	广东化州	2009	幼果	无	5.31	6.46	1.85	11.93	6.93	0.10	7.03	3	四
107	柚	广东化州	2008	幼果	无	6.51	8.76	1.98	11.36	4.25	0.08	4.33	4	四
108	柚	广东化州	2008	幼果	无	8.01	10.99	3.36	8.37	4.11	0.07	4.18	4	不合格
109	柚	广东化州	2008	幼果	无	6.95	9.81	2.33	6.35	2.66	0.07	2.73	4	不合格
110	柚	广东梅县	2009	幼果	无	4.55	6.83	2.16	6.15	3.16	0.06	3.22	4	不合格
111	柚	广东	2008	幼果	无	3.75	4.25	1.88	9.89	7.75	0.13	7.88	3	四
112	柚	广东	2009	幼果	无	6.33	6.61	1.88	10.00	7.30	0.19	7.49	3	四
113	柚	广东	2009	幼果	无	4.75	5.11	1.83	9.89	7.99	0.12	8.11	3	四
114	柚	广东	2010	幼果	无	3.96	4.95	2.01	10.26	10.21	0.16	10.37	2	四
115	柚	广西	2018	幼果	无	6.93	7.72	2.71	10.34	6.95	0.17	7.12	3	四
116	柚	广西	2018	幼果	无	3.68	4.74	1.57	8.00	10.09	0.13	10.22	2	四
117	柚	广西	2018	幼果	无	4.51	6.09	1.65	12.26	4.46	0.07	4.53	4	四
118	柚	广西	2018	幼果	无	3.45	4.42	1.47	7.76	10.73	0.14	10.87	2	四

续上表

编号	基原	产地	年份	部位	外表面被毛	横直径/cm	纵直径/cm	果皮厚度/cm	w/% 水分	w/% 柚皮苷	w/% 野漆树苷	w/% 总黄酮	聚类	等级
119	柚	广西	2018	幼果	无	7.16	8.42	1.99	10.32	3.53	0.07	3.60	4	四
120	柚	广西江口	2007	幼果	无	8.13	10.42	2.89	12.91	5.73	0.10	5.83	4	不合格
121	柚	广西玉林	2007	幼果	无	3.97	4.80	1.89	12.22	8.56	0.08	8.64	2	四
122	柚	广西玉林	2007	幼果	无	4.62	6.02	1.67	10.31	6.85	0.16	7.01	3	四
123	柚	广西玉林	2007	幼果	无	4.02	4.66	1.66	9.78	14.30	0.47	14.77	1	四
124	柚	广西玉林	2007	幼果	无	3.45	4.36	1.57	8.94	8.72	0.13	8.85	2	四

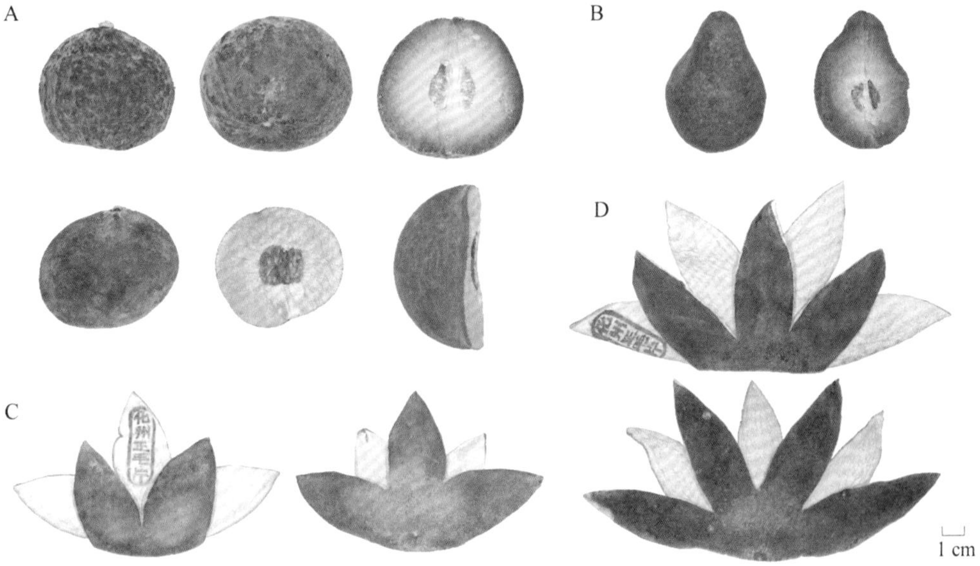

图1　化橘红样品外观

A：化州柚幼果；B：柚幼果；C：化州柚外果皮（五爪）；D：化州柚外果皮（七爪）

1.2　仪器

电子分析天平（ME204，瑞士 Mettler toledo 公司）；Ultimate 3000 高效液相色谱仪（美国 Dionex 公司，DGP－3600SD 双三元泵、SRD－3600 脱气机、UPS－3000SL 自动进样器、TCC3000－RS 柱温箱、DAD 检测器、Chromeleon 7.2 数据处理软件）；色谱柱：Welch XB-C_{18}（4.6 mm×250 mm，5 μm，S. N. 211604929），依利特 Hypersil BDS C_{18}（4.6 mm×250 mm，5 μm），戴安 Acclaim 120 C_{18}（4.6 mm×250 mm，5 μm）；数控超声波清洗器（KQ500DE，昆山市超声仪器有限公司）；超纯水器（Simplicity 185 personal，美国 Millipore 公司）；移液管。

1.3　试药

柚皮苷对照品（批号：110722－201111），野漆树苷对照品（批号：111919－

201102）、异欧前胡素对照品（批号：110827－200407），购自中国药品生物制品检定所；橙皮内酯水合物对照品为实验室自制，HPLC 检测纯度高于98%；甲醇（分析纯、色谱纯），冰醋酸（色谱纯）。

2 方法

2.1 外观性状

测量果实的横切面直径、纵切面直径、果皮厚度，观察外表面是否有茸毛。将七爪、五爪样品展平直径作为原幼果周长，计算原幼果直径。

2.2 特征图谱[3]

2.2.1 色谱条件 以甲醇为流动相A，以6%醋酸溶液为流动相B，按表1中的规定进行梯度洗脱；流速为1 mL/min，检测波长为320 nm。洗脱程序为：0～25 min，30%流动相A，70%流动相B；25～75 min，30%→45%流动相A，70%→55%流动相B；75～110 min，45%→100%流动相A，55%→0%流动相B；110～120 min，100%流动相A，0%流动相B。

2.2.2 溶液的制备 对照品溶液的制备：精密称取柚皮苷对照品10.16 mg、野漆树苷对照品10.25 mg、橙皮内酯水合物对照品10.45 mg、异欧前胡素对照品5.48 mg，加甲醇溶解，摇匀，分别制成每1 mL含柚皮苷508 μg、野漆树苷16.4 μg、橙皮内酯水合物8.36 μg、异欧前胡素54.8 μg的对照品溶液。

供试品溶液的制备：取供试品粉末（过二号筛）约0.5 g，精密称量，置具塞锥形瓶中，精密加甲醇10 mL，称定质量，超声处理（功率120 W，频率40 kHz）30 min，放冷，再称定质量，用甲醇补足减失的质量，摇匀，滤过，取续滤液，作为供试品溶液。

2.3 含量测定

2.3.1 色谱条件 色谱柱：Dionex Acclaim 120 C_{18}（4.6 mm × 150 mm，3 μm）；流动相：甲醇(A)－0.3%醋酸溶液（B）为35∶65；流速：1 mL/min；检测波长：320 nm；进样量：10 μL；柱温：35 ℃。

2.3.2 对照品溶液的制备 精密称取适量柚皮苷对照品、野漆树苷对照品，加甲醇制成每1 mL分别含柚皮苷496.5 μg、野漆树苷20.23 μg的溶液。

2.3.3 供试品溶液的制备 取样品粉末（过二号筛）约0.5 g，精密称定，置100 mL具塞锥形瓶中，精密加入甲醇50 mL，称定质量，超声处理30 min（150 W，40 kHz），放冷，再称定质量，用甲醇补足减失的质量，摇匀，滤过，精密量取续滤液5 mL，置10 mL容量瓶中，加50%甲醇至刻度，摇匀，滤过，取续滤液，即得。

2.3.4 方法学考察 根据《中国药典（2015 年版）》（通则 9101）药品质量标准分析方法验证指导原则，对方法的线性范围、重复性、中间精密度、准确性、稳定性进行考察。

2.4 浸出物

2.4.1 醇溶性浸出物 取供试品约 4 g，精密称定，置 250 mL 锥形瓶中，精密加乙醇 100 mL，密塞，称定质量，静置 1 h 后，连接回流冷凝管，水浴加热至沸腾，并保持微沸 1 h。放冷后，取下锥形瓶，密塞，再称定质量，用乙醇补足减失的质量，摇匀，用干燥滤器滤过，精密量取滤液 25 mL，置已干燥至恒定质量的蒸发皿中，在水浴上蒸干后，于 105 ℃ 干燥 3 h，置干燥器中冷却 30 min，迅速精密称定质量。以干燥品计算供试品中醇溶性浸出物的含量（%）。

2.4.2 水溶性浸出物 取供试品约 4 g，精密称定，置 250 mL 锥形瓶中，精密加水 100 mL，密塞，冷浸，前 6 h 内时时振摇，再静置 18 h，用干燥滤器迅速滤过，精密量取续滤液 20 mL，置已干燥至恒定质量的蒸发皿中，在水浴上蒸干后，于 105 ℃干燥 3 h，置干燥器中冷却 30 min，迅速精密称定质量。以干燥品计算供试品中水溶性浸出物的含量（%）。

2.5 其他鉴别、检查项

显微鉴别、薄层鉴别、水分、总灰分按《中国药典》“化橘红”项[1]相应的方法进行检测。

3 结果

3.1 样品检测结果

3.1.1 外观性状 检视各批样品的外观，观察外表面是否被茸毛；测量幼果的横截面直径、纵截面直径、果皮厚度，结果如表 1 所示。化州柚和柚的外观性状主要区别在于果实形状及外表面是否被茸毛，具体描述如下：

化州柚幼果呈近球形、半球形、1/4 球形或圆柱形，直径 3 ～ 8 cm。外层果皮或呈对折的七角或展平的五角星状，单片呈柳叶形，完整者展平后直径 15 ～ 28 cm，厚 0.2 ～ 0.5 cm。外果皮灰绿色或黄绿色，密布茸毛，有皱纹及小油室，有明显的花柱残迹或果梗痕。幼果质坚硬，不易切开，切面平整，中果皮黄白色或淡红棕色，有脉络纹；外缘有 1 列不整齐的下凹的油室；内侧可见瓤囊，黄棕色至棕褐色。外层果皮质脆，易折断，断面不整齐，内表面黄白色或淡黄棕色，有脉络纹，外缘有 1 列不整齐的下凹的油室，内侧稍柔而有弹性。气芳香，味苦，微辛。

柚幼果呈梨形或近球形，外果皮深褐色，无毛。外果皮表面黄绿色至黄棕色，无毛。其余性状与化州柚相同。

3.1.2　鉴别、检查　显微鉴别结果与《中国药典》描述一致，其中由于化州柚外表面有茸毛，因此在化州柚中可见碎断的非腺毛，在柚中则观察不到。化橘红药典标准中的薄层鉴别只对柚皮苷斑点进行检视，本研究结果表明（图2），该条件下可同时对黄酮类化合物（以柚皮苷为代表的绿色荧光斑点）及香豆素类化合物（以橙皮内酯水合物为代表的蓝色荧光斑点）进行检视。

水分测定结果如表1所示。化州柚幼果、化州柚外层果皮、柚幼果样品水分平均值分别为10.70%、9.06%、10.54%。幼果因保留了中果皮，水分含量也相应变高。

总灰分测定结果如表2所示，不同类样品总灰分没有显著差异，平均值为3.62%。27批样品的浸出物检测结果表明（表2），不同基原及部位的醇溶性浸出物没有显著差异，平均值为27.20%。水溶性浸出物总平均值为42.44%，其中化州柚外果皮样品的水溶性浸出物相对较低（平均值34.15%），可能是除去了部分中果皮所致。

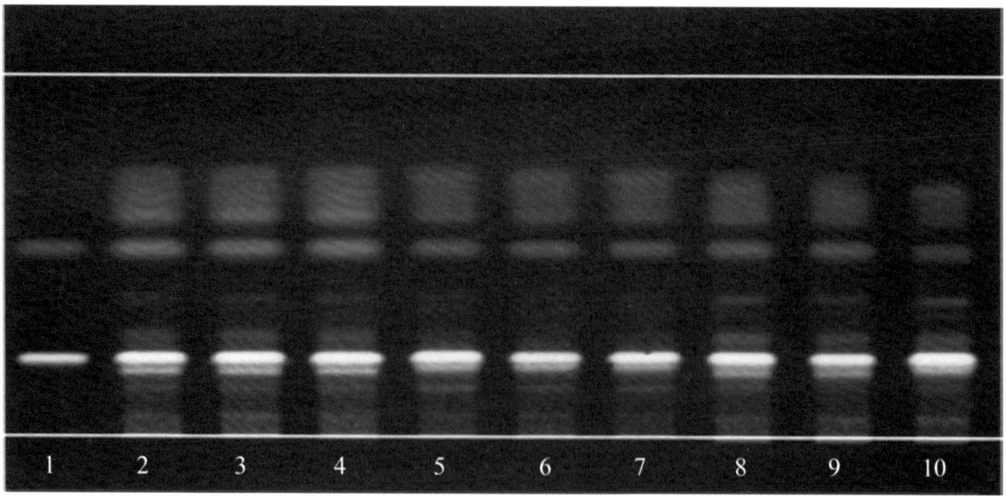

图2　化橘红薄层色谱图

1：混合对照品（柚皮苷 $R_f = 0.52$，橙皮内酯水合物 $R_f = 0.21$）；2～4：化州柚幼果样品（样品1～3）；5～7：化州柚外果皮样品（样品82～84）；8～10：柚幼果样品（样品114～116）。

表2　化橘红样品总灰分、浸出物、特征图谱检测结果

编号	基原	部位	w/%			特征峰相对保留时间			
			总灰分	醇溶性浸出物	水溶性浸出物	峰1	峰2	峰3	峰4
1	化州柚	幼果	3.50	26.11	49.05	1.00	1.47	1.73	3.07
2	化州柚	幼果	3.79	25.66	50.58	1.00	1.47	1.72	3.06

续上表

编号	基原	部位	w/%			特征峰相对保留时间			
			总灰分	醇溶性浸出物	水溶性浸出物	峰1	峰2	峰3	峰4
3	化州柚	幼果	3.49	26.48	46.49	1.00	1.47	1.72	3.05
4	化州柚	幼果	3.47	29.02	51.41	1.00	1.47	1.73	3.05
5	化州柚	幼果	3.23	30.56	47.86	1.00	1.47	1.73	3.07
6	化州柚	幼果	3.60	28.61	47.36	1.00	1.47	1.72	3.05
7	化州柚	幼果	3.29	25.09	48.62	1.00	1.46	1.71	3.03
9	化州柚	幼果	3.39	29.44	49.36	1.00	1.47	1.72	3.04
10	化州柚	幼果	3.74	25.51	51.30	1.00	1.47	1.72	3.04
11	化州柚	幼果	3.56	26.28	48.23	1.00	1.47	1.72	3.04
17	化州柚	幼果	3.20	23.09	42.70	1.00	1.45	1.69	3.02
19	化州柚	幼果	3.43	33.00	40.90	1.00	1.49	1.73	3.09
82	化州柚	外果皮	3.32	24.73	32.06	1.00	1.48	1.73	3.12
83	化州柚	外果皮	4.16	24.48	33.78	1.00	1.48	1.73	3.13
84	化州柚	外果皮	3.68	25.19	34.26	1.00	1.48	1.73	3.13
85	化州柚	外果皮	4.22	26.30	34.41	1.00	1.48	1.73	3.13
86	化州柚	外果皮	3.78	29.48	35.46	1.00	1.48	1.74	3.13
94	化州柚	外果皮	3.29	29.12	33.76	1.00	1.48	1.73	3.13
95	化州柚	外果皮	4.14	22.33	34.79	1.00	1.47	1.72	3.11
96	化州柚	外果皮	4.04	28.29	34.89	1.00	1.48	1.73	3.12
97	化州柚	外果皮	3.54	26.33	34.46	1.00	1.47	1.73	3.11
98	化州柚	外果皮	3.84	25.46	33.65	1.00	1.47	1.72	3.09
115	柚	幼果	3.42	26.79	45.00	1.00	1.48	1.72	nd
116	柚	幼果	3.76	27.95	48.10	1.00	1.49	1.72	nd
117	柚	幼果	3.68	30.37	46.38	1.00	1.47	1.71	nd
118	柚	幼果	3.54	29.82	47.82	1.00	1.49	1.72	nd
119	柚	幼果	3.54	28.99	43.21	1.00	1.51	1.76	nd

3.1.3 特征图谱 各类样品的对照特征图谱如图3所示，结果表明，以化州柚为基原的样品中呈现4个主要特征峰，经确证分别为柚皮苷、野漆树苷、橙皮内酯水合物、异欧前胡素；而柚基原样品仅有柚皮苷、野漆树苷、橙皮内酯水合物3个主要特征峰。以柚皮苷峰（峰1）为S峰，计算野漆树苷（峰2）、橙皮内酯水合物（峰3）、异欧前胡素（峰4）的相对保留时间，结果如图3所示。

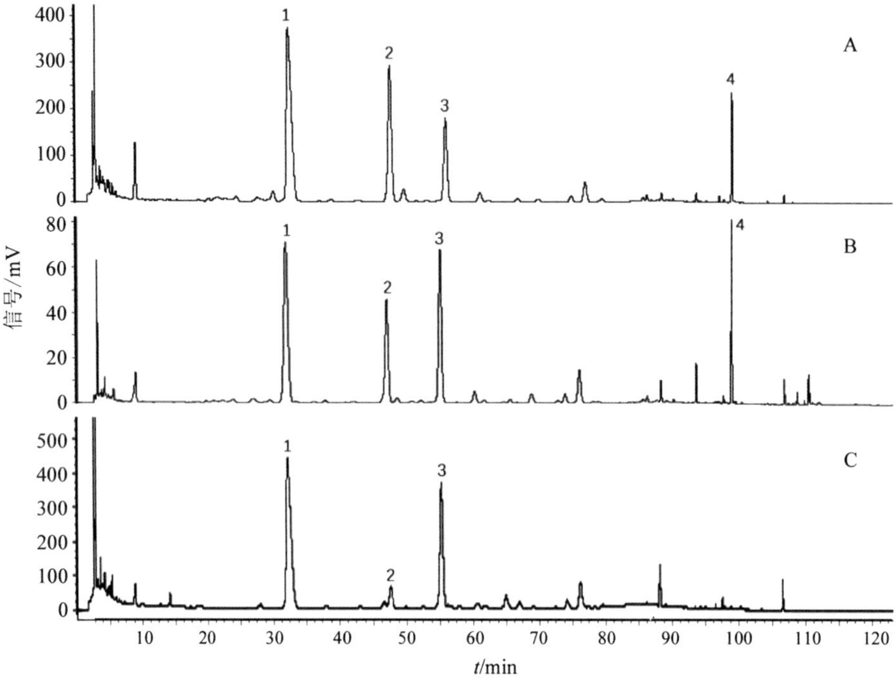

图 3　化橘红特征图谱

A：化州柚幼果；B：化州柚外果皮；C：柚幼果

峰 1（S）：柚皮苷；峰 2：野漆树苷；峰 3：橙皮内酯水合物；峰 4：异欧前胡素。

3.1.4　含量测定　黄酮类成分柚皮苷、野漆树苷含量较高且为主要活性成分[4]，因此选择柚皮苷、野漆树苷为指标性成分进行含量测定。采用外标法测定，并以二者之和作为总黄酮含量。经过供试品制备方法及色谱条件考察选择最优条件，并进行方法学考察，结果如表 3 所示。利用该方法对 124 批样品进行含量测定，结果（表 1）表明，化州柚基原样品中的 w（柚皮苷）和 w（野漆树苷）分别为（8.13 ± 2.74）%、（0.46 ± 0.29）%，均显著高于柚基原样品中的（6.36 ± 2.90）%、（0.12 ± 0.08）%；化州柚幼果中 w（柚皮苷）为（8.58 ± 2.69）%，显著高于外果皮中的（6.97 ± 1.94）%，但二者的 w（野漆树苷）分别为（0.44 ± 0.30）% 和（0.57 ± 0.24）%，没有显著差异。

表 3　柚皮苷、野漆树苷含量测定方法学考察结果

化合物	线性方程	R^2 ($n=7$)	线性范围/(μg·mL^{-1})	重复性 RSD/% ($n=6$)	中间精密度（$n=6$）		稳定性 RSD/% ($n=7$)	回收率（$n=9$）	
					不同日期 RSD/%	不同人员 RSD/%		平均值/%	RSD/%
柚皮苷	$y=0.2035x+0.0930$	1.0000	42.02～1050.50	0.78	1.39	1.65	0.25	101.67	1.68
野漆树苷	$y=0.3021x-0.0399$	1.0000	1.242～31.05	1.44	1.25	1.40	0.28	102.30	2.07

3.2 对化橘红基原的修改建议

3.2.1 化橘红的历史沿革 据考证，广东的化橘红始种于梁朝，至今已有约1500年的历史[5]。化橘红的来源为化州柚而不是橘。之所以称为橘红，是借助于宋、明以来橘红的声誉，后来又发现其功效优于橘皮橘红，所以冠名化州橘红（又称化橘红），以示区别。有关化橘红的文字记载，始见于1675年（康熙十四年）《广东通志》。

其在高州府药之属类别下有如下记载："粤中虽称沃壤，然风土浅薄赋质柔脆，人物同之，至于灵奇珍异，物亦独擅其美者，若……化州之橘红，增城之荔枝，琼南之香犀、象贝。"1748年（乾隆十三年）的《化州志》中化州药属收载42味中药的最后一味是化橘红，并指出"化州惟橘红最为佳品"。

化橘红的原植物是化州柚而非橘，文献有明确记载[2]，并对此进行了讨论。《广东省化州志》卷十一引《橘红辨》："化州所产橘红，医家以之利气化痰，功峻于他药。（果实）有红白瓤两种，明明柚也，无毫发异，而混呼之曰橘，且饰其色曰红。夫果有利于用，即存其名以著其实可也。奚必橘之贵而柚之贱哉。或曰柚诚柚也，何以他产不利于用，予曰此正所谓道地也。"《广东省高州府志》清光绪十五年卷记载："若夫化州之橘非橘也，柚也，天下之人皆橘之，吾亦不得不橘之。"1765年（乾隆三十年）赵学敏《本草纲目拾遗》中，化橘红正式单独立目，与橘皮橘红相区别。

清代中叶，化州全县种植化州柚300多亩。清末民初战火频繁，当局不重视中药的发展，导致化州柚果树损失严重，到1949年时全县仅存30多亩。

因化州柚濒临灭绝，为保护珍贵植株，满足临床用药需求，有人提出可将其他品种柚皮也作为化橘红使用，自此化橘红便出现了多基原。但是将柚皮作为化橘红药材使用的科学性，当时就有学者提出质疑[6]。

化橘红首次出现在《中国药典》是在1963年版，但是以柚类橘红收载在"橘红"项下。"橘红"包括橘类橘红和柚类橘红，其中柚类橘红又分为毛橘红（化州柚）和光橘红（柚），二者的主要区别即果实外表面是否被茸毛。1977年版《中国药典》将柚类橘红单独立项，首次收载"化橘红"项，同样包括化州柚和柚两个基原，并一直沿用至今。

3.2.2 两种基原药材的差异 化州柚为柚的栽培变种，除具有柚的一般植物学特征之外，还具有"果被柔毛、果皮厚"的特异性特征[2]。从分子水平来看，化州柚与其近缘品种存在一定遗传距离[7]。在化学成分上，化州柚所含成分的种类和含量均与柚有明显区别。本研究结果表明，化州柚中含有一定量的异欧前胡素，在柚中没有检到（图3），化州柚中柚皮苷、野漆树苷及总黄酮含量均显著高于柚，这也与文献报道一致[8-10]。此外，二者的药效也有区别，在相同剂量下，化州柚的化痰和抗炎作用强度显著大于柚[11]。

综上所述，我们对化橘红的历史沿革进行考证后认为，化州柚是化橘红最初的植物来源及道地品种。直至近代由于化州柚植物数量减少，为保证用药需求，才将柚皮也作为化橘红使用，柚是化州柚匮乏时出现的替代品。但是现代研究结果表明，化州柚与其他柚类品种存在遗传距离，且其有效成分含量、药效作用均明显高于柚，因此柚不足以替代化州柚入药。如今化州柚的种植面积快速扩大，产量大大提高，完全可以满足市场需求。化州柚已成为化州的地理标志保护产品，在化橘红药材销售市场中占有很大比例，且价格高于柚基原的药材10倍之多。为了避免用药混乱、以次充好，我们建议将化州柚规定为化橘红的唯一基原。

3.3 对化橘红药用部位的修改建议

通过历史沿革考证，我们认为化橘红除了借“橘红”之名，其炮制方法也效仿橘红“去白取皮”，即除去部分中果皮，使用外果皮入药。由于化州柚皮厚肉酸，没有食用价值，在实际使用中，逐渐演变为直接使用未成熟幼果入药。化州柚幼果又称为橘红珠或橘红胎，同样具有祛痰止咳作用[12]，在《中药大辞典》中已有收载[13]。化州柚果实由果皮和瓤囊组成，其中果皮又包括外果皮（最外层灰绿色部分）、中果皮（中间黄白色部分）和内果皮（包裹瓤囊的薄膜）。中果皮所占的比例最大，其中柚皮苷、野漆树苷等活性成分含量很高，将其除去则不利于资源的合理利用。本研究结果表明，化州柚幼果与外果皮所含化学成分种类没有差异，且幼果中的有效成分柚皮苷和野漆树苷含量更高。

经过几十年的市场流通，幼果已成为化州柚的主流加工规格，作为化橘红药材使用；而符合《中国药典》规定的外果皮药材，市场上已非常少见。目前化州柚幼果质量标准仍空缺，为了规范化橘红的市场流通，建议对化橘红药用部位补充关于幼果的内容。

3.4 化橘红等级标准的建立

化橘红药典标准检测指标单一且限度规定较低，无法评判药材质量优劣。本研究对药典标准进行完善，并建立等级标准，从而区分药材基原、评价质量优劣。

3.4.1 基原的区分 化州柚果实外表面有茸毛，显微鉴别可见碎断的非腺毛，而柚中则观察不到。特征图谱中，化州柚呈现柚皮苷、野漆树苷、橙皮内酯水合物、异欧前胡素4个特征峰，而柚中仅有3个特征峰，无异欧前胡素色谱峰。以此可对化州柚和柚进行区分。

3.4.2 质量等级的划分 将含量测定结果结合外观性状数据进行统计学分析，制定等级划分依据。

外观参数选取平均直径（表征大小）、横纵截面直径比（表征形状）、果皮厚度/半径比（表征果皮厚度及瓤囊大小）、外表面是否有茸毛（是为1，否为0）。七爪、五爪样品为了与幼果保持一致，将其展平直径换算为原幼果直径（展平直径=

π×幼果直径)。

采用 SPSS 19.0 软件对各参数进行相关性分析，结果如表 4 所示。柚皮苷含量和果实直径呈负相关(-0.632)，横纵截面直径比和外表面是否被毛呈正相关(0.628)，其余参数间没有明显的相关性。我们前期的研究结果也发现，柚皮苷含量随着果实直径增大而呈现降低的趋势[14]，因此果实大小与药材内在活性成分含量密切相关，应该作为药材质量控制的关键指标之一。另外，横纵截面直径比越大，表示果实越扁圆，反之则表示越尖瘦。与柚的梨形果实不同，化州柚幼果一般呈球形，较扁圆，外表面也密布茸毛，这两个外观参数之间的相关性，恰恰与化州柚果实的特征相符。外表面是否被毛已作为区分基原的重要依据，且便于观察，因此不再对横纵截面直径比进行规定。而果皮厚度即瓤囊大小，没有表现出与活性成分的相关性，因此在后续分析中不再包含。

表 4 各参数间的相关矩阵

相关系数	w(柚皮苷)	w(野漆树苷)	平均直径	横纵直径比	果皮厚度	被毛
w(柚皮苷)	1.000	0.433	-0.632	0.092	0.368	0.253
w(野漆树苷)	0.433	1.000	-0.462	0.401	-0.108	0.471
平均直径	-0.632	-0.462	1.000	-0.192	-0.052	-0.254
横纵直径比	0.092	0.401	-0.192	1.000	-0.351	0.628
果皮厚度	0.368	-0.108	-0.052	-0.351	1.000	-0.247
被毛	0.253	0.471	-0.254	0.628	-0.247	1.000

同时根据检测结果对各样品进行系统聚类分析(表1)，并进一步利用 K-均值聚类，找出各类中心参数(表5)，以此为依据设定等级划分限度。结果表明，样品被分为四大类，质量由高到低，各类样品批数分别为 6、32、55、31。其中，大多数化州柚外果皮及柚幼果样品被分在第三、第四类。由于第一类包括的样本较少，标准过高，因此其与第二类合并作为一等。以各中心参数下浮约 20% 作为相应的限度，同时以柚皮苷和野漆树苷含量之和作为总黄酮含量。

此外，水分、总灰分及浸出物含量因不同样品差异不大，统一规定限度。水分、总灰分分别以平均值(10.44%、3.62%)上浮 20%，规定不得超过 13.0%、5.0%。化橘红药典标准中未包含浸出物检查项，本研究进行了补充。醇溶性浸出物以总平均值(27.20%)下浮 20%，规定不得少于 20.0%。化州柚外果皮样品的水溶性浸出物相对较低，平均值为 34.15%，可能是因为除去了部分中果皮；若以总平均值(42.44%)下浮 20% 作为限度，则外果皮样品大多不合格，因此下浮 30% 作为限度，规定不得少于 30.0%。

表 5 化橘红样品 K－均值聚类的最终聚类中心值

项目	聚类			
	1	2	3	4
w（柚皮苷）/%	16.25	9.85	7.37	4.65
w（野漆树苷）/%	0.77	0.48	0.38	0.23
平均直径/cm	3.96	5.07	5.91	7.19

最终确定的质量分级依据如表 6 所示，样品等级划分情况如表 1、表 6 所示。另有 10 批不合格样品，其中 1 批为化州柚幼果，总黄酮含量不达标；9 批为柚幼果，4 批总黄酮含量不达标，5 批果实直径过大。

表 6 化橘红等级标准

项目		分级			
		一等	二等	三等	统货
性状	［直径/展平直径］/cm	≤5.0/15.7	≤6.0/18.8	≤7.0/22.0	≤8.0/25.0
	表面特征	外表面有茸毛	外表面有茸毛	外表面有茸毛	外表面有或无茸毛
鉴别	显微鉴别	有非腺毛	有非腺毛	有非腺毛	有或无非腺毛
	特征图谱	4 个特征峰	4 个特征峰	4 个特征峰	3 或 4 个特征峰
w（总黄酮）/%		≥8.0	≥6.0	≥4.0	≥3.5
满足条件批数（百分比）		15（12.1%）	43（34.7%）	30（24.2%）	26（21.0%）

4 讨论

化橘红在发展变迁中产生了多基原，对扩大药源、满足制药工业需要、保障临床用药的需求有一定的作用，但同时却导致了药材品种混乱、质量监控困难等问题。柚是化州柚匮乏时出现的替代品，药材品质明显低于化州柚，在化州柚已有能力满足市场需求的情况下，应当对其正本清源，将化州柚规定为化橘红的唯一基原。

化橘红在实际使用中，药用部位由外果皮逐渐演变为未成熟幼果。化州柚幼果与外果皮所含化学成分种类相同，且幼果中黄酮类成分含量更高，香豆素类含量较低。黄酮类是化橘红止咳化痰的主要活性成分，香豆素类药效贡献较小，且对肝药酶活性有抑制作用，可能会提高药物相互作用导致的不良反应风险[15]。使用幼果更有利于充分利用化州柚资源。经过几十年的市场流通，化州柚幼果临床疗效确证，目前已成为化州柚的主流加工规格，但其质量标准仍处于空缺状态。因此，建议对化橘红药用部位补充关于幼果的内容。

现有化橘红《中国药典》标准尚无法区分不同药材基原，本研究在此基础上进行完善，增加了特征图谱及多成分含量测定等项，提高标准的专属性；并将外观性状和内在质量相结合，建立了化橘红等级标准。该标准可根据外观性状、显微鉴别及特征图谱，对不同基原进行区分；并以果实直径及总黄酮含量，对药材质量等级进行划分。等级划分结果也表明化州柚幼果质量普遍较高。

本研究通过梳理化橘红多基原及多药用部位的产生过程，并参考现代研究结果，认为在基原上有必要对化州柚和柚进行区分，将化州柚作为唯一基原；在药用部位上应增加幼果。同时，本研究建立了化橘红等级标准，该标准可以区分药材基原，判别质量优劣，既为提高优质化橘红药材的竞争力、保护道地品种、促进资源的合理利用提供了依据，也为化橘红药典标准的修订提供了参考。

参考文献

[1] 国家药典委员会. 中华人民共和国药典 [S]. 一部. 北京：中国医药科技出版社，2015：74.

[2] 廖弈秋，李泮霖，廖文波，等. 南药化橘红基原考证 [J]. 中药材，2015，38 (2)：401－404.

[3] 苏薇薇，李泮霖，王永刚，等. 橘红珠药材的特征图谱快速鉴别方法 [P]. 中国，ZL 201610383958. 2.

[4] LI P L，LIU M H，HU J H，et al. Systematic chemical profiling of *Citrus grandis* 'Tomentosa' by ultra-fast liquid chromatography/diode-array detector/quadrupole time-of flight tandem mass spectrometry [J]. Journal of pharmaceutical and biomedical analysis，2014，90：167－179.

[5] 中国科学院中国植物志编辑委员会. 中国植物志 [M]. 北京：科学出版社，2004.

[6] 胡毓寰. 关于化州桔红 [J]. 中医杂志，1959，6：60.

[7] SU C，WONG K，BUT P，et al. Molecular authentication of the Chinese herb Huajuhong and related medicinal material by DNA sequencing and ISSR markers [J]. Journal of food and drug analysis，2010，18 (3)：161－170.

[8] 林励，陈志霞，袁旭江，等. 两种化橘红的质量鉴别 [J]. 广州中医药大学学报，2004，21 (4)：308－312.

[9] 刘群娣，谢春燕，闫李丽，等. 化橘红化学成分的 HPLC-DAD-MS/MS 分析 [J]. 世界科学技术（中医药现代化），2011，13 (5)：864－867.

[10] 文小燕，谭梅英，张诚光. 不同产地化橘红中柚皮苷的含量分析 [J]. 湖南中医杂志，2013，29 (6)：125－126.

[11] 张秀明，陈志霞，林励. 毛橘红与光橘红的化痰及抗炎作用比较研究 [J].

中药材，2004，27（2）：122－123.
[12] 李沛波，苏畅，毕福均，等. 化州柚提取物止咳作用及其机制的研究［J］. 中草药，2008，39（2）：247－250.
[13] 南京中医药大学. 中药大辞典［M］. 上海：上海科学技术出版社，2006.
[14] 李泮霖，李锋，余剑军，等. 化州柚幼果生长过程中柚皮苷含量的动态变化研究［J］. 中药材，2012，35（4）：538－539.
[15] HUANG X，GUO Y，HUANG W，et al. Searching the cytochrome p450 enzymes for the metabolism of meranzin hydrate：a prospective antidepressant originating from Chaihu-Shugan-San［J］. PLoS One，2014，9（11）：e113819.

［作者：李泮霖、彭维、吴灏、王永刚、李沛波、张迷迷、苏薇薇，原文发表于《中山大学学报（自然科学版）》，2019 年第 58 卷第 6 期，第 1－13 页］

化橘红宏量与微量元素特征的聚类分析

[摘要] 采用聚类分析法对不同产地、不同部位化橘红样品中宏量与微量元素数据进行分析。结果表明：不同产地、不同类型的化橘红中宏量与微量元素的含量存在一定的差异，依此可鉴别正品化橘红。

中药宏量与微量元素的含量及分布涉及众多复杂因素，不同种属的药材，在进化层次、遗传特性、生长发育以及生理代谢等方面存在着差异，从土壤中选择吸收各种元素的能力各不相同。因此，决定中药宏量与微量元素含量及分布的根本因素是其品种。另外也受其他因素如产地、气候、季节等的影响。同种药材，由于具有相同的生长基因，从土壤中吸取并最终积累在药材内的元素在种类分布及含量高低上应有一定规律，也就是说每种中药都有各自的微量元素特征谱，这种规律性可作为中药鉴别分类的依据[1]。

中药化橘红是芸香科植物化州柚 *Citrus grandis*（L.）Osbeck *var. tomentosa* Hort. 或柚 *Citrus grandis*（L.）Osbeck 未成熟或近成熟的干燥外层果皮，具有化痰、理气、健胃、消食的功效[2]。商品化橘红分为毛橘红和光橘红，以广东化州产毛橘红为地道药材。由于化橘红产量不高，价格昂贵，因此目前市场上出现的化橘红中存在很多伪品或掺有大量柚皮的现象。本文以正品化橘红及其他产地橘红的宏量与微量元素数据为分类特征，通过聚类分析，找出其内在规律，对正品化橘红及其他产地的橘红进行分类，以探索产地对植物中元素积累的影响，为化橘红药材地道性及鉴定提供科学依据。

1 材料与方法

1.1 样品来源

样品 1、2、5 为化州产正毛化橘红胎，样品 3 为化州产正毛化橘红皮，样品 4 为副毛化橘红皮，样品 6、7 购于药材市场，样品 8、9 为广西产无毛橘红胎。

1.2 样品处理

将化橘红样品依次用自来水、去离子水冲洗数次，晾干，于60 ℃下烘干，粉碎，过40目筛，准确称取2.000 g置消化瓶中，加入10 mL优级纯混合酸（$HClO_4-HNO_3=1:4$），放置过夜，小火加热直至溶液澄清，移至25 mL量瓶中，以去离子水定容，同时做空白试验。

1.3 样品分析

用IRIS Advantage（HR）全谱直读等离子体原子发射光谱仪测定Ag、Al、Ba、Ca等22种宏量与微量元素含量，用AFS-2300双通道原子荧光光度计测定砷、汞含量，结果见表1。

表1 不同产地化橘红中宏量与微量元素的含量

元素	1号化州正毛橘红胎	2号化州正毛橘红胎	3号化州正毛橘红皮	4号化州副毛橘红皮	5号斗门制正毛橘红胎	6号市售化橘红胎	7号市售化橘红胎	8号广西无毛橘红胎	9号广西无毛橘红幼果
Cu/(μg·g^{-1})	1.925	1.560	2.402	1.628	1.389	1.460	1.191	1.440	1.620
Fe/(μg·g^{-1})	80.15	166.8	117.4	129.6	98.14	139.8	62.86	263.4	175.3
Mn/(μg·g^{-1})	1.270	1.423	8.043	3.690	3.357	0.498	0.521	0.955	4.154
Zn/(μg·g^{-1})	9.686	6.300	4.758	3.316	6.452	8.306	2.074	2.591	6.175
Na/(μg·g^{-1})	26.57	46.67	41.21	3.99	25.98	11.46	13.04	21.32	16.84
K/(μg·g^{-1})	730.6	1258.5	968.2	426.0	170.3	741.9	1328.5	196.8	593.0
Al/(μg·g^{-1})	20.86	44.80	74.56	69.06	41.28	18.06	20.49	63.85	31.56
Ba/(μg·g^{-1})	4.358	0.508	0.225	0.773	10.07	0.772	2.298	0.273	1.647
Ca/(μg·g^{-1})	1172.3	1286.1	1408.8	1525.7	1207.6	1808.2	1819.5	1567.1	1613.0
Co/(μg·g^{-1})	0.0372	0.0990	0.0874	0.1121	0.0870	0.0373	0.0621	0.2108	0.1996
Cr/(μg·g^{-1})	2.483	4.085	6.369	9.723	8.702	3.985	4.471	22.07	29.44
Mo/(μg·g^{-1})	<0.124	<0.124	0.250	0.748	0.249	<0.124	<0.124	2.108	1.871
P/(μg·g^{-1})	1426.7	1341.8	1751.0	1707.7	1578.8	1166.8	1779.8	1758.0	1690.4
Se/(μg·g^{-1})	40.98	54.46	132.4	155.8	34.81	<0.75	<0.75	73.14	72.36
Sn/(μg·g^{-1})	0.4967	0.4951	0.3747	0.4986	0.2486	0.3736	0.4968	0.4859	0.3742
Sr/(μg·g^{-1})	12.68	11.64	8.842	22.92	7.434	11.93	8.532	3.038	6.736
Ag/(μg·g^{-1})	<0.12	<0.12	<0.12	<0.12	<0.12	<0.12	<0.12	<0.12	<0.12
Bi/(μg·g^{-1})	<0.75	<0.75	<0.75	<0.75	<0.75	<0.75	<0.75	<0.75	<0.75
Cd/(μg·g^{-1})	<0.04	<0.050	<0.04	<0.04	<0.04	<0.04	<0.04	<0.186	<0.04
Ge/(μg·g^{-1})	<0.75	<0.75	<0.75	<0.75	<0.75	<0.75	<0.75	<0.75	<0.75
Sb/(μg·g^{-1})	<0.37	<0.37	<0.37	<0.37	<0.37	<0.37	<0.37	<0.37	<0.37
Pb/(μg·g^{-1})	<0.25	<0.25	<0.25	<0.25	<0.25	<0.25	<0.25	<0.25	<0.25
As/(μg·kg^{-1})	0.1118	0.3218	0.2123	0.3615	0.1368	0.0996	0.1987	0.4215	0.1622
Hg/(μg·kg^{-1})	<0.012	<0.012	0.1836	<0.012	<0.012	<0.012	<0.012	0.211	0.0175

2 聚类分析

设有 n 个样品，每个样品测定 m 种元素，这样可得到一个由宏量和微量元素数据组成的 n 行 m 列的矩阵，该矩阵反映了这些样品在宏量与微量元素含量及分布上的差异。其几何意义是：在 m 维特征空间中分布着 n 个样品，同类样品相聚集，不同类样品相分离[3]。聚类分析的基本步骤如下：

2.1 数据预处理

原始数据的某列代表元素的测定值，如果直接以原始数据进行计算，则会突出数值大的一列的作用而降低了数值小的一列的作用。为使每列对分类具有相同的贡献，须对原始数据进行标准化处理：$X'_{ik} = (X_{ik} - \tilde{X}_k)/S_{ik}$，式中：$X_{ik}$系指第 i 个样品第 k 列元素实测值，$\tilde{X}_k$ 系第 k 列元素值的平均值，S_{ik}系指第 k 列元素值的标准差。

2.2 聚类分析

将 19 种元素的标准化处理结果作为聚类分析数据，用 SPSS 8.0 统计软件进行系统聚类分析，结果见图 1。

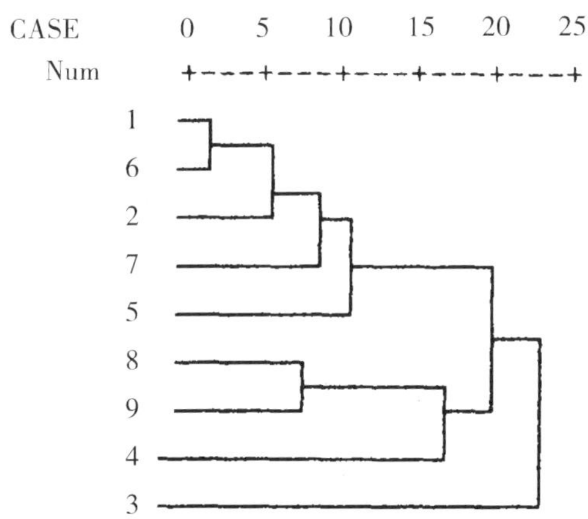

图 1 样品聚类分析图

3 讨论

从元素测定结果可知，化州正毛化橘红胎中 Zn、K、Ba 等元素含量较高；化州正毛化橘红皮中 Cu、Mn、Se、Al、Na、Hg 等元素含量较高；副毛化橘红皮 Al、Se、Sr 等元素含量较高；广西产无毛橘红中，Fe、Ca、Co、Cr 等元素含量较高。

有害元素如 Pb、Cd、As、Hg 等在不同产地的橘红样品中含量无明显差异，且含量较低，其中 Pb、Cd 未检出，Hg 仅在正毛化橘红皮中检出，As 则全部检出，但均不超过 0.5 μg/kg。

不同产地、不同部位的橘红样品经聚类分析后可分为如下 4 类：①1、2、5、6、7 号样品为一类，其中 1、2、5 号为化州产正毛化橘红胎，6、7 号为商品化橘红。②3 号自成一类，为化州产正毛化橘红皮。③4 号为一类，属于副毛化橘红皮。④8、9 号聚成一类，均为广西产无毛橘红胎。聚类结果可将正毛化橘红胎与无毛化橘红胎、正毛化橘红皮与副毛化橘红皮，以及化橘红皮与橘红胎区分开来，说明本研究方法可行。聚类分析图还能反映出样品间的亲疏远近关系，对化橘红的鉴定具有一定的理论意义和实用价值。

参考文献

[1] 吴忠，苏薇薇，林敬明. 中药质量标准化和中药现代化系列研究 [J]. 中药材，2001，24 (1)：57 -61.

[2] 江苏新医学院. 中药大辞典 [M]. 上海：上海科技出版社，1985：460.

[3] 吴忠，林敬明，黄镇光. 砂仁及其混伪品宏量与微量元素特征的模糊聚类分析 [J]. 中药材，2000，23 (4)：208 -210.

[作者：林海丹、苏薇薇、吴忠，原文发表于《中药材》，2002 年第 25 卷第 4 期，第 260 -261 页]

中药化橘红的化学模式识别－计算机辨识研究

[摘要] 对40个不同产地、不同部位的化橘红样品HPLC数量化特征进行了系统聚类分析，在此基础上进一步建立了典型判别函数和Fisher判别函数，为化橘红的分类鉴别和质量评价提供了一种新方法。

前文[1]以化橘红药材内所含宏量与微量元素为分类特征，对化橘红样品进行了鉴别分类。本文则从40个不同产地、不同部位的化橘红样品中提取脂溶性成分，借助于色谱分离技术，获得了能够反映不同化橘红样品质量差异的HPLC数量化特征。在此基础上采用计算机模式识别技术（包括系统聚类分析和判别分析），建立了评价化橘红质量的新方法。本研究具有理论意义和实用价值。

1　材料与仪器

材料：化橘红样品（表1）由苏薇薇教授收集；主要试剂除甲醇、乙腈为色谱纯外，其余均为分析纯。

仪器：Waters 515型高效液相色谱仪；色谱条件：Reliasil C_{18}色谱柱（250 mm × 4.6 mm，5 μm）；流速：1.0 mL/min；检测波长：280 nm；柱温：室温；流动相：乙腈－0.04 mol/L H_3PO_4（70 ∶ 30）。

2　样品分析

取40批化橘红样品，依次用自来水、去离子水冲洗数次，晾干，于60 ℃下烘干，粉碎，过40目筛。准确称取3.000 g样品粉末置三角瓶中，加正己烷25 mL，超声提取30 min，离心15 min（4000 r/min），上清液移入50 mL量瓶中，残渣中再加入正已烷20 mL，超声提取30 min，同样离心15 min。合并上清液，用正已烷定容至刻度。再用0.45 μm有机滤膜过滤，备用。精密吸取上述样品溶液各20 μL，进样。各类样品HPLC分析结果见图1。

表1　化橘红样品来源

编号	样品种类	样品来源	收集时间	编号	样品种类	样品来源	收集时间
1	正毛化橘红胎	广东化州	2001－5	21	正毛化橘红幼果	广东化州	2001－8
2	正毛化橘红胎	广东化州	2001－5	22	正毛化橘红胎	广东化州	2001－8
3	正毛化橘红皮	广东化州	2001－5	23	正毛化橘红胎	市售	2001－6
4	副毛化橘红胎	广东化州	2001－5	24	正毛化橘红胎	市售	2001－8
5	正毛化橘红胎	斗门制药厂	2001－4	25	无毛化橘红皮	广西玉林	2001－7
6	正毛化橘红胎	市售	2001－5	26	正毛化橘红胎	广东化州	2001－8
7	化橘红胎	市售	2001－5	27	正毛化橘红胎	广东化州	2001－8
8	无毛化橘红胎	广西玉林	2001－4	28	正毛化橘红皮	广东化州	2001－8
9	无毛化橘红幼果	广西玉林	2001－4	29	无毛化橘红皮	广西玉林	2001－8
10	正毛化橘红鲜果	广东化州	2001－7	30	正毛化橘红胎	广东化州	2001－9
11	正毛化橘红胎	广东化州	2001－7	31	正毛化橘红胎	广东化州	2001－9
12	正毛化橘红胎	广东化州	2001－7	32	正毛化橘红胎	广东化州	2001－8
13	正毛化橘红幼果	广东化州	2001－7	33	副毛化橘红胎	市售	2001－8
14	正毛化橘红胎	广东化州	2001－7	34	无毛化橘红胎	市售	2001－9
15	正毛化橘红胎	广东化州	2001－7	35	蜜柚皮	广东广宁	2001－9
16	无毛化橘红胎	广西玉林	2001－7	36	沙田柚皮	广西	2001－9
17	副毛化橘红皮	广东化州	2001－7	37	沙田柚皮	广东梅州	2001－9
18	正毛化橘红皮	广东化州	2001－7	38	正毛化橘红胎	广东化州	2001－10
19	无毛化橘红幼果	广西玉林	2001－8	39	正毛化橘红胎	市售	2001－10
20	正毛化橘红胎	广东化州	2001－8	40	无毛化橘红胎	市售	2001－10

除柚皮的色谱峰较少外，各种化橘红样品的HPIC图谱约能分离出近30个色谱峰，而且有其各自的特点：正毛化橘红胎色谱图中主要的共有峰为3、6、7、8、12、16、22、24、26、27号峰，其相对百分含量之和超过90%，其中16号峰相对百分含量大于10%。正毛化橘红皮色谱图中主要的共有峰为3、5、6、7、8、15、16、22、24、26、27号峰，其相对百分含量之和超过93%，其中8、16、24号峰相对百分含量大于10%。副毛化橘红胎色谱图中主要的共有峰为1、3、5、6、7、8、13、15、16、22、24、26、27号峰，其相对百分含量之和大于94%，其中相对百分含量超过10%的有8、16、24号峰，这与正毛化橘红皮相类似。广西无毛化橘红胎色谱图中主要的共有峰为3、5、6、7、8、13、15、16、23、24、26、27号峰，其相对百分含量之和超过92%，其中相对百分含量大于10%的有16、24、26号峰。柚皮的色谱图则与橘红的色谱图有明显差异，峰较少，主要的共有峰为3、11、12、22、27号峰，其相对百分含量也超过90%，其中12、22、27号峰的相对百分含量

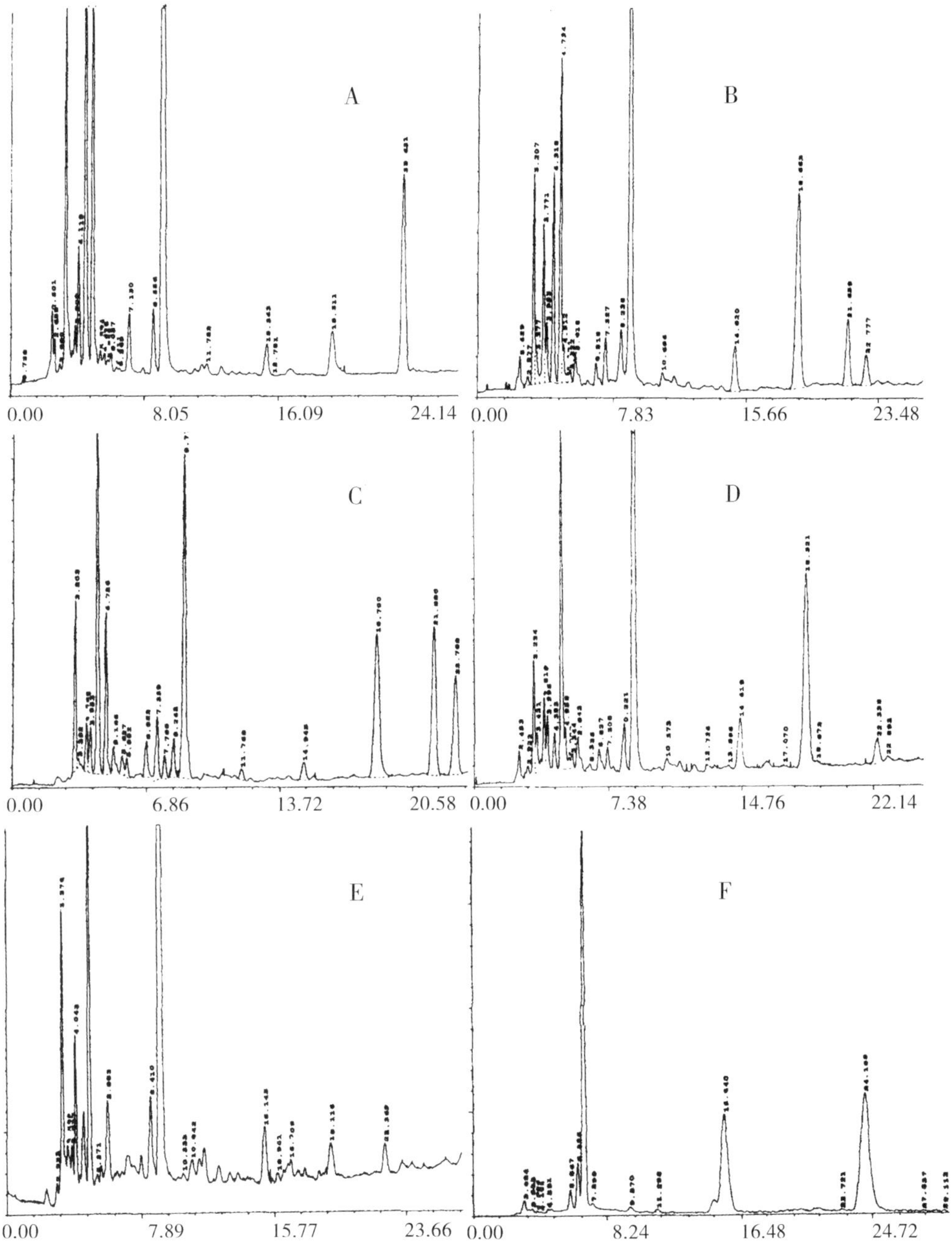

图 1　各种化橘红样品 HPLC 图

A：正毛化橘红胎；B：副毛化橘红胎；C：无毛化橘红胎；D：正毛化橘红皮；E：副毛化橘红皮；F：沙田柚皮

均超过20%。在所有化橘红样品中，16号峰（相对保留时间为0.580）均是各色谱图中最大的峰，这是橘红类与柚皮的最显著区别，柚皮的色谱图中在此处基本无峰。不同产地、不同部位的化橘红在16号峰的表现也有各自的特点：①正毛化橘红胎16号峰的相对百分含量最大，在52%～77%之间；②正毛、副毛化橘红皮的相对百分含量在28%～37%之间；③广西产无毛化橘红的相对百分含量则在18%～24%之间。

3 特征提取

除少数样品外，样品色谱图中大多有30个左右的色谱峰，根据特征提取遵循“对分类决策有影响的信息应全部保留，对分类决策无影响的信息应尽可能舍弃”的原则，本研究筛选出20个色谱峰，并以色谱图中分离好、无干扰、较为稳定的22号共有峰（保留时间约为15 min）为基准来计算各峰的相对保留时间，以面积归一化法计算各峰的相对百分含量，以此作为HPLC数量化特征。

4 系统聚类分析

用计算机模式识别技术处理数量化特征，方法快速、准确可靠，特别适合对大批样品进行鉴别分类。样品数目越多，越能显示其快速准确的特点。本文采用SPSS 8.0统计软件对40批化橘红样品HPLC数量化特征进行系统聚类分析。分析过程见表2，结果见表3和图2。

表2 40批化橘红样品HPLC数量化特征系统聚类分析过程

Stage	Cluster Combined		Coefficients	Stage Cluster First Appears		Next Stage
	Cluster 1	Cluster 2		Cluster 1	Cluster 2	
1	9	19	0.000	0	0	22
2	6	24	1.186	0	0	18
3	10	27	6.863	0	0	14
4	5	23	7.861	0	0	16
5	13	26	8.533	0	0	17
6	36	37	11.841	0	0	30
7	11	31	12.028	0	0	12
8	8	16	13.416	0	0	22
9	21	32	14.916	0	0	17
10	3	18	15.293	0	0	27
11	14	15	15.358	0	0	34
12	11	30	16.555	7	0	23
13	17	34	16.842	0	0	28
14	10	38	17.892	3	0	32
15	2	39	24.962	0	0	21
16	5	12	30.956	4	0	21

续上表

Stage	Cluster Combined		Coefficients	Stage Cluster First Appears		Next Stage
	Cluster 1	Cluster 2		Cluster 1	Cluster 2	
17	13	21	32. 367	5	9	25
18	1	6	36. 965	0	2	26
19	25	29	40. 023	0	0	29
20	4	33	40. 516	0	0	27
21	2	5	43. 866	15	16	25
22	8	9	55. 395	8	1	35
23	11	20	59. 250	12	0	32
24	7	28	60. 134	0	0	28
25	2	13	63. 996	21	17	31
26	1	22	90. 132	18	0	29
27	3	4	96. 325	10	20	33
28	7	17	102. 430	24	13	33
29	1	25	117. 222	26	19	31
30	35	36	150. 831	0	6	39
31	1	2	178. 939	29	25	36
32	10	11	222. 152	14	23	34
33	3	7	242. 861	27	28	37
34	10	14	316. 071	32	11	36
35	8	40	319. 718	22	0	37
36	1	10	442. 114	31	34	38
37	3	8	532. 908	33	35	38
38	1	3	1601. 962	36	37	39
39	1	35	5861. 159	38	30	0

表 3　40 批化橘红样品系统聚类分析结果

Case	5 Clusters	4 Clusters	3 Clustere	Case	5 Clusters	4 Clustera	3 Clusters
1	1	1	1	21	1	1	1
2	1	1	1	22	1	1	1
3	2	2	2	23	1	1	1
4	2	2	2	24	1	1	1
5	1	1	1	25	1	1	1
6	1	1	1	26	1	1	1
7	2	2	2	27	4	1	1
8	3	3	2	28	2	2	2
9	3	3	2	29	1	1	1
10	4	1	1	30	4	1	1
11	4	1	1	31	4	1	1
12	1	1	1	32	1	1	1
13	1	1	1	33	2	2	2
14	4	1	1	34	2	2	2
15	4	1	1	35	5	4	3
16	3	3	2	36	5	4	3
17	2	2	2	37	5	4	3
18	2	2	2	38	4	1	1
19	3	3	2	39	1	1	1
20	4	1	1	40	3	3	2

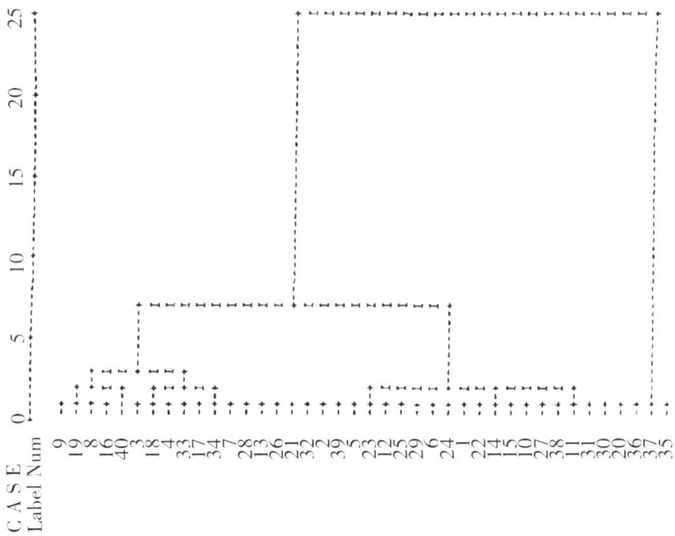

图 2　40 批化橘红样品 HPLC 数量化特征系统聚类分析树状图

根据对 40 批样品的生药学鉴定结果，在系统聚类分析中设计分为 4 ～5 类。聚类分析结果显示：若将样品分为四大类，则所有的正毛化橘红胎全部聚在一类中，正毛化橘红皮与副毛化橘红胎、皮聚为一类，广西产无毛化橘红胎聚为一类，柚皮单独聚为一类。分类结果与预测值基本相符。所有胎类均能分开，这说明用化橘红脂溶性成分的 HPLC 图谱进行系统聚类分析是鉴定化橘红产地和品种的一种行之有效的方法。不足之处是，广西产无毛化橘红皮（25、29 号）既未被聚在广西化橘红胎一类，也未被聚在化橘红皮这一类中，而是被分在正毛化橘红胎这类中。若进一步将样品分为 5 类，结果显示正毛橘红胎自身分成两类，其他分组则未发生变化，广西无毛橘红皮仍保留在正毛化橘红胎的类别中，这究竟是偶然现象还是其他原因所致，因该类样品量少而无法判断，有待进一步收集样品进行研究。

5　判别分析

在系统聚类分析能较好地区分不同产地、不同种类化橘红及其伪品的基础上，笔者进一步对化橘红样品进行判别分析（discrminant analysis）。判别分析是根据一批已知所属分类的样品来建立一个判别函数，使得该函数在判别样品所属类别时，对样品的错判率达到最小[2]。判别函数的建立，将对化橘红所属类别的判断更加快速、准确和直观，有利于实际应用。

5.1　原分类

为研究 HPLC 特征图谱对区分正毛化橘红胎、副毛化橘红胎与橘红皮、无毛橘红胎和柚皮所起的作用，采用22个经鉴定明确属性的样品特征峰相对百分含量作为训练集来建立判别函数。分类变量为“原分类”。设定为：1 = “正毛化橘红胎”，2 = “副毛化橘红胎与橘红皮”，3 = “无毛橘红胎”，4 = “柚皮”。纳入的分析样品性质见表4，训练集样品编号、评价指标及原分类见表5。另外18个样品作为检验集，见表6。用所建立的判别函数或程序来分析检验集样品的属性，并与真实属性相比较，以此验证判别函数的符合率。表4表明：用于输入计算机进行分析的总共40个样品中，对建立判别函数有效的有22个，占55.0%，另外18个属于未知分类，为检验样品，这与预定的分组一致，输入正确。

表4　分析样品的性质

Unweighted	Cases	N	Percent
Valid		22	55.0
Excluded	Missing or out-of-range group code	18	45.0
	At least one missing discriminating variable	0	0
	Both missing or out-of-range group codes and at least one missing discriminating variable	0	0
	Total	18	45.0
Total		40	100.0

表5　化橘红训练集评价指标（各特征峰相对百分含量）

样品编号	峰号																				原分类
	X_1	X_3	X_4	X_5	X_6	X_7	X_8	X_9	X_{10}	X_{11}	X_{12}	X_{13}	X_{14}	X_{15}	X_{16}	X_{22}	X_{24}	X_{26}	X_{27}	X_{30}	
1	0.35	1.85	0.62	0.67	1.43	3.90	5.14	0.00	0.67	0.47	2.14	0.87	0.72	0.58	61.5	9.02	4.79	3.46	0.88	0.00	1
2	2.60	4.14	0.00	1.22	2.85	1.40	8.55	2.49	0.29	0.48	1.48	0.15	0.70	0.40	68.8	1.65	1.37	3.46	0.88	0.00	1
6	0.68	1.50	1.10	0.88	1.76	1.53	5.21	0.44	0.47	0.77	2.30	0.40	0.36	1.20	64.8	7.78	4.87	0.00	2.85	0.00	1
10	0.42	3.76	0.00	1.48	5.39	1.93	15.1	2.69	1.46	1.73	0.42	0.59	1.94	1.47	52.3	1.32	3.93	0.00	0.53	0.49	1
11	1.57	9.05	0.00	1.53	2.49	11.6	7.95	0.00	0.59	0.40	1.40	0.00	0.12	1.78	52.9	1.34	2.68	0.00	8.66	0.00	1
12	0.24	0.60	0.00	0.48	1.67	2.95	8.08	0.00	0.09	0.40	0.88	0.00	0.37	0.86	70.1	4.33	4.41	0.00	0.00	0.00	1
13	1.39	0.52	0.52	0.31	1.63	0.44	7.59	2.48	0.25	0.19	1.32	0.00	0.65	0.50	77.2	1.91	1.64	0.00	0.49	0.00	1
14	0.47	2.13	1.20	0.57	0.64	6.22	6.07	0.00	0.79	0.53	2.07	1.65	0.68	0.53	55.3	7.80	4.04	9.54	0.48	0.00	1
22	1.12	0.47	0.21	7.00	1.94	3.31	3.88	0.43	0.4S	0.28	1.98	0.98	0.76	0.55	58.7	9.29	4.10	3.96	0.74	0.00	1
26	2.05	1.71	0.85	0.84	1.97	1.06	6.84	2.32	0.41	0.25	1.28	0.00	0.65	0.57	75.1	1.92	1.54	0.00	0.10	0.00	1
27	0.44	2.55	0.20	0.52	5.24	1.34	16.2	2.65	1.40	1.64	1.50	0.68	1.70	1.19	53.0	1.42	4.22	0.00	1.47	0.40	1
31	1.40	7.55	0.00	1.20	2.37	9.59	8.85	0.00	0.19	0.17	1.58	0.00	0.16	1.70	51.2	1.21	2.42	0.00	7.62	0.33	1
38	0.00	4.16	0.96	0.80	6.36	2.01	16.6	1.55	1.56	2J7	1.33	0.52	1.48	1.05	49.3	1.33	4.07	0.28	0.39	0.44	1
3	0.79	7.38	0.00	4.28	3.53	5.96	13.4	0.00	1.32	1.50	1.05	0.96	0.41	2.05	29.6	3.08	16.3	3.40	4.34	0.00	2
4	1.35	3.24	0.86	2.58	1.39	3.54	12.5	1.16	0.57	0.67	0.46	2.08	0.00	2.39	37.3	3.82	17.1	5.59	2.07	0.00	2
17	8.70	4.75	0.00	1.68	2.34	1.33	9.17	0.00	0.34	1.52	1.30	0.75	0.22	1.08	36.7	8.64	15.8	0.00	2.49	0.00	2
18	0.68	8.33	0.00	4.10	3.50	5.79	13.8	0.00	1.76	2.69	1.17	0.82	0.46	2.03	28.5	2.69	14.3	2.31	1.90	0.00	2
8	2.80	6.17	0.00	1.78	1.46	14.4	5.60	0.00	0.70	0.82	1.69	3.58	1.11	1.97	18.1	1.07	14.5	14.8	8.58	1.41	3
9	0.54	6.05	0.00	1.74	1.78	12.4	6.97	0.00	0.95	0.97	2.09	2.61	1.05	3.73	23.2	1.78	14.4	9.12	9.10	1.14	3
40	0.56	14.3	1.10	3.22	2.22	6.04	2.91	0.00	1.28	0.81	1.79	0.00	1.79	2.48	23.2	1.99	19.4	0.00	11.3	0.00	3
35	0.00	1.44	0.32	0.09	0.09	0.00	0.42	0.00	0.00	1.54	33.6	0.83	0.00	0.00	0.00	20.9	0.00	0.24	35.8	0.00	4
36	0.00	1.13	0.00	0.16	0.12	0.00	0.47	0.00	0.00	0.00	45.3	0.00	0.00	0.00	0.26	20.4	0.00	0.00	29.0	0.00	4

表 6　化橘红检验集评价指标（各特征峰相对百分含量）

样品编号	峰号																				真实类
	X_1	X_3	X_4	X_5	X_6	X_7	X_8	X_9	X_{10}	X_{11}	X_{12}	X_{13}	X_{14}	X_{15}	X_{16}	X_{22}	X_{24}	X_{26}	X_{27}	X_{30}	
5	2.25	2.70	0.00	0.98	1.56	2.38	5.0	1.06	0.92	0.38	1.12	0.37	0.12	0.81	68.8	2.87	3.53	0.00	2.47	1.29	1
15	0.12	2.27	0.51	0.48	1.24	4.68	4.88	0.36	0.54	0.36	1.82	1.84	0.47	0.61	55.2	7.01	5.00	12.5	0.70	0.00	1
20	2.14	2.74	0.00	1.19	2.79	6.99	11.1	0.00	0.74	0.76	1.79	0.00	0.11	1.82	52.5	1.25	2.23	0.00	7.01	0.00	1
21	0.48	0.38	0.00	0.12	1.21	0.62	7.17	0.00	0.39	0.11	0.90	0.08	0.43	0.95	76.3	4.90	4.48	0.00	0.11	0.00	1
23	0.43	3.36	0.00	0.92	1.97	2.67	6.42	1.51	1.72	0.72	1.44	0.92	0.66	0.80	69.2	2.77	3.32	0.00	2.35	1.52	1
24	0.66	1.36	1.27	0.66	2.57	1.64	5.26	0.00	0.47	0.77	2.54	0.32	0.18	1.33	65.1	7.87	4.99	0.00	2.70	0.00	1
25	0.49	5.62	0.00	2.32	2.70	1.86	10.0	0.49	0.31	2.62	0.84	0.00	0.72	3.68	60.3	3.17	1.72	1.22	0.50	0.00	1
29	0.54	1.59	0.45	0.21	2.21	1.62	9.62	0.54	0.57	2.28	0.20	0.00	1.34	4.43	60.2	3.66	2.27	0.34	0.22	0.00	1
30	1.42	8.22	0.00	1.08	1.75	8.09	6.10	0.00	0.12	0.42	1.25	0.00	0.00	1.69	52.6	1.33	2.42	0.00	9.02	0.00	1
32	1.25	2.19	0.12	0.24	1.72	1.58	6.92	0.00	0.00	0.14	0.86	0.00	0.37	0.95	73.2	4.50	4.70	0.00	0.40	0.31	1
39	2.23	0.13	0.92	0.78	2.61	0.79	10.4	3.09	0.65	0.71	1.34	0.00	0.64	0.41	70.6	1.77	1.53	0.11	0.28	0.00	1
7	9.24	10.4	1.53	2.08	2.28	1.43	7.52	0.00	1.84	1.24	2.01	0.19	0.88	1.07	31.7	12.7	10.9	0.00	1.11	0.39	2
28	7.71	7.02	0.60	0.79	0.00	1.13	6.47	0.82	0.75	1.13	2.13	0.75	1.00	1.26	37.1	14.7	12.5	0.00	1.27	0.85	2
33	1.51	5.90	1.22	4.77	1.94	6.35	9.63	1.27	0.29	0.86	0.65	1.89	0.00	2.33	34.3	3.04	15.9	4.57	2.28	0.00	2
34	5.56	5.34	1.70	2.12	2.37	2.38	8.60	0.00	0.00	1.44	1.22	0.76	0.20	1.22	37.9	8.71	16.4	0.00	3.58	0.00	2
16	0.59	5.63	0.26	1.66	1.72	14.6	6.56	0.00	0.89	0.97	1.94	3.36	1.19	2.10	19.6	1.33	15.2	12.8	8.64	1.11	3
19	0.54	6.05	0.00	1.74	1.78	12.4	6.97	0.00	0.95	0.97	2.10	2.61	1.05	3.73	23.2	1.78	14.4	9.12	9.10	1.14	3
37	0.00	1.37	0.45	0.00	0.00	0.00	0.71	0.00	0.00	0.40	43.2	0.00	0.00	0.00	0.00	19.8	0.00	0.00	31.6	0.00	4

5.2　判别分析过程

将所有 40 个样品的特征峰峰面积归一化数据（相对百分含量）输入计算机中，用 SPSS 8.0 统计软件进行分析，以建立判别函数。其中作为训练集的样品在“原分类”一栏中标注所属类别，作为检验集的样品在“真实类”一栏中标注其真实属性。将各个样品特征峰相对百分含量作为评价指标输入计算机。分析过程采用逐步判别法，即按自变量（在本文中为特征峰的相对百分含量）贡献大小，逐个引入和剔除变量，直到没有新的显著作用的自变量可以引入，也没有显著的自变量可以从方程内剔除为止。用此方法可以起到突出重点、简化方程的作用，使鉴别更加简便快速。分析步骤见表 7、表 8。

表 7 反映了在对训练集样品进行逐步判别时，按自变量贡献大小，逐个引入的变量及引入步骤。在进行 9 次引入后，既没有新的显著自变量可以引入，也没有无显著作用的自变量可以剔除，最终选定 X_{12}、X_{24}、X_{27}、X_7、X_{26}、X_{14}、X_{16} 7 个特征峰数值作为建立判别函数的原始材料。

λ 统计量在 0～1 之间，它越接近 0，表明组间差异越显著；它越接近 1，组间差异越不显著。在本表中，变量 X_7、X_{12}、X_{16}、X_{22}、X_{24}、X_{27}差异有显著性意义。

表7 纳入分析的变量及纳入过程

Step		Tolerance	F to Remove	Wilks' Lambda
1	X_{12}	1.000	216.529	
2	X_{12}	1.000	177.907	0.046
	X_{24}	1.000	102.144	0.027
3	X_{12}	0.854	28.965	0.003
	X_{24}	0.998	78.856	0.008
	X_{27}	0.853	9.124	0.001
4	X_{12}	0.845	24.840	0.001
	X_{24}	0.795	93.413	0.005
	X_{27}	0.835	7.735	0.001
	X_{30}	0.777	5.925	0.001
5	X_{12}	0.686	20.529	0.001
	X_{24}	0.736	93.564	0.003
	X_{27}	0.390	14.860	0.001
	X_{30}	0.624	4.279	0.000
	X_{7}	0.394	4.170	0.000
6	X_{12}	0.521	20.673	0.000
	X_{24}	0.672	81.277	0.001
	X_{27}	0.168	30.065	0.001
	X_{30}	0.619	2.544	0.000
	X_{7}	0.156	10.884	0.000
	X_{26}	0.293	3.967	0.000
7	X_{12}	0.542	21.603	0.001
	X_{24}	0.730	82.106	0.002
	X_{27}	0.176	31.446	0.001
	X_{7}	0.164	11.667	0.000
	X_{26}	0.295	6.129	0.000
8	X_{12}	0.488	21.488	0.000
	X_{24}	0.651	85.870	0.001
	X_{27}	0.152	34.061	0.000
	X_{7}	0.162	10.660	0.000
	X_{26}	0.270	6.462	0.000
	X_{14}	0.615	5.601	0.000
9	X_{12}	0.435	13.490	0.000
	X_{24}	0.531	18.425	0.000
	X_{27}	0.131	29.246	0.000
	X_{7}	0.097	16.035	0.000
	X_{26}	0.251	6.597	0.000
	X_{14}	0.138	27.430	0.000
	X_{16}	0.125	12.307	0.000

表8 各自变量的方差分析及λ统计表

	Wilks' Lambda	F	df1	df2	Sig.
X_1	0. 793	1. 569	3	18	0. 231
X_3	0. 571	4. 515	3	18	0. 016
X_4	0. 943	0. 365	3	18	0. 779
X_5	0. 727	2. 256	3	18	0. 117
X_6	0. 752	1. 983	3	18	0. 153
X_7	0. 528	5. 362	3	18	0. 008
X_8	0. 535	5. 223	3	18	0. 009
X_9	0. 750	1. 999	3	18	0. 150
X_{10}	0. 740	2. 108	3	18	0. 135
X_{11}	0. 786	1. 632	3	18	0. 217
X_{12}	0. 027	216. 529	3	18	0. 000
X_{13}	0. 616	3. 745	3	18	0. 030
X_{14}	0. 594	4. 097	3	18	0. 022
X_{15}	0. 302	13. 835	3	18	0. 000
X_{16}	0. 110	48. 581	3	18	0. 000
X_{22}	0. 223	20. 933	3	18	0. 000
X_{24}	0. 046	124. 689	3	18	0. 000
X_{26}	0. 652	3. 201	3	18	0. 048
X_{27}	0. 072	77. 606	3	18	0. 000
X_{30}	0. 506	5. 868	3	18	0. 006

5.3 典型判别函数

典型判别函数表见表9，各分类组中心点位置见表10。根据典型判别函数表，得出典型判别函数如下：

$D_1 = -0.965 - 0.679X_7 + 0.614X_{12} + 0.415X_{14} - 0.035X_{16} - 0.516X_{24} + 0.386X_{26} + 0.840X_{27}$

$D_2 = -6.346 + 0.219X_7 + 0.043X_{12} + 2.327X_{14} + 0.142X_{16} - 0.471X_{24} - 0.005X_{26} + 0.103X_{27}$

$D_3 = -26.421 + 0.525X_7 + 0.261X_{12} + 4.81X_{14} + 0.281X_{16} + 0.491X_{24} + 0.237X_{26} + 0.479X_{27}$

将待检样品的对应特征峰相对百分含量代入上述方程即可。判别标准为：$D_1 < 0$ 且 $D_2 > 0$，判为第一类；$D_1 < 0$、$D_2 < 0$ 且 $D_3 < 0$，判为第二类；$D_1 < 0$、$D_2 < 0$ 且 $D_3 > 0$，判为第三类；$D_1 > 0$ 且 $D_2 < 0$，判为第四类。

表 9 典型判别函数

	Function		
	1	2	3
X_7	-0.679	0.219	0.525
X_{12}	0.614	0.043	0.261
X_{14}	0.415	2.327	4.810
X_{16}	-0.035	0.142	0.281
X_{24}	-5.16	-0.471	0.491
X_{26}	0.386	-0.005	0.237
X_{27}	0.840	0.103	0.479
(Constant)	-0.965	-6.436	-26.421

表 10 各分类组的中心点

原分类	Function		
	1	2	3
1	-3.992	3.501	-0.359
2	-8.857	-7.338	-3.512
3	-4.598	-4.463	6.585
4	50.562	-1.383	-0.517

5.4 Fisher 判别函数

在判别分析中除建立典型判别函数外，还可建立 Fisher 判别函数，Fisher 函数同样可用于判断样品的属性。函数系数见表 11。判别函数用于对受检样品进行分类，在实际应用中将受检样品的相应指标分别代入下列 4 个判别函数中计算，可求出 4 个判别函数值，哪一个函数值最大，该受检样就属于哪一类。

表 11 Fisher 分类函数系数

	原分类			
	1	2	3	4
VAR7 号	19.319	18.596	21.635	-18.899
VAR12 号	8.014	3.740	9.114	41.281
VAR14 号	150.665	108.259	165.279	161.166
VAR16 号	10.503	8.247	11.343	7.836
VAR24 号	13.535	19.608	21.009	-12.417
VAR26 号	4.662	2.090	6.114	25.713
VAR27 号	11.655	4.934	13.652	56.925
(Constant)	-457.421	-359.001	-618.575	-1741.497

Fisher 判别函数如下：

原分类（1） $= -457.421 + 19.319X_7 + 8.014X_{12} + 150.665X_{14} + 10.503X_{16} + 13.535X_{24} + 4.662X_{26} + 11.655X_{27}$

原分类（2）$= -359.001 + 18.596X_7 + 3.74X_{12} + 108.259X_{14} + 8.247X_{16} + 19.608X_{24} + 2.090X_{26} + 4.934X_{27}$

原分类（3）$= -618.575 + 21.635X_7 + 9.114X_{12} + 165.279X_{14} + 11.343X_{16} + 21.009X_{24} + 6.114X_{26} + 13.652X_{27}$

原分类（4）$= -1741.4397 - 18.899X_7 + 41.281X_{12} + 161.166X_{14} + 7.836X_{16} - 12.427X_{24} + 25.713X_{26} + 356.925X_{27}$

5.5 判别符合率

将检验集样品的上述7个特征峰的相对百分含量数据代入判别函数进行运算分类，将判别分类与真实分类对照可得到判别符合率，判别符合率越高，说明判别效果越好。对检验集样品的判别结果见表12。

表12 检验集样品分类结果

Case Number	Actual Group	Highest Group					Second Highest Group				Discriminant Scores		
		Predicted Group	P（D>d|G=g）		P（G=g|D=d）	Squared Mahalanobis Distance to Centruid	Case Number	Croup	P（G=g|D=d）	Squared Mahalanobis Distance to Centroid	Function 1	Function 2	Function 3
			p	*df*									
Origina 1	1	1	0.633	3	1.000	1.719	Original 1	3	0.000	88.567	-4.566	2.774	.569
2	1	1	0.288	3	1.000	3.765	2	3	0.000	156.210	-3.741	4.728	-1.841
3	2	2	0.407	3	1.000	2.899	3	3	0.000	94.791	-8.695	-7.154	-1.827
4	2	2	0.793	3	1.000	1.034	4	3	0.000	127.464	-4.018	2.794	-2.044
5	ungrouped	1	0.342	3	1.000	3.339	5	3	0.000	127.464	-4.018	2.794	-2.044
6	1	1	0.228	3	1.000	4.334	6	3	0.000	108.095	-2.852	2.052	-1.327
7	ungrouped	2	0.000	3	1.000	22.122	7	1	0.000	101.241	-6.151	-4.4S3	-6.090
8	3	3	0.975	3	1.000	0.215	8	1	0.000	107.394	-4.424	-4.056	6.720
9	3	3	0.773	3	1.000	1.116	9	1	0.000	91.623	-4.788	-3.7867	5.797
10	1	1	0.483	3	1.000	2.458	10	3	0.000	106.629	-4.654	4.158	0.901
11	1	1	0.611	3	1.000	1.819	11	3	0.000	97.098	-3.937	3.617	0.983
12	1	1	0.019	3	1.000	9.923	12	2	0.000	116.241	-7.030	2.991	-1.021
13	1	1	0.200	3	1.000	4.636	13	3	0.000	143.630	-3.341	5.519	0.059
14	1	1	0.561	3	1.000	2.057	14	3	0.000	85.751	-3.573	3.567	0.646
15	ungrouped	1	0.026	3	1.000	9.284	15	3	0.000	83.004	-1.963	1.257	0.002
16	ungrouped	3	0.522	3	1.000	2.251	16	1	0.000	121.764	-5.535	-3.946	7.637
17	2	2	0.383	3	1.000	3.056	17	3	0.000	142.647	-7.501	-7.445	-4.610
18	2	2	0.488	3	1.000	2.428	18	1	0.000	151.880	-9.907	-6.548	-4.350
19	ungrouped	3	0.773	3	1.000	1.116	19	1	0.000	91.623	-4.788	-3.786	5.797
20	ungrouped	1	0.012	3	1.000	10.939	20	3	0.000	141.241	-1.680	2.575	-2.536
21	ungrouped	1	0.462	3	1.000	2.577	21	3	0.000	108.987	-5.579	3.483	-0.114
22	1	1	0.808	3	1.000	0.973	22	3	0.000	104.022	-3.728	2.616	-0.706
23	ungrouped	1	0.613	3	1.000	1.808	23	3	0.000	111.166	-3.802	4.268	0.728
24	ungrouped	1	0.069	3	1.000	7.095	24	3	0.000	113.403	-3.057	1.631	-2.011
25	ungrouped	1	0.019	3	1.000	9.918	25	2	0.000	145.349	-3.539	3.482	-3.476
26	1	1	0.346	3	1.000	3.315	26	3	0.000	146.697	-3.992	5.312	-0.541
27	1	1	0.712	3	1.000	1.374	27	3	0.000	104.424	-3.080	3.511	0.377
2S	ungruuped	2	0.003	3	1.000	14.163	28	1	0.000	76.211	-6.705	-4.258	-3.302
29	ungruuped	1	0.336	3	1.000	3.385	29	3	0.000	131.887	-4.514	5.141	0.289
30	ungrouped	1	0.021	3	1.000	9.772	30	3	0.000	128.292	-1.219	2.670	-1.538

续上表

Case Number	Actual Group	Highest Group					Second Highest Group				Discriminant Scores		
		Predicted Group	P（D＞d|G＝g）		P（G＝g|D＝d）	Squared Mahalanobis Distance to Centruid	Case Number	Group	P（G＝g|D＝d）	Squared Mahalanobis Distance to Centroid	Function 1	Function 2	Function 3
			p	*df*									
31	1	1	0.697	3	1.000	1.436	31	3	0.000	115.786	－3.098	3.022	－0.998
32	ungrouped	1	0.223	3	1.000	4.381	32	3	0.000	108.891	－6.032	3.055	－0.508
33	ungrouped	2	0.336	3	1.000	3.171	33	3	0.000	142.426	－10.622	－7.412	－3.286
34	ungrouped	2	0.993	3	1.000	0.093	34	3	0.000	124.635	－8.562	－7.362	－3.441
35	4	4	0.917	3	1.000	0.507	35	1	0.000	2923.083	49.859	－1.303	－0.430
36	4	4	0.917	3	1.000	0.507	36	1	0.000	3077.968	51.264	－1.464	－0.604
37	ungrouped	4	0.400	3	1.000	2.948	37	1	0.000	3179.715	52.189	－1.321	0.028
38	1	1	0.420	3	1.000	2.824	38	3	0.000	120.537	－4.307	2.649	－1.774
39	ungrouped	1	0.289	3	1.000	3.754	39	3	0.000	154.853	－3.422	4.636	－1.822
40	3	3	0.658	3	1.000	1.604	40	2	0.000	137.055	－4.582	－5.548	7.238

6 讨论

经过计算机的判别分析，采用逐步判别法，从20个色谱峰中筛选出了对分类影响最大的7个特征色谱峰作为判别分析的自变量，从而大大简化了分析过程。以训练集的这7个特征峰的相对百分含量数据建立了典型判别函数和Fisher判别函数，并用此函数对检验集样品进行检验，符合率较高。

化橘红系统聚类分析以及分类判别函数的建立，为未知样品的分类鉴定提供了一个准确、快捷的方法。在实际应用时只需将待测样本按本文的色谱条件进行分析，将7个特征峰的相对百分含量数据输入计算机进行运算，就能迅速得出分类结果，减少了性状、显微等传统鉴定的主观性和不确定性。本研究为化橘红的质量控制提供了一种新模式。

参考文献

[1] 林海丹，苏薇薇，吴忠. 化橘红宏量与微量元素特征的聚类分析［J］. 中药材，2002，25（4）：260－261.

[2] 陈平雁. 统计软件应用教程［M］. 北京：人民军医出版社，2000：184.

［作者：苏薇薇、林海丹、方铁铮、吴忠，原文发表于《中药材》，2002年第25卷第8期，第554－561页］

橘红珠质量标准的研究

[摘要] **目的**：建立橘红珠的质量标准。**方法**：采用聚酰胺薄膜层析法鉴别橘红珠中的柚皮苷、野漆树苷；采用硅胶G薄层层析法鉴别其中的橙皮内酯水合物、异橙皮内酯；采用高效液相色谱法测定其中的柚皮苷含量。**结果**：橘红珠中柚皮苷的含量为7.62%～20.03%。**结论**：本研究为橘红珠质量标准的制定提供了科学依据。

橘红珠为芸香科植物化州柚 *Citrus grandis*（L.）Osbeck *var. tomentosa* Hort. 的未成熟幼小果实，收载于《中药大辞典》（下册）[1]，具有止咳、化痰、平喘等功效。橘红珠的质量标准在《中国药典》、部颁标准和地方标准中均未收载，为此笔者建立了橘红珠药材的鉴别和含量测定方法。

1 仪器、试剂与材料

瑞士CAMAG薄层自动点样仪、薄层成像系统、薄层板加热器。美国DIONEX高效液相色谱仪（P680二元泵，170U紫外检测器，自动进样器）。柚皮苷对照品（供含量测定用，批号110722－200309，中国药品生物制品检定所提供）；野漆树苷对照品（美国Fluka公司提供）；橙皮内酯水合物、异橙皮内酯（自制，经IR、MS、^{1}HNMR、^{13}CNMR结构确证）。去离子水、甲醇（色谱纯），所用其他试剂均为分析纯。

样品：橘红珠药材来源见表2，样品直径均小于5 cm，经中山大学生命科学学院李沛波博士鉴定为芸香科植物化州柚 *Citrus grandis*（L.）Osbeck var. tomentosa Hort. 的未成熟幼小果实。

2 薄层色谱鉴别

橘红珠的化学成分为黄酮类（如柚皮苷、野漆树苷）[2-3]，香豆素类（如橙皮内酯水合物、异橙皮内酯）[4]等。

2.1 柚皮苷、野漆树苷的鉴别

分别取柚皮苷、野漆树苷对照品，加甲醇制成1 mg/mL溶液，作为柚皮苷、野漆树苷对照品溶液。取橘红珠药材粉末1 g，加甲醇10 mL，超声（40 ℃）处理20 min，放冷，滤过，作为供试品溶液。吸取柚皮苷、野漆树苷对照品溶液3 μL、供试品溶液1 μL，分别点于同一聚酰胺薄膜上，以丙酮：醋酸乙酯：水：冰醋酸（4：8：0.8：0.2）展开约8 cm，取出，晾干，喷以三氯化铝试液，60 ℃加热至斑点显色清晰，置紫外光灯（365 nm）下检视。供试品色谱中，在与对照品色谱相应的位置上，显相同的黄绿色荧光斑点（图1）。

a
b
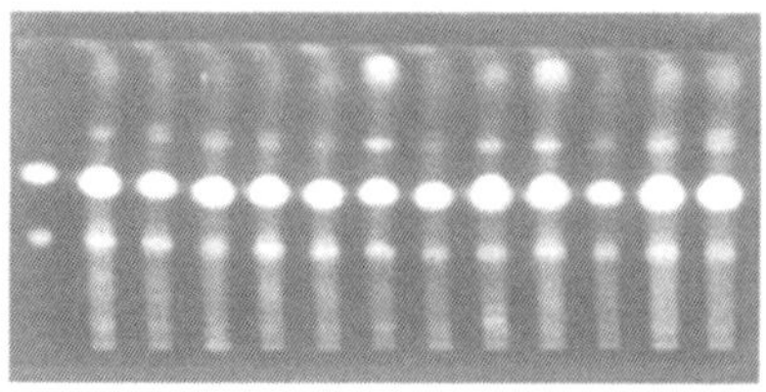
1 2 3 4 5 6 7 8 9 10 11 12 13

图1 橘红珠中柚皮苷和野漆树苷的薄层鉴别

1：a：柚皮苷；b：野漆树苷；2～13：橘红珠

2.2 橙皮内酯水合物、异橙皮内酯的鉴别

取橙皮内酯水合物、异橙皮内酯，加甲醇制成0.5 mg/mL溶液，作为橙皮内酯水合物、异橙皮内酯对照品溶液。另取橘红珠药材粉末1 g，加甲醇10 mL，超声（40 ℃）处理20 min，放冷，滤过，作为供试品溶液。分别吸取上述3种溶液各10 μL，点于同一硅胶G薄层板上，以石油醚（60～90 ℃）-醋酸乙酯（3：7）展开约8 cm，取出，晾干，喷以10%硫酸乙醇溶液，60 ℃加热至斑点显色清晰，置紫外光灯（365 nm）下检视。供试品色谱中，在与对照药材色谱相应的位置上，显示相同的亮蓝色荧光斑点（图2）。

a
b
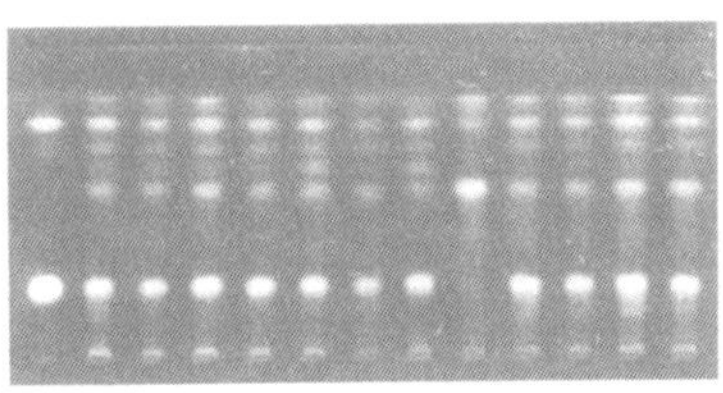
1 2 3 4 5 6 7 8 9 10 11 12 13

图2 橘红珠中异橙皮内酯和橙皮内酯水合物的薄层鉴别

1：a：异橙皮内酯；b：橙皮内酯水合物；2～13：橘红珠

3　高效液相色谱法测定橘红珠中柚皮苷含量

柚皮苷为橘红珠的主要有效成分，因此选择柚皮苷作为橘红珠药材质量控制的定量指标。

3.1　对照品溶液、供试品溶液的制备

3.1.1　**对照品溶液的制备**　取干燥至恒重的柚皮苷对照品 10 mg，精密称定，置 50 mL 容量瓶中，加甲醇溶解并定容至刻度，摇匀；精密量取 5 mL，置 10 mL 容量瓶中，加甲醇至刻度，摇匀，即得（含柚皮苷 100 μg · mL^{-1}）。

3.1.2　**供试品溶液的制备**　取橘红珠药材粗粉约 0.5 g，精密称定，置具塞三角瓶中，加石油醚（60～90 ℃）25 mL，超声处理（360 W，35 kHz）15 min，滤过，弃去石油醚，重复上述操作 2 次。药渣挥去石油醚，加甲醇 30 mL，超声处理 15 min，滤过，滤液置 100 mL 容量瓶中，重复上述操作 2 次，放冷，滤过，用少量甲醇分数次洗涤容器，洗液滤入同一容量瓶中，用甲醇稀释至刻度，摇匀。精密量取 5 mL，置 25 mL 容量瓶中，加甲醇稀释至刻度，摇匀，用微孔滤膜（0.45 μm）滤过，取续滤液，即得。

3.2　色谱条件

色谱柱：Dikma Diamasil C_{18} 柱（250 mm × 4.6 mm，5 μm）。以甲醇：醋酸：水（35：4：61）为流动相。检测波长为 283 nm。

3.3　系统适应性试验

分别吸取柚皮苷对照品溶液和橘红珠供试品溶液各 10 μL，按“3.2 节”所述色谱条件进样分析，从色谱图（图 3）可以看出，柚皮苷与其他杂质峰达到基线分离，理论塔板数按柚皮苷计算≥2000，柚皮苷保留时间约为 13 min。

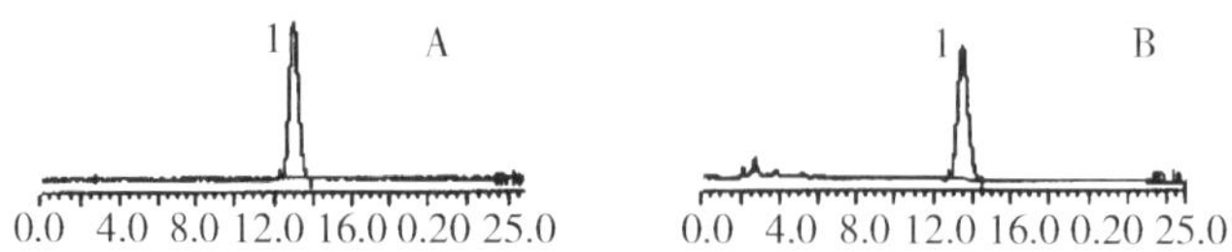

图 3　柚皮苷色谱图

A：柚皮苷对照品；B：橘红珠药材；1：柚皮苷

3.4　线性及线性范围

精密称取 110 ℃干燥至恒重的柚皮苷对照品 10.06 mg，置 100 mL 容量瓶中，加甲醇使溶解，并稀释至刻度，摇匀，对照品溶液浓度为 0.1006 mg · mL^{-1}。按上

述色谱条件，吸取柚皮苷对照品溶液，以 2 μL、5 μL、10 μL、15 μL、20 μL 连续进样，测定。对峰面积积分值 A、对照品的进样量 C（μg）进行回归分析，得回归方程：$A=27.876\ C-0.0233$，$r=1.0000$。表明柚皮苷在 0.2012 ～2.0120 μg 线性关系良好。

3.5 精密度试验

精密吸取柚皮苷对照品溶液，按“3.2 节”所述色谱条件连续重复进样 6 次，每次进样量均为 10 μL，结果柚皮苷峰面积的 *RSD* 为 1.03%，表明精密度好。

3.6 稳定性试验

分别取对照品溶液和供试品溶液各 1 份，室温下分别放置 0 h、4 h、8 h、12 h、24 h、48 h 后，按“3.2 节”所述色谱条件，测定峰面积，对照品和供试品 *RSD* 分别为 1.35% 和 1.26%，表明对照品和供试品溶液在 48 h 内稳定。

3.7 重复性试验

精密称取橘红珠药材（批号 20041020）样品 6 份，按“3.1.2 节”所述方法制成供试品溶液，精密吸取供试品溶液 10 μL，按“3.2 节”所述色谱条件进样分析，依据峰面积值计算样品中柚皮苷的含量为 13.30%，*RSD* 为 0.98%，表明重复性好。

3.8 加样回收率试验

精密称取已知柚皮苷含量的橘红珠样品（批号 20041020）适量，再分别加入一定量的对照品，使供试品溶液中的柚皮苷浓度分别在柚皮苷标准曲线的高、中、低区域各 3 份，共 9 份，按“3.1.2 节”所述方法制备供试品溶液，按“3.2 节”所述色谱条件进样 10 μL，分别测定，计算回收率，结果 9 份样品的平均加样回收率为 98.86%，*RSD* 为 2.05%（表 1）。

表 1 化橘红幼果加样回收率试验

样品编号	原有量/mg	加入量/mg	测得量/mg	回收率/%	平均回收率/%	*RSD*/%
1	20.17	17.05	36.55	96.07		
2	20.43	17.67	37.43	96.21		
3	20.30	17.44	37.19	96.85		
4	30.70	26.10	56.72	99.69		
5	30.83	26.10	57.05	100.46	98.86	2.05
6	30.61	25.98	56.83	100.92		
7	50.29	42.36	92.83	100.42		
8	51.25	42.75	94.33	100.77		
9	51.22	42.65	93.17	98.36		

3.9 样品测定

精密吸取供试品溶液各10 μL，依法对12批橘红珠药材进样分析测定，计算样品中柚皮苷含量，结果见表2。

表2 橘红珠中柚皮苷的含量

样品编号	品种	产地或购买地	含量/%
1	化州柚带花幼果	化州赖园	20.03
2	橘红珠（20041201）	广东化州	12.43
3	橘红珠（20041118）	广东怀集	14.43
4	橘红珠（20041020）	广州市药材公司	13.30
5	橘红珠（20041011）	广州市药材公司	18.62
6	橘红珠（20041008）	广东化州	7.62
7	橘红珠（20040930）	广东化州	12.71
8	橘红珠（20040920）	广东化州	11.68
9	橘红珠（20040902）	广东化州	10.45
10	橘红珠（20040901）	广东化州	9.65
11	橘红珠（20031002）	广州清平药材市场	13.62
12	橘红珠（20031001）	广州清平药材市场	11.86

根据12批橘红珠中柚皮苷的含量测定结果，暂定本品以干燥品计算，含柚皮苷（$C_{27}H_{32}O_{14}$）≥7.0%。

4 结果与讨论

橘红珠是化州柚的未成熟幼果，民间传统常以春末夏初自然脱落的幼果入药[1,5]，其中柚皮苷的含量明显高于化橘红[6]，而《中国药典》、部颁标准和地方标准未收载橘红珠。本文建立了橘红珠的质量标准，为橘红珠的合理药用提供了质量评价方法。

参考文献

[1] 江苏新医学院. 中药大辞典［M］. 上海：上海科学技术出版社，1986：2641.
[2] 林海丹，苏薇薇. 化橘红的研究进展［J］. 中药材，2001，24（8）：608－609.
[3] 袁旭江，林励，陈志霞. 化橘红中柚皮苷与野漆树苷的化学成分鉴别［J］. 广州中医药大学学报，2002，19（4）：309－310.
[4] 古淑仪，宋晓虹，苏薇薇. 化州柚中香豆素成分的研究［J］. 中草药，2005，36（3）：341－343.

[5] 谢崇源. 橘红、化橘红及橘红珠 [J]. 广西中医学院学报, 2003, 6 (1): 51-53.

[6] 袁旭江, 林励, 陈志霞. 果龄对化橘红化学成分含量的影响 [J]. 中药新药与临床药理, 2003, 14 (3): 188-190.

[作者: 彭维、田珩、古淑仪、雷晔、李沛波、苏薇薇, 原文发表于《中南药学》, 2006年第4卷第4期, 第257-259页]

生态环境对化橘红道地性的影响研究

[摘要] 从生态环境和种质遗传分析中药化橘红道地性的形成，阐述环境对药用植物道地性的影响途径，提示从地质-土壤-植物元素指纹图谱研究化橘红的道地性，为深入研究化橘红产地鉴别、栽培施肥、质量控制提供参考。

中药化橘红是芸香科植物化州柚［*Citrus grandis*（L.）Osbeck *var. tomentosa* Hort.］和柚［*Citrus grandis*（L.）Osbeck］未成熟或近成熟的干燥果实的外果皮，前者习称"毛橘红"，系道地化橘红药材，后者习称"光橘红"[1]。毛橘红主产广东化州，质量较佳；光橘红产自云南、江西、浙江、福建、台湾、湖南、湖北、广东、广西、四川、贵州等地[2]。化橘红已有1500多年的种植历史，黄酮类化合物柚皮苷、野漆树苷等是其主要有效成分[3-4]。现代药理学研究表明：化橘红黄酮类物质具有抗炎[5]、抗氧化[6]、抗溃疡[7]、抑制乳腺增殖[8]、镇咳化痰平喘[9]等多种药理活性。

道地药材的特性主要由生态地理环境、种质资源、栽培加工技术三方面的差异构成。生态地理环境因素是影响药材"道地"性的最关键因素，甚至能影响遗传因素[10]。生态地理环境因素包括温度、经纬度、海拔、光照、水分、土壤、气候、水文、成土母岩等。通过对岩石-土壤-道地药材这一向量系统及相关因子的系统分析，可阐明地质大循环对生物小循环的长期制约和生物小循环对道地药材的直接影响[11]。

1 生态环境对化橘红道地性的影响

1.1 化橘红适生的气候、地理环境

化州柚性喜温暖、湿润，化橘红适生温度范围为10～35 ℃之间；属全光照植物，全年总光照不少于2200 h；年降雨量1600～1800 mm，且分布均匀[12-14]。化州柚对温度的适应性较强，具有一定的耐寒和耐高温能力。据研究报道，广东英德、广东怀集、广东从化等地区引种化橘红，质量与化州产区相近[15]。

1.2 化橘红的生境土壤特征

林励[16]等的研究报道，广东化州、广州、广西陆川等不同产地土壤中含量较高的8种矿物质元素丰度与化橘红的总黄酮以及柚皮苷含量无显著相关性。矿物元素丰度和遗传距离的相关性分析表明毛橘红的形成可能与当地盛产的礞石有一定关系。礞石是临床常用矿物药，用于治疗顽痰胶结、咳逆喘急、癫痫发狂、烦躁胸闷、惊风抽搐[17-18]。

林兰稳[19]等研究化橘红道地产区土壤微量元素肥力状况，发现土壤有效铁、有效硫含量较高。化橘红幼果中的黄酮类、柚皮苷含量与其叶片中的锰含量以及土壤有效铜、有效硫含量呈显著或极显著的正相关。研究认为，化橘红产地应适当施用铜、锰等微量元素肥料。

土壤pH影响土壤养分的存在状态、有效性以及土壤微生物活动，从而影响植物对土壤养分的吸收。刘昀[20]等发现化州土壤pH与柚皮苷含量呈显著负相关，即随着土壤pH的增大，化橘红中柚皮苷的含量呈显著性降低；有利于化橘红柚皮苷含量积累的土壤pH为4.3～4.5之间。

1.3 化橘红的宏量、微量元素特征

蔡春等发现化州橘红的钙、铜含量明显低于广西宜山、横县两个产地，其他锌、铁、铅、镁、钾、镍、钠、锰、镉等元素差异不大[21]。林海丹检测不同品种、不同产地以及不同部位化橘红的22种宏量和微量元素含量并进行聚类分析，发现化橘红中矿物质元素的分布及含量有较好的规律性，并能反映出样品间的亲疏远近关系，对化橘红的鉴定具有一定的理论意义和实用价值[22]。吴忠[23]等认为每种中药存在各自的微量元素特征谱，中药材微量元素的含量以及分布由药材的种质资源和产地环境决定。

2 遗传因素对化橘红道地性的影响

李润唐[24]等人对化州市平定镇化州柚资源进行整理。结果表明，不同品种的化州柚间总黄酮以及柚皮苷含量有较大差异，并与总黄酮含量的高低基本对应。林励[25]等分析化州毛橘红以及不同产地的光橘红的特性，发现两类化橘红原植物外果皮绒毛、茎非腺毛等有显著差异；毛橘红总黄酮含量、柚皮苷含量、野漆树苷含量均高于光橘红，指纹图谱也有显著差异。庞瑞[26]等发现，各种化橘红果皮中总黄酮和柚皮苷的含量普遍高于一般柚皮中的含量。文海涛[27]等利用CTAB-LiCl法提取了高质量的化州柚总RNA，并采用RT-PCR技术克隆获得化橘红的查尔酮合成酶基因，发现该基因编码区全长1176 bp，编码391个氨基酸残基，与同样来源于柑橘属的查尔酮合成酶基因同源性高达98%。

3 环境对化橘红道地性的影响途径

3.1 从地质到植物的元素指纹图谱分析

朱梅年等[28]从生物地球化学微量元素的角度出发，认为引起地道药材形态和品质变异的因素不仅是气候，更重要的还是地质环境、矿物元素在岩石 - 土壤 - 植物的迁移转化规律对药材道地性的影响。环境决定了土壤提供养分的能力，而植物品种决定其吸收养分的能力。

目前，应用于中药产地溯源、质量控制的指纹图谱技术大都是基于有机化合物的指纹图谱技术[29]。大量研究显示，无机元素可以用于构建指纹图谱并用于质量控制和产地溯源研究[30]。Coetzee 等测定来自南非 3 个地区 40 个葡萄酒样品中的 40 种元素，通过逐步判别分析，筛选出 Al、Mn、Rb、Ba、W、Ti 6 种元素，根据这些元素的含量能完全区分 3 个地区的葡萄酒样品[31]。Matiano 等以矿物质元素从岩石→土壤各层位→植物体的迁移转化为线索，研究意大利南部优质葡萄园的特点以及标识，发现矿物元素在成土母质 - 不同土层 - 茎叶 - 果中的分布有一定的相关性，但是同位素 $^{87}Sr/^{80}Sr$ 比值的特异性更强，并在不同区域的葡萄酒产地具有一定的规律性，可以用来区分原产地[32-33]。

3.2 稀土元素对药材道地性的影响

稀土元素可以提高种子萌发和根系发育能力，促进叶绿素的形成，提高果实质量，增强植物抵御恶劣条件的本领[34-36]。张重义[37]等发现道地产区怀山药中铜、铌、镓含量最高，对磷、锶、锌、铜、钾、钠的富集能力均大于非道地产区山药。汪振立[38]等分析赣南脐橙品质与自然土壤中稀土元素的相关性，发现稀土高背景区脐橙稀土含量非常低，而各项有机营养物质指标均略高于稀土低背景区脐橙，表明稀土元素有益于脐橙有机营养物质的形成和提高。稀土元素还可作为一种非生物诱导因子用于促进生物量和活性成分的积累，例如，铈、镧能促进雪莲细胞生长和黄酮类化合物的积累，其中以铈效果最佳[39]。崔堂兵等报道了低剂量铈能促进银杏细胞中银杏萜内酯的积累[40]。

杨元根[41]统计发现，我国南方成土母质为花岗岩、砂岩的红壤中有较高的稀土元素含量。化州矿产丰富，成土母质多含花岗岩、砂岩等，可作为研究地理标志农产品、道地药材的一个线索。

3.3 植物营养诊断技术

王兴文等[42]在对白豆蔻的研究中发现，施用 $ZnSO_4$ - $MnSO_4$ 混合微肥后能显著提高白豆蔻中挥发油的含量，而且外观质量明显优于对照品和进口商品。但微量元素含量过高会产生不良作用，应根据土壤中微量元素种类和不同药材的需求合理施用微量元素肥料。国外柑橘主产国将柑橘营养诊断技术当成现代柑橘栽培系统技术的重要组成部分，叶片分析和土壤分析联合使用，为种植测土施肥提供精确指导[43-44]。化橘红 GAP 的施肥管理可以借鉴国外的柑橘营养诊断技术，建立化橘红施肥种植标准。

4 结语

以矿物质元素在岩石→土壤各层位→植物体各器官的转化迁移规律为线索，根据化州土壤地球生物化学区域性特点和地球化学元素的有效性及其转换条件，结合化橘红的药用成分分析，对于揭示化橘红的道地性，充分利用土壤养分资源，因地制宜，因土种植，合理施肥，保障中药材的质量，具有非常好的指导作用。

参考文献

[1] 国家药典委员会. 中华人民共和国药典 [S]. 北京：中国医药科技出版社，2010.

[2] 文小燕，谭梅英，张诚光. 不同产地化橘红中柚皮苷的含量分析 [J]. 湖南中医杂志，2013，29 (6)：125-126.

[3] 刘群娣，谢春燕，闫李丽，等. 化橘红化学成分的 HPLC-DAD-MS/MS 分析 [J]. 世界科学技术（中医药现代化），2011，13 (5)：864-867.

[4] ZHANG M X, DUAN C Q, ZANG Y Y, et al. The flavonoid composition of flavedo and juice from the pummelo cultivar [*Citrus grandls* (L.) Osbeck] and the grapefruit cultivar (*Citrus paradisi*) from China [J]. Food Chem, 2012, 129 (4): 1530-1536.

[5] 王铁杰，宋茜，江坤，等. 毛橘红与光橘红的 HPLC 药效指纹图谱比较研究 [J]. 药物分析杂志，2014，34 (5)：896-902.

[6] SOMI K C, SEUNG-OK Y, SO-HYUN K, et al. Classification and prediction of free-radical scavenging activities of *dangyuja* (*Citrus grandis* Osbeck) fruit extracts using 1H NMR spectroscopy and multivariate statistical analysis [J]. Journal of pharmaceutical and biomedical analysis, 2009, 49: 567-571.

[7] PARMAR N S. The gastric antiulcer activity of naringenin, a specific histidine decarboxylase inhibitor [J]. Int J Tissue React, 1983, 5 (4): 415-420.

[8] SO F V, GUTHRIE N, CHAMBERS A F, et al. Inhibition of human breast cancer cell proliferation and delay of mammary tumorigenesis by flavonoids and citrus juices [J]. Nutr cancer, 1996, 26 (2): 167-181.

[9] 李沛波，马燕，王永刚，等. 化州柚提取物止咳化痰平喘作用的实验研究

[J]. 中国中药杂志，2006，31（16）：1350－1352.
[10] 朱定祥，倪守斌. 地道药材的生物地球化学特征研究进展［J］. 微量元素与健康研究，2004，21（2）：44－47.
[11] 余德顺，杨军，田弋夫，等. 中药道地性相关因素研究进展与生物地球化学［J］. 时珍国药医药，2010，21（2）：472－474.
[12] 严振，丘金裕，蔡岳文. 化橘红的栽培［J］. 中药材，2002，25（6）：391－392.
[13] 谢春生. 化州橘红优质高产栽培技术［J］. 中国热带农业，2006，3（1）：49－50.
[14] 潘柱，李英，于文杰，等. 化州种植化橘红的气象条件分析［J］. 广东农业科学，2009，42（2）：27－28.
[15] 王莲婧，林励，庄满贤，等. 广东英德引种毛橘红与化州原产毛橘红的质量比较［J］. 广州中医药大学学报，2011，28（4）：427－429.
[16] 林励，欧剑锋，廖观荣，等. 化橘红道地性的初步研究［J］. 广州中医药大学学报，2010，27（2）：163－170.
[17] 刘圣金，吴德康，林瑞超，等. 矿物药青礞石、煅青礞石无机元素的ICP-MS分析［J］. 中国药房，2011，22（19）：1777－1780.
[18] 国家中医药管理局中华本草编委会. 中华本草［M］. 上海：上海科学技术出版社，1999.
[19] 林兰稳，钟继洪，骆伯胜，等. 化橘红产地土壤中量微量元素分布及其与化橘红药用有效成分的相关关系［J］. 生态环境，2008，17（3）：1179－1183.
[20] 刘昀，熊礼燕，廖观荣，等. 土壤酸度对化橘红柚皮苷含量的影响［J］. 广州中医药大学学报，2012，29（6）：707－709.
[21] 蔡春，莫丽儿，李尚德. 化橘红与其他产地橘红元素含量的比较分析［J］. 广东微量元素科学，1996，3（1）：49－51.
[22] 林海丹，苏薇薇，吴忠. 化橘红宏量与微量元素特征的聚类分析［J］. 中药材，2002，25（4）：260－261.
[23] 吴忠，苏薇薇，林敬明. 中药质量标准化和中药现代化系列研究［J］. 中药材，2001，24（1）：57－61.
[24] 李润唐，李映志，汪永保，等. 中药“化橘红”原料植物化州柚种质资源初步研究［J］. 中国南方果树，2012，41（4）：53－55.
[25] 林励，李向明，万建义，等. 化橘红药材质量评价、监测与应用研究［J］. 中国现代中药，2010，12（8）：21－26.
[26] 庞瑞，杨中林. 不同产地不同品种柚皮中总黄酮和柚皮苷的含量比较［J］. 药学与临床研究，2007，15（3）：205－207.
[27] 文海涛，赵红英，林励，等. 化橘红黄酮类生物含成中功能基因的克隆与序

列分析［J］. 中药材，2010，33（11）：1686－1689.
［28］朱梅年. 名贵地道药材的生物地球化学特征及微量元素研究［J］. 微量元素，1990，7（3）：35－41.
［29］YAN L N，CHENG B，YAO S Z. Study on element fingerprint of Chinese traditional herb by ICP-MS and AAS［J］. Asia-Pacific traditional medicine，2008，(4)：26－29.
［30］KANG H N，YANG M F，CHEN B，Trace element determination in teas and discrimination analysis for teas［J］. Rock and mineral analysis，2006，25（1）：22－26.
［31］COETZEE P P，VANHAEEKE F. Classifying wine according to geographical origin via quadrupole based ICP-MS speetrometry measurement of boron isotope rations［J］. Analytical and bioanalytical chemistry，2005，383：977－984.
［32］ALMEIDA C M，VASCONCELOS M T. ICP-MS determination of strontium isotope ratio in wine in order to be used as a fingerprint of its regional origin［J］. Anal At Spectrom，2001（16）：607－611.
［33］MATIANO M，ELEONARA G，PIERCLAUDIO O，et al. A ‘Geo- Pedo-Fingerprint’(GPF) as a tracer to detect univocal parent material-to-wine production chain in high quality vineyard districts，Campi Flegrei（South Italy）［J］. Geoderma，2014，230－231：64－78.
［34］周洁，郭兰萍，肖文娟，等. 稀土元素的植物生理学效应及其在中药材中的应用［J］. 中国中药杂志，2012，37（8）：2238－2241.
［35］余江，黄志勇，陈婷. 赣南稀土矿区果园土壤和脐橙中稀土元素含量的测定［J］. 食品科学，2009，30（22）：309－313.
［36］汪振立，徐明，邓通德，等. 自然土壤环境下脐橙植物体稀土累积特征［J］. 中国稀土学报，2009，27（5）：704－710.
［37］张重义，谢彩侠. 怀山药无机元素的特征分析［J］. 特产研究，2003，27（1）：41－43.
［38］汪振立，邓通德，胡正义，等. 脐橙品质与自然土壤中稀土元素相关性分析［J］. 土壤，2010，42（3）：459－466.
［39］袁晓凡，王谦，赵兵，等. 稀土元素对水母雪莲细胞生长及黄酮类化合物含成的影响［J］. 过程工程学报，2004，4（4）：325－329.
［40］崔堂兵，张长远，郑穗平，等. 稀土元素对银杏悬浮培养细胞生长和次级代谢产物积累的影响［J］. 广东农业科学，2002，35（5）：29－31.
［41］杨元根，刘丛强，袁可能，等. 中国南方红壤中稀土元素分布的研究［J］. 地球化学，1999，28（1）：70－79.
［42］王兴文，徐崇礼，罗天诰，等. 微肥对白豆蔻产量和化学成分影响的研究［J］.

云南中医学院学报，1993，16（4）：1－5.
［43］陆景陵．植物营养学［M］．北京：北京农业大学出版社，1994.
［44］鲁瑟W（Reuther W）．柑橘矿物营养［M］．北京：中国农业出版社，1985.

［作者：刘慧燕、苏薇薇、彭维，原文发表于《中国园艺文摘》，2015年第31卷第5期，第216－218页］

化州柚幼果生长过程中柚皮苷含量的动态变化研究

[摘要] 目的：研究不同直径大小的化州柚幼果中活性成分柚皮苷含量的变化。**方法：**采用高效液相色谱法，色谱柱为 Welch Materials Column XB-C_{18} (250 mm×4.6 mm，5 μm)，柱温 30 ℃；以甲醇－醋酸－水（35：4：61）为流动相，流速 1.0 mL/min；检测波长为 283 nm。**结果：**随着化州柚幼果直径的增大，其柚皮苷百分含量呈下降趋势。**结论：**本研究为化州柚的合理采收和用药提供了依据。

化州柚 *Citrus grandis*（L.）Osbeck *var. tomentosa* Hort.，又称化州仙橘，系芸香科柑桔属植物，为柚 *Citrus grandis*（L.）Osbeck 的栽培变种，主产于广东化州。其具有明显的止咳、化痰、平喘和抗炎作用。笔者在市场调研中发现，目前市售的化州柚药材多为干燥未成熟幼果（称为“橘红胎”），其幼果的大小无统一的标准。因此，笔者采用高效液相色谱法测定了不同大小化州柚幼果中柚皮苷的含量，阐明其含量的变化规律，为合理采收及用药提供实验依据。

1 仪器与试药

1.1 仪器

Dionex Ultimate 3000 DGLC 高效液相色谱仪（美国 Dionex 公司，DGP－3600SD 双三元泵、SRD－3600 脱气机、WPS－3000SL 自动进样器、TCC3000－RS 柱温箱、DAD 检测器、Chromeleon 工作站）；Simplicity 超纯水器（美国密理博 Millipore 公司）；电子分析天平（德国 Sartorius 公司，BP211D）；KQ－250DE 型数控超声波清洗器（昆山超声仪器有限公司）。

1.2 试药

柚皮苷对照品（批号 110722－200610，购自中国药品生物制品检定所）；甲醇（色谱纯，美国 B & J 公司）；冰醋酸（色谱纯，天津科密欧化学试剂有限公司）；实验用水为超纯水。

1.3 样品

不同大小的化州柚幼果样品共36批，均采自化州化橘红药材发展有限公司GAP基地，低温干燥、粉碎（用前测定水分含量）。

2 方法与结果

2.1 溶液的制备

2.1.1 对照品溶液的制备 精密称定减压干燥至恒重的柚皮苷对照品10.16 mg，置10 mL量瓶中，加甲醇溶解并稀释至刻度，摇匀，制成对照品母液。精密吸对照品母液1.0 mL，置50 mL量瓶中，用甲醇稀释至刻度，摇匀，即得浓度0.0508 mg/mL的对照品溶液。

2.1.2 供试品溶液的制备 取各样品粉末（过二号筛）约0.5 g，精密称定，置具塞锥形瓶中，精密加入甲醇10 mL，称定重量，超声（120 W，40 kHz）处理30 min，冷却至室温，再称定重量，用甲醇补足减失的重量，摇匀，滤过。再精密量取1 mL，置50 mL量瓶中，加甲醇至刻度，摇匀，取续滤液，即得。

2.2 色谱条件与系统适应性

Welch Materials Column XB-C_{18}（250 mm×4.6 mm，5 μm）色谱柱；流动相为甲醇－醋酸－水（35∶4∶61），流速为1.0 mL/min；检测波长为283 nm；进样量：10 μL。在此条件下，供试品溶液中柚皮苷能够与其他组分达到很好的分离，分离度 $R>1.5$，理论塔板数按柚皮苷峰计算不小于1000，结果见图1。

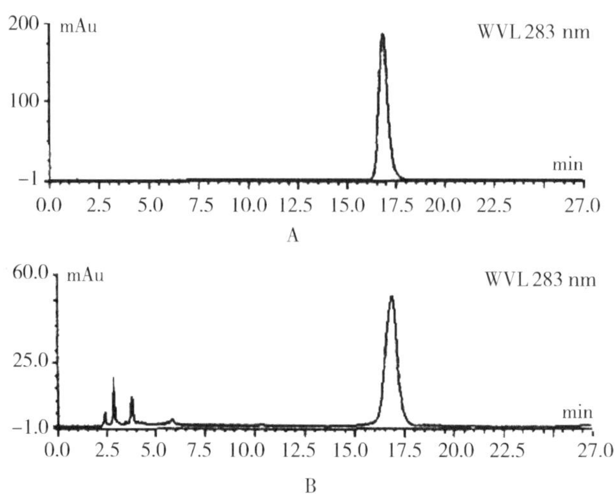

图1 对照品（A）与供试品（B）的HPLC色谱图

2.3 方法学考察

2.3.1 线性及线性范围 取柚皮苷对照品溶液，按“2.2 节”项色谱条件分别进样 1 μL、5 μL、10 μL、15 μL、20 μL。以峰面积（Y）为纵坐标，进样量（X）为横坐标，绘制标准曲线，得到线性回归方程如下：$Y = 20.261X - 0.3456$（$r = 1.0000$）。结果表明，柚皮苷在 0.0051 ～0.1016 mg/mL 范围内线性关系良好。

2.3.2 精密度试验 精密吸取柚皮苷对照品溶液 10 μL，连续进样 6 次，记录峰面积。结果柚皮苷峰面积的 *RSD* 为 0.24%，表明仪器精密度良好。

2.3.3 稳定性试验 精密吸取供试品溶液 10 μL，分别于制备后的 0 h、2 h、4 h、6 h、12 h、24 h 进样分析，记录峰面积。结果柚皮苷峰面积的 *RSD* 为 1.44%，表明供试品溶液在 24 h 内稳定。

2.3.4 重复性试验 精密称取同一批次（编号 1）的化州柚幼果样品 6 份，按“2.1.2 节”所述方法制备供试品溶液，分别进样分析。结果柚皮苷峰面积 *RSD* 为 0.90%，表明该方法重复性良好。

2.3.5 加样回收率试验 精密称取同一批次的化州柚幼果样品 9 份，以高、中、低 3 个浓度分别精密加入对照品适量，按“2.1.2 节”所述方法制备供试品溶液，测定，计算加样回收率。结果柚皮苷的加样回收率在 95.32%～101.90% 之间，平均回收率为 98.61%，*RSD* 为 2.70%，表明该方法回收率好。

2.4 样品测定

将 36 批样品分别按“2.1.2 节”所述方法制备供试品溶液，在上述色谱条件下测定样品中柚皮苷的含量，结果见表 1。

表 1 不同大小化州柚幼果中柚皮苷的含量

幼果直径/cm	批数/n	柚皮苷含量/%
1.5	2	36.17 ± 3.66
2.0	2	34.88 ± 0.40
2.5	8	22.14 ± 4.59
3.0	3	16.23 ± 2.52
3.5	5	13.70 ± 2.39
4.0	7	10.12 ± 0.44
5.0	1	9.85 ± 0.00
6.0	2	5.57 ± 0.33
7.0	3	4.87 ± 0.18
9.0	2	4.16 ± 0.09
12.0	1	2.48 ± 0.00

3 讨论

结果表明：随着化州柚幼果直径的增大，其所含柚皮苷的量呈明显降低的趋势；但随着幼果直径的增大，幼果的总质量也相应增加，幼果中柚皮苷总量可用幼果总质量与柚皮苷百分含量的乘积来表示。因此，化州柚的采收，应权衡考虑幼果的总质量（幼果的大小）和幼果中柚皮苷的百分含量，以达到最佳的药用价值和经济价值。

［作者：李泮霖、李锋、余剑军、苏薇薇，原文发表于《中药材》，2012 年第 35 卷第 4 期，第 538－539 页］

化州柚提取物的抗炎作用

[摘要] 为探讨化州柚提取物的抗炎作用，对其进行了整体动物抗炎实验研究。结果表明：化州柚提取物既能明显抑制二甲苯所致的小鼠耳廓肿胀和鸡蛋清所致的大鼠足跖肿胀，也能抑制大鼠棉球肉芽肿的形成，提示化州柚提取物具有明显的抗炎作用。

化州柚 *Citrus grandis*（L.）Osbeck *var. tomentosa* Hort. 又称化州仙橘，系芸香科柑桔属植物，为柚 *Citrus grandis*（L.）Osbeck 的栽培变种，主产于广东化州，是广东的地道药材。化州柚的未成熟或近成熟的干燥外层果皮经加工即为中药化橘红，习称"毛橘红"，具有化痰、理气、健胃、消食之功效，用于治疗胸中痰滞、咳嗽气喘、呕吐呃逆、饮食积滞等症。为进一步开发化州柚，本实验对化州柚提取物进行抗炎作用的动物实验研究。

1 材料与方法

1.1 药物及试剂

化州柚（全果实）提取物（采用水提醇沉法自制，黄酮类成分占70%以上）；阿司匹林片，河北石家庄制药集团生产，批号041114；乌拉坦，国药集团化学试剂有限公司生产，批号E60521；二甲苯，广东光华化学厂有限公司生产，批号20050218。

1.2 动物

昆明种小鼠，雄性，体质量18～22 g，SPF级，由南方医科大学实验动物中心提供，动物合格证号：2004A063；SD大鼠，雄性，体质量130～170 g，清洁级标准，由中山大学实验动物中心提供，动物合格证号：粤检证字2003A070。

1.3 仪器

大鼠足跖容积测定装置：参照文献方法[1]定制。

1.4 方法

1.4.1 对二甲苯致小鼠耳廓肿胀的影响[1] 取昆明种小鼠72只，随机分为6组，即正常组、模型组、化州柚提取物低、中、高剂量（20 mg/kg、40 mg/kg、80 mg/kg）组、阳性对照药物（阿司匹林200 mg/kg）组，每组12只。实验前小鼠禁食不禁水12 h，然后各组小鼠按0.1 mL/10 g ig给药，每天1次，共7 d，其中正常组和模型组给等体积蒸馏水。末次给药后30 min，除正常组外，其余各组小鼠于左耳正反两面涂上二甲苯50 μL致炎，致炎1 h后脱颈椎处死动物，用直径9 mm打孔器冲下左耳和右耳同一部位的圆片，于分析天平上称质量，以两耳片质量差值为炎症肿胀度，并计算肿胀抑制率。

$$\text{肿胀抑制率} = \frac{\text{模型组肿胀度} - \text{给药组肿胀度}}{\text{模型组肿胀度}} \times 100\%$$

1.4.2 对鸡蛋清致大鼠足跖肿胀的影响[1] 取SD大鼠50只，随机分为5组，即对照组、化州柚提取物低、中、高剂量（14 mg/kg、28 mg/kg、56 mg/kg）组、阳性对照药物（阿司匹林200 mg/kg）组，每组10只。实验前大鼠禁食不禁水12 h，然后各组大鼠按1 mL/100 g ig给药，每天1次，共7 d，其中对照组给等体积蒸馏水。末次给药后1 h，先按容积测定方法测量各鼠右踝关节以下容积，然后于各鼠右后足跖sc10%新鲜鸡蛋清0.1 mL致炎，分别于致炎后30 min、1 h、2 h、3 h、4 h时，按原法测量右踝关节以下容积，计算肿胀度。

$$\text{肿胀度} = \frac{\text{致炎后容积} - \text{致炎前容积}}{\text{致炎前容积}} \times 100\%$$

1.4.3 对大鼠棉球肉芽肿的影响[1,2] 取SD大鼠60只，体质量130～150 g，每只大鼠按1 g/kg ip乌拉坦麻醉，在各鼠的左右蹊部用碘酒消毒，75%乙醇脱碘后，各切开1 cm长小口，用眼科镊子将灭菌脱脂棉球（30 mg，直径6.5～8.5 mm）植入皮下，每个棉球加青霉素、链霉素各0.1 mg（溶于0.2 mL生理盐水中），以防感染，随即缝合皮肤。将所有大鼠同“1.4.2节”随机分为5组，每组12只，实验前大鼠禁食不禁水12 h，术后2 h开始按1 mL/100 g ig给药，其中对照组给等体积蒸馏水，每天1次，共7 d。在第8天处死动物，打开原切口，将棉球连同周围结缔组织一起取出，剥出周围已包裹肉芽组织的棉球，剔除脂肪组织，在60 ℃烘箱放置12 h后称质量，减去原棉球质量即为肉芽肿净质量。

1.5 统计学处理

实验数据以 $\bar{x} \pm s$ 表示，采用SPSS统计软件进行统计学分析。

2 结果

2.1 对二甲苯致小鼠耳廓肿胀的影响

由表1可见，化州柚提取物中、高剂量组的肿胀度与模型组比较，差异显著（$P<0.05$、0.01），说明化州柚提取物能抑制二甲苯所致的小鼠耳廓肿胀，提示化州柚提取物具有一定的抗炎作用。

表1 化州柚提取物对二甲苯致小鼠耳廓肿胀的影响（$\bar{x}\pm s$，$n=12$）

组别	剂量/（mg・kg^{-1}）	肿胀度/mg	肿胀抑制率/%
正常	—	0.68±0.33	—
模型	—	11.42±3.35##	—
化州柚提取物	20	9.15±3.37	19.85
	40	7.44±3.38*	34.82
	80	7.02±3.34**	38.47
阿司匹林	200	5.65±1.79**	50.51

与正常对照组比较：##$P<0.01$；与模型组比较：*$P<0.05$，**$P<0.01$。

2.2 对鸡蛋清致大鼠足跖肿胀的影响

由表2可见，化州柚提取物中、高剂量对鸡蛋清致炎后30 min、1 h、2 h、3 h、4 h时大鼠的足跖肿胀均具有明显的抑制作用；低剂量化州柚提取物对鸡蛋清致炎后1 h时大鼠的足跖肿胀具有明显的抑制作用。提示化州柚提取物具有一定的抗炎作用。

表2 化州柚提取物对鸡蛋清致大鼠足跖肿胀的影响（$\bar{x}\pm s$，$n=10$）

组别	剂量/（mg・kg^{-1}）	致炎前容积/mL	致炎后肿胀度/%				
			30 min	1 h	2 h	3 h	4 h
对照	—	1.08±0.19	80.53±21.15	88.01±25.03	68.88±22.79	48.75±17.06	34.58±7.82
化州柚提取物	14	1.11±0.17	70.75±24.75**	58.72±22.52**	55.33±20.32**	36.24±16.66	25.04±10.82
	28	1.15±0.08	56.77±11.01**	55.22±13.73**	41.06±10.71**	31.30±8.08**	14.59±7.22**
	56	1.16±0.10	54.17±15.34**	51.59±6.00**	33.18±20.24**	32.13±10.02**	12.89±5.33**
阿司匹林	200	1.16±0.17	51.98±16.66**	49.18±21.88**	32.68±10.20**	23.48±8.14**	6.77±2.48**

与对照组比较：**$P<0.01$。

2.3 对大鼠棉球肉芽肿的影响

由表3可见，化州柚提取物低、中、高剂量组的棉球肉芽肿净质量与对照组比较，差异显著（$P<0.05$、0.01），说明化州柚提取物能明显抑制大鼠棉球肉芽肿的形成，提示化州柚提取物具有一定的抗炎作用。

表3 化州柚提取物对大鼠棉球肉芽肿的影响（$\bar{x}\pm s$，$n=12$）

组别	剂量/（$mg\cdot kg^{-1}$）	肉芽肿净质量/mg
对照	—	119.4 ± 19.0
化州柚提取物	14	$95.1\pm19.7^{*}$
	28	$87.3\pm12.1^{**}$
	56	$74.3\pm14.8^{**}$
阿司匹林	200	$63.9\pm14.6^{**}$

与对照组比较：$^{*}P<0.05$，$^{**}P<0.01$。

3 讨论

为充分利用化州柚的药用价值，本课题组对化州柚的全果实进行提取，得到了以黄酮类成分为主的提取物。为探讨该提取物的药理作用，本实验对其进行了整体动物抗炎实验研究，结果表明化州柚提取物既能明显抑制二甲苯所致的小鼠耳廓肿胀和鸡蛋清所致的大鼠足跖肿胀，也能抑制大鼠棉球肉芽肿的形成。这提示化州柚提取物具有明显抗炎作用。本实验结果为化州柚药材的综合开发利用提供了实验依据。

参考文献

[1] XU S Y, BIAN R L, CHEN X. Methodology in Pharmacological Experiment（药理实验方法学）[M]. 北京：人民卫生出版社，2003.

[2] MA M, MA H, ZHANG J P. Studies on analgesic and anti-in-flammatory effects of Qingren longqiao capsule [J]. Chin Tradit Pat Med（中成药），2005，27（3）：338-339.

[作者：李沛波、马燕、杨宏亮、贾强、王永刚、苏薇薇，原文发表于《中草药》，2006年第37卷第2期，第251-253页]

化州柚提取物止咳化痰平喘作用的实验研究

［摘要］**目的：**研究化州柚提取物的止咳化痰平喘作用。**方法：**采用小鼠氨水引咳法和豚鼠枸橼酸引咳法观察止咳作用；用小鼠酚红排泌法和大鼠毛细玻管排痰法观察化痰作用；用喷雾致喘法观察平喘作用。**结果：**化州柚提取物能明显延长引起半数小鼠咳嗽的氨水喷雾时间（EDT_{50}），并减少枸橼酸引起的豚鼠咳嗽次数和延长咳嗽潜伏期，能促进小鼠气管酚红的排泌和增加大鼠玻管的排痰量，对组胺和氯化乙酰胆碱混合液引起的豚鼠哮喘具有抑制作用。**结论：**化州柚提取物具有明显止咳、化痰和平喘作用。

化州柚 *Citrus grandis*（L.）Osbeck *var. tomentosa* Hort 又称化州仙橘，系芸香科柑桔属植物，为柚 *C. grandis* 的栽培变种，主产于广东化州，是广东的道地药材。化州柚的未成熟或近成熟的干燥外层果皮经加工即为中药化橘红，习称“毛橘红”，具有化痰、理气、健胃、消食之功效，用于治疗胸中痰滞、咳嗽气喘、呕吐呃逆、饮食积滞等症[1]。笔者对化州柚提取物进行了止咳、化痰、平喘的药理实验。

1 材料和方法

1.1 药物及试剂

化州柚提取物（中山大学广州现代中药质量研究开发中心，黄酮类成分占70%以上），氢溴酸右美沙芬片（广州光华药业股份有限公司，批号 T24006），氯化铵（AR，广州化学试剂厂，批号 040449－2），氨茶碱片（太原市振兴制药有限责任公司，批号 20040803）。

1.2 动物

昆明种小鼠，雌雄各半，体质量 18～22 g，SPF 级，由第一军医大学实验动物中心提供，动物合格证号：2004A063 号；SD 大鼠，雌雄各半，体质量 180～200 g，清洁级标准，由中山大学实验动物中心提供，动物合格证号：粤检证字 2003A070；豚鼠，雌雄各半，体质量 150～170 g，由第一军医大学实验动物中心提供，动物合格证号：2004A002。

1.3 仪器

CC2170A 型恒压超声雾化器（中外合资成都维信电子科大新技术有限公司），TU－1901 型双光束紫外－可见分光光度计（北京普析通用仪器有限责任公司）。

1.4 方法

1.4.1 氨水所致小鼠咳嗽模型及疗效评价[2] 取昆明种小鼠 80 只，随机分为 5 组，即空白组、化州柚提取物低、中、高剂量组、阳性对照药物（氢溴酸右美沙芬）组，每组 16 只，实验前小鼠禁食不禁水 12 h，然后各组小鼠按 0.01 $mL \cdot g^{-1}$ 体质量灌胃给药，每天 1 次，共 7 d，其中空白组给等体积蒸馏水。末次给药后 1 h，将小鼠放入固定容器中，并使小鼠接受恒压氨水刺激至预定时间引咳，氨雾刺激时间的对数间距为 0.1，刺激停止后立即取出小鼠，观察 1 min 内咳嗽次数。用序贯法（上下法）求出引起半数小鼠咳嗽的喷雾时间（EDT_{50}），并计算 R 值，若 R 大于 130%，说明药物有止咳作用；若 R 大于 150%，则说明药物有显著止咳作用。计算公式 $EDT_{50} = \log^{-1} c/n$，式中 n 为动物数，c 为 r、x 值的总和，r 为每剂量组的动物数，x 为剂量（即喷雾时间）的对数。

$$R = (\text{给药组 } EDT_{50} / \text{空白组 } EDT_{50}) \times 100\%$$

1.4.2 枸橼酸所致豚鼠咳嗽模型及疗效评价[3] 取豚鼠 100 只，于实验前一天将其逐一置于 3 L 钟罩内，用超声喷雾法以 600 mmHg 的压力通过玻璃喷头喷入 17.5% 枸橼酸溶液，持续 1 min，记录自喷雾起 5 min 内咳嗽次数，挑选咳嗽次数多于 10 次的豚鼠为合格动物用于实验。取合格豚鼠 50 只同"1.4.1 节"随机分为 5 组，每组 10 只，实验前禁食不禁水 12 h，然后分别按 0.01 $mL \cdot g^{-1}$ 体质量灌胃给药，空白组给予等体积蒸馏水，每天 1 次，连续 7 d，最后一次给药后 1 h，将豚鼠置于 3 L 容积的玻璃钟罩内，接受 17.5% 枸橼酸溶液刺激（方法同前），持续 1 min，记录自喷雾起 5 min 内咳嗽次数及咳嗽潜伏期。

1.4.3 小鼠气管酚红排泌的观察[4] 取昆明种小鼠 50 只，随机分为 5 组，即空白组、化州柚提取物低、中、高剂量组、阳性药物（氯化铵）组，每组 10 只，实验前小鼠禁食不禁水 12 h，然后各组小鼠按 0.01 $mL \cdot g^{-1}$ 体质量灌胃给药，每天 1 次，共 7 d，其中空白组给等体积蒸馏水。末次给药后 0.5 h，各鼠按剂量 0.01 $mL \cdot g^{-1}$ 体质量腹腔注射 5% 的酚红溶液，注射后 0.5 h，将小鼠颈椎脱臼处死，仰位固定于手术板上，剪开颈前皮肤，分离气管，剥离气管周围组织，剪下甲状软骨下缘至气管分叉处之气管，用 5% 碳酸氢钠溶液 0.5 mL 冲洗气管，连续 3 次，洗出液合并，置于双光束紫外－可见分光光度计上于 546 nm 波长处测定 A，并根据实验前制定的标准曲线计算出气管冲洗液中酚红浓度。

1.4.4 大鼠毛细玻管排痰量的观察[2] 取 SD 大鼠 50 只，同"1.4.3 节"

分为5组，每组10只，实验前大鼠禁食不禁水12 h，用乌拉坦按1 g · kg^{-1}体质量腹腔注射麻醉后，仰位固定，剪开颈中部皮肤，分离出气管，在甲状软骨下缘上中两软骨环之间用尖锐的注射针尖扎一小孔，然后向气管内向心方向插入内径0.8 mm玻璃毛细管1根，使毛细管刚好接触气管底部表面，以吸取气管后部之痰液，玻璃毛细管应往头部倾斜60°。记录给药前2 h的正常分泌量，然后按0.01 mL · g^{-1}体质量灌胃给药，其中空白组给等体积蒸馏水，再观察给药后2 h内痰液分泌量，以考察药物的祛痰作用。

1.4.5 对豚鼠的平喘作用的观察[5] 取豚鼠100只，于实验前一天将其逐一置于3 L钟罩内，用超声喷雾法以500 mmHg的压力通过玻璃喷头喷入0.4%磷酸组胺-2%氯化乙酰胆碱（1∶2）混合液，持续15 s，150 s内出现哮喘（以抽搐、跌倒的时间作为潜伏期）为合格的敏感动物。取合格豚鼠60只随机分为5组，即空白组、低剂量组、中剂量组、高剂量组、阳性药物（氨茶碱）组，每组12只，实验前各鼠禁食不禁水12 h，分别按0.01 mL · g^{-1}体质量灌胃给药，空白组给予等体积蒸馏水，每天1次，连续7 d，最后一次给药后1 h，将豚鼠置于3 L容积的玻璃钟罩内，接受0.4%磷酸组胺-2%氯化乙酰胆碱（1∶2）混合液刺激（方法同前），观察并记录豚鼠从接受喷雾开始到发生抽搐跌倒的时间（即引喘潜伏期），引喘潜伏期超过5 min者以5 min计。

1.5 统计学处理

实验数据采用SPSS统计软件进行统计学处理，以 $\bar{x} \pm s$ 表示。

2 结果

2.1 化州柚提取物对氨水所致小鼠咳嗽的影响

化州柚提取物低、中、高3个剂量组 R 均大于130%，且随剂量的增加而增大，其中低剂量化州柚提取物止咳效果为有效，中、高剂量化州柚提取物止咳效果为显效（表1）。

表1 化州柚提取物对氨水所致小鼠咳嗽的影响

组别	n	剂量/(mg · kg^{-1})	EDT_{50}/s	R/%	止咳效果
空白	16	—	31.62	—	—
化州柚提取物	15	20	42.33	133.87	有效
	16	40	56.23	177.83	显效
	16	80	63.10	199.56	显效
氢溴酸右美沙芬	16	31.2	64.94	205.38	显效

2.2 化州柚提取物对枸橼酸所致豚鼠咳嗽的影响

低、中、高3个剂量的化州柚提取物均能明显延长枸橼酸所致的豚鼠咳嗽潜伏期并减少豚鼠咳嗽次数（表2）。

表2 化州柚提取物对枸橼酸所致豚鼠咳嗽的影响（$\bar{x} \pm s$，$n=10$）

组别	剂量/(mg·kg^{-1})	咳嗽潜伏期/s	咳嗽次数/(次/5 min)
空白	—	54.2 ±13.8	23.2 ±5.6
化州柚提取物	12	76.5 ±17.1*	16.1 ±4.7*
	24	98.2 ±30.4**	14.6 ±5.7**
	48	115.1 ±31.6**	11.5 ±3.6**
氢溴酸右美沙芬	19.11	126.6 ±28.4**	7.8 ±2.9**

注：与空白组比较$^{*}P<0.05$，$^{**}P<0.01$。

2.3 化州柚提取物对小鼠气管酚红排泌的影响

低、中、高剂量的化州柚提取物能明显促进小鼠气管酚红的排泌，显著提高化痰率（表3）。

表3 化州柚提取物对小鼠气管酚红排出量及化痰率的影响（$\bar{x} \pm s$，$n=10$）

组别	剂量/(mg·kg^{-1})	A	校正酚红/(μg·g^{-1})	化痰率/%
空白	—	0.18 ±0.07	0.16 ±0.07	—
化州柚提取物	20	0.28 ±0.09*	0.25 ±0.09*	153.41 ±56.92*
	40	0.37 ±0.12**	0.30 ±0.11**	188.92 ±69.74**
	80	0.40 ±0.19**	0.33 ±0.09**	208.47 ±57.50**
氯化铵	1000	0.40 ±0.10**	0.33 ±0.09**	214.60 ±50.81**

注：同表2。

2.4 化州柚提取物对大鼠毛细玻管排痰量的影响

化州柚提取物低、中、高剂量组给药后排痰量与给药前比较，差异具有显著性（$P<0.05$ 或 $P<0.01$），而空白组给药前后无显著性差异，提示化州柚提取物对大鼠玻管的排痰具有促进作用（表4）。

表4 化州柚提取物对大鼠毛细玻管排痰量的影响（$\bar{x} \pm s$，$n=10$）

组别	剂量/(mg·kg^{-1})	给药前2 h玻管中痰液长度/cm	给药后2 h玻管中痰液长度/cm
空白对照	—	1.75 ±0.55	1.83 ±0.51
化州柚提取物	14	1.45 ±0.54	2.71 ±1.04*
	28	1.78 ±0.62	3.02 ±0.67**
	56	1.59 ±0.59	3.58 ±0.81**
氯化铵	1000	1.81 ±0.94	3.92 ±1.17**

注：给药后与给药前比较$^{*}P<0.05$，$^{**}P<0.01$。

2.5 化州柚提取物对豚鼠的平喘作用影响

化州柚提取物低、中、高剂量组给药后哮喘潜伏期与给药前比较，差异具有统计学意义（$P<0.05$ 或 $P<0.01$），而空白组给药前后的哮喘潜伏期无明显差异，提示化州柚提取物对磷酸组胺－氯化乙酰胆碱混合液所诱导的豚鼠哮喘具有抑制作用（表5）。

表5　化州柚提取物对豚鼠的平喘作用（$\bar{x}\pm s$）

组别	n	剂量/($mg\cdot kg^{-1}$)	给药前潜伏期/s	给药后潜伏期/s
空白	11	—	68.25±12.00	67.25±15.33
化州柚提取物	12	12	65.91±19.65	104.08±34.19*
	12	24	67.08±18.66	130.58±41.71**
	12	48	71.75±22.45	133.08±40.56**
氨茶碱	12	100	70.17±16.54	252.42±68.93**

注：同表4。

3 讨论

化州柚提取物能明显延长引起半数小鼠咳嗽的氨水喷雾时间，并减少枸橼酸引起的豚鼠咳嗽次数和延长咳嗽潜伏期，能促进小鼠气管酚红的排泌和增加大鼠玻管的排痰量，对组胺和氯化乙酰胆碱混合液引起的豚鼠哮喘具有抑制作用，提示该提取物具有较好的止咳、化痰和平喘的作用。这为化州柚药材的综合开发利用提供了实验依据。

参考文献

[1] 国家药典委员会. 中华人民共和国药典（一部）[S]. 北京：化学工业出版社，2005：51.

[2] 陈奇. 中药药理研究方法学 [M]. 北京：人民卫生出版社，2000：101，636.

[3] 徐叔云，卞如濂，陈修. 药理实验方法学 [M]. 北京：人民卫生出版社，2003：1364.

[4] 罗霄山，许家骝，张诚光，等. 咳喘乐颗粒镇咳、祛痰、平喘作用的实验研究 [J]. 中药材，2004，27（7）：520－522.

[5] 曾晓春，吴映明，凌敏，等. 广东大青镇咳平喘祛痰作用的实验研究 [J]. 中医药学刊，2004，22（5）：916－918.

[作者：李沛波、马燕、王永刚、苏薇薇，原文发表于《中国中药杂志》，2006年第31卷第16期，第1350－1352页]

化州柚提取物对 Beagle 犬心血管系统和呼吸系统的影响

[**摘要**] **目的**：研究化州柚提取物对 Beagle 犬心血管系统和呼吸系统的影响。**方法**：采用生理记录仪观察灌胃给药前后 Beagle 犬血压、呼吸频率、呼吸幅度，以及Ⅱ导联 P 波、R 波、T 波、QRS 波、PR 间期、QT 间期等指标的变化。**结果**：给药后各时间点的指标与给药前相比，无显著性差异（$P>0.05$）。**结论**：单次经口给予化州柚提取物 5 mg/kg、50 mg/kg、300 mg/kg，对 Beagle 犬心血管系统和呼吸系统无不良影响。

化州柚［*Citrus grandis*（L.）Osbeck *var. tomentosa* Hort］又称化州仙橘，系芸香科柑桔属植物，为柚 *Citrus grandis*（L.）Osbeck 的栽培变种，主产于广东化州，是广东的道地药材。前文报道了化州柚提取物抗炎[1]以及止咳、化痰、平喘[2]的药理作用。本文首次报道化州柚提取物对 Beagle 犬心血管系统和呼吸系统的影响，作为其安全性药理学研究工作的一部分。

1 材料与方法

1.1 动物

普通级成年健康 Beagle 犬，24 只，雌雄各半，体质量 5.0～7.0 kg，由四川省医学科学院实验动物研究所提供，生产许可证号：SCXK（川）2003－002。

1.2 药物及试剂

化州柚提取物（中山大学广州现代中药质量研究开发中心提供，总黄酮含量超过 70%）；戊巴比妥钠：由中国医药集团上海化学试剂公司提供，批号 F20020915。

1.3 仪器

RM6240 四道生理记录仪，成都仪器厂生产。

1.4 方法

将 Beagle 犬随机分为 4 组，每组 6 只。Beagle 犬经上肢头静脉按 25 mg/kg 进行戊巴比妥钠麻醉，麻醉后固定在解剖台上，于四肢末端安装检测电极，接入生理记录仪，记录肢体Ⅱ导联；同时将呼吸传感器缠绕于 Beagle 犬剑突下，连接生理记录仪。分离犬股动脉，插管后连接压力传感器，并将传感器连接在生理记录仪上，分别记录给药前 Beagle 犬的收缩压、舒张压、平均动脉压、呼吸频率、呼吸幅度，以及Ⅱ导联 P 波、R 波、T 波、QRS 波、PR 间期、QT 间期。然后按 5 mg/kg、50 mg/kg、300 mg/kg 的剂量灌胃给药，空白对照组灌胃给予生理盐水，于给药后 30 min、90 min、180 min、300 min 分别记录 Beagle 犬的上述各项指标，以考察化州柚提取物对犬心血管系统和呼吸系统的影响。

1.5 统计学处理

实验数据以 $\bar{x} \pm s$ 差表示，采用 SPSS 13.0 统计软件，用单因素方差分析比较给药前与给药后各时间点的测定指标。

2 结果

2.1 化州柚提取物对 Beagle 犬血压、呼吸的影响

化州柚提取物高、中、低剂量组及空白对照组对 Beagle 犬血压（收缩压、舒张压、平均压）、呼吸频率、呼吸幅度的影响与给药前比较，无显著性差异（$P>0.05$，表 1）。

表 1 化州柚提取物对 Beagle 犬血压、呼吸的影响（$n=6$）

组别	时间	呼吸频率/（次/min）	呼吸幅度/mv	收缩压/mmHg	舒张压/mmHg	平均压/mmHg
空白对照组	给药前 —	27.83 ± 9.11	3.46 ± 0.71	171.83 ± 7.86	117.50 ± 7.74	140.67 ± 7.28
	给药后 30 min	28.00 ± 10.95	4.25 ± 0.69	171.50 ± 10.33	118.00 ± 8.72	140.50 ± 8.92
	给药后 90 min	31.67 ± 12.80	5.44 ± 2.85	173.50 ± 7.87	119.50 ± 7.82	142.33 ± 7.26
	给药后 180 min	24.33 ± 7.34	4.30 ± 1.44	172.17 ± 9.47	118.00 ± 5.87	140.50 ± 6.53
	给药后 300 min	26.67 ± 8.48	6.06 ± 2.32	178.00 ± 10.83	126.17 ± 9.79	147.33 ± 9.09
化州柚提取物低剂量组	给药前 —	20.33 ± 7.74	4.73 ± 1.96	165.00 ± 24.83	112.00 ± 20.50	134.83 ± 21.30
	给药后 30 min	19.17 ± 6.85	5.36 ± 3.08	163.83 ± 23.89	112.83 ± 20.09	134.83 ± 20.32
	给药后 90 min	23.50 ± 12.79	5.34 ± 2.86	166.17 ± 22.53	114.67 ± 19.24	136.83 ± 19.95
	给药后 180 min	22.67 ± 11.76	4.64 ± 1.66	165.50 ± 22.09	117.00 ± 18.88	138.00 ± 19.71
	给药后 300 min	26.00 ± 13.11	4.14 ± 1.60	172.17 ± 23.71	120.00 ± 19.43	141.33 ± 19.51
化州柚提取物中剂量组	给药前 —	17.50 ± 6.57	7.96 ± 4.00	161.17 ± 14.72	109.17 ± 10.98	132.00 ± 11.95
	给药后 30 min	17.00 ± 5.66	8.15 ± 3.81	160.67 ± 14.73	108.50 ± 10.60	131.67 ± 12.03
	给药后 90 min	14.33 ± 1.97	6.48 ± 3.63	156.33 ± 13.81	105.67 ± 14.31	128.33 ± 14.07
	给药后 180 min	15.83 ± 3.49	6.56 ± 3.41	157.83 ± 16.17	108.33 ± 13.11	130.00 ± 13.86
	给药后 300 min	21.00 ± 9.72	6.14 ± 3.81	168.33 ± 21.71	116.67 ± 17.27	138.50 ± 17.50
化州柚提取物高剂量组	给药前 —	18.67 ± 6.22	4.88 ± 2.18	150.00 ± 20.22	103.50 ± 17.13	125.17 ± 17.59
	给药后 30 min	15.67 ± 3.33	5.04 ± 3.04	150.17 ± 19.21	101.50 ± 16.93	124.33 ± 17.22
	给药后 90 min	13.00 ± 2.53	7.81 ± 5.24	148.33 ± 19.61	99.33 ± 20.40	122.17 ± 20.23
	给药后 180 min	19.00 ± 13.97	7.02 ± 2.74	150.67 ± 19.72	102.33 ± 18.76	124.83 ± 18.54
	给药后 300 min	20.00 ± 17.01	7.41 ± 5.14	150.33 ± 31.35	104.00 ± 24.32	125.67 ± 25.95

2.2 化州柚提取物对 Beagle 犬心电图（Ⅱ导联）的影响

化州柚提取物高、中、低剂量组及空白对照组各时间点心电图（Ⅱ导联）的心率，P 波、T 波、R 波和 QRS 间期、PR 间期、QT 间期与给药前相比，无显著性差异（$P>0.05$）。

3 讨论

实验结果表明：Beagle 犬单次经口给予化州柚提取物 5 mg/kg、50 mg/kg、300 mg/kg 对其心血管系统、呼吸系统无不良影响。这为化州柚提取物的临床研究和安全用药提供了实验依据。

参考文献

[1] 李沛波，马燕，王永刚，等. 化州柚提取物的止咳化痰平喘作用［J］. 中国中药杂志，2006，31（16）：1350－1352.
[2] 李沛波，马燕，杨宏亮，等. 化州柚提取物的抗炎作用［J］. 中草药，2006，37（2）：251－253.

［作者：李沛波、田珩、王永刚、彭维、苏薇薇，原文发表于《南方医科大学学报》，2006 年第 26 卷第 12 期，第 1767－1768 页］

化州柚提取物对小鼠中枢神经系统影响的安全性药理学研究

[摘要] 目的：研究化州柚提取物对小鼠中枢神经系统的影响。**方法**：化州柚提取物低、中、高剂量按40 mg/kg、200 mg/kg、860 mg/kg灌胃给药，每天1次，连续7 d，采用小鼠自主活动记录仪观察药物对小鼠自主活动的影响；采用爬杆法观察药物对小鼠协调运动能力的影响；以翻正反射消失法和延长睡眠时间法观察药物与戊巴比妥钠的协同作用。**结果**：化州柚提取物低、中、高剂量组对小鼠自主活动、协调运动能力无明显影响，与戊巴比妥钠催眠无协同作用。**结论**：化州柚提取物对小鼠中枢神经系统无不良影响。

化州柚 *Citrus grandis*（L.）Osbeck *var. tomentosa* Hort 又称化州仙橘，系芸香科柑桔属植物，为柚 *Citrus grandis*（L.）Osbeck 的栽培变种，主产于广东化州，是广东的道地药材。前文报道了化州柚提取物抗炎[1]及止咳、化痰、平喘[2]的药理作用。本文首次报道化州柚提取物对小鼠中枢神经系统的影响，作为其安全性药理学研究工作的一部分。

1 材料

1.1 动物

昆明种小鼠，雌雄各半，体质量18～22 g，SPF级，由第一军医大学实验动物中心提供，动物合格证号：2004A063号。

1.2 药物及试剂

化州柚提取物（中山大学华南创新中药研究开发与技术服务中心提供，总黄酮含量超过70%）；戊巴比妥钠：由中国医药集团上海化学试剂公司提供，批号：F20020915。

1.3 仪器

ZIL-2型小鼠自主活动记录仪，中国医学科学院药物研究所研制。

2 方法

2.1 化州柚提取物对小鼠自主活动的影响

取昆明种小鼠 40 只，体质量 18 ～ 22 g，随机分为 4 组，即空白对照组、化州柚提取物低、中、高剂量组，每组 10 只。给药组动物按 0.1 mL/10 g 体质量分别灌服 4 mg/mL、20 mg/mL、86 mg/mL 的化州柚提取物混悬液，空白对照组灌服等体积蒸馏水，每日 1 次，连续 7 d。在实验的第 7 d，采用 ZIL-2 型小鼠自主活动记录仪，于给药前和给药后第 30 min、60 min、120 min、180 min 分别测定小鼠在 120 s 内的自主活动次数。

2.2 化州柚提取物对小鼠协调运动能力的影响[3]

取昆明种小鼠 40 只，同“2.1 节”方法分组和给药。在实验的第 7 d，分别于给药前和给药后第 60 min、120 min、180 min 按爬杆法测定小鼠协调运动情况（将一根直径 1.27 cm、长 76.2 cm 的光滑金属杆一端固定于台面上，把小鼠放在杆的顶端，头向下让其自然向下爬行，并记录级分值。协调运动级分值为：一步一步向下爬行为 0 级；向下滑行为 1 级；不能抓住杆为 2 级；翻正反射消失为 3 级。在 0 ～ 3 级间设 0.5 级、1.5 级、2.5 级，实验结果用级分值计算）。

2.3 化州柚提取物与戊巴比妥钠协同的作用[4]

2.3.1 化州柚提取物对阈下剂量戊巴比妥钠致小鼠翻正反射消失的影响 取昆明种小鼠 40 只，同“2.1 节”方法分组和给药。在第 7 d 灌胃 30 min 后，将所有小鼠按剂量 25 mg/kg 腹腔注射戊巴比妥钠，观察 15 min 内各组翻正反射消失的小鼠个数。

2.3.2 化州柚提取物对阈上剂量戊巴比妥钠致小鼠睡眠时间的影响 取昆明种小鼠 40 只，同“2.1 节”方法分组和给药。在第 7 d 灌胃后 30 min，将 40 只小鼠按 45 mg/kg 腹腔注射戊巴比妥钠，小鼠迅速入睡，记录各组小鼠睡眠时间。

3 结果

3.1 化州柚提取物对小鼠自主活动的影响

各组小鼠在末次给药后各时间点 120 s 内的自主活动次数测定结果见表 1。由表 1 可见，化州柚提取物各组与空白对照组比较，或给药后各时间与末次给药前自身比较，在统计学上均无显著性差异（$P > 0.05$），提示化州柚提取物在此剂量范围内对小鼠自主活动无明显影响。

表 1 化州柚提取物对小鼠自主活动的影响（$\bar{x} \pm s$，$n=10$）

组别	末次给药前/（次/120 s）	末次给药后/（次/120 s）			
		30 min	60 min	120 min	180 min
空白对照组	63.0 ±12.7	57.1 ±9.5	52.6 ±8.6	52.0 ±10.3	61.1 ±9.6
化州柚提取物低剂量组	61.4 ±9.5	54.1 ±9.6	59.2 ±10.5	56.4 ±11.4	55.8 ±10.2
化州柚提取物中剂量组	58.1 ±9.3	51.0 ±8.8	53.5 ±8.0	55.3 ±9.4	57.3 ±11.2
化州柚提取物高剂量组	57.5 ±9.9	52.1 ±10.8	51.4 ±8.4	57.4 ±9.1	59.4 ±9.3

3.2 化州柚提取物对小鼠协调运动能力的影响

各组小鼠协调运动（爬杆）级分值结果见表 2。由表 2 可见，化州柚提取物高、中、低 3 个剂量组与空白对照组比较，或末次给药后的各时间点与给药前比较，在统计学上均无显著性差异（$P>0.05$），提示化州柚提取物在此剂量范围内对小鼠的协调运动无明显影响。

表 2 化州柚提取物对小鼠协调运动的影响（$\bar{x} \pm s$，$n=10$）

组别	末次给药前级分值	末次给药后级分值		
		60 min	120 min	180 min
空白对照组	0.05 ±0.16	0.10 ±0.21	0.05 ±0.16	0.05 ±0.16
化州柚提取物低剂量组	0.10 ±0.21	0.05 ±0.16	0.05 ±0.16	0.10 ±0.21
化州柚提取物中剂量组	0.10 ±0.21	0.10 ±0.21	0.10 ±0.21	0.15 ±0.34
化州柚提取物高剂量组	0.05 ±0.16	0.10 ±0.32	0.15 ±0.34	0.10 ±0.21

3.3 化州柚提取物对阈下剂量戊巴比妥钠致小鼠翻正反射消失的影响

各组动物翻正反射消失的动物数及发生率见表 3。由表 3 可见，各组动物在注射阈下剂量戊巴妥比钠（25 mg/kg）后，少数动物在 15 min 内翻正反射消失。对各组动物翻正反射消失率进行组间比较，经 X^2 检验，化州柚提取物各剂量组翻正反射消失发生率与空白对照组比较无显著性差异（$P>0.05$），提示化州柚提取物对阈下剂量戊巴比妥钠催眠作用无协同作用。

表 3 化州柚提取物对阈下剂量戊巴比钠所致小鼠翻正反射消失的影响（$n=10$）

组别	翻正反射消失数/只	翻正反射未消失数/只	翻正反射消失率/%
空白对照组	2	8	20
化州柚提取物低剂量组	2	8	20
化州柚提取物中剂量组	1	9	10
化州柚提取物高剂量组	2	8	20

3.4 化州柚提取物对阈上剂量戊巴比妥钠致小鼠睡眠时间的影响

各组动物睡眠时间见表4。由表4可见，各组动物在注射戊巴比妥钠后，全部动物均在15 min内翻正反射消失并进入睡眠，对各组动物睡眠时间进行组间比较，经 t 检验，化州柚提取物各组与空白对照组比较无显著性差异（$P>0.05$），提示化州柚提取物对阈上剂量戊巴比妥钠催眠作用无协同作用。

表4 化州柚提取物对阈上剂量戊巴比妥钠所致小鼠睡眠时间的影响（$\bar{x}\pm s$，$n=10$）

组别	睡眠时间/min
空白对照组	36.9 ± 10.8
化州柚提取物高剂量组	36.2 ± 12.4
化州柚提取物中剂量组	40.6 ± 13.8
化州柚提取物低剂量组	39.5 ± 14.6

4 讨论

实验结果表明：化州柚提取物低、中、高剂量组对小鼠自主活动、协调运动能力无明显影响，对戊巴比妥钠催眠无协同作用；提示化州柚提取物对小鼠中枢神经系统无不良影响。这为化州柚提取物的临床研究和安全用药提供了实验依据。

参考文献

[1] 李沛波，马燕，杨宏亮，等. 化州柚提取物的抗炎作用［J］. 中草药，2006，37（2）：251－253.

[2] 李沛波，马燕，王永刚，等. 化州柚提取物的止咳化痰平喘作用［J］. 中国中药杂志，2006，31（16）：1350－1352.

[3] 彭代银，刘青云，戴敏，等. 茵风轮总苷的一般药理学试验研究［J］. 安徽医药，2005，9（7）：486－488.

[4] 徐叔云，卞如濂，陈修. 药理实验方法学［M］. 北京：人民卫生出版社，2003：804－805.

［作者：李沛波、王永刚、彭维、苏薇薇，原文发表于《中药材》，2007年第30卷第11期，第1434－1436页］

化州柚提取物止咳作用及其机制的研究

［摘要］**目的**：探讨化州柚提取物止咳作用及其机制。**方法**：采用辣椒素致豚鼠咳嗽模型，观察化州柚提取物对豚鼠咳嗽次数及气管内 C 纤维 P 物质释放的影响；采用电刺激猫喉上神经引咳模型，观察化州柚提取物对电刺激猫喉上神经引咳的电压阈值的影响；采用机械刺激致辣椒素脱敏豚鼠咳嗽模型，观察化州柚提取物对机械刺激致豚鼠咳嗽的影响。**结果**：化州柚提取物能明显抑制辣椒素所致豚鼠咳嗽，但对辣椒素诱导的气管内 C 纤维 P 物质的释放不产生明显影响；对电刺激猫喉上神经引咳的电压阈值无显著影响；对机械刺激致辣椒素脱敏豚鼠咳嗽有显著抑制作用。**结论**：化州柚提取物具有明显止咳作用，但不产生中枢性镇咳，其止咳机制不是通过抑制气管内 C 纤维 P 物质释放，但与快速适应性肺部牵张感受器（RARs）有关。

化州柚 *Citrus grandis*（L.）Osbeck *var. tomentosa* Hort 又称化州仙橘，系芸香科柑桔属植物，为柚 *Citrus grandis*（L.）Osbeck 的栽培变种，主产于广东化州，是广东的道地药材。化州柚的未成熟或近成熟的干燥外层果皮经加工即为中药化橘红，习称“毛橘红”，具有化痰、理气、健胃、消食之功效，用于治疗胸中痰滞、咳嗽气喘、呕吐呃逆、饮食积滞等症。本课题组已有研究报道：化州柚提取物能明显抑制氨水所致小鼠咳嗽和枸橼酸所致豚鼠咳嗽，具有明显止咳作用[1]；化州柚提取物还具有明显的抗炎作用[2]。本研究在原研究的基础上进一步探讨其止咳作用及作用机制。

1　材料与方法

1.1　药物及试剂

化州柚提取物（由中山大学广州现代中药质量研究开发中心提供，黄酮类成分占 70% 以上）；磷酸可待因（青海制药厂，批号 20051212）；氯醛糖（Johnson Mathey Company 生产）；辣椒素（湖北襄西化工厂生产）；P 物质测定试剂盒（Adlitteram Diagnostic laboratories. Inc）；硫酸阿托品注射液（郑州羚锐制药有限公司，规格0.5 mg/mL，批号0506196）；氨茶碱注射液（广州明兴制药有限公司，规格0.125 g/mL，批号050701）；莫吉司坦（北京华奉联博科技有限公司，质量分数≥99.0%，批号HF0501012）；乌拉糖（国药集团化学试剂有限公司）。

1.2 动物

豚鼠，体质量300～450 g，由南方医科大学提供，动物合格证号：粤监证字2007A005；家猫，体质量2.0～3.0 kg，购于从化动物养殖场。

1.3 仪器

BL－420E泰盟生理记录仪，成都泰盟仪器厂生产；CC2170A超声雾化器，中外合资成都维信电子科大新技术有限公司产品；Wellscan MK3酶标仪，Labsystems Dragon。

1.4 方法

1.4.1 对辣椒素所致豚鼠咳嗽的影响[3] 取豚鼠100只，于实验前1天将其逐一置于6 L聚乙烯容器内，用超声雾化器喷入浓度为0.3 mol/L的辣椒素溶液，雾化速率为0.7 mL/min，雾化2 min，观察并记录10 min内豚鼠咳嗽次数，挑选咳嗽次数多于10次的豚鼠为合格动物用于实验。取合格豚鼠50只，随机分为5组：对照组，化州柚提取物低、中、高剂量（12 mg/kg、24 mg/kg、48 mg/kg）组，阳性对照药物（磷酸可待因10 mg/kg）组。每组10只，实验前禁食不禁水12 h，然后按1 mL/100 g ig给药，对照组给予等体积蒸馏水，给药后1 h，按前法用辣椒素引咳。观察并记录豚鼠的咳嗽潜伏期和10 min内咳嗽次数。

1.4.2 对电刺激猫喉上神经所致咳嗽的影响[4] 取健康猫，随机分为对照组，化州柚提取物低、中、高剂量（11.5 mg/kg、23.0 mg/kg、46.0 mg/kg）组，阳性对照药物（磷酸可待因7.2 mg/kg）组，每组6只，雌雄兼用。实验时以1%氯醛糖按30 mg/kg ip麻醉，将猫背位固定于手术台上，用玻璃分针分离出喉上神经，安置铂丝电极，连接于刺激器，在电极和神经表面涂少许低熔点石蜡，同时，暴露部分腹直肌与生理记录仪的拉力换能器相连。用电刺激喉上神经（刺激参数：频率32 Hz/s，脉冲宽度0.5 ms，连续刺激5 s，两次刺激时间间隔5 min，刺激电压由0.2 V开始逐渐递增），直至出现咳嗽，记录每只猫的引咳电压阈值。然后，各组动物ig给药，对照组给予等体积蒸馏水，于给药后0.5 h、1 h、2 h、3 h、4 h、5 h时分别以前述同样参数测定引咳电压阈值。

1.4.3 对机械刺激所致辣椒素脱敏豚鼠咳嗽的影响[4-6] 取豚鼠50只，分4天sc100 mg/kg辣椒素进行脱敏，具体脱敏方法如下：第1～4 d内分别按剂量10 mg/kg、20 mg/kg、30 mg/kg、40 mg/kg sc辣椒素，注射剂量共100 mg/kg。在注射辣椒素前15 min，先sc硫酸阿托品（1 mg/kg）和ig氨茶碱（25 mg/kg）预处理，以预防辣椒素对豚鼠呼吸的损害。注射完最后1次辣椒素后，将豚鼠随机分为模型组，化州柚提取物低、中、高剂量（12 mg/kg、24 mg/kg、48 mg/kg）组，阳性对照药物（莫吉司坦10 mg/kg）组，1周后，对豚鼠进行机械刺激引咳，方法如下：用20%乌拉糖（1.0 g/kg）ip进行麻醉，切开颈部皮肤，分离气管，于第5和第6个气管环间开一小孔，插入刺激用猪鬃毛，找到刺激敏感部位后，化州柚提取物组ig给药，阳性组sc给药。于给药后30 min、60 min、90 min对气管壁作反复机械刺激，频率为1次/秒，时间为10 s，观察动物10 min内的咳嗽次数。

1.4.4 对辣椒素所致咳嗽豚鼠气管C纤维P物质释放的影响[7] 按“1.4.1节”方法筛选出对辣椒素致咳敏感的合格豚鼠50只，按体质量随机分为正常组，模型组，化州柚提取物低、中、高剂量（12 mg/kg、24 mg/kg、48 mg/kg）组，每组10只。然后按1 mL/100 g ig给药，正常组和模型组给予等体积蒸馏水。给药1 h后，除正常组外，其余豚鼠按“1.4.1节”方法造成辣椒素致豚鼠咳嗽模型。然后立即深度麻醉豚鼠（戊巴比妥钠，50 mg/kg，ip），用气管套管注射5 mL冰冷的生理盐水于气管，共灌洗2次。收集支气管肺泡灌洗液（BALF），在4 ℃环境下3000 r/min离心10 min，分离出上清液，冻干，转移入0.5 mL用于定量测定的缓冲液中，进行P物质酶联免疫吸附剂测定。根据实验前所建立的标准曲线算出BALF中P物质的量。

1.4.5 统计学处理：试验数据用 $\bar{x} \pm s$ 表示，组间比较采用 t 检验。

2 结果

2.1 对辣椒素所致豚鼠咳嗽的影响

由表1可见，化州柚提取物的中、高剂量组的咳嗽次数与对照组比较，差异非常显著（$P<0.01$），说明化州柚提取物能抑制辣椒素所致豚鼠咳嗽，提示化州柚提取物具有明显止咳作用。

表1 化州柚提取物对辣椒素所致豚鼠咳嗽的影响（$n=10$）

组别	剂量/（$mg \cdot kg^{-1}$）	咳嗽次数	镇咳率/%
对照	—	16.2±3.6	—
磷酸可待因	10	5.6±2.8**	65.4
化州柚提取物	12	11.9±4.3	26.5
	24	6.8±3.5**	58.0
	48	5.9±3.2**	63.6

与对照组比较：，** $P<0.01$。

2.2 对电刺激猫喉上神经引咳电压阈值的影响

由表2可见，给药后磷酸可待因组各个时间点的电压阈值与对照组比较，差异非常显著（$P<0.01$），而化州柚提取物低、中、高剂量组各个时间点的电压阈值与对照组比较，差异不显著（$P>0.05$），说明化州柚提取物对电刺激猫喉上神经所致咳嗽无明显抑制作用，提示化州柚提取物不是通过中枢性镇咳方式而产生镇咳作用。

表 2　化州柚提取物对电刺激猫喉上神经所致咳嗽的影响（$\bar{x}\pm s$，$n=6$）

组别	剂量/（$mg\cdot kg^{-1}$）	电刺激猫喉上神经引咳的电压阈值/V						
		给药前	给药后 0.5 h	给药后 1 h	给药后 2 h	给药后 3 h	给药后 4 h	给药后 5 h
对照	—	0.80±0.31	1.05±0.20	1.12±0.28	1.15±0.24	1.25±0.40	1.34±0.36	1.53±0.56
磷酸可待因	7.2	0.69±0.11	1.80±0.25**	2.98±0.38**	3.82±0.42**	4.87±0.23**	5.83±0.37**	7.23±0.44**
化州柚提取物	11.5	0.70±0.16	0.79±0.13	0.82±0.24	0.96±0.21	1.15±0.35	1.36±0.25	1.44±0.47
	23.0	0.91±0.32	0.97±0.31	1.08±0.37	1.24±0.48	1.35±0.41	1.41±0.54	1.67±0.63
	46.0	0.75±0.25	0.87±0.32	0.98±0.36	1.08±0.33	1.21±0.47	1.32±0.46	1.65±0.51

与对照组比较：** $P<0.01$。

2.3　对机械刺激所致辣椒素脱敏豚鼠咳嗽的影响

由表 3 可见，给药后莫吉司坦组各时间点的咳嗽次数与模型组比较，差异非常显著（$P<0.01$），而化州柚提取物低、中、高剂量组在给药后的咳嗽次数与模型组比较，差异显著（$P<0.01$、0.05），说明化州柚提取物对机械刺激所致辣椒素脱敏豚鼠咳嗽有抑制作用，提示化州柚提取物的镇咳作用可能与快速适应性肺部牵张感受器（RARs）有关。

表 3　化州柚提取物对机械刺激所致辣椒素脱敏豚鼠咳嗽的影响（$\bar{x}\pm s$，$n=10$）

组别	剂量/（$mg\cdot kg^{-1}$）	咳嗽次数			
		给药前	给药后 30 min	给药后 60 min	给药后 90 min
模型	—	8.13±2.76	8.05±1.83	7.70±1.77	7.23±2.08
莫吉司坦	10	7.76±1.94	4.20±0.92**	4.21±1.03**	3.92±1.29**
化州柚提取物	12	7.88±2.11	5.27±1.81*	5.32±1.27*	5.05±0.95*
	24	8.09±2.25	4.90±1.10**	5.01±1.25**	4.39±1.07**
	48	7.97±1.45	4.87±1.45**	4.30±1.83**	4.11±1.10**

与模型组比较：* $P<0.05$，** $P<0.01$。

2.4　对辣椒素所致咳嗽豚鼠气管 C 纤维 P 物质释放的影响

由表 4 可见，辣椒素可以明显促进豚鼠气管 C 纤维 P 物质的释放，模型组 P 物质的量与正常组比较，差异非常显著（$P<0.01$）。而化州柚提取物低、中、高剂量组 P 物质的量与模型组比较，差异不显著（$P>0.05$），提示化州柚提取物抑制辣椒素所致豚鼠咳嗽与抑制气管 C 纤维 P 物质释放无关。

表 4 化州柚提取物对辣椒素所致咳嗽豚鼠 BALF 中 P 物质释放的影响（$\bar{x} \pm s$，$n = 10$）

组别	剂量/（mg·kg⁻¹）	P 物质量/（nmol·L⁻¹）
正常	—	0.22 ±0.05
模型	—	0.64 ±0.15**
化州柚提取物	12	0.62 ±0.11**
	24	0.67 ±0.18**
	48	0.65 ±0.17**

与正常组比较：** $P < 0.01$。

3 讨论

咳嗽是上呼吸道一种重要的保护性反射，是呼吸系统疾病中的常见症状。有研究[8-9]表明：咳嗽的产生主要与 RARs 受体和 C 纤维受体接受刺激有关。RARs 受体主要对机械刺激敏感，而 C 纤维受体则主要对化学刺激敏感。小剂量的辣椒素可以使豚鼠气管内 C 纤维 P 物质释放而引起咳嗽，而大剂量的辣椒素（100 mg/kg）能导致豚鼠对辣椒素致咳脱敏，但对机械刺激仍然敏感，因此，对辣椒素脱敏豚鼠进行机械刺激，可以通过 RARs 而产生咳嗽[10]。临床常用止咳药物莫吉司坦对化学刺激和机械刺激均有止咳作用，研究表明其主要是通过 RARs 而起止咳作用[11-12]。

本研究在原研究的基础上进一步研究化州柚提取物止咳作用及作用机制。结果表明：化州柚提取物明显抑制辣椒素所致豚鼠咳嗽，但对电刺激猫喉上神经所致咳嗽无明显影响，提示化州柚提取物具有显著止咳作用，但其镇咳方式不是中枢性镇咳；同时化州柚提取物对辣椒素致咳豚鼠气管内 C 纤维 P 物质释放无明显影响，但对机械刺激所致的辣椒素脱敏豚鼠咳嗽具有明显抑制作用，提示化州柚提取物可以通过 RARs 而起止咳作用。

参考文献

[1] 李沛波，马燕，王永刚，等．化州柚提取物止咳化痰平喘作用的实验研究［J］．中国中药杂志，2006，31（16）：1350－1352.

[2] 李沛波，马燕，杨宏亮，等．化州柚提取物的抗炎作用［J］．中草药，2006，37（2）：251－253.

[3] 徐叔云，卞如濂，陈修．药理实验方法学［M］．北京：人民卫生出版社，2003.

[4] 陈奇．中药药理实验方法学［M］．北京：人民卫生出版社，1994.

[5] 刘国生，孙备，杨士友．左羟丙哌嗪镇咳作用的实验研究［J］．安徽医药，2005，9（1）：13－14.

[6] TAK A K, WAKUDA I, FUKUSHIMA H, et al. Differential effect of codeine on cough caused by mechanicals timulation of two different sites in the airway of guinea pigs [J]. Eur J Pharmacol, 1997, 329 (1): 93-97.
[7] KAMEI J, MATSUNAWA Y, SAITOH A. An titus sive effect of NS-398, a selective cyclooxygenase-2 inhibitor, in guinea pigs [J]. Eur J Pharmacol, 2004, 497 (2): 233-239.
[8] CANNING B J, MAZZONE S B, MEEKER S N, et al. Identification of the tracheal and laryngeal afferent neurones mediating cough in anaesthetized guinea-pigs [J]. J Physiol, 2004, 557 (2): 543-558.
[9] MICHAEL J C. Plasticity of vagal afferent fibres mediating cough [J]. Pulm Pharmacol Ther, 2004, 17 (6): 447-451.
[10] WIDDICOMBE J G. Afferent receptors in the airway and cough [J]. Respir Physiol, 1998, 114 (1): 5-15.
[11] MORIKAWA T, GALLICO L, WIDDICOMBE J. Actions of moguisteine on cough and pulmonary rapidly adapting receptor activity in the guinea pig [J]. Pharmacol Res, 1997, 35 (2): 113-118.
[12] SANT A G, SANT A F B. Action of moguisteine on the activity of tracheobronchial rapidly adapting receptors in the dog [J]. Eur Respir J, 1998, 11 (2): 339-344.

[作者：李沛波、苏畅、毕福均、王永刚、彭维、苏薇薇，原文发表于《中草药》，2008 年第 39 卷第 2 期，第 247-250 页]

以化橘红为基源的一类新药柚皮苷的临床前研究

[摘要] 柚皮苷是从中药化橘红中提取、分离、纯化得到的有效单体，本团队历时10多年将其开发成国内外首创的一类新药，已获得新药临床批件。本文综述了柚皮苷药理作用及机制研究、非临床药代动力学研究、毒理学研究等临床前研究概况。

柚皮苷是从中药化橘红中提取、分离、纯化得到的有效单体。化橘红是“十大广药”之一，应用历史悠久，历代本草多有记载，自古以来就有“南方人参”和“一片值千金”之说。化橘红性温味辛、苦，具理气宽中、燥湿化痰之功，用于咳嗽痰多、食积伤酒、呕恶痞闷[1]，含黄酮、香豆素、挥发油等成分[2-3]。本团队前期的研究表明，化橘红总黄酮具有明显的止咳、祛痰、平喘[4]和抗炎作用[5]；其镇咳方式不是中枢性镇咳，镇咳作用也不依赖于气管内C纤维神经肽（P物质），而是与快速适配受体（RARs）的放电有关[6]；且对小鼠中枢神经系统[7]、Beagle犬心血管系统和呼吸系统无不良影响[8]。在此基础上，本课题组利用指纹谱效学方法研究了化橘红止咳、化痰作用的物质基础，发现了柚皮苷这一活性物质[9-11]。10多年来，本课题组按照国家一类新药注册的技术要求，对柚皮苷开展了新药临床前研究，获得了一类新药临床批件，现综述如下。

1 药理作用及机制研究

1.1 镇咳作用

本团队选用多种实验性咳嗽模型，开展了柚皮苷镇咳作用及机制的研究。主要药效学研究表明，柚皮苷及其主要代谢产物柚皮素对氨水诱导的小鼠实验性咳嗽有显著的镇咳作用[9-11]。有关柚皮苷镇咳作用部位的研究表明，柚皮苷静脉注射对电刺激豚鼠喉上神经所致咳嗽没有影响，柚皮苷脑室注射对电刺激豚鼠气道神经所致咳嗽也没有显著影响，说明柚皮苷的镇咳部位不是在中枢，其镇咳方式应该为外周性镇咳。进一步的镇咳作用靶点研究结果表明，柚皮苷对电刺激辣椒素脱敏豚鼠和非脱敏豚鼠的迷走神经所致咳嗽的抑制作用无明显差异，说明C纤维神经肽的耗竭对柚皮苷的镇咳作用无明显影响，提示柚皮苷的镇咳作用不依赖于C纤维神经肽的释放[13]；ATP-K⁺离子通道特异性阻断剂格列苯脲对柚皮苷抑制辣椒素所致豚鼠咳嗽的作用也无显著影响，提示柚皮苷也不是通过开放 ATP-K⁺离子通道而起镇咳作用的[13]；柚皮苷灌胃给药对猪鬃毛机械刺激辣椒素脱敏豚鼠呼吸道黏膜所致咳嗽具有显著抑制作用，提示柚皮苷的镇咳作用与抑制快速适配受体（RARs）有关[13]。此外，柚皮苷能显著降低慢性烟熏（8 周）所致的慢性支气管炎豚鼠的气道高反应性和对辣椒素的咳嗽敏感性，并显著抑制肺部炎性因子的分泌和提高肺部抗氧化水平[14]；且其抑制慢性烟熏（8 周）所致的咳嗽敏感性增高的作用不弱于临床常用的外周性镇咳药左羟丙哌嗪和莫吉司坦[14]。进一步的机制研究表明，柚皮苷抑制慢性烟熏所致的慢性支气管炎豚鼠的咳嗽敏感性提高，与其抑制烟熏诱导的肺组织 SP 含量和 NK－1 受体表达增加、抑制肺组织 NEP 酶活性的下降、进而降低慢性烟熏所致气道神经源性炎症水平有关[15]。上述研究结果提示，柚皮苷及其主要代谢产物柚皮素不仅对生理状态下的实验性咳嗽具有良好的抑制作用，而且对慢性气道炎症等病理状态下的咳嗽也具有显著镇咳作用；此外，其对气道神经源性炎症诱发的咳嗽，也具有明显抑制作用。

1.2 化痰作用

本团队采用体内外药理模型，探讨了柚皮苷及柚皮素的化痰作用及其机制。小鼠气道酚红排泌法研究结果显示，柚皮苷的主要代谢产物柚皮素对小鼠气道酚红排泌具有显著促进作用[10,16]；气管纤毛运动试验结果表明，柚皮素能显著促进家鸽气道纤毛的转运功能；体外实验模型的研究结果显示，柚皮素能显著抑制脂多糖（LPS）诱导的体外大鼠气管组织黏蛋白的分泌，提示柚皮苷的主要代谢产物柚皮素具有明显化痰作用[16]。此外，我们采用 LPS 诱导动物肺部急性炎症模型，考察了柚皮苷对急性肺部炎症动物痰液分泌量及黏蛋白含量等指标的影响，结果表明柚皮苷能显著抑制 LPS 诱导的 Beagle 犬气管内痰液分泌量和固形物含量的增加，增加痰液的弹性[17]；并能明显抑制 LPS 诱导的急性肺损伤小鼠的肺泡灌洗液中 MUC5AC 的含量和小气道中杯状细胞的增生[17]。另外，我们采用 EGF 诱导 A549 细胞 MUC5AC 黏蛋白高分泌的体外模型研究柚皮苷的化痰机制，结果表明柚皮苷能显著抑制 EGF 诱导的 A549 细胞 EGFR、ERK1/2、p-38 MAPK 与 JNK 的磷酸化以及 NF-κB 与 AP-1 的入核，提示柚皮苷抑制黏蛋白 MUC5AC 的高分泌与其抑制 MAPKs/AP-1 以及 IKKs/IκB/NF-κB 信号通路的协同作用相关[18]。可见柚皮苷及其主要代谢产物柚皮素既能通过促进浆液的分泌以稀释痰液，又能促进气道纤毛的转运功能以促进痰液的排出，还能通过抑制黏蛋白的分泌以降低痰液的黏稠度，从多个环节发挥作用，最终达到化痰的目的。

1.3 抗炎作用

病理性咳嗽和咯痰是多种呼吸系统疾病的常见症状，常与呼吸系统的炎性刺激有关。因此，抗炎是治疗咳嗽和咯痰的重要措施。为进一步评价柚皮苷在治疗呼吸系统疾病方面的价值，我们采用体内外药理模型，探讨了柚皮苷的抗炎作用及其机制。动物实验结果表明：柚皮苷能显著抑制 LPS 诱导的小鼠[19]和 Beagle 犬[17]急性肺部炎症及百草枯诱导的小鼠急性肺损伤[20]；柚皮苷也能显著抑制慢性烟熏诱导的大鼠[21]和豚鼠[14]呼吸系统慢性炎症，并能增加烟熏诱导的慢性支气管炎模型豚鼠肺泡灌洗液中血清脂氧素 A4 的浓度，以促进炎症的消退[14]。上述实验结果提示，柚皮苷不仅能抑制 LPS 诱导的急性肺部炎症，还能抑制慢性烟熏诱导的呼吸系统慢性炎症；不仅能抑制炎症，还能促进炎症的消退。细胞实验结果表明：柚皮苷能抑制 LPS 诱导的 RAW 264.7 细胞释放炎性细胞因子 IL-8、MCP-1 和 MIP-1α，其机制可能与抑制 NF-κB 和 MAPK 信号通路的活化有关[22]。

1.4 抗肺纤维化

肺纤维化是由多种原因引起的严重弥漫性肺部炎性疾病，其常见病因有慢性阻塞性肺疾病、放射性肺炎、过敏性肺炎、百草枯肺和尘肺等。其发病机制包括肺泡上皮细胞受损、炎症细胞聚集和活化、细胞凋亡和纤维细胞增生及胶原产生等。我们采用百草枯多次腹腔注射致小鼠肺纤维化模型考察了柚皮苷的抗肺纤维化作用，结果表明，柚皮苷能显著降低百草枯诱导的肺纤维化模型小鼠肺组织中 TNF-α、TGF-β1、MMP-9、TIMP-1、HYP 和 MDA 的含量，并显著提高 SOD、GSH-Px、HO-1 抗氧化酶的活性，提示柚皮苷对百草枯诱导的小鼠肺纤维化具有抑制作用[20]。

2 非临床药代动力学研究

2.1 吸收

我们以 746.7 mg/kg 的剂量给大鼠灌胃给予柚皮苷，采用高效液相色谱－质谱联用法检测大鼠血浆中柚皮苷及其代谢产物柚皮素，结果表明，给药后 5 min 即可检测到柚皮苷，其 T_{max} 为 45 min，随后柚皮苷的血浆浓度快速下降；而柚皮苷的代谢产物柚皮素在血浆中的浓度缓慢升高，其 T_{max} 为 9 h；柚皮苷、柚皮素的 C_{max} 分别为（3782.50 ± 986.82）ng/mL、（227.05 ± 88.41）ng/mL[23]。而分别以 30 mg/kg、90 mg/kg、270 mg/kg 的剂量给大鼠灌胃给予柚皮素，采用高效液相色谱－质谱联用法测定大鼠血浆中柚皮素及其葡萄糖醛酸结合物的血药浓度，3 个剂量总柚皮素（游离柚皮素及其葡萄糖醛酸结合物的总和）AUC_{0-48} 分别为 30990.94 ng/(mL · h)、132992.70 ng/(mL · h) 和 463107.43 ng/(mL · h)，且给药后的药－时曲线呈双峰现象，其可能与肝肠循环有关[24]。

2.2 与血浆蛋白的结合

采用平衡透析法考察柚皮苷、柚皮素与大鼠、犬及人血浆蛋白体外结合率的研究结果表明，在 93.40～4670.00 ng/mL 范围内，柚皮苷在大鼠、犬和人血浆中的蛋白结合率不随浓度变化而变化，柚皮苷与大鼠血浆蛋白的结合率为 83.30%～84.56%，具有高强度结合率，与犬、人血浆蛋白结合率分别为 48.71%～51.33% 和 72.14%～74.06%，二者均为中等强度结合率，说明柚皮苷的血浆蛋白结合率表现出一定的种属差异；而在 118.40～11940.00 ng/mL 范围内，柚皮素在大鼠、犬和人血浆中的蛋白结合率不随浓度变化而变化，柚皮素与大鼠、犬、人血浆蛋白的结合率分别为 94.68%～96.04%、93.19%～93.92% 和 97.53%～100.00%，均为高强度结合率，且没有表现出种属差异[25]。

2.3 分布

柚皮苷的组织分布研究结果表明，大鼠灌胃给予柚皮苷后，柚皮苷及柚皮素会广泛分布于除脑以外的各主要器官，且肺部和气管中分布较多[26]。

2.4 代谢与排泄

柚皮苷的代谢及排泄实验研究结果表明，Beagle 犬口服给予柚皮苷后，采用 HPLC-ESI-Q-TOF 法在尿、粪和胆汁中检测到 22 种代谢产物，这些代谢产物从结构上可分为三类，即以柚皮苷为母核的代谢物，包括柚皮苷原型、柚皮苷的氧化、甲基化、还原以及乙酰化产物；以柚皮素为母核的代谢物，包括柚皮素氧化、还原、葡萄糖醛酸结合、硫酸酯结合以及葡萄糖结合产物；以柚皮素 C 环断裂后产生的代谢产物，主要是 C 环开裂后产生的各种酚酸及其氧化、结合产物[27]。大鼠灌胃柚皮苷后，采用 HPLC-ESI-Q-TOF 法在尿、粪和胆汁中检测到 18 种代谢产物，这些代谢产物从结构上也分为以柚皮苷为母核的代谢物、以柚皮素为母核的代谢物及柚皮素 C 环断裂后产生的代谢产物三类[29]。此外，采用人粪便匀浆液孵育柚皮苷，并通过 RRLC-MS/MS 法监控孵育体系中柚皮苷及其主要代谢物柚皮素和对羟基苯丙酸浓度的变化情况，研究结果表明：柚皮苷经人肠道微生物代谢依次转变成柚皮素和对羟基苯丙酸，但发现部分人群的肠道微生物不能降解对羟基苯丙酸，而不能降解对羟基苯丙酸的 7 例肠道微生物的提供者随机地分布于不同性别和不同的省份，说明降解对羟基苯丙酸能力缺陷的人群广泛随机分布[28]。

3 毒理学研究

我们按照 GLP 的要求，开展了 SD 大鼠经口给予柚皮苷的急性、亚慢性和慢性毒性试验研究。急性毒性试验结果表明[31]，以柚皮苷的最大可给药浓度、最大给药容积单次灌胃给予大鼠（给药剂量为 16 g/kg），给药后 14 d 观察期内未见死亡，一般状况良好，体质量及摄食量正常；血液学、血凝、血生化等各项指标均未见异常改变，大体解剖也未见与供试品相关的病理改变，说明柚皮苷单次给药对 SD 大鼠基本无毒。亚慢性（13 周）[29] 和慢性毒性（6 个月）[30] 试验研究结果表明，SD 大鼠经口给予柚皮苷未观察到临床不良反应的剂量水平（NOAEL）>1250 mg/(kg·d)。此外，毒代动力学试验结果显示，以柚皮苷 50 mg/kg、250 mg/kg、1250 mg/kg 3 个剂量经口给予 SD 大鼠，雄性大鼠在给药 3 个月、雌性大鼠在给药 6 个月后基本达到最大程度的暴露，总柚皮苷（柚皮苷和柚皮素之和）在雌雄大鼠体内的暴露水平未见明显差异[31]；以柚皮苷 20 mg/kg、100 mg/kg 和 500 mg/kg 3 个剂量经口给予 Beagle 犬，雄性 Beagle 犬在给药 1 个月，雌性 Beagle 犬在给药 1～3 个月后对总柚皮苷基本达到最大程度的暴露。总柚皮苷在雌性、雄性 Beagle 犬体内的暴露水平未见明显性别差异[32]。

4 小结

按照国家一类新药注册的技术要求，我们对柚皮苷进行了系统的临床前成药性研究。研究结果表明，作为治疗各种原因引起的有痰或无痰咳嗽的药物，柚皮苷具有如下特点：①柚皮苷可以作用于多个靶点，既具有镇咳作用，又具有化痰作用，还能抗呼吸道炎症，是一种治疗呼吸系统疾病的多靶点药物。②柚皮苷具有显著的外周性镇咳作用，其镇咳作用不弱于临床常用的外周性镇咳药左羟丙哌嗪和莫吉司坦；此外，柚皮苷不仅对慢性气道炎症引起的咳嗽具有显著抑制作用，而且能抑制气道高反应性、气道免疫性炎症和神经源性炎症，提示柚皮苷不仅可用于治疗急性咳嗽，还可用于治疗神经源性炎症介导的咳嗽和慢性支气管炎等疾病的高敏性咳嗽等；且柚皮苷镇咳作用机制明确，主要与抑制快速配适受体（RARs）有关。③柚皮苷具有显著祛痰作用，既能通过促进浆液的分泌以稀释痰液，又能促进气道纤毛的转运功能以促进痰液的排出，还能通过抑制杯状细胞的增生和转化及减少黏蛋白（MUC5AC）的生成和分泌以降低痰液的黏稠度，从多个环节发挥作用，最终达到祛痰的目的，有利于具有黏蛋白高分泌病理特征的慢性呼吸道疾病的治疗。④柚皮苷不仅能抑制气道炎症的发生，还能促进炎症的消退以改善对呼吸系统炎症性疾病的恢复能力。⑤柚皮苷具有良好的安全性。总之，柚皮苷的成药性好，与临床现有药物相比具有明显优势。

参考文献

[1] 国家药典委员会. 中华人民共和国药典（一部）[S]. 北京：化学工业出版社，2010：69.
[2] 古淑仪，宋晓虹，苏薇薇. 化州柚中香豆素成分的研究 [J]. 中草药，2005，36（3）：341－343.
[3] 方铁铮，田珩，王宁，等. 化州柚提取物中总黄酮含量测定 [J]. 中药材，2006，29（10）：1049－1050.

[4] 李沛波，马燕，王永刚，等. 化州柚提取物止咳化痰平喘作用的实验研究[J]. 中国中药杂志，2006，31（16）：1350－1352.

[5] 李沛波，马燕，杨宏亮，等. 化州柚提取物的抗炎作用[J]. 中草药，2006，37（2）：251－253.

[6] 李沛波，苏畅，毕福均，等. 化州柚提取物止咳作用及其机制的研究[J]. 中草药，2008，39（2）：247－250.

[7] 李沛波，王永刚，彭维，等. 化州柚提取物对小鼠中枢神经系统影响的安全性药理学研究[J]. 中药材，2007，30（11）：1434－1436.

[8] 李沛波，田珩，王永刚，等. 化州柚提取物对 Beagle 犬心血管系统和呼吸系统的影响[J]. 南方医科大学学报，2006，26（12）：1767－1768.

[9] 苏薇薇，王永刚，方铁铮，等. 柚皮苷用于制备治疗咳嗽的药物[P]. 中国专利：ZL03113605.2，2005－09－07.

[10] 苏薇薇，王永刚，方铁铮，等. 柚皮素及其盐用于制备止咳化痰药物[P]. 中国专利：ZL200410015024.0，2006－03－22.

[11] SU W W，WANG Y G，FANG T Z，et al. Uses of naringenin，naringin and salts thereof as expectorants in the treatment of cough，and compositions thereof[P]. European patent：1591123，2009－08－19.

[12] 杨宏亮，田珩，李沛波，等. 柚皮苷及柚皮素的生物活性研究[J]. 中药材，2007，30（6）：752－754.

[13] GAO S，LI P B，YANG H L，et al. Antitussive effect of naringin on experimentally induced cough in guinea pigs[J]. Planta medica，2011，77（1）：16－21.

[14] LUO Y L，ZHANG C C，LI P B，et al. Naringin attenuates enhanced cough，airway hyperresponsiveness and airway inflammation in a guinea pig model of chronic bronchitis induced by cigarette smoke[J]. Int Immunopharmacol，2012，13（3）：301－307.

[15] LUO Y L，LI P B，ZHANG C C，et al. Effects of four antitussives on airway neurogenic inflammation in a guinea pig model of chronic cough induced by cigarette smoke exposure[J]. Inflamm Res，2013，62（12）：1053－1061.

[16] LIN B Q，LI P B，WANG Y G，et al. The expectorant activity of naringenin[J]. Pulm Pharmacol Ther，2008，21（2）：259－263.

[17] CHEN Y，WU H，NIE Y C，et al. Mucoactive effects of naringin in lipopolysaccharide-induced acute lung injury mice and beagle dogs[J]. Environ Toxicol Pharmacol，2014，38（1）：279－287.

[18] NIE Y C，WU H，LI P B，et al. Naringin attenuates EGF-induced MUC5AC secretion in A549 cells by suppressing the cooperative activities of MAPKs-AP-1 and

IKKs-IκB-NF-κB signaling pathways [J]. Eur J Pharmacol, 2012, 690: 207-213.

[19] LIU Y, WU H, NIE Y C, et al. Naringin attenuates acute lung injury in LPS-treated mice by inhibiting NF-κB pathway [J]. Int Immunopharmacol, 2011, 11 (10): 1606-1612.

[20] CHEN Y, NIE Y C, LUO Y L, et al. Protective effects of naringin against paraquat-induced acute lung injury and pulmonary fibrosis in mice [J]. Food Chem Toxicol, 2013, 58: 133-140.

[21] NIE Y C, WU H, LI P B, et al. Anti-inflammatory effects of naringin in chronic pulmonary neutrophilic inflammation in cigarette smoke-exposed rats [J]. J Med Food, 2012, 15 (10): 894-900.

[22] LIU Y, SU W W, WANG S, et al. Naringin inhibits chemokine production in an LPS-induced RAW 264.7 macrophage cell line [J]. Molecular medicine reports, 2012, 6: 1343-1350.

[23] FANG T Z, WANG Y G, MA Y, et al. A rapid LC/MS/MS quantitation assay for naringin and its two metabolites in rats plasma [J]. Journal of pharmaceutical and biomedical analysis, 2006, 40 (2): 454-459.

[24] MA Y, LI P B, CHEN D W, et al. LC/MS/MS quantitation assay for pharmacokinetics of naringenin and double peaks phenomenon in rats plasma [J]. International journal of pharmaceutics, 2006, 307 (2): 292-299.

[25] LIU M H, ZOU W, FAN L D, et al. Comparative protein binding of naringin and its aglyconenaringenin in rat, dog and human plasma [J]. African journal of pharmacy and pharmacology, 2012, 6 (12): 934-940.

[26] ZOU W, YANG C P, LIU M H, et al. Tissue distribution study of naringin in rats by liquid chromatography-tandem mass spectrometry [J]. Arzneimittel for schung, 2012, 62: 181-186.

[27] LIU M H, ZOU W, YANG C P, et al. Metabolism and excretion studies of oral administered naringin, a putative antitussive, in rats and dogs [J]. Biopharmaceutics & drug disposition, 2012, 33 (3): 123-134.

[28] ZOU W, LUO Y L, LIU M H, et al. Human intestinal microbial metabolism of naringin [J]. European journal of drug metabolism and pharmacokinetics, 2015, 40 (3): 363-367.

[29] LI P B, WANG S, GUAN X L, et al. Acute and 13 weeks subchronic toxicological evaluation of naringin in Sprague-Dawley rats [J]. Food Chem Toxicol, 2013, 60: 1-9.

[30] LI P B, WANG S, GUAN X L, et al. Six months chronic toxicological evaluation

of naringin in Sprague-Dawleyrats [J]. Food Chem Toxicol, 2014, 66: 65 –75.
[31] YANG C P, LIU M H, ZOU W, et al. Toxicokinetics of naringin and its metabolite naringenin after 180 – day repeated oral administration in beagle dogs assayed by a rapid resolution liquid chromatography /tandem mass spectrometric method [J]. Journal of Asian natural products research, 2012, 14 (1): 68 –75.
[32] LIU M H, YANG C P, ZOU W, et al. Toxicokinetics of naringin, a putative antitussive, after 184 – day repeated oral administration in rats [J]. Environmental toxicology and pharmacology, 2011, 31 (3): 485 –489.

[作者：李沛波、王永刚、吴忠、彭维、杨翠平、聂怡初、刘孟华、罗钰龙、邹威、柳颖、王声、陈妍、苏畅、方思琪、苏薇薇，原文发表于《中山大学学报（自然科学版）》，2015 年第 54 卷第 6 期，第 1 –5 页]

柚皮苷及其苷元柚皮素的呼吸系统药理作用研究概述

[摘要] 柚皮苷及其苷元柚皮素属于二氢黄酮类化合物，广泛存在于各类植物或各种中药中，具有多种生物活性，包括抗炎、抗氧化、改善糖脂代谢紊乱、神经保护、抗肝损伤、抗骨质疏松等。近年来，有关柚皮苷和柚皮素的呼吸系统药理作用备受关注。本团队系统研究了柚皮苷和柚皮素的镇咳、祛痰、抗肺部炎症等药理作用，并将柚皮苷研制成国家一类新药，目前已完成了Ⅰ期临床试验研究。本文就柚皮苷和柚皮素的镇咳、祛痰、抗肺部炎症、抗肺纤维化等呼吸系统药理作用的研究进展做一综述，以期为相关研究和临床应用提供参考。

柚皮苷为二氢黄酮苷类化合物，骨架结构由5，7，4′－三羟基－二氢黄酮苷元与芸香糖［2－O－（α－L－鼠李糖）－β－D－葡萄糖］构成（图1）；柚皮素为柚皮苷的苷元。柚皮苷和柚皮素均广泛存在于各类植物或各种中药中，但柚皮苷的含量相对较高。柚皮苷进入肠道后，极少部分会以原形被吸收进入血液循环，绝大部分会被肠道菌群脱糖基化代谢为柚皮素，然后以被动扩散的方式被吸收入血[1]。现有研究表明，柚皮苷和柚皮素具有多种生物活性，包括抗炎、抗氧化、改善糖脂代谢紊乱、神经保护、抗肝损伤、抗骨质疏松等[2-5]。

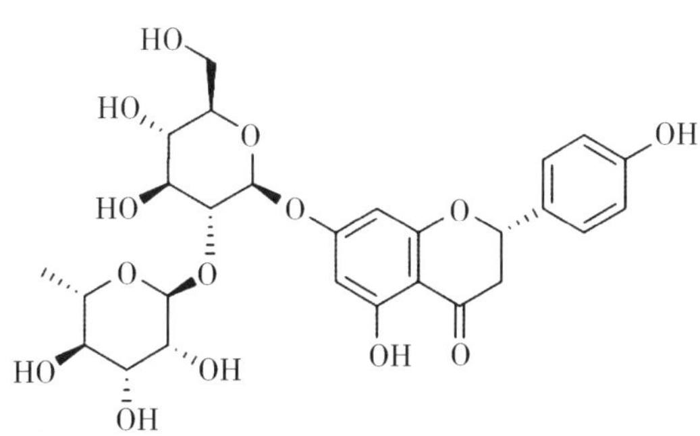

图1　柚皮苷的化学结构

本团队对柚皮苷和柚皮素的呼吸系统药理作用进行了多年研究，前期研究表明，柚皮苷具有显著的镇咳、祛痰、抗肺部炎症等活性[1]。本团队将柚皮苷研制成国家一类新药，已完成了Ⅰ期临床试验研究，拟用于治疗各种原因引起的有痰或无痰咳嗽。近年来，有越来越多的文献报道了柚皮苷和柚皮素对呼吸系统疾病的药理作用，本文对其进行系统综述，以期为相关研究和临床应用提供参考。

1 镇咳作用

呼吸系统疾病是常见病和多发病，而咳嗽是众多呼吸系统疾病共有的典型症状。目前，咳嗽的临床治疗需求远未得到满足。本团队的研究表明，柚皮苷灌胃给药对辣椒素所致豚鼠咳嗽[6]、香烟诱导的慢性支气管炎模型豚鼠对辣椒素敏感性增高[7]、卵蛋白诱导的咳嗽变异性哮喘模型豚鼠对辣椒素敏感性增高[8]均具有显著抑制作用。

根据作用部位不同，临床常用的镇咳药可分为中枢性镇咳药和外周性镇咳药。为阐明柚皮苷的镇咳作用部位，本团队采用中枢性引咳动物模型考察了柚皮苷的作用。结果表明，柚皮苷静脉注射对电刺激豚鼠喉上神经所致咳嗽没有影响，柚皮苷脑室注射对电刺激豚鼠气道神经所致咳嗽也没有显著影响，提示柚皮苷的镇咳部位不在中枢，不是中枢性镇咳药[6]。

呼吸道的咳嗽感受器主要包括 Aδ 纤维快适应感受器（rapidly adapting receptors，RARs）和无髓鞘的 C 纤维感受器以及慢适应感受器。柚皮苷镇咳作用靶点研究结果表明，柚皮苷对电刺激辣椒素脱敏豚鼠和非脱敏豚鼠的迷走神经所致咳嗽的抑制作用无明显差异，说明 C 纤维神经肽的耗竭对柚皮苷的镇咳作用无明显影响，提示柚皮苷的镇咳作用不依赖于 C 纤维神经肽的释放[6]；柚皮苷灌胃给药对猪鬃毛机械刺激辣椒素脱敏豚鼠气道黏膜所致咳嗽具有显著抑制作用，提示柚皮苷的镇咳作用与抑制 RARs 有关[6]。$ATP\text{-}K^+$ 通道在咳嗽反射中具有十分重要的作用，镇咳药莫吉斯坦（Moguisteine）即可通过调控 $ATP\text{-}K^+$ 通道发挥镇咳作用。本团队的研究结果表明，$ATP\text{-}K^+$ 通道特异性阻断剂格列苯脲对柚皮苷镇咳作用无显著影响，提示柚皮苷不是通过开放 $ATP\text{-}K^+$ 离子通道而发挥镇咳作用的[6]。气道神经源性炎症与感染后慢性咳嗽的发病密切相关。柚皮苷能抑制烟熏诱导的肺组织 P 物质含量和神经激肽 -1 受体表达增加、抑制肺组织中性内肽酶活性的下降，从而降低气道神经源性炎症水平而发挥镇咳作用[9]。

上述研究结果显示，柚皮苷对生理状态下的实验性咳嗽、慢性气道炎症和气道神经源性炎症诱发的咳嗽均具有镇咳作用，其镇咳部位不在中枢，属于外周性镇咳药。

2 祛痰作用

2.1 柚皮苷祛痰作用研究

气道黏蛋白5AC（MUC5AC）的生成异常增多、囊性纤维化跨膜传导调节因子（cystic fibrosis transmembrane regulator，CFTR）和水通道蛋白5（aquaporin 5，AQP5）的表达降低是导致痰液黏稠的重要因素。本团队采用脂多糖（lipopolysaccharide，LPS）诱导动物急性肺损伤模型研究了柚皮苷的祛痰作用，结果表明，柚皮苷能显著抑制小鼠的肺泡灌洗液（bronchoalveolar lavage fluid，BALF）中MUC5AC含量的增加和小气道中杯状细胞的化生，并抑制Beagle犬气管内痰液分泌量和固形物含量的增加[10]。此外，柚皮苷既能降低细颗粒物（fine particulate matter，PM2.5）所致肺损伤模型小鼠BALF中MUC5AC的含量，又能抑制其肺组织中CFTR和AQP5的mRNA和蛋白表达减少[11]。

为阐释柚皮苷抑制气道MUC5AC高分泌的机制，我们采用表皮细胞生长因子（epidermal growth factor，EGF）诱导A549细胞高分泌MUC5AC的模型考察了柚皮苷的作用，结果表明，柚皮苷能显著抑制EGF诱导MUC5AC的mRNA和蛋白的表达增加，其机制可能与其抑制丝裂原蛋白活化激酶/激活蛋白-1（MAPKs/AP-1）和IKKs/IκB/核因子κB（NF-κB）信号通路有关[12]。

2.2 柚皮素祛痰作用研究

有研究显示，柚皮素既能促进小鼠气道酚红排泌[13]，又能显著提高家鸽气道纤毛的转运功能[13]，还能抑制气道上皮细胞MUC5AC的mRNA和蛋白的表达增加[14]。柚皮素促进浆液分泌可能与其增加气道上皮细胞环磷酸腺苷（cyclic adenosine monophosphate，cAMP），进而促进CFTR表达，刺激氯离子分泌有关[15]。此外，本团队还采用PM2.5诱导Calu-3细胞浆液分泌异常模型，研究了柚皮素的作用，结果表明，柚皮素能抑制PM2.5所致的CFTR、AQP1和AQP5的mRNA及蛋白表达减少，从而促进浆液的分泌[11]。在柚皮素抑制MUC5AC分泌的机制研究方面，Yang等[14]采用人中性粒细胞弹性蛋白酶诱导气道上皮细胞HBE16生成MUC5AC的模型考察了柚皮素的作用，结果表明，柚皮素能通过调控表皮生长因子受体（EGFR）-磷脂酰肌醇3-激酶（PI3K）-蛋白激酶B(Akt)/细胞外信号调节蛋白激酶（ERK）/MAPK信号通路抑制活性氧（reactive oxygen species，ROS）的产生和NF-κB活化，进而抑制MUC5AC的mRNA和蛋白的表达增加。

可见，柚皮苷和/或柚皮素既能抑制MUC5AC的分泌以降低痰液的黏稠度，又能促进气道纤毛的转运功能以促进痰液的排出，还能通过促进浆液分泌以稀释痰液，使痰液易于咳出，发挥显著祛痰作用。提示其对各种急、慢性呼吸道疾病引起的痰液黏稠、咳痰困难的治疗具有积极作用。但是，有关柚皮素促进气道纤毛运动的机制，目前尚不清楚。有研究表明，激活 NO-cGMP-PKG 通路是刺激气道纤毛摆动的重要机制[16-17]。Manchope 等[18]的动物实验研究表明，柚皮素可以通过激活 NO-cGMP-PKG-KATP 通路抑制超氧阴离子诱导的小鼠炎性疼痛；Yu 等[19]的体内外实验研究表明，柚皮素可以通过 cGMP-PKGIα 信号通路减轻心肌缺血再灌注损伤。那么，柚皮素促进气道纤毛运动的机制是否与激活纤毛上皮细胞的 NO-cGMP-PKG 通路有关，尚有待深入研究。

3 抗肺部炎症作用

3.1 柚皮苷抗肺部炎症作用研究

本团队采用 LPS、PM 2.5、香烟和百草枯致动物肺部炎症模型，研究了柚皮苷的抗炎作用，结果表明，柚皮苷能显著减轻 LPS 诱导急性肺损伤模型小鼠[20]和犬[10]的肺水肿、肺组织结构损伤和中性粒细胞浸润，并抑制肺组织中髓过氧化物酶（myeloperoxidase，MPO）和诱导型一氧化氮合酶（inducible nitric oxide synthase，iNOS）的活性及肿瘤坏死因子 - α（tumor necrosis factor-α，TNF-α）、白细胞介素 - 8（interleukin - 8，IL - 8）的产生；柚皮苷能降低 PM2.5 所致肺损伤模型小鼠 BALF 中总蛋白的含量和肺组织的干湿比，抑制肺水肿[11]；柚皮苷能降低 8 周香烟烟熏所致慢性支气管炎模型豚鼠的 BALF 中 IL - 8、白三烯 B4（leukotriene B4，LTB4）和 TNF-α 的含量及 MPO 的活性，提高肺组织中超氧化物歧化酶（superoxide dismutase，SOD）活性，并能提高 BALF 中人脂氧素 A4（lipoxinsA4，LXA4）的含量，促进炎症的消退[7]；柚皮苷可抑制 8 周香烟烟熏诱导的大鼠肺部中性粒细胞浸润、MPO 和基质金属蛋白酶 9（matrix metalloprotein 9，MMP - 9）的活化及 BALF 中 TNF-α 和 IL - 8 的产生，减轻支气管壁增厚和肺泡扩张[21]；柚皮苷还能显著降低百草枯诱导急性肺损伤模型小鼠的死亡率，抑制肺部炎性细胞的浸润和 TNF-α、转化生长因子 - β1（transforming growth factor-β1，TGF-β1）的 mRNA 表达[22]。此外，本团队的细胞实验结果表明：柚皮苷能抑制 LPS 诱导的 RAW 264.7 细胞释放 IL - 8、单核细胞趋化蛋白 - 1（monocyte chemotactic protein 1，MCP - 1）和巨噬细胞炎性蛋白 1α（macrophage inflammatory protein - 1α，MIP - 1α），其机制可能与抑制 NF-κB 和 MAPK 信号通路的活化有关[23]。

除本团队外，也有其他学者研究了柚皮苷的抗肺部炎症作用。Kim 等[24]的研究发现，柚皮苷能通过调控 MAPK、p53 和 NF-κB 信号通路对丙烯醛吸入所致的小鼠肺部炎症具有抑制作用，如减少 IL - 1β 和 TNF-α 的表达。Xiong 等[25]采用卵蛋白诱导的哮喘小鼠模型得到的研究结果表明，柚皮苷能抑制肺部炎性细胞的浸润并降低 BALF 中 IL - 4 的水平。Ahmad 等[26]采用卡拉胶致小鼠胸膜炎模型得到的研究结果表明，柚皮苷能抑制肺组织中 iNOS、环氧化酶 2（cyclooxygenase 2，COX－2）、细胞间黏附分子－1（intercellular cell adhesion molecule－1，ICAM－1）、巨噬细胞炎性蛋白 2（macrophage inflammatory protein 2，MIP－2）、前列腺素 E2（prostaglandin E2，PGE2）的 mRNA 表达和 COX-2 蛋白表达及 NF-κB p65 活化。Gil 等[27]的研究表明，柚皮苷腹腔注射对盲肠结扎穿孔术诱导的脓毒症小鼠的肺部炎症具有显著抑制作用，并能抑制 LPS 诱导 RAW264.7 细胞产生 TNF-α。

3.2　柚皮素抗肺部炎症作用研究

柚皮素抗肺部炎症作用也有诸多报道。Zhao 等[28]的研究表明，柚皮素口服给药可以提高 LPS 诱导急性肺损伤模型小鼠的生存率，减少中性粒细胞浸润及降低血清和 BALF 中 TNF-α、IL－1β、IL－6 和 MIP－2 的水平，其机制可能与抑制 PI3K/AKT 信号通路有关。Fouad 等[29]发现，柚皮素能显著抑制 LPS 诱导急性肺损伤模型大鼠肺部中性粒细胞募集和 TNF-α、IL－6 的生成。Lin 等[30]发现柚皮素能降低肺炎支原体感染小鼠的血清 IL－6、IL－1β 和 TNF-α 水平，其机制可能与抑制气道上皮细胞的自噬有关。Liu 等[31]采用香烟烟熏诱导小鼠慢性阻塞性肺疾病模型和 A549 细胞，研究了柚皮素的作用，结果表明，柚皮素能显著改善小鼠的肺功能，减少炎性细胞浸润，并抑制 BALF 和血清中 IL－8、TNF-α 的生成，其机制可能与抑制 NF-κB 活化有关。Zhang 等[32]的研究结果表明，柚皮素对放射性肺损伤模型小鼠的肺部炎性细胞尤其是中性粒细胞的浸润、肺泡间隔增厚、BALF 中 IL－1β 水平升高均具有抑制作用。Ali 等[33]的研究表明，柚皮素对苯并[a]芘所致的大鼠肺损伤具有保护作用，主要表现为维持肺泡和上皮的完整性、减轻肺组织的病理损伤、降低 NF-κB 和 COX－2 的表达等。Zhang 等[34]的研究显示，柚皮素皮下注射对金黄色葡萄球菌肺炎模型小鼠也具有减轻肺损伤和肺部炎症的作用。Shi 等[35－36]采用卵蛋白所致的哮喘小鼠模型研究了柚皮素的作用，结果表明，柚皮素腹腔注射能显著抑制肺部炎性细胞的浸润、气道高反应性和重塑、BALF 中 IL－4 和 IL－13 水平的升高、肺组织 CC 类趋化因子配体 5［chemokine（C-C motif）ligand5，CCL5］和 CCL11 的表达及 NF-κB 的活化。朱蕾等[37]的研究表明，柚皮素对肺缺血再灌注损伤大鼠有保护作用，其作用机制可能是通过抑制 PI3K/AKT 信号通路介导的炎症。

综上所述，柚皮苷对 LPS、PM 2.5、香烟、百草枯、丙烯醛、卵蛋白和卡拉胶等多种刺激因素所致的肺部炎症具有显著抑制作用，且还能促进炎症的消退；柚皮素对 LPS、肺炎支原体感染、香烟、放射性肺损伤、苯并[a]芘、金黄色葡萄球菌、卵蛋白和肺缺血再灌注所致的肺部炎症也具有显著抑制作用。在现有的大部分研究中，柚皮苷和柚皮素多以灌胃方式给药，柚皮素的有效剂量多为 100 mg/(kg · d)，而柚皮苷的剂量大都低于 100 mg/(kg · d)。

4 抗肺纤维化

肺纤维化是一种以肺部成纤维细胞过度增殖和活化、细胞外基质沉积并伴有炎症损伤和组织结构破坏为病理特征的间质性肺部疾病，易导致呼吸功能丧失甚至衰竭死亡。Chen 等[22]采用百草枯诱导的肺纤维化小鼠模型研究了柚皮苷的作用，结果表明，柚皮苷能显著减轻弥漫性肺泡和支气管周围及间质纤维化，降低肺组织中 TNF-α、TGF-β1、MMP－9、组织金属蛋白酶抑制因子－1（tissue inhibitor of metalloproteinases 1，TIMP－1）和羟脯氨酸（hydroxyproline，HYP）的含量，提示柚皮苷对百草枯诱导的小鼠肺纤维化具有抑制作用。Turgut 等[38]的研究表明，柚皮苷能显著减轻博莱霉素所致的肺纤维化模型大鼠肺部胶原沉积，降低肺部 TNF-α、IL－1β、HYP 和 MDA 的水平，增加 GSH-Px 和 SOD 活性，发挥抗肺纤维化作用。此外，柚皮素也能降低肺炎支原体感染小鼠的血清 TGF-β 水平，抑制肺纤维化的形成[30]。

5 其他

肺癌是对我国人群健康和生命威胁最大的恶性肿瘤之一。吸烟、职业暴露、大气污染、肺部慢性炎症等是肺癌的常见病因。Chen 等[39]的研究表明，柚皮苷能通过抑制人小细胞肺癌细胞 H69AR 的增殖并促进其凋亡，其机制可能与其抑制 miR－126/血管细胞黏附分子－1（vascular cell adhesion molecule 1，VCAM-1）信号通路有关。沈妍丽等[40]采用 3－甲基胆蒽和二乙基亚硝胺灌注左肺叶支气管建立肺鳞癌大鼠模型来观察柚皮素的作用，结果表明，柚皮素有明显的抗肿瘤作用，能够降低瘤体质量，提高癌细胞凋亡指数，其机制可能与抑制 microRNA34a、p53 mRNA、p-p53 蛋白表达有关。孙振峰等[41]的研究表明，柚皮素能抑制 A549-CSCs 的迁移能力，降低细胞 Sox2、Oct4 的 mRNA 表达水平和 Notch1、Hes1 的蛋白表达水平，提示柚皮素可能通过抑制 Notch1/Hes1 通路抑制肺癌干细胞增殖、迁移和分化。Chang 等[42]的研究认为，柚皮素能抑制肺癌细胞 A549 的迁移，其机制包括抑制蛋白激酶 B（protein kinase B，PKB/Akt）、MMP－2 和 MMP－9 的活性。Bodduluru 等[43]发现柚皮素能抑制苯并［a］芘诱发的肺癌模型小鼠肺组织中细胞色素氧化酶 P4501A1（CYP1A1）、NF-κB 和增殖细胞核抗原（proliferating cell nuclear antigen，PCNA）的 mRNA 和蛋白的表达，并能抑制癌细胞的增殖。此外，柚皮素口服给药能通过调控宿主的免疫功能以抑制乳腺切除模型小鼠的癌细胞肺转移[44]和降低肺纤维化模型小鼠的肺癌转移[45]。

此外，也有研究表明，柚皮素能通过激活核因子 E2 相关因子 2（nuclear factor E2－related factor 2，Nrf2）并促进其入核来抑制百草枯对气道上皮细胞 Beas－2B 的细胞毒性[46]；柚皮素可抑制香烟提取物诱导的 Smad 3（mothers against decapentaplegic homolog 3）磷酸化，从而抑制血管内皮生长因子的分泌[47]；Shi 等[48]采用体外模型研究了柚皮苷和柚皮素对气道平滑肌的影响，结果表明，柚皮苷和柚皮素可通过激活大电导钙依赖的钾通道开放而舒张气道平滑肌，降低气道组织张力。

6 结语与展望

作为天然黄酮类化合物，柚皮苷和柚皮素具有广泛的药理活性，其中，对呼吸系统的药理作用已成为研究热点之一。本团队对柚皮苷和柚皮素的呼吸系统药理作用及其机制进行了多年的研究。

综合文献报道，柚皮苷和柚皮素的呼吸系统药理作用主要有：①外周性镇咳作用，抑制 RARs 为其机制之一；此外，柚皮苷还能抑制香烟所致的气道神经源性炎症和咳嗽敏感性增高，提示柚皮苷不仅可用于治疗急性咳嗽，还可用于高敏性咳嗽和神经源性炎症介导的咳嗽。②祛痰作用，既能通过增加 CFTR、AQP1 和 AQP5 的表达促进浆液分泌以稀释痰液，又能促进气道纤毛的转运功能以促进痰液的排出，还能通过调控 MAPKs/AP-1、IKKs/IκB/NF-κB 或 EGFR-PI3K-Akt/ERK MAPK 等信号通路抑制 MUC5AC 的生成以降低痰液的黏稠度，显著改善痰液黏稠、咳痰困难等症状。③抗肺部炎症作用，能通过调控 MAPK、p53 或 NF-κB 等信号通路抑制 LPS、香烟、PM2.5、细菌感染、放射等多种刺激因素所致的肺部炎症。④对百草枯、博莱霉素、肺炎支原体所致的肺纤维化具有抑制作用。⑤抗肺癌作用，既能抑制肺癌干细胞增殖、迁移和分化，又能抑制肺癌细胞的增殖并诱导其凋亡，还能通过改善免疫抑制环境来抑制乳腺癌的肺转移。⑥抑制血管内皮生长因子的分泌和舒张气道平滑肌的作用。

综上所述，柚皮苷及其苷元柚皮素具有多方面的呼吸系统药理作用，将其开发成治疗各种原因引起的有痰或无痰咳嗽的新药，会具有良好的临床应用前景。

参考文献

[1] ZENG X, SU W, LIU B, et al. A review on the pharmacokinetic properties of naringin and its therapeutic efficacies in respiratory diseases [J]. Mini-Rev Med Chem, 2020, 20: 286-293.

[2] CHEN R, QI Q L, WANG M T, et al. Therapeutic potential of naringin: an overview [J]. Pharm Biol, 2016, 54 (12): 3203-3210.

[3] AHMED S, KHAN H, ASCHNER M, et al. Therapeutic potential of naringin in neurological disorders [J]. Food Chem Toxicol, 2019, 132: 110646.

[4] RANI N, BHARTI S, KRISHNAMURTHY B, et al. Pharmacological properties and therapeutic potential of naringenin: a citrus flavonoid of pharmaceutical promise

[J]. Curr Pharm Des, 2016, 22 (28): 4341 -4359.
[5] SALEHI B, FOKOU P V T, SHARIFI-RAD M, et al. The therapeutic potential of naringenin: a review of clinical trials [J]. Pharmaceuticals (Basel), 2019, 12 (1): 11.
[6] GAO S, LI P B, YANG H L, et al. Antitussive effect of naringin on experimentally induced cough in guinea pigs [J]. Planta medica, 2011, 77 (1): 16 -21.
[7] LUO Y L, ZHANG C C, LI P B, et al. Naringin attenuates enhanced cough, airway hyperresponsiveness and airway inflammation in a guinea pig model of chronic bronchitis induced by cigarette smoke [J]. Int Immunopharmacol, 2012, 13 (3): 301 -307.
[8] JIAO H Y, SU W W, LI P B, et al. Therapeutic effects of naringin in a guinea pig model of ovalbumin-induced cough-variant asthma [J]. Pulm Pharmacol Ther, 2015, 33: 59 -65.
[9] LUO Y L, LI P B, ZHANG C C, et al. Effects of four antitussives on airway neurogenic inflammation in a guinea pig model of chronic cough induced by cigarette smoke exposure [J]. Inflamm Res, 2013, 62 (12): 1053 -1061.
[10] CHEN Y, WU H, NIE Y C, et al. Mucoactive effects of naringin in lipopolysaccharide-induced acute lung injury mice and beagle [J]. Environ Toxicol Pharmacol, 2014, 38 (1): 279 -287.
[11] SHI R, SU W W, ZHU Z T, et al. Regulation effects of naringin on diesel particulate matter-induced abnormal airway surface liquid secretion [J]. Phytomedicine, 2019, 63: 153004.
[12] NIE Y C, WU H, LI P B, et al. Naringin attenuates EGF-induced MUC5AC secretion in A549 cells by suppressing the cooperative activities of MAPKs-AP-1 and IKKs-IκB-NF-κB signaling pathways [J]. Eur J Pharmacol, 2012, 690: 207 -213.
[13] LIN B Q, LI P B, WANG Y G, et al. The expectorant activity of naringenin [J]. Pulm Pharmacol Ther, 2008, 21 (2): 259 -263.
[14] YANG J, LI Q, ZHOU X D, et al. Naringenin attenuates mucous hypersecretion by modulating reactive oxygen species production and inhibiting NF-κB activity via EGFR-PI3K-Akt/ERK MAPKinase signaling in human airway epithelial cells [J]. Mol Cell Biochem, 2011, 351: 29 -40.
[15] SHI R, XIAO Z T, ZHENG Y J, et al. Naringenin regulates CFTR activation and expression in airway epithelial cells [J]. Cell Physiol Biochem, 2017, 44 (3): 1146 -1160.

[16] 展新华，张锦，盛卓人. L-精氨酸加快呼吸道纤毛运动频率的机制 [J]. 中华麻醉学杂志，2000，20 (11)：669 - 671.

[17] 张罗，韩德民. 呼吸道纤毛运动调控机制的研究现状 [J]. 中华耳鼻咽喉科杂志，2004，39 (3)：188 - 192.

[18] MANCHOPE M F, CALIXTO-CAMPOS C, COELHO-SILVA L, et al. Naringenin inhibits superoxide anion-Induced inflammatory pain: role of oxidative stress, cytokines, Nrf-2 and the NO-cGMP-PKG-KATP channel signaling pathway [J]. PLoS One, 2016, 11 (4): e0153015.

[19] YU L M, DONG X, ZHANG J, et al. Naringenin attenuates myocardial ischemia-reperfusion injury via cGMP-PKGIα signaling and in vivo and *in vitro* studies [J]. Oxid Med Cell Longev, 2019: 7670854.

[20] LIU Y, WU H, NIE Y C, et al. Naringin attenuates acute lung injury in LPS-treated mice by inhibiting NF-κB pathway [J]. Int Immunopharmacol, 2011, 11 (10): 1606 - 1612.

[21] NIE YC, WU H, LI P B, et al. Anti-inflammatory effects of naringin in chronic pulmonary neutrophilic inflammation in cigarette smoke-exposed rats [J]. J Med Food, 2012, 15 (10): 894 - 900.

[22] CHEN Y, NIE Y C, LUO Y L, et al. Protective effects of naringin against paraquat-induced acute lung injury and pulmonary fibrosis in mice [J]. Food Chem Toxicol, 2013, 58: 133 - 140.

[23] LIU Y, SU W W, WANG S, et al. Naringin inhibits chemokine production in a macrophage cell line RAW264. 7 through NF-kappaB-dependent mechanism [J]. Mol Med Rep, 2012, 6 (6): 1343 - 1350.

[24] KIM J K, PARK J H, KU H J, et al. Naringin protects acrolein-induced pulmonary injuries through modulating apoptotic signaling and inflammation signaling pathways in mice [J]. J Nutr Biochem, 2018, 59: 10 - 16.

[25] XIONG G H, LIU S Y, GAO J L, et al. Naringin protects ovalbumin-induced airway inflammation in a mouse model of asthma [J]. Inflammation, 2016, 39 (2): 891 - 899.

[26] AHMAD S F, ATTIA S M, BAKHEET S A, et al. Naringin attenuates the development of carrageenan-induced acute lung inflammation through inhibition of NF-κB, STAT3 and pro-inflammatory mediators and enhancement of IκBα and anti-inflammatory cytokines [J]. Inflammation, 2015, 38 (2): 846 - 857.

[27] GIL M, KIM Y K, HONG S B, et al. Naringin decreases TNF-α and HMGB1 release from LPS-stimulated macrophages and improves survival in a CLP-induced sepsis mice [J]. PLoS One, 2016, 11 (10): e0164186.

[28] ZHAO M, LI C, SHEN F, et al. Naringenin ameliorates LPS-induced acute lung injury through its anti-oxidative and anti-inflammatory activity and by inhibition of the PI3K/AKT pathway [J]. Exp Ther Med, 2017, 14 (3): 2228 – 2234.

[29] FOUAD A A, ALBUALI W H, JRESAT I. Protective effect of naringenin against lipopolysaccharide-induced acute lung injury in rats [J]. Pharmacology, 2016, 97 (5 – 6): 224 – 232.

[30] LIN Y, TAN D, KAN Q, et al. The protective effect of nar-ingenin on airway remodeling after mycoplasma pneumoniae infection by inhibiting autophagy-mediated lung inflammation and fibrosis [J]. Mediators Inflamm, 2018: 8753894.

[31] LIU J, YAO J, ZHANG J. Naringenin attenuates inflammation in chronic obstructive pulmonary disease in cigarette smoke induced mouse model and involves suppression of NF-κB [J]. J Microbiol Biotechnol, 2018. doi: 10.4014/jmb.1810.10061.

[32] ZHANG C, ZENG W, YAO Y, et al. Naringenin ameliorates radiation-induced lung injury by lowering IL-1β level [J]. J Pharmacol Exp Ther, 2018, 366 (2): 341 – 348.

[33] ALI R, SHAHID A, ALI N, et al. Amelioration of Benzo [a] pyrene-induced oxidative stress and pulmonary toxicity by naringenin in wistar rats: a plausible role of COX-2 and NF-κB [J]. Hum Exp Toxicol, 2017, 36 (4): 349 – 364.

[34] ZHANG Y, WANG J F, DONG J, et al. Inhibition of α-toxin production by subinhibitory concentrations of naringenin controls Staphylococcus aureus pneumonia [J]. Fitoterapia, 2013, 86: 92 – 99.

[35] SHI Y, TAN Y, MAO S, et al. Naringenin inhibits allergen-induced airway remodeling in a murine model of asthma [J]. Mol Med Rep, 2014, 9 (4): 1204 – 1208.

[36] SHI Y, DAI J, LIU H, et al. Naringenin inhibits allergen-induced airway inflammation and airway responsiveness and inhibits NF-kappa B activity in a murine model of asthma [J]. Can J Physiol Pharmacol, 2009, 87 (9): 729 – 735.

[37] 朱蕾，张丽. 柚皮素对肺缺血再灌注损伤的保护作用 [J]. 临床急诊杂志，2017，18 (3)：229 – 232.

[38] TURGUT N H, KARA H, ELAGOZ S, et al. The protective effect of naringin against bleomycin-induced pulmonary fibrosis in wistar rats [J]. Pulm Med, 2016: 7601393.

[39] CHEN M, PENG W, HU S, et al. miR-126/VCAM-1 reg-ulation by naringin suppresses cell growth of human non-small cell lung cancer [J]. Oncol Lett,

2018, 16 (4): 4754 -4760.

[40] 沈妍丽，张晖，崔炜. 柚皮素对肺鳞癌大鼠的抗肿瘤作用及 microRNA34a/Sirt1/p53 信号通路的调控机制 [J]. 临床和实验医学杂志，2019，18 (19): 2028 -2032.

[41] 孙振峰，刘公哲，朱应超，等. 柚皮素通过 Notch1/Hes1 通路抑制肺癌干细胞增殖、迁移和分化 [J]. 基因组学与应用生物学，2019，38 (3): 1448 -1453.

[42] CHANG H L, CHANG Y M, LAI S C, et al. Naringenin inhibits migration of lung cancer cells via the inhibition of matrix metalloproteinases -2 and -9 [J]. Exp Ther Med, 2017, 13 (2): 739 -744.

[43] BODDULURU L N, KASALA E R, MADHANA R M, et al. Naringenin ameliorates inflammation and cell proliferation in benzo (a) pyrene induced pulmonary carcinogenesis by modulating CYP1A1, NF-κB and PCNA expression [J]. Int Immunopharmacol, 2016, 30: 102 -110.

[44] QIN L, JIN L, LU L, et al. Naringenin reduces lung metastasis in a breast cancer resection model [J]. Protein cell, 2011, 2 (6): 507 -516.

[45] DU G, JIN L, HAN X, et al. Naringenin: a potential immunomodulator for inhibiting lung fibrosis and metastasis [J]. Cancer Res, 2009, 69 (7): 3205 -3212.

[46] PODDER B, SONG H Y, KIM Y S. Naringenin exerts cytoprotective effect against paraquat-induced toxicity in human bronchial epithelial BEAS-2B cells through NRF2 activation [J]. J Microbiol Biotechnol, 2014, 24 (5): 605 -613.

[47] 徐宪韬，孙丽华，史莹. 柚皮素对人肺成纤维细胞表达血管内皮生长因子的影响 [J]. 中国呼吸与危重监护杂志，2014，13 (1): 18 -20.

[48] SHI R, XU J W, XIAO Z T, et al. Naringin and naringenin relax rat tracheal smooth by regulating BKCa activation [J]. J Med Food, 2019, 22 (9): 963 -970.

[作者：李沛波、王永刚、吴灏、师瑞、彭维、苏薇薇，原文发表于《药学研究》，2020 年第 39 卷第 5 期，第 249 -255 页]

呼吸道张力收缩、浆液分泌的调控机制及柚皮苷在此过程中的调节作用

［摘要］综述了呼吸道平滑肌张力收缩调控机制、咳嗽变异性哮喘疾病及治疗研究进展、呼吸道上皮浆液分泌调控机制，以及柚皮苷对呼吸道张力收缩及浆液分泌的调控机制研究进展，为其临床应用提供依据。

柚皮苷是本团队研究开发的一类新药，具有显著的止咳、化痰、消炎作用，已实施科技成果转化。我们的研究还证实：柚皮苷对烟熏所致的豚鼠慢性病理性咳嗽及卵白蛋白（ovalbumin，OVA）介导的豚鼠咳嗽变异性哮喘具有显著作用，柚皮苷能显著抑制大鼠气道黏蛋白的合成与分泌以及气道上皮杯状细胞的增生。本文综述了呼吸道平滑肌张力收缩调控机制、咳嗽变异性哮喘疾病及治疗研究进展、呼吸道上皮浆液分泌调控机制，以及柚皮苷对呼吸道张力收缩及浆液分泌的调控机制研究进展，为其临床应用提供思路与依据。

1 呼吸道平滑肌张力收缩调控机制

气道直径和气流阻力与呼吸道平滑肌细胞的活性密切相关，平滑肌细胞可以通过抵抗外加负荷维持呼吸道容积的稳定性，控制肺死腔的大小以协助肺部收缩，呼出气体和异物，调整呼吸道直径，并适应咳嗽[1]。

1.1 呼吸道平滑肌细胞收缩机制

呼吸道平滑肌细胞以“肌丝滑动”原理进行收缩，在收缩过程中平滑肌细胞胞内 Ca^{2+} 浓度是调控收缩的关键因素，它能和钙调蛋白结合，进一步调控收缩过程[2-3]。胞内 Ca^{2+} 浓度的增加依赖于钙库中 Ca^{2+} 的释放以及胞外离子经 Ca^{2+} 通道的转运[2]。质膜受体被信号分子激活，经 G 蛋白偶联受体调控 IP3/DAG 下游通路，激活钙库上 Ca^{2+} 通道及蛋白激酶 C（PKC），通过钙库中 Ca^{2+} 释放及 PKC 级联反应升高胞内 Ca^{2+} 浓度；信号分子也可激活膜上离子通道，诱导动作电位产生，引起质膜去极化，激活电压门控 Ca^{2+} 离子通道（voltagegated calcium channel，VOCC）等，引起胞外 Ca^{2+} 内流，升高胞内 Ca^{2+} 浓度，产生收缩效应[4]。

1.2 呼吸道平滑肌细胞舒张机制

平滑肌细胞的舒张方式可分为：上皮依赖和非上皮依赖。胞内 Ca^{2+} 浓度降低引起肌球蛋白轻链激酶（MLCK）失活，同时激活肌球蛋白轻链磷酸酶（MLCP），进一步导致平滑肌舒张。

1.2.1 上皮依赖　研究发现，上皮能够缓解平滑肌收缩。上皮能够释放 PGE2、NO 等上皮源舒张因子（EpDFR）调控平滑肌舒张[5-6]。上皮对平滑肌的舒张作用主要通过鸟苷酸（GMP）途径，鸟苷酸环化酶（GC）分布于质膜和胞质中，NO 和硝基类物质激活胞浆中的 GC，心房利钠肽（ANP）激活质膜上的 GC。通过上皮释放的舒张因子激活 GC，使之催化 GTP 形成 cGMP，进一步激活钾离子通道，引起质膜超极化的同时促进 Ca^{2+} 进入钙库降低其浓度。此外，cGMP 依赖的激酶能够改变 MLCK、MLCP 的活性达到舒张作用。

1.2.2 非上皮依赖　呼吸道平滑肌细胞移除胞内 Ca^{2+} 的机制主要包括：cAMP 途径和激活阳离子通道途径。cAMP 途径：信号分子引起胞内 cAMP 浓度增加，进一步活化蛋白激酶 A（PKA），调控下游通路舒张平滑肌。这些影响主要包括：抑制磷酸肌醇水解为 IP3；增加内质网和线粒体的 Ca^{2+} 摄取；使 MLCK 失活；激活细胞质膜上的阳离子通道和转运体引起膜超极化等。激活阳离子通道途径：能使质膜超极化，阻碍电压门控钙离子通道（VGCC）开放；激活钠钾泵（Na^+/K^+-ATPase），降低胞内钠离子，促进钠钙交换体（NCX）运作；调节并影响胞内 Ca^{2+} 的释放[7]。总的来说，激活钾离子通道使膜超极化和拮抗钙通道阻止钙内流是主要的两个舒张途径[2,8]。

2 大电导钙激活钾离子通道介导的呼吸道平滑肌张力收缩调控作用

阳离子通道中钾离子通道对平滑肌细胞电稳定影响非常大，钾离子通道（potassium ion channel）是指通透特异性仅允许 K^+ 通过质膜的通道。当 K^+ 通道被激活后，引起 K^+ 外流，胞内降低的 K^+ 浓度引起呼吸道平滑肌细胞超极化，阻碍电压门控 Ca^{2+} 通道，同时激活钠钙交换体运作，降低胞内 Na^+，促进 Ca^{2+} 浓度降低，抑制气道平滑肌收缩，进而促进呼吸道平滑肌舒张，降低气道组织张力。

大电导钾离子通道（BK）和 ATP 敏感钾离子通道（KATP）是机体中起主要作用的两类 K^+ 通道。BK 被胞内信使 cAMP、cGMP 和钙升高所激活，被蝎毒素（IbTX）所抑制[7,9]；ATP 敏感的 K^+ 通道被胞内 ATP 的降低所激活，被磺脲类药物如格列本脲（Glibenclamide）所抑制[10,11]。

大电导钙激活钾离子通道（large-conductance Ca^{2+}-activated K^+ channel，BK_{Ca}）中 K^+ 转运孔道由 4 个相同的 α 亚基组成[12]，同时还有一个 β 亚基调控通道活性。

每个 α 亚基由 7 个跨膜片段（S0 ～ S6）组成[13-14]，其中 S1 ～ S6 片段与其他电压门控钾离子通道的 S1 ～ S6 片段类似；S5、S6 片段形成选择性通透 K^+ 的孔道；S4 片段存在电压敏感区域，通过其中的一系列带电残基感测跨膜电压；相对独立的 S0 片段为通道提供胞外的 N 末端[13-16]，并与 β1 亚基形成重要的相互作用[17-21]。每个通道 α 亚基的剩余部分由一对串联的 K^+ 电导调节器片段组成，该结构域形成通道的胞质 Ca^{2+} 传感器[22-25]。平滑肌细胞 BK 通道共表达 β1 亚基，有助于增强表观 Ca^{2+} 敏感性[26-32]。

BK_{Ca}能够被胞内 Ca^{2+} 浓度和质膜去极化协同激活，产生外向 K^+ 大电流使得细胞膜快速超极化，进而恢复膜电位稳定[33-35]。BK_{Ca}在细胞生理学功能中起着连接胞质钙离子信号和质膜电信号的作用，其结构功能的异常会引起多种疾病[27,36-42]。

3　咳嗽变异性哮喘疾病及治疗研究进展

随着临床研究的深入，人们发现很多呼吸系统疾病都与平滑肌细胞结构功能改变相关。从收缩表型，逐渐转变为增殖、合成和分泌型，通过细胞结构的改变对呼吸功能产生严重影响。由于病毒细菌的侵入，产生呼吸道损伤，平滑肌自我修复功能增强，凋亡减少、数目增多引起收缩张力增强，产生呼吸道平滑肌强直收缩，表现为哮喘、呼吸窘迫等症状。此外，平滑肌收缩蛋白及激酶表达发生变化，对外界刺激产生的收缩反应更敏感，因此很弱的刺激都能引发呼吸道明显的收缩现象，表现为咳嗽等症状。从细胞结构和功能上表现为骨架蛋白和收缩蛋白结构的重排、K^+ 通道活性的降低以及 Ca^{2+} 通道活性的增强，引起细胞收缩张力的增加以及兴奋阈值的降低，从而产生高强直收缩及气道高反应性等异常收缩特性，以此产生更早更强烈的收缩反应，同时对抗生理舒张物质的调控，表现为咳嗽敏感性增加、哮喘等症状。

咳嗽变异性哮喘（cough variant asthma，CVA）是一种变异形式的哮喘，强烈刺激性干咳是其唯一临床表现，一般持续 6 ～ 8 周，30% ～ 40% 的患者可能发展为典型哮喘[43-46]。CVA 患者虽然没有气喘、气促等症状，但表现出气道高反应性，并对舒张呼吸道平滑肌的支气管扩张剂表现出显著反应[47-51]。靶向作用于呼吸道平滑肌的支气管扩张剂是目前临床治疗 CVA 常用的有效策略，通过舒张平滑肌，调节呼吸道张力，起到治疗的作用。对呼吸道平滑肌具有舒张作用的药物对 CVA 疾病均有一定的治疗效果[47,50]。由于 BK_{Ca}通道可以介导较大的外向 K^+ 电流，引起呼吸道平滑肌超极化，舒张平滑肌[52-53]，因此 BK_{Ca}通道是调节支气管舒张过程中常用的药物靶点[7]。针对支气管收缩异常，最常见的治疗方法是激活 BK_{Ca}通道。

近年来，开发小分子靶点支气管扩张剂的研究正在兴起，天然产物作为丰富的化合物资源库，是 CVA 治疗的有效策略，其研究广受关注。

4 呼吸道上皮浆液分泌调控机制

覆盖在呼吸道表面具有黏附功能的呼吸道表面液体（airway surface liquid，ASL）在机体防御功能中发挥重要作用。ASL 分为黏液层（mucus layer，ML）和纤毛周液层（periciliary fluid layer，PCL），具有黏性的 ML 覆盖在与上皮细胞接触的 PCL 上[54]。ML 厚 5 ～ 10 μm，含有大量的水、盐、黏膜下腺体及杯状细胞分泌的黏蛋白等物质，具有一定黏弹性，能够捕捉吸入的异物，黏蛋白含量决定了 ASL 的黏稠度。同时 ML 中含有大量防御素，能够抑制细菌增长，保护机体。PCL 由呼吸道上皮细胞和黏膜下腺体分泌，因含水量较高而具有较 ML 低的黏度，因此具有流动性，是纤毛清除呼吸道尘埃和细菌的介质。PCL 约厚 6 μm，高度与纤毛一致，纤毛穿过 PCL 后尖端接触到黏液层，通过定向摆动能够有效带动 ML 流动，排出黏附的粉尘、细菌等异物。ASL 的深度、成分和黏度是纤毛清除、杀菌活性、上皮细胞和免疫细胞功能的重要决定因素[54]。

按照分泌部位和黏蛋白含量的不同，在临床上又将气道分泌液分为浆液和黏液。对应 ASL，浆液即为 PCL，由上皮细胞和黏膜下腺体分泌，黏液即为 ML 由杯状细胞及腺体分泌。黏膜下腺体中的浆液细胞处于腺泡结构最远端，能够分泌 Cl^- 和 HCO_3^-，引起浆液分泌增加，分泌的浆液是黏液流动排出的载体。在浆液分泌过程中，离子转运所引起的渗透压改变起着至关重要的作用，其中 Cl^- 占主要地位，通过离子转运体将胞内离子定向排出到细胞顶膜面引起渗透压梯度改变，从而引起水分通过细胞旁路以及水通道蛋白（AQPs）发生自渗透压低浓度向高浓度的定向扩散，完成浆液分泌过程。由此可知，Cl^- 通道和 AQPs 对呼吸道浆液分泌起重要地位，由于 Cl^- 浓度的改变才能引起水分经 AQPs 的转运，因此 Cl^- 通道的活性及表达对于浆液分泌来说占主导地位。

5 囊性纤维化跨膜传导调节蛋白介导的呼吸道上皮浆液分泌调控作用

离子通道、转运蛋白以及质子泵位于上皮细胞顶膜面和基底膜面上，共同决定了电解质的吸收和分泌以及上皮细胞分泌的液体体积。Cl^- 分泌吸收对于呼吸道浆液调控起着关键作用，呼吸道上皮细胞存在 Cl^- 的双向流动，细胞间 Cl^- 通透性较大，顶膜面分布着囊性纤维化跨膜传导调节蛋白（cystic fibrosis transmembrane conductance regulator，CFTR）和 Ca^{2+} 激活 Cl^- 通道（Ca^{2+}-activated Cl^- channel，CaCC），基底膜主要由钠钾氯共转运体（sodium potassium chloride cotransporter，NKCC）组成。NKCC 将 Cl^- 经基底膜转运入胞内，引起胞内 Cl^- 浓度增加，Cl^- 顺浓度梯度扩散至顶膜面，经顶膜面 CFTR 及 CaCC 排出细胞，完成 Cl^- 定向跨膜分泌过程。此时基底膜面的 Na^+ 经钠钾泵（Na^+/K^+-ATPase）转运排出胞外，以维持胞内 Na^+ 低浓度，为底膜 Cl^- 吸收提供能量。K^+ 经基底膜面 K^+ 通道排出胞外，建立了电化学梯度，为 Cl^- 从顶膜排出提供动力。顶膜面分泌的 Cl^- 增加引起渗透压梯度改变，从而引起水分通过细胞旁路以及 AQPs 发生自渗透压低浓度向高浓度的定向扩散，完成浆液分泌过程[55]。

呼吸道上皮细胞顶膜面 CFTR 是 Cl^- 分泌的主要通路，是电解质转运和液体分泌的关键通道[56]。CFTR 主要表达在黏膜下腺的浆液细胞顶膜面，由 1480 个氨基酸组成，共形成 5 个区域，包括 2 个跨膜区，其中各区由 6 个跨膜段组成[57]。CFTR 能够被 cAMP 依赖的 PKA 的共价修饰，使得功能活化，具有分泌 Cl^- 的功能和对上皮钠离子通道（epithelial sodium channel，ENaC）活性的调控功能。同时，CFTR 508 位丝氨酸的磷酸化程度能够调控其活性，决定分泌效率。PKA 能够将 CFTR 中 508 位的丝氨酸磷酸化，进而调控 CFTR 活性。胞内 cAMP 浓度增加可以激活 PKA，而 cAMP 浓度降低后 CFTR 随即失活，因此胞内 cAMP 浓度是调控 CFTR 功能的重要靶点。腺苷酸环化酶（adenylate cyclase，AC）能够增加 cAMP 合成，提高其浓度；磷酸二酯酶（phosphodiesterase，PDE）能够降解胞内 cAMP，降低其浓度。因此，药物能够调节 AC 或是 PDE 的活性就能调控 CFTR 功能，从而影响呼吸道浆液分泌。此外，在一些种属中，cAMP 浓度的增加可以促进含有 CFTR 的囊泡与细胞膜结合，提高膜蛋白表达，增加通道密度，增大分泌量。合成的 CFTR 与其他膜蛋白类似，能够由内质网通过囊泡分泌结合到细胞顶膜面，又能够在某些刺激时由顶膜面脱落结合至内质网，或经溶酶体降解。因此对于 CFTR，无论从 cAMP 浓度依赖的功能上，还是从蛋白表达结合上，都能多角度调节上皮细胞顶膜面 Cl^- 分泌，影响浆液分泌。

6 脂多糖及 PM2.5 对呼吸道浆液分泌的影响

呼吸道浆液分泌异常是临床呼吸系统发病率增加、病程加剧的主要诱因。其分泌功能异常会导致痰液分泌增加，产生咽炎、肺炎及肺癌等疾病。当浆液分泌减少时，纤毛运动受阻，黏液无法排出，痰液分泌增加积累在气道，其中黏附的细菌微生物不断增殖，引起组织炎症，加重呼吸道疾病症状，进而引起肺炎等疾病，长期发展容易造成肺癌，危及人体健康。同时诱发的各种炎症因子、污染物粉尘颗粒、细菌病毒等又会刺激上皮细胞，降低某些离子转运体功能，抑制转录表达，或是增加受体敏感性，进一步抑制浆液分泌，从多角度损伤呼吸系统生理功能。研究表明，多种外界刺激[58-59]可以抑制呼吸道上皮细胞 CFTR 与 AQPs 表达，不仅能够抑制 mRNA 转录，降低蛋白翻译，还能诱导已结合的 CFTR 从质膜上脱落，减少膜蛋白结合数量，从而减弱细胞渗透性，降低浆液分泌体积，影响呼吸系统正常生理功能。在 CFTR mRNA 表达过程中，调控受多种因素影响，如 miR-138（1 种

microRNA）的丰度[60]，NF-κB 的激活[61]，经 JAK/STAT 通路而激活的 JAK2[62] 以及血管加压素（vasopressin）的活性[63] 等。Akt 是 CFTR 合成中信号转导的关键介质[64-65]，脂多糖（lipopolysaccharide，LPS）可以结合 Toll 样受体 4（TLR4，Toll-like receptor 4）并磷酸化 Akt 来激活 phosphoinositide3-kinase（PI3K）-Akt 通路，从而导致 CFTR 表达下调[66-67]。对此，LY294002（一种 PI3K/Akt 抑制剂）可以消除这种影响[67]。此外，CFTR 表达异常被认为是一种广泛存在于白种人中的遗传性疾病——囊性纤维化疾病（cystic fibrosis，CF）的主要原因[68]。虽然顶膜面的 CaCC 能够一定程度地补偿 CFTR 缺失造成的损伤，在 CF 疾病中 CaCC 活性上调，能够弥补 CFTR 介导的 Cl^- 分泌，但是这种轻度外线整流 Cl^- 通道与 CFTR 相比，作用仍显得很弱。对于 CFTR 来说，功能或表达的损伤对呼吸道浆液分泌都会产生严重影响。

6.1 脂多糖的影响

脂多糖（lipopolysaccharide，LPS）是存在于革兰氏阴性细菌细胞壁中的有毒物质。在呼吸系统中，LPS 能够诱导炎性介质分泌并激活炎症通路，产生组织炎症[69]；同时活化 MAPKs 信号通路，诱导黏蛋白分泌增加，引起痰液黏稠，影响痰液排出[70]。此外，LPS 还可以结合 TLR4 并通过磷酸化 Akt 激活 phosphoinositide3-kinase（PI3K）-Akt 通路，从而导致 CFTR 表达下调[66,67]，使得呼吸道浆液分泌减少，纤毛摆动受阻，加重组织炎症反应。可以看出，LPS 不仅能够增加黏蛋白分泌，还能减少 CFTR 表达，从黏液分泌和浆液分泌两个角度影响呼吸道分泌功能，产生痰液增多及炎症等病症。

6.2 PM2.5 的影响

细颗粒物（PM2.5）是评价大气污染的重要标志，它与呼吸系统疾病的发病率及死亡率密切相关[71-74]。通过评估 PM2.5 暴露所引起的相对风险，发现 PM2.5 更容易引起成人局部缺血性心脏病、慢性阻塞性肺病、肺癌及中风；而对于 5 岁以下的儿童而言，急性下呼吸道感染的风险则会更高[74-76]。Global Burden of Disease 的研究认为，仅在 2010 年全球就有超过 300 万人因 PM2.5 所引起的各种疾病而过早死亡[77]。在中国，PM2.5 每年会引起 120 万人死亡，PM2.5 污染是造成死亡的第四大危险因素，超过 55 岁后慢性呼吸系统疾病致死率会随着年龄的增长而越来越高[78]。呼吸系统疾病的发病率随着 PM2.5 污染的加重而逐年增加。因此，研究抗 PM2.5 所致肺损伤的治疗药物及其作用机制很有必要。

PM2.5 粒径微小，能够通过损伤呼吸道黏膜上皮细胞，沉积在肺泡内或肺间质内，激活肺内的免疫细胞，引起气道炎性反应、氧化损伤、肺泡上皮细胞 DNA 损伤、周期阻滞及细胞凋亡，最终造成肺损伤[79-88]。近期研究表明：① PM2.5 通过影响 TRPA1 和 TRPV1 表达，上调小鼠 OVA 敏感性，增加气道阻力和肺顺应性，恶化哮喘发病症状[89]；② PM2.5 能够上调黏蛋白 MUC4 与 MUC5AC 表达，增加浆液分泌黏性[90-91]；③ PM2.5 能够通过激活 TLR4/MyD88 通路及 NLRP3 炎症小体诱导 IL-1β 分泌，并在升高肺组织巨噬细胞、中性粒细胞、淋巴细胞、嗜酸细胞活化趋化因子、IL-5 水平的同时，增加小鼠肺泡灌洗液及血液中 IL-6 和 TNF-α 水平，引起呼吸系统及全身炎症反应[92,94]；④ PM2.5 能够在升高肺组织 LDH 及 ROS 的同时降低肺上皮细胞 CAT 与 SOD 活性，并引起细胞自噬，产生组织氧化损伤[95-96]。可以看出，PM2.5 对肺的损伤是多方面的，既影响肺功能，又影响呼吸道浆液及黏液分泌，还会引起组织炎症及氧化损伤。

7 柚皮苷的药理研究进展

7.1 柚皮苷的镇咳、祛痰、消炎作用

7.1.1 镇咳作用方面 柚皮苷的镇咳机制与 K-ATP 开放、C 纤维和 P 物质释放无关，而是通过抑制 RARs 放电进而产生外周性镇咳；柚皮苷能够显著抑制烟熏所致豚鼠慢性病理性咳嗽及 OVA 介导的豚鼠 CVA 疾病[97-99]。

7.1.2 祛痰作用方面 柚皮苷对痰液中的黏液成分与浆液成分均具有调节作用。一方面，能显著抑制 LPS 和 EGF 诱导的气道黏蛋白的合成、分泌以及气道上皮杯状细胞的增生；另一方面，它能通过活化气道上皮细胞基顶膜 CFTR 的表达与功能，促进 Cl^- 分泌到气道腔，进而通过渗透压活化 AQPs 促进气道内浆液分泌，同时上调 LPS 抑制的 AQP1 与 AQP5 表达[100-102]。

7.1.3 消炎作用方面 柚皮苷对 LPS 诱导的急性肺部炎症、CS 暴露诱导的慢性气道炎症均具有很好的抑制作用，不仅对 LPS 诱导的急性肺损伤小鼠急性气道炎症有显著抑制效果，还可以显著抑制烟熏诱导的 COPD 大鼠及豚鼠慢性气道炎症、黏液高分泌、咳嗽高反应性及气道高反应性等 COPD 典型症状，并且其对慢性气道炎症的抑制作用与气道中促炎症消退介质 LXA4 含量呈正相关。一方面，柚皮苷显著抑制 BALF 中促炎因子 IL-8 水平、减少中性粒细胞浸润，同时抑制抗炎因子 IL-10 的降低，促进 ALX 受体表达；另一方面，柚皮苷具有一定促进炎症消退的作用，可以通过调控 NO 释放和同型半胱氨酸代谢促进炎症消退，在此过程中 Arg1、Bhmt、Gnmt 等可能是药物抗炎的作用靶点[98-99,103-108]。

7.2 柚皮苷主要代谢产物柚皮素对呼吸道张力收缩及浆液分泌的调控机制研究进展

7.2.1 在呼吸道张力收缩调控方面 柚皮苷在体内代谢为柚皮素，能激活大鼠结肠平滑肌 BK_{Ca} 通道，引起细胞膜超极化，减少 Ca^{2+} 内流，从而对大鼠结肠平滑肌产生舒张效应[109]。同样，柚皮素能够剂量依赖性地激活血管平滑肌细胞 BK_{Ca}

通道，产生舒张血管的作用，柚皮苷与其作用一致，但是舒张效果较弱[110]。此外，柚皮素还能增加 HEK293T 细胞中 BK_{Ca}通道活性[111]。以上结果提示，柚皮苷和柚皮素可能通过调控呼吸道平滑肌 BK_{Ca}通道介导的超极化状态，调节呼吸道平滑肌收缩，产生舒张作用。然而，目前没有针对呼吸道平滑肌研究柚皮苷对 BK_{Ca}通道的调控作用，鉴于不同部位组织结构功能差异，此研究十分必要。

我们构建了 CCh 和 KCl 诱导的体外呼吸道张力收缩异常疾病病理模型，考察了柚皮素对呼吸道张力和平滑肌胞内 Ca^{2+}浓度的影响。柚皮素主要通过激活 BK_{Ca}通道直接舒张呼吸道平滑肌，引起平滑肌细胞膜超极化，降低胞内 Ca^{2+}浓度，产生呼吸道舒张作用。这一研究结果科学阐释了柚皮素对呼吸道平滑肌张力变化的调控作用及机制，为柚皮素在呼吸系统疾病 CVA 中的临床应用提供了实验数据与理论依据。

柚皮素能够抑制 CVA 豚鼠咳嗽次数及气道高反应性，提示柚皮素对呼吸道平滑肌具有调控作用，能够降低呼吸道张力，舒张呼吸道平滑肌。我们从组织与细胞两个层面分别考察柚皮素对呼吸道平滑肌张力变化的影响。在考察对组织张力收缩的调控作用时，使用 CCh 诱导呼吸道张力收缩模型，通过去除上皮，使用离子通道抑制剂等方法，筛选了柚皮素对呼吸道平滑肌的作用通路；在考察对胞内 Ca^{2+}浓度的调控作用时，分别使用 CCh 及高浓度 KCl 诱导胞内 Ca^{2+}浓度升高模型，通过离子通道抑制剂对组织舒张实验结果进行验证，从细胞层面揭示药物舒张作用机制。

在采用 CCh 诱导呼吸道张力收缩模型研究柚皮素对组织张力收缩的调控作用时，使用肌张力测定系统检测急性分离的呼吸道组织张力变化。研究结果表明：柚皮素能够剂量依赖性地降低 CCh 诱导的呼吸道张力增加，恢复组织舒张状态；柚皮素引起的呼吸道舒张作用不受上皮调控，直接作用于呼吸道平滑肌，是一种非上皮依赖的舒张效应；柚皮素产生的舒张作用主要由 BK_{Ca}通道介导，通过激活 BK_{Ca}通道引起平滑肌细胞膜超极化，产生舒张效应。

在采用 CCh 及高浓度 KCl 诱导胞内 Ca^{2+}浓度升高模型研究柚皮素对胞内 Ca^{2+}浓度的调控作用时，使用实时定量 Ca^{2+}成像系统检测原代培养呼吸道平滑肌细胞胞内 Ca^{2+}浓度变化。研究结果表明：柚皮素能够降低 CCh 及高浓度 KCl 诱导的胞内 Ca^{2+}浓度升高，恢复胞内 Ca^{2+}浓度水平；柚皮素产生的 Ca^{2+}浓度调控作用受 BK_{Ca}通道影响；柚皮素主要通过激活 BK_{Ca}通道开放，引起 K^+外流，胞内降低的 K^+浓度引起呼吸道平滑肌细胞超极化，阻碍电压门控 Ca^{2+}通道，激活钠钙交换体运作，促进 Ca^{2+}浓度降低，抑制气道平滑肌收缩，进而促进呼吸道平滑肌舒张，降低气道组织张力。

以上研究结果系统解释了柚皮苷调节呼吸道平滑肌张力的作用与机制，为其在临床 CVA 疾病治疗中的应用提供了实验数据与理论依据。

7.2.2 *在呼吸道浆液分泌调控方面* 柚皮苷能显著抑制 LPS 和 EGF 诱导的气道黏蛋白的合成与分泌以及气道上皮杯状细胞的增生，调控痰液黏稠度。然而，关于柚皮苷对呼吸道浆液分泌的调控作用的认识，目前尚未从 CFTR 功能、表达以及 AQPs 表达的角度研究柚皮苷祛痰的药理活性，我们考察了柚皮苷/柚皮素对上皮浆液分泌的调控作用，为揭示柚皮苷祛痰的药理活性及其临床研究与应用提供理论依据。

我们构建了 LPS 与 PM2.5 诱导的体内、外呼吸道浆液分泌异常疾病病理模型，考察了柚皮素对呼吸道浆液分泌离子转运和通道表达的影响。结果表明，柚皮素能通过增加胞内 cAMP 浓度，激活 CFTR 通道，引起 Cl^- 定向转运，促进水分转运浆液分泌，恢复 LPS 和 PM2.5 损伤的呼吸道 CFTR、AQP1、AQP5 表达，降低溶菌酶及蛋白质浓度，改善浆液黏稠度，同时调节 LPS 与 PM2.5 所致的浆液分泌异常。这一研究结果科学阐释了柚皮苷对呼吸道上皮浆液分泌的调控作用及机制，为其在呼吸系统疾病中的应用提供了依据。

祛痰作用包括对黏液分泌调控和浆液分泌调控两个方面，本团队前期已证实柚皮苷能显著抑制 LPS 和 EGF 诱导的气道黏蛋白的合成与分泌以及气道上皮杯状细胞的增生，但柚皮苷对浆液分泌的调控机制还是一个空白点。我们从动物、组织与细胞 3 个层面分别考察柚皮苷/柚皮素对呼吸道浆液分泌的影响。在考察对呼吸道上皮 Cl^- 转运的调控作用时，采用急性分离大鼠呼吸道组织，通过短路电流技术，使用离子通道抑制剂等方法，筛选了药物对呼吸道上皮 Cl^- 转运的作用通路，验证了药物调控机制；在考察药物对 LPS 与 PM2.5 诱导的体内、外呼吸系统疾病的影响时，分别使用 LPS 与 PM2.5 诱导浆液分泌异常模型，通过气液分界培养，以及分泌浆液检查等分子生物学检测技术，研究了药物对 LPS 与 PM2.5 诱导浆液分泌异常的调控作用。

在采用急性分离的大鼠呼吸道组织研究柚皮素对呼吸道离子转运的调控作用时，使用短路电流及 Elisa 技术检测呼吸道组织 Cl^- 转运及 cAMP 浓度变化。研究结果表明：柚皮素能够增加呼吸道上皮细胞胞内 cAMP 浓度，激活顶膜面 CFTR 通道，引起 Cl^- 分泌，基底膜面 NKCC 和 K^+ 通道参与调控此过程；通过基底膜面 NKCC 吸收及顶膜面 CFTR 分泌定向转运 Cl^-，柚皮素能够增加 Cl^- 跨上皮分泌，促进水分转运浆液分泌。

在采用 LPS 及 PM2.5 诱导呼吸道上皮细胞浆液分泌异常模型研究柚皮素对离子浆液转运分泌功能及通道表达的影响时，使用气液分界培养、qRT-PCR 及 Elisa 技术，检测呼吸道上皮细胞浆液分泌 Na^+、Cl^-、溶菌酶、蛋白质浓度，胞内 cAMP 浓度以及 CFTR、AQP1 与 AQP5 基因表达的变化。研究结果表明：LPS 及 PM2.5 能够诱导呼吸道上皮细胞浆液分泌异常；柚皮素增加呼吸道浆液分泌，在激活 CFTR 功能的同时降低 LPS 及 PM2.5 诱导的溶菌酶及蛋白质高分泌，增加 Na^+、Cl^- 分泌，并且升高细胞受 LPS 及 PM2.5 诱导所致的 CFTR、AQP1 与 AQP5 mRNA 及蛋白低表达；柚皮素具有改善 LPS 及 PM2.5 诱导的呼吸道上皮细胞浆液分泌异常的作用。

在采用 PM2.5 诱导 BALB/c 小鼠肺水肿模型研究柚皮苷对 PM2.5 致小鼠呼吸道浆液分泌异常的影响时，使用小鼠肺组织滴注、组织干湿重测定、qRT-PCR 及 Elisa 技术，检测肺组织干湿重比、黏蛋白与总蛋白分泌量以及肺组织 CFTR、AQP1 与 AQP5 基因表达的变化。研究结果表明：PM2.5 能够诱导小鼠肺损伤，产生肺水肿；柚皮苷能够减弱 PM2.5 诱导的小鼠肺水肿，降低总蛋白分泌，改善浆液黏度。

总之，上述研究填补了国内外柚皮苷相关作用机制的研究空白，为临床应用提供了理论和实验依据，为创新药物的研发提供了思路。

参考文献

[1] JAMES A, CARROLL N. Airway smooth muscle in health and disease; methods of measurement and relation to function [J]. European respiratory journal, 2000, 15: 782-789.

[2] JANSSEN L J. Ionic mechanisms and Ca^{2+} regulation in airway smooth muscle contraction: do the data contradict dogma? [J]. American journal of physiology-lung cellular and molecular physiology, 2002, 282: L1161-L1178.

[3] SANDERSON M J, DELMOTTE P, BAI Y, et al. Regulation of airway smooth muscle cell contractility by Ca^{2+} signaling and sensitivity [J]. Proceedings of the American Thoracic Society, 2008, 5: 23-31.

[4] WEBB R C. Smooth muscle contraction and relaxation [J]. APS refresher course report, 2003, 27 (4): 201-206.

[5] FOLKERTS G, NIJKAMP F P. Airway epithelium: more than just a barrier [J]. Trends in pharmacological sciences, 1998, 8: 334-341.

[6] INSUELA D B R, DALEPRANE J B, COELHO L P, et al. Glucagon induces airway smooth muscle relaxation by nitric oxide and prostaglandin E2 [J]. Journal of endocrinology, 2015, 225: 205-217.

[7] SEMENOV I, WANG B, HERLIHY J T, et al. BK channel beta1-subunit regulation of calcium handling and constriction in tracheal smooth muscle [J]. American journal of physiology-lung cellular and molecular physiology, 2006, 291: L802-L810.

[8] SAVOIA C P, LIU Q H, ZHENG Y M, et al. Calcineurin upregulates local Ca^{2+} signaling through ryanodine receptor-1 in airway smooth muscle cells [J]. American journal of physiology-lung cellular and molecular physiology, 2014, 307: L781-L790.

[9] ROTHBERG B S. The BK channel: a vital link between cellular calcium and electrical signaling [J]. Protein & cell, 2012, 3: 883-892.

[10] TINKER A, AZIZ Q, THOMAS A. The role of ATP-sensitive potassium channels

in cellular function and protection in the cardiovascular system [J]. British journal of pharmacology, 2014, 171: 12-23.

[11] CLARK R, PROKS P. ATP-sensitive potassium channels in health and disease [J]. Advances in experimental medicine and biology, 2010, 654: 165-192.

[12] SHEND K Z, LAGRUTTA A, DAVIES N W, et al. Tetraethylammonium block of slowpoke calcium-activated potassium channels expressed in *Xenopus oocytes*: evidence for tetrameric channel formation [J]. European journal of physiology, 1994, 426 (5): 440-445.

[13] WALLNER M, MEERA P, TORO L. Determinant for beta-subunit regulation in high-conductance voltageactivated and Ca^{2+}-sensitive K^+ channels: an additional transmembrane region at the N terminus [J]. Proceedings of the National Academy of Sciences of the United States of America, 1996, 93 (25): 14922-14927.

[14] MEERA P, WALLNER M, SONG M, et al. Large conductance voltage-and calcium-dependent K^+ channel, a distinct member of voltage-dependent ion channels with seven N-terminal transmembrane segments (S0-S6), and extracellular N terminus, and an intracellular (S9-S10) C terminus [J]. Proceedings of the National Academy of Sciences of the United States of America, 1997, 94 (25): 14066-14071.

[15] MORROW J P, ZAKHAROV S I, LIU G, et al. Defining the BK channel domains required for beta 1-subunit modulation [J]. Proceedings of the National Academy of Sciences of the United States of America, 2006, 103 (13): 5096-5101.

[16] LIU G, ZAKHAROV S I, YANG L, et al. Locations of the beta 1 transmembrane helices in the BK potassium channel [J]. Proceedings of the National Academy of Sciences of the United States of America, 2008, 105 (31): 10727-10732.

[17] KOVAL O M, FAN Y, ROTHBERG B S. A role for the S0 transmembrane segment in voltage-dependent gating of BK channels [J]. Journal of general physiology, 2007, 129 (3): 209-220.

[18] PANTAZI A, KOHANTEB A P, OLCESE R. Relative motion of transmembrane segments S0 and S4 during voltage sensor activation in the human BK_{Ca} channel [J]. Journal of general physiology, 2010, 136 (6): 645-657.

[19] WEBB T I, KSHATRI A S, LARGE R J, et al. Molecular mechanisms underlying the effect of the novel BK channel opener GoSlo: Involvement of the S4/S5 linker and the S6 segment [J]. Proceedings of the National Academy of Sciences of the United States of America, 2015, 112 (7): 2064-2069.

[20] ZHANG G, YANG H, LIANG H, et al. A charged residue in S4 regulates

coupling among the activation gate, voltage, and Ca^{2+} sensors in BK channels [J]. Journal of neuroscience, 2014, 34 (37): 12280 - 12288.

[21] ZHOU Y, XIA X, LINGLE C J. Cadmium-cysteine coordination in the BK inner pore region and its structural and functional implications [J]. Proceedings of the National Academy of Sciences of the United States of America, 2015, 112 (16): 5237 - 5242.

[22] SCHREIBER M, SALKOFF L. A novel calcium-sensing domain in the BK channel [J]. Biophysical journal, 1997, 73 (3): 1355 - 1363.

[23] SCHREIBER M, YUAN A, SALKOFF L. Transplantable sites confer calcium sensitivity to BK channels [J]. Nature neuroscience, 1999, 2 (5): 416 - 421.

[24] JIANG Y, PICO A, CADENE M, et al. Structure of the RCK domain from the *E. coli* K^+ channel and demonstration of its presence in the human BK channel [J]. Neuron, 2001, 29 (3): 593 - 601.

[25] BAO L, RAPIN A M, HOLMSTRAND E C, et al. Elimination of the BK_{Ca} channel's high-affinity Ca^{2+} Sensitivty [J]. Journal of general physiology, 2002, 120 (2): 173 - 189.

[26] NIMIGEAN C M, MAGLEBY K L. The beta subunit increases the Ca^{2+} sensitivity of large conductance Ca^{2+}-activated potassium channels by retaining the gating in the bursting states [J]. Journal of general physiology, 1999, 113 (3): 425 - 439.

[27] BRENNER R, PERÉZ G J, BONEV A D, et al. Vasoregulation by the beta 1 subunit of the calcium-activated potassium channel [J]. Nature, 2000, 407 (6806): 870 - 876.

[28] COXD H, ALDRICH R W. Role of the beta 1 subunit in large-conductance Ca^{2+} - activated K^+ channel gating energetics-mechanisms of enhanced Ca^{2+} sensitivity [J]. Journal of general physiology, 2000, 116 (3): 411 - 432.

[29] NIMIGEAN C M, MAGLEBY K L. Functional coupling of the β1 subunit to the large conductance Ca^{2+} activated K^+ channel in the absence of Ca^{2+} [J]. Journal of general physiology, 2000, 115 (6): 719 - 734.

[30] PATTERSON A J, HENRIE-OLSON J, BRENNER R. Vasoregulation at the molecular level: a role for the beta 1 subunit of the calcium-activated potassium (BK) channel [J]. Trends in cardiovascular medicine, 2002, 12: 78 - 82.

[31] ZHU Y, BIAN Z, LU P, et al. Abnormal vascular function and hypertension in mice deficient in estrogen receptor beta [J]. Science, 2002, 295 (5554): 505 - 508.

[32] BAO L, COX D H. Gating and ionic currents reveal how the BK_{Ca} channel's Ca^{2+}

sensitivity is enhanced by its beta 1 subunit [J]. Journal of general physiology, 2005, 126 (4): 393-412.

[33] MOCZYDLOWSKI E, LATORRE R. Gating kinetics of Ca^{2+}-activated K^{+} channels from rat muscle incorporated into planar lipid bilayers. Evidence for two voltage-dependent Ca^{2+} binding reactions [J]. The journal of general physiology, 1983, 82 (4): 511-542.

[34] ROTHBERG B S, MAGLEBY K L. Voltage and Ca^{2+} activation of single large-conductance Ca^{2+}-activated K^{+} channels described by a two-tiered allosteric gating mechanism [J]. Journal of general physiology, 2000, 116 (1): 75-99.

[35] HORRIGAN F T, ALDRICH R W. Coupling between voltage sensor activation, Ca^{2+} binding and channel opening in large conductance (BK) potassium channels [J]. Journal of general physiology, 2002, 120 (4): 267-305.

[36] MEREDITH A L, THORNELOE K S, WERNER M E, et al. Overactive bladder and incontinence in the Elimination of the BK_{Ca} channel's high-affinity Ca^{2+} absence of the BK large conductance Ca^{2+}-activated sensitivity [J]. Journal of general physiology, 2002, 120 (2): 173-189.

[37] BRENNER R, CHEN Q H, VILAYTHONG A, et al. BK channel beta 4 subunit reduces dentate gyrus excitability and protects against temporal lobe seizures [J]. Nature neuroscience, 2005, 8 (12): 1752-1759.

[38] WERNER M E, ZVARA P, MEREDITH A L, et al. Erectile dysfunction in mice lacking the large-conductance calcium-activated potassium (BK) channel [J]. Journal of physiology-London, 2005, 567 (2): 545-556.

[39] IMLACH W L, FINCH S C, DUNLOP J, et al. The molecular mechanism of "ryegrass staggers" a neurological disorder of K^{+} channels [J]. Journal of pharmacology and experimental therapeutics, 2008, 327 (3): 657-664.

[40] SEIBOLD M A, WANG B, ENG C, et al. An African-specific functional polymorphism in KCNMB1 shows sex-specific association with asthma severity [J]. Human molecular genetics, 2008, 17 (17): 2681-2690.

[41] WANG B, ROTHBERG B S, BRENNER R. Mechanism of increased BK channel activation from a channel mutation that causes epilepsy [J]. Journal of general physiology, 2009, 133 (3): 283-294.

[42] SEMENOV I, WANG B, HERLIHY J T, et al. BK channel beta1 subunits regulate airway contraction secondary to M2 muscarinic acetylcholine receptor mediated depolarization [J]. Journal of physiology-London, 2011, 589 (7): 1803-1817.

[43] TURCOTTE S E, LOUGHEED M D. Cough in asthma [J]. Curr Opin Pharmacol,

2011, 11: 231-237.
[44] MINOGUCHI K, ODA N, ADACHI M. T helper 2 lymphocyte responses and airway inflammation in atopic patients with cough variant asthma and classic asthma [J]. Int Arch Allergy Immunol, 2001, 124: 318-320.
[45] DE DIEGO A, MARTINEZ E, PERPINA M, et al. Airway inflammation and cough sensitivity in cough-variant asthma [J]. Allergy, 2005, 60: 1407-1411.
[46] NIIMI A. Cough and asthma [J]. Curr Respir Med Rev, 2011, 1: 47-54.
[47] NIIMI A. Cough variant asthma [J]. Clinical pulmonary medicine, 2008, 15: 189-196.
[48] MAGNI C, CHELLINI E, ZANASI A. Cough variant asthma and atopic cough [J]. Multidiscip Respir Med, 2010, 5: 99-103.
[49] BRIGHTLING C E. Cough due to asthma and nonasthmatic eosinophilic bronchitis [J]. Lung, 2010, 188: 13-17.
[50] ANTONIU S A, MIHAESCU T, DONNER C F. Pharmacotherapy of cough-variant asthma [J]. Expert Opin Pharmaco, 2007, 8: 3021-3028.
[51] ABOUZGHEIB W, PRATTER M R, BARTTER T. Cough and asthma [J]. Curr Opin Pulm Med, 2007, 13: 44-48.
[52] BENOIT C, RENAUDON B, SALVAIL D, et al. EETs relax airway smooth muscle via an EpDHF effect: BK (Ca) channel activation and hyperpolarization [J]. American journal of physiology-lung cellular and molecular physiology, 2001, 280: L965-L973.
[53] KOTLIKOFF M I, KAMM K E. Molecular mechanisms of beta-adrenergic relaxation of airway smooth muscle [J]. Annu Rev Physiol, 1996, 58: 115-141.
[54] DERICHS N, JIN B J, SONG Y, et al. Hyperviscous airway periciliary and mucous liquid layers in cystic fibrosis measured by confocal fluorescence photobleaching [J]. FASEB J, 2011, 25: 2325-2332.
[55] MORAN O, ZEGARRA-MORAN O. On the measurement of the functional properties of the CFTR [J]. Journal of cystic fibrosis, 2008, 7 (6): 483-494.
[56] ROWE S M, MILLER S, SORSCHER E J. Cystic fibrosis [J]. New Engl J Med, 2005, 352: 1992-2001.
[57] SHEPPARD D N, WELSH M J. Structure and function of the CFTR chloride channel [J]. Physiological reviews, 1999, 79 (1 Suppl): S23-S45.
[58] SKOWRON-ZWARG M, BOLAND S, CARUSO N, et al. Interleukin-13 interferes with CFTR and AQP5 expression and localization during human airway epithelial

cell differentiation [J]. Experimental cell research, 2007, 313 (12): 2695 -2702.

[59] THIAGARAJAH J R, VERKMAN A S. CFTR pharmacology and its role in intestinal fluid secretion [J]. Current opinion in pharmacology, 2003, 3 (6): 594 -599.

[60] RAMACHANDRAN S, KARP P H, JIANG P, et al. A microRNA network regulates expression and biosynthesis of wild-type and $\Delta F508$ mutant cystic fibrosis transmembrane conductance regulator [J]. P Natl Acad Sci USA, 2012, 109: 13362 -13367.

[61] BROUILLARD F, BOUTHIER M, LECLERC T, et al. NF-κB mediates up-regulation of CFTR gene expression in calu-3 cells by interleukin -1β [J]. Biol Chem, 2001, 276: 9486 -9491.

[62] KULKA M, DERY R, NAHIRNEY D, et al. Differential regulation of cystic fibrosis transmembrane conductance regulator by interferon γ in mast cells and epithelial cells [J]. J Pharmacol Exp Ther, 2005, 315: 563 -570.

[63] De LEMOS BARBOSA C M, SOUZA-MENEZES J, AMARAL A G, et al. Regulation of CFTR expression and arginine vasopressin activity are dependent on polycystin-1 in kidney-derived Cells [J]. Cell Physiol Biochem, 2016, 38: 28 -39.

[64] ROUX J, CARLES M, KOH H, et al. Transforming growth factor 1 inhibits cystic fibrosis transmembrane conductance regulator-dependent cAMP-stimulated alveolar epithelial fluid transport via a phosphatidylinositol 3-Kinase-dependent mechanism [J]. J Biol Chem, 2010, 285: 4278 -4290.

[65] HSIEH A C, TRUITT M L, RUGGERO D. Oncogenic AKT ivation of translation as a therapeutic target [J]. Br J Cancer, 2011, 105: 329 -336.

[66] HE Z, GAO Y, DENG Y, et al. Lipopolysaccharide induces lung fibroblast proliferation through Toll-like receptor 4 signaling and the phosphoinositide3-kinase-Akt pathway [J]. PLoS One, 2012; 7: e35926.

[67] YANG Y, CHENG Y, LIAN Q Q, et al. Contribution of CFTR to alveolar fluid clearance by lipoxin A4 via PI3K/Akt pathway in LPS-induced acute lung injury [J]. Mediators inflamm, 2013, 2013: 862628.

[68] RAMSEY B W, DAVIEs J, McELVANEY N G, et al. A CFTR potentiator in patients with cystic fibrosis and the G551D mutation [J]. New Engl J Med, 2011, 365: 1663 -1672.

[69] ZHAO Y, JOSHI-BARVE S, BARVE S, et al. Eicosapentaenoic acid prevents LPS-induced TNF-α expression by preventing NF-κ B activation [J]. Journal of the

American College of Nutrition, 2004, 23 (1): 71-78.

[70] SHEN H, YOSHIDA H, YAN F, et al. Synergistic induction of MUC5AC mucin by nontypeable Haemophilus influenzae and Streptococcus pneumoniae [J]. Biochemical and biophysical research communications, 2008, 365 (4): 795-800.

[71] KAN H, LONDON S J, CHEN G, et al. Differentiating the effects of fine and coarse particles on daily mortality in Shanghai [J]. Environ Int, 2007, 33 (3): 376-384.

[72] WICHMANN H E. Diesel exhaust particles [J]. Inhal Toxicol, 2007, 19 (Suppl. 1): 241-244.

[73] LI P, XIN J, WANG Y, et al. The acute effects of fine particles on respiratory mortality and morbidity in Beijing, 2004-2009 [J]. Environ Sci Pollut Res, 2013, 20 (9): 6433-6444.

[74] VINIKOOR-IMLER L C, DAVIS J A, LUBEN T J. An ecologic analysis of county-level PM2.5 concentrations and lung cancer incidence and mortality [J]. Int J Environ Res Public Health, 2011, 8 (6): 1865-1871.

[75] BRUNEKREEF B, HOLGATE S T. Air pollution and health [J]. Lancet, 2002, 360, 1233-1242.

[76] APTE J S, MARSHALL J D, COHEN A J, et al. Addressing global mortality from ambient PM2.5 [J]. Environ Sci Technol, 2015, 49 (13): 8057-8066.

[77] LIM S S, VOS T, FLAXMAN A D, et al. A comparative risk assessment of burden of disease and injury attributable to 67 risk factors and risk factor clusters in 21 regions, 1990-2010: a systematic analysis for the Global Burden of Disease Study 2010 [J]. Lancet, 2012, 380 (9859): 2224-2260.

[78] YANG G, WANG Y, ZENG Y, et al. Rapid health transition in China, 1990-2010: findings from the Global Burden of Disease Study 2010 [J]. Lancet, 2013, 381 (9882): 1987-2015.

[79] RIVA D R, MAGALHÃES C B, LOPES A A, et al. Low dose of fine particulate matter (PM2.5) can induce acute oxidative stress, inflammation and pulmonary impairment in healthy mice [J]. Inhal Toxicol, 2011, 23 (5): 257-267.

[80] UPADHYAY D, PANDURI V, GHIO A, et al. Particulate matter induces alveolar epithelial cell DNA damage and apoptosis: role of free radicals and the mitochondria [J]. Am J Respir Cell Mol Biol, 2003, 29 (2): 180-187.

[81] WU J, SHI Y, ASWETO C O, et al. Fine particle matters induce DNA damage and G2/M cell cycle arrest in human bronchial epithelial BEAS-2B cells [J]. Environ Sci Pollut Res Int, 2017, 24 (32): 25071-25081.

[82] YANG J, HUO T, ZHANG X, et al. Oxidative stress and cell cycle arrest induced by short-term exposure to dustfall PM2.5 in A549 cells [J]. Environ Sci Pollut Res Int, 2018, 25 (23): 22408 - 22419.

[83] LI N, HAO M, PHALEN R F, et al. Particulate air pollutants and asthma. A paradigm for the role of oxidative stress in PM-induced adverse health effects [J]. Clin Immunol, 2003, 109 (3), 250 - 265.

[84] PALLESCHI S, ROSSI B, ARMIENTO G, et al. Toxicity of the readily leachable fraction of urban PM2.5 to human lung epithelial cells: role of soluble metals [J]. Chemosphere, 2018, 196: 35 - 44.

[85] COHEN R A, PETSONK E L, ROSE C, et al. Lung pathology in U.S. coal workers with rapidly progressive pneumoconiosis implicates silica and silicates [J]. Am J Resp Crit Care Med, 2016, 193 (6): 673 - 680.

[86] MAHDAVINIA M, KESHAVARZIAN A, TOBIN M C, et al. A comprehensive review of the nasal microbiome in chronic rhinosinusitis (CRS) [J]. Clin Exp Allergy, 2016, 46 (1), 21 - 41.

[87] AUTIO T J, TAPIAINEN T, KOSKENKORVA T, et al. The role of microbes in the pathogenesis of acute rhinosinusitis in young adults [J]. Laryngoscope, 2015, 125 (1), 1 - 7.

[88] BARI M R, HIRON M M, ZAMAN S M, et al. Microbes responsible for acute exacerbation of COPD [J]. Mymensingh medical journal, 2010, 19 (4), 576 - 85.

[89] LIU H, FAN X, WANG N, et al. Exacerbating effects of PM2.5 in OVA-sensitized and challenged mice and the expression of TRPA1 and TRPV1 proteins in lungs [J]. J Asthma, 2017, 54 (8): 807 - 817.

[90] PARK I H, KANG J H, KIM J A, et al. Diesel exhaust particles enhance MUC4 expression in NCI-H292 cells and nasal epithelial cells via the p38/CREB pathway [J]. Int Arch Allergy Immunol, 2016, 3/4 (171): 209 - 216.

[91] HUANG L, PU J, HE F, et al. Positive feedback of the amphiregulin-EGFR-ERK pathway mediates PM2.5 from wood smoke-induced MUC5AC expression in epithelial cells [J]. Sci Rep, 2017, 7 (1): 11084.

[92] WANG H, SONG L, JU W, et al. The acute airway inflammation induced by PM2.5 exposure and the treatment of essential oils in Balb/c mice [J]. Sci Rep, 2017, 7: 44256.

[93] ICHINOSE T, TAKANO H, SADAKANE K, et al. Mouse strain differences in eosinophilic airway inflammation caused by intratracheal instillation of mite allergen and diesel exhaust particles [J]. J Appl Toxicol, 2004, 24 (1): 69 - 76.

[94] ROBERTSON S, GRAY G A, DUFFIN R, et al. Diesel exhaust particulate induces pulmonary and systemic inflammation in rats without impairing endothelial function ex vivo or in vivo [J]. Part Fibre Toxicol, 2012, 9: 9.
[95] SKOVMAND A, DAMIAO G A C, KOPONEN I K, et al. Lung inflammation and genotoxicity in mice lungs after pulmonary exposure to candle light combustion particles [J]. Toxicol Lett, 2017, 276: 31 - 38.
[96] DENG X, ZHANG F, RUI W, et al. PM2.5-induced oxidative stress triggers autophagy in human lung epithelial A549 cells [J]. Toxicol *in vitro*, 2013, 27 (6): 1762 - 1770.
[97] GAO S, LI P B, YANG H L, et al. Antitussive effect of naringin on experimentally induced cough in Guinea pigs [J]. Planta Med, 2011, 77 (1): 16 - 21.
[98] LUO Y L, ZHANG C C, LI P B, et al. Naringin attenuates enhanced cough, airway hyperresponsiveness and airway inflammation in a guinea pig model of chronic bronchitis induced by cigarette smoke [J]. Int Immunopharmacol, 2012, 13 (3): 301 - 307.
[99] JIAO H Y, SU W W, LI P B, et al. Therapeutic effects of naringin in a guinea pig model of ovalbumin-induced cough-variant asthma [J]. Pulm Pharmacol Ther, 2015, 33: 59 - 65.
[100] NIE Y C, WU H, LI P B, et al. Naringin attenuates EGF-induced MUC5AC secretion in A549 cells by suppressing the cooperative activities of MAPKs-AP-1 and IKKs-IkappaB-NF-kappaB signaling pathways [J]. Eur J Pharmacol, 2012, 690: 207 - 213.
[101] LIN B Q, LI P B, WANG Y G, et al. The expectorant activity of naringenin [J]. Pulm Pharmacol Ther, 2008, 21 (2): 259 - 263.
[102] SHI R, XIAO Z T, ZHENG Y J, et al. Naringenin regulates CFTR activation and expression in airway epithelial cells [J]. Cell Physiol Biochem, 2017, 44 (3): 1146 - 1160.
[103] LIU Y, SU W W, WANG S, et al. Naringin inhibits chemokine production in an LPS-induced RAW 264.7 macrophage cell line [J]. Mol Med Rep, 2012, 6 (6): 1343 - 1350.
[104] LIU Y, WU H, NIE Y C, et al. Naringin attenuates acute lung injury in LPS-treated mice by inhibiting NF-κB pathway [J]. Int Immunopharmacol, 2011, 11 (10): 1606 - 1612.
[105] NIE Y C, WU H, LI P B, et al. Anti-inflammatory effects of naringin in chronic pulmonary neutrophilic inflammation in cigarette smoke-exposed rats [J]. J Med

Food, 2012, 15 (10): 894 – 900.

[106] CHEN Y, NIE Y C, LUO Y L, et al. Protective effects of naringin against paraquat-induced acute lung injury and pulmonary fibrosis in mice [J]. Food Chem Toxicol, 2013, 58: 133 – 140.

[107] CHEN Y, WU H, NIE Y C, et al. Mucoactive effects of naringin in lipopolysaccharide-induced acute lung injury mice and beagle dogs [J]. Environ Toxicol Pharmacol, 2014, 38 (1): 279 – 287.

[108] 李泮霖, 廖弈秋, 刘宏, 等. 采用 iTRAQ 技术研究柚皮苷对烟熏所致小鼠急性肺部炎症相关蛋白表达的影响 [J]. 中山大学学报 (自然科学版), 2017, 56 (4): 102 – 110.

[109] YANG Z, PAN A, ZUO W, et al. Relaxant effect of flavonoid naringenin on contractile activity of rat colonic smooth muscle [J]. J Ethnopharmacol, 2014, 155: 1177 – 1183.

[110] SAPONARA S, TESTAI L, IOZZI D, et al. (+/–) -Naringenin as large conductance Ca^{2+}-activated K^+ (BK_{Ca}) channel opener in vascular smooth muscle cells [J]. Brit J Pharmacol, 2006, 149: 1013 – 1021.

[111] HSU H T, TSENG Y T, LO Y C, et al. Ability of naringenin, a bioflavonoid, to activate M-type potassium current in motor neuron-like cells and to increase BK_{Ca}-channel activity in HEK293T cells transfected with α-hSlo subuni [t J]. BMC Neurosci, 2014, 15: 135.

[作者: 师瑞、王永刚、李沛波、彭维、苏薇薇, 原文发表于《中山大学学报(自然科学版)》, 2022 年第 61 卷第 4 期, 第 1 – 10 页]

采用 iTRAQ 技术研究柚皮苷对烟熏所致小鼠急性肺部炎症相关蛋白表达的影响

[摘要] 采用 iTRAQ 技术，分析柚皮苷对烟熏诱导急性肺部炎症小鼠肺组织中蛋白表达的影响。20 只 Balb/c 小鼠随机分为模型组和柚皮苷组，每组 10 只，烟熏诱导急性肺部炎症。柚皮苷组每天于烟熏前按 60 mg/kg 灌胃给药，模型组给予等量生理盐水。最后一次烟熏 16 h 后处死小鼠，取肺组织进行 iTRAQ 蛋白质组学检测，通过定性定量分析筛选差异表达蛋白。共鉴定小鼠肺组织蛋白 3528 个，从中找出与柚皮苷作用相关的差异表达蛋白 64 个，其中表达上调的蛋白 29 个，下调的蛋白 35 个。经生物信息学分析发现，这些蛋白主要与炎症介质一氧化氮释放和促氧化因子同型半胱氨酸代谢相关，可能是柚皮苷发挥减轻肺部炎症及肺组织损伤、促进炎症消退作用的重要环节；钙调蛋白介导的信号转导途径、表观遗传调控及核糖体蛋白功能调节也与柚皮苷的抗炎作用有密切关系。实验结果显示，Arg1、Bhmt、Gnmt 等蛋白有可能为柚皮苷抗肺部炎症作用的重要分子靶点，这为阐明柚皮苷的抗炎作用机制提供了依据。

柚皮苷为一种二氢黄酮类化合物，是岭南道地药材化橘红的主要活性成分。本课题组前期对柚皮苷的药理活性进行了深入研究，结果表明，柚皮苷除了具有显著的止咳、祛痰作用外[1-10]，还对急慢性呼吸系统炎症有明显的抑制作用，同时还能促进炎症的消退[11-14]。同位素标记相对和绝对定量（isobaric tags for relative and absolute quantitation，iTRAQ）技术是近年来发展的一种新的蛋白质定性定量检测技术[15]，通过同位素标记精确地测量蛋白表达量的变化，具有蛋白覆盖广、重复性好、灵敏度高等优点，为发现和验证药物靶标及分子作用机制提供了重要手段；iTRAQ 技术在中药研究的应用尚处于发轫阶段[16-18]。本研究利用 iTRAQ 蛋白质组学技术，通过分析柚皮苷对急性肺部炎症小鼠肺组织蛋白表达的影响，探讨柚皮苷抗肺部炎症的作用机制，为后续研究提供基础。

1 实验材料

1.1 实验动物

雄性 Balb/c 小鼠 20 只，SPF 级，体质量 17 ～ 19 g，购自广东省医学实验动物中心，许可证号：SCXK（粤）2014－0002。

1.2 仪器

烟熏箱（实验室自制不锈钢箱，0.8 m×0.8 m×1 m），手持式激光粒子计数器（3016IAQ，美国 Lighthouse 公司），电子分析天平（MS205 Du，瑞士梅特勒－托利多公司），－80 ℃超低温冰箱（DW－86L338，青岛海尔特种电器有限公司）。

1.3 试剂

柚皮苷（本实验室提取，HPLC 纯度为 98.8%），软装椰树牌香烟（焦油量 11 mg，烟气烟碱量 1.0 mg，烟气一氧化碳量 13 mg，广东中烟工业有限责任公司），0.9%氯化钠注射液（广东利泰制药股份有限公司），PBS 缓冲液（上海 GOYBIO 生物公司）。

1.4 实验环境

经过中山大学生命科学学院动物伦理委员会批准，实验动物饲养于中山大学生命科学学院中药与海洋实验室 SPF 级动物房，实验单位使用许可证编号：SYXK（粤）2014－0200。购买实验动物后，先在新环境下适应 1 周再开始实验，实验过程中采取适当的方法减轻动物所受的伤害。

2 实验方法

2.1 受试药物的配制

称取适量的柚皮苷，加生理盐水配制成 6 mg/mL 的混悬液。

2.2 动物分组及给药

20 只 Balb/c 小鼠随机分为 2 组，每组 10 只，分别为模型组和柚皮苷组。每天第一次烟熏前 1 h 灌胃给药，灌胃体积为每 10 g 体质量 0.1 mL，模型组给予等量生理盐水。柚皮苷给药剂量为 60 mg/kg。

2.3 烟熏造模方法[19]

动物先于新环境适应饲养 7 d 后开始烟熏造模。每天烟熏 2 次，间隔 4 h，每次采用 8 支香烟熏 1 h，连续 5 d。烟熏时除正常组外，将动物同时放入烟熏箱中，全身曝露于烟雾环境中，其间动物可在笼内自由活动。烟熏时，将香烟插于插孔上并点燃，迅速关闭箱门。同位于烟熏箱内的香烟插孔和出气口由通气管路连接，部分通气管路延伸至箱外，中间连接一个脚踏式打气筒，用以产生单向气流。通过踩踏打气筒，单向气流由香烟插孔进入，同时带出香烟烟气，再由出气口鼓入箱内，产生烟熏环境。烟熏箱外围有一层水冷夹层，可维持箱内温度于 26 ℃左右；同时采用手持激光粒子计数器监测箱内空气颗粒物浓度。

2.4 iTRAQ 蛋白质组学检测

2.4.1 组织采集 最后一次烟熏 16 h 后，脱颈椎处死小鼠，剪开胸腔，取出左右肺组织，迅速置于冰上，并用冰 PBS 缓冲液洗净残血，放入封口袋内保存于 -80 ℃ 冰箱，用于蛋白质组学测定。

2.4.2 蛋白提取 小鼠肺组织加入含蛋白酶抑制剂的裂解液后，利用 Tissue Lyser 组织匀浆机进行裂解。裂解液 25000 r/min 离心 20 min，小心移取上清液，加入 5 倍体积的冷丙酮，混匀，于 -20 ℃放置过夜。混合液再次离心，取沉淀用裂解液溶解，加入 10 mmol/L DDT 溶液，于 56 ℃放置 1 h，以减少多肽间的二硫键。再加入 55 mmol/L 的 IAM 溶液，避光放置 45 min 后，加入 5 倍体积的冷丙酮，于 -20 ℃ 放置 2 h。离心，取沉淀加入裂解液溶解，即得样品的蛋白溶液。

2.4.3 蛋白消化 从每个样品中分别精确取出 100 μg 蛋白，按照蛋白和酶的质量比为 20∶1 的比例加入胰蛋白酶，于 37 ℃消化 4 h；再次按相同比例加入胰蛋白酶，继续消化 8 h。

2.4.4 iTRAQ 标记 根据 iTRAQ Reagent 8-plex Kit 提供的操作方法进行 iTRAQ 标记。将胰蛋白酶消化后的样品真空离心干燥，残渣加 0.5 mol/L 的 TEAB 溶液复溶，加入不同的同位素标记，孵育 2 h。标记后的样品随后进行反相色谱分级。

2.4.5 反相色谱样品分级 在质谱分析之前，对胰蛋白酶处理后的复杂混合物进行分段，以提高全蛋白质组的覆盖率。采用 Shimadzu LC -20AB 高效液相色谱系统，Phenomenex Gemini C_{18} 色谱柱（4.6 mm × 250 mm，5 μm），以 5% 乙腈 -95% H_2O（体积比，pH 9.8）为流动相 A，以 5% H_2O -95% 乙腈（体积比，pH 9.8）为流动相 B。孵育后的样品加流动相 A 至 2 mL，洗脱梯度为：0 ～10 min，5% 流动相 B；10 ～50 min，5% ～35% 流动相 B；50 ～51 min，35% ～95% 流动相 B；51 ～54 min，95% 流动相 B；54 ～55 min，5% ～95% 流动相 B；55 ～65 min，5% 流动相 B。流速 1 mL/min。通过监测 214 nm 下的吸光度进行组分

收集，每1 min收集1个组分。将收集到的组分合并为20个，真空干燥。

2.4.6　LC-Triple TOF 5600 – MS/MS检测　采用LC – 20AD nanoHPLC纳升级高效液相色谱（Shimadzu，Kyoto，Japan），C_{18}富集柱（2 cm），C_{18}分析柱（长18 cm，内径75 μm，自制）。每个组分用含2%乙腈和0.1%甲酸的水溶液重新混悬，20000 r/min离心10 min，多肽终质量浓度约为0.5 μg/μL，取上清液进样分析。以0.1%甲酸水溶液为流动相A，以含0.1%甲酸的乙腈为流动相B。样品以8 μL/min上样4 min，分析洗脱梯度为：0～0.1 min，5%～10%流动相B；0.1～40 min，10%～32%流动相B；40～44 min，32%～55%流动相B；44～45 min，55%～80%流动相B；41～50 min，80%流动相B；50～50.1 min，5%～80%流动相B；50.1～60 min，5%流动相B。流速300 μL/min。

质谱数据由Triple TOF 5600系统（AB SCIEX，Concord，ON）采集，配有Nanospray Ⅲ纳升流速离子源（AB SCIEX，Concord，ON）和石英发射器（New Objectives，Woburn，MA）。操作控制软件为Analyst 1.6（AB SCIEX，Concord，ON）。质谱参数为：离子喷雾电压2.4 kV，气帘气35 psi，雾化气18 psi，加热温度150 ℃，分辨率约为30000。全扫时间为250 ms，当离子强度超过150 counts/s且带2～5个正电荷时触发IDA采集，每次最多可进行30个子离子扫描。总采集周期为3.3 s，Q2传输窗口为100（100%）。采用波动的碰撞能量对所有母离子进行碰撞诱导解离。

2.5　数据分析

质谱检测源文件首先用Proteo Wizard软件中的msConvert工具转换为MGF格式，然后使用Mascot（version 2.3.02）软件进行数据库搜索。根据QC控制结果的可靠性，判断是否要重新分析。蛋白鉴定至少要有一个特异肽段。采用结合Mascot Percolator和高级统计算法的IQuant软件[20]对不同同位素标记的肽段的MS/MS信号进行定量分析，以差异倍数≥1.2（上调）或≤0.8（下调），且$P < 0.05$为标准筛选差异表达蛋白。进一步对差异表达蛋白进行GO（gene ontology）富集分析，并利用STRING 10.0数据库对差异表达蛋白进行相互作用分析。

3　实验结果

3.1　蛋白质定性鉴定及定量分析

通过iTRAQ标记结合LC-Triple TOF-MS/MS技术，共鉴定到3528种肺组织蛋白。按照上述差异蛋白筛选标准，与模型组相比，柚皮苷组共检测到64个差异表达蛋白，其中表达上调的蛋白29个，下调的蛋白35个（表1）。

表 1　64 个差异表达蛋白

UniprotID	蛋白名称	蛋白缩写	相对分子质量/10^3	唯一肽段数	比值*
Q6RHR9	Membrane-associatedguanylate kinase, WW and PDZ domain-containing protein 1	Magi1	54.7	1	4.927
O35071	Kinesin-like protein KIF1C	Kif1c	123.2	1	2.842
P02088	Beta-globin	Hbbt1	15.8	1	2.006
P61314	Ribosomal protein L15	Rpl15	12.7	1	1.734
Q3TIR3	Synembryn-A	Ric8a	60.4	1	1.638
P62329	Thymosin, beta 4, X chromosome	Tmsb4x	5.0	2	1.602
P11725	Ornithine carbamoyltransferase	Otc	39.5	2	1.582
P16015	Carbonic anhydrase 3	Ca3	29.6	6	1.432
Q71RI9	Kynurenine-oxoglutarate transaminase 3	Ccbl2	21.8	2	1.396
P43276	Hist1h1b protein	Hist1h1b	22.4	5	1.393
Q91Z61	GTP-binding protein Di-Ras1	Diras1	12.1	1	1.372
P62890	Rpl30 protein	Rpl30	12.8	1	1.369
P16402	Histone H1.3	Hist1h1d	22.1	2	1.360
Q28DR4	Histone H4	Hist2h4	11.3	8	1.352
Q5RAZ9	60S ribosomal protein L36	Rpl36	12.3	2	1.351
P62836	Rap1A-retro2	Rap1a	21.3	1	1.337
P08082	Cltb protein	Cltb	10.5	1	1.309
P19157	Glutathione S-transferase P 1	Gstp1	23.7	1	1.293
P62752	Rpl23a protein	Rpl23a	16.9	4	1.278
P11589	Major urinary protein 8	Mup10	20.9	6	1.266
P55854	Small ubiquitin-related modifier 3	Sumo3	5.5	1	1.254
Q9D892	Inosine triphosphate pyrophosphatase	Itpa	22.2	1	1.242
Q9QZQ8	Core histone macro-H2A.1	H2afy	39.9	7	1.242
P43274	Histone H1.4	Hist1h1e	21.9	2	1.235
O08997	Copper transport protein ATOX1	Atox1	7.5	2	1.235
P62155	Calmodulin	Calm1	16.8	6	1.233
P0CC09	Histone H2A	Hist2h2aa1	13.6	3	1.229
P62262	14-3-3 protein epsilon	Ywhae	29.3	7	1.216
P09671	Superoxide dismutase	Sod2	24.8	4	1.207
P08426	Cationic trypsin-3	Try3	27.1	1	0.799
P06801	Me1 protein	Me1	64.4	5	0.798
Q9CQ19	Myosin regulatory light polypeptide 9	Myl9	19.9	1	0.793
Q9CZS1	Aldehyde dehydrogenase X, mitochondrial	Aldh1b1	58.1	3	0.792
P70335	Rho-associated protein kinase 1	Rock1	159.0	6	0.783
Q9CY57	Chromatin target of PRMT1 protein	Chtop	13.4	2	0.78

续上表

UniprotID	蛋白名称	蛋白缩写	相对分子质量/10^3	唯一肽段数	比值*
P49429	4-hydroxyphenylpyruvate dioxygenase	Hpd	45. 2	6	0. 778
Q8R0Y6	Cytosolic 10-formyltetrahydrofolate dehydrogenase	Aldh1l1	99. 5	11	0. 774
P50136	Branched chain ketoacid dehydrogenase E1, alpha polypeptide	Bckdha	50. 6	2	0. 773
P10649	Glutathione S-transferase Mu 1	Gstm1	26. 0	3	0. 755
P50543	Protein S100 - A11	S100a11	11. 2	2	0. 743
Q8VC30	Triokinase/FMN cyclase	Tkfc	59. 9	5	0. 741
Q5FW53	Myosin-binding protein H-like	Mybphl	39. 4	1	0. 738
P25688	Uricase	Uox	26. 5	8	0. 709
P61458	Pterin - 4-alpha-carbinolamine dehydratase	Pcbd1	12. 0	2	0. 703
Q8VDQ8	Putative uncharacterized protein	Sirt2	40. 0	1	0. 703
P84104	MCG21131, isoform CRA_ a	Srsf3	14. 4	3	0. 697
Q61176	Arginase - 1	Arg1	34. 9	6	0. 694
Q91Y97	Fructose-bisphosphate aldolase	Aldob	39. 9	7	0. 691
Q7TNB2	Putative uncharacterized protein	Tnnt1	16. 6	1	0. 686
P97298	Pigment epithelium-derived factor	Serpinf1	46. 2	2	0. 685
Q8CAA7	Glucose 1, 6 - bisphosphate synthase	Pgm2l1	29. 4	1	0. 683
P43030	Chemokine (C-X-C motif) ligand 7, isoform CRA_ b	Ppbp	12. 6	2	0. 677
Q64735	X/Y protein	Cr1l	37. 7	1	0. 676
Q8C196	Carbamoyl-phosphate synthase [ammonia]	Cps1	165. 7	29	0. 659
P54869	Hydroxymethylglutaryl-CoA synthase, mitochondrial	Hmgcs2	57. 3	5	0. 634
Q9QXF8	Glycine N-methyltransferase	Gnmt	33. 1	3	0. 597
P16460	Argininosuccinate synthase	Ass1	46. 8	1	0. 585
P14246	Solute carrier family 2, facilitated glucose transporter member 2	Slc2a2	57. 5	1	0. 577
Q9DBT9	Dimethylglycine dehydrogenase	Dmgdh	97. 4	4	0. 547
Q91WK1	SPRY domain-containing protein 4	Spryd4	23. 4	1	0. 444
Q14BK3	Testis-expressed sequence 35 protein	Tex35	21. 9	1	0. 398
Q60766	Immunity-related GTPase family M protein 1	Irgm1	32. 5	1	0. 377
O35490	Betaine-homocysteine S-methyltransferase 1	Bhmt	45. 4	7	0. 349
Q3MJ13	Protein Wdr72	Wdr72	126. 7	1	0. 162

* 为柚皮苷组蛋白表达量与模型组蛋白表达量之比。

3.2 差异表达蛋白的生物信息学分析结果

对差异表达蛋白进行 GO 富集分析，结果表明，差异蛋白的分子功能主要富集于转移酶活性、乙醛脱氢酶活性、钙依赖蛋白结合活性、激酶调节活性等（表2），提示其可能具有调节细胞氧化应激、信号传导等功能；差异蛋白参与的生物过程主要与基因转录调节的表观遗传修饰、对外界刺激的应答及氧化应激相关（表3）。

表2 差异表达蛋白的分子功能分析

分子功能注释	蛋白数	蛋白名称	*P* 值
transferase activity, transferring one-carbon groups	3	Bhmt, Aldh1l1, Cps1	0.003
modified amino acid binding	3	Gstp1, Dmgdh, Cps1	0.003
aldehyde dehydrogenase (NAD) activity	2	Aldh1l1, Aldh1b1	0.020
glutathione transferase activity	2	Gstp1, Gstm1	0.028
chromatin DNA binding	2	H2afy, Hist1h1d	0.028
carbohydrate derivative binding	2	Cps1, Kif1c	0.029
calcium-dependent protein binding	2	Calm1, S100a11	0.041
kinase regulator activity	2	Gstp1, H2afy	0.046
nucleotide binding	3	Dmgdh, Cps1, Kif1c	0.046

表3 差异表达蛋白的生物过程分析

生物过程注释	蛋白数	蛋白名称	*P* 值
protein-DNA complex subunit organization	4	H2afy, Hist1h4a, Hist1h1d, Hist1h1e	0.001
cellular modified amino acid metabolic process	4	Gstp1, Dmgdh, Aldh1l1, Gstm1	0.005
histone methylation	2	Hist1h1d, Hist1h1e	0.007
alpha-amino acid metabolic process	4	Bhmt, Dmgdh, Arg1, Cps1	0.008
tetrahydrofolate metabolic process	2	Dmgdh, Aldh1l1	0.010
regulation of gene expression, epigenetic	2	H2afy, Hist1h2al	0.027
negative regulation of protein serine/threonine kinase activity	2	Gstp1, H2afy	0.038
response to stimulus	8	Cah3, Aldob, Gstp1, Myl9, Ppbp, Ric8a, Cps1, Gstm1	0.042
glutathione metabolic process	2	Gstp1, Gstm1	0.047

利用 STRING 10.0 数据库对差异蛋白间的相互作用进行分析，结果如图 1 所示。相互作用网络中关键的节点蛋白包括：①上调蛋白，鸟氨酸氨基甲酰基转移酶（Otc）、核糖体蛋白 L15（Rpl15）、核糖体蛋白 L30（Rpl30）、钙调蛋白（Calm1）、组蛋白 H1.3（Hist1h1d）、组蛋白 H1.4（Hist1h1e）、组蛋白 H1.5（Hist1h1b）、组蛋白 H2A（Hist2h2aa1）、核心组蛋白 H2A.1（H2afy）、组蛋白 H4（Hist2h4）；②下调蛋白，二甲基甘氨酸脱氢酶（Dmgdh）、甜菜碱同型半胱氨酸甲基转移酶（Bhmt）、精氨酸酶 1（Arg1）、甘氨酸-N-甲基转移酶（Gnmt）、氨基甲酰磷酸合成酶（Cps1）、肌球蛋白调节轻链 9（Myl9）。这些蛋白间的相互作用网络与炎症介质一氧化氮（NO）的生成、促氧化因子同型半胱氨酸（Hcy）代谢途径、钙调蛋

白介导的信号转导途径、表观遗传调控及核糖体蛋白功能关联密切，提示可能为柚皮苷抗肺部炎症的重要作用环节。

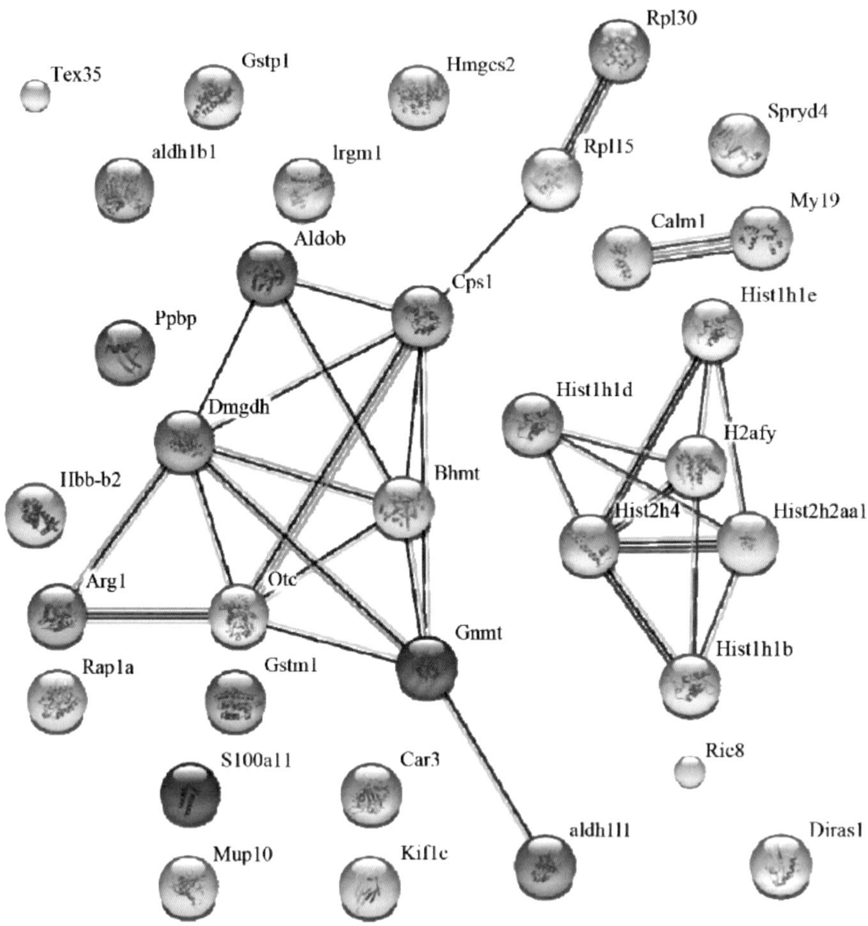

图1　差异表达蛋白的相互作用分析

4　讨论

药物作用于人体时必然会引起分子、细胞、器官等多个层面状态和功能的改变，而这些变化的直接作用者主要就是蛋白质，其表达水平、存在方式以及相互作用等直接与生物功能相关。蛋白质组学即是以一种基因组所表达的全部蛋白质为研究对象，从整体角度研究蛋白质表达差异与其功能关联性的技术手段。其中，定量蛋白质组学，尤其是基于质谱的定量蛋白质组学技术，可以精确测量样品中所有蛋白质在不同状态下表达水平的动态变化，对于疾病生物标志物及药物靶标的发现等研究具有十分重要的意义，已成为蛋白质组学研究的一个重要方向。目前基于质谱的定量蛋白质组学技术主要包括标记法和非标记法两大类，非标记法样品前处理及数据采集方法较简单，对变化倍数较高的蛋白质定量准确度较好[21]，但对质谱仪器的重现性要求很高；而标记法需要使用价格较高的标记试剂，但受仪器重现性的影响小，定量精密度较好，例如，iTRAQ 技术可以在一帧内比较至多 8 个样品的信息，更适合于多个处理间及样品随时间变化情况的比较。本研究利用 iTRAQ 技术，从蛋白水平上发现与柚皮苷抗炎作用相关的分子网络及其功能。经生物信息学分析发现，相互作用网络中关键的节点蛋白 Arg1、Otc、Bhmt、Gnmt 等可能在柚皮苷抗肺部炎症的作用的发挥中扮演重要的角色。

Arg1 为一种精氨酸酶亚型，可催化水解精氨酸生成鸟氨酸与尿素，在气道炎症和气道重塑中发挥着重要作用。当给予气道高反应和炎性因子分泌的始动因子 IL－13，可导致小鼠肺组织中 Arg1 水平明显增高[22]。而当肺泡上皮细胞中 Arg1 过度表达时，可导致 NO 生成减少、NF-κB 活性增强，从而促进气道炎症反应的发生[23]。这说明炎症发生时会伴随 Arg1 表达上调，而 Arg1 表达的变化又与肺部 NO 释放密切相关。本实验柚皮苷给药后，小鼠肺组织中 Arg1 表达下调，表明柚皮苷可能通过抑制 Arg1 表达，提高体内 NO 浓度、抑制 NF-κB 活化，从而抑制香烟烟雾引起的促炎因子分泌，发挥抗炎作用。这也与本课题组前期药理实验结果一致[14,24]。此外，Arg1 水解精氨酸产生的鸟氨酸，可进一步水解为聚肽类及脯氨酸[25]，这两类物质可分别通过促进细胞增殖和胶原蛋白生成而导致气道重塑[26]。本实验中，柚皮苷给药后一方面 Arg1 表达下调，使得聚肽及脯氨酸等促进气道重塑的代谢产物生成减少；另一方面 Otc 表达上调，Otc 可催化鸟氨酸向瓜氨酸转化，从而使鸟氨酸向聚肽及脯氨酸水解减少。柚皮苷可能通过 Arg1 与 Otc 共同作用，减轻气道重塑。

在氧化应激的调节方面，柚皮苷同时影响了 Hcy 代谢通路中关键的代谢酶和甲基化酶 Bhmt 和 Gnmt。在常见的呼吸系统疾病中，Hcy 可通过氧化应激、妨碍内皮损伤的修复、改变基因组甲基化水平等机制影响疾病的发生和发展[27]。例如，在 COPD 患者中，Hcy 因代谢途径受损而在体内积聚，同时肺部氧化应激增强[28]。Hcy 还可干扰抗氧化剂谷胱甘肽的合成[29]，促进促炎细胞因子 IL－6 的分泌和表达[30]，进一步加重组织损伤和炎症反应。柚皮苷给药后，小鼠肺组织中 Bhmt、Gnmt 表达水平均下调，已知 Bhmt、Gnmt 表达水平与小鼠组织 Hcy 水平呈正相关[31]，由此推测小鼠肺组织中 Hcy 水平也相应下降，氧化应激和炎症反应减弱。因此，柚皮苷可能通过调节 Hcy 代谢途径，降低小鼠肺组织氧化应激水平，起到减轻组织损伤及促进损伤修复的作用。

其他关键的差异表达蛋白还包括 Calm1、组蛋白 H1.3、H1.4、H1.5、H2A、H2A.1、H4 以及核糖体蛋白 Rpl15、Rpl30。Calm1 为一种钙调蛋白，可与多种蛋白质结合，参与介导很多生物过程，包括炎症反应、物质代谢、细胞凋亡、细胞骨架调节、神经传导及免疫反应等。组蛋白表达水平的变化一方面说明柚皮苷可能抑制了组蛋白降解和细胞凋亡，对肺组织损伤具有保护作用；另一方面也表明柚皮苷的作用可能与表观遗传调控相关。核糖体蛋白除组成核糖体、参与蛋白质的生物合成之外，还参与 DNA 修复、细胞发育调控和细胞分化等核糖体外功能。例如，已有研究表明核糖体蛋白质 Rpl15 的甲基化及缺失与非小细胞肺癌有密切关系[32]。因此，钙调蛋白介导的信号转导途径、表观遗传调控及核糖体蛋白功能的调节也可能是柚皮苷的抗炎作用的重要环节。

iTRAQ 定量分析结果仍需要进一步验证，通常采用传统的免疫学定量检测方法如 Western 和 ELISA 等，但由于对抗体的依赖，无法进行大规模的目标蛋白验证。而利用多重反应监测（multiple reaction monitoring，MRM）技术可以更好地对定量蛋白质组学结果进行靶向验证。MRM 是近年来发展起来的针对靶标分子进行质谱分析的技术，通过质谱检测靶标蛋白的母离子和子离子的响应，从而获取灵敏度高、重现性好的定性定量信息[33]。与 iTRAQ 等全谱型蛋白质组学方法相比，MRM 更偏重于对有限的目标蛋白质进行较准确的定量测定，因此很适合用于对 iTRAQ 结果进行验证。下一步我们也将利用 MRM，对分析得到的关键蛋白进行靶向验证，更深入地探讨柚皮苷抗肺部炎症的分子机制。

中药化橘红用于治疗呼吸系统疾病历史悠久，柚皮苷为其最主要的活性成分，具有显著的止咳、祛痰和抗炎作用。本研究采用 iTRAQ 蛋白质组学技术，通过分析柚皮苷对急性肺部炎症小鼠肺组织蛋白表达的影响，找出 64 个与柚皮苷作用相关的蛋白，这些蛋白参与调节氧化应激、信号传导、基因转录调节的表观遗传修饰等多个环节，可能与柚皮苷减轻炎症造成的肺组织损伤、促进炎症消退、加快康复进程的作用相关；Arg1、Bhmt、Gnmt 等蛋白有可能为柚皮苷抗肺部炎症作用的重要分子靶点。本研究为柚皮苷抗肺部炎症的分子机制研究提供了重要的依据和线索。应用 iTRAQ 蛋白质组学技术可以全面、快速地了解药物多途径的作用机制，可进一步尝试用于中药复方多成分多靶点作用机制的研究，为科学解释中药的复杂作用机制提供依据。

参考文献

[1] 李沛波，王永刚，吴忠，等. 以化橘红为基源的一类新药柚皮苷的临床前研究［J］. 中山大学学报（自然科学版），2015，54（6）：1－5.

[2] 李沛波，王永刚，彭维，等. 化州柚提取物对小鼠中枢神经系统影响的安全性药理学研究［J］. 中药材，2007，30（11）：1434－1436.

[3] 李沛波，田珩，王永刚，等. 化州柚提取物对 Beagle 犬心血管系统和呼吸系统的影响［J］. 南方医科大学学报，2006，26（12）：1767－1768.

[4] LUO Y L，ZHANG C C，LI P B，et al. Naringin attenuates enhanced cough，airway hyperresponsiveness and airway inflammation in a guinea pig model of chronic bronchitis induced by cigarette smoke［J］. International immunopharmacology，

2012，13（3）：301－307.

[5] LUO Y L，LI P B，ZHANG C C，et al. Effects of four antitussives on airway neurogenic inflammation in a guinea pig model of chronic cough induced by cigarette smoke exposure [J]. Inflammation research，2013，62（12）：1053－1061.

[6] 李沛波，苏畅，毕福均，等. 化州柚提取物止咳作用及其机制的研究 [J]. 中草药，2008，39（2）：247－250.

[7] LIN B Q，LI P B，WANG Y G，et al. The expectorant activity of naringenin [J]. Pulmonary pharmacology & therapeutics，2008，21（2）：259－263.

[8] 苏薇薇，王永刚，方铁铮，等. 柚皮素及其盐用于制备止咳化痰药物 [P]. 中国专利：ZL2004100150240，2006－03－22.

[9] CHEN Y，WU H，NIE Y C，et al. Mucoactive effects of naringin in lipopolysaccharide-induced acute lung injury mice and beagle dogs [J]. Environmental toxicology and pharmacology，2014，38（1）：279－287.

[10] NIE Y C，WU H，LI P B，et al. Naringin attenuates EGF-induced MUC5AC secretion in A549 cells by suppressing the cooperative activities of MAPKs-AP-1 and IKKs-I kappa B-NF-kappa B signaling pathways [J]. European journal of pharmacology，2012，690：207－213.

[11] LIU Y，WU H，NIE Y C，et al. Naringin attenuates acute lung injury in LPS-treated mice by inhibiting NFkappa B pathway [J]. International immunopharmacology，2011，11（10）：1606－1612.

[12] CHEN Y，NIE Y C，LUO Y L，et al. Protective effects of naringin against paraquat-induced acute lung injury and pulmonary fibrosis in mice [J]. Food and chemical toxicology，2013，58：133－140.

[13] NIE Y C，WU H，LI P B，et al. Anti-inflammatory effects of naringin in chronic pulmonary neutrophilic inflammation in cigarette smoke-exposed rats [J]. Journal of medicinal food，2012，15（10）：894－900.

[14] LIU Y，SU W W，WANG S，et al. Naringin inhibits chemokine production in an LPS-induced RAW 264.7 macrophage cell line [J]. Molecular medicine reports，2012，6：1343－1350.

[15] ROSS P L，HUANG Y L N，MARCHESE J N，et al. Multiplexed protein quantitation in Saccharomyces cerevisiae using amine-reactive isobaric tagging reagents [J]. Molecular & cellular proteomics，2004，3（12）：1154－1169.

[16] RAMACHANDRAN U，MANAVALAN A，SUNDARA-MURTHI H，et al. Tianma modulates proteins with various neuro-regenerative modalities in differentiated human neuronal SH-SY5Y cells [J]. Neurochemistry international，2012，60（8）：827－836.

[17] FRANCIOSI L, GOVORUKHINA N, FUSETTI F, et al. Proteomic analysis of human epithelial lining fluid by microfluidics-based nanoLC-MS/MS: a feasibility study [J]. Electrophoresis, 2013, 34 (18): 2683 – 2694.

[18] CAO W, ZHOU Y, LI Y, et al. iTRAQ-based proteomic analysis of combination therapy with taurine, epigallocatechin gallate, and genistein on carbon tetrachloride-induced liver fibrosis in rats [J]. Toxicology letters, 2015, 232 (1): 233 – 245.

[19] 罗钰龙. YPG 对吸烟致气道炎症及神经源性炎症的作用及机制研究 [D]. 广州: 中山大学, 2014.

[20] WEN B, ZHOU R, FENG Q, et al. IQuant: an automated pipeline for quantitative proteomics based upon isobaric tags [J]. Proteomics, 2014, 14 (20): 2280 – 2285.

[21] WANG H, ALVAREZ S, HICKS L M. Comprehensive comparison of iTRAQ and label-free LC-based quantitative proteomics approaches using two Chlamydomonas reinhardtii strains of interest for biofuels engineering [J]. Journal of proteome research, 2012, 11 (1): 487 – 501.

[22] ZIMMERMANN N, ROTHENBERG M E. The argininearginase balance in asthma and lung inflammation [J]. European journal of pharmacology, 2006, 533: 253 – 262.

[23] CKLESS K, van der VLIET A, JANSSEN-HEININGER Y. Oxidative-nitrosative stress and post-translational protein modifications: implications to lung structurefunction relations. Arginase modulates NF-kappa B activity via a nitric oxide-dependent mechanism [J]. American journal of respiratory cell and molecular biology, 2007, 36 (6): 645 – 653.

[24] 李泮霖, 贺利利, 李楚源, 等. 金银花和山银花抗急性口腔炎症作用比较 [J]. 中山大学学报 (自然科学版), 2016, 55 (4): 118 – 122.

[25] BENSON R C, HARDY K A, MORRIS C R. Arginase and arginine dysregulation in asthma [J]. Journal of allergy (Cairo), 2011: 736319.

[26] WARNKEN M, HAAG S, MATTHIESEN S, et al. Species differences in expression pattern of arginase isoenzymes and differential effects of arginase inhibition on collagen synthesis in human and rat pulmonary fibroblasts [J]. Naunyn-Schmiedeberg's archives of pharmacology, 2010, 381 (4): 297 – 304.

[27] 乔云飞, 李允模. 同型半胱氨酸在呼吸系统疾病中的研究进展 [J]. 医学综述, 2016, 22 (6): 1077 – 1080.

[28] 赵娟, 毛达勇. 血浆同型半胱氨酸、NO 致 COPD 的发展机制研究 [J]. 临床肺科杂志, 2014, 19 (1): 97 – 98.

[29] 陈燕，李桂英. 慢性阻塞性肺疾病患者氧化应激与肺功能的相关性［J］. 临床肺科杂志，2012，17（11）：1991－1992.
[30] 朱建华，张力. 同型半胱氨酸对大鼠血管平滑肌细胞分泌和表达 IL－6 的影响［J］. 中国病理生理杂志，2002，18（9）：1126－1129.
[31] CHEN N C，YANG F，CAPECCI L M，et al. Regulation of homocysteine metabolism and methylation in human and mouse tissues［J］. The FASEB journal，2010，24（8）：2804－2817.
[32] DMITRIEV A A，KASHUBA V I，HARALDSON K，et al. Genetic and epigenetic analysis of non-small cell lung cancer with NotI-microarrays［J］. Epigenetics，2012，7（5）：502－513.
[33] 侯桂雪，王全会，刘斯奇. 多重反应监测（MRM）：靶标蛋白质定量的新方法［J］. 中国科学（化学），2014，44（5）：746－752.

［作者：李泮霖、廖弈秋、刘宏、云莎、李沛波、苏薇薇，原文发表于《中山大学学报（自然科学版）》，2017 年第 56 卷第 4 期，第 102－110 页］

柚皮苷和柚皮素对 HepaRG 细胞核受体蛋白表达的影响

[摘要] **目的**：考察柚皮苷和柚皮素对人肝癌细胞 HepaRG 中芳香烃受体（AhR）、孕烷 X 受体（PXR）、组成型雄甾烷受体（CAR）和过氧化物酶体增殖物激活受体 α（PPARα）蛋白表达的影响。**方法**：HepaRG 细胞分为空白组、溶剂组（0.1% DMSO）、柚皮苷处理组（10 μmol/L、30 μmol/L、100 μmol/L）、柚皮素处理组（10 μmol/L、30 μmol/L、100 μmol/L）及利福平组（50 μmol/L），以相应药物处理 24 h 或 48 h，免疫印迹法检测蛋白表达的变化。**结果**：与空白组比较，100 μmol/L柚皮素干预 HepaRG 细胞 24 h 或 48 h 后都能显著下调芳香烃受体、孕烷 X 受体蛋白表达（$P<0.01$），对组成型雄甾烷受体、过氧化物酶体增殖物激活受体 α 蛋白表达没有显著性影响（$P>0.05$）；10 μmol/L、30 μmol/L、100 μmol/L 柚皮苷和 10 μmol/L、30 μmol/L 柚皮素干预 HepaRG 细胞 24 h 或 48 h 后，芳香烃受体、孕烷 X 受体、组成型雄甾烷受体和过氧化物酶体增殖物激活受体 α 蛋白表达均无显著变化（$P>0.05$）。**结论**：100 μmol/L 柚皮素能显著下调 HepaRG 细胞芳香烃受体、孕烷 X 受体的蛋白表达。

核受体是一种配体依赖性结合后激活的转录因子，属于生物体内转录因子超家族成员之一。核受体能被特异性的配体激活或抑制，参与细胞内转录水平调控，在信号转导、细胞分化、细胞凋亡、细胞代谢和细胞内环境稳定等多种生理过程调控中发挥着重要的作用[1]。肝脏中核受体表达与肝脏疾病密切相关，核受体及其转录协同因子本身或受其调控的靶基因表达的紊乱是导致肝脏代谢失衡及肝炎、脂肪肝、肝硬化、肝纤维化和肝癌等肝脏疾病发病的重要因素之一[2]。芳香烃受体（AhR）、孕烷 X 受体（PXR）、组成型雄甾烷受体（CAR）和过氧化物酶体增殖物激活受体 α（PPARα）参与肝脏中多种内源性和外源性物质转运、代谢和清除[3]。有文献表明，AhR 基因敲除小鼠会出现肝重量降低、短暂的肝脏微血管脂肪变等发育异常[4]以及肝血管过度增殖[5]等现象；AhR 也被认为是包括癌症在内的多种疾病的药物靶标[6]。PXR 可通过蛋白磷酸化机制影响肝癌细胞的形态和迁移能力[7]。CAR 的激活能使脂质分解物质代谢基因（CPT1A、HMG-CoA）表达降低，而使脂质合成基因（SCD1）表达增高，从而引发非酒精性脂肪性肝病（NAFLD）[8-9]。PPARα 可通过上调肝脂肪酸结合蛋白的转录表达来增加高密度脂蛋白，并降低血清甘油三酯和低密度脂蛋白，同时也参与介导线粒体脂肪酸氧化诱导[10]。

柚皮苷（naringin）是一种二氢黄酮糖苷，由苷元柚皮素（naringenin）在 C－7 处结合新橙皮糖所形成，主要存在于芸香科柑橘属植物的果皮和果肉中，亦是中药枳实、枳壳、化橘红的主要有效成分之一，柚皮苷进入体内后，小部分可以被小肠直接吸收入血，大部分由肠道微生物水解为柚皮素，继而经肠道吸收入血[11]。文献表明，柚皮苷和柚皮素既能调节肝脏代谢平衡，降低肝脏氧化损伤，也具有抗肝炎、抑制肝癌细胞增殖迁移、抗肝纤维化等作用[12－13]。然而，柚皮苷、柚皮素对肝脏中核受体 AhR、PXR、CAR 和 PPARα 蛋白表达的影响尚未见文献报道。本实验采用免疫印迹法，考察柚皮苷、柚皮素对人肝癌细胞 HepaRG 中 AhR、PXR、CAR 和 PPARα 4 种核受体蛋白表达的影响，为研究柚皮苷、柚皮素防治肝脏疾病的机制提供实验依据。

1 材料

1.1 细胞株

人肝癌 HepaRG 细胞株，购自上海冠导生物工程有限公司。

1.2 主要药物与试剂

柚皮苷、柚皮素和 DMSO（纯度 > 98%，Sigma-Aldrich 公司）；利福平（Rifampicin，纯度 > 98%，上海 Aladdin 公司）；RPMI－1640 培养基（美国 Gibco 公司）；BCA 蛋白浓度测定试剂盒（上海 Bevotime 公司）；HRP 偶连抗兔二抗（美国 Promega 公司）；Anti-AhR 抗体（ab190797）、Anti-PXR 抗体（ab85451）、Anti-CAR 抗体（ab62590）、Anti-PPARα 抗体（ab24509）和重组 Anti-GAPDH 抗体（ab181602），均购自英国 Abcam 公司。

1.3 主要仪器

HERAcell VIOS 160i 型 CO_2细胞培养箱（美国 Thermo Scientific 公司）；Arium mini 超纯水系统（德国 Sartorius 公司）；多孔超微量核酸蛋白分析仪 Epoch（美国 Biotek 公司）；通用电泳电源、小型垂直电泳槽、Trans-Blot Turbo 全能型半干蛋白转印仪（美国 Bio-rad 公司）；Tanon 5200 天能化学发光成像系统（中国 Tanon 公司）。

2 方法

2.1 细胞培养

用完全 RPMI－1640 培养基（内含 10% 胎牛血清、1% 青链霉素）在 37 ℃、

5% CO_2培养箱中常规贴壁培养人肝癌 HepaRG 细胞，每隔 2 d 对细胞换液，细胞生长占据培养底面积 80% 以上时使用 0.25% 胰酶消化传代。

2.2 药物配制与细胞处理

称取柚皮苷、柚皮素和利福平，以 DMSO 溶解并用 0.22 μm 滤头过滤除菌，配制成终浓度为 10 mmol/L、30 mmol/L 和 100 mmol/L 的柚皮苷、柚皮素母液和 50 mmol/L的利福平母液。

取对数生长期的 HepaRG 细胞，均匀接种于六孔板中培养过夜，分别以含不同浓度柚皮苷（10 μmol/L、30 μmol/L、100 μmol/L）、柚皮素（10 μmol/L、30 μmol/L、100 μmol/L）或利福平（50 μmol/L）的培养基处理 24 h 或 48 h。

2.3 总蛋白提取

药物处理结束，使用 RIPA 裂解液裂解 HepaRG 细胞 15 min，剧烈涡旋振荡 5 min 后，于 4 ℃条件下以 12000 r/min 离心 20 min，弃去底部细胞碎片沉淀，收集上清液即为 HepaRG 细胞总蛋白。

2.4 蛋白免疫印迹法

2.4.1 蛋白样品制备和 SDS-PAGE 凝胶配制　采用 BCA 蛋白浓度测定试剂盒测定 HepaRG 细胞总蛋白浓度，加入 SDS-PAGE 蛋白上样缓冲液和 PBS 稀释总蛋白至 1 μg/μL，煮沸 10 min，上样。

2.4.2 蛋白上样电泳和转膜　每孔的总蛋白上样量为 20 μg，80 V 恒压电泳 10 min 后转为 250 V 恒压电泳 25 min。甲醇浸泡活化 0.2 μm PVDF 膜后，用半干转转膜液浸泡平衡滤纸和 PVDF 膜 30 min，使用 Trans-Blot Turbo 全能型半干蛋白转印仪 2.5 A 恒流半干转 17 min。

2.4.3 封闭、抗体孵育与检测　转膜结束后用 TBST 洗膜 3 次，每次 5 min；用 5% 脱脂奶粉封闭液封闭 2 h；再用 TBST 洗膜 3 次，每次 15 min；加入含有对应一抗的孵育液，于 4 ℃孵育过夜，取膜用 TBST 洗膜 3 次，每次 15 min；加入二抗孵育液，室温孵育 1 h，用 TBST 洗膜 3 次，每次 15 min。以 ECL 高敏发光液孵育 10 s，使用 Tanon 5200 天能化学发光成像系统检测。

2.5 统计学分析

所有实验独立重复 6 次，使用 ImageJ 软件对 Western blotting 图像进行灰度分析，灰度数据和图表采用 GraphPad Prism8 进行分析和绘制，结果以"均值 ± 标准差（$\bar{x} \pm s$）"表示，采用单因素方差分析处理数据，$P < 0.05$ 为检验差异具有统计学意义。

3 结果

柚皮苷、柚皮素对人肝癌 HepaRG 细胞中 AhR、PXR、CAR 和 PPARα 这 4 种核受体蛋白水平的影响结果见图 1 ～ 图 4。由图 1、图 2 可见，柚皮苷、柚皮素处

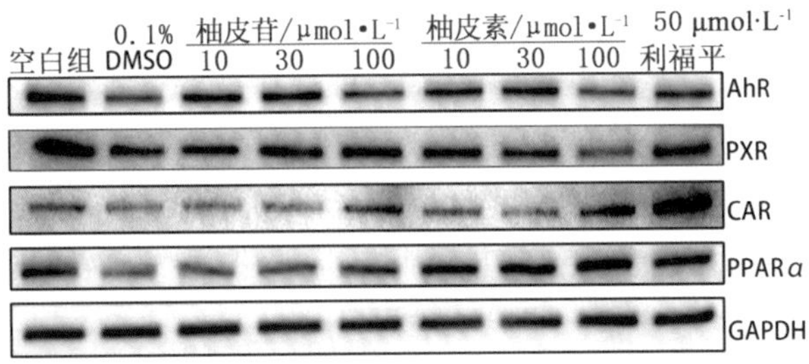

图 1　柚皮苷、柚皮素处理 HepaRG 细胞 24 h 后核受体 AhR、PXR、CAR 和 PPARα 蛋白表达的 Western blotting 结果

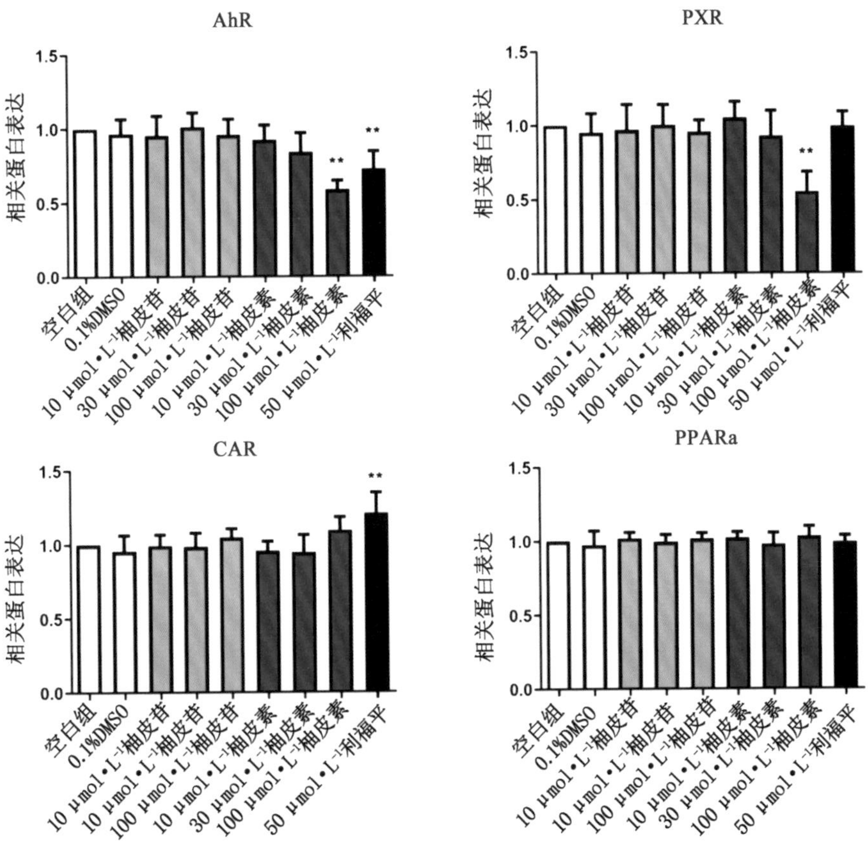

图 2　柚皮苷、柚皮素处理 HepaRG 细胞 24 h 对核受体 AhR、PXR、CAR 和 PPARα 蛋白相对表达量的影响（$n=6$）

注：与空白组比较，$^{**}P<0.01$。

理人肝癌 HepaRG 细胞 24 h 后，与空白组相比，100 μmol/L 柚皮素显著抑制 AhR 和 PXR 蛋白的表达，但对 CAR、PPARα 蛋白表达没有影响；50 μmol/L 利福平显著抑制 AhR 蛋白表达、促进 CAR 蛋白表达，但对 PXR、PPARα 蛋白表达没有影响；其余给药处理组的 AhR、PXR、CAR 和 PPARα 蛋白表达在统计学意义上没有显著性差异。由图 3、图 4 可见，柚皮苷、柚皮素给药处理人肝癌 HepaRG 细胞 48 h 后，与空白组相比，100 μmol/L柚皮素显著抑制核受体 AhR 和 PXR 的蛋白表达，但对 CAR 和 PPARα 蛋白表达没有影响；50 μmol/L 利福平显著抑制核受体 AhR 蛋白的表达，对 CAR、PXR、PPARα 蛋白表达没有影响；其余给药组的 AhR、PXR、CAR 和 PPARα 蛋白表达在统计学意义上没有显著性差异。

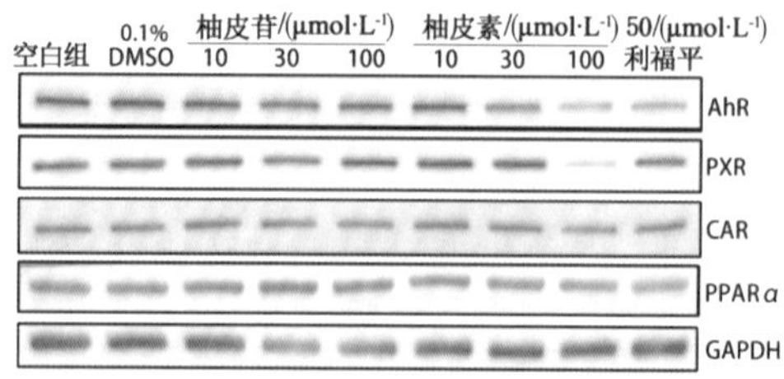

图 3 柚皮苷、柚皮素处理 HepaRG 细胞 48 h 后核受体 AhR、PXR、CAR 和 PPARα 蛋白表达的 Western blotting 结果

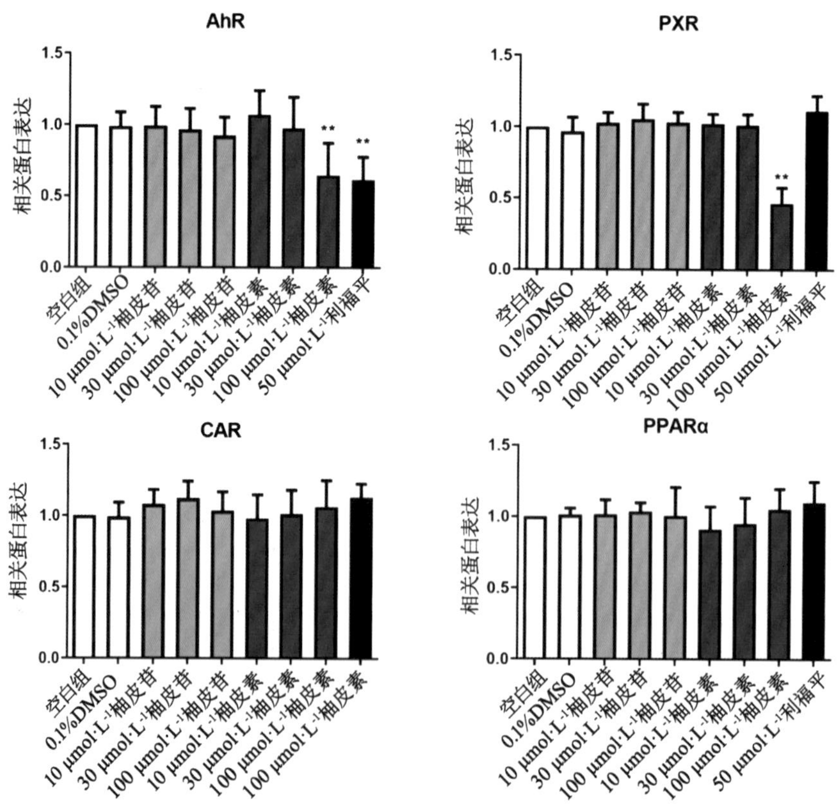

图 4 柚皮苷、柚皮素处理 HepaRG 细胞 48 h 对核受体 AhR、PXR、CAR 和 PPARα 蛋白相对表达量的影响（$n=6$）

注：与空白组比较，$^{**}P<0.01$。

4 讨论

AhR 作为一种与肝脏疾病密切相关的蛋白，参与生长因子信号传导、凋亡基因表达、细胞周期和细胞因子表达的调控[14-15]，可影响肿瘤细胞的增殖、凋亡、迁移和侵袭等过程[16]。临床研究表明，AhR 在肝癌组织中有高表达现象，而且与癌症的恶性程度相关[17]，抑制 AhR 表达可能有利于肝癌的防治。PXR 可调控多种药物代谢酶和转运体的表达，进而参与肝脏中脂质、糖类物质和临床药物的代谢，影响肝脏疾病的发生发展进程[18]，大多数肝脏疾病中均可见 PXR 在肝细胞中表达和活性的上调[19-20]。过量服用对乙酰氨基酚（APAP）会激活 PXR，靶向调节药物代谢酶 CYP450 家族的表达，引起 APAP 药物代谢过程中有毒代谢物 N-乙酰对苯醌亚胺的大量积累，进而诱导氧化应激、DNA 损伤和线粒体功能受损[21]。此外，利福平与异烟肼合用时，通过激活 PXR 来促进氨基乙酰丙酸合成酶 I 的表达，增加胆汁中血红素前体原卟啉Ⅸ的产生，从而造成肝损伤[22]。因此，抑制 PXR 表达在肝脏疾病药物筛选与治疗中具有潜在价值。

Zhou 等[23]研究表明，柚皮苷能通过减轻脂质积累、减少氧化应激和凋亡来抑制酒精诱导的斑马鱼肝损伤和脂肪变性。Arul 等[24]的研究表明，柚皮素能抑制 N-亚硝基二乙胺诱导大鼠肝癌的发生和前期病变。Ahmed 等[25]的研究表明，柚皮苷和柚皮素能显著改善 APAP 引起的肝组织细胞质空泡化和炎性细胞浸润，具有增强抗氧化防御并抑制炎症和细胞凋亡的作用。

本实验结果表明，100 μmol/L 柚皮素能显著下调 HepaRG 细胞 AhR、PXR 的蛋白表达，提示柚皮素可通过抑制 AhR 和 PXR 的表达来发挥抗肝癌和肝损伤的作用。但是，在本实验中，柚皮苷对 AhR、PXR、CAR 和 PPARα 这 4 种核受体蛋白均无显著性影响，可能是因为柚皮苷极性较大而无法通过 HepaRG 细胞膜。本研究从核受体入手，为柚皮苷、柚皮素防治肝脏疾病提供了一定的依据。

参考文献

[1] SCHIERLE S, MERK D. Development of nuclear receptor modulators [J]. Methods Mol Biol, 2018, 1824: 245-260.

[2] MOORE J T, COLLINS J L, PEARCE K H. The nuclear receptor superfamily and drug discovery [J]. Chem Med Chem, 2006, 1 (5): 504-523.

[3] BANERJEE M, ROBBINS D, CHEN T. Modulation of xenobiotic receptors by steroids [J]. Molecules, 2013, 18 (7): 7389-7406.

[4] SCHMIDT J V, BRADFIELD C A. Ah receptor signaling pathways [J]. Annu Rev Cell Dev Biol, 1996, 12: 55-89.

[5] GONZALEZ F J, FERNANDEZ-SALGUERO P. The aryl hydrocarbon receptor:

studies using the AHR-null mice [J]. Drug Metab Dispos, 1998, 26 (12): 1194-1198.

[6] KOLLURI S K, JIN U H, SAFE S. Role of the aryl hydrocarbon receptor in carcinogenesis and potential as an anticancer drug target [J]. Arch Toxicol, 2017, 91 (7): 2497-2513.

[7] KODAMA S, NEGISHI M. Pregnane X receptor PXR activates the GADD45beta gene, eliciting the p38 MAPK signal and cell migration [J]. J Biol Chem, 2011, 286 (5): 3570-3578.

[8] WAHLANG B, FALKNER K C, CLAIR H B, et al. Human receptor activation by aroclor 1260, a polychlorinated biphenyl mixture [J]. Toxicol Sci, 2014, 140 (2): 283-297.

[9] TANNER N, KUBIK L, LUCKERT C, et al. Regulation of drug metabolism by the interplay of inflammatory signaling, steatosis, and xeno-sensing receptors in HepaRG Cells [J]. Drug Metab Dispos, 2018, 46 (4): 326-335.

[10] BOUGARNE N, WEYERS B, DESMET S J, et al. Molecular actions of PPAR alpha in lipid metabolism and inflammation [J]. Endocr Rev, 2018, 39 (5): 760-802.

[11] ZENG X, SU W W, ZHENG Y Y, et al. Pharmacokinetics, tissue distribution, metabolism, and excretion of naringin in aged rats [J]. Front Pharmacol, 2019 (10): 34.

[12] BHARTI S, RANI N, KRISHNAMURTHY B, et al. Preclinical evidence for the pharmacological actions of naringin: a review [J]. Planta Med, 2014, 80 (6): 437-451.

[13] CHEN R, QI Q L, WANG M T, et al. Therapeutic potential of naringin: an overview [J]. Pharm Biol, 2016, 54 (12): 3203-3210.

[14] YIN J, SHENG B, QIU Y, et al. Role of AhR in positive regulation of cell proliferation and survival [J]. Cell Prolif, 2016, 49 (5): 554-560.

[15] ESSER C, RANNUG A. The aryl hydrocarbon receptor in barrier organ physiology, immunology, and toxicology [J]. Pharmacol Rev, 2015, 67 (2): 259-279.

[16] SVOBODOVA J, PROCHAZKOVA J, KABATKOVA M, et al. 2, 3, 7, 8-tetrachlorodibenzo-p-dioxin (TCDD) disrupts control of cell proliferation and apoptosis in a human model of adult liver progenitors [J]. Toxicol Sci, 2019, 172 (2): 368-384.

[17] DIETRICH C, KAINA B. The aryl hydrocarbon receptor (AhR) in the regulation of cell-cell contact and tumor growth [J]. Carcinogenesis, 2010, 31 (8): 1319-

1328.
[18] SWANSON H I, WADA T, XIE W, et al. Role of nuclear receptors in lipid dysfunction and obesity-related diseases [J]. Drug Metab Dispos, 2013, 41 (1): 1-11.
[19] KOTIYA D, JAISWAL B, GHOSE S, et al. Role of PXR in hepatic cancer: its influences on liver detoxification capacity and cancer progression [J]. PLoS One, 2016, 11 (10): e0164087.
[20] CAVE M C, CLAIR H B, HARDESTY J E, et al. Nuclear receptors and nonalcoholic fatty liver disease [J]. Biochim Biophys Acta, 2016, 1859 (9): 1083-1099.
[21] THIEL C, CORDES H, BAIER V, et al. Multiscale modeling reveals inhibitory and stimulatory effects of caffeine on ac-etaminophen-induced toxicity in humans [J]. CPT Pharmacometrics Syst Pharmacol, 2017, 6 (2): 136-146.
[22] LI F, LU J, CHENG J, et al. Human PXR modulates hepatotoxicity associated with rifampicin and isoniazid co-therapy [J]. Nat Med, 2013, 19 (4): 418-420.
[23] ZHOU C, LAI Y, HUANG P, et al. Naringin attenuates alcoholic liver injury by reducing lipid accumulation and oxidative stress [J]. Life Sci, 2019 (216): 305-312.
[24] ARUL D, SUBRAMANIAN P. Inhibitory effect of naringenin (citrus flavonone) on N-nitrosodiethylamine induced hepatocarcinogenesis in rats [J]. Biochem Biophys Res Commun, 2013, 434 (2): 203-209.
[25] AHMED O M, FAHIM H I, AHMED H Y, et al. The preventive effects and the mechanisms of action of navel orange peel hydroethanolic extract, naringin, and naringenin in N-Acetyl-p-aminophenol-Induced liver injury in Wistar rats [J]. Oxid Med Cell Longev, 2019: 2745352.

[作者：樊威洋、吴灏、王永刚、苏薇薇、何乡、李沛波，原文发表于《药学研究》，2019 年第 38 卷第 12 期，第 683-687 页]

基于文献分析和分子对接法探讨化橘红防治新型冠状病毒肺炎（COVID－19）的前景

［**摘要**］**目的：**探讨化橘红防治新型冠状病毒肺炎（COVID-19）的前景，为化橘红的临床应用提供依据。**方法：**通过文献查阅，对化橘红及其主要化学成分在祛痰、抗急性肺损伤、抗炎、抗肺纤维化、镇咳、抗氧化、抗肝损伤和抗肾损伤等方面的药理作用进行分析，并通过中药系统药理学平台（TCMSP）和查阅文献检索化橘红的化学成分，将各化学成分与血管紧张素转化酶Ⅱ（ACE2）、3CL 水解酶（Mpro）、木瓜样蛋白酶（PLP）和树突状细胞特异性细胞间黏附分子-3 结合非整合素因子（DC-SIGN）进行分子对接，预测其在抑制新型冠状病毒（SARS-CoV-2）病毒感染和复制方面的潜在活性。**结果：**文献分析结果表明，化橘红及其主要化学成分具有祛痰、抗急性肺损伤、抗炎、抗肺纤维化、镇咳、抗氧化、抗肝损伤和抗肾损伤等多方面药理活性；分子对接结果表明，柚皮苷（naringin）、新橙皮苷（neohesperdin）、野漆树苷（rhoifolin）、枸橘苷（poncirin）和西托糖苷（sitogluside）与 ACE2、MPro、PLP 和 DC-SIGN 均具有较强的结合力，具有抑制 SARS-CoV-2 病毒感染宿主细胞和自我复制的潜在活性。**结论：**化橘红既具有通过多种药理活性改善 COVID-19 病程进程的潜力，又可能通过作用于 ACE2、MPro、PLP 和 DC-SIGN 发挥抑制病毒感染宿主细胞及自我复制的作用。这提示化橘红可能对 COVID-19 的防治具有积极作用。

2019 年底以来，全球多地出现了由新型冠状病毒（severe acute respiratory syndrome coronavirus 2，SARS-CoV-2）引发的新型冠状病毒肺炎（COVID-19），该病毒具有传染性强、各类人群普遍易感的特点，目前疫情迅速蔓延，全球新冠肺炎病例累计超过 200 万，严重威胁着人类的生命健康。2020 年 3 月 11 日，世界卫生组织宣布新冠肺炎疫情从特征上可称为大流行。COVID-19 发病时的症状主要有发热、咳嗽、咳痰、呼吸困难、胸痛、乏力、食欲不振、头痛、肌痛、咯血和腹泻等[1]，有些患者还伴有心肌、肝、肾等组织器官的损伤。国家卫生健康委员会、国家中医药管理局印发的《新型冠状病毒感染的肺炎诊疗方案（试行第六版）》指出，本病属于中医“疫病”范畴，病因为感受“疫疠”之气；且制订了详细的中医药治疗方案。此外，有 20 多个省、自治区和直辖市的相关部门依据本地的实际情况组织专家组也制定了相关中医药诊疗方案。虽然对该疾病各个阶段病机的认识不完全相同，但相当一部分观点认为，此次疫情以“湿”为主要特点，病位主要在肺[2-3]。

化橘红是芸香科植物化州柚 *Citrus grandis* ‘Tomentosa’ 或柚 *Citrus grandis*（L.）Osbeck 的未成熟或近成熟的干燥外层果皮，性温，味辛、苦，归肺、脾经，具有理气宽中、燥湿化痰之功，用于咳嗽痰多、呕恶痞闷等[4]。化橘红曾是明清两代宫廷贡品，也是十大广药之一。清代光绪版《化州志》云：“化州橘红治痰症如神，每片真者可值一金。”根据 COVID-19 的主要症状（如咳嗽、咳痰、呼吸困难等）、病因病机和化橘红的传统功效，推测化橘红在某些证型 COVID-19 的防治中可以发挥积极作用。在《新型冠状病毒感染的肺炎诊疗方案（试行第六版）》中的中医治疗方案中，对于普通型 COVID-19 属于湿毒郁肺证者，推荐的处方中即包括化橘红。

为从现代医学角度充分认识化橘红在 COVID-19 防治方面的作用及其机制，本课题组拟通过文献查阅，对化橘红及其主要化学成分在祛痰、抗急性肺损伤、抗炎、抗肺纤维化、镇咳、抗氧化、抗肝损伤和抗肾损伤等方面的药理作用进行分析，并采用分子对接法，将化橘红化学成分与 SARS-CoV-2 进入宿主细胞及自我复制相关的重要蛋白血管紧张素转化酶Ⅱ（ACE2）、3CL 水解酶（Mpro）、木瓜样蛋白酶（PLP）和树突状细胞特异性细胞间黏附分子-3 结合非整合素因子（DC-SIGN）进行虚拟对接，预测化橘红中化学成分抗 SARS-CoV-2 的活性，为化橘红防治 COVID-19 提供参考。

1　方法

1.1　文献收集与分析

根据文献报道，化橘红主要含有黄酮、香豆素、挥发油、多糖等成分。其中，黄酮类物质主要为柚皮苷、柚皮素、野漆树苷和新橙皮苷等[5]；香豆素类主要为香豆素和异欧前胡素、橙皮内酯水合物和异橙皮内酯等[5]；挥发油主要为柠檬烯和β-月桂烯等[6]。在《中国药典》中化橘红的“含量测定”项下所测成分为柚皮苷[4]。研究分别以“化橘红”“化州柚”“柚皮苷”“柚皮素”“野漆树苷”“新橙皮苷”“香豆素”“异欧前胡素”“橙皮内酯水合物”“异橙皮内酯”“柠檬烯”“β-月桂烯”等为中文关键词，检索中国知网（CNKI）和万方数据库；以英文关键词“*Exocarpium Citri Grandis*”“*Citrus grandis* ‘Tomentosa’”“*Citrus grandis*（L.）Osbeck”“naringin”“naringenin”“rhoifolin”“neohesperdin”“coumarin”“isoimperatorin”“meranzin hydrate”“isomeranzin”“cinene”和“β-myrcene”检索 Pubmed 数据库，详细阅读和分析其中收载的祛痰、抗急性肺损伤、抗炎、抗肺纤维化、镇咳、抗氧化、抗肝损伤和抗肾损伤等药理学文献。

1.2 分子对接

据文献报道[7]，SARS-CoV-2 是通过其表达的刺突糖蛋白（S 蛋白）与 ACE2 结合而进入宿主细胞，进而诱发疾病。最新的研究表明，SARS-CoV-2 的 S 蛋白与人体 ACE2 结合的亲和力要远高于 SARS-CoV 的 S 蛋白，这是其传染性强的主要原因[8]。DC-SIGN 是 C 型凝集素受体的主要成员之一，能够识别病毒糖蛋白的碳链结构，在病毒捕捉、锚定宿主细胞并在人体中大范围繁殖等方面起重要作用；且 DC-SIGN 表达在树突状细胞表面，能够协同 ACE2 受体以 pH 依赖方式将 SARS-CoV 内吞进细胞中，易化病毒进入宿主细胞[9]。SARS-CoV-2 属于 RNA 病毒，在复制过程中首先需要编码一个多聚前体蛋白，然后再水解产生功能蛋白，该水解过程主要由 Mpro 参与[10]，因此，SARS-CoV-2 的 Mpro 是治疗新冠肺炎的潜在靶点。PLP 是冠状病毒在复制过程中的重要蛋白酶之一[10]。鉴于此，本研究将化橘红中的化学成分与靶点 ACE2、Mpro、LPL 和 DC-SIGN 进行虚拟对接，预测其在抑制 SARS-CoV-2 病毒感染和复制方面的活性。

通过中药系统药理学平台（TCMSP，http://tcmspw. com/）检索和查阅文献，共得到化橘红成分 50 个（表 1）。从 PubChem（https://pubchem. ncbi. nlm. nih. gov）数据库中下载其化合物结构的 SDF 格式。在 Discovery Studio 2016 软件工具栏中的 Minimize Ligands 模块，点击 Full Minimization，批量施加 CHARMm 力场优化小分子结构。从 RCSD 蛋白质数据库（https://www. rcsb. org/）下载 ACE2（PDB ID：1R4L）、Mpro（PDB ID：6LU7）、LPL（PDB ID：4OVZ）和 DC-SIGN（PDB ID：6GHV）晶体结构，在 Discovery Studio 2016 软件中删去晶体结构的水分子，并通过 Prepare Protein 功能补全不完整残基、加氢以及分配相关电荷。ACE2、Mpro、PLP 和 DC-SIGN 蛋白晶体复合结构中的原配体分别为 XX5、N3、P85 和 EZ8，是相应靶蛋白的抑制剂，并与靶蛋白有很好的结合活性，选择各个靶点原配体抑制剂的结合位置作为对接活性口袋。采用 LibDock 模块将小分子和原配体对接到对应的蛋白结构活性口袋中，对接参数除 Conformation Method 设置为 BEST 以外，其他参数均选择默认参数，保留打分较高的对接结果，并以原配体的对接结果作为参照。

表 1　化橘红化学成分

序号	成分名称	Pubchem CID	成分归类
1	tangeretin	68077	黄酮
2	nobiletin	72344	黄酮
3	5，7，4′-trimethylapigenin	79730	黄酮
4	sinensetin	145659	黄酮
5	naringenin	439246	黄酮
6	naringin	442428	黄酮

续上表

序号	成分名称	Pubchem CID	成分归类
7	4′，5，7，8－tetramethoxyflavone	629964	黄酮
8	isosinensetin	632135	黄酮
9	didymin	1149877	黄酮
10	apigenin	5280443	黄酮
11	rhoifolin	5282150	黄酮
12	neohesperdin	24721685	黄酮
13	alysifolinone	42607889	黄酮
14	poncirin	45359875	黄酮
15	pealmitic acid	985	脂肪酸
16	neonanoic acid	8158	脂肪酸
17	methyl palmitate	8181	脂肪酸
18	myristic acid	11005	脂肪酸
19	pentadecylic acid	13849	脂肪酸
20	methyl linoleate	5284421	脂肪酸
21	cadinene	10657	倍半萜
22	(－)-γ-cadinene	92313	倍半萜
23	(－)-caryophyllene oxide	1742210	倍半萜
24	(*Z*)-caryophyllene	6429301	倍半萜
25	*L*-limonen	439250	单萜
26	(*R*)-linalool	443158	单萜
27	geraniol	637566	单萜
28	neral	643779	单萜
29	cinene	22311	单萜
30	isoimperatorin	12409	香豆素类
31	majudin	2355	香豆素类
32	skimmetin	5281426	香豆素类
33	coumarin	323	香豆素类
34	isomeranzin	473252	香豆素类
35	meranzin hydrate	5070783	香豆素类
36	sitogluside	5742590	甾体皂苷
37	β-sitosterol	222284	甾体皂苷
38	LYC	446925	烯烃
39	β-myrcene	31253	烯烃
40	stachydrine	448301	其他
41	putrescine	1045	其他
42	γ-hexenol	5284503	其他
43	furol	7362	其他
44	catechol	289	其他
45	nicotinic acid	938	其他
46	eugenol	3314	其他
47	nevoli oil	8635	其他
48	anethole	637563	其他
49	citral	638011	其他
50	elemicin	10248	其他

2 结果与分析

2.1 化橘红及其主要化学成分药理作用文献分析

2.1.1 祛痰作用 新冠肺炎患者尸体系统解剖大体观察报告结果显示，肺部切面可见大量黏稠的分泌物从肺泡内溢出，气管腔内见白色泡沫状黏液，右肺支气管腔内见胶冻状黏液附着[11]。可见，在新冠肺炎重症患者的肺部有黏蛋白的大量分泌。

清代光绪版《化州志》：“化州橘红治痰症如神。”有诸多现代药理学研究报道了化橘红及其化学成分的祛痰作用。Jiang 等[12]的研究表明，化橘红 70% 乙醇提取物能明显促进小鼠气道酚红排泌；本团队[13]的研究表明，化州柚黄酮提取物能促进小鼠气道酚红的排泌和增加大鼠玻管的排痰量。Chen 等[14]采用脂多糖（LPS）诱导小鼠和 Beagle 犬急性肺损伤模型，考察了柚皮苷的祛痰作用，结果表明，柚皮苷可以抑制气道杯状细胞的增生和黏蛋白 5AC（MUC5AC）的产生；进一步的机制研究表明，柚皮苷抑制黏蛋白的分泌可能与其抑制丝裂原蛋白活化激酶/激活蛋白-1（MAPKs/AP-1）和 IKKs/IκB/核因子 κB（NF-κB）信号通路有关[15]。Lin 等[16]的研究结果表明，柚皮素不仅能增加小鼠气道酚红的分泌量，还能提高气道纤毛的转运能力和抑制 LPS 诱导体外大鼠气管黏液的分泌。Yang 等[17]的研究表明，柚皮素可以通过调控表皮生长因子受体（EGFR）-磷脂酰肌醇 3-激酶（PI3K）-蛋白激酶 B（Akt）/细胞外信号调节蛋白激酶（ERK）/MAPK 信号通路，抑制人嗜中性细胞弹性蛋白酶诱导气道上皮细胞生成 MUC5AC。Shi 等[18]的细胞实验结果表明，柚皮素可以增加气道上皮细胞环磷酸腺苷（cAMP）的含量，进而提高囊性纤维化跨膜传导调节因子（CFTR）的表达，促进氯离子分泌，最终增加气道浆液的分泌。由此可见，化橘红及其主要化学成分柚皮苷和柚皮素既能抑制 MUC5AC 的分泌以降低痰液黏稠度，又能促进浆液的分泌以稀释痰液，还能促进气道纤毛运动，具有显著的祛痰作用。

2.1.2 抗急性肺损伤作用 急性肺损伤（ALI）/急性呼吸窘迫综合征（ARDS）是一种临床常见的危重症，严重威胁重症患者的生命，病死率极高。在新冠肺炎重型和危重型患者中，ALI/ARDS 是导致呼吸衰竭的重要原因之一。

Liu 等[19]采用 LPS 诱导急性肺损伤小鼠模型研究柚皮苷的作用，结果表明，口服给药柚皮苷能显著减轻肺水肿、肺组织结构损伤和中性粒细胞浸润，抑制肺组织中髓过氧化物酶（MPO）和诱导型一氧化氮合酶（iNOS）的活性及肿瘤坏死因子-α（TNF-α）的分泌。Chen 等[14,20]的研究表明，柚皮苷既能显著减轻 LPS 诱导急性肺损伤模型犬的肺水肿、肺组织结构损伤和炎性细胞浸润及 TNF-α 和白细胞介素-8（IL-8）的产生，又能显著减少百草枯诱导急性肺损伤模型小鼠的死亡，明显抑制小鼠肺部炎性细胞的浸润和 TNF-α、转化生长因子 β1（TGF-β1）的产生。Zhao 等[21]采用 LPS 诱导急性肺损伤小鼠模型研究了柚皮素的作用，结果表明，柚皮素口服给药可以提高模型小鼠生存率，改善肺组织病理学变化，减轻肺水肿和肺血管渗漏，减少中性粒细胞浸润以及降低血清和肺泡灌洗液中 TNF-α、白细胞介素－1β（IL－1β）、白细胞介素－6（IL－6）和巨噬细胞炎性蛋白 2（MIP－2）的水平，其作用机制可能与抑制 PI3K/AKT 信号通路有关。Fouad 等[22]采用 LPS 诱导急性肺损伤大鼠模型研究柚皮素的作用，结果表明，柚皮素能显著抑制肺部中性粒细胞募集和 TNF-α、IL－6 的生成，减轻肺部组织损伤、肺泡壁增厚、间质水肿。可见，化橘红的主要化学成分柚皮苷和柚皮素对 LPS 所致的急性肺损伤具有显著抑制作用。

2.1.3　抗炎作用　炎症风暴（细胞因子风暴）是由感染、药物或某些疾病引起的细胞因子与免疫细胞间的正反馈循环而产生的过度免疫反应。在新冠肺炎由轻症向重症和危重症转变的过程中，炎症风暴发挥了重要作用，重症监护患者的血浆中存在更高水平的白细胞介素－2（IL－2）、白细胞介素－7（IL－7）、白细胞介素－10（IL－10）、粒细胞-巨噬细胞集落刺激因子（GM-CSF）、干扰素诱导蛋白－10（IP－10）、单核细胞趋化蛋白－1（MCP－1）、巨噬细胞炎性蛋白 1α（MIP－1α）、IL－6 和 TNF-α[23]。

有关化橘红及其化学成分的抗炎作用，有诸多文献报道。有研究表明，化橘红 70% 乙醇提取物[12]和化州橘红多糖[24]均能抑制二甲苯所致小鼠耳廓肿胀，具有明显抗炎作用。化橘红多糖对慢性咽炎患者和实验性慢性咽炎模型兔的炎症反应均具有显著抗炎作用[25]。化橘红总黄酮能通过调控 MAPK 和 NF-κB 信号通路抑制 LPS 诱导 RAW264.7 细胞产生 TNF-α、IL－1β 和 IL－6[26]。谢仁峰等[27]采用二甲苯致急性耳肿胀和腹腔毛细血管通透性实验模型观察柚皮苷的抗炎作用，结果显示，柚皮苷有显著的抗炎作用，其机制可能与抑制了炎性组织前列腺素 E2（PGE2）的合成或释放有关。Kanno 等[28]的研究表明，柚皮苷能显著减少 LPS 诱导的内毒素休克小鼠的死亡，能显著降低 LPS 诱导 RAW264.7 细胞的 iNOS、TNF-α、环氧化酶 2（COX-2）和 IL-6 的 mRNA 表达。Kawaguchi 等[29]的研究表明，柚皮苷对沙门氏菌感染的内毒素休克模型小鼠具有显著保护作用，能降低小鼠死亡率，抑制 TNF-α 的产生。Gil 等[30]的研究表明，柚皮苷能显著抑制盲肠结扎穿孔术诱导的脓毒症小鼠肺部炎症及 LPS 诱导 RAW 264.7 细胞产生 TNF-α 和高迁移率族蛋白 B1（HMGB1）。Liu 等[31]的研究结果表明，柚皮苷能抑制 LPS 诱导 RAW 264.7 细胞释放 IL－8、MCP－1 和 MIP－1α，其机制可能与抑制 NF-κB 和 MAPK 信号通路的激活有关。另有研究表明，柚皮苷能显著抑制慢性烟熏诱导的大鼠[32]和豚鼠[33]呼吸系统慢性炎症。吴文伟等[34]发现柚皮素能显著降低金黄色葡萄球菌肺炎模型小鼠的肺组织 IL－6、IL－1β 和 TNF-α 水平。Jin 等[35]的研究结果表明，柚皮素能抑制 LPS 诱导 RAW 264.7 细胞和 T 细胞释放 TNF-α 和 IL－6，其机制与调控细胞溶酶体功能以促进细胞因子在胞内的降解有关。Liu 等[36]则发现柚皮素可以通过转录激活因子 3（ATF3）-信号传导转录激活因子 3（STAT3）依赖负调控 LPS/Toll 样受体 4（TLR4）信号通路，以保护内毒素血症小鼠及抑制 LPS 诱导 RAW 264.7 细胞产生 TNF-α、IL-6、TLR4、iNOS、COX2 和 NADPH 氧化酶 2（NOX2）等。Yu 等[37]采用 LPS 诱导支气管上皮细胞炎症损伤的体外模型，研究了柚皮素的抗炎作用，结果表明，柚皮素可通过抑制 MAPK 和 NF-κB 信号通路减少 TNF-α 和 IL-6 的产生。另有研究表明，柚皮素对 LPS 诱导小胶质细胞[38]、心肌细胞[39]、神经细胞[40]的炎症反应具有抑制作用。此外，宋小欣等[41]的研究显示，野漆树苷可以抑制 LPS 所致的 RAW 264.7 细胞炎症反应，减少一氧化氮（NO）分泌，抑制 TNF-α、IL-1β 和 IL-6 的 mRNA 表达，抑制 c-Jun 氨基末端激酶（JNK）/应激活化蛋白激酶（SAPK）及 ERK 信号通路，这可能是其抗炎作用机制之一；de Souza 等[42]的研究表明，柠檬烯能抑制乙醇诱导的胃溃疡大鼠胃组织中 TNF-α、IL-6 和 IL-1β 水平的升高，减少胃溃疡面积。综上所述，化橘红及其多个化学成分均具有抗炎作用。

2.1.4 镇咳作用 咳嗽是新冠肺炎发病时的主要症状之一。在临床上，化橘红可以用于寒咳和湿咳。现代药理学研究表明，化橘红及其多种化学成分对实验性咳嗽动物模型具有显著镇咳作用。Jiang 等[12]的研究表明，化橘红 70% 乙醇提取物对氨水诱导的小鼠咳嗽具有显著抑制作用；本团队的多项研究表明，化州柚黄酮提取物[43]和柚皮苷[44]均能显著抑制辣椒素所致的豚鼠咳嗽，且其止咳方式不是中枢性镇咳；柚皮素对氨水所致小鼠咳嗽也具有抑制作用[45]。此外，也有研究表明，Meliditin 对枸橼酸所致豚鼠咳嗽具有抑制作用[46]。

2.1.5 抗肺纤维化作用 肺纤维化是一种以肺泡上皮细胞损伤和异常增殖、细胞外基质沉积及成纤维细胞增殖和活化为病理特征的肺部疾病，由于其可导致肺部结构的破坏和呼吸功能的丧失，因此，肺纤维化预后差。严重的呼吸道病毒性肺炎（如 SARS、新冠肺炎）有较高的可能性发生肺纤维化。郭兆娟等[47]采用博莱霉素气管滴入法建立肺纤维化大鼠模型，考察化橘红水煎液的作用，结果表明，化橘红水煎液能通过抑制肺纤维化大鼠碱性成纤维细胞生长因子（bFGF）表达和促进血小板第 4 因子（PF4）表达而抑制血管新生，进而抑制特发性肺纤维化的进程。Turgut 等[48]同样采用博莱霉素所致的肺纤维化大鼠模型，考察柚皮苷口服给药的作用，结果表明，柚皮苷能显著降低肺纤维化大鼠肺部 TNF-α、IL-1β、羟脯氨酸（HYP）和丙二醛（MDA）的水平，增加谷胱甘肽过氧化物酶（GSH-Px）和超氧化物歧化酶（SOD）活性，减轻肺组织炎性细胞浸润、胶原沉积和病理损伤程度，发挥抗肺纤维化作用。Chen 等[20]的研究表明，柚皮苷能显著降低百草枯诱导的肺纤维化模型小鼠肺组织中 TNF-α、TGF-β1、基质金属蛋白酶（MMP-9）、组织金属蛋白酶抑制因子-1（TIMP-1）、HYP 和 MDA 的含量，并显著提高抗氧化酶 SOD、GSH-Px 和血红素加氧酶 1（HO-1）的活性，提示柚皮苷对百草枯诱导的小鼠肺纤维化具有抑制作用。

2.1.6 抗氧化作用 氧化应激反应在多种肺炎的发生、发展中起着重要作用。大多数病毒感染会引发细胞氧化应激的产生。大剂量维生素 C 治疗新冠肺炎临床试验已在美国临床试验网站上登记[49]。化橘红及其化学成分的抗氧化作用有诸多报道。化橘红多糖具有体外清除 1，1－二苯基苦基苯肼（DPPH）自由基、羟基自由基、超氧阴离子自由基的能力[50]和提高环磷酰胺所致免疫损伤小鼠脾脏中 SOD 和谷胱甘肽（GSH）的活力及降低血清中 MDA 含量的作用[51]。Zhu 等[52]的研究表明，化橘红总黄酮能显著抑制 PM2.5 所致的小鼠肺部 MDA 和 NO 含量增加、GSH-Px 活性及 GSH/氧化型谷胱甘肽（GSSG）降低，具有抗氧化损伤的作用。有体外实验研究表明，柚皮苷具有显著的羟基自由基、超氧阴离子自由基和 DPPH 清除活性[53－54]。而柚皮素的显著抗氧化活性被认为是其发挥防治心血管疾病、糖尿病、神经退行性疾病、呼吸系统疾病、癌症、肾病的重要机制之一[55]。此外，Bacanlı 等[56]采用 TEAC 法研究了柠檬烯的作用，结果表明，浓度范围为 2～2000 μmol/L 的柠檬烯具有显著体外抗氧化活性。

2.1.7 其他 在临床上，有大量 COVID－19 患者会表现呼吸系统症状外的其他脏器受损的现象。汪姝惠等[57]对 333 例的病历资料进行回顾性分析，结果表明，39.6%（132/333）的 COVID－19 患者出现肝损伤；Huang 等[23]的文章表明，部分 COVID－19 感染者存在急性心肌损伤和肾损害。有大量研究显示，柚皮苷可以通过抑制氧化应激、阻止肝星状细胞的转分化、抑制 MAPK、TLR 和 TGF-β 信号通路等发挥保护肝脏的作用[58]，包括抑制药物和化学毒素所致的肝毒性[59]。另有动物实验研究表明，柚皮苷对甘油诱发的急性大鼠肾衰竭[60]、次氮基三乙酸铁所致的大鼠氧化性肾损伤[61]、败血症诱导的大鼠急性肾损伤[62]均具有保护作用；柚皮素对阿霉素诱导的大鼠肾组织毒性[63]、糖尿病肾病大鼠肾损害[64]、四氯化碳诱导的小鼠急性肾毒性[65]都有显著的抑制作用。此外，有文献报道，柚皮苷对阿霉素诱导的大鼠急性心脏毒性[66]、脂多糖诱导的小鼠心肌损伤[67]、异丙肾上腺素诱发的大鼠心肌梗塞均具有抑制作用[68]；柚皮素对心肌缺血再灌注诱导的大鼠心肌损伤[69]和阿霉素诱导的大鼠心脏毒性[70]也有抑制作用。可见，化橘红中的主要黄酮类化合物柚皮苷、柚皮素对心肌、肝、肾损害具有保护作用。

2.2 分子对接结果分析

化橘红成分与各靶点对接打分前 10 位的结果见表 2。化橘红中的成分与 ACE2 的对接结果表明，新橙皮苷（neohesperdin）、柚皮苷（naringin）和枸橘苷（poncirin）的打分最高，且均高于原配体（XX5）的打分；与 Mpro 的对接结果表明，野漆树苷（rhoifolin）、枸橘苷和新橙皮苷的打分最高；与 PLP 的对接结果表明，柚皮苷、野漆树苷和枸橘苷的打分最高；与 DC-SIGN 的对接结果表明，枸橘苷、柚皮苷和新橙皮苷的打分最高。部分代表性活性成分与靶蛋白的相互作用见图 1、图 2。对各成分与各靶点对接结果进行聚类分析的结果显示，柚皮苷、新橙皮苷、野漆树苷、枸橘苷和西托糖苷（sitogluside）与 ACE2、MPro、PLP 和 DC-SIGN 均具有较强的结合力，是最主要的 5 个活性成分（图 3），提示其具有抑制 SARS-CoV-2 病毒感染宿主细胞和自我复制的潜在活性。

表 2　成分与各靶点对接打分前 10 位的结果

成分	ACE2	成分	Mpro	成分	PLP	成分	DC-SIGN
XX5	140. 1	N3	206. 8	P8592	175. 1	EZ8	172. 4
neohesperdin	180. 9	rhoifolin	198. 8	naringin	179. 2	poncirin	168. 5
naringin	177. 9	poncirin	179. 6	rhoifolin	170. 2	naringin	166. 1
poncirin	175. 8	neohesperdin	178. 4	poncirin	165. 3	neohesperdin	159. 7
rhoifolin	174. 3	naringin	173. 8	neohesperdin	165. 0	sitogluside	158. 7
sitogluside	167. 6	sitogluside	145. 6	sitogluside	145. 7	rhoifolin	151. 2
β-sitosterol	133. 5	β-sitosterol	133. 4	β-sitosterol	140. 4	methyllinoleate	118. 8
sinensetin	119. 3	alysifolinone	126. 9	methyllinoleate	131. 6	pcalmiticacid	114. 0
isosinensetin	118. 7	methyllinoleate	123. 4	didymin	129. 4	5, 7, 4′-trimethylapigenin	110. 5
alysifolinone	116. 9	5, 7, 4′-trimethylapigenin	122. 8	meranzinhydrate	128. 8	alysifolinone	107. 1
methyllinoleate	114. 6	4′, 5, 7, 8-tetramethoxyflavone	122. 8	palmiticacid	124. 6	myristicacid	105. 7

注：XX5-*N*-[(1s)-1-carboxy-3-methylbutyl]-3-(3,5-dichlorobenzyl)-l-histidine，N3-benzyl(*E*,4*S*)-4-[[(2*S*)-4-methyl -2-[[(2*S*)-3-methyl-2-[[(2*S*)-2-[(5- methyl-1,2-oxazole-3-carbonyl) amino] propanoyl] amino] butanoyl] amino] pentanoyl] amino]-5-[(3*S*)-2-oxopyrrolidin-3-yl] pent-2-enoate P85-*N*-[(4-fluorophenyl) methyl]-1-[(1γ)-1-naphthalen-1-ylethyl] piperidine-4-carboxamide，EZ8-(1*S*,2*S*,4*S*,5*S*)-4-[(2*S*,3*S*,4*R*,5*S*,6*R*)-3-[4-(aminomethyl) triazol-1-yl]-4,5-dihydroxy-6-(hydroxymethyl) oxan-2-yl] oxy-5-(2-chloroethoxy)-1-*N*,2-*N*-bis [[4-(hydroxymethyl) phenyl] methyl] cyclohexane-1,2-dicarboxamide。

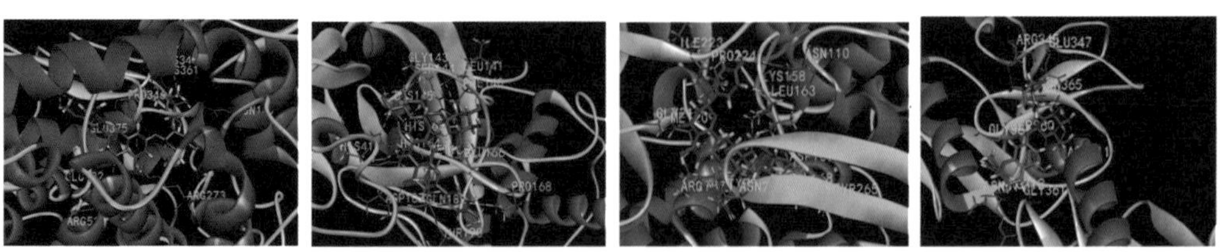

新橙皮苷-ACE2　　野漆树苷-Mpro　　柚皮苷-PLP　　枸橘苷-DC-SIGN

图 1　代表性活性成分与 ACE2、MPro、PLP 和 DC-SIGN 分子相互作用三维图

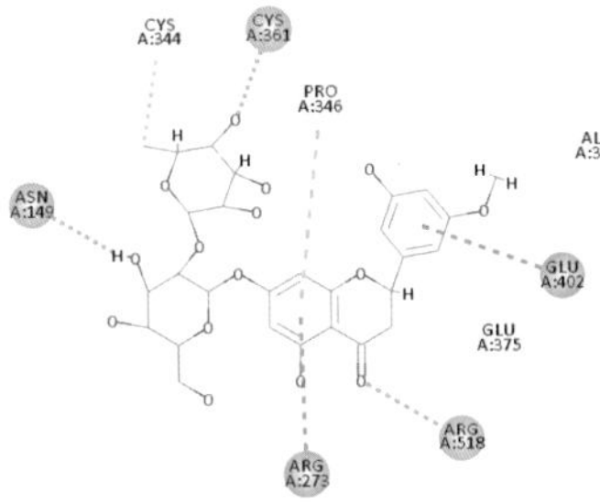

新橙皮苷-ACE2

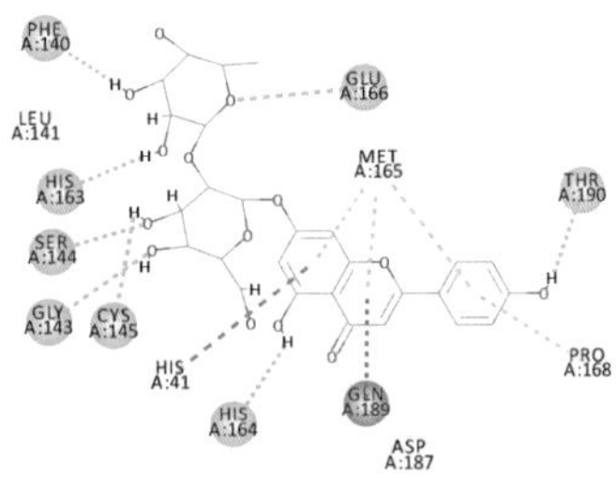

野漆树苷-Mpro

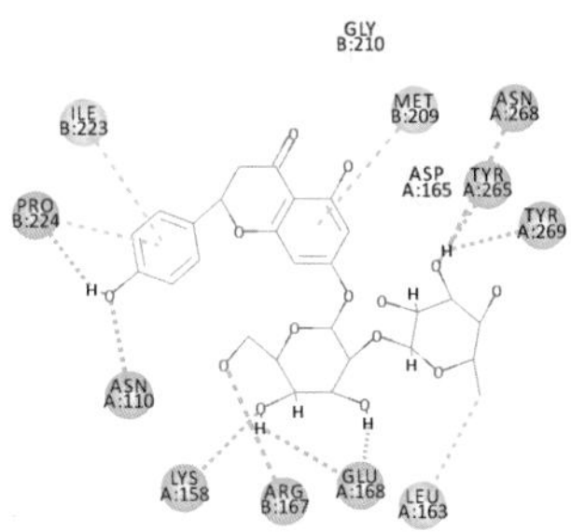

柚皮苷-PLP

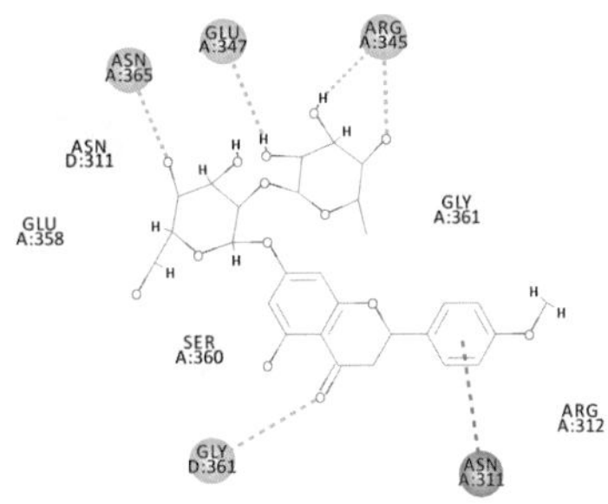

枸橘苷-DC-SIGN

图 2　代表性活性成分与 ACE2、MPro、PLP 和 DC-SIGN 分子相互作用二维图

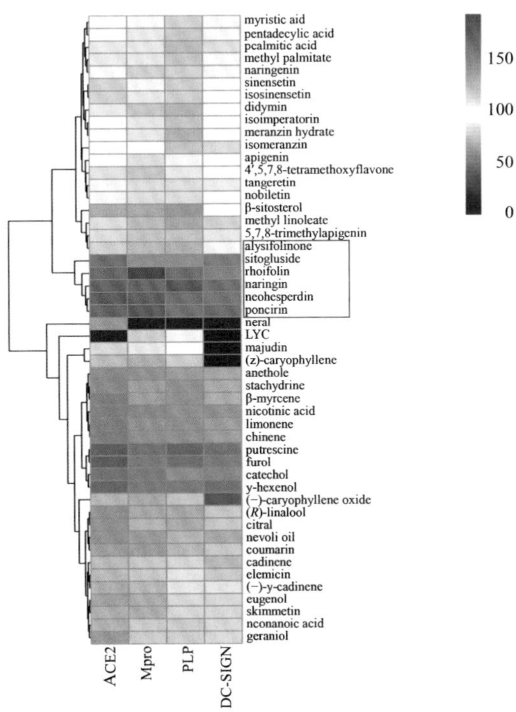

图 3　化橘红成分与各靶点对接结果聚类分析

3 讨论

SARS-CoV－2 在全球的广泛传播和 COVID－19 的爆发，严重威胁着人类的健康。目前，全世界尚无特效的治疗药物。从《新型冠状病毒感染的肺炎诊疗方案（试行第七版）》可以看出，COVID－19 的病理改变主要在肺部，但也累及多个器官；主要症状有发热、干咳、乏力，严重者可快速发展为急性呼吸窘迫综合征、脓毒症休克及多器官功能衰竭。

通过对化橘红及其主要化学成分的药理作用文献进行查阅和分析，发现化橘红及其主要化学成分，尤其是柚皮苷、柚皮素，具有祛痰、抗急性肺损伤、抗炎等多方面药理活性。在祛痰方面，《本草从新》记载：“化州陈皮消痰甚灵。”现代药理学研究显示，化橘红中的柚皮苷、柚皮素能显著抑制气道 MUC5AC 的生成，并能促进浆液分泌，提示其对 COVID－19 患者肺部黏稠痰液的形成可能具有抑制作用。有研究显示，IL－6 水平在重症患者中较高，COVID－19 循环中的 IL－6 可以独立预测 COVID－19 的病程进程和预后[71]。目前，已有临床试验（ChiCTR2000029765）正在开展评估 IL－6 受体阻断剂托珠单抗在 COVID－19 中的有效性和安全性[72]。《新型冠状病毒感染的肺炎诊疗方案（试行第七版）》中对于重型患者且实验室检测 IL－6 水平升高者，推荐试用托珠单抗治疗。多个细胞和动物模型的研究表明，化橘红及其主要化学成分能显著抑制 IL－6、TNF-α、IL－1β 的产生，对肺部炎症及炎症风暴的控制可能具有积极的辅助防治作用。此外，化橘红及其主要化学成分还具有抑制心肌损伤、肝肾损害、肺纤维化、氧化应激等活性。这提示化橘红在新冠肺炎的防治中，可以发挥积极的作用。

ACE2、MPro、PLP 和 DC-SIGN 是 SARS-CoV－2 感染宿主细胞或自我复制的关键蛋白，被认为是抗 SARS-CoV－2 药物筛选的重要靶点。本研究表明，化橘红中柚皮苷、新橙皮苷、野漆树苷、枸橘苷和西托糖苷与这些潜在的靶点蛋白有较强的结合力，在抑制 SARS-CoV－2 感染宿主细胞或自我复制方面可能具有潜在活性。有研究表明[73]，柚皮素能通过干扰病毒的复制或病毒颗粒的组装来抑制齐卡病毒感染 A549 细胞和原代人单核细胞来源的树突状细胞。Frabasile 等[74]的研究表明，柚皮素能抑制登革热病毒在 Huh7.5 细胞和原代人单核细胞中的复制。

综上所述，基于文献分析和分子对接研究，我们认为化橘红有可能通过其祛痰、抗急性肺损伤、抗炎、抗肺纤维化、镇咳、抗氧化、抗肝损伤、抗肾损伤和抗 SARS-CoV－2 等多种药理活性发挥防治 COVID－19 的作用。本研究为开展化橘红抗 COVID－19 的进一步药效和临床疗效试验研究以及相关新药的研发提供了科学依据。

参考文献

[1] 中华预防医学会新型冠状病毒肺炎防控专家组. 新型冠状病毒肺炎流行病学特征的最新认识［J］. 中华流行病学杂志，2020，41（2）：139－144.

[2] 苗青，丛晓东，王冰，等. 新型冠状病毒感染的肺炎的中医认识与思考［J］. 中医杂志，2020（4）：286－288.

[3] 仝小林，李修洋，赵林华，等. 从“寒湿疫”角度探讨新型冠状病毒肺炎的中医药防治策略［J］. 中医杂志，2020，61（6）：465－470.

[4] 国家药典委员会·中华人民共和国药典［S］. 一部. 2015.

[5] LI P L，LIU M H，HU J H，et al. Systematic chemical profiling of *Citrus grandis* ‘Tomentosa’ by ultra-fast liquid chromatography/diode-array detector/quadrupole time-of-flight tandem mass spectrometry［J］. J Pharm Biomed Anal，2014，90：167－179.

[6] 王晓峰，陈德斌，刘美，等. 利用 GC-MS 法测定不同产地化橘红的挥发油成分［J］. 大众科技，2019，21（10）：32－34.

[7] XU X T，CHEN P，WANG J F，et al. Evolution of the novel coronavirus from the ongoing Wuhan outbreak and modeling of its spike protein for risk of human transmission［J］. Sci China Life Sci，2020，63（3）：457－460.

[8] WRAPP D，WANG N，CORBETT K S，et al. Cryo-EM structure of the 2019－nCoV spike in the prefusion conformation［J］. Science，2020，367（6483）：1260－1263.

[9] CAI G S，CUI X，ZHU X，et al. A hint on the COVID-19 risk：population disparities in gene expression of three receptors of SARS-CoV［J］. Preprints，2020，doi：10.20944/preprints202002.0408.v1.

[10] CHEN Y W，YIU C B，WONG K Y. Prediction of the SARS-CoV-2（2019-nCoV）3C-like protease（3CL pro）structure：virtual screening reveals velpatasvir，ledipasvir，and other drug repurposing candidates［J］. F1000Res，2020，9：129－135.

[11] 刘茜，王荣帅，屈国强，等. 新型冠状病毒肺炎死亡尸体系统解剖大体观察报告［J］. 法医学杂志，2020，36（1）：19－21.

[12] JIANG K，SONG Q，WANG L，et al. Antitussive，expectorant and anti-inflammatory activities of different extracts from *Exocarpium Citri grandis*［J］. J Ethnopharmacol，2014，156：97－101.

[13] 李沛波，马燕，王永刚，等. 化州柚提取物止咳化痰平喘作用的实验研究［J］. 中国中药杂志，2006，31（16）：1350－1352.

[14] CHEN Y，WU H，NIE Y C，et al. Mucoactive effects of naringin in

lipopolysaccharide-induced acute lung injury mice and beagle dogs [J]. Environ Toxicol Pharmacol, 2014, 38 (1): 279 - 287.

[15] NIE Y C, WU H, LI P B, et al. Naringin attenuates EGF-induced MUC5AC secretion in A549 cells by suppressing the cooperative activities of MAPKs-AP-1 and IKKs-IκB-NF-κB signaling pathways [J]. Eur J Pharmacol, 2012, 690: 207 - 213.

[16] LIN B Q, LI P B, WANG Y G, et al. The expectorant activity of naringenin [J]. Pulm Pharmacol Ther, 2008, 21 (2): 259 - 263.

[17] YANG J, LI Q, ZHOU X D, et al. Naringenin attenuates mucous hypersecretion by modulating reactive oxygen species production and inhibiting NF-κB activity via EGFR-PI3K-Akt/ERK MAPKinase signaling in human airway epithelial cells [J]. Mol Cell Biochem, 2011, 351: 29 - 40.

[18] SHI R, XIAO Z T, ZHENG Y J, et al. Naringenin regulates CFTR activation and expression in airway epithelial cells [J]. Cell Physiol Biochem, 2017, 44 (3): 1146 - 1160.

[19] LIU Y, WU H, NIE Y C, et al. Naringin attenuates acute lung injury in LPS-treated mice by inhibiting NF-κB pathway [J]. Int Immunopharmacol, 2011, 11 (10): 1606 - 1612.

[20] CHEN Y, NIE Y C, LUO Y L, et al. Protective effects of naringin against paraquat-induced acute lung injury and pulmonary fibrosis in mice [J]. Food Chem Toxicol, 2013, 58: 133 - 140.

[21] ZHAO M H, LI C, SHEN F J, et al. Naringenin ameliorates LPS-induced acute lung injury through its anti-oxidative and anti-inflammatory activity and by inhibition of the PI3K/AKT pathway [J]. Exp Ther Med, 2017, 14 (3): 2228 - 2234.

[22] FOUAD A A, ALBUALI W H, Jresat I. Protective effect of naringenin against lipopolysaccharide-induced acute lung injury in rats [J]. Pharmacology, 2016, 97 (5/6): 224 - 232.

[23] HUANG C, WANG Y, WANG X, et al. Clinical features of patients infected with 2019 novel coronavirus in Wuhan, China [J]. Lancet, 2020, 395 (10223): 497 - 506.

[24] 侯秀娟，沈勇根，徐明生，等. 化州橘红多糖对小鼠消炎、止咳及化痰功效的影响研究 [J]. 现代食品科技，2013，29 (6): 1227 - 1229.

[25] CHEN L Y, LAI Y F, DONG L, et al. Polysaccharides from *Citrus grandis* L. Osbeck suppress inflammation and relieve chronic pharyngitis [J]. Microb Pathog, 2017, 113: 365 - 371.

[26] PENG Y, HU M, LU Q, et al. Flavonoids derived from *Exocarpium Citri grandis*

inhibit LPS-induced inflammatory response via suppressing MAPK and NF-κB signalling pathways [J]. Food Agr Immunol, 2019, 30 (1): 564-580.

[27] 谢仁峰，文双娥，李洋，等. 柚皮苷抗炎镇痛作用的实验研究 [J]. 湖南师范大学学报（医学版），2011，8（4）：5-8.

[28] KANNO S, SHOUJI A, TOMIZAWA A, et al. Inhibitory effect of naringin on lipopolysaccharide (LPS)-induced endotoxin shock in mice and nitric oxide production in RAW 264.7 macrophages [J]. Life Sci, 2006, 78 (7): 673-681.

[29] KAWAGUCHI K, KIKUCHI S, HASUNUMA R, et al. Suppression of infection-induced endotoxin shock in mice by a citrus flavanone naringin [J]. Planta Med, 2004, 70 (1): 17-22.

[30] GIL M, KIM Y K, HONG S B, et al. Naringin decreases TNF-α and HMGB1 release from LPS-stimulated macrophages and improves survival in a CLP-induced sepsis mice [J]. PLoS One, 2016, 11 (10): e0164186.

[31] LIU Y, SU W W, WANG S, et al. Naringin inhibits chemokine production in a macrophage cell line RAW264. 7 through NF-kappaB-dependent mechanism [J]. Mol Med Rep, 2012, 6: 1343-1350.

[32] NIE Y C, WU H, LI P B, et al. Anti-inflammatory effects of naringin in chronic pulmonary neutrophilic inflammation in cigarette smoke-exposed rats [J]. J Med Food, 2012, 15 (10): 894-900.

[33] LUO Y L, ZHANG C C, LI P B, et al. Naringin attenuates enhanced cough, airway hyperresponsiveness and airway inflammation in a guinea pig model of chronic bronchitis induced by cigarette smoke [J]. Int Immunopharmacol, 2012, 13 (3): 301-307.

[34] 吴文伟，郑世翔，翁钦永，等. 柚皮素缓解小鼠金黄色葡萄球菌肺炎的损伤作用及其机制 [J]. 中国老年学杂志，2015，35（14）：3849-3850.

[35] JIN L T, ZENG W F, ZHANG F Y, et al. Naringenin ameliorates acute inflammation by regulating intracellular cytokine degradation [J]. J Immunol, 2017, 199 (10): 3466-3477.

[36] LIU X, WANG N, FAN S J, et al. The citrus flavonoid naringenin confers protection in a murine endotoxaemia model through AMPK-ATF3-dependent negative regulation of the TLR4 signalling pathway [J]. Sci Rep, 2016, 6: 39735.

[37] YU D H, MA C H, YUE Z Q, et al. Protective effect of naringenin against lipopolysaccharide-induced injury in normal human bronchial epithelium via suppression of MAPK signaling [J]. Inflammation, 2015, 38 (1): 195-204.

[38] ZHANG B, WEI Y Z, WANG G Q, et al. Targeting MAPK pathways by naringenin modulates microglia M1/M2 polarization in lipopolysaccharide-stimulated

cultures [J]. Front Cell Neurosci, 2019, 12: 531 – 539.

[39] SUN L J, QIAO W, XIAO Y J, et al. Naringin mitigates myocardial strain and the inflammatory response in sepsis-induced myocardial dysfunction through regulation of PI3K/AKT/NF-κB pathway [J]. Int Immunopharmacol, 2019, 75: 105782.

[40] WANG H, XU Y S, WANG M L, et al. Protective effect of naringin against the LPS-induced apoptosis of PC12 cells: implications for the treatment of neurodegenerative disorders [J]. Int J Mol Med, 2017, 39 (4): 819 – 830.

[41] 宋小欣，韩 凌，李宇邦，等. 野漆树苷对 LPS 诱导的 RAW264.7 细胞的抗炎作用及机制探究 [J]. 河南师范大学学报（自然科学版），2018，46（2）：84 – 88.

[42] DE SOUZA M C, VIEIRA A J, BESERRA F P, et al. Gastroprotective effect of limonene in rats: influence on oxidative stress, inflammation and gene expression [J]. Phytomedicine, 2019, 53: 37 – 42.

[43] 李沛波，苏畅，毕福均，等. 化州柚提取物止咳作用及其机制的研究 [J]. 中草药，2008，39（2）：247 – 250.

[44] GAO S, LI P B, YANG H L, et al. Antitussive effect of naringin on experimentally induced cough in Guinea pigs [J]. Planta Med, 2011, 77 (1): 16 – 21.

[45] 陈欲云，马清萍，王涛，等. 柚皮素止咳化痰平喘作用的研究 [J]. 食品工业科技，2014，35（19）：355 – 358.

[46] ZOU W, WANG Y G, LIU H B, et al. Melitidin: a flavanone glycoside from *Citrus grandis* 'Tomentosa' [J]. Nat Prod Commun, 2013, 8 (4): 457 – 458.

[47] 郭兆娟，孔李婷，袁一平，等. 化橘红对特发性肺纤维化大鼠血管新生的影响 [J]. 中华中医药杂志，2018，33（10）：497 – 500.

[48] TURGUT N H, KARA H, ELAGOZ S, et al. The protective effect of naringin against bleomycin – induced pulmonary fibrosis in Wistar rats [J]. Pulm Med, 2016, 2016: 7601393.

[49] 姚乐辉. 化橘红多糖抗氧化能力及抗疲劳作用的研究 [J]. 粮食与油脂，2019，32（4）：95 – 100.

[50] 吕安雯，张雅男，舒尊鹏，等. 化橘红多糖对环磷酰胺所致免疫损伤小鼠脾脏抗氧化能力的影响 [J]. 化学工程师，2018，32（12）：79 – 81.

[51] ZHU Z T, WU H, SU W W, et al. Effects of total flavonoids from *Exocarpium Citri grandis* on air pollution particle-induced pulmonary inflammation and oxidative stress in mice [J]. J Food Sci, 2019, 84 (12): 3843 – 3849.

[52] EL-DESOKY A H, ABDEL-RAHMAN R F, AHMED O K, et al. Anti-inflammatory and antioxidant activities of naringin isolated from *Carissa carandas* L.: *in vitro* and *in vivo* evidence [J]. Phytomedicine, 2018, 42: 126 – 134.

[53] CAVIA-SAIZ M, BUSTO M D, PILAR-IZQUIERDO M C, et al. Antioxidant properties, radical scavenging activity and biomolecule protection capacity of flavonoid naringenin and its glycoside naringin: a comparative study [J]. J Sci Food Agric, 2010, 90 (7): 1238－1244.
[54] ZAIDUN N H, THENT Z C, LATIFF A A. Combating oxidative stress disorders with citrus flavonoid: naringenin [J]. Life Sci, 2018, 208: 111－122.
[55] BACANLı M, BAARAN A A, BAARAN N. The antioxidant and antigenotoxic properties of citrus phenolics limonene and naringin [J]. Food Chem Toxicol, 2015, 81: 160－170.
[56] 汪姝惠，韩平，肖芳，等. 新型冠状病毒肺炎住院患者333例的肝损伤表现[J]. 中华消化杂志，2020，40（3）：157－161.
[57] HERNáNDEZ-AQUINO E, MURIEL P. Beneficial effects of naringenin in liver diseases: Molecular mechanisms [J]. World J Gastroentero, 2018, 24 (16): 1679－1707.
[58] SHIRANI K, YOUSEFSANI B S, SHIRANI M, et al. Protective effects of naringin against drugs and chemical toxins induced hepatotoxicity: a review [J]. Phytother Res, 2020, doi: 10.1002/ptr.6641.
[59] SINGH D, CHANDER V, CHOPRA K. Protective effect of naringin, a bioflavonoid on glycerol-induced acute renal failure in rat kidney [J]. Toxicology, 2004, 201 (1/3): 143－151.
[60] SINGH D, CHANDER V, CHOPRA K. Protective effect of naringin, a bioflavonoid on ferric nitrilotriacetate-induced oxidative renal damage in rat kidney [J]. Toxicology, 2004, 201 (1/3): 1－8.
[61] MU L, HU G X, LIU J, et al. Protective effects of naringenin in a rat model of sepsis-triggered acute kidney injury via activation of antioxidant enzymes and reduction in urinary angiotensinogen [J]. Med Sci Monit, 2019, 25: 5986－5991.
[62] KHAN T H, GANAIE M A, ALHARTHY K M, et al. Naringenin prevents doxorubicin-induced toxicity in kidney tissues by regulating the oxidative and inflammatory insult in Wistar rats [J]. Arch Physiol Biochem, 2018, doi: 10.1080/13813455.2018.1529799.
[63] YAN N, WEN L, PENG R, et al. Naringenin ameliorated kidney injury through Let-7a/TGFBR1 Signaling in diabetic nephropathy [J]. J Diabetes Res, 2016, 2016: 8738760.
[64] HERMENEAN A, ARDELEAN A, STAN M, et al. Protective effects of naringenin on carbon tetrachloride-induced acute nephrotoxicity in mouse kidney [J]. Chem

Biol Interact, 2013, 205 (2): 138 – 147.

[65] KWATRA M, KUMAR V, JANGRA A, et al. Ameliorative effect of naringin against doxorubicin-induced acute cardiac toxicity in rats [J]. Pharm Biol, 2016, 54 (4): 637 – 647.

[66] XIANCHU L, LAN P Z, QIUFANG L, et al. Naringin protects against lipopolysaccharide-induced cardiac injury in mice [J]. Environ Toxicol Phar, 2016, 48: 1 – 6.

[67] RAJADURAI M, STANELY M P P. Preventive effect of naringin on cardiac markers, electrocardiographic patterns and lysosomal hydrolases in normal and isoproterenol induced myocardial infarction in wistar rats [J]. Toxicology, 2007, 230 (2/3): 178 – 188.

[68] YU L M, DONG X, XUE X D, et al. Naringenin improves mitochondrial function and reduces cardiac damage following ischemia-reperfusion injury: the role of the AMPK-SIRT3 signaling pathway [J]. Food funct, 2019, 10 (5): 2752 – 2765.

[69] ARAFA H M, ABD-ELLAH M F, HAFEZ H F. Abatement by naringenin of doxorubicin-induced cardiac toxicity in rats [J]. J Egypt Natl Canc Inst, 2005, 17 (4): 291 – 300.

[70] CHEN X, ZHAO B, QU Y, et al. Detectable serum SARS-CoV-2 viral load (RNAaemia) is closely correlated with drastically elevated interleukin 6 (IL – 6) level in critically ill COVID – 19 patients [J]. Clin Infect Dis, 2020, doi: 10.1093/cid/ciaa449.

[71] 托珠单抗在新型冠状病毒肺炎（COVID – 19）中的有效性及安全性的多中心、随机对照 [EB/OL]. 临床研究, http://www.chictr.org.cn/showproj.aspx?proj = 49409.

[72] CATANEO A H D, KUCZERA D, KOISHI A C, et al. The citrus flavonoid naringenin impairs the *in vitro* infection of human cells by Zika virus [J]. Sci Rep, 2019, 9: 16348.

[73] FRABASILE S, KOISHI A C, KUCZERA D, et al. The citrus flavanone naringenin impairs dengue virus replication in human cells [J]. Sci Rep, 2017, 7: 41864.

[作者：李沛波、谌攀、吴灏、王永刚、饶鸿宇、苏薇薇，原文发表于《中草药》，2020 年第 51 卷第 9 期，第 2368 – 2378 页]

同时测定人血浆中柚皮苷、柚皮素质量浓度的 HPLC-MS/MS 方法学研究

［摘要］采用 HPLC-MS/MS 建立了同时测定人血浆中柚皮苷、柚皮素质量浓度的方法。以异槲皮苷为内标，血浆样品经乙酸乙酯萃取后，以 Agilent Poroshell 120 EC-C_{18}（3.0 mm × 30 mm，2.7 μm）为色谱柱，甲醇 - 水（体积比 45∶55，均含 0.1% 甲酸）为流动相，流速为 0.4 mL/min；采用电喷雾负离子（ESI^-）、多反应离子检测（MRM）模式检测，用于定量分析的离子对分别为柚皮苷 *m/z* 579.1/270.8、柚皮素 *m/z* 270.9/150.7、异槲皮苷（内标）*m/z* 463.1/299.8。经方法学验证，柚皮苷、柚皮素分别在 0.2510 ～ 100.4 ng/mL、0.5030 ～ 201.2 ng/mL 质量浓度范围内线性关系良好，批间、批内精密度均符合要求，提取回收率高。结果表明，HPLC-MS/MS 法灵敏度好、准确性高、重现性好，适用于测定人血浆中柚皮苷、柚皮素质量浓度。

柚皮苷是本团队研发的原创一类新药[1]，具有很好的止咳[2]、化痰[3]及抗炎[4-5]作用，已获得国家食品药品监督管理总局颁发的药物临床试验批件，柚皮素是柚皮苷进入体内的主要代谢产物[6]。目前已报道的测定人血浆中柚皮苷、柚皮素质量浓度的方法，存在定量下限高、提取回收率低、样品处理复杂等问题[7-9]。笔者通过优化流动相组成及比例、改进内标选择和样品处理方法，建立了一种定量下限低、提取回收率高、样品处理简单的能够同时测定人血浆中柚皮苷、柚皮素质量浓度的方法，符合 2015 版《中国药典》四部“生物样品定量分析方法验证指导原则”要求，现综述如下。

1　仪器与试药

1200SL HPLC - 6410 QQQ 液相色谱 - 质谱联用仪（美国 Agilent 公司）；Centrifuge 5415R 台式高速冷冻离心机（德国 Eppendorf 公司）；Vortex-Genie 2 涡旋振荡器（美国 Scientific Industries 公司）；Simplicity 超纯水器（美国 Millipore 公司）；HWS24 型电热恒温水浴锅（上海一恒科技有限公司）；KQ - 250DE 型数控超声波清洗器（昆山市超声仪器有限公司）；BP211D 电子分析天平（德国 Sartorius 公司）；EYELA MG - 2200 型氮吹仪（日本东京理化器械株式会社）；移液器（德国

Eppendorf 公司)。

柚皮苷(供含量测定用，批号：110722－201312)，购自中国食品药品检定研究院；柚皮素(纯度 99.5%，批号：038K1039)；异槲皮苷(纯度 90.5%，批号：BCBL9721V)，均购自美国 Sigma-Aldrich 公司。

甲醇(LC/MS 级，Fisher Scientific 公司)、乙酸乙酯(色谱级，B&J 公司)、甲酸(MS 级，Fluka 公司)、β－葡萄糖醛酸酶(TypeH－1，Sigma-Aldrich 公司)，水为超纯水。

2 方法与结果

2.1 色谱及质谱条件

色谱条件：色谱柱为 Agilent Poroshell 120 EC－C_{18}(3.0 mm×30 mm，2.7 μm)，流动相为甲醇－水(45∶55，均含 0.1% 甲酸)，流速为 0.4 mL/min，柱温为 40 ℃。

离子源参数：Capillary 4000 V，Drying Gas10 L/min，Neb Pressure 25 psi，Gas Temp 350 ℃。采用电喷雾负离子(ESI^-)、多反应监测(MRM)模式进行检测，定量离子对及相应参数如下：柚皮苷 *m/z* 579.1/270.8，Fragmentor 225 V，Collision Energy 33 V；柚皮素 *m/z* 270.9/150.7，Fragmentor100 V，Collision Energy 12 V；异槲皮苷(内标) *m/z* 463.1/299.8，Fragmentor 128 V，Collision Energy 24 V。

2.2 溶液的配制

2.2.1 对照品储备液的配制　分别精密称取 105 ℃干燥至恒量的柚皮苷、柚皮素对照品适量，置于 2 个 10 mL 量瓶中，用甲醇溶解，45% 甲醇水定容，分别制成柚皮苷、柚皮素质量浓度为 1 mg/mL 的校正标样储备液。另各平行一份制成质控样品储备液。4 ℃保存备用。

2.2.2 内标溶液的配制　精密称取五氧化二磷减压干燥至恒量的异槲皮苷对照品适量，置 10 mL 棕色量瓶中，用甲醇溶解，45% 甲醇水定容，制成异槲皮苷质量浓度为 1 mg/mL 的内标储备液。用 45% 甲醇水将储备液稀释至 1 μg/mL，作为内标工作液，4 ℃保存备用。

2.2.3 β－葡萄糖醛酸酶溶液的配制　精密称取 β－葡萄糖醛酸酶适量，用 0.2 mmol/L 醋酸缓冲液(pH＝5.0)溶解，制成 10 unit/μL 的 β－葡萄糖醛酸酶溶液。

2.3 校正标样及质控样品的制备

2.3.1 血浆校正标样的制备　分别取柚皮苷、柚皮素校正标样储备液适量，置 10 mL 量瓶中，用 45% 甲醇水稀释成柚皮苷质量浓度分别为 5 ng/mL、10 ng/mL、20 ng/mL、50 ng/mL、120 ng/mL、200 ng/mL、500 ng/mL、1000 ng/mL、1500 ng/mL 和 2000 ng/mL，柚皮素质量浓度分别为 10 ng/mL、20 ng/mL、40 ng/mL、100 ng/mL、240 ng/mL、400 ng/mL、1000 ng/mL、2000 ng/mL、3000 ng/mL 和 4000 ng/mL 的校正标样工作液。取空白血浆 200 μL，然后分别加入相应质量浓度的校正标样工作液 10 μL，制成柚皮苷质量浓度分别为 0.25 ng/mL、0.5 ng/mL、1 ng/mL、2.5 ng/mL、6 ng/mL、10 ng/mL、25 ng/mL、50 ng/mL、75 ng/mL 和 100 ng/mL，柚皮素质量浓度分别为 0.5 ng/mL、1 ng/mL、2 ng/mL、5 ng/mL、12 ng/mL、20 ng/mL、50 ng/mL、100 ng/mL、150 ng/mL 和 200 ng/mL 的血浆校正标样。

2.3.2 血浆质控样品的制备　分别取柚皮苷、柚皮素质控样品储备液适量，置 10 mL 量瓶中，用 45% 甲醇水稀释成柚皮苷质量浓度分别为 10 ng/mL、120 ng/mL、500 ng/mL、1500 ng/mL，柚皮素质量浓度分别为 20 ng/mL、240 ng/mL、1000 ng/mL 和 3000 ng/mL 的质控样品工作液。取空白血浆 200 μL，然后分别加入相应质量浓度的质控样品工作液 10 μL，制成柚皮苷质量浓度分别为 0.5 ng/mL、6 ng/mL、25 ng/mL和 75 ng/mL，柚皮素质量浓度分别为 1 ng/mL、12 ng/mL、50 ng/mL 和 150 ng/mL 的血浆质控样品。

2.4 血浆样品的处理

取血浆样品 200 μL，加入 45% 甲醇水 10 μL，然后加入 β-葡萄糖醛酸酶溶液 20 μL（10 Unit · μL^{-1}），混匀，37 ℃ 水浴 2 h。取出后，加入内标工作液 10 μL，混匀，再加入 2% 甲酸水溶液 12 μL 酸化，混匀后加入乙酸乙酯 2000 μL，涡旋 1 min，10000 r/min 离心 10 min（4 ℃），转移上清液，以氮气吹干。然后加入 200 μL流动相复溶，超声 5 min，涡旋 5 min，13000 r/min 离心 45 min（20 ℃），取上清液 10 μL 进样。

2.5 方法专属性

取 6 名临床健康受试者的空白血浆 200 μL，除不加内标工作液外，按“2.4 节”方法操作，得空白血浆样品色谱图（图 1A ～ F）；按“2.3.2 节”操作得柚皮苷质量浓度为 6 ng/mL、柚皮素质量浓度为 12 ng/mL 的血浆质控样品，然后按“2.4 节”方法操作，得质控血浆样品色谱图（图 1G）；取健康受试者口服柚皮苷后采集的血浆样品，按“2.4 节”方法操作，得给药后血浆样品色谱图（图 1H）。结果表明：在目标成分柚皮苷、柚皮素及内标异槲皮苷的保留时间处无杂质干扰；目标成分柚皮苷、柚皮素及内标异槲皮苷之间亦无干扰。

2.6 残留效应

通过注射柚皮苷质量浓度为 75 ng/mL、柚皮素质量浓度为 150 ng/mL 的高质量浓度血浆质控样品后，注射空白样品来估计残留。结果表明：空白样品中未检出目标成分柚皮苷、柚皮素以及内标异槲皮苷，无残留效应。

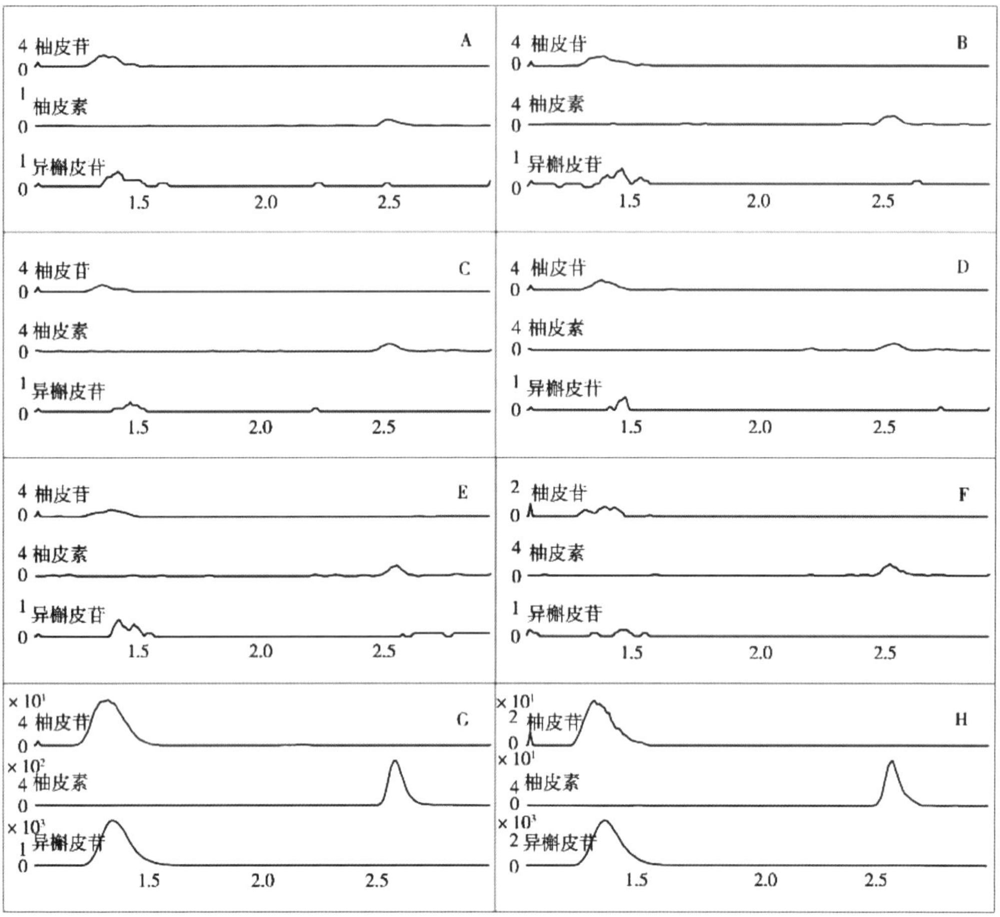

图 1　人血浆中柚皮苷、柚皮素及异槲皮苷的提取离子流色谱图

A～F：6 个不同来源空白血浆；G：空白血浆 + 柚皮苷 + 柚皮素；H：受试者给药后 2 h 血浆样品。

2.7　标准曲线范围与定量下限

按“2.3.1 节”操作得血浆校正标样，然后按“2.4 节”方法处理，进样测定。采用最小二次加权法，以目标成分峰面积与内标峰面积之比为纵坐标 Y、目标成分质量浓度为横坐标 X 进行线性回归，得线性回归方程如下：

$$Y_1 = 2.8828X_1 + 0.0028 \text{（柚皮苷），} r = 0.9958;$$

$$Y_2 = 4.5773X_2 + 0.0084 \text{（柚皮素），} r = 0.9980。$$

结果表明：柚皮苷在 0.25 ～ 100 ng/mL、柚皮素在 0.5 ～ 200 ng/mL 质量浓度范围内线性关系良好；柚皮苷、柚皮素的定量下限分别为 0.25 ng/mL、0.5 ng/mL。

2.8 方法的精密度与准确度

按“2.3 节”操作得定量下限样品、血浆质控样品，然后按“2.4 节”下方法处理。取定量下限样品、血浆质控样品上清液 10 μL 进样测定，计算批内精密度、准确度；连续测定 3 d，计算批间精密度、准确度。结果表明：柚皮苷和柚皮素的精密度（批内、批间）和准确度均符合生物样品测定的要求（表 1、表 2）。

表 1 方法的精密度与准确度（柚皮苷）

$\rho/(\mathrm{ng \cdot mL^{-1}})$		精密度 *RSD*/%		准确度/% ($n=5$)
理论值	实测值（$n=5$）	批内（$n=5$）	批间（$n=15$）	
0.2510	0.2287 ± 0.03	12.27	10.31	91.13 ± 11.18
0.501	0.5362 ± 0.04	7.83	9.23	107.00 ± 8.38
6.012	5.724 ± 0.20	3.49	3.56	95.22 ± 3.32
25.05	24.220 ± 0.67	2.76	3.69	96.69 ± 2.67
75.14	75.31 ± 1.88	2.50	3.32	100.20 ± 2.52

表 2 方法的精密度与准确度（柚皮素）

$\rho/(\mathrm{ng \cdot mL^{-1}})$		精密度 *RSD*/%		准确度/% ($n=5$)
理论值	实测值（$n=5$）	批内（$n=5$）	批间（$n=15$）	
0.5030	0.502 ± 0.06	11.29	9.01	99.80 ± 11.27
1.028	1.001 ± 0.09	8.59	8.54	97.36 ± 8.36
12.33	11.840 ± 0.44	3.75	4.47	96.06 ± 3.60
51.39	50.080 ± 1.18	2.35	3.28	97.45 ± 2.28
154.2	153.700 ± 1.26	0.82	4.40	99.69 ± 0.82

2.9 提取回收率

取空白血浆 200 μL，除不加内标工作液外，按“2.4 节”方法处理。复溶时加入 45% 甲醇水 180 μL，然后分别加入相应质量浓度的质控样品工作液 10 μL，加入内标工作液 10 μL，超声 5 min，涡旋 5 min，13000 r/min 离心 45 min（20 ℃），制得 SAE 样品。

分别测定对应质量浓度的 SAE 样品、血浆质控样品，计算提取回收率：

$$\text{提取回收率} = \frac{(A_{\text{目标成分}}/A_{\text{内标}})_{\text{QC}}}{(A_{\text{目标成分}}/A_{\text{内标}})_{\text{SAE}}} \times 100\%$$

式中，$(A_{\text{目标成分}}/A_{\text{内标}})_{\text{QC}}$是指血浆质控样品的目标成分峰面积与内标峰面积之比，

$(A_{目标成分}/A_{内标})_{SAE}$是指 SAE 样品的目标成分峰面积与内标峰面积之比。柚皮苷、柚皮素提取回收率测定结果见表 3。

表 3　方法的提取回收率（$n=3$）

柚皮苷		柚皮素	
$\rho/(ng \cdot mL^{-1})$	提取回收率/%	$\rho/(ng \cdot mL^{-1})$	提取回收率/%
0.5010	84.09	1.028	110.7
6.012	79.85	12.33	109.9
25.05	76.96	51.39	112.3
75.14	75.53	154.2	112.1

2.10　基质效应

本研究采用 6 名临床健康受试者的空白血浆，考察了柚皮苷、柚皮素在低质量浓度（柚皮苷、柚皮素质量浓度分别为 0.5 ng/mL、1 ng/mL）、高质量浓度（柚皮苷、柚皮素质量浓度分别为 75 ng/mL、150 ng/mL）水平下的基质效应。

取 45% 甲醇水 180 μL，分别加入相应质量浓度的质控样品工作液 10 μL，再加入内标工作液 10 μL，混匀，制成低、高质量浓度的 Sol 样品。

分别测定对应质量浓度的 SAE 样品、Sol 样品，计算基质效应：

$$基质效应=\frac{(A_{目标成分}/A_{内标})_{SAE}}{(A_{目标成分}/A_{内标})_{Sol}}\times 100\%$$

式中，$(A_{目标成分}/A_{内标})_{SAE}$是指 SAE 样品的目标成分峰面积与内标峰面积之比，$(A_{目标成分}/A_{内标})_{Sol}$是指 Sol 样品的目标成分峰面积与内标峰面积之比。柚皮苷和柚皮素在低、高质量浓度水平下的基质效应见表 4，其 *RSD* 均小于 15%，符合生物样品测定的要求。

表 4　方法的基质效应（$n=3$）

受试者空白血浆编号	ρ（柚皮苷）$/(ng \cdot mL^{-1})$		ρ（柚皮素）$/(ng \cdot mL^{-1})$	
	0.5010	75.14	1.028	154.2
1	99.96	95.73	100.7	98.23
2	96.77	96.34	98.57	97.93
3	97.95	98.12	102.7	96.26
4	102.9	95.85	100.4	97.81
5	91.51	95.22	108.8	95.30
6	103.0	93.97	107.9	94.91

2.11　稀释可靠性与稳定性试验

按表 5 所列的考察项目，逐项试验。结果表明：该方法的稀释可靠性与稳定性均符合生物样品测定的要求。

表 5　血浆样品的稀释可靠性与稳定性 *RSD*/%（$n=3$）

考察项目	ρ(柚皮苷)/(ng · mL^{-1})		ρ(柚皮素)/(ng · mL^{-1})	
	0. 5010	75. 14	1. 028	154. 2
血浆样品稀释可靠性（稀释 5 倍）	—	3. 05	—	2. 97
血浆样品稀释可靠性（稀释 10 倍）	—	1. 58	—	3. 70
对照品浓储液 4 ℃储存 10 d	5. 18	2. 19	0. 74	2. 07
血浆样品 −80 ℃冻融 1 次	4. 06	3. 42	6. 21	0. 96
血浆样品 −80 ℃反复冻融（2 次）	3. 38	1. 12	2. 92	3. 08
血浆样品 −80 ℃反复冻融（3 次）	8. 10	1. 35	8. 47	2. 73
血浆样品 −80 ℃长期冻存 1 个月	5. 10	1. 73	5. 21	3. 67
血浆样品 −80 ℃长期冻存 3 个月	8. 41	2. 04	1. 39	4. 24
血浆样品解冻后室温放置 5 h	1. 86	4. 27	6. 62	0. 99
血浆样品处理过程中 37 ℃水浴 2 h	6. 97	1. 13	0. 70	3. 47
血浆样品处理后所得上清液室温放置 10 h	8. 91	0. 56	8. 30	0. 94
血浆样品处理后所得上清液室温放置 24 h	10. 00	2. 05	3. 93	4. 73

3　讨论与结论

3. 1　流动相的选择

本研究考察了流动相组成、比例及流速对目标成分及内标响应大小、分离情况、峰型的影响。结果表明：以甲醇 − 水（45 ∶ 55，均含 0. 1% 甲酸）为流动相，流速为 0. 4 mL/min 时，测试效果最佳。

3. 2　内标的选择

橙皮苷、黄芩苷、异槲皮苷与柚皮苷、柚皮素结构相似，故选取上述 3 个化合物作为候选内标进行考察。结果表明：橙皮苷在空白血浆中有较大干扰；黄芩苷在挥干过程中易降解；而异槲皮苷空白干扰小，提取回收率稳定，基质效应影响小。故本研究选取异槲皮苷作为目标成分柚皮苷、柚皮素的内标。

3. 3　样品处理方法的优化

本研究以 10 倍体积乙酸乙酯对血浆样品进行 1 次萃取，在有机相挥干后加入与血浆样品相同体积的流动相进行复溶，基质干扰小，提取回收率高。结果表明：

与乙腈蛋白沉淀法相比，乙酸乙酯萃取法具有基质干扰小、重复性好的优点；乙酸乙酯体积增大对提取回收率的提高贡献不大，而萃取次数增多及浓缩则会造成基质干扰变大、重现性降低。

3.4 β-葡萄糖醛酸酶孵育

柚皮苷在体内主要转化成苷元柚皮素，柚皮素经Ⅱ相代谢反应生成其在血浆中的主要代谢产物柚皮素-葡萄糖醛酸化/硫酸化结合物[6,10]。药理研究表明，柚皮苷、柚皮素均具有显著疗效[11]，因此同时测定两者在血浆中的质量浓度很有必要。本研究通过β-葡萄糖醛酸酶孵育来游离结合态的柚皮素，达到同时测定人血浆样品中柚皮苷、柚皮素质量浓度的目的。

3.5 结论

本研究建立了同时测定人血浆中柚皮苷、柚皮素的HPLC-MS/MS方法，采用一步液液萃取法处理血浆样品，具有操作简单、灵敏度好、准确性高、重现性好、提取回收率高等优点，适用于人体药代动力学试验中柚皮苷、柚皮素血浆质量浓度的测定。

参考文献

[1] 李沛波，王永刚，吴忠，等. 以化橘红为基源的一类新药柚皮苷的临床前研究[J]. 中山大学学报（自然科学版），2015，54（6）：1-5.

[2] GAO S，LI P B，YANG H L，et al. Antitussive effect of naringin on experimentally induced cough in Guinea pigs [J]. Planta medica，2011，77（1）：16-21.

[3] NIE Y C，WU H，LI P B，et al. Naringin attenuates EGF-induced MUC5AC secretion in A549 cells by suppressing the cooperative activities of MAPKs-AP-1 and IKKs-Ikappa B-NF-kappa B signaling pathways [J]. European journal of pharmacology，2012，690（1）：207-213.

[4] LIU Y，WU H，NIE Y C，et al. Naringin attenuates acute lung injury in LPS-treated mice by inhibiting NF-kappa B pathway [J]. International immunopharmacology，2011，11（10）：1606-1612.

[5] CHEN Y，NIE Y C，LUO Y L，et al. Protective effects of naringin against paraquat-induced acute lung injury and pulmonary fibrosis in mice [J]. Food and chemical toxicology，2013，58（4）：133-140.

[6] LIU M H，ZOU W，YANG C P，et al. Metabolism and excretion studies of oral administered naringin，a putative antitussive，in rats and dogs [J]. Biopharmaceutics and drug disposition，2012，33（3）：123-134.

[7] WEN J，QIAO Y，YANG J，et al. UPLC-MS/MS determination of paeoniflorin，

naringin, naringenin and glycyrrhetinic acid in rat plasma and its application to a pharmacokinetic study after oral administration of Si-Ni-San decoction [J]. Journal of pharmaceutical and biomedical analysis, 2012, 66 (6): 271 -277.

[8] XIONG X, JIANG J J, DUAN J L, et al. Development and validation of a sensitive liquid chromatography-tandem mass spectrometry method for the determination of naringin and its metabolite, naringenin, in human plasma [J]. Journal of chromatographic science, 2014, 52 (7): 654 -660.

[9] LI T X, HU L, ZHANG M M, et al. A sensitive UPLCMS/MS method for simultaneous determination of eleven bioactive components of Tong-Xie-Yao-Fang decoction in rat biological matrices [J]. Journal of chromatography B, 2014, 944: 90 -100.

[10] 孙国玲，钱大玮，段金廒，等. 大鼠灌胃毛橘红醇提物血浆中柚皮苷、柚皮素及其代谢产物液质分析 [J]. 中国中药杂志，2010，35 (12): 1580 -1585.

[11] LIN B Q, LI P B, WANG Y G, et al. The expectorant activity of naringenin [J]. Pulmonary pharmacology and therapeutics, 2008, 21 (2): 259 -263.

[作者：曾璇、苏薇薇、白杨、彭维、姚宏亮，原文发表于《中山大学学报（自然科学版）》，2017 年第 56 卷第 1 期，第 125 -130 页]

探针底物法评价柚皮苷对大鼠肝脏 CYP3A1/2 酶代谢活性的影响

［摘要］**目的：**采用体内探针底物法评价柚皮苷连续灌胃给药 7 d 对大鼠肝脏 CYP3A1/2 酶代谢活性的影响。**方法：**选择咪达唑仑作为 CYP3A1/2 的特异性探针底物；将大鼠随机分成对照组和 4 个柚皮苷给药组，其中对照组灌胃给予等体积超纯水，柚皮苷 4 个剂量组分别按 50 mg/kg、125 mg/kg、250 mg/kg 和 500 mg/kg 剂量灌胃给药连续 7 d；给药完成后，尾静脉注射咪达唑仑溶液，于不同时间点采集血样，采用高效液相串联质谱法测定大鼠血浆中咪达唑仑的浓度，利用 DAS2.0 软件计算咪达唑仑的药代动力学参数 $AUC_{0\sim t}$、$AUC_{0\sim\infty}$、$MRT_{0\sim t}$、$MRT_{0\sim\infty}$、$t_{1/2}$、V、Cl 和 C_{max}，以评价柚皮苷对大鼠肝脏 CYP3A1/2 酶代谢活性的影响。**结果：**与对照组比较，柚皮苷 4 个剂量组中的咪达唑仑主要药代动力学参数 $AUC_{0\sim t}$、$AUC_{0\sim\infty}$、$MRT_{0\sim t}$、$MRT_{0\sim\infty}$、$t_{1/2}$、V、Cl 和 C_{max} 均无显著差异（$P>0.05$）。**结论：**大鼠经连续 7 d 灌胃给予柚皮苷（50 ～500 mg/kg）后，肝脏 CYP3A1/2 酶代谢活性未受到显著影响。

细胞色素 P450（CYP450）酶是肝脏和肠中最为重要的 I 相代谢酶，可催化大多数临床药物代谢；药物对 CYP450 酶活性的诱导或抑制是引发药物相互作用的常见机制[1]。目前，超过 90% 的治疗药物被认为主要是由 CYP 3A4/5、2D6、2C9、2C19、2E1、1A2 等亚型酶所代谢的[2-4]。其中，CYP3A4 是非常重要的亚型酶之一，参与了约 50% 的上市药物的代谢清除[5]。

柚皮苷为二氢黄酮苷类化合物，骨架结构由 5，7，4′－三羟基－二氢黄酮苷元（柚皮素）与芸香糖［2－O-(α-L－鼠李糖）－β-D－葡萄糖］构成。柚皮苷广泛存在于芸香科植物葡萄柚、桔、橙等水果植物及化橘红、骨碎补、枳实、枳壳、橘红、菝葜、枸橼等中药材中；日常食用的橙汁及葡萄柚汁也普遍含有柚皮苷[6-7]。目前，关于柚皮苷对 CYP3A 酶代谢活性的影响，有关文献报道说法不一。例如，Bailey 等[8]以 12 位健康男性为研究对象，研究柚皮苷对尼索地平口服药代动力学的影响，结果表明，柚皮苷不会影响尼索地平口服药代动力学过程；Edwards 等[9]用睾酮作为 CYP3A 的探针底物，采用大鼠肝微粒体体外研究体系研究了葡萄柚汁、鲜榨酸橙汁和柚皮苷对 CYP3A 的抑制作用，结果表明，葡萄柚汁抑制 CYP3A 活性的主要成分不是柚皮苷和柚皮素；Bailey 等[10]以 12 位健康男性为研究对象，研究柚皮苷对非洛地平代谢的影响，结果表明，柚皮苷不是葡萄柚汁与非洛地平发生代谢性相互作用的主要活性物质；Ho 等[11]的研究表明，柚皮苷和柚皮素对人肝微粒体 CYP3A4 有较弱的抑制作用；Kim 等[12]的研究表明，柚皮苷可能通过抑制 CYP3A 的活性而减少维拉帕米在家兔体内的代谢；Choi 等[13]的研究表明，柚皮苷可能通过抑制 CYP3A 和 Pgp 而提高他莫西芬在大鼠体内的生物利用度。可见，明确柚皮苷是否会通过影响 CYP3A4 的代谢活性而与其他药物产生相互作用，是十分必要的。体内探针底物法是研究 CYP450 亚型酶活性的重要方法之一，该法通过给予实验动物 CYP450 酶的特异性底物（探针底物），来考察药物或者其他外源性物质对探针底物的主要药代动力学参数的影响，间接反映药物或者其他外源性物质对 CYP450 酶活性的诱导或抑制效应[14-15]。

CYP3A4 酶的底物众多，据统计有 150 多种药物，其中，咪达唑仑是美国 FDA 推荐的常用探针药物。在大鼠体内，CYP3A1/2 与人 CYP3A4 功能相当[16]，且有着相同的探针底物[15]。因此，本实验采用体内探针底物法，以咪达唑仑为底物，评价柚皮苷连续 7 d 给药后对大鼠肝脏 CYP3A1/2 活性的影响，为柚皮苷临床安全合理用药提供参考。

1 材料

1.1 试药

咪达唑仑（纯度 99.9%，批号：171250-201002，中国食品药品检定研究院）；皮质酮（纯度 98.73%，批号：2750129，德国 Calbiochem 公司）；甲醇（HPLC 级，批号：AH230-4，美国 Honeywell B & J 公司）；乙腈（HPLC 级，批号：AH015-4，美国 Honeywell B & J 公司）；甲酸（LC-MS 级，批号：2017011811A，广州飞恩新材料科技公司）；肝素钠（185 USP U/mg，上海阿拉丁）；柚皮苷（纯度为 98.4%，由本团队委托广东环球制药有限公司生产，批号：160901）。

1.2 仪器

1200SL HPLC-6410 Triple Quad 液相色谱-质谱联用仪（美国 Agilent 公司）；Centrifuge 5430R 台式高速冷冻离心机（德国 Eppendorf 公司）；Vortex-Genie 2 涡旋振荡器（美国 Scientific Industries 公司）；MS105DU 电子分析天平（美国 Mettler Toledo 公司）；Arium mini 超纯水系统（德国 Sartorius 公司）；精密移液器（美国 Rainin 公司）。

1.3 实验动物

SPF 级雄性 SD 大鼠，体质量 250 ± 20 g，动物生产许可证号为 SCXK（粤）

2013－0002。饲养于中山大学生命科学学院时珍堂，实验动物使用许可证号为SYXK（粤）2014－0020。

2 方法

2.1 溶液与试药配制

2.1.1 咪达唑仑对照品储备液的配制 精密称定咪达唑仑对照品 10 mg，置于 10 mL 棕色容量瓶中，用甲醇溶解后，加甲醇至刻度线，配制成 1 mg/mL 的对照品储备液。

2.1.2 皮质酮（内标）对照品储备液和内标工作液的配制 精密称定皮质酮对照品 10 mg，置于 10 mL 棕色容量瓶中，加入适量甲醇，超声溶解，继续加甲醇定容，配制成 1 mg/mL 的内标储备溶液。精密移取内标对照品储备液 400 μL 于 10 mL 棕色容量瓶中，加入 70% 乙腈定容，配制成 40 μg/mL 的内标工作液。

2.1.3 校正标样工作液的制备 精密移取适量咪达唑仑对照品储备液于 10 mL棕色容量瓶中，用 70% 乙腈稀释成浓度分别为 20000 ng/mL、8000 ng/mL、4000 ng/mL、2000 ng/mL、800 ng/mL、400 ng/mL、200 ng/mL、100 ng/mL 的 8 个不同浓度的校正标样工作液。

2.1.4 质控样品工作液的制备 精密移取适量咪达唑仑对照品储备液于 10 mL棕色容量瓶中，用 70% 乙腈稀释成浓度分别为 15000 ng/mL、3000 ng/mL、240 ng/mL 的高、中、低浓度质控样品工作液。

2.1.5 探针药物咪达唑仑注射溶液的配制 精密称定咪达唑仑，溶于生理盐水中，配制成浓度为 0.8 mg/mL 的咪达唑仑注射溶液，用于大鼠尾静脉注射，现配现用。

2.1.6 柚皮苷混悬液配制 称取柚皮苷粉末适量，少量多次加入超纯水，超声振荡下混匀，制成质量浓度分别为 0.01 mg/mL、0.025 mg/mL、0.05 mg/mL 和 0.1 mg/mL的柚皮苷混悬液，供各剂量组大鼠灌胃使用。

2.2 动物分组与给药

大鼠适应环境 3 d 后开始实验。将大鼠随机分为空白对照组和 4 个柚皮苷给药组，每组 7 只。给药期间，自由饮水进食。空白对照组大鼠灌胃给予等体积的超纯水，柚皮苷给药组分别按 50 mg/kg、125 mg/kg、250 mg/kg 和 500 mg/kg 的剂量灌胃给药，给药体积均为 5 mL/kg，每天 1 次，连续 7 d。最后一次灌胃后，大鼠禁食 24 h，然后按 2.5 mg/kg 的剂量尾静脉注射咪达唑仑溶液。

2.3 采血与血浆样品处理

准备 1% 肝素钠浸泡、烘干过的 1.5 mL 离心管和毛细玻璃管，于注射咪达唑仑溶液前及注射后5 min、10 min、20 min、30 min、45 min、60 min、90 min、120 min、180 min和270 min时用毛细玻璃管于大鼠眼底静脉丛取血0.3～0.4 mL，置于1.5 mL离心管中。全血样品于室温下3500 r/min离心15 min，移取上层血浆100 μL于新的离心管中，备用。

2.4 色谱条件

采用Agilent Poroshell 120 EC-C_{18}色谱柱（3.0 mm×30 mm，2.7 μm），柱温为25 ℃，流动相为0.1%甲酸水溶液－乙腈，流速为0.4 mL/min，进样量为10 μL。梯度洗脱程序为：0～1.7 min，乙腈40%→46%；1.7～1.8 min，乙腈46%→90%；1.8～2.8 min，乙腈90%；2.8～2.9 min，乙腈90%→40%；2.9～7.0 min，乙腈40%。

2.5 质谱条件

采用电喷雾离子化（ESI）电离、正离子模式检测、多反应监测（MRM）模式进行，雾化器温度（Gas temp.）为325 ℃，雾化器流速（Gas flow）为12 L/min，雾化器压力（Nebulizer）为30 psi。待定量的离子对及MRM条件（裂解电压/碰撞能量）为：咪达唑仑 *m/z* 326.1～291.1，205 V/28 eV；皮质酮（内标）*m/z* 347.2～121，140 V/24 eV。

2.6 样品制备

2.6.1 血浆校正标样的制备 精密移取空白血浆100 μL，加入不同浓度的校正标样工作液10 μL，加内标工作液10 μL，混匀，加乙腈280 μL，制成质量浓度分别为500 ng/mL、200 ng/mL、100 ng/mL、50 ng/mL、20 ng/mL、10 ng/mL、5 ng/mL和2.5 ng/mL的血浆校正标样，涡旋1 min，15000 r/min心10 min，精密移取上清液100 μL到液相小瓶套管，进样。

2.6.2 血浆质控样品的制备 精密移取空白血浆100 μL，加入不同浓度的质控样品工作液10 μL，加内标工作液10 μL，混匀，加乙腈280 μL，制成质量浓度分别为375 ng/mL、75 ng/mL和6 ng/mL的质控样品，涡旋1 min，15000 r/min离心10 min，精密移取上清液100 μL到液相小瓶套管，进样。

2.6.3 分析批的接受标准 一个分析批包括两条随行标曲（按“2.6.1节”的方法制备）、两份血浆质控样品（按“2.6.2节”的方法制备）、待测样品、空白样品和零浓度样品。进样时，血浆质控样品均匀分散于分析批中。至少75%的校正标样的准确度在±15%以内（定量下限在±20%以内），至少67%的质控样品且每一浓度水平至少有50%的质控样品的准确度在±15%以内，则接受该分析批。

2.6.4 血浆样品的制备 大鼠血浆样品和零浓度样品的制备方法如下：精密移取待测血浆样品或空白血浆样品100 μL，加入内标10 μL，混匀，加70%乙腈

10 μL，加乙腈 280 μL，涡旋 1 min，15000 r/min 离心 10 min，精密移取上清液 100 μL 到液相小瓶的套管，进样。空白样品的制备方法如下：精密移取空白溶剂样品 100 μL，加入 70% 乙腈 20 μL，加乙腈 280 μL，涡旋 1 min，精密移取 100 μL 到液相小瓶的套管，进样。

2.7 方法学考察

2.7.1 选择性　按“2.6 节”的方法制备空白血浆样品和校正标样中的定量下限样品，空白血浆来自 6 只不同的大鼠，进样分析并评价干扰。

2.7.2 标准曲线及定量下限　按“2.6 节”的方法，在不同天分别制备校正标样进样。以目标分析物的浓度（ng/mL）为横坐标，以目标分析物的响应值与内标响应值的比值为纵坐标，采用加权最小二乘法进行拟合，得到咪达唑仑的线性回归方程。

2.7.3 精密度和准确度　按“2.6 节”的方法制备校正标样、定量下限样品及低、中、高浓度质控样品各 6 份，以上样品组成一个分析批，于制备当日进样分析。第 2 天、第 3 天重复制备前述分析批并进样分析。

2.7.4 残留　在定量上限样品进样后进样空白血浆样品来估计残留。

2.7.5 基质效应　按“2.6 节”的方法，将 100 μL 的空白血浆替换为100 μL 甲醇，制备不含血浆基质的低浓度和高浓度纯溶液样品各 1 份，进样。按照“2.6.4 节”的方法，制备低浓度和高浓度基质效应样品各 6 份（空白血浆来自 6 只不同的大鼠，在最后上清液中按照比例加入质控样品工作液），进样分析。计算基质效应样品和纯溶液样品中目标分析物和内标的基质因子，再以目标分析物的基质因子除以内标的基质因子，得到经内标归一化的基质因子。

2.7.6 提取回收率　按“2.6 节”的方法，制备低浓度质控样品和高浓度质控样品各 6 份，进样，得到咪达唑仑在低浓度质控样品和高浓度质控样品中的响应值（$R_{质控样品}$），按照“2.7.5 节”的方法，制备低浓度和高浓度的基质效应样品各 6 份，进样，得到咪达唑仑在低浓度基质效应样品和高浓度基质效应样品中的响应值（$R_{基质效应}$），以 $R_{质控样品}/R_{基质效应}$得到咪达唑仑的回收率，计算 *RSD* 值评价回收率。

2.7.7 稳定性　根据实验中样品的储存时间，需考察样品在 4 ℃储存 24 h 和 36 h、样品在自动进样器温度下储存 24 h 和 36 h、样品在 −20 ℃储存 2 周和 3 周共 6 种不同情况下的稳定性。按照“2.6 节”的方法制备低浓度质控样品（6 ng/mL）和高浓度质控样品（375 ng/mL）各 3 份，在所评价的储存条件下储存后进样分析，将测得浓度与标示浓度进行比较。

2.8 统计学分析

采用 DAS 2.0 软件计算咪达唑仑的药代动力学参数 $AUC_{0\sim t}$、$AUC_{0\sim\infty}$、$MRT_{0\sim t}$、$\mathrm{MRT}_{0\sim\infty}$、$t_{1/2}$、$V$、$Cl$ 和 $C_{\max}$，结果以“均值 ± 标准差”（$\bar{x} \pm s$）表示。使用 Graphpad

Prism 7.0 进行统计分析，采用方差分析比较组间差异，采用 Dunnett's test 对有差异的组间数据进行两两比较，$P<0.05$ 表示有统计学差异。

3 结果

3.1 选择性

咪达唑仑及皮质酮（内标）的提取离子流图如图 1 所示。由表 1 可见，干扰组分的响应值低于定量下限样品中咪达唑仑响应值的 20%，并低于内标响应的 5%，符合生物样品定量分析方法的要求。

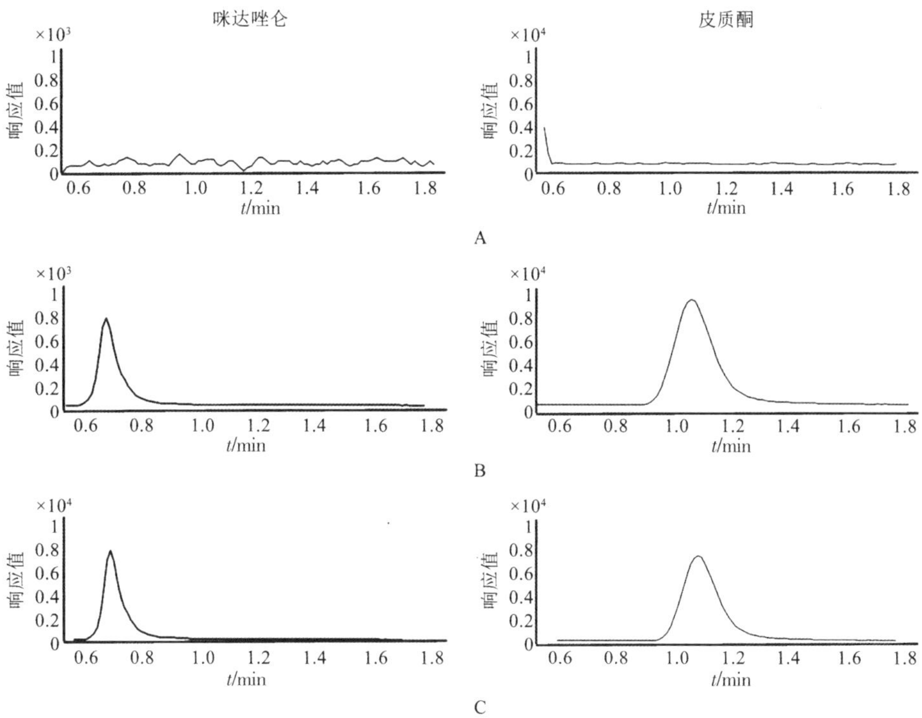

图 1　咪达唑仑及皮质酮（内标）的提取离子流图

A：空白血浆样品；B：空白血浆样品 + 混标 + 内标；C：尾静脉注射探针底物后 1 h 的血浆样品 + 内标。

表 1　咪达唑仑及皮质酮（内标）在空白血浆样品和定量下限样品中的响应值

样品名称	响应值	
	咪达唑仑	皮质酮
空白血浆 1	44	1285
空白血浆 2	14	1127
空白血浆 3	未检出	1376
定量下限	7560	140056
允许限度	1512	7002

3.2 标准曲线及定量下限

由表2可见，校正标样的准确度均在±15%以内，定量下限在±20%以内，符合生物样品定量分析方法的要求；咪达唑仑在浓度范围为2.5～500 ng/mL时，线性回归方程为 $Y=0.033X+0.266$（$r=0.994$），线性良好。

表2 血浆校正标样中测定咪达唑仑的准确度

批次	参数名称	校正标样标示浓度/($ng \cdot mL^{-1}$)							
		2.5	5	10	20	50	100	200	500
1	测得值/($ng \cdot mL^{-1}$)	2.20	4.14	11.48	20.17	46.90	112.50	230.94	459.17
	准确度/%	88.02	82.74	114.77	100.86	93.80	112.50	115.47	91.83
2	测得值/($ng \cdot mL^{-1}$)	2.40	5.66	9.01	20.13	51.77	87.63	205.69	531.16
	准确度/%	95.91	113.11	90.09	100.63	103.55	87.63	102.84	106.23
3	测得值/($ng \cdot mL^{-1}$)	2.53	5.27	8.29	20.26	51.47	93.24	210.04	539.20
	准确度/%	101.31	105.44	82.94	101.28	102.94	93.24	105.02	107.84

3.3 精密度和准确度

质控样品的批内和批间精密度均小于15%，批内和批间准确度均在±15%以内，定量下限样品的批内和批间精密度均小于20%，批内和批间准确度均在±20%以内，符合生物样品定量分析方法的要求，结果见表3。

表3 质控样品和定量下限样品的准确度和精密度

标示值/($ng \cdot mL^{-1}$)	批次	实测值/($ng \cdot mL^{-1}$, $n=6$)	准确度/%		精密度/%	
			批内($n=6$)	批间($n=18$)	批内($n=6$)	批间($n=18$)
	1	2.56±0.12	102.52		4.79	
2.5	2	2.36±0.21	94.27	101.94	8.81	9.00
	3	2.73±0.20	109.03		7.23	
	1	6.28±0.26	104.58		4.08	
6	2	5.98±0.23	99.65	102.81	3.85	4.89
	3	6.25±0.35	104.18		5.66	
	1	79.10±3.29	105.47		4.16	
75	2	75.87±2.60	101.15	101.73	3.42	4.37
	3	73.94±1.99	98.58		2.69	
	1	387.14±13.51	103.24		3.49	
375	2	363.99±4.26	97.06	98.40	1.17	4.25
	3	355.92±2.59	94.91		0.73	

3.4 残留

由表4可见，在空白血浆样品中，咪达唑仑的残留值不超过定量下限的20%，且不超过内标的5%，符合生物样品定量分析方法的要求。

表4 咪达唑仑和皮质酮（内标）在空白血浆样品中的残留值

样品名称	响应值	
	咪达唑仑	皮质酮
定量下限	10147	180443
定量上限	1574247	195372
空白样品	940	4034
允许限度	2029	9022

3.5 基质效应

进样分析结果表明，低浓度和高浓度质控样品中咪达唑仑从6批基质计算的内标归一化的基质因子的变异系数分别为5.65%、4.54%，均小于15%，表明基质效应符合生物样品定量分析方法的要求。

3.6 提取回收率

提取回收率实验结果见表5，由表5可见，低浓度样品和高浓度样品的平均提取回收率分别为80.02%、78.19%，*RSD*值分别为3.94%、4.18%，均小于15%，表明提取回收率符合生物样品定量分析方法的要求。

表5 血浆样品中咪达唑仑的提取回收率

浓度/（$ng \cdot mL^{-1}$）	响应值		回收率/%	平均回收率/%	*RSD*/%
	质控样品	基质样品			
6	3178.17	4111.11	77.31	80.02±3.15	3.94
	2966.17	3600.54	82.38		
	3019.77	3687.52	81.89		
	2971.54	3870.86	76.77		
	2886.19	3430.19	84.14		
	2918.67	3759.42	77.64		
75	153003.41	210777.53	72.59	78.19±3.27	4.18
	156028.42	199301.44	78.29		
	149420.96	195624.56	76.38		
	152356.51	189926.29	80.22		
	155257.99	193463.84	80.25		
	150643.39	185025.67	81.42		

3.7 稳定性

由表6可见，血浆样品在4℃储存24 h和36 h、样品在自动进样器温度下放置24 h和36 h、样品在-20℃储存2周和3周共6种不同情况下，所测得的咪达唑仑浓度的准确度均在±15%范围内，表明稳定性良好。

表6 血浆样品中咪达唑仑的稳定性考察

样品储存条件	测得值/(ng·mL^{-1})，$n=3$		准确度/%	
	低浓度样品	高浓度样品	低浓度样品	高浓度样品
血浆样品在4 ℃储存24 h	6.13±0.11	361.62±5.58	102.09±1.84	96.43±1.49
血浆样品在4 ℃储存36 h	6.01±0.10	361.68±18.09	100.16±1.66	96.45±4.82
血浆样品在自动进样器储存24 h	6.41±0.25	349.19±13.14	106.76±4.09	93.12±3.50
血浆样品在自动进样器储存36 h	6.59±0.31	337.13±4.08	109.91±5.18	89.90±1.09
血浆样品在-20 ℃储存两周	5.46±0.13	341.94±12.22	91.03±2.14	91.18±3.26
血浆样品在-20 ℃储存三周	5.55±13.48	341.86±13.48	92.46±4.81	91.16±3.59

3.8 药代动力学参数

各组咪达唑仑的平均药时曲线见图2、药代动力学参数见表7。由表7可见，与对照组比较，柚皮苷4个剂量组的咪达唑仑的药代动力学参数 $AUC_{0\sim t}$、$AUC_{0\sim\infty}$、$MRT_{0\sim t}$、$MRT_{0\sim\infty}$、$t_{1/2}$、V、Cl 和 C_{max} 均无显著性差异（$P>0.05$）。这说明口服剂量在50～500 mg·kg^{-1}范围内的柚皮苷给药7 d对大鼠体内CYP3A4活性无明显影响。

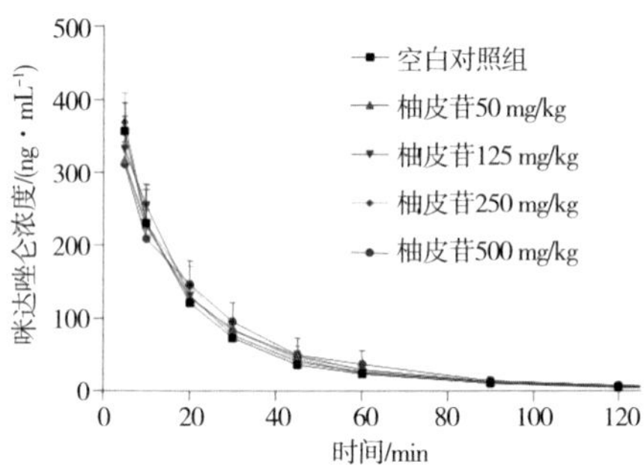

图2 咪达唑仑的平均药时曲线图（$n=7$）

表7 咪达唑仑药代动力学参数（$n=7$）

药代动力学参数	空白对照组	柚皮苷剂量组/（mg·kg^{-1}）			
		50	125	250	500
$AUC_{0\sim t}$/[μg·(L·min)$^{-1}$]	9049.05±895.41	9009.81±968.37	9162.62±1004.18	9575.08±1150.26	9708.81±1919.47
$AUC_{0\sim\infty}$/[μg·(L·min)$^{-1}$]	9125.35±917.60	9047.45±967.48	9239.54±1035.29	9616.84±1138.54	9785.11±1952.00
$MRT_{0\sim t}$/min	26.61±4.37	29.13±2.56	30.25±3.42	25.61±2.84	31.88±5.84
$MRT_{0\sim\infty}$/min	29.47±6.46	30.47±2.80	32.85±5.71	27.11±3.67	34.21±7.79
$t_{1/2}$/min	52.67±22.40	43.31±14.00	47.51±14.88	43.36±19.07	45.12±14.67
V/(L·kg^{-1})	20.72±8.20	17.55±6.40	18.53±5.17	16.77±9.00	16.70±4.93
Cl/[L·(min·kg)$^{-1}$]	0.276±0.029	0.279±0.029	0.274±0.030	0.263±0.033	0.265±0.056
C_{max}/(μg·L^{-1})	356.59±39.26	316.86±25.24	332.25±45.18	368.73±40.77	311.27±47.96

4 讨论

近年来，柚皮苷因具有广泛的药理活性而受到关注。大量研究表明，柚皮苷或柚皮素具有抗骨质疏松、抗氧化、改善神经功能障碍、抗炎、改善糖脂代谢紊乱、抗动脉粥样硬化、免疫调节、抗癌等多种药理作用[17-18]。由于柚皮苷广泛存在于葡萄柚、桔、橙等水果植物及化橘红、骨碎补、枳实、枳壳、橘红、菝葜、枸橼等中药材中[6-7]，因此研究柚皮苷与其他药物之间的相互作用是十分必要的。

在药物代谢研究中，液相色谱串联质谱法应用广泛，其具有操作简单、分析速度快、所需样品量少、灵敏度高、特异性好、结果可靠、重现性好等特点[19]。本文根据《中国药典》2015 年版（四部）中的“9012－生物样品定量分析方法验证指导原则”，采用一种基于探针底物法和高效液相串联质谱法的方法来测定大鼠血浆中咪达唑仑的含量，评价了柚皮苷对大鼠肝脏细胞色素 P450 同工酶 CYP3A1/2 代谢活性的影响。结果表明，与对照组比较，柚皮苷 4 个剂量组（50 mg/kg、125 mg/kg、250 mg/kg 和 500 mg/kg）的咪达唑仑的主要药代动力学参数 $AUC_{0\sim t}$、$AUC_{0\sim\infty}$、$MRT_{0\sim t}$、$MRT_{0\sim\infty}$、$t_{1/2}$、V、Cl 和 C_{max}均无显著差异，说明柚皮苷连续灌胃给药 7 d（给药剂量在 50 ～ 500 mg/kg 范围内）对大鼠肝脏 CYP3A1/2 酶活性无明显影响。有文献报道[20]，柚皮苷及其苷元柚皮素会抑制肠道某些药物转运体（OATPs 转运体、Pgp）的活性，因此，为排除柚皮苷可能对探针药物咪达唑仑的吸收产生复杂的影响，在本实验中，咪达唑仑采用静脉注射的方式给药。

由于 CYP3A4 亚型酶的表达调控机制存在明显种属差异[21]，因此，不能简单地由动物实验结果外推到人体。关于柚皮苷对人体内 CYP3A4 亚型酶活性的影响，仍需要进一步研究并加以验证。

参考文献

[1] 杨少林，熊友健，方平飞，等. 呋喃香豆素类化合物对 CYP450 酶系影响的研究进展［J］. 中南药学，2011，9（1）：45－49.

[2] MISHRA N K，AGARWAL S，RAGHAVA G P. Prediction of cytochrome P450 isoform responsible for metabolizing a drug molecule［J］. BMC Pharmacol，2010（10）：8. doi：10.1186/1471－2210－10－8.

[3] RAUNIO H，KUUSISTO M，JUVONEN R O，et al. Modeling of interactions between xenobiotics and cytochrome P450（CYP）enzymes［J］. Front Pharmacol，2015，6：123.

[4] ZANGER U M，SCHWAB M. Cytochrome P450 enzymes in drug metabolism：Regulation of gene expression，enzyme activities，and impact of genetic variation［J］. Pharmacol Ther，2013，138：103－141.

[5] TOPLETZ A R, DENNISON J B, BARBUCH R J, et al. The relative contributions of CYP3A4 and CYP3A5 to the metabolism of vinorelbine [J]. Drug Metab Dispos, 2013, 41 (9): 1651 - 1661.
[6] 金元宝，刘萍，刘小根，等．柚皮苷的生物活性研究进展 [J]．中国现代医药杂志，2018，20 (3)：92 - 97.
[7] 李建绪，王红程，高美华，等．枸橼果实的香豆素和黄酮类成分研究 [J]．药学研究，2013，32 (4)：187 - 189.
[8] BAILEY D G, ARNOLD J M, STRONG H A, et al. Effect of grapefruit juice and naringin on nisoldipine pharmacokinetics [J]. Clin Pharmacol Ther, 1993, 54 (6): 589 - 594.
[9] EDWARDS D J, BERNIER S M. Naringin and naringenin are not the primary CYP3A inhibitors in grapefruit juice [J]. Life sciences, 1996, 59 (13): 1025 - 1030.
[10] BAILEY D G, KREEFT J H, MUNOZ C, et al. Grapefruit juice-felodipine interaction: effect of naringin and 6′, 7′ - dihydroxybergamottin in humans [J]. Clin Pharmacol Ther, 1998, 64 (3): 248 - 256.
[11] HO P C, SAVILLE D J, WANWIMOLRUK S. Inhibition of human CYP3A4 activity by grapefruit flavonoids, furanocoumarins and related compounds [J]. J Pharm Pharm Sci, 2001, 4 (3): 217 - 227.
[12] KIM H J, CHOI J S. Effects of naringin on the pharmacokinetics of verapamil and one of its metabolites, norverapamil, in rabbits [J]. Biopharm Drug Dispos, 2005, 26 (7): 295 - 300.
[13] CHOI J S, KANG K W. Enhanced tamoxifen bioavailability after oral administration of tamoxifen in rats pretreated with naringin [J]. Arch Pharm Res, 2008, 31 (12): 1631 - 1636.
[14] 樊慧蓉，和凡，刘昌孝．Cocktail 探针药物法用于评价细胞色素 P450 同工酶影响的研究进展 [J]．中国药学杂志，2006，41 (14)：1045 - 1048.
[15] 孙冰婷，居文政，谈恒山．Cocktail 法研究 CYP450 酶活性影响因素的探讨 [J]．中国医院药学杂志，2015，35 (6)：558 - 562.
[16] 李明明，周婷，徐峰．人、大鼠和小鼠细胞色素 P450 直系同源亚型比较 [J]．药学服务与研究，2017，17 (2)：81 - 86.
[17] ALAM M A, SUBHAN N, RAHMAN M M, et al. Effect of citrus flavonoids, naringin and naringenin, on metabolic syndrome and their mechanisms of action [J]. Adv Nutr, 2014, 5 (4): 404 - 417.
[18] LAVRADOR P, GASPAR V M, MANO J F. Bioinspired bone therapies using naringin: applications and advances [J]. Drug Discov Today, 2018, 23 (6):

1293 – 1304.
[19] UNG Y T, ONG C E, PAN Y. Current high-throughput approaches of screening modulatory effects of xenobiotics on cytochrome P450 (CYP) enzymes [J]. High throughput, 2018, 7 (4). pii: E29. doi: 10. 3390/ht7040029.
[20] 朱宏平，熊玉卿. 柚皮苷的药物代谢动力学研究概况与进展 [J]. 中国临床药理学与治疗学，2013，18 (11)：1297 – 1303.
[21] 张晓璐，乐江. 细胞色素 P450 的工具药选择及种属差异的研究进展 [J]. 中国药理学与毒理学杂志，2012，26 (5)：697 – 701.

［作者：程可羚、吴灏、白杨、樊威洋、苏薇薇、李沛波，原文发表于《药学研究》，2019 年第 38 卷第 9 期，第 503 – 509 页］

柚皮苷和柚皮素对枸橼酸喷托维林经大鼠肝微粒体代谢的影响

[摘要] 目的： 研究柚皮苷和柚皮素对枸橼酸喷托维林经大鼠肝微粒体代谢的影响。**方法：** 用高效液相色谱（HPLC）测定底物的量，并根据Lineweaver-Burk方程式计算米氏常数（K_m）；采用体外温孵法分别评估柚皮苷和柚皮素对枸橼酸喷托维林经大鼠肝微粒体代谢的影响。**结果：** 枸橼酸喷托维林与内标分离良好且温孵体系内无其他内源性物质干扰；测得枸橼酸喷托维林体外酶动力学参数：V_{max}为1.74 nmol/(min · mg)，K_m为29.00 μmol/L；柚皮苷和柚皮素对枸橼酸喷托维林经大鼠肝微粒体的体外代谢无明显影响。**结论：** 柚皮苷和柚皮素不影响枸橼酸喷托维林在大鼠肝药酶中的代谢。

柚皮苷属于二氢黄酮类化合物，柚皮素是柚皮苷水解掉一分子葡萄糖和鼠李糖得到的苷元。柚皮苷口服后，大部分是在肠道内被肠道菌群脱糖基化代谢为柚皮素后经肠壁被吸收入血[1-2]。柚皮苷广泛存在于芸香科植物葡萄柚、桔、橙等水果植物及化橘红、骨碎补、枳实、枳壳、橘红、菝葜等中药中；在日常食用较多的橙汁及葡萄柚汁中也普遍含有柚皮苷[3]。尤其在葡萄柚汁中，柚皮苷的含量可达0.5 mg/mL[4]。

枸橼酸喷托维林是非成瘾性中枢镇咳药，1956年被合成后由比利时联合化学公司（Ucb）开发，国内于1962年开始生产。其镇咳作用与可待因相当，除对延髓的呼吸中枢有直接抑制作用外，还有轻度的阿托品样作用。临床适用于具有无痰干咳症状的疾病，急性支气管炎、慢性支气管炎及各种原因引起的咳嗽均可应用[5-6]。柚皮苷广泛存在于临床上用于治疗咳嗽、咯痰的中药材或中成药中[7-10]，与枸橼酸喷托维林联合使用的可能性很大。因此，有必要对柚皮苷和柚皮素与枸橼酸喷托维林是否会发生相互作用进行研究，以提高用药的安全性。

细胞色素P450（CYP450）酶是肝脏和肠中最为重要的Ⅰ相代谢酶，可催化多种内、外源物质（包括大多数临床药物）的代谢；CYP450酶具有可诱导性和可抑制性。因此，药物对CYP450酶活性的抑制或诱导是引发药物相互作用的常见机制。目前，关于柚皮苷和柚皮素是否会通过影响CYP450酶活性来影响枸橼酸喷托维林的代谢，尚未见文献报道。本实验采用体外温孵法评估柚皮苷和柚皮素对枸橼酸喷托维林经大鼠肝微粒体代谢的影响，为临床安全合理用药提供参考。

1 材料

1.1 药品与试剂

柚皮苷（由本团队委托广东环球制药有限公司生产，纯度98.4%）；柚皮素（Sigma公司，纯度>98%，批号：083K1328）；枸橼酸喷托维林（中国生物制品检定所，含量测定，批号：100432－200401）；曲安奈德（中国生物制品检定所，含量测定用，批号：100055－200302）；还原型辅酶Ⅱ四钠（NADPH，广州威佳生物科技有限公司，批号：2009/08）。

1.2 设备与仪器

DIONEX P680高效液相色谱仪（UVD170U紫外检测器、ASI－100自动进样器），Chromeleon Client Programm色谱处理软件（Dionex，美国）；TU－19101双光束紫外可见分光光度计（北京普析通用公司）；高速离心机（3K－18，Sigma公司）；系列精密移液器（美国Rainin公司）。

1.3 实验动物

Wistar大鼠，7周龄，雄性，体质量200～220 g，SPF级，由广东省医学实验动物中心提供，动物合格证号：SCXK（粤）2008－0002。实验动物饲养于中山大学生命科学学院动物房，动物使用许可证号：SYXK（粤）2004－0020，人工光循环12 h/12 h，温度为（24±2.0）℃，湿度为55%±5%。动物实验流程遵循中山大学有关实验动物保护和使用的指南，并经中山大学生命科学学院动物伦理委员会批准。

2 方法

2.1 溶液的配制

柚皮苷和柚皮素标准贮备液：精密称取105 ℃干燥至恒重的柚皮苷对照品5.83 mg和柚皮素对照品2.86 mg，分别置于10 mL容量瓶中，加250 μL二甲基亚砜（DMSO）溶解，用0.1 mol/L Tris-KCl溶液定容，配制成浓度为1 mmol/L的母液，再分别精密吸取母液适量，置于10 mL容量瓶中，用0.1 mol/L Tris-KCl溶液稀释成浓度为100 μmol/L、10 μmol/L的标准贮备液，备用。

喷托维林标准贮备液：精密称取真空干燥至恒重的喷托维林对照品5.26 mg，置于10 mL容量瓶中，用0.1 mol/L Tris-KCl溶解并定容，配制成浓度为1 mmol/L的母液，备用。

曲安奈德内标溶液：精密称取真空干燥至恒重的曲安奈德对照品 7.14 mg，置于 10 mL 容量瓶中，用50%甲醇溶解并定容，配制成浓度为 0.714 mg/mL 的溶液，备用。

2.2 大鼠肝微粒体的制备

取 SD 大鼠，禁食 24 h，颈椎脱臼处死，迅速打开腹腔取出肝脏，用 0～4 ℃生理盐水清洗至呈土黄色，吸干后称肝质量；取约 1 g 肝脏，加入 3 mL 匀浆液，于 4 ℃条件下匀浆，匀浆液倾入预冷的离心管中，于 10500 r/min 条件下离心 30 min；取上清液与 88 mmol/L $CaCl_2$ 溶液混匀，使 $CaCl_2$ 终浓度为 8.8 mmol/L，冰浴5 min 后，于 4 ℃和 22000 r/min 条件下离心 30 min；沉淀用重悬液重悬，采用 BCA－100 试剂盒测定肝微粒体蛋白含量，用 Omura 法测定 CYP450 酶的含量。

2.3 体外孵育条件确定

取制备好的大鼠肝微粒体，用重悬液稀释成 1.0 mg/mL 蛋白浓度的混悬液，取此混悬液 150 μL，加入一定量的药物（底物）溶液混匀，于 37 ℃预孵育 5 min。用含 NADPH 的 1% $NaHCO_3$ 溶液 20 μL（终浓度 1 mmol/L）启动反应，终体积为 250 μL，于 37 ℃下孵育一定时间后，置冰浴中终止反应，置于－20 ℃冰箱中保存待测。

2.4 枸橼酸喷托维林测定方法学考察

2.4.1 色谱条件　色谱柱为大连依利特 BDS C_{18} 柱（4.6 mm × 250 mm，5 μm），流动相为乙腈－0.05 mmol/L 庚烷磺酸钠（含 0.3% 三乙胺，pH 3.0）(45∶55)，流速为 1.0 mL/min，检测波长为 210 nm。

2.4.2 样品处理　在样品中加入 10 μL 浓度为 0.714 mg/mL 的曲安奈德溶液后，加入 200 μL 甲醇，涡旋混合 2 min 后，离心 10 min（12000 r/min，4 ℃），精密吸取 20 μL 进样。

2.4.3 选择性研究　分别配制 3 种溶液各 150 μL，其中，一份为失活后的肝微粒体，作为空白体系；一份为失活后的肝微粒体加入枸橼酸喷托维林及内标曲安奈德；一份为肝微粒体加入枸橼酸喷托维林。分别孵育后，按“2.4.2 节”的方法处理并测定，考察大鼠肝微粒体中的杂质对药物的检测是否存在干扰。

2.4.4 标准曲线绘制　取枸橼酸喷托维林标准贮备液适量，加入灭活肝微粒体配制成浓度为 5 μmol/L、25 μmol/L、50 μmol/L、75 μmol/L、100 μmol/L、125 μmol/L的 150 μL 标准曲线溶液，按“2.4.2 节”的方法处理并测定，以待测物及内标峰面积之比为纵坐标，以浓度为横坐标，绘制标准曲线。

2.4.5 准确度及精密度试验　取肝微粒体和 Tris-KCl 溶液置于离心管中，分别加入枸橼酸喷托维林标准贮备液，配成浓度为 10 μmol/L、50 μmol/L、

100 μmol/L的质控样品溶液，平行6份，按“2.4.2节”的方法处理并测定，计算准确度及精密度。

2.4.6 回收率试验 取肝微粒体和Tris-KCl置于离心管中，分别加入枸橼酸喷托维林标准贮备液，配成浓度为10 μmol/L、50 μmol/L及100 μmol/L的溶液，平行6份，按“2.4.2节”的方法处理并测定。另配制枸橼酸喷托维林标准品溶液，通过二者的比值计算回收率。

2.5 代谢时间曲线研究

分别制备10 μmol/L、50 μmol/L及120 μmol/L 3个浓度的枸橼酸喷托维林溶液，按上述孵育方法孵育15 min、30 min、45 min、60 min及90 min后，按“2.4.2节”的方法处理后用高效液相色谱（HPLC）法测定剩余枸橼酸喷托维林的量，然后做出枸橼酸喷托维林的代谢时间-浓度曲线，以确定最佳孵育时间。

2.6 枸橼酸喷托维林在大鼠肝微粒体中的代谢动力学研究

分别制备浓度为10 μmol/L、20 μmol/L、40 μmol/L、60 μmol/L、80 μmol/L、100 μmol/L和120 μmol/L的枸橼酸喷托维林溶液，在肝微粒中孵育60 min后，按“2.4.2节”操作，用HPLC测定剩余底物的量。根据Lineweaver-Burk方程式：$1/V = K_m/(V_{max} \times [S]) + 1/V_{max}$，以底物浓度的倒数$1/[S]$对反应速度的倒数$1/V$进行线性回归，截距的倒数即为最大反应速度（$V_{max}$），斜率乘以$V_{max}$即为米氏常数（$K_m$）。

2.7 柚皮苷和柚皮素对枸橼酸喷托维林在大鼠肝微粒体中代谢的影响

采用一系列浓度的柚皮苷和柚皮素溶液（180 μmol/L、90 μmol/L、30 μmol/L、10 μmol/L、3.3 μmol/L、1.1 μmol/L、0.33 μmol/L及0.11 μmol/L）与枸橼酸喷托维林溶液共孵育60 min后，按“2.4.2节”的操作，用HPLC测定剩余枸橼酸喷托维林的量。同时设置空白对照，研究不同浓度的柚皮苷和柚皮素对枸橼酸喷托维林代谢的影响。

2.8 统计学分析

实验数据用“均数±标准差”（$\bar{x} \pm s$）表示，采用SPSS统计软件进行统计学处理，$P < 0.05$表示有统计学差异。

3 结果

3.1 枸橼酸喷托维林测定方法学考察

3.1.1 选择性 如图1所示，在选定的色谱条件下，枸橼酸喷托维林的保留时间为7.0 min左右，空白体系在枸橼酸喷托维林及内标保留时间无杂质峰干扰，提示HPLC检测方法具有良好的选择性。

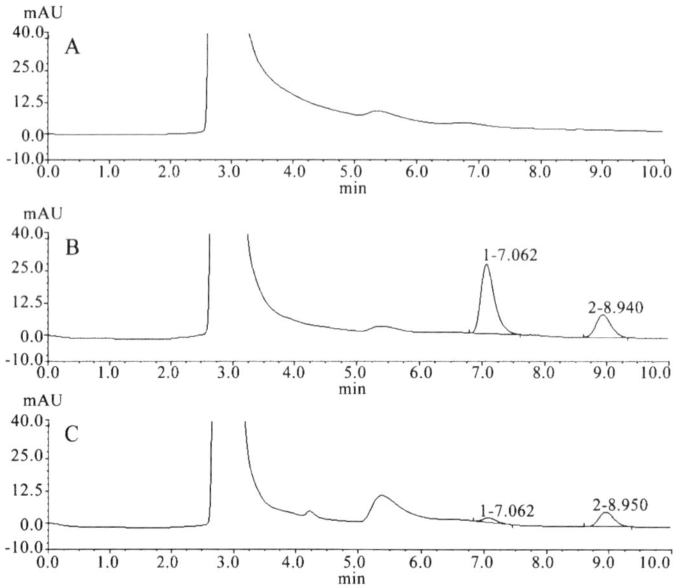

图1　枸橼酸喷托维林及内标的HPLC色谱图

A：空白孵育体系图谱；B：空白孵育体系加入枸橼酸喷托维林和内标的图谱；C：肝微粒体体系中加入枸橼酸喷托维林和内标孵育后的图谱；1：枸橼酸喷托维林；2：内标。

3.1.2　准确度、精密度和回收率试验　如表1所示，采用本条件下的HPLC法测定枸橼酸喷托维林样品，准确度及精密度试验的偏差值均小于±15%，回收率均在90.0%～110.0%范围内，符合生物样品分析方法的要求。说明该测定方法准确度、精密度、回收率良好，符合生物样品检测要求，适用于枸橼酸喷托维林的检测。

表1　准确度、精密度和回收率试验结果（$n=6$）

理论值/（μmol·L^{-1}）	质控样品			回收率样品		
	测得值/（μmol·L^{-1}）	准确度/%	*RSD*/%	测得值/（μmol·L^{-1}）	回收率/%	*RSD*/%
10	9.53	95.3	0.83	9.57	95.66	1.46
50	49.29	98.6	2.36	49.94	99.87	1.48
100	100.32	100.3	1.24	100.55	100.55	1.26

3.1.3　标准曲线和线性范围　结果显示，在5～125 μmol/L的浓度范围内，

标准曲线方程为 $Y=0.0315X-0.0195$，$R^2=0.9998$。这说明在该线性范围内，枸橼酸喷托维林的浓度与色谱峰面积之间线性关系良好。

3.2 枸橼酸喷托维林代谢时间 – 浓度曲线

如表 2 所示，在方法学研究试验中，当孵育时间达到 60 min，枸橼酸喷托维林的代谢已基本达到平台期，符合试验要求。因此，在方法学验证及样品测定过程中，选择 60 min 作为孵育体系的代谢时间。

表 2　枸橼酸喷托维林代谢时间 – 浓度变化结果（$n=3$）

时间/min	枸橼酸喷托维林浓度/（μmol · L^{-1}）		
	10	50	120
15	5.19 ± 0.84	36.98 ± 1.41	87.83 ± 0.89
30	2.59 ± 1.03	27.76 ± 0.86	78.89 ± 1.76
45	1.70 ± 0.17	26.60 ± 1.74	77.75 ± 1.35
60	1.50 ± 0.20	27.31 ± 0.94	78.48 ± 1.42
90	0.91 ± 0.05	26.80 ± 1.85	75.26 ± 3.65

3.3 枸橼酸喷托维林酶动力学研究

根据 Lineweaver-Burk 方程式得到的曲线方程为 $Y=16685X+575.21$（X 为底物浓度的倒数，Y 为反应速度的倒数，$R^2=0.991$），求得 V_{max} 为 1.74 nmol ·（min · mg）$^{-1}$，K_m 为 29.00 μmol · L^{-1}。因此，确定 30 μmol · L^{-1} 作为枸橼酸喷托维林的代谢反应的底物浓度。

3.4 柚皮苷和柚皮素对枸橼酸喷托维林在大鼠肝微粒体中代谢的影响

柚皮苷和柚皮素对枸橼酸喷托维林在大鼠肝微粒体中代谢的影响结果见表 3。以空白对照组代谢量为 100%，计算柚皮苷和柚皮素对枸橼酸喷托维林经大鼠肝微粒体代谢的相对抑制率。经统计学分析，柚皮苷和柚皮素各剂量组的代谢量与空白对照组的代谢量无显著性差异（$P>0.05$）。说明柚皮苷和柚皮素浓度在 0.11 ～ 180 μmol/L 范围内对枸橼酸喷托维林在大鼠肝微粒体中的代谢无明显影响。

4　讨论

柚皮苷及其苷元柚皮素广泛存在于多种植物或中药中，近年来，越来越多的研究报道其各种药理活性，如抗糖尿病、免疫调节、抗骨质疏松、抗氧化、抗炎、改善神经功能障碍、改善糖脂代谢紊乱、抗动脉粥样硬化、抗癌等药理作用[11-15]。在我国，随着中西医结合的深入发展，中西药物并用的用药方式日趋普遍。因此，研究柚皮苷及其苷元柚皮素与临床常用药物之间的相互作用是十分必要的。

表3 柚皮苷和柚皮素对枸橼酸喷托维林在大鼠肝微粒体中代谢的影响（$n=3$）

组别	浓度/（μmol·L⁻¹）	代谢量/（μmol·L⁻¹）	抑制率/%	统计检验 P 值
空白对照组	0	20.54 ±0.31	—	—
柚皮苷组	180	20.28 ±0.91	1.27	0.274
	90	18.26 ±2.78	11.10	0.145
	30	18.63 ±1.01	9.30	0.062
	10	18.23 ±1.77	11.25	0.070
	3.3	19.29 ±0.90	6.09	0.100
	1.1	19.44 ±2.74	5.36	0.294
	0.33	19.06 ±1.69	7.21	0.158
	0.11	18.03 ±2.94	12.22	0.155
柚皮素组	180	18.97 ±0.94	7.64	0.055
	90	19.84 ±0.91	3.41	0.119
	30	19.43 ±1.40	5.40	0.123
	10	20.06 ±2.20	2.34	0.387
	3.3	20.48 ±1.35	0.29	0.480
	1.1	19.67 ±1.70	4.24	0.253
	0.33	19.63 ±2.83	4.43	0.321
	0.11	21.47 ±2.75	-4.53	0.288

枸橼酸喷托维林是非成瘾性中枢镇咳药，临床用于具有无痰干咳症状的疾病，如急性支气管炎、慢性支气管炎及各种原因引起的咳嗽[5]。枸橼酸喷托维林也是多种复方止咳祛痰药的主要成分[16-18]。虽然枸橼酸喷托维林在临床应用时间已超过60年，但是，有关其药代动力学的研究报道依然很少。目前，未见文献报道枸橼酸喷托维林是被何种肝药酶亚型所代谢。

本实验采用体外温孵法评估柚皮苷和柚皮素对枸橼酸喷托维林经大鼠肝微粒体代谢的影响。研究结果表明，在浓度为0.11～180 μmol/L的浓度范围内，柚皮苷和柚皮素均未对枸橼酸喷托维林经大鼠肝微粒体代谢产生显著影响，提示柚皮苷和柚皮素不影响枸橼酸喷托维林在大鼠肝微粒体中的代谢。

参考文献

[1] ZENG X, SU W W, ZHENG Y Y, et al. Pharmacokinetics, tissue distribution, metabolism, and excretion of naringin in aged rats [J]. Front Pharmacol, 2019, 10: 34.

[2] ZOU W, LUO Y L, LIU M H, et al. Human intestinal microbial metabolism of naringin [J]. Eur J Drug Metab Pharmacokinet, 2015, 40 (3): 363-367.

[3] 金元宝，刘萍，刘小根，等. 柚皮苷的生物活性研究进展 [J]. 中国现代医药杂志，2018, 20 (3): 92-97.

[4] HO P C, SAVILLE D J, COVILLE P F, et al. Content of CYP3A4 inhibitors, naringin, naringenin and bergapten in grapefruit and grapefruit juice products [J]. Pharm Acta Helv, 2000, 74 (4): 379 -385.

[5] 姜建国, 张西如, 宋更申, 等. 枸橼酸喷托维林制剂溶出度试验方法的建立及42 厂家样品考察 [J]. 中国药房, 2013, 24 (17): 1593 -1595.

[6] WEN J H, ZHANG H, XIA C H, et al. A sensitive liquid chromatography-electrospray ionization-mass spectrometry method for the simultaneous determination of pentoxyverine citrate and guaifenesin in human plasma-application to pharmacokinetic and bioequivalence studies [J]. Biomed Chromatogr, 2010, 24 (4): 351 -357.

[7] 顾永江. 高效液相色谱法测定咳宁糖浆中柚皮苷、新橙皮苷的含量 [J]. 山西中医, 2015, 31 (9): 44 -45.

[8] 王学成, 徐汉明. 橘红痰咳颗粒的质量分析 [J]. 内蒙古中医药, 2018, 37 (8): 97 -99.

[9] 王倬晅. 高效液相色谱法同时测定气管炎糖浆中 6 种有效成分 [J]. 医药导报, 2018, 37 (7): 886 -888.

[10] 林一星. HPLC 法测定止咳橘红颗粒中柚皮苷的含量 [J]. 中国热带医学, 2005, 7: 1529 -1530.

[11] LUTU M R, NZUZA S, MOFO MATO P E, et al. DNA polymerase-γ hypothesis in nucleoside reverse transcriptase-induced mitochondrial toxicity revisited: a potentially protective role for citrus fruit-derived naringenin? [J] Eur J Pharmacol, 2019, 852: 159 -166.

[12] DEN HARTOGH D J, TSIANI E. Antidiabetic properties of naringenin: a citrus fruit polyphenol [J]. Biomolecules, 2019, 9 (3): E99.

[13] SALEHI B, FOKOU PVT, SHARIFI-RAD M, et al. The therapeutic potential of naringenin: a review of clinical trials [J]. Pharmaceuticals (Basel), 2019, 12 (1): E11.

[14] RAJA KUMAR S, MOHD RAMLI E S, ABDUL NASIR N A, et al. Preventive effect of naringin on metabolic syndrome and its mechanism of action: a systematic review [J]. Evid Based Complement Alternat Med, 2019: 9752826.

[15] CHEN R, QI Q L, WANG M T, et al. Therapeutic potential of naringin: an overview [J]. Pharm Biol, 2016, 54 (12): 3203 -3210.

[16] 王发, 周志云, 刘雪峰, 等. 高效液相色谱法测定复方枇杷喷托维林颗粒中枸橼酸喷托维林的含量 [J]. 安徽医药, 2017, 21 (5): 828 -830.

[17] 李筱玲, 刘敏, 李美芳, 等. HPLC 法测定愈酚维林片的含量 [J]. 中国药品标准, 2016, 17 (4): 263 -267.

[18] 刘慧颖，陈默，孙宽. 反相高效液相色谱法测定愈创维林那敏片的含量和含量均匀度 [J]. 中国药业，2014，23 (17)：46 – 48.

［作者：谢镗宁、吴灏、王永刚、彭维、苏薇薇、李沛波，原文发表于《药学研究》，2019 年第 38 卷第 10 期，第 559 – 562、577 页］

柚皮苷和柚皮素对克拉霉素经大鼠肝微粒体代谢的影响

［摘要］目的： 研究柚皮苷和柚皮素对克拉霉素经大鼠肝微粒体代谢的影响。**方法：** 用高效液相色谱法测定大鼠肝微粒体中克拉霉素的含量，并根据 Lineweaver-Burk 方程式计算其米氏常数（K_m）；采用体外温孵法评估浓度在 0.11～180.00 μmol/L 范围内的柚皮苷和柚皮素对克拉霉素经大鼠肝微粒体代谢的影响。**结果：** 克拉霉素与内标物分离良好且温孵体系内无其他内源性物质干扰；克拉霉素体外 V_{max} 为 0.59 nmol/(min · mg)，K_m 为 77.57 μmol/L；与空白对照组比较，各剂量组的柚皮苷和柚皮素对克拉霉素在大鼠肝微粒体中的代谢量差异均无统计学意义（$P>0.05$）。**结论：** 柚皮苷和柚皮素不影响克拉霉素在大鼠肝微粒体中的代谢。

柚皮苷是本团队研发的一类新药，已获新药临床批件。本团队的研究显示，口服柚皮苷主要在肠道内吸收，代谢为柚皮素后吸收入血[1-2]；柚皮苷或柚皮素具有明显的镇咳[3-4]、祛痰[5-6]、抗呼吸系统炎症[7-8]等作用。克拉霉素是大环内酯类抗生素，常用于治疗上、下呼吸道感染[9]，且已在 50 多个国家上市。柚皮苷拟用于临床上治疗咳嗽，与克拉霉素联合使用的可能性很大。因此，有必要研究柚皮苷和柚皮素与克拉霉素是否会发生药物相互作用，以提高用药的安全性。

细胞色素 P450（CYP450）酶是肝脏和肠中最为重要的 I 相代谢酶，具有可诱导性和可抑制性。因此，对 CYP450 酶活性的抑制或诱导是引发药物相互作用的常见机制。研究证实，克拉霉素主要由 CYP3A 酶代谢[10]。目前，关于柚皮苷和柚皮素是否会通过影响 CYP450 酶的活性来影响克拉霉素的代谢，未见文献报道。本试验采用体外温孵法评估柚皮苷和柚皮素对克拉霉素经大鼠肝微粒体代谢的影响，以期为临床安全合理用药提供参考。

1　对象与方法

1.1　试验动物

Wistar 大鼠，7 周龄，雄性，体质量 200～220 g，SPF 级，由广东省医学试验动物中心提供，动物合格证号：SCXK（粤）2008－0002。动物饲养于中山大学生命科学学院动物房，动物使用许可证号为SYXK（粤）2004－0020。动物实验流程遵循中山大学有关实验动物保护和使用指南，并经动物伦理委员会批准。

1.2 仪器与试剂

高效液相色谱仪（HPLC，型号：DIONEX P680 UVD，170U 紫外检测器，ASI－100 自动进样器），Chromeleon Client Programm 软件（DIONEX，美国）；柚皮苷（纯度＞98%，委托广东环球制药有限公司生产）；柚皮素（Sigma，纯度＞98%，批号：083K1328）；克拉霉素（中国生物制品检定所，批号：130558－200501）；罗红霉素（中国生物制品检定所，批号：130557－200502）；还原型辅酶Ⅱ四钠（NADPH，广州威佳生物科技有限公司，批号：2009/08）；BCA－100 蛋白质定量测定试剂盒（上海申能博彩生物科技有限公司）。

1.3 方法

1.3.1 溶液配制　柚皮苷和柚皮素标准贮备液：精密称取105 ℃干燥至恒重的柚皮苷对照品5.83 mg和柚皮素对照品2.86 mg，分别置于10 mL容量瓶中，加250 μL二甲基亚砜（DMSO）溶解，用0.1 mol/L三羟甲基氨基甲烷（Tris）－KCl溶液定容，配制成1 mmol/L的母液，再稀释成100 μmol/L、10 μmol/L的标准贮备液，备用。

克拉霉素标准贮备液：精密称取克拉霉素7.48 mg，置于10 mL容量瓶中，加250 μL DMSO溶解，用0.1 mol/L Tris-KCl溶液定容，配制成浓度为1 mmol/L的母液，备用。

罗红霉素内标溶液：精密称取罗红霉素4.44 mg，置于5 mL容量瓶中，加50%甲醇溶解，用0.1 mol/L Tris-KCl溶液定容，配制成0.888 mg/mL的溶液，备用。

1.3.2 大鼠肝微粒体制备　按照参考文献[11]的方法制备肝微粒体。采用BCA－100蛋白质定量测定试剂盒测定肝微粒体蛋白含量为1.243 ±0.076 mg/mL，用Omura法测定CYP450酶的含量为1.85 ±0.05 nmol/mg。

1.3.3 体外孵育条件确定　取肝微粒体，用TMS溶液（Tris 6.05 g、$MgCl_2$ 0.609 g、蔗糖68.4 g加0.5 L水溶解，用浓盐酸调pH至7.4后，补充水至1 L）稀释成蛋白浓度为1.0 mg/mL的混悬液，取此混悬液150 μL，加入克拉霉素溶液混匀，于37 ℃孵育5 min。用含NADPH的1% $NaHCO_3$溶液20 μL（终浓度1 mmol/L）启动反应，终体积为250 μL，于37 ℃下孵育一定时间后，放入冰浴终止反应，以供测定。

1.3.4 克拉霉素测定方法学考察

1.3.4.1 色谱条件　色谱柱为依利特Hypersil BDS C_{18}柱（4.6 mm × 250 mm，

5 μm)，流动相为乙腈 -0.069 mol/L KH_2PO_4 水溶液（36：64），流速为 1.0 mL/min，检测波长为 210 nm。

1.3.4.2 样品处理 100 μL 样品中加入 10 μL 浓度为 0.888 mg/mL 的罗红霉素溶液，加入 200 μL 甲醇，涡旋混合 2 min 后，12000 r/min 离心 10 min（4 ℃），吸取 20 μL 进样测定。

1.3.4.3 专属性试验 分别配制 3 种溶液各 150 μL，其中，一份为失活后的肝微粒体，作为空白体系；一份为失活后的肝微粒体加入克拉霉素及内标罗红霉素；一份为肝微粒体加入克拉霉素。分别孵育后按“1.3.4.2 节”操作并测定，观察大鼠肝微粒体中的杂质对药物检测是否存在干扰。

1.3.4.4 标准曲线 取克拉霉素标准贮备液适量，加入灭活肝微粒体配制成浓度为 5 μmol/L、25 μmol/L、50 μmol/L、75 μmol/L、100 μmol/L 及 125 μmol/L 的标准溶液 150 μL，按“1.3.4.2 节”操作并测定。以待测物及内标峰面积之比为纵坐标，以浓度为横坐标，绘制标准曲线。

1.3.4.5 准确度及精密度试验 取肝微粒体和 Tris-KCl 溶液置于离心管中，分别加入克拉霉素标准贮备液，配成浓度为 10 μmol/L、50 μmol/L 和 100 μmol/L 的质控样品溶液，按“1.3.4.2 节”操作并测定，每种浓度重复进样 6 次，计算准确度及精密度。

1.3.4.6 回收率试验 取肝微粒体和 Tris-KCl 溶液置于离心管中，分别加入克拉霉素标准贮备液，配成浓度为 10 μmol/L、50 μmol/L 及 100 μmol/L 的溶液，平行 6 份，按“1.3.4.2 节”操作并测定；另配制克拉霉素标准品溶液测定，通过二者的比值计算回收率。

1.3.5 代谢时间 - 浓度变化

分别制备 10 μmol/L、50 μmol/L 及 120 μmol/L 克拉霉素溶液，按上述方法孵育 15 min、30 min、45 min、60 min 及 90 min 后按“1.3.4.2 节”操作后测定剩余克拉霉素的量，明确代谢时间 - 浓度变化关系，以确定最佳孵育时间。

1.3.6 克拉霉素在大鼠肝微粒体中的代谢动力学研究

分别制备 10 μmol/L、20 μmol/L、40 μmol/L、60 μmol/L、80 μmol/L、100 μmol/L和 120 μmol/L 克拉霉素溶液，在肝微粒中孵育 60 min 后按“1.3.4.2 节”操作，用 HPLC 测定剩余克拉霉素的含量。根据 Lineweaver-Burk 方程式 $1/V = K_m/(V_{max} \times [S]) + 1/V_{max}$，以底物浓度倒数 $1/[S]$ 对反应速度的倒数 $1/V$ 进行线性回归，截距的倒数即为最大反应速度（V_{max}），斜率乘以 V_{max} 即为米氏常数（K_m）。

1.3.7 柚皮苷和柚皮素对克拉霉素在大鼠肝微粒体中代谢的影响

一系列浓度的柚皮苷和柚皮素溶液（180.00 μmol/L、90.00 μmol/L、30.00 μmol/L、10.00 μmol/L、3.30 μmol/L、1.10 μmol/L、0.33 μmol/L 及 0.11 μmol/L）与克拉霉素溶液共孵育 60 min 后，按“1.3.4.2 节”操作，用 HPLC 测定剩余克拉霉素的含量。另设空白对照，以空白对照组代谢量为 100%，计算柚皮苷和柚皮素对克拉霉素经大鼠肝微粒体代谢的相对抑制率。

1.4 统计学方法

采用 SPSS 16.0 统计学软件进行数据分析，计量资料用“均数 ± 标准差”（$\bar{x} \pm s$）表示，两组间比较采用 t 检验。$P<0.05$ 表示差异有统计学意义。

2 结果

2.1 专属性试验

在本色谱条件下，克拉霉素的保留时间为 12.5 min 左右，空白体系在克拉霉素及罗红霉素保留时间处无杂质峰干扰，检测方法专属性良好（图 1）。

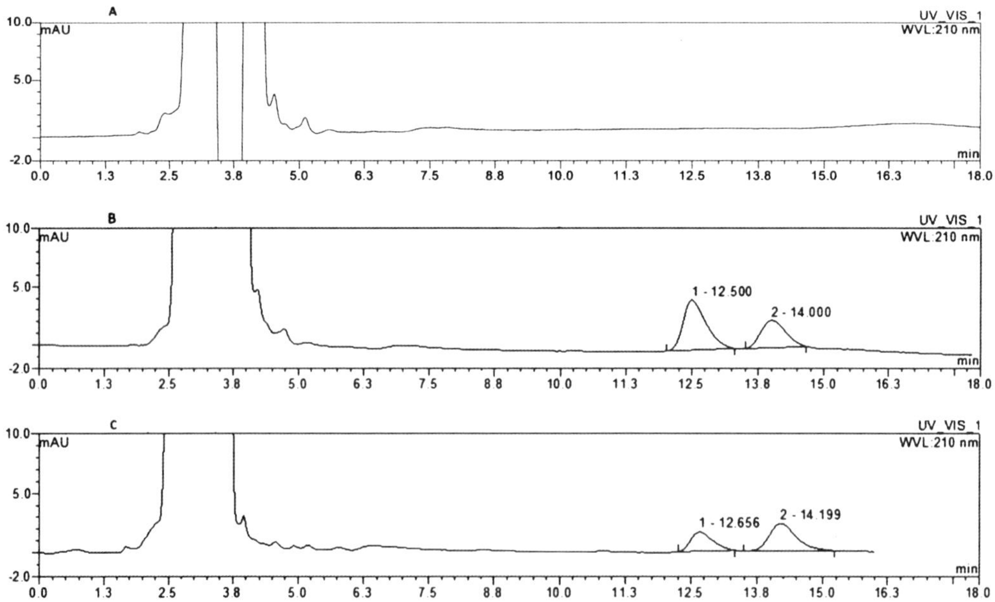

图 1 专属性试验结果

A：空白孵育体系；B：空白孵育体系加入克拉霉素和罗红霉素；C：肝微粒体体系加入克拉霉素和罗红霉素温孵后。色谱峰 1 为克拉霉素；色谱峰 2 为罗红霉素。

2.2 标准曲线和线性范围

结果显示，在 5 ～ 125 μmol/L 的浓度范围内，标准曲线方程为 $Y=0.0062X-0.0132$，$R^2=0.9994$。

2.3 准确度、精密度和回收率

在色谱条件下，测定的克拉霉素含量、准确度及精密度偏差值均小于 ±15%，回收率均在 90%～110% 范围内，符合生物样品分析方法的要求。结果见表 1。

表 1　克拉霉素的准确度、精密度和回收率试验结果（$n=6$）

理论值/(μmol · L^{-1})	质控样品			回收率样品	
	克拉霉素含量/(μmol · L^{-1})	准确度/%	精密度/%	克拉霉素含量/(μmol · L^{-1})	回收率/%
10	9.98 ±0.11	99.8	1.12	10.00 ±0.14	99.99
50	50.86 ±0.55	101.7	1.08	49.13 ±0.82	98.27
100	101.96 ±0.61	102.0	0.60	101.05 ±0.83	101.05

2.4 克拉霉素代谢时间 – 浓度变化

当孵育时间达到 60 min，克拉霉素基本达到代谢平台期，符合试验要求。在方法学验证及样品测定过程中，选择 60 min 作为孵育体系的代谢时间（表 2）。

表 2　克拉霉素代谢时间 – 浓度变化（$n=3$）

时间/min	克拉霉素浓度/(μmol · L^{-1})		
	10	50	120
15	7.98 ±0.66	42.80 ±2.17	113.67 ±1.52
30	6.42 ±0.20	35.35 ±0.50	100.30 ±3.74
45	4.87 ±0.02	33.62 ±0.52	90.95 ±0.80
60	2.97 ±0.11	29.73 ±0.32	86.06 ±1.94
90	2.90 ±0.35	29.13 ±0.93	84.65 ±2.08

2.5 克拉霉素酶动力学结果

根据 Lineweaver-Burk 方程式得到曲线方程为 $Y=78195X+1008$（X 为底物浓度的倒数，Y 为反应速度的倒数，$R^2=0.9947$），V_{max} 为 0.59 nmol/(min · mg)，$K_m=77.57$ μmol/L。确定 80 μmol/L 作为克拉霉素的代谢反应的底物浓度。

2.6 柚皮苷和柚皮素对克拉霉素在大鼠肝微粒体中代谢的影响

与空白对照组比较，各剂量组的柚皮苷和柚皮素对克拉霉素在大鼠肝微粒体中的代谢量差异均无统计学意义（$P>0.05$）。见表 3。

表 3 柚皮苷和柚皮素对克拉霉素在大鼠肝微粒体中代谢的影响（$n=3$）

组别	浓度/(μmol·L^{-1})	代谢量/(μmol·L^{-1})	抑制率/%	P 值
空白对照组	—	15.42 ±0.46	—	—
柚皮苷组	180.00	14.30 ±1.66	7.26	0.149
	90.00	14.53 ±1.12	5.77	0.197
	30.00	12.94 ±1.33	16.08	0.067
	10.00	16.22 ±0.53	-5.19	0.092
	3.30	14.06 ±1.65	8.82	0.181
	1.10	14.30 ±1.57	7.26	0.191
	0.33	12.83 ±1.46	16.80	0.064
	0.11	13.81 ±0.82	10.44	0.078
柚皮素组	180.00	15.39 ±0.36	0.19	0.474
	90.00	15.74 ±0.57	-2.08	0.306
	30.00	14.72 ±1.82	4.54	0.310
	10.00	14.01 ±1.28	9.14	0.093
	3.30	15.30 ±1.66	0.78	0.463
	1.10	14.82 ±1.75	3.89	0.324
	0.33	14.36 ±1.24	6.87	0.074
	0.11	13.57 ±1.26	12.00	0.099

注："-"表示无数据。

3 讨论

近年来，柚皮苷因其广泛的药理活性而受到关注，大量研究表明，柚皮苷或柚皮素具有抗氧化、抗骨质疏松、改善神经功能障碍、改善糖脂代谢紊乱、抗动脉粥样硬化等药理作用[12-15]。目前，有关柚皮苷对 CYP450 酶活性的影响，多集中于 CYP3A 酶，且文献报道的结论不一致。Edwards 等[16]的研究显示，葡萄柚汁中抑制 CYP3A 酶活性的主要成分不是柚皮苷和柚皮素；Kim 等[17]的研究显示，柚皮苷可能通过抑制 CYP3A 酶活性而减少维拉帕米在家兔体内的代谢；Choi 等[18]的研究显示，柚皮苷可能通过抑制 CYP3A 酶活性和 P 糖蛋白而提高他莫西芬在大鼠体内的生物利用度。可见，柚皮苷对 CYP3A 酶活性的影响尚无统一定论。

克拉霉素在体内主要由 CYP3A4 酶代谢[10]，也能抑制 CYP3A4 酶[19]和有机阴离子转运多肽 1B1 和 1B3 的活性[20]。目前，关于克拉霉素的药物相互作用方面，大多研究的是克拉霉素对其他药物的影响。

本研究结果显示，在 5 ～ 125 μmol/L 的浓度范围内，标准曲线方程为 $Y=0.0062X-0.0132$，$R^2=0.9994$。这说明在该线性范围内，克拉霉素的浓度与色谱峰面积之间线性关系良好。在本色谱条件下，测定的克拉霉素含量、准确度及精密度的偏差值均小于 ±15%，回收率均在 90%～110% 范围内，符合生物样品分析方法的要求。说明该测定方法的准确性、精密度、回收率良好，适用于该体系克拉霉素的检测。当孵育时间达到 60 min，克拉霉素基本达到代谢平台期，符合试验要求。因此，在方法学验证及样品测定过程中，选择 60 min 作为孵育体系的代谢时间。根据 Lineweaver-Burk 方程式得到曲线方程为 $Y = 78195X + 1008$（X 为底物浓度的倒数，Y 为反应速度的倒数，$R^2 = 0.9947$），V_{max} 为 0.59 nmol/(min · mg)，K_m = 77.57 μmol/L。因此，确定 80 μmol/L 作为克拉霉素的代谢反应的底物浓度。柚皮苷和柚皮素浓度范围为 0.11 ～180 μmol/L 时对克拉霉素在大鼠肝微粒体中的代谢无明显影响。这提示柚皮苷和柚皮素不影响克拉霉素在大鼠肝微粒体中的代谢。

参考文献

[1] ZENG X, SU W W, ZHENG Y Y, et al. Pharmacokinetics, tissue distribution, metabolism, and excretion of naringin in aged rats [J]. Front Pharmacol, 2019, 10: 34.

[2] ZOU W, LUO Y, LIU M, et al. Human intestinal microbial metabolism of naringin [J]. Eur J Drug Metab Pharmacokinet, 2015, 40 (3): 363 -367.

[3] GAO S, LI P, YANG H, et al. Antitussive effect of naringin on experimentally-induced cough in guinea pigs [J]. Planta Med, 2011, 77 (1): 16 -21.

[4] LUO Y L, ZHANG C C, LI P B, et al. Naringin attenuates enhanced cough, airway hyperresponsiveness and airway inflammation in a guinea pig model of chronic bronchitis induced by cigarette smoke [J]. Int Immunopharmacol, 2012, 13 (3): 301 -307.

[5] LIN B Q, LI P B, WANG Y G, et al. The expectorant activity of naringenin [J]. Pulm Pharmacol Ther, 2008, 21 (2): 259 -263.

[6] NIE Y C, WU H, LI P B, et al. Naringin attenuates EGF-induced MUC5AC secretion in A549 cells by suppressing the cooperative activities of MAPKs-AP -1 and IKKs-IκB-NF-κB signaling pathways [J]. Eur J Pharmacol, 2012, 690: 207 -213.

[7] NIE Y C, WU H, LI P B, et al. Anti-inflammatory effects of naringin in chronic pulmonary neutrophilic inflammation in cigarette smoke-exposed rats [J]. J Med Food, 2012, 15 (10): 894 -900.

[8] CHEN Y, WU H, NIE Y C, et al. Mucoactive effects of naringin in lipopolysaccharide-induced acute lung injury mice and beagle dogs [J]. Environ Toxicol Pharmacol, 2014, 38 (1): 279 -287.

[9] DAVIDSON R J. *In vitro* activity and pharmacodynamic/pharmacokinetic parameters of clarithromycin and azithromycin: why they matter in the treatment of respiratory tract infections [J]. Infect Drug Resist, 2019, 12: 585 -596.

[10] SUZUKI A, IIDA I, HIROTA M, et al. CYP isoforms involved in the metabolism of clarithromycin *in vitro*: comparison between the identification from disappearance rate and that from formation rate of metabolites [J]. Drug Metab Pharmacokinet, 2003, 18 (2): 104 - 113.
[11] 赵燕燕，王静，刘丽艳，等. 4 代甘草酸制剂对大鼠肝微粒体 CYP3A 酶活性影响的比较 [J]. 河北大学学报（自然科学版），2017，37（1）：31 - 38.
[12] AHMED S, KHAN H, ASCHNER M, et al. Therapeutic potential of naringin in neurological disorders [J]. Food Chem Toxicol, 2019, 132: 110646.
[13] DEN HARTOGH D J, TSIANI E. Antidiabetic properties of naringenin: a citrus fruit polyphenol [J]. Biomolecules, 2019, 9 (3): 99.
[14] SALEHI B, FOKOU P V T, SHARIFI-RAD M, et al. The therapeutic potential of naringenin: a review of clinical trials [J]. Pharmaceuticals, 2019, 12 (1): 11.
[15] JOSHI R, KULKARNI Y A, WAIRKAR S. Pharmacokinetic, pharmacodynamic and formulations aspects of naringenin: an update [J]. Life Sci, 2018, 215: 43 - 56.
[16] EDWARDS D J, BERNIER S M. Naringin and naringenin are not the primary CYP3A inhibitors in grapefruit juice [J]. Life Sci, 1996, 59 (13): 1025 - 1030.
[17] KIM H J, CHOI J S. Effects of naringin on the pharmacokinetics of verapamil and one of its metabolites, norverapamil, in rabbits [J]. Biopharm Drug Dispos, 2005, 26 (7): 295 - 300.
[18] CHOI J S, KANG K W. Enhanced tamoxifen bioavailability after oral administration of tamoxifen in rats pretreated with naringin [J]. Arch Pharm Res, 2008, 31 (12): 1631 - 1636.
[19] JENKINS H, JENKINS R, PATAT A. Effect of multiple oral doses of the potent CYP3A4 inhibitor clarithromycin on the pharmacokinetics of a single oral dose of vonoprazan: a phase Ⅰ, open-label, sequential design study [J]. Clin drug investig, 2017, 37 (3): 311 - 316.
[20] LI D Q, KIM R, MCARTHUR E, et al. Risk of adverse events among older adults following co prescription of clarithromycin and statins not metabolized by cytochrome P450 3A4 [J]. CMAJ, 2015, 187 (3): 174 - 180.

［作者：谢镗宁、苏薇薇、王永刚、吴灏、彭维、李沛波，原文发表于《中国医药导报》，2019 年第 16 卷第 29 期，第 7 - 10、20 页］

二、田基黄的研究

田基黄及其注射液的研究进展

[摘要] 本文综述了中药田基黄及田基黄注射液的研究进展，包括成分、药理、制剂工艺等的研究情况。

田基黄原名地耳草，别名雀舌草，系金丝桃科金丝桃属植物地耳草 *Hypercum japonicum* Thunb. 的全草。田基黄属一年生草本，野生于原野湿地，分布于我国华东、中南及西南地区，主产于四川、广东、广西、贵州、湖南、江西、福建等地。现将田基黄及田基黄注射液的研究进展综述如下。

1 田基黄药材的化学成分

田基黄次生代谢产物极为丰富。近年来，有学者使用不同溶剂、不同方法分别从田基黄药材中分离出一些新的化合物（见图 1）。据报道，田基黄全草含内脂、香豆素、酚类、蒽醌、黄酮类、维生素 A 样物质及维生素 B、B_2 等成分[1-6]。用乙醚、石油醚等溶剂，提取到酸酚性提取物，该酸性部位经反复硅胶层析，分离得到 4 个棉马素型间苯三酚衍生物的二聚体和三聚体，定名为地耳草素 A、B、C、D（Japonicine A、B、C、D）。Wu[1] 等用 95% 乙醇（×3）提取田基黄地上部分，再依次用汽油、二氯甲烷、乙酸乙酯、丙酮和甲醇在索式提取器中提取，结合梯度洗脱的硅胶柱层析方法，收集不同溶剂的洗脱产物，利用核磁共振等分析手段进行分析，从二氯甲烷、已醚和丙酮提取物中分离出 7 种呫酮（xanthone），其中的 2 种（1，5-dihydroxyxanthone-6-0-β-D-glucoside 和 bijaponicaxanthone）是新的化合物，第一次从天然物质中提取分离出来。Wu 等[2] 用乙醇提取田基黄干燥的地上部分，再用乙酸乙酯和丙酮索式提取，分离纯化了 13 种色原酮和黄酮类化合物。其中黄酮类化合物主要是以槲皮素为基本结构的糖甙衍生物。郁建平等[3] 对田基黄茎、叶挥发油化学成分进行了研究，分离干燥田基黄的茎和花叶，茎粉碎，分批于挥发油提取器中进行水蒸气蒸馏，得淡黄色挥发油。利用气质联用仪从田基黄茎和花叶中分别鉴定出 40 种和 60 种成分，已鉴定的挥发油含量占挥发油总量的 59.7% 和 54.62%。含量最多的为饱和烃类，在茎的挥发油中占 72.52%（十一碳烷为

46.38%，壬烷为23.87%)，花叶的挥发油中占35.23%（十一碳烷为17.06%）；含量较多的为不饱和烃类，在茎的挥发油中占19.89%，在花叶的挥发油中占36.93%（主要是萜类，类型为单萜类和倍半萜等）；未检出成分主要是分子量为204的萜类。

2 田基黄的药理作用

田基黄是我国传统中药，味苦、甜，性平；治酒病、消肿胀、解蛊毒、散恶疮等症。田基黄的主要药理作用有如下几个方面：

2.1 抗肿瘤作用

金辉喜[4]等采用MTT法证实了田基黄对人舌癌细胞株TSCCa有明显的杀伤作用，并且随药物浓度的增加其杀伤能力增强，当药物浓度达到200 mg/mL时，对癌细胞抑制率接近100%。经超微结构观察发现，田基黄主要是干扰癌细胞内线粒体和粗面内质网。而线粒体是细胞有氧呼吸的基地和供能场所，细胞生命活动中所需能量约有95%来自线粒体；粗面内质网是合成内源性蛋白质的基地。当细胞内线粒体和粗面内质网受到严重干扰后细胞就无法生存而死亡。这可能是田基黄具有抗癌活性的原因。

2.2 免疫作用

周小玲等[5]应用免疫学细胞技术研究田基黄对大鼠呼吸道及全身免疫功能的影响。结果发现：田基黄能明显提高外周血中性粒细胞（PMN）吞噬率（75.2 ± 3.9，83.5 ± 5.1，$P < 0.001$）及T淋巴细胞百分率（64.8 ± 5.4，72.2 ± 3.1，$P < 0.001$）；提高支气管肺泡灌洗液（BALF）中T淋巴细胞百分率（60.4 ± 6.3，68.8 ± 6.5，$P < 0.01$）；对呼吸道局部免疫功能也有一定影响。这说明田基黄能提高大鼠全身的特异性和非特异性细胞免疫功能。试验结果证明：田基黄能作用于机体的免疫器官和免疫细胞，促进T淋巴细胞的分化与成熟，从而增强机体的特异性细胞免疫和免疫调节作用；还能增强中性粒细胞的吞噬杀菌功能，从而提高机体抗细菌感染能力；但对T淋巴细胞分泌白细胞移行抑制因子的作用不明显。田基黄的免疫效应机制目前尚未明确，有待进一步从分子水平去研究。

2.3 抑菌作用

田基黄对正常组织细胞无毒副作用，并有增强免疫功能的作用，其中提取的乙素对金黄色葡萄球菌、猪霍乱杆菌、牛型结核杆菌、链球菌、结核杆菌、肺炎双球菌等均有不同程度的抑制作用，尤其是对牛型结核杆菌敏感作用明显。

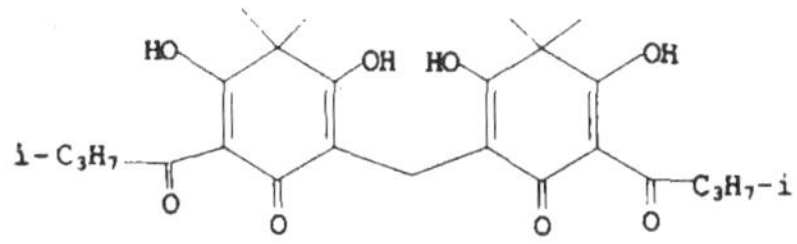

Japonicine A

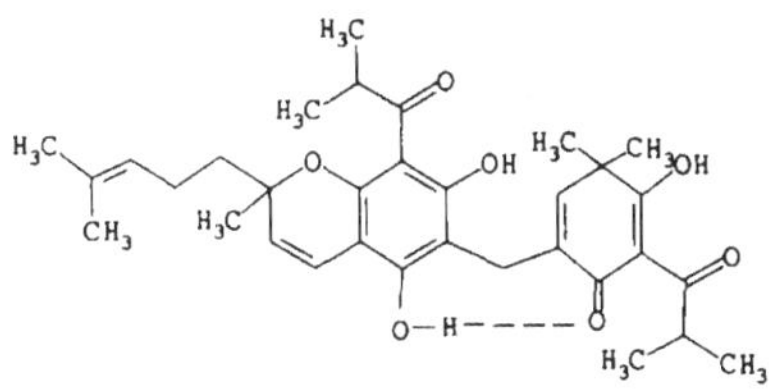

Japonicine B

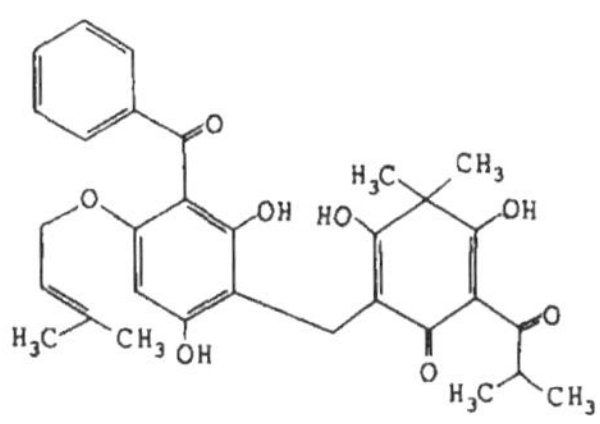

Japonicine C

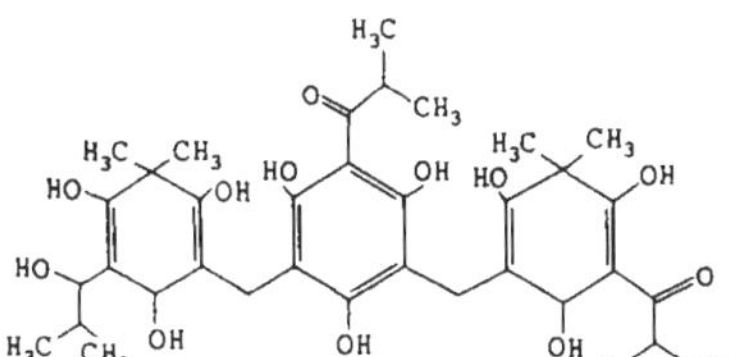

Japonicine D

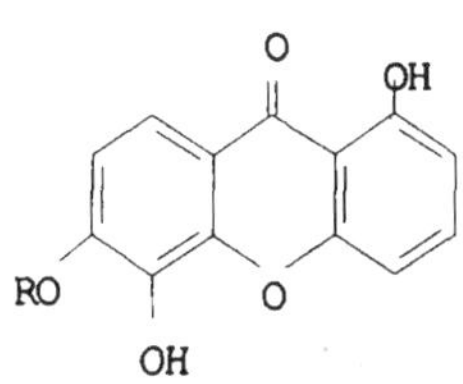

1　R=Glu　1, 5—dihydroxyxanthone—6—*O*— β—D-glucoside

2　R=H　1,5,6-trihydroxyxanthone

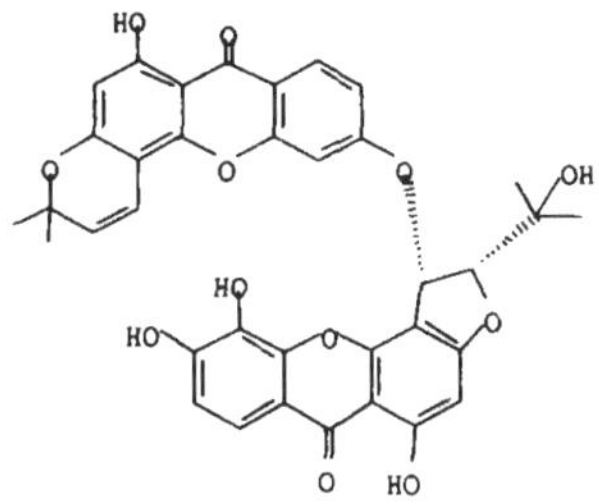

3　bijaponicaxanthone

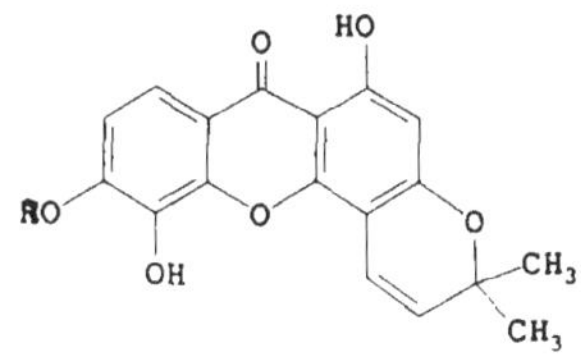

4　R=OH　isojacareubin

5　R=H　deoxyisojacareubin

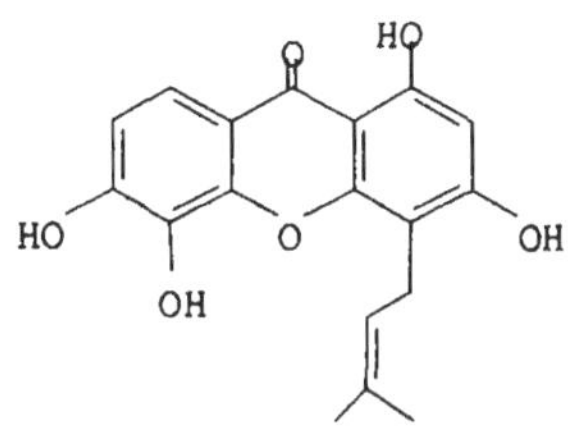

6　1,3.5,6-tetrahydroxy—4—prenylxanthone

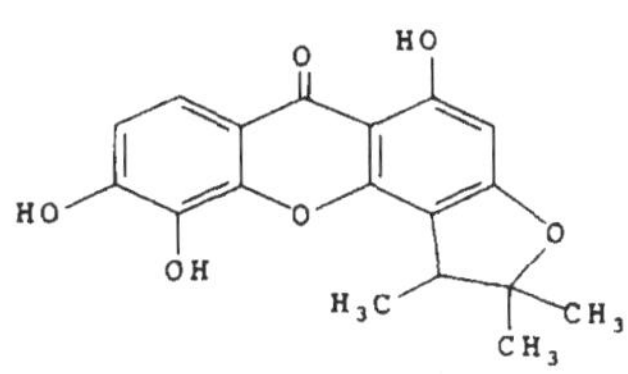

7　4, 5—dihydro—1, 5, 6—trihydroxy—4, 4, 5—trimethylfurano(2′ 3′ :4,5)xanthone

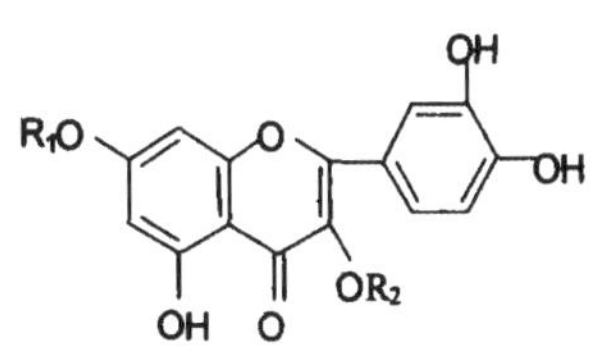

$R_1=R_2=H$　槲皮素

$R_1=H, R_2=$鼠李糖　槲皮甙

$R_1=H, R_2=$葡萄糖　异槲皮甙

$R_1=$鼠李糖，$R_2=H$　田基黄甙

图 1　田基黄的化学成分

2.4 治疗肝炎作用

民间常用地耳草治疗肝炎，地耳草酸性渗漉的黄色析出物对传染性肝炎具有显著疗效，但其作用机理不明。

2.5 治疗内脏出血

李建良等[6]用田基黄治疗各种内脏出血，收效甚佳，一般治疗3天可痊愈，远期效果也甚佳。

2.6 抗疟作用

试验证明，地耳草素A和B对鼠疟原虫均有显著的抑制作用。

3 田基黄注射液的研究

3.1 处方及制备工艺

田基黄注射液的处方：1000 g田基黄的乙醇提取物、15 mL苯甲醇、1 g亚硫酸氢钠，加注射用水1000 mL。其原制备工艺是：将田基黄全草净选，切段，加水浸煮2次，粗滤，滤液合并，浓缩至1∶2（每毫升相当于生物2克），乙醇沉淀处理2次，第一次溶液中含醇量为60%，第二次含醇量为75%，每次均滤过，蒸去乙醇。然后加5倍量稀释，滤过，加新制备的明胶溶液适量使沉淀完全，冷藏放置后，滤过。再加乙醇沉淀处理一次，溶液中含乙醇量为85%，滤过，蒸去乙醇后，加注射用水至约800 mL，调节pH至5.0～6.0，加苯甲醇与注射用水使成1000 mL，滤过，灌封，灭菌，即得。

田基黄注射液的新工艺为：将田基黄全草净选，切段，加水浸煮2次，粗滤，滤液合并，浓缩至1∶4（每毫升相当于生药4 g，下同）。加入己醇，使溶液含醇量为60%，搅匀，放置沉淀，过滤，滤液减压回收己醇，并浓缩至1∶8。用20%氢氧化钠液调pH至8.0～8.5后，加入乙醇使沉淀完全。放置，过滤，滤液调pH至5.0～7.0，减压回收己醇，加蒸馏水稀释至1∶10。冷藏过夜，滤过，滤液稀释至规定量，加入活性炭，煮沸半小时，冷却后过滤。调pH至4.0～7.0，加入苯甲醇和亚硫酸氢钠，过滤，灌封，100%灭菌30分钟，即得。

新老工艺的比较：因田基黄注射液中含有不稳定缩合型鞣质，影响其质量稳定性和放置澄明度，其含量差异很大，因此必须尽可能除去鞣质杂质。据国内生产厂家普遍反映，几年来按老工艺用明胶除去鞣质后的产品，质量不易控制，放置后澄明度较差，而且总黄酮含量高低不一。武秀英等[7]探索新工艺碱性醇沉法除鞣质，并经试验证明新工艺产品的总黄酮含量明显高于原工艺产品。经分析初步留样观察结果，显示澄明度有所提高，急性毒性试验合格，工艺较简单，但其稳定性还需进一步提高。

3.2 质量标准

田基黄注射液在《中国药典》（1977 年版）已收载，并普遍用于临床，但质量标准不够完善，近期有文献报道其含量测定的方法，主要以芦丁为对照品，通过比色法来测定总黄酮的含量，也有报道用库仑滴定法测定地耳草中槲皮甙的含量，但均不能有效控制其质量。国家药品监督管理局发布的“中药注射剂指纹图谱研究的技术要求”明确要求中药注射剂必须制订指纹图谱，以控制其质量。并规定截至 2003 年 12 月 31 日，所有中药注射剂须利用指纹图谱技术控制质量，否则将不准生产和销售（即取消批准文号）。因此，建立田基黄注射液的指纹图谱势在必行。值得注意的是，对于一个中药制剂而言，指纹图谱应结合该产品工艺的筛选及药效并结合临床观察结果，才能真正起到控制质量的作用。在建立起 HPLC 或 TLC 等色谱指纹图谱后，应开展化学成分和药效相关性研究，做到基本讲清有效成分，基本讲清药效作用，使指纹图谱含有更多深刻的化学和药效内容。

3.3 药理药效作用

田基黄注射液是由田基黄提取制成的黄色或棕黄色灭菌水溶液，临床上广泛应用于消炎解毒，对急性黄疸型、迁延性和慢性及重症肝炎及肝硬化的 SGPT 下降均有较好效果，特别是对胆红质的改善较板蓝根恢复迅速。临床试验表明，其对急性黄疸性和非黄疸性肝炎有效率达 95%，对迁延性和慢性肝炎有效率达 74%。田基黄注射液有效成分为黄酮类成分，但到目前为止，其药理学基础不明，有待开展进一步研究。

4 小结

由于田基黄药材产地的局限性，产量不高，因此人们对其研究甚少。即使是现有的研究，也仅局限于其成分分析和鉴别方面，而在药理学方面基本上还是空白。今后应该在其药理药效学方面进一步深入研究。其制剂田基黄注射液的质量标准必须提高，并采用国际公认的指纹图谱技术控制其质量。

参考文献

[1] WU Q L, WANG S P, DU L J, et al. Xanthones from *hypericum japonicum* and H. henryi [J]. Phytochemistry, 1998, 49 (5): 1395 - 1402.

[2] WU Q L, WANG S P, DU L J, et al. Chromone glycosides and flavonoids from *hypericum japonicum* [J]. Phytochemistry, 1998, 49 (5): 1417 - 1420.

[3] 郁建平，古练权，周欣. 田基黄茎、花叶挥发油化学成分的研究 [J]. 中国药学杂志，2001，36 (3)：199－200.
[4] 金辉喜，李金荣. 田基黄对人舌癌细胞株 TSCCa 细胞毒作用的研究 [J]. 临床口腔医学杂志，1997，13 (1)：19－20.
[5] 周小玲，柯美珍，宋志军. 田基黄对大鼠呼吸道及全身免疫功能的影响 [J]. 广西医科大学学报，2001，18 (2)：211－212.
[6] 李建良，朱照娟. 田基黄治疗内脏出血 [J]. 时珍国药研究，1994，5 (1)：47.
[7] 武秀英，吴联奎，张克. 田基黄注射液的质量研究 [J]. 中成药研究，1983，6 (4)：18－19.

[作者：陈丽云、杨立伟、苏薇薇、覃松海，原文发表于《中药材》，2002 年第 25 卷第 7 期，第 525－528 页]

田基黄药材的质量研究

[摘要] 目的：建立田基黄药材的薄层色谱鉴别法以及其中槲皮苷和异槲皮苷 HPLC 含量测定方法，考察不同产地、不同采收期的药材质量。**方法：**以槲皮苷、异槲皮苷为对照品，采用聚酰胺薄膜层析法对田基黄药材进行定性；采用高效液相色谱法，以 Merck lichro CART RP-18e（250 mm × 4.0 mm，5 μm）为色谱柱，乙腈–磷酸盐缓冲液 pH = 3（18∶82）为流动相，检测波长为 350 nm 进行定量。**结果：**加样回收率槲皮苷 97.79%、*RSD* 为 1.53%，异槲皮苷 97.23%、*RSD* 为 2.06%。**结论：**本方法简便、快速，专属性强，分离度好，重现性好。

田基黄（又名地耳草），为藤黄科金丝桃属植物田基黄 *Hypercum japonicum* Thunb. 的干燥全草，具有清热利湿、解毒消肿、散瘀止痛的功效，用于治疗急、慢性肝炎[1]。田基黄药材主要含有槲皮苷和异槲皮苷等黄酮类成分[2-3]，原标准收载于《中国药典》（1977 年版）一部[4]，无薄层色谱鉴别及含量测定项。本文采用聚酰胺薄膜层析法鉴别田基黄药材中的槲皮苷及异槲皮苷，采用高效液相色谱法测定其中槲皮苷及异槲皮苷的含量，专属性强，灵敏度、准确度高，可对田基黄药材进行质量监控，为其质量评价提供科学依据。

1 样品、仪器与试药

瑞士 CAMAG 公司薄层自动点样仪、薄层成像系统、薄层板加热器、双槽展开缸（20 cm × 20 cm）。

美国 DIONEX 高效液相色谱仪（P680 四元梯度泵、真空脱气机、自动进样器、PDA－100 检测器及 Chromeleon 工作站）。槲皮苷对照品（Quercitrin，编号 83389－2083225，含量 97.5%）、异槲皮苷对照品（Isoquercitrin，编号 17793－2444885，含量 92.0%）均由美国 Fluka 公司提供。乙腈为色谱纯，水为高纯水，乙醇、甲醇为分析纯。田基黄药材为自采及购买，经中山大学生命科学学院廖文波教授鉴定为藤黄科金丝桃属植物田基黄 *Hypericum japonicum* Thunb. 的干燥全草。

2 方法与结果

2.1 对照品溶液的制备

精密称取减压干燥至恒重的槲皮苷对照品、异槲皮苷对照品适量，分别加甲醇制成含槲皮苷 111.0 μg/mL、异槲皮苷 126.0 μg/mL 的溶液。

2.2 供试品溶液的制备

取田基黄药材粗粉 0.5 g，精密称定，置 100 mL 具塞三角瓶中，加 60% 乙醇超声处理（功率 360 W，频率 35 kHz）3 次，每次 20 mL，10 min，过滤，合并滤液，减压回收溶剂至干。精密加入 50% 甲醇 10 mL 使溶解，用微孔滤膜（0.45 μm）过滤，取续滤液，即得。

2.3 薄层色谱法鉴别田基黄药材

吸取上述供试品溶液、槲皮苷和异槲皮苷对照品溶液各 1 μL，分别点于同一聚酰胺薄膜上，以甲酸乙酯 - 丙酮 - 水 - 冰醋酸（5：4：0.8：0.4）为展开剂，展开，取出，晾干，喷以三氯化铝试液，60 ℃加热烘干后，置紫外光灯（365 nm）下检视。对 10 批田基黄药材进行薄层鉴别，供试品色谱中，在与对照品色谱相应的位置上，显示相同的黄绿色荧光斑点（图 1）。

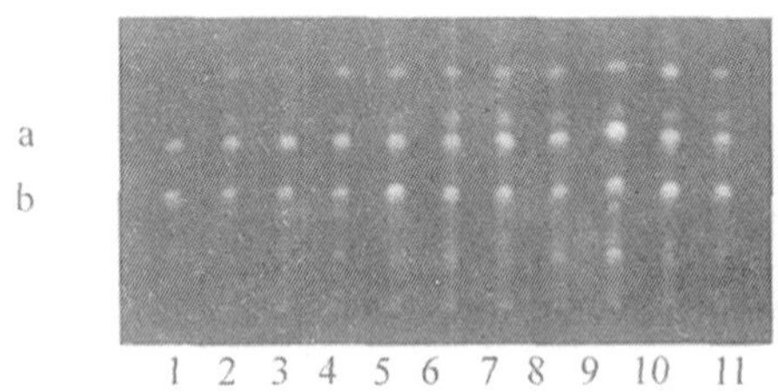

图 1 田基黄药材薄层色谱图

1：a 为槲皮苷，b 为异槲皮苷；2～11：药材供试品。

2.4 田基黄药材中槲皮苷和异槲皮苷的含量测定

2.4.1 检测波长的确定依据 分别取槲皮苷、异槲皮苷对照品溶液及供试品溶液适量，注入液相色谱仪测定（图 2）。采用二极管阵列检测器扫描槲皮苷、异槲皮苷色谱峰紫外吸收光谱图，槲皮苷最大吸收峰在 204 nm、256 nm、350 nm 处，异槲皮苷的最大吸收峰在 204 nm、256 nm、355 nm 处。故选 204 nm、256 nm、350 nm、355 nm 4 个波长同时检测，结果发现在 204 nm、256 nm、355 nm 处杂质峰有一定干扰，分离度不如 350 nm 好。因此，最终确定检测波长为 350 nm。

2.4.2　色谱条件　色谱柱：Merck lichro CART RP-18e（250 mm × 4.0 mm，5 μm）；流动相：乙腈-磷酸盐缓冲液（称取磷酸二氢钾 6.8 g，溶解至水 1000 mL 中，加磷酸调 pH 至 3.0，即得）（18∶82）；流速为 1 mL/min；柱温为室温；检测波长为 350 nm。

2.4.3　线性关系考察及线性范围　取上述槲皮苷对照品溶液，分别进样 2.5 μL、5 μL、10 μL、20 μL、30 μL、40 μL；异槲皮苷对照品溶液，分别进样 2.5 μL、5 μL、10 μL、15 μL、20 μL。按上述色谱条件进行分析，以进样量 *C*（μg）为横坐标，峰面积值 *A* 为纵坐标，进行回归分析，计算回归方程为：槲皮苷：$A = 26.561C - 1.9826$，$r = 0.9991$；异槲皮苷：$A = 27.683C - 0.7413$，$r = 0.9993$。结果表明：槲皮苷进样量在 0.278～4.440 μg 线性关系良好，异槲皮苷进样量在 0.315～2.520 μg 线性关系良好。

2.4.4　精密度试验　精密吸取两种对照品溶液各 10 μL，在上述选定的色谱条件下，连续进样 6 次，测定，槲皮苷、异槲皮苷峰面积的 *RSD* 分别为 0.59%、0.82%（$n = 6$）。

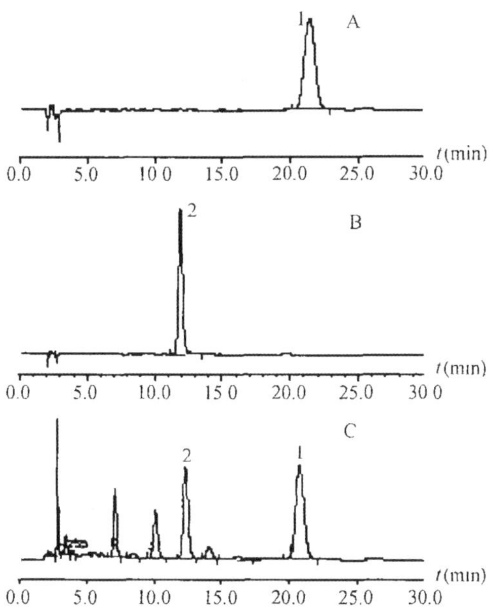

图 2　田基黄药材高效液相色谱图

A：槲皮苷对照品；B：异槲皮苷对照品；C：田基黄药材；1：槲皮苷；2：异槲皮苷。

2.4.5　稳定性试验　精密吸取同一供试品溶液各 10 μL，分别在 0 h、1 h、3 h、6 h、12 h、24 h、48 h 进样，测定槲皮苷、异槲皮苷色谱峰。结果表明，供试品溶液在 48 h 内保持稳定，*RSD* 分别为 1.55% 和 1.13%（$n = 7$）。

2.4.6　重复性试验　精密称取同一批号的样品各 6 份，分别按供试品溶液制备方法操作，精密吸取各供试品溶液各 10 μL，分别注入高效液相色谱仪，测定。结果样品中槲皮苷平均含量为 0.432%，*RSD* = 1.82%（*n* = 6）；异槲皮苷平均含量为 0.260%，*RSD* = 1.55%（*n* = 6）。

2.4.7　加样回收率试验　精密称取已测知槲皮苷、异槲皮苷含量的样品适量，分别精密加入一定量的对照品，按供试品溶液的制备及色谱条件项下操作，计算回收率（表 1、表 2）。结果田基黄药材中槲皮苷平均回收率 97.79%，*RSD* 为 1.53%；异槲皮苷平均回收率 97.23%，*RSD* 为 2.06%。

表 1　槲皮苷加样回收试验结果

称样量/g	原有量/mg	加入量/mg	测得量/mg	回收率/%	平均回收率/%	*RSD*/%
0.2504	1.0817	1.110	2.1866	99.54		
0.2539	1.0968	1.110	2.1552	95.35		
0.2547	1.1003	1.110	2.1933	98.47	97.79	1.53
0.2553	1.1029	1.110	2.1983	98.69		
0.2532	1.0938	1.110	2.1685	96.82		
0.2521	1.0891	1.110	2.1756	97.89		

表 2　异槲皮苷加样回收试验结果

称样量/g	原有量/mg	加入量/mg	测得量/mg	回收率/%	平均回收率/%	*RSD*/%
0.2504	0.6510	0.630	1.2830	100.31		
0.2539	0.6601	0.630	1.2613	95.42		
0.2547	0.6622	0.630	1.2737	97.06	97.23	2.06
0.2553	0.6638	0.630	1.2625	95.03		
0.2532	0.6583	0.630	1.2803	98.73		
0.2521	0.6555	0.630	1.2656	96.85		

2.4.8　样品测定　按上述供试品溶液的制备方法和测定条件，测定 18 批田基黄药材中槲皮苷、异槲皮苷含量，结果见表 3。

表 3　田基黄药材中槲皮苷、异槲皮苷的含量

批号	产地	采集期	槲皮苷含量/%	异槲皮苷含量/%
1	广西桂林	2002 年 8 月	0.578	0.162
2	广西梧州	2002 年 7 月	0.982	0.313
3	广西百色	2002 年 6 月	0.347	0.165
4	广西贺县	2002 年 9 月	0.292	0.127
5	广西来宾	2002 年 8 月	0.432	0.260
6	广西玉林	2002 年 7 月	0.290	0.209
7	广西都安	2002 年 6 月	0.310	0.080
8	广西浦北	2003 年 7 月	0.818	0.228
9	广西南宁	2003 年 7 月	0.769	0.471

续上表

批号	产地	采集期	槲皮苷含量/%	异槲皮苷含量/%
10	广西南宁	2003 年 8 月	1.067	0.487
11	广西钦州	2003 年 1 月	0.166	0.078
12	广东花都	2003 年 7 月	0.365	0.133
13	广东花都	2003 年 8 月	0.262	0.099
14	湖南郴州	2003 年 7 月	0.231	0.125
15	福建龙岩	2003 年 8 月	0.293	0.089
16	江西市售		0.582	0.105
17	江苏市售		0.353	0.200
18	河南市售		0.514	0.104

3 讨论

根据上述不同产地、不同采收期的 18 批田基黄样品中槲皮苷、异槲皮苷的含量测定结果，可知田基黄中槲皮苷的含量均高于异槲皮苷。考虑到中药材的化学成分较复杂，不同产地、不同采收期田基黄药材中槲皮苷、异槲皮苷的含量变异较大，暂定本品按干燥品计，槲皮苷和异槲皮苷总量≥0.4%。

采用 RP-HPLC 法测定田基黄中槲皮苷、异槲皮苷的含量，分离效果好，线性、稳定性、重现性、回收率等方法学考察均符合含量测定的要求，为控制田基黄药材的质量提供了依据。

参考文献

[1] 江苏新医学院. 中药大辞典（上册）[M]. 上海：上海科学技术出版社，1986：813-814.

[2] WU Q L, WANG S P, DU L J, et al. Xanthones From *Hypericum japonicum* and H. Henry I [J]. Photochemistry, 1998, 49 (5): 1395-1402.

[3] ISHIGURO K, NAGATAS, FUKUMOTO, et al. A flavanonol rhamnoside from *Hypericum japonicum* [J]. Photochemistry, 1991, 30 (9): 3152-3153.

[4] 卫生部药典委员会.《中国药典》1977 年版 [M]. 一部. 北京：人民卫生出版社，1978：198.

[作者：彭维、吴钉红、杨立伟、王永刚、李沛波、苏薇薇，原文发表于《中南药学》，2006 年第 4 卷第 5 期，第 340-342 页]

田基黄药材指纹图谱研究

［**摘要**］本研究构建了田基黄药材 HPLC 指纹图谱，获得了其指纹特征。利用指纹图谱特征可全面监控田基黄药材的质量，保证其稳定、均一、可控。

田基黄注射液是治疗急慢性重症肝炎的良药，其原料药田基黄为藤黄科金丝桃属植物地耳草 *Hypericum japonicum* Thunb. 的干燥全草[1]。笔者收集了 30 多个不同产地的田基黄药材样品，经过色谱条件的选择和优化，构建了田基黄药材 HPLC 指纹图谱，获得了其指纹特征，利用指纹特征考察了不同来源的田基黄药材间的质量差异。利用指纹图谱监控田基黄药材的质量尚未见报道。

1　药材的收集与鉴定

本研究所用药材主要来自广西、广东、湖南、江西、福建、云南、浙江七产区，共 36 批（表 1）。所收集药材长度为 15 ～ 60 cm，大部分药材呈黄绿色，少部分药材呈灰暗色。经中山大学生命科学学院廖文波教授鉴定：1 ～ 34 号样品为藤黄科金丝桃属植物田基黄 *Hypericum japonicum* Thunb. 的全草；35 号、36 号是田基黄的民间混用品种。其中，35 号为大叶田基黄（又名珍珠菜），系报春花科植物星宿菜 *Lysimachia fortunei* Maxim. 的全草；36 号为遍地金，系藤黄科植物遍地金 *Hypericum wightianum* Wall. ex Wight et Arn. 的全草。

2　田基黄药材 HPLC 指纹图谱的构建

2.1　仪器与试剂

DIONEX P680 泵，DIONEX ASI – 100 自动进样器，DIONEX PDA-100 检测器。采用指纹图谱计算机辅助相似性评价软件（中南大学提供）。乙腈为色谱纯，水为高纯水，其余试剂均为分析纯。

2.2　供试品溶液的制备

取田基黄药材粉末 0.5 g，加 60% 乙醇超声处理（功率 360 W，频率 35 kHz）

3 次，每次 20 mL，10 min 后滤过，合并滤液，减压回收溶剂至干。加入 50% 甲醇 10 mL 使溶解，用微孔滤膜（0.45 μm）滤过，取滤液备用。

表 1　样品来源

编号	产地	来源	备注
01	广西桂林	2002 年 8 月购于广西桂林药材站	饮片
02	广西桂平	2002 年 8 月购于广西桂平	长 40 cm
03	广西梧州	2002 年 7 月彭维采集	长 60 cm
04	广西百色	2002 年 6 月购于广西百色	饮片（已切断）
05	广西	2002 年 9 月购于广州清平药材市场	长 30 cm
06	广西柳江	2002 年 9 月采集	长 25 cm
07	广西宜州	2002 年 9 月采集	长 32 cm
08	广西来宾	2002 年 8 月采集	长 37cm
09	广西南宁	2003 年 1 月采集	长 15 cm
10	广西玉林	2002 年 7 月采集	饮片（已切断）
11	广西都安	2002 年 6 月采集	长 40 cm
12	广西南宁	2002 年 7 月采集	长 36 cm
13	广西	江西众鑫药业有限公司提供	长 25 cm
14	广西	江苏安格药业有限公司提供	长 28 cm
15	广西	河南龟山神草药业有限公司提供	长 27 cm
16	广西钦州	2003 年 2 月采集	长约 20 cm
17	湖南郴州	2003 年 3 月采集	饮片（已切断）
18	云南昆明	购于云南昆明	饮片（已切断）
19	云南蒙自	购于云南蒙自	长 15 cm
20	云南蒙自	2003 年 7 月采集	长 18 cm
21	湖南常德	2003 年 7 月采集	饮片（已切断）
22	湖南双峰	2003 年 7 月采集	长 30 cm
23	江西万安	2003 年 7 月采集	长 40 cm
24	湖南邵阳	2003 年 7 月采集	饮片（已切断）
25	湖南郴州	2003 年 8 月采集	长 28 cm
26	广西浦北	2003 年 7 月采集	长约 28 cm
27	广西浦北	2003 年 7 月采集	长 22 cm
28	广西南宁	2003 年 7 月采集	长 28 cm
29	广西梧州苍梧	2003 年 8 月采集	长 25 cm
30	广西梧州藤县	2003 年 8 月采集	长 30 cm
31	广东湛江	2003 年 8 月采集	长 30 cm
32	广东韶关	2003 年 8 月采集	长 22 cm
33	福建龙岩	2003 年 8 月采集	长 28 cm
34	浙江温州	购于浙江温州	饮片（已切断）
35	广西	2002 年 8 月购于广西桂平	大叶田基黄
36	广西	2002 年 8 月购于广西桂平	遍地金

2.3 色谱条件的选择

2.3.1 **色谱柱** 采用十八烷基硅烷键合硅胶柱（ODS柱）对田基黄供试液（23号样品）进行分析。

2.3.2 **流动相以及洗脱梯度的选择** 以乙腈（B）-0.05 mol/L磷酸二氢钾缓冲液（磷酸调pH至3.0）(A）为流动相，二元线性梯度洗脱：0 min（A：96%，B：4%）→100 min（A：73%，B：27%），在此色谱条件下，各成分几乎完全洗脱，峰形尖锐，分离度好，适用于构建田基黄药材的指纹图谱。选择300 nm作为检测波长。

2.4 方法学考察

按照《中药注射剂指纹图谱研究技术指南（试行）》的要求，采用指纹图谱计算机辅助相似性评价软件（中南大学），依据指纹图谱的相似度评价结果进行方法学考察。

2.4.1 **精密度试验** 取供试品溶液（06号样品）连续进样5次，进样量10 μL，将所得色谱图进行相似度比较，5次进样的相似度（中位数）均在0.98以上，表明精密度好。

2.4.2 **稳定性试验** 取供试品溶液（06号样品）分别在0 h、6 h、12 h、24 h、48 h进样，进样量均为10 μL，将所得色谱图进行相似度比较，相似度（中位数）均在0.97以上，表明稳定性好。

2.4.3 **重复性试验** 取田基黄药材（06号样品）5份，按“供试品溶液的制备”方法操作，分别进样10 μL，将所得色谱图进行相似度比较，相似度（中位数）均在0.96以上，表明本法重复性好。

2.4.4 **不同仪器的比较** 使用同一色谱柱，分别在Dionex和Agilent1100液相色谱仪上进样，进样量均为10 μL，相似度大于0.97。

2.5 田基黄药材指纹图谱的确定

2.5.1 **田基黄注射液投料药材的纳入与剔除** 分别取各产地的田基黄药材34批（1～34号）及混用品2批（35号、36号），按“2.2节”方法制备供试品溶液，进样10 μL，按“2.3节”色谱条件操作，将所得色谱图进行相似度比较。结果如下：①35号大叶田基黄、36号遍地金色谱图与田基黄色谱图有明显差别，相似度分别为0.2786、0.0565；②云南蒙自的田基黄药材（编号分别为19号、20号）的色谱图与其他样品色谱图有明显的差别，相似度仅为0.2535、0.4356，因此该药材不能作为田基黄注射液的投料药材。

2.5.2 **田基黄药材的指纹图谱** 将上面提到的来自云南蒙自的2批药材（19号、20号样品）剔除，对剩余的32批田基黄药材HPLC指纹图谱（图1）进行相似度评价，结果见表2。

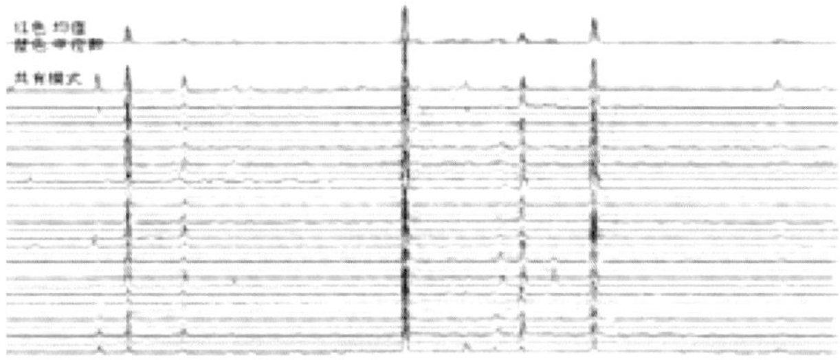

图1　32批田基黄药材HPLC指纹图谱

表2　32批田基黄药材相似度评价结果

样品号	相似度	样品号	相似度	样品号	相似度	样品号	相似度
01	0.9170	09	0.8840	17	0.9726	27	0.9444
02	0.9540	10	0.9550	18	0.9640	28	0.9561
03	0.9715	11	0.9337	21	0.9704	29	0.9488
04	0.9628	12	0.9758	22	0.9460	30	0.9515
05	0.9730	13	0.9856	23	0.9125	31	0.9424
06	0.9429	14	0.9378	24	0.9438	32	0.9143
07	0.9308	15	0.9724	25	0.9435	33	0.9489
08	0.9714	16	0.8995	26	0.9102	34	0.9276

2.5.3　参照指纹图谱的确立　选择相似度较高的03号药材指纹图谱作为参照指纹图谱（图2）。在挑选田基黄注射液投料药材时，该药材指纹图谱与参照指纹图谱的相似度应大于0.92。另外，利用DAD检测器，同时测定对照品溶液和供试品溶液，可鉴定参照指纹图谱中的13号、14号峰分别为异槲皮苷与槲皮苷。

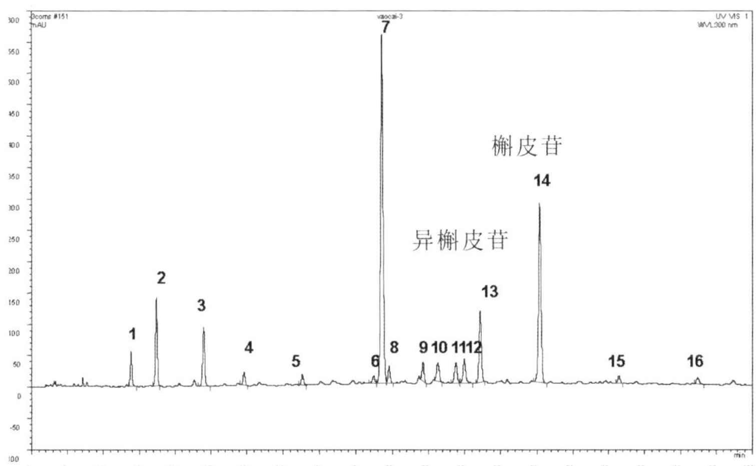

图2　参照指纹图谱

3 讨论

在32批田基黄药材中，相似度小于0.90的有2批（9号、16号样品），相似度在0.88～0.90之间，这2批田基黄药材长度均小于等于20 cm，且质地柔软。云南蒙自的2批田基黄药材（19号、20号样品）长度分别为15 cm和18 cm（相似度仅为0.2523和0.4356）。这说明不同生长期的药材所含的次生代谢产物含量有差异，这种差异在指纹图谱上必有所反映。因此，规定药材的长度可以间接地固定药材生长期。

在挑选田基黄注射液投料药材时，该药材指纹图谱与参照指纹图谱（或共有模式）的相似度应大于0.92。

参考文献

[1] 卫生部药典委员会.《中国药典》1977年版［M］. 一部. 北京：人民卫生出版社，1978：198.

［作者：王永刚、杨立伟、苏薇薇，原文发表于《南方医科大学学报》，2006年第26卷第7期，第1001－1002页］

田基黄中一种不稳定黄酮的研究

［摘要］目的：对田基黄指纹图谱中保留时间约为 50 min 的不稳定成分进行研究。方法：用多种方法对田基黄乙醇提取物进行化学成分的分离，采用 HPLC 对成分进行跟踪，并用波谱技术鉴定其化学结构。结果：从田基黄中分得该化合物，经鉴定为 Taxfolin -7 -O-rhamnose（Ⅰ），该成分在空气中易被氧化成 Vincetoxicoside（Ⅱ）。结论：田基黄中存在不稳定的二氢黄酮化合物，该成分对判定田基黄药材质量以及改进注射液制备工艺都具有重要的意义。有关田基黄中黄酮类成分转化关系的研究目前尚未见报道。

田基黄为藤黄科金丝桃属植物地耳草（*Hypericum japonicum* Thunb.）的全草[1]，具有清热利湿、消肿解毒的功效，民间用于治疗急慢性肝炎。笔者在进行田基黄色谱指纹图谱研究[2]时发现：保留时间约为 50 min 的成分在药材中含量很高，而注射液中含量却很低；而且不同产地的药材含量相差很大[3]。经过反复研究，已从田基黄乙醇提取物中分得该成分，经鉴定其为 Taxfolin－7－O-rhamnose（二氢槲皮素 -7－O－鼠李糖苷），该成分极不稳定，在空气中易被氧化，生成 Vincetoxicoside（槲皮素 -7－O－鼠李糖苷）。后者在田基黄指纹图谱中保留时间约为 80 min。有关田基黄中黄酮类成分转化关系的研究目前尚未见报道。

1 材料与仪器

田基黄药材购于广西桂林药材站，经中山大学生命科学学院廖文波教授鉴定为藤黄科金丝桃属植物地耳草的干燥全草。高效液相色谱仪（P680，ASI－100，UV170U，美国 Dionex）；色谱柱（Lichrospher100RP－18e，250 × 4.0 μm，德国 Merck）；液相色谱－质谱仪（LCQ DECA XP，美国 Thermo Finnigan）；核磁共振（500 MHz，美国 Varian）；Sephadex LH－20（瑞士 Pharmacia）；薄层层析及柱层析用硅胶为中国青岛海洋化工集团公司产品。化学试剂：高效液相用为色谱纯，其余均为分析纯。

2 提取分离

田基黄（地耳草）干燥全草 1 kg，切成约 2 cm 小段，70% 乙醇 60 ℃热浸提取。提取液减压回收乙醇，经聚酰胺（水－乙醇）、正相硅胶（石油醚－乙酸乙酯－乙醇）、正相硅胶（氯仿－甲醇）、Sephadex LH－20（甲醇）反复柱层析，并用高效液相对目标成分进行跟踪，得到化合物Ⅰ；该化合物用甲醇溶解后室温放置即析出大量黄色粉末状固体，得到化合物Ⅱ。

3 结构鉴定

化合物Ⅰ：黄色粉末（甲醇），*mp* 153～156 ℃，易溶于乙醇、甲醇等溶剂。ESI-MS：*m/z* 449［M-H］$^-$；^{1}H-NMR（500 MHz，CD_3OD，TMS 为内标）δ：1.22（3H，d，*J*＝6.0 Hz，Rha-Me），3.46（1H，t，*J*＝10.0 Hz，RhaH－4），3.56（1H，m，RhaH－5），3.80（1H，dd，*J*＝3.1，9.4 Hz，RhaH－3），3.99（1H，s，Hz，RhaH－2），4.54（1H，d，*J*＝11.6 Hz，H－3），4.93（1H，d，*J*＝11.6 Hz，H－2），5.48（1H，d，*J*＝5.4 Hz，H－1），6.14（1H，d，*J*＝1.8 Hz，H－6），6.18（1H，d，*J*＝1.9 Hz，H－8），6.80（1H，d，*J*＝8.1 Hz，H－5′），6.84（1H，dd，*J*＝1.0，8.0 Hz，H－6′），6.97（1H，s，*J*＝11.6 Hz，H－2′）。^{13}C-NMR（500 MHz，CD_3OD）δ：18.0（q，C－6″），71.2（d，C－5″），71.6（d，C－2″），72.1（d，C″），73.6（d，C－4″），85.1（d，C－2），97.0（d，C－8），98.1（d，C－6），99.5（d，C－1″），103.4（S，C－10），116.0（d，C－2′），116.2（d，C－5′），121.0（d，C－6′），129.6（s，C－1′），146.2（s，C－3′），147.1（s，C－4′），164.1（s，C－9），164.7（s，C－5），166.1（s，C－7），199.0（s，C－4）。以上数据与文献[4]对照一致，故鉴定该化合物为 Taxfolin－7－O-rhamnose（二氢槲皮素－7－O－鼠李糖苷）。

化合物Ⅱ：黄色粉末（甲醇），*mp* 174～176 ℃，溶于甲醇、丙酮等溶剂。ESI-MS：*m/z* 447［M-H］$^-$，^{1}H-NMR（500 MHz，CD_3OD，TMS 为内标）δ：1.14（3H，d，*J*＝6.0 Hz，Rha-Me），5.55（1H，t，*J*＝1.7 Hz，RhaH－1），6.41（1H，m，H－6），6.78（1H，d，*J*＝2.1 Hz，H－8），6.89（1H，d，*J*＝8.1 Hz，H－5′），7.59（1H，dd，*J*＝2.1，8.6 Hz，H－6′），7.72（1H，d，*J*＝2.1 Hz，H－2′）。^{13}C-NMR（500 MHz，CD_3OD）δ：17.8（q，C－6″），69.8（d，C－5″），70.0（d，C－2″），70.2（d，C－3″），71.6（d，C－4″），94.1（d，C－8），98.4（d，C－6），98.8（d，C－1″），104.6（S，C－10），115.2（d，C－6′），115.5（d，C－5′），120.1（d，C－2′），121.8（s，C－1′），136.0（s，C－3），145.0（s，C－3′），147.4（s，C－4′），147.8（s，C－2），155.6（s，C－9），160.3（s，C－7），161.4（s，C－5），175.9（s，C－4）。以上数据与文献[4]对照一致，故鉴定该化合物为 Vincetoxicoside（槲皮素-7－O－鼠李糖苷）。

4 讨论

（1）采用超声快速提取得到的田基黄提取液中 Taxfolin -7 -O-rhamnose 含量很高，但 Vincetoxicoside 含量较低。经过 6 h 的常压浓缩，Taxfolin -7 -O-rhamnose 大量损失，同时有大量的 Vincetoxicoside 生成，转化率为 69.35%（图 1）。由此可推断，Taxfolin -7 -O-rhamnose 溶液状态不稳定，加热可以加速其转化。

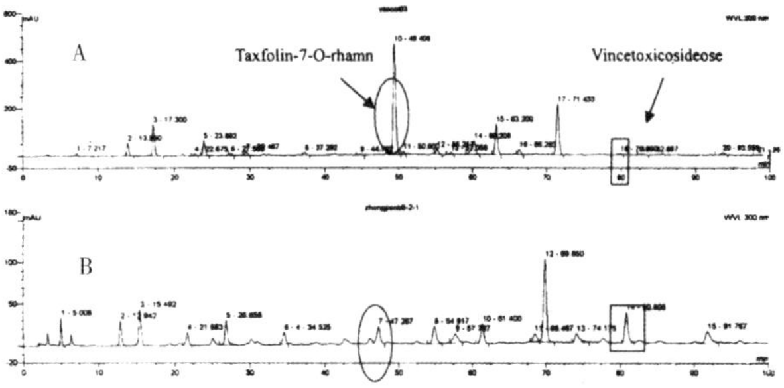

图 1　常压浓缩前后指纹图谱比较

A：田基黄超声提取液指纹图谱；B：提取液常压浓缩后的指纹图谱。

（2）根据黄酮类化合物的生物合成途径[5]，可推断其转化途径见图 2。

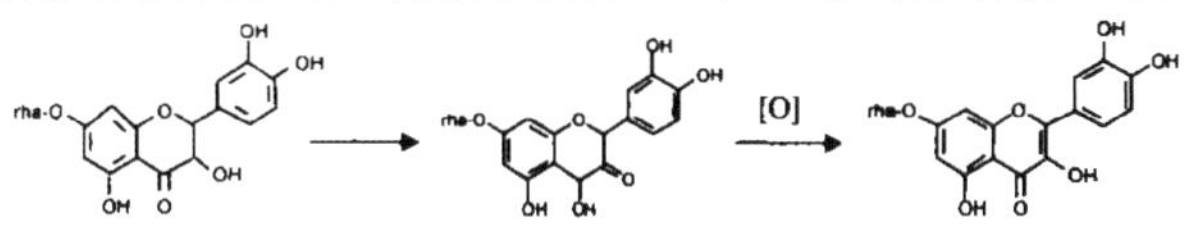

Taxfolin-7-O-rhamnose　　Vincetoxicoside

图 2　黄酮类化合物的生物合成途径

参考文献

[1] 陈丽云，杨立伟，苏薇薇，等. 田基黄及其注射液的研究进展 [J]. 中药材，2002，25（7）：525 -528.

[2] 吴忠，杨立伟，王永刚，等. 田基黄注射液 HPLC 指纹图谱研究 [J]. 中药材，2004，27（6）：441 -442.

[3] 苏薇薇，杨立伟，王永刚，等. 利用指纹图谱技术监控田基黄注射液的生产过程 [J]. 中药材，2004，27（9）：672 -673.

[4] ISHIGURO K，NAGATA S，KUMOTO H FU，et al. A flavanonol rham noside from *Hypericum japonicum* [J]. Photochemistry，1991，30（9）：3152 -3153.

[5] 吴立军. 天然药物化学 [M]. 北京：人民卫生出版社，2004：178.

[作者：王永刚、吴钉红、杨立伟、李沛波、苏薇薇，原文发表于《中药材》，2005 年第 28 卷第 6 期，第 468 -469 页]

利用不同型号大孔树脂对田基黄水提成分进行分离

［摘要］目的：比较不同型号大孔吸附树脂对田基黄水提成分的分离作用。**方法**：对不同型号的大孔吸附树脂经过预处理后，加入田基黄水提取液，分别洗脱后进行成分测定，比较其分离效果。**结果**：从不同型号的大孔吸附树脂对田基黄黄酮的比吸附量和比洗脱量来看，性能最好的前三种树脂型号为D101、860021、DM130，均属于弱极性类型的大孔吸附树脂。**结论**：D101型号大孔吸附树脂对黄酮的吸附－洗脱能力最强，从有效成分的富集和工业生产成本来考虑，可选择D101作为富集田基黄总黄酮的树脂吸附类型。

田基黄为藤黄科植物地耳草 *Hypericum japomicum* Thumb. 的干燥全草，含黄酮类、酚类等多种化学成分[1]。笔者采用不同型号大孔树脂对田基黄水提成分进行了分离研究，现综述如下。

1 仪器与试药

高效液相色谱仪：ASI-100自动进样器、ATH-585柱温箱、P680四元梯度泵、PDA-100检测器（美国戴安DIONEX公司）；色谱柱：Merck Lichrospher Rp-18e（5 μm，250 mm×4.0 mm）。

田基黄干燥药材：购于广州清平药材批发市场，产地广西梧州，中山大学生命科学学院彭维主任药师鉴定为田基黄；DA201、DM301大孔吸附树脂（天津市海光化工有限公司）；HPD600、HPD700大孔吸附树脂（沧州宝恩化工有限公司）；DM130、860018、860021大孔吸附树脂（山东鲁抗医药集团有限公司）；D101、AB-8大孔吸附树脂（安徽三星树脂科技有限公司）。槲皮素对照品：批号10081－9905，供含量测定用，中国药品生物制品检定所；镁粉：广州试剂厂，批号20030510。除高效液相色谱所用试剂为色谱纯，工艺考察所用95%乙醇为食用级酒精外，其余试剂均为分析纯。

2 方法与结果

2.1 各型号大孔吸附树脂的预处理

分别取各种型号新购大孔吸附树脂 10.0 g，平行取两份，一份干燥恒重，得干树脂质量，另一份加入 95% 乙醇 50 mL 浸泡 12 h，弃去上层漂浮物与碎粒，湿法装柱（15 mm × 300 mm），用水反洗树脂柱，至洗液澄清为止，令树脂自然沉降。

采用两倍柱体积 95% 乙醇和水交替冲洗 2 次后，继续用 95% 乙醇洗脱，不时取流出液适量，测定 250 nm 处吸光度，记录所需洗脱的乙醇量（*L*）及吸光度值。最后树脂柱用水洗至流出液无醇味，备用。处理结果及所需乙醇量（醇洗量）的比较见表 1。

表 1 各型号大孔吸附树脂的预处理量及合格情况

型号	DA201	HPD700	DM301	860018	D101	AB－8	HPD600	DM130	860021
L/mL	100	650	200	100	100	700	200	300	100
吸光度	0.131	0.857	0.105	0.245	0.074	1.024	0.197	0.116	0.183
合格	+	－	+	+	+	－	+	+	+

注：以吸光度 <0.25 为预处理合格，“+”表示合格，“－”表示不合格，“*L*”为醇洗量。

2.2 各大孔吸附树脂的动态吸附－洗脱性能考察

2.2.1 田基黄水提液的制备 取田基黄干燥全草，剪成 1～2 cm 小段，取 125.0 g，加水煎煮 3 次，每次加 20 倍量水，煎煮 1 h。滤过，合并滤液，减压浓缩至小体积，加水稀释，并定容至 250 mL，摇匀，即得。

2.2.2 吸附－洗脱性能考察 各取 25 mL 田基黄水提液（生药浓度 0.5 g/mL），分别通过 7 种不同型号预处理过的大孔吸附树脂柱，以 5 mL/min 的流速进行吸附，残留液重复吸附 2 次（用盐酸－镁粉检测，残留液保证吸附过量）。接着用水洗至无色，再用 60% 乙醇洗至盐酸－镁粉反应呈阴性；依次接收残留液、水洗脱液和醇洗脱液、分别减压浓缩至小体积，加 50% 甲醇定容至 25 mL。

2.2.3 吸附及洗脱参数确定 精密称取真空干燥至恒重的槲皮素对照品配成 1 mL含槲皮素 0.2 mg 的甲醇溶液，摇匀，作为对照品溶液。取各洗脱液酸水解后测定槲皮素含量。流动相：甲醇－磷酸 pH 3.0（50∶50）；流速：1.0 mL/min；检测波长：260 nm；进样量：20 μL。以测定水解后槲皮素的含量乘以转换因子 1.51，作为各洗脱液中黄酮含量。结果见表 2。

表 2　7 种不同型号大孔吸附树脂的吸附 – 洗脱性能比较

树脂型号	DA201	HPD600	DM301	860018	D101	DM130	860021
极性等级	强	强	中	中	弱	弱	弱
上柱量/mg	177.38	177.38	177.38	177.38	177.38	177.38	177.38
残留量/mg	3.55	15.45	139.79	0.82	10.10	45.36	11.68
水洗脱量/mg	2.76	0.00	0.00	2.56	0.00	6.64	0.00
醇洗脱量/mg	132.49	124.90	146.59	79.96	150.43	134.09	170.62
比上柱量/($mg \cdot g^{-1}$)	56.99	50.81	10.35	50.85	54.94	38.94	45.56
比吸附量/($mg \cdot g^{-1}$)	56.09	50.81	10.35	50.12	54.94	36.98	45.56
比洗脱量/($mg \cdot g^{-1}$)	43.44	39.19	40.36	23.03	49.40	39.55	46.91

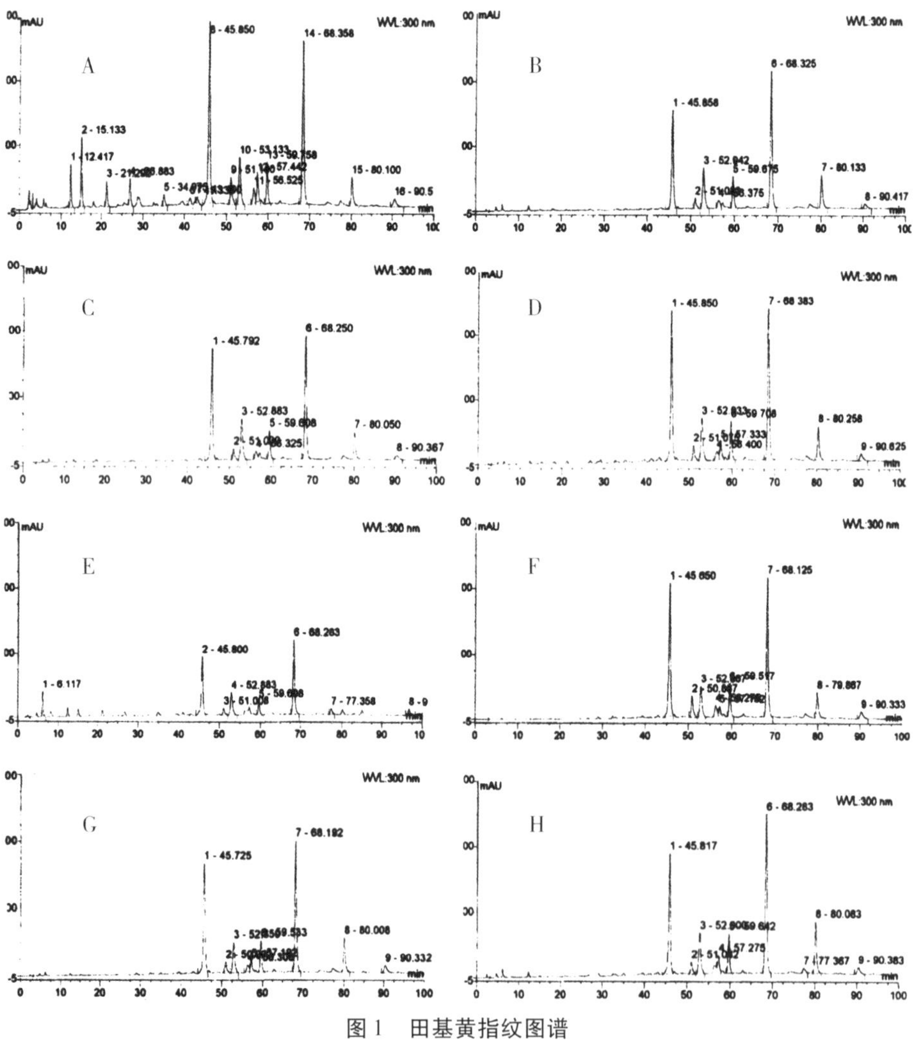

图 1　田基黄指纹图谱

A：水提液；B：过 DA201 液；C：过 HPD600 液；D：过 M301 液；E：过 860018 液；F：过 D101 液；G：过 DM130 液；H：过 860021 液。

2.3 各大孔吸附树脂对田基黄成分的影响

采用文献方法[2]分别对田基黄水提取液及各种型号树脂的60%乙醇洗脱液采用HPLC进行指纹图谱考察（图1）。

3 讨论

大孔吸附树脂在使用前需预处理。根据本研究，大孔吸附树脂的预处理方法定为：树脂采用适量95%乙醇浸泡12 h后，用2倍树脂柱体积的95%乙醇和水交替冲洗，继续用3～4倍树脂柱体积的95%乙醇冲洗，最后用水洗至无醇味，即可。

从不同型号的大孔吸附树脂对田基黄黄酮的比吸附量和比洗脱量来看，性能最好的前三种树脂型号为D101、860021、DM130，均属于弱极性类型的大孔吸附树脂。D101型号大孔吸附树脂对黄酮的吸附－洗脱能力最强，从有效成分的富集和工业生产成本来考虑，可选择D101作为富集田基黄总黄酮的树脂吸附类型。

从田基黄水提液与树脂提取物的HPLC指纹图谱比较中可知，除了860018型树脂外，其他树脂均能很好地将田基黄指纹图谱中45 min以前峰的化学成分除净，且完全保留了45 min后的成分。

参考文献

[1] 辛义周，张希成，唐文照. 地耳草的化学成分及药理作用研究进展［J］. 山东医药工业，2003，22（2）：28－29.

[2] YANG L W，WU D H，TANG X，et al. Fingerprint quality control of Tian jihuang by high-performance liquid chromatography-photodiode array detection［J］. Journal of chromatography A，2005，1070（1－2）：35－42.

［作者：王永刚、苏薇薇、梁少玲，原文发表于《中药材》，2007年第30卷第12期，第1537－1539页］

田基黄水提液的陶瓷膜微滤工艺研究

[摘要] 目的： 考察不同孔径陶瓷膜微滤在田基黄水提液纯化中的应用，确定最佳微滤用膜。**方法：** 取 1.8 kg 田基黄水煎煮提取后，分别取水提液 25 L，选择 0.1 μm、0.2 μm、0.5 μm、0.8 μm 4 种不同孔径的陶瓷膜室温下进行循环微滤，操作压力为 0.15 MPa。当原液太少不能循环微滤或太稠而微滤速度太小时，加 8 L 纯水顶洗，继续微滤。收集 4 种不同孔径膜各部分滤液，取样，测定。**结果：** 0.1 μm、0.2 μm、0.5 μm、0.8 μm 各孔径陶瓷膜微滤液中槲皮苷转移率分别为 82%、87%、80%、86%；总黄酮转移率分别为 85%、82%、79%、79%；除固率都在 20% 左右；其 HPLC 指纹图谱中峰数没有缺失或增加。**结论：** 利用陶瓷膜微滤技术可有效除去田基黄水提物中的不溶性或大分子杂质，并保留其有效成分；0.2 μm 孔径陶瓷膜较适用于田基黄水提液的纯化精制。

膜分离技术应用于中药制剂的生产过程具有效率高、降低污染、节省能源等优点[1]。无机陶瓷膜具有机械强度高、耐腐蚀等特点，对中药提取液的纯化除杂有其独特的优势[2]。田基黄为藤黄科植物地耳草 *Hypericμm japomicum* Thumb. 的干燥全草，产于广东、广西等地，含黄酮类、酚类等多种化学成分，具有清热解毒、消肿止痛等功效；药理学实验表明其有保肝护肝、提高机体免疫等作用，在民间用于治疗肝炎、阑尾炎等症[3]。目前，田基黄现有制剂工艺过程均采用传统水煎醇沉除杂工艺，工艺复杂，具有一定的不足，笔者对田基黄水提液的陶瓷膜微滤除杂工艺进行了研究，现综述如下。

1 仪器与试药

陶瓷膜（合肥世杰膜工程有限责任公司）；高效液相色谱仪（P680，ASI-100，UV170U，Dionex）；色谱柱（Lichrospher100 RP-18e，250 mm × 4.0 μm，Merck）；旋转蒸发仪（RZ-52A，日本 EYELA）；Simplicity 185 personal 超纯水器（Millipore）。田基黄药材，购于广州市清平药材市场，经鉴定为地耳草 *Hypericμm japomicum* Thumb. 的干燥全草。槲皮素对照品（中国药品生物制品检定所，批号 10081－9905，供含量测定用）；槲皮苷对照品（中国药品生物制品检定所，批号 111538－200，供含量测定用）。试验中除 HPLC 分析所用试剂为色谱纯外，其余均为分析纯。

2 实验方法

2.1 田基黄水提液的制备

将田基黄药材剪成 1～2 cm 小段，称取 1.8 kg，回流提取 3 次，每次 20 倍量水，每次 1 h，滤过，合并滤液，为了尽快冷却药液及计算方便，加少量纯净水使滤液至总体积为 110 L，混匀。

2.2 微滤方法

选择 0.1 μm、0.2 μm、0.5 μm、0.8 μm 4 种不同孔径的陶瓷膜，分别取田基黄水提液25 L，用陶瓷膜进行循环微滤，操作压力为 0.15 MPa，微滤温度是室温。当原液太少不能循环微滤或太稠而微滤速度太小时，加 8 L 纯水顶洗，继续微滤。收集 4 种不同孔径膜各部分滤液，量取体积，取样，待测。

2.3 总黄酮（水解后槲皮素）的含量测定

将槲皮素对照品置于真空干燥器中干燥至恒重，精密称取适量，加甲醇溶解制成每 1 mL 含 0.1040 mg 的溶液，作为对照品溶液。另分别取各微滤液 30 mL、顶洗液 50 mL，减压浓缩至约 2 mL，加甲醇 25 mL，盐酸 2 mL，水浴回流 20 min，滤过并转移至 50 mL 量瓶中，用甲醇稀释至刻度，摇匀，即得各样品溶液。取田基黄药材粉末 0.4 g，精密称定，置索氏提取器中，加甲醇适量，回流提取 6 h，回收甲醇至约 25 mL，加盐酸 2 mL，水浴回流 20 min，滤过，用甲醇稀释至 50 mL，即得田基黄药材溶液。然后进行 HPLC 分析，色谱条件如下：色谱柱：Lichrospher100 RP-18e；检测器：PDA-100；流动相：甲醇－磷酸 pH3.0（50：50）；流速：1.0 mL/min；检测波长：260 nm；进样量：20 μL。分别进样测定并计算总黄酮量。

2.4 槲皮苷的测定

将槲皮苷对照品置于真空干燥器中，过夜至恒重，精密称取适量，加甲醇溶解制成每 1 mL 含 85.2 μg 的溶液，作为对照品溶液。另分别取各微滤液 30 mL、顶洗液 50 mL、减压蒸干，用甲醇溶解并定容至 10 mL，得各样品溶液。取田基黄药材 0.5 g，精密称定，加甲醇适量，置索氏提取器中，回流 6 h，回收甲醇至干，残渣加水 10 mL 溶解，乙酸乙酯提取 3 次（30 mL、20 mL、20 mL），合并乙酸乙酯提取液，回收蒸干，残渣用甲醇溶解并定容至 25 mL，即得田基黄药材溶液。然后进行 HPLC 分析，色谱条件如下：色谱柱：Lichrospher100 RP-18e；检测器：PDA-100；流动相：乙腈－磷酸盐缓冲溶液 pH3.0（18：82）；流速 1.0 mL/min；检测波长

350 nm；进样量 10 μL。分别进样测定并计算槲皮苷量。

2.5 固含物的测定

分别取各微滤液适量，置已干燥至恒重的蒸发皿中，在水浴上蒸至近干，放到烘箱中，105 ℃烘干至恒重，计算固含物的量。

2.6 指纹图谱分析

采用文献方法[4]分别对田基黄水提取液及各不同孔径陶瓷膜微滤液进行 HPLC 指纹图谱分析。

3 结果

3.1 各孔径陶瓷膜微滤过程总黄酮（水解后槲皮素）的含量及转移率

0.1 μm、0.2 μm、0.5 μm、0.8 μm 各孔径陶瓷膜微滤液得量分别为 23.5 L、22.8 L、19.95 L、20.45 L，顶洗液得量分别为 7.2 L、7.5 L、8.3 L、8.35 L。测定各孔径陶瓷膜微滤液及顶洗液中槲皮素含量，并计算转移率，结果见表 1。

表 1 采用各孔径陶瓷膜微滤后槲皮素转移结果

陶瓷膜	溶液	槲皮素含量/g	转移率/%	累计转移率/%
药材	—	1.916	100	—
水提液	—	1.852	97	—
0.1 μm 陶瓷膜	微滤液	1.426	74	85
	顶洗液	0.208	11	
0.2 μm 陶瓷膜	微滤液	1.289	67	82
	顶洗液	0.29	15	
0.5 μm 陶瓷膜	微滤液	1.196	62	79
	顶洗液	0.317	17	
0.8 μm 陶瓷膜	微滤液	1.249	65	79
	顶洗液	0.262	14	

3.2 各孔径陶瓷膜微滤过程槲皮苷的含量及转移率

各孔径陶瓷膜微滤液及顶洗液中槲皮苷含量及转移率结果见表 2。

表 2 采用各孔径陶瓷膜微滤后槲皮苷转移结果

陶瓷膜	溶液	槲皮素含量/g	转移率/%	累计转移率/%
药材	—	1.722	100	—
水提液	—	1.553	90	—
0.1 μm 陶瓷膜	微滤液	1.242	72	82
	顶洗液	0.173	10	
0.2 μm 陶瓷膜	微滤液	1.231	71	87
	顶洗液	0.268	16	
0.5 μm 陶瓷膜	微滤液	1.128	66	80
	顶洗液	0.238	14	
0.8 μm 陶瓷膜	微滤液	1.32	77	86
	顶洗液	0.151	9	

3.3 除固率的测定

各孔径陶瓷膜除固率结果见表 3。

表 3 采用各孔径陶瓷膜微滤后固体杂质的除去结果

陶瓷膜	溶液	总固含物/g	除固率/%
水提液	—	67.0	—
0.1 μm 陶瓷膜	微滤液	47.1	20.1
	顶洗液	6.4	
0.2 μm 陶瓷膜	微滤液	44.2	21.5
	顶洗液	8.4	
0.5 μm 陶瓷膜	微滤液	43.2	20.7
	顶洗液	9.9	
0.8 μm 陶瓷膜	微滤液	45.4	17.5
	顶洗液	9.9	

3.4 各孔径陶瓷膜微滤液的指纹图谱

各不同孔径陶瓷膜微滤液 HPLC 色谱图见图 1。

4 讨论

从槲皮苷转移率看，0.2 μm 和 0.8 μm 孔径的陶瓷膜的转移率较好；从总黄酮转移率看，4 个孔径陶瓷膜微滤液及顶洗液中总黄酮的转移率相当。从 HPLC 指纹图谱分析，各孔径陶瓷膜微滤液在成分上没有变化，峰数没有缺失或增加，表明各孔径的陶瓷膜对指纹图谱中的各成分截留作用不大，均可微滤得到；另外，从除去固体杂质的量来看，其除固率效果相当，都在 20% 左右。这表明陶瓷膜工艺保留了水提液中各水溶性成分，除去的是大分子物质及不溶性颗粒。故单从成分转移分析，4 个孔径的陶瓷膜都能用于田基黄水提液纯化精制工艺。

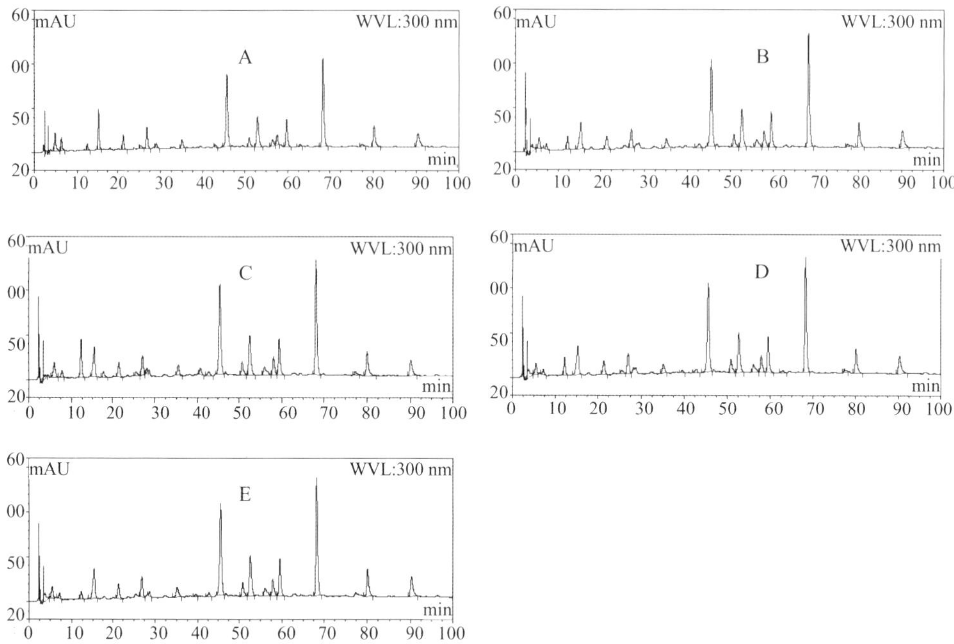

图 1　各滤液的 HPLC 指纹图谱

A：水提液；B：0. 1 μm 膜微滤液；C：0. 2 μm 膜微滤液；D：0. 5 μm 膜微滤液；E：0. 8 μm 膜微滤液。

在实验后对各孔径膜进行清洗，仅纯水洗对膜通量恢复作用不明显，对于膜孔径为 0. 1 μm、0. 2 μm 的陶瓷膜，酸洗和碱洗 2 种方法清洗后膜通量能达到过滤前纯水通量的 90%，次氯酸钠和硝酸的混合溶液浸泡一晚后通量能恢复到 100%。0. 5 μm、0. 8 μm 为陶瓷膜，经清洗后只恢复到原来的 70% 左右。相关文献报道[5]，各孔径的膜微滤时在开始时膜通量下降较快。在 15 min 后膜通量基本稳定，膜孔径越大，膜通量衰减越快，0. 8 μm 的膜通量衰减幅度最大，可能是膜孔堵塞导致膜有效孔隙率下降。膜通量稳定时，0. 2 μm 孔径的陶瓷膜通量最大，其次是 0. 1 μm 孔径，通量最少的是 0. 8 μm 孔径。因此，从微滤速度及效率来分析，0. 2 μm 孔径陶瓷膜较其他 3 个孔径的陶瓷膜更适用于田基黄水提液的纯化精制。

参考文献

[1] 陈莹，徐波，王丽萍，等. 膜分离技术在现代中药制药行业中的应用 [J]. 亚太传统医药，2005，1：74 – 78.

[2] 董洁，郭立玮. 无机陶瓷膜分离技术在中药领域的应用 [J]. 中国中医药信

息杂志，2005，12（12）：40－42.
［3］辛义周，张希成，唐文照．地耳草的化学成分及药理作用研究进展［J］．山东医药工业，2003，22（2）：28－29.
［4］王永刚，杨立伟，苏薇薇．田基黄药材指纹图谱研究［J］．南方医科大学学报，2006，26（7）：1001－1002.
［5］ZHOU H D，NI J R，HUANG W，et al. Separation of hyaluronic acid from fermentation broth by tangential flow microfiltration and ultrafiltration［J］. Sep Purif Tech，2006，52：29－38.

［作者：王永刚、谭穗懿、苏薇薇，原文发表于《南方医科大学学报》，2008年第28卷第10期，第1888－1890期］

HPLC 法同时测定田基黄中 4 个黄酮类成分含量

[摘要] 目的：建立同时测定田基黄中 4 个黄酮类成分（异槲皮苷、槲皮苷、田基黄苷、槲皮素）含量的 HPLC 方法。**方法：**采用 HPLC 法，色谱柱为 Agilent HC C_{18}（250 mm×4.0 mm，5 μm），流动相为甲醇－2.5% 冰醋酸溶液（36∶64），检测波长为 255 nm，流速为 1.0 mL/min；分别采用外标测定法（以槲皮苷、异槲皮苷、田基黄苷、槲皮素对照品为对照）、一测多评法（以槲皮苷对照品为内标）测定含量。**结果：**外标测定法 4 个黄酮类成分在标准曲线范围内均呈良好线性关系（$r>0.9990$）；平均加样回收率分别为异槲皮苷 101.66%、槲皮苷 98.21%、田基黄苷 100.98%、槲皮素 99.00%；*RSD* 分别为 1.42%、2.61%、1.99%、2.29%。一测多评法异槲皮苷、田基黄苷、槲皮素相对槲皮苷对照品的校正因子 *f* 分别为 1.155、0.993、0.737，*RSD* 分别为 0.52%、0.10%、1.77%。两种方法测得的含量相对偏差小于 0.5%，无显著差异。**结论：**本研究建立的以槲皮苷对照品为内标的一测多评法具有可行性，只需一个对照品，经济实用，可替代外标测定法用于田基黄的质量控制，为全面评价田基黄药材的质量提供了依据。

田基黄又名地耳草，为藤黄科金丝桃属植物田基黄 *Hypercum japonicum* Thunb. 的干燥全草，具有清热利湿、解毒消肿、散瘀止痛的功效，用于急、慢性肝炎[1]。现代药理研究表明：总黄酮类化合物是田基黄发挥药效的主要物质基础[2]，其中的黄酮成分主要为槲皮苷、异槲皮苷、田基黄苷、槲皮素，均以槲皮素为母核。本文采用 HPLC 法对田基黄中槲皮苷、异槲皮苷、田基黄苷、槲皮素 4 个黄酮类成分同时定量分析，比较以槲皮苷、异槲皮苷、田基黄苷、槲皮素 4 个黄酮对照品为对照的外标测定法与以槲皮苷对照品为内标测定异槲皮苷、田基黄苷、槲皮素校正因子，计算 4 个黄酮含量的一测多评方法的区别。结果表明：本研究方法简便、快速，专属性强，重复性及加样回收率好，两种方法测得的含量相对偏差小于 0.5%，无显著差异。这说明本实验建立的以槲皮苷对照品为内标的一测多评方法具有可行性，只需一个对照品，经济实用，可替代外标测定法用于田基黄的质量控制，为全面评价田基黄药材的质量提供了科学依据。

1 仪器与材料

1.1 仪器

DIONEX 高效液相色谱仪（P680 四元梯度泵、真空脱气机、自动进样器、PDA-100 检测器及 Chromeleon 工作站）；ELMA T660/H 超声波清洗器（功率 360 W，频率 35 kHz）；Sartorius BP211D 电子分析天平。

1.2 材料

甲醇为色谱纯，冰醋酸为分析纯，水为超纯水。槲皮苷（批号：111538－200504）、槲皮素（批号：100081－200406）对照品均由中国药品生物制品检定所提供；异槲皮苷、田基黄苷对照品自制（经结构确证及 HPLC 法检测，面积归一化质量分数分别为 97.45%、98.04%）；田基黄药材为自采及购买，来源于广西桂林、梧州、南宁，广东花都，湖南郴州，福建龙岩，经中山大学生命科学学院廖文波教授鉴定为藤黄科金丝桃属植物田基黄 *Hypercum japonicum* Thunb. 的干燥全草。

2 方法与结果

2.1 外标测定法

2.1.1 色谱条件 Agilent HC C_{18} 色谱柱（250 mm × 4.0 mm，5 μm）；流动相：甲醇－2.5% 冰醋酸溶液（36∶64）；检测波长：255 nm；流速：1.0 mL/min；柱温：30 ℃；进样量：10 μL。

2.1.2 对照品溶液的制备 分别精密称取五氧化二磷真空干燥至恒重的异槲皮苷、槲皮苷、田基黄苷、槲皮素对照品，加甲醇分别制成对照品母液，再制成含异槲皮苷 150.6 μg/mL、槲皮苷 205.1 μg/mL、田基黄苷 269.0 μg/mL、槲皮素 151.0 μg/mL 的混合对照品溶液。

2.1.3 供试品溶液的制备 取田基黄药材粗粉 1.0 g，精密称定，置 100 mL 具塞三角瓶中，精密加水 50 mL，称定重量，沸水浴回流提取 30 min，放冷，再称定重量，用水补足减失的重量，摇匀，滤过，精密量取续滤液 25 mL，减压回收至近干，残渣加 50% 甲醇超声使溶解，定量转移至 10 mL 容量瓶中，加 50% 甲醇稀释至刻度，摇匀，用 0.45 μm 微孔滤膜滤过，作为供试品溶液。

2.1.4 系统适用性试验 分别量取对照品溶液、供试品溶液注入液相色谱仪，记录色谱图，结果显示异槲皮苷、槲皮苷、田基黄苷及槲皮素色谱峰与样品中其他成分峰分离良好。理论板数按槲皮苷峰计算应不低于 6000，田基黄苷与槲皮素色谱峰达到基线分离，分离度大于1.5。色谱图见图1。

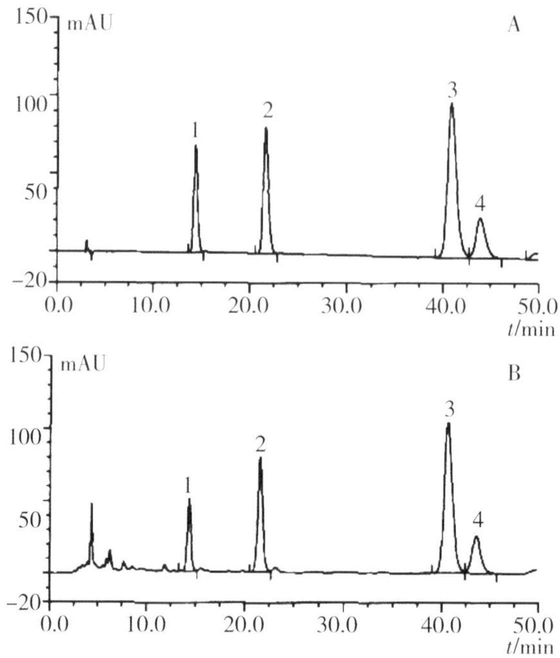

图1　4种对照品（A）和田基黄供试品（B）色谱图

1：槲皮苷；2：异槲皮苷；3：田基黄苷；4：槲皮素。

2.1.5　线性关系考察　精密吸取对照品溶液1 μL、2 μL、6 μL、10 μL、14 μL、18 μL，注入液相色谱仪，按上述色谱条件测定色谱峰面积，以对照品进样量 X（μg）为横坐标，峰面积 Y 为纵坐标，进行线性回归。线性关系见表1。结果表明，各黄酮成分在各自进样量范围内线性关系良好。

表1　4种黄酮成分对照品的线性关系

成分	回归方程	r	线性范围/μg
异槲皮苷	$Y_1=39.824X_1-0.2402$	0.9999	0.1506～2.7108
槲皮苷	$Y_2=45.855X_2-0.4107$	0.9999	0.2051～3.6918
田基黄苷	$Y_3=50.063X_3-3.5731$	0.9996	0.2690～4.8420
槲皮素	$Y_4=64.866X_4-2.4101$	0.9999	0.1510～2.7180

2.1.6　精密度试验　取混合对照品溶液，按“2.1.1节”色谱条件，进样10 μL，平行测定5次，测得异槲皮苷、槲皮苷、田基黄苷、槲皮素峰面积 *RSD* 分别为0.18%、0.15%、0.26%、0.48%，表明仪器精密度良好。

2.1.7　稳定性试验　精密吸取同一供试品溶液，按“2.1.1节”色谱条件，分别在 0 h、6 h、12 h、24 h、48 h 各进样 10 μL，测定峰面积，测得异槲皮苷、槲皮苷、田基黄苷、槲皮素峰面积 *RSD* 分别为 0.15%、0.15%、0.30%、0.57%，表明供试品溶液在 48 h 内稳定。

2.1.8 重复性试验 取同一批号的田基黄药材粉末各 6 份，精密称定，照"2.1.3 节"方法制备供试品溶液，按"2.1.1 节"色谱条件，进样 10 μL，测定异槲皮苷、槲皮苷、田基黄苷、槲皮素 4 个黄酮成分的含量并计算 *RSD* 分别为 1.93%、2.82%、2.90%、2.24%，表明该法重复性好。

2.1.9 加样回收率试验 精密称取已知异槲皮苷、槲皮苷、田基黄苷、槲皮素含量分别为 4.33 mg/g、7.90 mg/g、16.64 mg/g、3.65 mg/g 的田基黄药材粉末，按高、中、低浓度各 3 份，再分别精密加入一定量的对照品，按"2.1.3 节"方法制备供试品溶液，按"2.1.1 节"色谱条件，进样 10 μL，测定异槲皮苷、槲皮苷、田基黄苷、槲皮素 4 个黄酮成分的含量并计算平均加样回收率，分别为 101.66%、98.21%、100.98%、99.00%；*RSD* 分别为 1.42%、2.61%、1.99%、2.29%。结果表明，此方法回收率好。

2.1.10 外标法含量测定 取田基黄药材粉末样品，精密称定，照"2.1.3 节"方法制备供试品溶液，分别精密吸取 4 个黄酮混合对照品、供试品溶液各 10 μL，注入液相色谱仪中，记录色谱图。根据异槲皮苷、槲皮苷、田基黄苷、槲皮素对照品色谱峰的峰面积及供试品对应的色谱峰的峰面积计算 4 个黄酮成分的含量，结果见表 2。

表 2 外标法测定田基黄中 4 种黄酮含量/(mg/g)

批号	产地	异槲皮苷	槲皮苷	田基黄苷	槲皮素	总计
1	广西桂林	4.33	7.90	16.64	3.65	32.52
2	广西梧州	5.01	9.19	17.55	4.04	35.78
3	广西南宁	3.63	6.92	11.71	3.18	25.44
4	广东花都	5.33	11.30	7.99	2.82	27.44
5	湖南郴州	2.28	8.81	4.46	1.53	17.09
6	福建龙岩	1.55	2.51	2.70	1.74	8.51

2.2 一测多评法

以槲皮苷对照品为内标的一测多评法是以槲皮苷主峰的保留时间为 1 h，计算异槲皮苷、田基黄苷、槲皮素相对保留时间，根据它们的相对保留时间确定各成分色谱峰的位置。通过测定异槲皮苷、田基黄苷、槲皮素的校正因子，计算这 3 个成分的含量，达到多指标（4 个黄酮的含量）同步测定的目的。

2.2.1 色谱条件、对照品溶液的制备、供试品溶液的制备、系统适用性试验 分别同"2.1.1 节""2.1.2 节""2.1.3 节""2.1.4 节"内容。

2.2.2 校正因子的测定 将已知浓度的异槲皮苷、槲皮苷、田基黄苷、槲皮素对照品混合溶液按低、中、高浓度 2 μL、10 μL、18 μL（$n=3$）注入液相色谱仪，记录色谱图，以槲皮苷色谱峰为内标，计算相对响应值作为校正因子。结果表明，异槲皮苷、田基黄苷、槲皮素对槲皮苷对照品的相对校正因子分别为 1.155、0.993、0.737。结果见表 3。

表 3　校正因子测定结果（$n=3$）

成分	浓度	校正因子 f 值	f 平均值	$RSD/\%$
异槲皮苷	低	1.162		
	中	1.150	1.155	0.52
	高	1.152		
田基黄苷	低	0.994		
	中	0.992	0.993	0.10
	高	0.992		
槲皮素	低	0.752		
	中	0.733	0.737	1.77
	高	0.727		

2.2.3　一测多评法含量测定结果　取田基黄药材粉末样品，精密称定，照“2.1.3 节”方法制备供试品溶液，分别精密吸取槲皮苷对照品、供试品溶液各 10 μL，注入液相色谱仪中，记录色谱图。根据相对校正因子，计算样品中各成分的含量，结果见表 4。

表 4　一测多评法测定田基黄中 4 种黄酮含量/（$mg\cdot g^{-1}$）

批号	产地	异槲皮苷	槲皮苷	田基黄苷	槲皮素	总计
1	广西桂林	4.35	7.90	16.65	3.67	32.57
2	广西梧州	5.03	9.19	17.56	4.06	35.84
3	广西南宁	3.64	6.92	11.72	3.20	25.48
4	广东花都	5.35	11.30	7.99	2.84	27.49
5	湖南郴州	2.29	8.81	4.47	1.54	17.11
6	福建龙岩	1.55	2.51	2.70	1.76	8.53

3　讨论

（1）田基黄中以槲皮素为母核的异槲皮苷、槲皮苷、田基黄苷、槲皮素 4 个黄酮类成分在 255 ± 1 nm 处均有最大吸收峰，故外标法及一测多评法均可以 255 nm 为检测波长，同时测定其含量。

（2）外标测定法与一测多评法测定结果的相对偏差小于 0.5%，表明上述两种方法无显著差异，说明本实验建立的以槲皮苷对照品为内标的一测多评法具有可行性，只需用槲皮苷对照品，即可进行多指标同步测定，可替代外标测定法用于田基黄的定量分析。

（3）本研究建立的方法简便、快速，专属性强，重复性及加样回收率好，在外标法基础上建立的一测多评法，经济实用，为全面评价田基黄药材的质量提供了更简便、科学的方法。

参考文献

[1] 广东省食品药品监督管理局. 广东省中药材标准 [S]. 第一册. 广州：化学工业出版社华南分社，2004：73－75.
[2] 陈丽云，杨立伟，苏薇薇，等. 田基黄及其注射液的研究进展 [J]. 中药材，2002，25（7）：525－528.

［作者：彭维、王永刚、苏薇薇，原文发表于《中药材》，2011 年第 34 卷第 8 期，第 1229－1231 页］

田基黄对大鼠急性肝损伤的保护作用

［**摘要**］**目的：**研究田基黄对大鼠急性肝损伤的保护作用。**方法：**采用 CCl_4 及 D-氨基半乳糖（D-Gal）致大鼠急性肝损伤模型，观察田基黄提取液对肝损伤大鼠血清谷丙转氨酶（ALT）、谷草转氨酶（AST）活性的影响。**结果：**田基黄对 CCl_4 及 D-Gal 所致的大鼠血清 ALT、AST 活性升高有明显的抑制作用。**结论：**田基黄对大鼠急性肝损伤具有保护作用。

田基黄始载于《生草药性备要》，为藤黄科植物地耳草（*Hypericum japonicum* Thunb.）的干燥全草，是两广地区常用草药，民间多用其治疗急、慢性肝炎。笔者将田基黄水提醇沉液通过聚酰胺柱层析得到田基黄提取液，考察其对 CCl_4 及 D-Gal 所致大鼠急性肝损伤的保护作用，现综述如下。

1 材料与仪器

1.1 动物

SD 大鼠，雌雄各半，体质量 200±20 g，由广东省医学实验动物中心提供，动物合格证号：2003A003。

1.2 药品与试剂

田基黄药材：购于广州市清平药材市场；田基黄注射液：常州康普药业有限公司（批号：051901）；甘利欣注射液：江苏正大天晴药业有限公司（批号：DG0540）；CCl_4：汕头市光华化学厂（批号：20040108，AR 级）；D-Gal：江苏省无锡市长丰工贸有限公司提供（批号：20040615，纯度≥95%）；柱层析聚酰胺（30～60 目）：中国医药（集团）上海化学试剂公司（批号：F20020709）；ALT、AST 试剂盒：上海荣盛生物技术有限公司（批号：20040522）。

2 方法与结果

2.1 田基黄提取液的制备

田基黄水提醇沉液经聚酰胺柱层析，以一定浓度的乙醇洗脱，收集洗脱液，洗脱液经适当处理后即得田基黄提取液。

2.2 田基黄对 CCl_4 所致大鼠急性肝损伤的保护作用

SD 大鼠 56 只，雌雄各半，实验条件下预养 2 d，按性别和体质量随机分为 7 组：正常对照组、CCl_4 造模组、甘利欣注射液组、田基黄注射液组、田基黄提取液低剂量组、田基黄提取液中剂量组、田基黄提取液高剂量组。所有动物均按 5 mL/kg 的剂量腹腔注射给药。其中，正常对照组和 CCl_4 造模组给 0.9% 生理盐水；甘利欣注射液组给甘利欣注射液（每 1 mL 含甘草酸二铵 5 mg）；田基黄注射液组给田基黄注射液（每 1 mL 含生药 0.075 g）；田基黄提取液低、中、高剂量组分别给不同浓度的田基黄提取液（每 1 mL 所含生药分别为 0.0375 g、0.075 g、0.15 g）。每天一次，连续给药 7 d。末次给药后 1 h，正常组按 0.6 mL/kg 的剂量腹腔注射植物油，其余 6 组均按 0.6 mL/kg 的剂量腹腔注射 30% 的 CCl_4 植物油溶液，造成大鼠急性肝损伤。24 h 后，眼眶取血，分离血清，按试剂盒说明书用赖氏法测定血清 ALT、AST，所有数据用 SPSS 10.0 统计软件进行处理，结果见表 1。结果表明，田基黄提取液低、中、高 3 个剂量均能明显抑制 CCl_4 引起的大鼠血清 ALT、AST 活性的升高。与田基黄注射液相比，相同剂量的田基黄提取液（中剂量组）显示出更好的降酶效果，提示本实验室制备的田基黄提取液对 CCl_4 所致肝损伤有较好的保护作用。

表 1 CCl_4 所致急性肝损伤大鼠血清 ALT、AST 活性（$n=8$，$\bar{x}\pm s$）

组别	ALT/（$U\cdot L^{-1}$）	AST/（$U\cdot L^{-1}$）
正常对照组	$24.31\pm2.96^{**}$	$402.56\pm29.48^{**}$
CCl_4 造模组	2806.71 ± 303.86	5055.53 ± 461.11
甘利欣注射液组	$1021.84\pm205.96^{**}$	$2197.19\pm203.29^{**}$
田基黄注射液组	$2150.88\pm357.77^{*}$	$2535.16\pm255.94^{**}$
田基黄提取液低剂量组	$1210.07\pm119.69^{**\triangle}$	$2196.77\pm196.67^{**}$
田基黄提取液中剂量组	$587.11\pm104.10^{**\triangle\triangle}$	$1693.90\pm124.87^{**\triangle\triangle}$
田基黄提取液高剂量组	$547.72\pm134.93^{**\triangle\triangle}$	$1718.36\pm236.58^{**\triangle}$

注：与造模组比较，$^{*}P<0.05$，$^{**}P<0.01$；与田基黄注射液组比较，$^{\triangle}P<0.05$，$^{\triangle\triangle}P<0.01$。

2.3 田基黄对 D-Gal 所致大鼠急性肝损伤的保护作用

动物分组方法和给药方法同“2.2 节”。末次给药后 1 h，除正常组外，其余 6

组动物按剂量 400 mg/kg 于腹腔注射 D-Gal（预先配制成 pH7.0 的 10% 生理盐水溶液）；正常组于相同部位注射等容 0.9% 生理盐水。取材方法、检测方法及数据处理均与"2.2 节"相同，结果见表 2。结果表明，田基黄提取液低、中、高 3 个不同剂量均能明显抑制 D-Gal 所致的大鼠血清 ALT、AST 活性的升高；在抑制 ALT 活性方面，田基黄提取液的效果优于田基黄注射液。表明田基黄提取液对 D-Gal 所致肝损伤同样具有良好的保肝降酶效果。

表 2　D-Gal 所致急性肝损伤大鼠血清 ALT、AST 活性（$n=8$，$\bar{x}\pm s$）

组别	ALT/（$U\cdot L^{-1}$）	AST/（$U\cdot L^{-1}$）
正常对照组	28.65 ± 5.56**	259.38 ± 57.46**
D-Gal 造模组	635.58 ± 148.19	1329.01 ± 466.50
甘利欣注射液组	125.92 ± 59.90**	792.30 ± 219.35**
田基黄注射液组	539.77 ± 366.22*	785.00 ± 286.30**
田基黄提取液低剂量组	171.48 ± 96.05**△△	614.12 ± 95.28**
田基黄提取液中剂量组	117.09 ± 39.22**△△	597.31 ± 95.28**
田基黄提取液高剂量组	153.33 ± 45.60**△△	471.74 ± 30.18**△

注：与造模组比较，*$P<0.05$，**$P<0.01$；与田基黄注射液组比较，△$P<0.05$，△△$P<0.01$。

3　讨论

CCl_4 进入机体后主要在肝微粒体中发生脂质过氧化反应，引起肝细胞膜结构和功能的损害，使细胞内 ALT、AST 溢出，导致血中 ALT、AST 活性升高。肝损伤区域越大，ALT、AST 活性越高。CCl_4 导致的肝损伤模型是筛选具有保肝降酶作用药物的常用模型之一，以血清转氨酶为观察指标来评价被筛选药物的保肝降酶效果[1]。D-Gal 引起的实验性肝损伤模型是目前公认较好的研究肝损伤发病机制及有效治疗药物的实验动物模型。肝细胞内许多物质代谢过程与磷酸尿嘧啶核苷（三磷酸尿苷，UTP；二磷酸尿苷，UDP）密切相关，足量的磷酸尿嘧啶核苷是维持肝细胞正常代谢及生物转化功能的必要物质，如果发生耗竭，可以引起肝细胞损伤甚至坏死。D-Gal 是一种肝细胞磷酸尿嘧啶核苷干扰剂，能竞争性捕捉 UTP 生成二磷酸尿苷半乳糖（UDP-Gal），使磷酸尿苷耗竭，导致物质代谢严重障碍，引起肝细胞变性、坏死；解毒机制障碍更加剧了 D-Gal 的毒性作用。因此，用 D-Gal 作为致毒物可制成特异性肝损伤模型[2-3]。

本研究使用的田基黄提取液是田基黄药材经水提醇沉后再通过聚酰胺柱层析而得到的，其制备工艺先进。实验证明：田基黄提取液对 CCl_4 及 D-Gal 所致大鼠急性肝损伤具有明显的保护作用，效果优于阳性药田基黄注射液；提示通过改进田基黄的提取方法可提高田基黄保肝降酶的效果。这为今后田基黄注射液的二次开发提供了理论依据。

参考文献

[1] 张孝卫，耿秀兰，黄丽华，等. 四氯化碳致大鼠、小鼠肝损伤的对比实验 [J]. 基础医学与临床，2003，23 (3)：351-352.

[2] 李永宇，朴熙绪，尹宗柱，等. 草苁蓉乙醇提取物对 D-氨基半乳糖中毒大鼠急性肝损伤的保护作用 [J]. 延边大学医学学报，2001，24 (2)：90-94.

[3] 刘霞，王泰龄，赵静波，等. D-半乳糖胺致大鼠急性肝损伤模型制作的改进 [J]. 中日友好医院学报，1996，10 (4)：305-308.

[作者：李沛波、唐西、杨立伟、苏薇薇，原文发表于《中药材》，2006 年第 29 卷第 1 期，第 55-56 页]

田基黄中3个黄酮类化合物保肝退黄作用的实验研究

［摘要］**目的：**研究田基黄中槲皮苷（Quercetin-3-β-D-rhamnose）、异槲皮苷（Quercetin-3-β-D-glucoside）、田基黄苷（Quercetin-7-β-D-rhamnose）3个黄酮类化合物的保肝退黄作用。**方法：**选用四氯化碳（CCl_4）和D-氨基半乳糖胺（D-Gal）致大鼠急性肝损伤模型，观察3个黄酮类化合物对血清谷丙转氨酶（ALT）、谷草转氨酶（AST）的影响；用α-萘异硫氰酸酯（ANIT）致小鼠黄疸性肝损伤模型，观察3个黄酮类化合物对血清总胆红素（T. BIL）的影响。**结果：**异槲皮苷、槲皮苷、田基黄苷均能显著抑制CCl_4和D-Gal所致的大鼠血清ALT和AST升高，对ANIT所致的小鼠血清总胆红素升高有明显的降低作用。**结论：**田基黄中3个黄酮类化合物异槲皮苷、槲皮苷、田基黄苷均有保肝退黄作用。

田基黄系藤黄科金丝桃属植物地耳草（*Hypericum japonicum* Thunb.）的干燥全草。味甘、微苦、性凉，归肝、胆、大肠经，具有清热利湿、散瘀止痛、消肿解毒的功效[1]。药理研究表明，田基黄具有保肝[2]、抗肿瘤[3-4]、调节免疫功能[5]、抗病毒[6]、抗氧化[7]、止血[8]等作用。以田基黄为原料制成的田基黄注射液收载于1977年版《中国药典》，临床用于急、慢性肝炎的治疗，但其有效成分尚不明确。本团队承担了国家药典委员会"田基黄药材及田基黄注射液指纹图谱的研究"课题，在对田基黄进行指纹图谱研究的过程中，通过光二极管阵列检测器（diode-array detector，DAD）检测到多种黄酮类化合物，其中槲皮苷、异槲皮苷、田基黄苷含量较高。笔者对该3个化合物进行了保肝退黄的药理实验，为进一步研究田基黄治疗急、慢性肝炎的物质基础提供了实验依据。

1 材料与方法

1.1 药物及试剂

槲皮苷、异槲皮苷、田基黄苷由本实验室从田基黄药材中提取分离所得，经测定纯度达到98%以上，实验前用生理盐水配制成0.05 mg/mL的溶液供小鼠给药，配制成0.07 mg/mL的溶液供大鼠给药。甘利欣注射液：江苏正大天晴药业有限公司（批号：DG0540）；实验前用生理盐水稀释成0.27 mL/mL的溶液；茵栀黄注射液：常熟雷允上制药有限公司（批号：20041023）；实验前用生理盐水稀释成0.26 mL/mL的溶液；CCl_4：汕头市光华化学厂，AR（批号：20040108）；D-氨基半乳糖胺（D-aminogalactose，D-Gal）：江苏省无锡市久丰工贸有限公司（批号：20040615）；谷丙转氨酶（ALT）、谷草转氨酶（AST）、总胆红素（T. BIL）试剂盒：上海荣盛生物技术有限公司（批号分别为：20041108、20050125、20041025）；α-萘异硫氰酸酯（alpha-naphthylisothiocyanate，ANIT）：Sigma公司产品（批号：04-467），临用前用花生油配成所需浓度。

1.2 动物

昆明种小鼠，雌雄各半，体质量20±2 g，动物合格证号：粤监证字2004A018。SD大鼠，雌雄各半，体质量190±20 g，动物合格证号：粤监证字2004A021。由广东省医学实验动物中心提供。

1.3 对CCl_4所致急性肝损伤大鼠ALT、AST的影响

按文献[9]方法。SD大鼠120只，按随机数字表进行完全随机化分为12组，即正常对照组，CCl_4模型组，甘利欣注射液组，槲皮苷低、中、高剂量组，异槲皮苷低、中、高剂量组，田基黄苷低、中、高剂量组，每组10只。用药组每天按10 mL/kg腹腔注射药液1次，正常对照组和CCl_4模型组给予等体积生理盐水，连续7 d。末次给药后1 h，除正常对照组外，其余各组大鼠按剂量0.6 mL/kg腹腔注射0.3 mL/mL的CCl_4植物油溶液造模，正常对照组腹腔注射等体积植物油，同时禁食不禁水。24 h后由眼眶静脉丛取血，分离血清，采用试剂盒测定血清ALT、AST含量。

1.4 对D-氨基半乳糖胺所致急性肝损伤大鼠ALT、AST的影响

按文献[9]方法。SD大鼠120只，按随机数字表进行完全随机化，分为12组，即正常对照组，D-氨基半乳糖胺（D-aminogalactose，D-Gal）模型组，甘利欣注射液组，槲皮苷低、中、高剂量组，异槲皮苷低、中、高剂量组，田基黄苷低、中、高剂量组，每组10只。用药组每天按10 mL/kg腹腔注射药液1次，正常对照组和D-氨基半乳糖胺模型组给予等体积生理盐水，连续7 d。末次给药后1 h，除正常对照组外，其他各组大鼠按剂量400 mg/kg腹腔注射D-氨基半乳糖胺造模，同时禁食不禁水。24 h后由眼眶静脉丛取血，分离血清，采用试剂盒测定血清ALT、AST含量。

1.5 对α-萘异硫氰酸酯所致黄疸性肝损伤小鼠T. BIL的影响

按文献[10]方法。昆明种小鼠120只，按随机数字表进行完全随机化分组，分

为12组，即正常对照组，α-萘异硫氰酸酯（alpha-naphthylisothiocyanate，ANIT）模型组，茵栀黄注射液组，槲皮苷低、中、高剂量组，异槲皮苷低、中、高剂量组，田基黄苷低、中、高剂量组，每组10只。用药组每天按10 mL/kg腹腔注射药液1次，正常对照组和α-萘异硫氰酸酯模型组每天腹腔注射等体积生理盐水，连续7 d。末次给药后1 h，除正常对照组外，其余各组小鼠按剂量100 mg/kg灌服α-萘异硫氰酸酯造模，同时禁食不禁水，48 h后由眼眶静脉丛取血，常规分离血清，采用试剂盒测定总胆红素的含量。

1.6 统计学处理

实验数据以“均数±标准差”（$\bar{x} \pm s$）表示。采用SPSS 11.0统计软件进行One-Way ANOVA统计分析，$P<0.05$表示有统计学意义。

2 结果

2.1 对CCl_4所致急性肝损伤大鼠ALT、AST的影响

CCl_4能引起大鼠急性肝损伤，显著提高大鼠血清ALT、AST含量。而异槲皮苷的中、高剂量及槲皮苷和田基黄苷的低、中、高剂量均能抑制CCl_4引起的大鼠血清ALT、AST含量升高（与模型组比较，$P<0.01$或0.05；见表1）。

表1　3个黄酮类化合物对CCl_4所致急性肝损伤的影响

group	n	Dosage	ALT/($U \cdot L^{-1}$)	AST/($U \cdot L^{-1}$)
Normal control	10	Saline	21.7±9.5	203.6±50.9
Model control	10	Saline	867.1±349.2*	1323.9±643.2*
Ganlixin injection	10	2.7 mL/kg	197.1±79.4**	330.2±113.9**
Quercetin-3-β-D-rhamnose	10	0.25 mg/kg	385.5±110.2***	638.2±140.3***
Quercetin-3-β-D-rhamnose	10	0.5 mg/kg	260.6±136.8**	313.4±69.7**
Quercetin-3-β-D-rhamnose	10	1.0 mg/kg	223.5±98.3**	290.3±86.3**
Quercetin-3-β-D-glucoside	10	0.25 mg/kg	587.0±153.5	998.4±241.0
Quercetin-3-β-D-glucoside	10	0.5 mg/kg	230.9±110.9**	266.6±36.9**
Quercetin-3-β-D-glucoside	10	1.0 mg/kg	220.4±56.9**	245.5±65.4**
Quercetin-7-β-D-rhamnose	10	0.25 mg/kg	153.3±36.4**	534.3±210.3***
Quercetin-7-β-D-rhamnose	10	0.5 mg/kg	100.2±28.1**	266.0±64.7**
Quercetin-7-β-D-rhamnose	10	1.0 mg/kg	86.3±23.4**	231.2±58.4**

* compared with normal control, $P<0.01$; ** compared with model control, $P<0.01$; ***compared with model control, $P<0.05$.

2.2 对D-氨基半乳糖胺所致急性肝损伤大鼠ALT、AST的影响

由表2可见，D-氨基半乳糖胺能引起大鼠急性肝损伤，显著提高大鼠血清

ALT、AST 含量。而中、高剂量的槲皮苷、田基黄苷和低、中、高剂量的异槲皮苷均能抑制 D－氨基半乳糖胺引起的大鼠血清 ALT、AST 含量升高（与模型组比较，$P<0.01$ 或 0.05）。

表2 3个黄酮类化合物对 D－氨基半乳糖胺（D-Gal）所致急性肝损伤的影响

group	n	Dosage	ALT/($U \cdot L^{-1}$)	AST/($U \cdot L^{-1}$)
Normal control	10	Saline	23.3 ± 6.3	259.4 ± 57.5
Model control	10	Saline	643.0 ± 278.9*	1022.0 ± 446.9*
Ganlixin injection	10	2.7 mL/kg	301.5 ± 141.1**	377.0 ± 79.8***
Quercetin－3-β-D-rhamnose	10	0.25 mg/kg	480.4 ± 120.4	986.3 ± 286.2
Quercetin－3-β-D-rhamnose	10	0.5 mg/kg	134.8 ± 70.1***	431.3 ± 48.7***
Quercetin－3-β-D-rhamnose	10	1.0 mg/kg	100.2 ± 26.3***	321.5 ± 100.4***
Quercetin－3-β-D-glucoside	10	0.25 mg/kg	203.5 ± 42.2***	637.2 ± 143.3***
Quercetin－3-β-D-glucoside	10	0.5 mg/kg	89.1 ± 38.3***	315.6 ± 104.8***
Quercetin－3-β-D-glucoside	10	1.0 mg/kg	65.2 ± 20.1***	223.4 ± 53.3***
Quercetin－7-β-D-rhamnose	10	0.25 mg/kg	502.5 ± 128.9	895.4 ± 301.2
Quercetin－7-β-D-rhamnose	10	0.5 mg/kg	169.4 ± 84.6***	337.9 ± 60.8***
Quercetin－7-β-D-rhamnose	10	1.0 mg/kg	142.1 ± 32.2***	299.7 ± 59.9***

*compared with normal control, $P<0.01$; **compared with model control, $P<0.05$; ***compared with model control, $P<0.01$.

2.3 对 α－萘异硫氰酸酯（ANIT）所致黄疸性肝损伤小鼠 T. BIL 的影响

由表3可见，α－萘异硫氰酸酯能引起小鼠黄疸性肝损伤，显著提高小鼠血清 T. BIL 含量。而槲皮苷和异槲皮苷的中、高剂量及田基黄苷的低、中、高剂量均能抑制 α－萘异硫氰酸酯引起的小鼠血清 T. BIL 含量升高（与造模组比较，$P<0.01$）。

表3 3个黄酮类化合物对 α－萘异硫氰酸酯（ANIT）所致黄疸性肝损伤影响

group	n	Dosage	T. BIL/($\mu mol \cdot L^{-1}$)
Normal control	10	Saline	4.6 ± 1.6
Model control	10	Saline	100.6 ± 36.3*
Yinzhihuang injection	10	2.6 mL/kg	50.6 ± 16.0**
Quercetin－3-β-D-rhamnose	10	0.25 mg/kg	84.2 ± 21.1
Quercetin－3-β-D-rhamnose	10	0.5 mg/kg	32.7 ± 10.3**
Quercetin－3-β-D-rhamnose	10	1.0 mg/kg	23.5 ± 5.3**
Quercetin－3-β-D-glucoside	10	0.25 mg/kg	87.4 ± 26.1
Quercetin－3-β-D-glucoside	10	0.5 mg/kg	42.4 ± 12.8**
Quercetin－3-β-D-glucoside	10	1.0 mg/kg	30.1 ± 4.2**
Quercetin－7-β-D-rhamnose	10	0.25 mg/kg	51.0 ± 11.0**
Quercetin－7-β-D-rhamnose	10	0.5 mg/kg	31.3 ± 8.6**
Quercetin－7-β-D-rhamnose	10	1.0 mg/kg	20.0 ± 3.2**

*compared with normal control, $P<0.01$; **compared with model control, $P<0.01$.

3 讨论

田基黄为藤黄科植物地耳草的全草。文献报道[11]该植物中含有多种化学成分，如色原烯类（chromeme）、二氢黄酮醇鼠李糖苷（flavanonol rhamnoside）、二肽类（dipeptide derivative）、呫酮类（xanthones）、间环己三醇衍生物（phloroglucinol derivatives）等。

由田基黄提取制成的灭菌水溶液（即田基黄注射液）对急性黄疸型、迁延性和慢性及重症肝炎及肝硬化的SGPT下降均有较好效果，临床试验表明，其对急性黄疸性和非黄疸性肝炎有效率达95%，对迁延性和慢性肝炎有效率为74%[12]。但在现有文献报道中，有关田基黄抗肝损伤的有效成分研究甚少。根据人们对黄酮类化学成分的研究发现，黄酮类化合物除了具有对心脑缺血损伤、心律失常的保护作用以及镇痛作用外，对肝损伤也具有保护作用[13]，像水飞蓟黄酮、艾纳香总香酮、甘草类黄酮、淫羊藿黄酮、黄芪素等黄酮类成分对肝损伤均具有较显著的保护作用。有学者[14]认为，田基黄中的黄酮类成分可能为田基黄抗肝损伤的主要有效成分。在本实验中，我们对田基黄中含量较高的3个黄酮类化合物槲皮苷、异槲皮苷、田基黄苷进行了保肝退黄的实验研究。结果表明，3个黄酮类化合物槲皮苷、异槲皮苷、田基黄苷均对CCl_4或D－氨基半乳糖胺所致的大鼠急性肝损伤具有良好的保肝降酶作用，对α－萘异硫氰酸酯所致的小鼠黄疸性肝损伤均具有良好退黄的作用。这说明槲皮苷、异槲皮苷、田基黄苷是田基黄中的有效成分。

本实验结果为进一步研究田基黄治疗急、慢性肝炎的物质基础提供了实验依据。田基黄中除槲皮苷、异槲皮苷、田基黄苷外的其他成分在治疗急、慢性肝炎中的作用及各成分之间在发挥药效时的相互作用有待进一步的研究。

参考文献

[1] 宋立人，胡熙名，张国镇，等. 中华本草［M］. 上海：上海科学技术出版社，1999：598－601.
[2] 黎七雄，王玉山，彭仁秀，等. 田基黄注射液对四氯化碳引起小鼠肝损伤的保护作用［J］. 华西药学杂志，1992，7（3）：146－149.
[3] 黎七雄，孙忠义，陈金和. 田基黄对人喉癌Hep－2和人宫颈癌Hela细胞株生长的抑制作用［J］. 华西药学杂志，1993，8（2）：93－94.
[4] 金辉喜，李金荣. 田基黄对人舌癌细胞株TSCCa细胞毒作用的研究［J］. 临床口腔医学杂志，1997，13（1）：19－20.
[5] 周小玲，柯美珍，宋志军. 田基黄对大鼠呼吸道及全身免疫功能的影响［J］. 广西医科大学学报，2001，18（2）：211－212.
[6] 吴移谋，占利生. 田基黄水煎剂对E型单纯疱疹病毒复制的抑制作用［J］.

湖南微生物学通讯，1990，8（2）：7－10.
[7] 蒋惠娣，黄夏琴，杨怡，等. 九种护肝中药抗脂质过氧化作用的研究［J］. 中药材，1997，20（12）：624－626.
[8] 李建良，朱照娟. 田基黄治疗内脏出血［J］. 时珍国药研究，1994，5（1）：47.
[9] 徐叔云，卞如濂，陈修. 药理实验方法学［M］. 3版. 北京：人民卫生出版社，2003：1346.
[10] 陈奇. 中药药理研究方法学［M］. 北京：人民卫生出版社，2000：832－851.
[11] 李廷钊，柳润辉，张薇，等. 田基黄黄酮类化学成分的研究［J］. 中国天然药物，2004，2（5）：283－284.
[12] 陈丽云，杨立伟，苏薇薇，等. 田基黄及其注射液的研究进展［J］. 中药材，2002，25（7）：525－528.
[13] 黄河胜，马传庚，陈志武. 黄酮类化合物药理作用研究进展［J］. 中国中药杂志，2000，25（10）：589－592.
[14] 虞金宝，吕武清，李才堂，等. HPLC测定田基黄注射液中槲皮素含量［J］. 中成药，2005，27（1）：100－101.

［作者：李沛波、王永刚、吴钉红、吴忠、苏薇薇，原文发表于《中山大学学报（医学科学版）》，2007年第28卷第1期，第40－43页］

田基黄总黄酮抗 CCl_4 复合因素所致大鼠肝纤维化的实验研究

[摘要] **目的：** 研究田基黄总黄酮抗大鼠肝纤维化作用。**方法：** 采用 CCl_4 复合因素诱导肝纤维化大鼠模型；从第 7 周起，每天灌胃给予田基黄总黄酮（9 mg/kg、18 mg/kg、36 mg/kg）1 次，连续给药 12 周后，测定血清总胆红素（TBIL）、直接胆红素（DBIL）、谷丙转氨酶（ALT）、谷草转氨酶（AST）、透明质酸（HA）、层粘连蛋白（LN）、Ⅲ型前胶原（PCⅢ）、TNF-α 水平及肝组织中超氧化物歧化酶（SOD）和谷胱甘肽过氧化物酶（GSH-Px）活性、丙二醛（MDA）和羟脯氨酸（Hyp）的含量及 MMP－1 和 TIMP－1 蛋白的表达。**结果：** 田基黄总黄酮能显著降低 CCl_4 复合因素诱导的肝纤维化大鼠血清中 TBIL、DBIL、ALT、AST、PC-Ⅲ、HA、LN 的水平、肝组织中 Hyp 的含量和 MMP－1 和 TIMP－1 蛋白的表达，说明田基黄总黄酮具有良好的抗胆汁性肝纤维化的作用。此外，田基黄总黄酮也能提高肝组织 SOD、GSH-Px 的活性，降低肝组织 MDA 及血清中 TNF-α 的含量。**结论：** 田基黄总黄酮可抑制 CCl_4 复合因素诱导的大鼠肝纤维化的形成，其抗肝纤维化作用可能与其抗氧化作用及抗 TNF-α 的分泌有关。

肝纤维化是机体对物理、化学以及生物方面刺激引起的各种慢性肝损伤的一种修复反应，也是多种慢性肝病的共有病理变化[1]。

田基黄始载于《生草药性备要》，为藤黄科植物地耳草（*Hypericum japonicum* Thunb.）的干燥全草，民间多用其治疗急、慢性肝炎。现代药理研究表明，田基黄具有保肝、抑菌、抗病毒、增强免疫、抑制肿瘤和防治心血管系统疾病等多种药理作用[2-3]。田基黄化学成分主要为黄酮、间苯三酚类等多种化合物及其衍生物[4]。田基黄总黄酮提取物是我们从中药田基黄中提取的有效部位（黄酮含量大于 50%）[5]，目前正在按中药五类新药进行开发。笔者对田基黄总黄酮抗 CCl_4 复合因素所致大鼠肝纤维化进行了实验研究，现综述如下。

1 材料

1.1 药物及试剂

田基黄总黄酮（黄酮含量为 63.5%，系我们从田基黄中提取分离得到），

TBIL、DBIL、ALT、AST、SOD、MDA、GSH-Px、Hyp、GSH 检测试剂盒（购自南京建成生物工程研究所）；大鼠 TNF-α ELISA 试剂盒（购自武汉博士德生物工程有限公司）；HA、LN、PC-Ⅲ放免试剂盒（购自上海海军医学研究所生物技术中心）；MMP-1 ELISA 试剂盒（购自上海凯博生化试剂有限公司）；TIMP-1 ELISA 试剂盒（购自上海远慕生物科技有限公司）。

1.2 动物

SD 大鼠，SPF 级，180～220 g，雌雄各半，由广东省医学实验动物中心提供，动物合格证号：SCXK（粤）2008－0002。

1.3 方法

取 SD 大鼠，参照文献方法[6]，复制 CCl_4 复合因素致大鼠肝纤维化模型，具体方法：除正常对照组 10 只外，其余大鼠第 1 周（首次）用纯 CCl_4（5 mL/kg）对大鼠背部皮下注射，第 2～6 周用 40% CCl_4－橄榄油（3 mL/kg）对大鼠背部皮下注射，2 次/周。同时第 1～6 周内，以 20% 乙醇作为大鼠的唯一饮水，连续 6 周。将复制 CCl_4 肝纤维化模型至第 6 周而存活的大鼠，按性别及体质量随机分成 4 组，每组 10 只，加上正常对照组，共计 5 组。然后分别给予药物或蒸馏水：田基黄总黄酮低、中、高剂量组每天分别按 9 mg/kg、18 mg/kg、36 mg/kg 的剂量灌胃给予田基黄总黄酮 1 次，连续 12 周；正常对照组和模型对照组灌服等体积蒸馏水。末次给药 1 h 后，各组大鼠用乙醚轻度麻醉，于腹主动脉采血，取血清用试剂盒检测 TBIL、DBIL、ALT、AST、HA、LN、PC-Ⅲ、TNF-α 水平；然后打开腹腔迅速取出肝组织并在生理盐水下清洗，匀浆后用试剂盒检测 SOD、MDA、GSH-Px 和 Hyp，采用 ELISA 法检测 MMP－1 和 TIMP－1 蛋白的表达。

实验数据以“平均值 ± 标准差”表示，采用统计软件 SPSS 16.0 进行统计学分析处理，组间比较采用单因素方差分析（One-way ANOVA）法，$P<0.05$ 表示差异具有显著性。

2 结果

2.1 田基黄总黄酮对血清中肝功能指标 TBIL、DBIL、ALT、AST 的影响

由表 1 可见，与正常对照组比较，模型对照组大鼠血清中 TBIL、DBIL、ALT 和 AST 水平均显著升高（$P<0.01$），提示该模型大鼠的肝细胞明显损坏。田基黄总黄酮低、中、高剂量组大鼠血清中 TBIL、DBIL、ALT 和 AST 的水平与模型对照组比较，差异均具有统计学意义（$P<0.01$ 或 0.05），说明田基黄总黄酮能降低 CCl_4 复合因素所致肝纤维化大鼠的肝损伤程度。

表1 田基黄总黄酮对血清中肝功能指标TBIL、DBIL、ALT、AST的影响（$\bar{x} \pm s$，$n=10$）

组别	TBIL/(μmol·L⁻¹)	DBIL/(μmol·L⁻¹)	ALT/(U·L⁻¹)	AST/(U·L⁻¹)
正常对照组	4.98±1.24	3.54±1.11	39.02±9.44	86.02±17.66
模型对照组	31.29±3.27##	20.91±3.51##	430.92±47.33##	579.37±135.82##
田基黄总黄酮低剂量组	19.87±4.33*	12.67±3.01*	189.73±32.77**	330.98±80.95**
田基黄总黄酮中剂量组	11.23±2.44**	9.02±2.18**	164.02±40.21**	256.71±56.78**
田基黄总黄酮高剂量组	8.93±2.01**	5.65±1.13**	98.77±25.61**	136.79±23.67**

注：与正常对照组比较：##$P<0.01$；与模型对照组比较：*$P<0.05$，**$P<0.01$。

2.2 田基黄总黄酮对肝纤维化指标PC-Ⅲ、HA、LN、Hyp的影响

由表2可见，与正常对照组比较，模型对照组大鼠血清中PC-Ⅲ、HA、LN含量和肝组织中Hyp含量均显著升高（$P<0.01$），提示该模型大鼠具有明显的肝纤维化病理改变。田基黄总黄酮低、中、高剂量组大鼠血清中PC-Ⅲ、HA、LN含量和肝组织中Hyp含量与模型对照组比较，差异均具有统计学意义（$P<0.01$或0.05），提示田基黄总黄酮对CCl_4复合因素造成大鼠肝纤维化具有抑制作用。

表2 田基黄总黄酮对肝纤维化指标PC-Ⅲ、HA、LN、Hyp的影响（$\bar{x} \pm s$，$n=10$）

组别	PC-Ⅲ/(μg·L⁻¹)	HA/(μg·L⁻¹)	LN/(μg·L⁻¹)	Hyp/(μg·g⁻¹)
正常对照组	76.89±15.36	219.88±57.36	62.10±16.39	120.93±20.12
模型对照组	301.28±42.87##	502.32±103.47##	223.46±31.68##	620.81±133.32##
田基黄总黄酮低剂量组	216.73±42.04**	341.48±78.42**	151.27±42.18*	367.42±103.88**
田基黄总黄酮中剂量组	148.94±29.68**	302.77±43.28**	121.63±24.63**	267.81±53.02**
田基黄总黄酮高剂量组	117.28±30.89**	265.03±38.71**	86.71±17.84**	210.99±42.17**

注：与正常对照组比较：##$P<0.01$；与模型对照组比较：*$P<0.05$，**$P<0.01$。

2.3 田基黄总黄酮对肝组织SOD、GSH-Px、MDA及血清中TNF-α的影响

由表3可见，与正常对照组比较，模型对照组大鼠肝组织SOD、GSH-Px活性显著降低（$P<0.01$），而MDA含量明显提高（$P<0.01$），提示肝纤维化模型大鼠肝脏的抗氧化水平显著降低，氧化损伤明显。此外，可通过多种机制参与肝纤维化过程调控的重要细胞因子TNF-α也显著升高（$P<0.01$）。而田基黄总黄酮低、中、高剂量组大鼠肝组织SOD、GSH-Px、MDA及血清中TNF-α与模型对照组比较，差异均具有统计学意义（$P<0.01$或0.05），说明田基黄总黄酮能提高CCl_4复合因素造成的肝纤维化模型大鼠肝脏的抗氧化能力，显著降低肝脏的氧化损伤，也能抑制TNF-α的分泌。

表 3　田基黄总黄酮对肝组织 SOD、GSH-Px、MDA 及血清 TNF-α 的影响（$\bar{x} \pm s$，$n=10$）

组别	SOD/(U · mg⁻¹)	GSH-Px/(U · mg⁻¹)	MDA/(nmol · mg⁻¹)	TNF-α/(pg · mL⁻¹)
正常对照组	145.32 ± 24.56	1022.43 ± 168.39	1.33 ± 0.21	102.03 ± 24.18
模型对照组	28.90 ± 4.31##	349.05 ± 76.49##	3.65 ± 0.47##	386.24 ± 67.92##
田基黄总黄酮低剂量组	53.41 ± 10.74*	503.78 ± 112.30**	2.43 ± 0.41*	238.91 ± 36.81**
田基黄总黄酮中剂量组	81.33 ± 19.00**	838.88 ± 216.55**	1.76 ± 0.33**	160.66 ± 23.55**
田基黄总黄酮高剂量组	112.43 ± 22.45**	904.52 ± 245.67**	1.61 ± 0.27**	132.22 ± 24.75**

注：与正常对照组比较：##$P<0.01$；与模型对照组比较：*$P<0.05$，**$P<0.01$。

2.4　田基黄总黄酮对肝组织 MMP－1 和 TIMP－1 蛋白表达的影响

由表 4 可见，与正常对照组比较，模型对照组大鼠肝组织 TIMP－1 蛋白表达显著增加（$P<0.01$），而肝组织 MMP－1 无明显变化（$P>0.05$），提示肝纤维化模型大鼠肝脏的 TIMP－1 蛋白表达增加，肝脏中细胞外基质分解减少。而田基黄总黄酮低、中、高剂量组大鼠肝组织 TIMP－1 蛋白表达与模型对照组比较，差异均具有统计学意义（$P<0.01$ 或 0.05），说明田基黄总黄酮能抑制 CCl_4 复合因素造成肝纤维化模型大鼠肝脏的 TIMP－1 蛋白表达，显著促进肝脏中细胞外基质的分解。

表 4　田基黄总黄酮对肝组织 MMP－1 和 TIMP－1 蛋白表达的影响（$\bar{x} \pm s$，$n=10$）

组别	MMP－1/(ng · g⁻¹)	TIMP－1/(ng · g⁻¹)
正常对照组	13.83 ± 2.19	156.78 ± 24.63
模型对照组	14.35 ± 1.73	619.05 ± 137.77##
田基黄总黄酮低剂量组	12.79 ± 3.44	431.83 ± 91.28*
田基黄总黄酮中剂量组	12.22 ± 1.87	351.03 ± 57.88**
田基黄总黄酮高剂量组	15.68 ± 4.42	309.55 ± 63.22**

注：与正常对照组比较：##$P<0.01$；与模型对照组比较：*$P<0.05$，**$P<0.01$。

3　讨论

肝纤维化是多种慢性肝病的共有病理变化。在各种致病因素作用下，静止期的肝星状细胞（HSC）被激活并增殖、转化为肌成纤维细胞样细胞，其细胞外基质（ECM）的合成和分泌上调，而降解减少，最终导致 ECM 积聚而发生肝纤维化乃至肝硬化[7]。氧化应激是肝纤维化发生、发展的重要因素之一。多种致肝损伤的因素往往伴随氧化水平的升高或者抗氧化能力的下降，氧化应激与肝纤维化病理机制之间的关系受到越来越多的重视[8]。诸多临床和实验性肝纤维化都被证实与氧化应激有关，使用抗氧化剂有助于减慢或阻止肝纤维化的发展[9-11]。

本实验研究显示，田基黄总黄酮能显著降低 CCl_4 复合因素诱导的肝纤维化大鼠血清中 TBIL、DBIL、ALT、AST、PC-Ⅲ、HA、LN 的水平，肝组织中 Hyp 的含量和 TIMP-1 蛋白的表达，说明田基黄总黄酮具有良好的抗 CCl_4 复合因素诱导的肝纤维化的作用。此外，田基黄总黄酮也能提高肝组织 SOD、GSH-Px 的活性，降低肝组织 MDA 及血清中 TNF-α 的含量，提示田基黄总黄酮抗肝纤维化作用可能与其抗氧化作用及抑制 TNF-α 的分泌有关。这为田基黄总黄酮抗肝纤维化的临床试验提供了实验依据。

参考文献

[1] ELIZABETH L E, DEREK A M. Clinical evidence for the regression of liver fibrosis [J]. Journal of hepatology, 2012, 56 (5): 1171-1180.

[2] 廖仰平，赖岳晓，叶建新，等. 田基黄及其制剂的研究进展 [J]. 中医药导报，2012，18 (3): 109-111.

[3] 林慧，梅全喜，孔祥廉，等. 田基黄在肝病中的临床应用及药理作用研究概况 [J]. 今日药学，2011，21 (9): 550-552.

[4] 陈天宇，余世春. 田基黄化学成分及药理作用研究进展 [J]. 现代中药研究与实践，2009，23 (2): 78-80.

[5] WANG N, LI P, WANG Y, et al. Hepatoprotective effect of *Hypericum japonicum* extract and its fractions [J]. Journal of ethnopharmacology, 2008, 116: 1-6.

[6] 毕红征，章金涛，黄国钧，等. HG 颗粒对 CCl_4 复合因素致肝纤维化大鼠血清 IL-1和 IL-6 含量的影响 [J]. 时珍国医国药，2008，19 (8): 1953-1954.

[7] REBECCA G. Mechanisms of liver fibrosis: new insights into an old problem [J]. Drug discovery today: disease mechanisms, 2006, 3 (4): 489-495.

[8] 李俊峰，郑素军，段钟平. 氧化应激在肝纤维化中的作用及治疗对策 [J]. 世界华人消化杂志，2013，21 (17): 1573-1578.

[9] YESILOVA Z, YAMAN H, OKTENLI C, et al. Systemic markers of lipid peroxidation and antioxidants in patients with nonalcoholic fatty liver disease [J]. Am J Gastroenterol, 2005, 100 (4): 850-855.

[10] LEE K S, LEE S J, PARK H J, et al. Oxidative stress effect on the activation of hepatic stellate cells [J]. Yonsei Med J, 2001, 42 (1): 1-8.

[11] ELISABETTA M, JOSEPH G, NATALIA N. Molecular pathogenesis of hepatic fibrosis and current therapeutic approaches [J]. Chemico-biological interactions, 2011, 193 (3): 225-231.

[作者：王永刚、谭沛、李沛波、徐冰、苏薇薇、陈周全、彭维，原文发表于《生命科学仪器》，2015 年第 13 卷第 8 期，第 42-44 页]

三、麦冬的研究

膜分离技术应用于麦冬多糖纯化工艺的研究

[摘要] **目的：** 将膜分离技术应用于麦冬多糖的纯化工艺。**方法：** 通过对微滤效果、膜的清洗和再生等方面进行研究，确定最佳适宜于麦冬多糖纯化的陶瓷膜孔径。**结果：** 0.1 μm 孔径无机陶瓷膜适合麦冬多糖的纯化；在室温、运行压力为 0.15 MPa 的条件下对麦冬水提液进行陶瓷膜微滤，多糖的透过率为 98.5%，纯度达 84.8%。从所得多糖的纯度和量方面比较，其纯化效果优于高速离心法、直接减压浓缩法。**结论：** 应用膜分离技术纯化麦冬多糖，在技术上是可行的，具有实际应用价值。

麦冬为百合科植物麦冬 *Ophiopogon japonicas*（L. f）Ker-Gawl. 的干燥块根，味甘、微苦，性微寒，有养阴生津、润肺清心之功，主要用于肺燥干咳、阴虚痨嗽、喉痹咽痛、津伤口渴、内热消渴、心烦失眠和肠燥便秘等[1]。麦冬中含有的化学成分类型有皂苷、黄酮、氨基酸和多糖等[2-3]。其中，麦冬多糖具有降血糖、抗肿瘤、抗心肌缺血、免疫、抗氧化、抗过敏、保护外分泌腺、平喘、抗皮肤衰老等多种活性[4-6]，是麦冬中主要的药效成分之一。笔者针对具有活性的麦冬多糖，将膜分离技术应用于其纯化工艺中，为麦冬多糖的生产提供一条适合工业化生产、经济、可行的工艺路线。

1 材料与方法

1.1 材料

1.1.1 原料与试剂　麦冬，购于广州清平药材市场。蒽酮、硫酸亚铁铵等试剂均为分析纯。

1.1.2 主要设备与仪器　陶瓷膜复合膜（合肥世杰膜工程有限责任公司）；进口多功能膜设备（合肥世杰膜工程有限责任公司）；TU－1901 双光束紫外可见分光光度计（北京普析通用公司）；超纯水器（Simplicity 185 personal，美国密理博 Millipore 公司）；高速离心机（Avanti J－25I，美国 Beckman 公司）。

1.2 方法

1.2.1 麦冬水提取液的制备　取麦冬药材加 10 倍量水，100 ℃水浴提取 2

h，经300目筛过滤，滤渣加6倍量水，100 ℃水浴提取2 h，300目筛过滤，合并两次滤液，得到麦冬水提取液。

1.2.2 不同孔径陶瓷膜的透过率和膜通量 膜孔径是影响膜通量和截留率等分离性能的主要因素，在选择膜时需要充分考虑膜孔径和截留分子量等因素，在保证截留率的基础上使所选孔径膜的通量最高[7]。本实验以麦冬多糖的透过率和膜通量为指标，对孔径为0.1 μm、0.2 μm和0.5 μm的陶瓷膜进行筛选。具体方法为：量取40 L的麦冬水提取液，在室温、运行压力均为0.15 MPa的条件下分别用0.1 μm、0.2 μm和0.5 μm孔径的陶瓷膜过滤，最后用9 L纯净水顶洗3次，每次3 L，分别收集并测量滤液、顶洗液和残留液的体积，用蒽酮－硫酸法测定其中的多糖浓度。按公式"透过率＝(微滤后滤液体积×微滤后滤液多糖浓度)/(微滤前水提液体积×微滤前水提液多糖浓度)×100%"计算透过率。并于开机稳定后，间隔一定时间，量取30 s内的滤过液体积，测定3种孔径的陶瓷膜的微滤膜通量。膜通量的计算公式为：$J = V/(t \times A)$，其中，J为膜通量［$mL/(cm^2 \cdot min)$］，V为30 s内收集的滤过液体积（mL），A为有效膜面积（cm^2），t为取样时间（s）。

1.2.3 不同孔径陶瓷膜清洗后的再生能力 由于中药水提液的黏度较大，高分子胶体物质较多，膜污染现象较严重，为了恢复膜性能、延长膜的使用寿命，对陶瓷膜进行清洗十分重要。膜的清洗方法大致可以分成水力清洗、机械清洗、化学清洗和电清洗4种。其中，化学清洗是减轻膜污染的最重要方法之一，一般选用稀酸或稀碱溶液、表面活性剂、络合剂、氧化剂和酶制剂等为清洗剂[8]。本研究采用化学清洗对陶瓷膜进行清洗，具体方法为：先用纯水循环清洗，然后用碱液（0.5% NaOH＋0.5%多聚磷酸钠＋0.5% EDTA二钠盐溶液）循环清洗，再用0.5% HNO_3溶液循环清洗，继而用NaClO溶液浸泡过夜，最后用$NaHSO_3$溶液浸泡6 d。清洗后，以纯净水过膜时的膜通量为指标，考察不同孔径陶瓷膜微滤麦冬水提液后的膜再生情况。

1.2.4 无机陶瓷膜微滤法和高速离心法、减压浓缩法对麦冬多糖纯化效果的比较 为考察陶瓷膜微滤法对麦冬多糖纯化的效果，本实验根据"陶瓷膜孔径的选择"的实验结果，选择最适宜孔径，以所获得的麦冬多糖得率和纯度为指标，比较无机陶瓷膜微滤法和高速离心法、减压浓缩法对麦冬多糖的纯化效果。具体方法为：①量取2 L麦冬水提取液，真空减压浓缩至相对密度为1.15，加入乙醇至含醇量为80%，静置醇沉，沉淀依次用丙酮、乙醚洗涤，烘干，称重；②量取2 L麦冬水提取液，高速离心后取上清液减压浓缩至相对密度为1.15，加入乙醇至含醇量为80%，静置醇沉，沉淀依次用丙酮、乙醚洗涤，烘干，称重；③将麦冬水提取液在室温、运行压力为0.15 MPa的条件下经0.1 μm孔径陶瓷膜过滤，9 L纯净水顶洗3次，每次3 L，滤液与顶洗液合并后，量取2 L减压浓缩至相对密度为1.15，加入乙醇至含醇量为80%，静置醇沉，沉淀依次用丙酮、乙醚洗涤，烘干，称重，采用蒽酮－硫酸法测定各方法所获得的麦冬多糖的纯度。

2 结果

2.1 不同孔径陶瓷膜的微滤效果

孔径为0.1 μm、0.2 μm和0.5 μm的陶瓷膜对麦冬水提液微滤的总透过率分别为98.5%、95.2%和96.5%，均有很好的澄清效果，其中0.1 μm孔径陶瓷膜对麦冬多糖的总透过率最大（表1）。

表1 过膜前、后多糖量及透过率比较

陶瓷膜		体积/L	多糖浓度/(mg·L^{-1})	多糖量/g	透过率/%	总透过率/%
过膜前水提液		40	117.32	4.693	—	—
0.1 μm陶瓷膜	滤液	33.5	119.54	4.005	85.3	98.5
	顶洗液	9.06	68.44	0.620	13.2	
	残留液	5.18	43.55	0.225	—	
0.2 μm陶瓷膜	滤液	33.32	111.32	3.709	84.8	95.2
	顶洗液	8.72	52.22	0.455	10.4	
	残留液	3.86	23.99	0.093	—	
0.5 μm陶瓷膜	滤液	35.52	116.88	4.151	86.3	96.5
	顶洗液	8.46	57.99	0.491	10.2	
	残留液	5.79	43.11	0.249	—	

2.2. 不同孔径陶瓷膜在微滤过程中的膜通量变化

在微滤过程中，随着微滤的进行，陶瓷膜的膜通量会逐渐减少。0.1 μm孔径陶瓷膜的膜通量由开始时的0.71 mL/(cm^2·min)逐渐减少到稳定后的0.345 mL/(cm^2·min)；0.2 μm孔径陶瓷膜的膜通量由开始时的1.02 mL/(cm^2·min)减少到稳定后的0.420 mL/(cm^2·min)；0.5 μm孔径陶瓷膜的膜通量由开始时的1.74 mL/(cm^2·min)持续减少，在本实验条件下未达到稳定。可见，在该3种孔径中，0.1 μm孔径陶瓷膜的膜通量减少值最小（图1）。

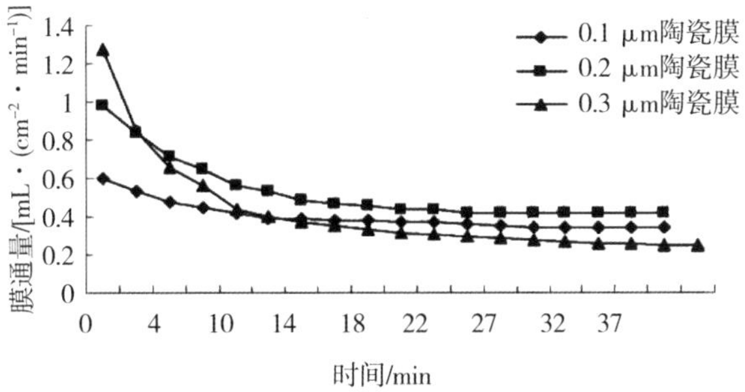

图1 不同孔径陶瓷膜膜通量的变化

2.3 不同孔径陶瓷膜清洗后的恢复情况

0.1 μm孔径陶瓷膜在用0.5% HNO_3 溶液循环清洗后，其膜通量完全恢复；0.2 μm孔径陶瓷膜用碱液清洗后，其膜通量也恢复至过滤前的水平；而在整个清洗程序完成后，0.5 μm孔径陶瓷膜的膜通量仅能恢复至过滤前膜通量的70%（表2）。

表2 膜通量清洗后的恢复情况

膜孔径	过滤前膜通量 [$mL/cm^{-2} \cdot min^{-1}$]	清洗各阶段的膜通量与过滤前膜通量的百分比/%			
		纯水	碱液	0.5% HNO_3 溶液	$NaHSO_3$ 溶液
0.1 μm	0.71	32%	78%	100%	—
0.2 μm	1.02	35%	100%	—	—
0.5 μm	1.74	30%	58%	60%	70%

2.4 无机陶瓷膜微滤法和高速离心法、直接减压浓缩法对麦冬多糖纯化效果

由上述实验结果可见，0.1 μm孔径陶瓷膜对麦冬多糖的透过率最大，微滤过程中膜通量的下降最少，清洗后膜通量能完全恢复，所以本实验选择以0.1 μm孔径的陶瓷膜对麦冬水提液中的多糖进行纯化，并与高速离心法、直接减压浓缩法对麦冬多糖的纯化效果进行比较。结果表明，麦冬水提液用0.1 μm孔径陶瓷膜微滤后，浓缩、醇沉所得多糖的纯度达到84.8%，高于高速离心法、直接减压浓缩法所得到的多糖纯度。此外，膜分离法得到的多糖量也大于高速离心法、直接减压浓缩法所得到的多糖量（表3）。

表3 不同工艺纯化效果比较

工艺	醇沉所得多糖量/g	多糖纯度/%
减压浓缩	5.59	78.7
高速离心后浓缩	4.71	79.2
0.1 μm陶瓷膜过滤后浓缩	6.54	84.8

3 讨论

麦冬是一种最为常用的养阴类中药之一，麦冬多糖和皂苷是其主要有效成分。在中药工业生产中，通常能获得大量的麦冬粗多糖副产品，但由于麦冬粗多糖很难进一步精制，目前多数仍被废弃，造成资源浪费。刘吉华等[9]比较了反复醇沉法、加热沉淀法、三氯醋酸法、Sevage法和酶解脱蛋白法对麦冬粗多糖的精制效果，认为胃蛋白酶或木瓜蛋白酶水解法对麦冬粗多糖具有良好的精制效果，多糖含量分别可达86.3%和85.5%。毛讯[10]考察了AB-8树脂纯化麦冬多糖的性能和工艺，在

其确定的条件下纯化的麦冬多糖纯度可达到81.0%，回收率为71.2%。

膜分离技术是以选择性透过膜为分离介质，以外界能量或化学位差为推动力，对混合物中特定组分实现分离、提纯和浓缩的分离技术[11]。由于膜分离通常具有可常温操作、分离效率高、操作方便、有效去除杂质、降低有效成分损失、有效去除细菌和热源、有效回收溶剂而节约资源和减少环境污染、适用性强等优点，被认为是目前所掌握的节能的物质分离和浓缩技术之一[11]。目前，膜分离技术已广泛应用于中药提取液的除杂过滤、分离、纯化、浓缩等方面，并已经替代了部分中药的传统生产工艺。无机陶瓷膜是一种新型分离膜，具有耐高温、耐化学腐蚀、机械强度高、抗微生物能力强、可清洗性强、孔径分布窄、使用寿命长等优点[12]。近几年，无机陶瓷膜在中药产业开始获得规模化应用，尤其适合于中药水提液的精制，在我国中药行业具有普遍适用性[13]。

本研究首次将无机陶瓷膜微滤技术应用于麦冬多糖的纯化，以麦冬多糖的透过率和微滤过程中的膜通量为指标，比较了0.1 μm孔径、0.2 μm孔径和0.5 μm孔径的陶瓷膜对麦冬多糖纯化的适宜性，并对无机陶瓷膜微滤法和高速离心法、直接减压浓缩法纯化麦冬多糖的效果进行了比较。研究结果表明，0.1 μm孔径陶瓷膜对麦冬多糖的透过率最大，在微滤过程中膜通量的下降最少，清洗后膜通量也能完全恢复；使用0.1 μm孔径的无机陶瓷膜微滤纯化麦冬水提液，在室温及0.15 MPa运行压力的条件下，可达到满意的纯化效果，多糖的透过率为98.5%，纯度可达84.8%，从所得多糖的纯度和量方面比较，其纯化效果优于高速离心法、直接减压浓缩法。这说明无机陶瓷膜微滤法对麦冬多糖的纯化效果较好，适合于工业化生产，具有一定的推广价值。

参考文献

[1] 国家药典委员会. 中华人民共和国药典 [M]. 一部. 北京：中国医药科技出版社，2015：155－156.

[2] 袁春丽，孙立，袁胜涛，等. 麦冬有效成分的药理活性及作用机制研究进展 [J]. 中国新药杂志，2013，22 (21)：2496－2502.

[3] 罗霄，张兴国，杨言琛，等. 麦冬黄酮类成分的研究进展 [J]. 中国中医药科技，2015，22 (5)：603－605.

[4] 陆洪军，宋丽娜，付天佐，等. 麦冬多糖对亚急性衰老小鼠皮肤组织衰老程度的影响 [J]. 中国老年学杂志，2015，35 (8)：2160－2161.

[5] 曹爽，付绍智，王永多，等. 麦冬多糖药理作用研究进展 [J]. 安徽农业科学，2015，43 (28)：63－66.

[6] 黄光辉，孙连娜. 麦冬多糖的研究进展 [J]. 现代药物与临床，2012，27 (5)：523－529.

[7] 邢卫红，范益群，徐南平. 无机陶瓷膜应用过程研究的进展 [J]. 膜科学与

技术，2003，23（4）：87－92.
[8] 姜忠义，吴洪. 膜技术在中药有效部位和有效成分提取分离中的应用［J］. 离子交换与吸附，2002，18（2）：185－192.
[9] 刘吉华，余伯阳. 麦冬多糖精制方法的比较［J］. 植物资源与环境学报，2003，12（3）：55－57.
[10] 毛讯. 大孔树脂AB－8纯化麦冬多糖工艺的研究［J］. 安徽农业科学，2010，38（14）：7308，7338.
[11] 徐龙泉，彭黔荣，杨敏，等. 膜分离技术在中药生产及研究中的应用进展［J］. 中成药，2013，35（9）：1989－1993.
[12] 曹静杰，董新法，董应超，等. 无机陶瓷膜分离技术应用研究进展［J］. 广州化工，2014，42（9）：19－21.
[13] 曹云台，郭立玮，施栋磊，等. 陶瓷膜应用于中药精制的研究进展［J］. 中草药，2010，41（2）：314－317.

［作者：李晶、苏薇薇、王永刚、彭维、吴忠、李沛波，原文发表于《中医药导报》，2017年第23卷第4期，第53－55页］

麦冬寡糖的提取纯化及抑制 α－葡萄糖苷酶活性的研究

［摘要］目的： 研究麦冬中寡糖的提取分离纯化工艺，并考察其抑制α－葡萄糖苷酶活性。**方法：** 采用乙醇和水提取麦冬寡糖，以 Sephadex G－75 柱层析法进行脱色脱蛋白，利用基质辅助激光解析飞行质谱仪（MALDI-TOF-MASS）检测其分子量范围；采用来源于啤酒酵母的 α－葡萄糖苷酶和来源于大鼠的具有 α－葡萄糖苷酶活性的小肠绒毛提取物，考察麦冬寡糖抑制α－葡萄糖苷酶的活性。**结果：** 采用乙醇和水提取得到的麦冬提取液中寡糖含量为 86.73%，提取率为 69.4%；利用 Sephadex－G75 柱层析法能有效地纯化麦冬寡糖，除去色素和蛋白质分子，麦冬寡糖提取物的总寡糖含量达到 97.64%，其分子量范围在 500～2500 之间；该麦冬寡糖对 α－葡萄糖苷酶活性具有显著抑制作用。**结论：** 本研究提取纯化麦冬寡糖的方法是合理、可行的；麦冬寡糖具有显著抑制 α－葡萄糖苷酶的活性。

麦冬为百合科植物麦冬 *Ophiopogon japonicas*（L. f）Ker-Gawl. 的干燥块根，有养阴生津、润肺清心之功，主要用于肺燥干咳、津伤口渴、内热消渴和肠燥便秘等[1]。《本草正义》记载[2]：“凡消谷能食，无非胃火极旺，必以甘寒大剂清胃解渴，麦冬固在必需之列者也。”有研究表明，麦冬对四氧嘧啶[3]、链脲佐菌素[4－5]诱导的高血糖动物和自发性糖尿病大鼠[6]具有显著降血糖作用。麦冬中含有皂苷、黄酮、氨基酸和糖类等成分[7－8]。由于我国糖尿病发病人数逐年上升[9]，麦冬显著的降血糖作用引起了越来越多的重视[10－12]。已有研究表明，麦冬多糖具有显著降血糖作用[3,5,12]。本课题组前期研究表明，麦冬寡糖具有显著抗 2 型糖尿病作用[13]，但其作用机制尚不明确。本实验研究麦冬中寡糖的提取纯化工艺，并考察其抑制α－葡萄糖苷酶活性，现综述如下。

1 材料与方法

1.1 材料

1.1.1 原料与试剂 麦冬购于广州清平药材市场，经中山大学生命科学学院彭维主任药师鉴定，为百合科［植物麦冬 *Ophiopogon japonicas*（L. f）Ker-Gawl. 的干燥块根]；α-葡萄糖苷酶（美国，Sigma）；阿卡波糖（拜耳医药保健有限公司）；对硝基苯-β-D-半乳糖吡喃糖苷（美国，Sigma）；蒽酮、无水乙醇、无水乙醚、丙酮、D-果糖等试剂均为分析纯。

1.1.2　设备与仪器　常压蛋白层析仪（美国，BIO-RAD）；自动部分收集器（美国，BIO-RAD）；双光束紫外可见分光光度计（TU-19101，北京普析通用公司）；基质辅助激光解析飞行质谱仪（MALDI-TOF-MASS；美国，Bruker Daltonics）；酶标仪（美国，THERMO公司）；Sephadex G-75（瑞典，Pharmacia公司）。

1.2　动物

Wistar大鼠，7周龄，雄性，体质量180～200 g，SPF级，由广东省医学实验动物中心提供，动物合格证号：SCXK（粤）2008-0002。

1.3　方法

1.3.1　麦冬寡糖的提取与纯化　取麦冬药材适量，剪碎，加10倍量95%乙醇，回流2 h，过滤，弃滤液，挥干乙醇，加10倍量蒸馏水，水浴提取2次，滤过，合并滤液，减压浓缩至密度为1.2 g/mL，加乙醇至醇浓度为80%，静置12 h，沉淀，分别以无水乙醇、无水乙醚、丙酮洗涤，55 ℃烘干，即得麦冬粗提取物。取麦冬粗提取物，溶于适量蒸馏水中，以3000 r/min的转速离心，除去沉淀，Sephadex G-75层析柱（3 cm×80 cm）上样，以蒸馏水洗脱，流速为0.5 mL/min。每管5 mL，自动部分收集器收集，合并洗脱峰，冷冻干燥，得到纯化后的麦冬寡糖。用硫酸-蒽酮法测定总寡糖含量。将Sephadex G-75柱层析所得麦冬寡糖样品溶于超纯水，配成2 μg/mL溶液，分别取0.5 μL样品溶液与5 mg/mL的基质2，5-二羟基苯甲酸（DHB）互溶挥干溶液，采用MALDI-TOF-MASS进样检测麦冬寡糖的分子量范围。

1.3.2　麦冬寡糖对α-葡萄糖苷酶活性的影响　①大鼠小肠α-葡萄糖苷酶提取液的制取：参照文献方法[14]，取Wistar大鼠，禁食24 h后，脱颈椎处死，立即取出小肠，用冰冷生理盐水冲洗小肠内外，将洗净的小肠置于冰台上，用载玻片轻刮小肠黏膜，称重后加入5倍量的4 ℃磷酸盐缓冲液（pH 6.8），匀浆后于4 ℃、5000 r/min冷冻离心30 min，取上清液，考马斯亮蓝法测定上清液蛋白含量，于-20 ℃下保存备用。②样品溶液配制：称取麦冬寡糖样品，用磷酸盐缓冲液（pH 6.8）溶解配制成浓度为400 mg/mL、200 mg/mL、100 mg/mL的麦冬寡糖溶液；取阿卡波糖片，以磷酸盐缓冲液（pH 6.8）溶解，2000 r/min离心10 min，弃沉淀，使终浓度为50 mg/mL。③α-葡萄糖苷酶抑制活性的测定：参照文献方法[15-16]，以96孔微板为反应载体，经改进优化后的反应体系为：每孔加入67 mmoL/L磷酸盐缓冲液20 μL、3 mmoL/L谷胱甘肽溶液10 μL、大鼠小肠绒毛α-葡萄糖苷酶提取液或0.04 mg/mL α-葡萄糖苷酶溶液10 μL、受试样品20 μL，

37 ℃温孵 10 min 后，加入 0.01 moL/L 对硝基苯-β-D-半乳糖吡喃糖苷溶液 20 μL，反应 20 min，用 0.1 moL/L Na_2CO_3 溶液 100 μL 终止反应，在波长为 400 nm 处，用酶标仪测定吸光值。每组设 3 个平行，每个浓度测定 3 次抑制率，取平均抑制率计算受试样品和阳性对照阿卡波糖对 α-葡萄糖苷酶活性的抑制率。

2 结果

2.1 麦冬寡糖的提取与纯化

采用 95% 乙醇和水提取后，得到的麦冬提取物中寡糖的含量为 86.73%，提取率为 69.4%。经 Sephadex G-75 柱层析所得样品的寡糖含量为 97.64%，样品颜色变为纯白色，色素得到有效去除。经 MALDI-TOF-MASS 进样检测，该麦冬寡糖的分子量范围在 500～2500 之间（图 1）。

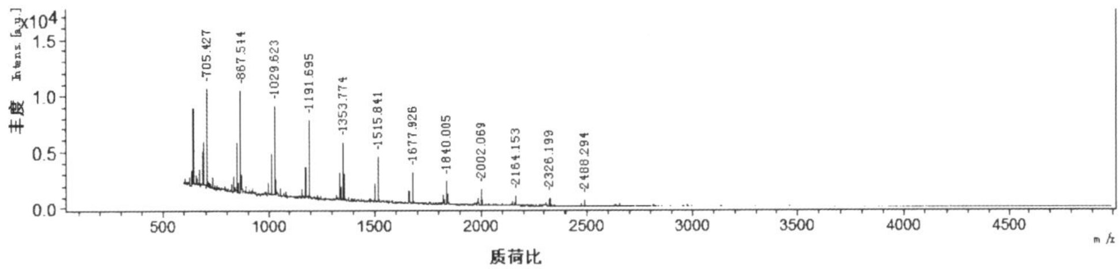

图 1　麦冬寡糖的 MALDI-TOF-MASS 检测图谱

2.2 麦冬寡糖对 α-葡萄糖苷酶活性的影响

麦冬寡糖对来源于啤酒酵母的 α-葡萄糖苷酶和大鼠小肠绒毛中提取的 α-葡萄糖苷酶的酶活性都具有抑制作用，在浓度为 100～400 mg/mL 之间，抑制作用具有剂量依赖关系，当浓度为 400 mg/mL 时，抑制强度与阿卡波糖相当。这说明麦冬寡糖具有抑制 α-葡萄糖苷酶活性的作用（图 2～图 3）。

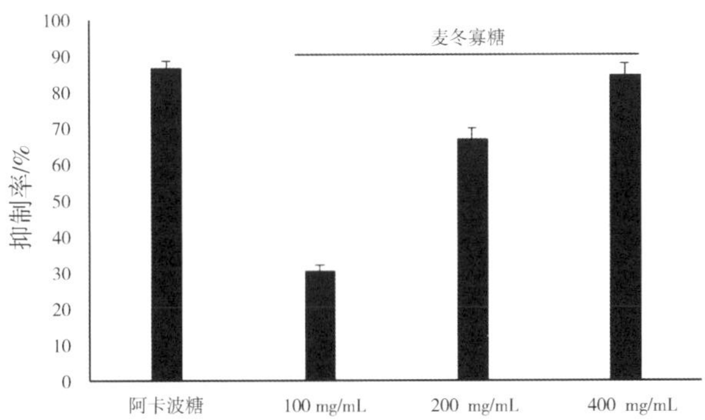

图 2　麦冬寡糖对 α-葡萄糖苷酶（来源于啤酒酵母）的影响

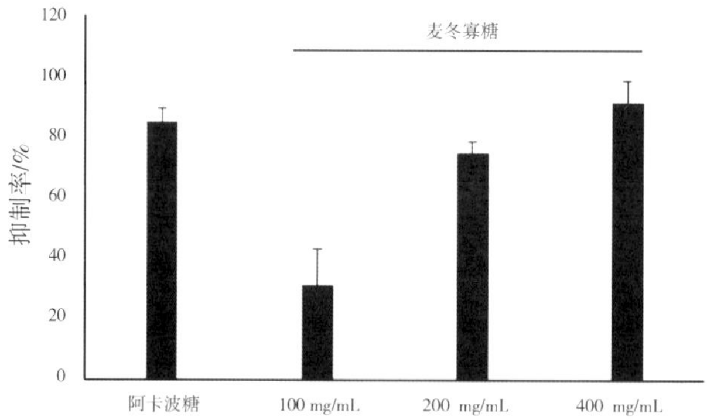

图3　麦冬寡糖对α-葡萄糖苷酶（大鼠小肠提取物）的影响

3　讨论

寡糖一般是指由2～10个单糖以糖苷键相连形成的糖分子聚合物。寡糖及其衍生物是一类重要的生物活性物质，已发现其具有免疫调节、降血糖、改善菌群结构等多种作用[17-18]。目前，寡糖的制备方法主要有从天然产物直接提取、酶催化合成或酶解天然多糖、酸水解天然多糖和化学合成等4种[17]。天然寡糖的提取方法主要有水提法、有机溶剂抽提法、微波提取法、超声波提取法；常见的寡糖分离和纯化方法有薄层层析法、活性炭柱层析法、色谱柱分离法、膜分离技术等[19-20]。许多中药含有寡糖，且其中有些具有较好的药理活性，但目前对中药寡糖的研究较少，值得进一步深入开发研究。

本研究采用乙醇和水提取麦冬寡糖，得到的麦冬提取物中寡糖含量为86.73%，提取率为69.4%，说明本方法能较好地提取麦冬寡糖；经Sephadex G-75柱层析法除去色素和蛋白质分子后，麦冬寡糖提取物的总寡糖含量达到97.64%，样品颜色变为纯白色，提示该方法可以有效去除提取物中的蛋白和色素，适宜于麦冬寡糖的纯化。经MALDI-TOF-MASS检测，该麦冬寡糖的分子量范围在500～2500之间。课题组前期研究显示麦冬寡糖具有显著抗2型糖尿病作用[13]，本研究结果表明，该麦冬寡糖能显著抑制来源于啤酒酵母的α-葡萄糖苷酶和来源于大鼠小肠绒毛的α-葡萄糖苷酶的活性。本研究为麦冬寡糖在糖尿病的预防和治疗方面的应用及相关产品的开发提供了实验基础。

参考文献

[1] 国家药典委员会. 中华人民共和国药典［M］. 一部. 北京：中国医药科技出版社，2015：155-156.

[2] 张山雷，程东旗，路志正. 本草正义［M］. 福州：福建科学技术出版社，2006：118.

[3] 毛讯. 麦冬多糖对糖尿病小鼠的作用研究［J］. 中医临床研究，2013，

5 (17): 4 -6.
[4] 陆小元. 麦冬多糖对 2 型糖尿病大鼠肾脏的保护作用 [J]. 实用临床医药杂志, 2012, 16 (24): 11 - 14.
[5] 何陵湘. 麦冬多糖降血糖作用的药效学观察 [J]. 中国实用医药, 2007, 2 (16): 48 -50.
[6] 沙建平, 马红英, 陈晓文, 等. 麦冬对糖尿病大鼠胰岛 β 细胞的保护作用 [J]. 成都中医药大学学报, 2014, 37 (3): 23 -24.
[7] 袁春丽, 孙立, 袁胜涛, 等. 麦冬有效成分的药理活性及作用机制研究进展 [J]. 中国新药杂志, 2013, 22 (21): 2496 -2502.
[8] 罗霄, 张兴国, 杨言琛, 等. 麦冬黄酮类成分的研究进展 [J]. 中国中医药科技, 2015, 22 (5): 603 -605.
[9] 吉柳, 汤新强, 彭金咏. 基于糖代谢酶调节作用的中药抗糖尿病研究进展 [J]. 中国中药杂志, 2012, (23) 16: 3519 -3525.
[10] 王慧, 杨硕, 李巍. 可用于保健食品 - 中药麦冬的药理活性研究新进展 [J]. 亚太传统医药, 2011, 7 (7): 153 - 155.
[11] 宁萌, 潘亮, 谢文利, 等. 麦冬提取物的降糖作用及其抗胰岛素抵抗的机制研究 [J]. 解放军医学杂志, 2013, 38 (1): 26 -29.
[12] 杨金颖, 孙芳芳. 麦冬多糖的药理作用研究 [J]. 天津药学, 2016, 28 (2): 52 -55.
[13] LI P B, LIN W L, WANG Y G, et al. Antidiabetic activities of oligosaccharides of *Ophiopogonis japonicus* in experimental type 2 diabetic rats [J]. International Journal of biological macromole, 2012, 51 (5): 749 -755.
[14] DAHLQVIST A. Method for assay of intestinal disaccharidases [J]. Anal Biochem, 1964, 7 (1): 18 -25.
[15] 张冉, 刘泉, 申竹芳, 等. 应用 α - 葡萄糖苷酶抑制剂高通量筛选模型筛选降血糖中药 [J]. 中国药学杂志, 2007, 42 (10): 740 -743.
[16] 李婷, 张小东, 宋聿文, 等. 一种用微孔板筛选 alpha - 葡萄糖苷酶抑制剂的方法 [J]. 中国临床药理学与治疗学, 2005, 10 (10): 1128 -1134.
[17] 董权锋, 于荣敏. 寡糖研究新进展 [J]. 食品与药品, 2009, 11 (7): 63 -66.
[18] MCCRANIE E K, BACHMANN B O. Bioactive oligosaccharide natural products [J]. Nat Prod Rep, 2014, 31 (8): 1026 -1042.
[19] 管宁, 韩建东, 李瑾, 等. 天然寡糖的研究进展 [J]. 山东农业科学, 2013, 45 (7): 141 -145.
[20] 傅青, 张秀莉, 郭志谋, 等. 寡糖色谱分离研究进展 [J]. 生命科学, 2011, 23 (7): 703 -710.

[作者: 许定舟、苏薇薇、王永刚、彭维、吴忠、李沛波, 原文发表于《中国医药导报》, 2017 年第 14 卷第 4 期, 第 20 -22 页]

麦冬提取物对实验性2型糖尿病大鼠的保护作用

[摘要] 为探讨麦冬对实验性2型糖尿病大鼠的保护作用，本研究采用高脂饲料喂养联合低剂量链脲佐菌素（STZ）诱导的实验性2型糖尿病大鼠模型，观察麦冬提取物对大鼠血糖、口服葡萄糖耐受、胰岛素抵抗、肌糖原、肝糖原、尿蛋白、肾脏指数及胰腺病理损伤的影响。结果显示，麦冬提取物能显著降低2型糖尿病的血糖、减少口服葡萄糖耐量实验的曲线下面积；能显著提高大鼠对外源胰岛素的敏感性及肝糖原含量、骨骼肌糖原含量；能显著降低肾指数及尿蛋白排泄率；并抑制胰腺的组织病理损伤。综上所述，麦冬提取物对实验性2型糖尿病大鼠具有显著保护作用。

麦冬为百合科植物麦冬 *Ophiopogon japonicas*（L. f）Ker-Gawl. 的干燥块根，味甘、微苦，性微寒，有养阴生津、润肺清心之功，主要用于肺燥干咳、阴虚痨嗽、喉痹咽痛、津伤口渴、内热消渴、心烦失眠和肠燥便秘等[1]。根据现有的文献报道总结[2-3]，麦冬的有效成分类型有皂苷、黄酮、氨基酸和多糖等，具有抗心肌缺血、抗血栓形成、抗炎、降血糖、抗肿瘤、抗氧化、增强免疫、改善肝肺损伤及镇咳等广泛的药理作用。笔者考察了麦冬提取物对高脂饲料喂养联合低剂量链脲佐菌素（STZ）所致实验性2型糖尿病大鼠的保护作用，现综述如下。

1 材料与方法

1.1 药物及试剂

麦冬提取物，由中山大学广州现代中药质量研究开发中心提供。其制备方法为：取麦冬药材适量，分别以相当于麦冬药材10倍体积和6倍体积的水于100 ℃水浴提取2次，每次2 h，然后选用0.1 μm孔径无机陶瓷膜，在室温、运行压力为0.15 MPa的条件下对麦冬水提液进行微滤，微滤液经浓缩、醇沉、干燥后得到麦冬提取物。实验前，将麦冬提取物配成相应浓度的溶液供各剂量组大鼠灌胃使用，低、中、高剂量组的给药剂量分别为106.5 mg/kg、213 mg/kg、426 mg/kg；无水葡萄糖（汕头市光华化学厂）；链脲佐菌素（STZ）（美国Sigma公司）；格列齐特

(天津津华制药厂，国药准字H10910053)；乐康全3型血糖试纸（罗氏诊断公司）；肝/肌糖原试剂盒（南京建成生物有限公司）。

1.2 动物

Wistar大鼠，SPF级，合格证号：粤检字第2004A068号，由南方医科大学动物实验中心提供。

1.3 实验方法

1.3.1 造模与分组 大鼠随机分为正常对照组和造模组，造模组按如下方法造模：大鼠每天早晚按每100 g体质量1 mL的剂量灌胃给予自制脂肪乳（取猪油100 g、甲基硫氧嘧啶5 g、胆固醇25 g、谷氨酸钠5 g、蔗糖25 g、果糖25 g、吐温80 100 mL、丙二醇150 mL、加水定容至500 mL，配成脂肪乳），连续灌胃2周后，动物禁食不禁水24 h，各鼠均按30 mg/kg的剂量尾静脉注射STZ溶液（临用前配制）；给药48 h后，动物禁食不禁水12 h，然后每隔3 h于眼球后静脉丛取血，按照血糖测定试剂盒操作测定空腹血糖值，连续测定3次，空腹血糖值≥16.7 mmol/L者为造模成功大鼠。将造模成功的大鼠又随机分为模型对照组、麦冬提取物低、中、高剂量组和格列奇特组。各给药组按剂量连续给药7 d，正常对照组和模型对照组大鼠每天灌胃等体积蒸馏水。

1.3.2 指标检测 连续给药6 d后，动物禁食4 h，将大鼠固定于鼠笼中，于眼球后静脉丛取血测定血糖值，然后各鼠按0.5 U/kg体质量的剂量腹腔注射胰岛素，注射后每3 min用血糖仪测定血糖值，共测6次，以时间为横坐标，血糖值的自然对数为纵坐标，直线回归所得的回归系数r代表斜率，r乘以100即为K_{ITT}值，K_{ITT}值越小，说明机体对胰岛素越不敏感[4]；此外，用代谢笼收集并记录12 h尿液量，量取5 mL尿液，3000 r/min离心10 min，吸取上清液，按试剂盒说明书测尿蛋白含量。末次给药后，动物禁食不禁水12 h，于眼球后静脉丛取血，按照试剂盒的方法测定空腹血糖值，然后各组均按2.0 g/kg体质量的剂量灌胃给予葡萄糖，并分别于给予葡萄糖后0.5 h、1 h、2 h，按试剂盒说明书测定血糖值。最后，将大鼠脱颈处死，取后肢肌肉和肝脏，用生理盐水漂洗，按试剂盒说明书测定肝糖原和肌糖原；取肾脏用生理盐水漂洗，以滤纸吸干后称量，计算肾质量/体质量比值；取胰腺用10%甲醛溶液固定，常规包埋，进行HE染色，在光镜下观察胰岛细胞形态。

1.4 统计学处理

实验数据以“均数±标准差”($\bar{x}+s$)表示，采用SPSS统计软件进行统计学处理。

2 结果

2.1 麦冬提取物对实验性2型糖尿病大鼠血糖的影响

由表1可见，注射STZ后，大鼠血糖上升，空腹血糖值≥16.7 mmol/L，说明糖尿病模型成功。给药后，格列奇特组、麦冬提取物中、高剂量组的血糖值与模型对照组比较，差异具有统计学意义（$P<0.01$）。此外，格列奇特组、麦冬提取物中、高剂量组的给药后血糖值与给药前血糖值比较，差异具有统计学意义（$P<0.05$ 或 $P<0.01$），说明麦冬提取物能显著降低实验性2型糖尿病大鼠的血糖。

表1　麦冬提取物对血糖的影响（$\bar{x}\pm s$）

组别	动物数/只	给药剂量/（$mg\cdot kg^{-1}$）	给药前血糖值/（$mmol\cdot L^{-1}$）	给药后血糖值/（$mmol\cdot L^{-1}$）
正常对照组	10	—	5.28 ±0.21	5.27 ±0.44
模型对照组	9	—	30.85 ±2.66$^{\#\#}$	31.29 ±5.11$^{\#\#}$
格列奇特组	9	35.5	31.56 ±2.54	17.73 ±2.33$^{**\triangle\triangle}$
麦冬提取物低剂量组	8	106.5	31.91 ±2.66	22.73 ±3.23
麦冬提取物中剂量组	10	213	32.98 ±2.20	18.10 ±3.30$^{**\triangle}$
麦冬提取物高剂量组	9	426	35.61 ±3.05	19.31 ±3.17$^{**\triangle\triangle}$

注：与正常对照组比较，$^{\#\#}P<0.01$；与模型对照组比较，$^{**}P<0.01$；与给药前相比，$^{\triangle}P<0.05$，$^{\triangle\triangle}P<0.01$。

2.2 麦冬提取物对实验性2型糖尿病大鼠口服糖耐量的影响

由表2可见，模型对照组大鼠的糖耐量曲线下面积明显大于正常对照组，说明高脂饲料喂养联合低剂量链脲佐菌素注射可以导致大鼠的口服糖耐量异常。与模型对照组比较，格列奇特组和麦冬提取物高剂量组的曲线下面积均显著减小（$P<0.05$），说明麦冬提取物能够改善实验性2型糖尿病大鼠的糖耐量异常。

2.3 麦冬提取物对实验性2型糖尿病大鼠胰岛素敏感性的影响

毛细血管法测胰岛素敏感性的实验结果见表3。由表3可见，模型对照组大鼠的 K_{ITT} 值明显小于正常对照组大鼠（$P<0.01$），说明模型对照组大鼠对外源胰岛素的敏感性低于正常大鼠，即产生了胰岛素抵抗。麦冬提取物各剂量组 K_{ITT} 值与模型对照组比较，均有显著性差异（$P<0.05$ 或 $P<0.01$），说明麦冬提取物能够提高实验性2型糖尿病大鼠对外源胰岛素的敏感性。

表2 麦冬提取物对口服糖耐量的影响（$\bar{x}\pm s$）

组别	动物数/只	给药剂量/（mg·kg^{-1}）	曲线下面积
正常对照组	10	—	12.08±0.73
模型对照组	9	—	50.09±2.47$^{\#\#}$
格列奇特组	9	35.5	41.37±2.62*
麦冬提取物低剂量组	8	106.5	50.78±3.18
麦冬提取物中剂量组	10	213	42.86±2.19
麦冬提取物高剂量组	9	426	40.86±2.64*

注：与正常对照组比较，$^{\#\#}P<0.01$；与模型对照组比较，$^{*}P<0.05$。

表3 麦冬提取物对胰岛素敏感性的影响（$\bar{x}\pm s$）

组别	动物数/只	给药剂量/（mg·kg^{-1}）	K_{ITT}
正常对照组	10	—	78.07±7.52
模型对照组	8	—	44.59±6.97$^{\#\#}$
格列奇特组	8	35.5	55.09±8.81
麦冬提取物低剂量组	8	106.5	68.60±7.32*
麦冬提取物中剂量组	9	213	71.60±8.64*
麦冬提取物高剂量组	9	426	77.71±6.99**

注：与正常对照组比较，$^{\#\#}P<0.01$；与模型对照组比较，$^{*}P<0.05$，$^{**}P<0.01$。

2.4 麦冬提取物对实验性2型糖尿病大鼠肝糖原和肌糖原的影响

由表4可见，模型对照组大鼠的肝糖原和肌糖原含量与正常对照组相比，均有显著降低（$P<0.01$），说明模型对照组大鼠肝脏储存糖原的能力降低，机体对葡萄糖的利用能力下降。与模型对照组比较，麦冬提取物高剂量组的肝糖原含量显著提高（$P<0.05$），肌糖原含量有非常显著性差异（$P<0.01$），说明高剂量麦冬提取物能改善机体储存和利用葡萄糖的能力。

表4 麦冬提取物对肝糖原和肌糖原的影响（$\bar{x}\pm s$）

组别	动物数/只	给药剂量/（mg·kg^{-1}）	肝糖原/（mg·mL^{-1}）	肌糖原/（mg·mL^{-1}）
正常对照组	10	—	11.45±2.91	1.27±0.21
模型对照组	8	—	5.78±0.62$^{\#\#}$	0.57±0.12$^{\#\#}$
格列奇特组	8	35.5	7.68±1.57	1.09±0.28*
麦冬提取物低剂量组	8	106.5	8.78±1.01	0.97±0.07
麦冬提取物中剂量组	9	213	7.95±0.78	0.98±0.13
麦冬提取物高剂量组	9	426	10.25±1.26*	1.21±0.10**

注：与正常对照组比较，$^{\#\#}P<0.01$；与模型对照组比较，$^{*}P<0.05$，$^{**}P<0.01$。

2.5 麦冬提取物对实验性2型糖尿病大鼠尿蛋白、肾脏指数的影响

由表5可见，与正常对照组比较，模型对照组大鼠的尿蛋白和肾脏指数显著增

加，说明模型对照组大鼠的肾功能受损。与模型对照组比较，麦冬提取物低、中、高剂量组的尿蛋白显著减少（$P<0.05$ 或 $P<0.01$）；而麦冬提取物中、高剂量组的肾脏指数显著减少（$P<0.05$），说明麦冬提取物能够显著降低实验性2型糖尿病大鼠的肾损害程度。

表5 麦冬提取物对大鼠尿蛋白、肾脏指数的影响（$\bar{x}\pm s$）

组别	动物数/只	给药剂量/($mg\cdot kg^{-1}$)	24h尿蛋白/μg	肾脏指数/10^{-3}
正常对照组	10	—	65.0 ± 9.4	6.1 ± 0.3
模型对照组	8	—	$244.0\pm79.3^{\#\#}$	$10.1\pm0.4^{\#\#}$
格列奇特组	8	35.5	$93.5\pm17.1^{**}$	9.6 ± 0.2
麦冬提取物低剂量组	8	106.5	$120.7\pm16.2^{*}$	9.6 ± 0.3
麦冬提取物中剂量组	9	213	$110.2\pm34.0^{**}$	$8.7\pm0.2^{*}$
麦冬提取物高剂量组	9	426	$92.0\pm11.6^{**}$	$9.0\pm0.3^{*}$

注：与正常对照组比较，$^{\#\#}P<0.01$；与模型对照组比较，$^{*}P<0.05$，$^{**}P<0.01$。

2.6 麦冬提取物对实验性2型糖尿病大鼠胰腺组织病理变化的影响

由图1可见，正常对照组大鼠的胰岛细胞形态饱满，界限清楚，胰岛细胞排列整齐。模型对照组大鼠的胰岛明显萎缩，轮廓不饱满，胰岛中细胞密度降低，胰岛细胞空泡变性。与模型对照组比较，麦冬提取物组大鼠的胰岛萎缩情况均有所改善，胰岛面积增加，胰岛中细胞密度增大，且呈剂量依赖关系，说明麦冬提取物对实验性2型糖尿病大鼠胰腺的胰岛细胞具有一定的保护作用。

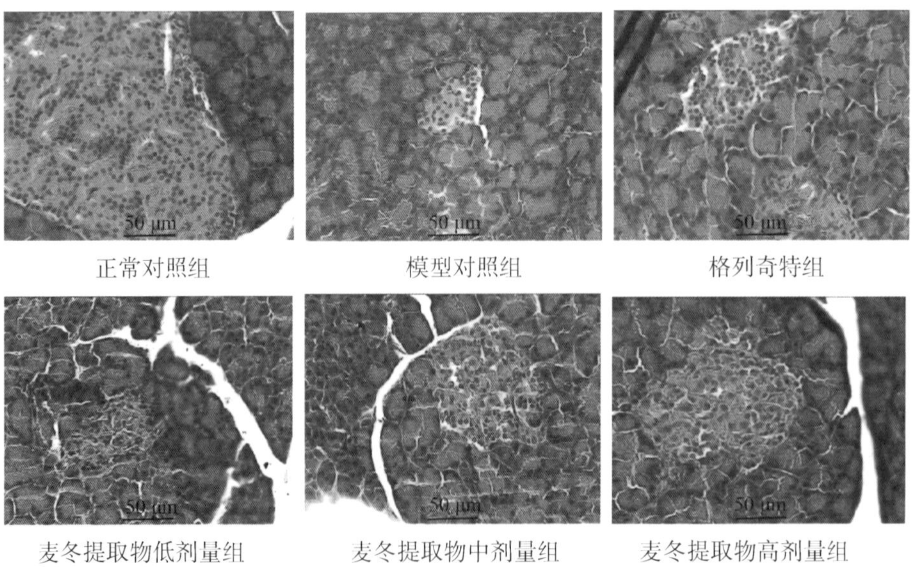

图1 大鼠胰腺组织病理切片

3 讨论

糖尿病是由于体内胰岛素分泌绝对或相对不足，以及机体靶组织或靶器官对胰岛素敏感性降低引起的血糖水平升高的代谢性疾病[5]。糖尿病是当前威胁全球人类健康的最重要的非传染性疾病之一，根据国际糖尿病联盟（The International Diabetes Federation，IDF）统计，2011 年全球糖尿病患者人数已达 3.7 亿，估计到 2030 年全球将有近 5.5 亿糖尿病患者[6]。近 30 年来随着经济发展和人们生活方式的变化，糖尿病患病率在我国迅猛增长。按照世界卫生组织目前的诊断标准，2010 年我国 18 岁及以上成人糖尿病患病率为 9.7%，据此估计有糖尿病患者 9700 万，我国已成为世界上糖尿病患者数量最多的国家[7-8]。在我国患病人群中，以 2 型糖尿病为主，占 90% 以上[6]。

糖尿病常被归属于传统中医“脾瘅”“消渴”等范畴。气阴两虚、津液耗伤是糖尿病发生的根本[9]。2 型糖尿病患者的主要体质类型为阴虚质[10]。麦冬具有养阴生津之功，能针对糖尿病气阴两虚、津液耗伤，对 2 型糖尿病具有一定的治疗作用[11]。《本草正义》记载[12]：“凡消谷能食，无非胃火极旺，必以甘寒大剂清胃解渴，麦冬固在必需之列者也”，“麦冬寒润，补阴解渴，皆为必要之药。”有研究表明麦冬对四氧嘧啶[13]、链脲佐菌素[14-15]诱导的高血糖动物和自发性糖尿病大鼠[16]具有显著的降血糖作用。高脂饮食加小剂量链脲佐菌素诱导的糖尿病模型具有许多与临床 2 型糖尿病类似的生化代谢及临床特点，是研究 2 型糖尿病的较为理想和常用的造模方式[17-18]。本研究采用高脂饮食加小剂量链脲佐菌素诱导的 2 型糖尿病模型，研究麦冬提取物对 2 型糖尿病大鼠的保护作用，结果表明，麦冬提取物能显著降低 2 型糖尿病的血糖、减少口服葡萄糖耐量实验的曲线下面积、显著提高大鼠对外源胰岛素的敏感性及肝糖原含量、骨骼肌糖原含量；能降低肾指数、尿蛋白排泄率及胰腺的组织病理损伤。这提示麦冬提取物对 2 型糖尿病具有显著保护作用。

参考文献

[1] 国家药典委员会. 中华人民共和国药典 [M]. 一部. 北京：中国医药科技出版社，2015：155-156.

[2] 袁春丽，孙立，袁胜涛，等. 麦冬有效成分的药理活性及作用机制研究进展 [J]. 中国新药杂志，2013，22（21）：2496-2502.

[3] 黄宝美，姚程炜，莫金垣，等. 高效毛细管电泳安培法测定麦冬中薯蓣皂甙元的含量 [J]. 中山大学学报（自然科学版），2010，49（2）：65-71.

[4] 艾静，王宁，杜杰，等. Wistar 大鼠 2 型糖尿病动物模型的建立 [J]. 中国药理学通报，2004，20（11）：1309-1312.

[5] 中华中医药学会糖尿病分会. 糖尿病中医诊疗标准 [J]. 世界中西医结合杂

志，2011，6（6）：540－547.

［6］中华医学会糖尿病学分会. 中国2型糖尿病防治指南（2013年版）［J］. 中国医学前沿杂志（电子版），2015，7（3）：26－89.

［7］中国疾病预防控制中心，中国疾病预防控制中心慢性非传染性疾病预防控制中心. 中国慢性病及其危险因素监测报告（2010）［M］. 北京：军事医学科学出版社，2012：50－65.

［8］YANG W Y，LU J M，WENG J P，et al. Prevalence of diabetes among men and women in China［J］. N Eng J Med，2010，362（12）：1090－1101.

［9］赵红霞，贾海骅，赵凯维，等. 糖尿病（消渴）的中医证候病机研究［J］. 中国医药导刊，2012，14（3）：456－457.

［10］吴小秋，罗玉韵，徐进华，等. 2型糖尿病中医体质特点及与胰岛素抵抗、分泌的关系［J］. 广州中医药大学学报，2013，30（3）：312－315.

［11］黄琦，许家鸾. 麦冬多糖对2型糖尿病血糖及胰岛素抵抗的影响［J］. 浙江中西医结合杂志，2002，12（2）：81－82.

［12］张山雷. 本草正义［M］. 福州：福建科学技术出版社，2006：118.

［13］毛讯. 麦冬多糖对糖尿病小鼠的作用研究［J］. 中医临床研究，2013，5（17）：4－6.

［14］陆小元. 麦冬多糖对2型糖尿病大鼠肾脏的保护作用［J］. 实用临床医药杂志，2012，16（24）：11－14.

［15］何陵湘. 麦冬多糖降血糖作用的药效学观察［J］. 中国实用医药，2007，2（16）：48－50.

［16］沙建平，马红英，陈晓文，等. 麦冬对糖尿病大鼠胰岛β细胞的保护作用［J］. 成都中医药大学学报，2014，37（3）：23－24.

［17］邵俊伟，蔡逊. 高脂饮食联合链脲佐菌素建立2型糖尿病大鼠模型的研究进展［J］. 中国实验动物学报，2014，22（4）：90－93.

［18］吴晏，韩静，黄黎明，等. 高脂喂养合并小剂量链脲佐菌素建立2型糖尿病大鼠模型［J］. 中国实验动物学报，2012，20（2）：11－15.

［作者：李晶、苏薇薇、王永刚、彭维、吴忠、李沛波，原文发表于《中山大学学报（自然科学版）》，2017年第56卷第3期，第119－124页］

麦冬寡糖对自发性 2 型糖尿病 db/db 小鼠降血糖的作用

［摘要］为观察麦冬寡糖对自发性 2 型糖尿病 db/db 小鼠的降血糖作用，将 40 只 db/db 小鼠随机分为 5 组：模型对照组，阳性对照盐酸二甲双胍组，麦冬寡糖低、中、高剂量组，另设野生型 db/m 小鼠为正常对照组，分别灌胃给予相应药物或溶媒，连续 8 周。8 周给药结束后，称量小鼠体质量，测定 24 h 尿蛋白量、24 h 尿白蛋白量；给药 4 周、8 周后，分别检测小鼠空腹血糖值（FBG），并于给药 8 周后进行口服糖耐量实验；最后，取小鼠血清，检测糖化血清蛋白（GSP）、三酰甘油（TG）、总胆固醇（TC）、高密度脂蛋白（HDL-C）、低密度脂蛋白（LDL-C）及血尿素氮（BUN）和血肌酐（Scr）含量。结果显示，麦冬寡糖能显著减轻自发性 2 型糖尿病 db/db 小鼠的体质量，降低空腹血糖值，减少口服葡萄糖耐量实验的曲线下面积并降低 GSP 含量；麦冬寡糖也能抑制 24 h 尿蛋白量、24 h 尿白蛋白量、BUN 和 Scr 含量的增加，显著降低血清 TG、TC、HDL-C 和 LDL-C 含量。综上所述，麦冬寡糖对自发性 2 型糖尿病 db/db 小鼠表现的肥胖、高血糖症、血脂异常、肾损伤均有较好的改善作用。

麦冬为百合科植物麦冬 *Ophiopogon japonicas*（L. f）Ker-Gawl. 的干燥块根，有养阴生津之功，主要用于津伤口渴和内热消渴等[1]。《本草正义》记载[2]：“凡消谷能食，无非胃火极旺，必以甘寒大剂清胃解渴，麦冬固在必需之列者也。”有研究表明，麦冬对四氧嘧啶[3]、链脲佐菌素[4-5]诱导的高血糖动物和 OLETF 大鼠[6]具有显著的降血糖作用。本课题组的前期研究表明：麦冬提取物对实验 2 型糖尿病大鼠具有显著保护作用[7]；麦冬寡糖对诱导性 2 型糖尿病大鼠具有显著降血糖、抑制肾损害等作用[8]，体外实验表明，其对 α－葡萄糖苷酶活性具有显著抑制作用[9]，且相对分子质量范围为 500～1500 的麦冬寡糖具有更显著抑制 α－葡萄糖苷酶活性[10]。本实验以与人类 2 型糖尿病发病机制较为相似的自发性 2 型糖尿病 db/db 小鼠为动物模型，观察麦冬寡糖对 2 型糖尿病的降血糖作用，现报道如下。

1 材料与方法

1.1 药物与试剂

麦冬寡糖，由中山大学广州现代中药质量研究开发中心提供，其制备方法为：取麦冬（产自湖北，购于广州清平药材市场雷美花药材店）药材适量，剪碎，加10倍量95%乙醇，回流2 h，过滤，弃滤液，挥干乙醇，加10倍量蒸馏水，水浴提取2次，滤过，合并滤液，减压浓缩至密度为1.2 g/mL，加乙醇至醇为80%，静置12 h，沉淀，分别以无水乙醇、无水乙醚、丙酮洗涤，55 ℃烘干，即得麦冬粗提取物；取麦冬粗提取物，溶于适量蒸馏水中，以3000 r/min的转速离心，除去沉淀，Sephadex G－75层析柱（3 cm × 80 cm）上样，以蒸馏水洗脱，流速为0.5 mL/min。每管5 mL，自动部分收集器收集，合并洗脱峰，冷冻干燥，得到纯化后的总麦冬寡糖，经硫酸－蒽酮法测定总寡糖为97.64%，经MALDI-TOF-MASS进样检测，该麦冬寡糖的相对分子质量范围在500～2500之间。

盐酸二甲双胍片（上海信谊药厂有限公司）；小鼠白蛋白ELISA试剂盒和小鼠尿蛋白ELISA检测试剂盒（上海江莱生物科技有限公司）；糖化血清蛋白（GSP）检测试剂盒（南京威特曼生物科技有限公司）。

1.2 设备与仪器

7160全自动生化分析仪（日本日立公司）；强生One-Touch稳豪型血糖仪（美国强生公司）；Model 500型酶标仪（美国BIO-RAD公司）。

1.3 动物

7周龄SPF级db/db小鼠40只（雌雄各半），db/m小鼠8只（雌雄各半），购自上海斯莱克实验动物有限公司，动物质量许可证：SCXK（沪）2012－0005。

1.4 分组与给药

将db/db小鼠按血糖值随机分为模型对照组，阳性药物（盐酸二甲双胍）组，麦冬寡糖低、中、高剂量组，每组8只；将db/m小鼠8只设为正常对照组。阳性药物组按剂量250 mg/kg灌胃给予盐酸二甲双胍，麦冬寡糖低、中、高剂量组分别按剂量160 mg/kg、320 mg/kg和640 mg/kg灌胃给予麦冬寡糖；模型对照组和正常对照组灌胃给予等体积蒸馏水，灌胃给药容积均为10 mL/kg；每日1次，连续灌胃8周。

1.5 观察指标及检测方法

所有小鼠于给药前、给药8周后称量并记录体质量；灌胃给药8周后，在实验结束前1 d，用代谢笼收集24 h尿液，采用试剂盒测定24 h尿蛋白总量和24 h尿白蛋白总量；于给药前、给药4周和8周后，小鼠禁食不禁水10 h，尾部取血，用血糖测定仪进行空腹血糖值的测定；第8周测定空腹血糖值后，各组均按2.0 g/kg体质量的剂量灌胃给予葡萄糖，分别于给予葡萄糖后0.5 h、2 h测定血糖值，并计算血糖－时间曲线下的面积（AUC）；最后将各组小鼠用2%的戊巴比妥钠溶液按25 mL/kg的剂量进行麻醉，腹主动脉采血，3000 r/min离心10 min，制得血清，采用全自动生化分析仪测定血清中总胆固醇（TC）、甘油三酯（TG）、低密度脂蛋白（LDL-C）、高密度脂蛋白（HDL-C）、血尿素氮（BUN）、血肌酐（Scr）的含量；采用试剂盒检测GSP含量。

1.6 统计学处理

实验数据以“均数±标准差”（$\bar{x}+s$）表示，采用SPSS统计软件进行统计学处理。

2 实验结果

2.1 麦冬寡糖对小鼠体质量的影响

由表1可见，给药前，模型对照组和各给药组db/db小鼠的体质量无明显差异（组间比较，$P>0.05$），但均显著大于正常对照组db/m小鼠的体质量（$P<0.01$）。给药8周后，麦冬寡糖中、高剂量组小鼠的体质量显著低于模型对照组（$P<0.05$或0.01）。这说明麦冬寡糖对自发性2型糖尿病db/db小鼠体质量的控制具有显著作用。

表1 麦冬寡糖对小鼠体质量的影响（$\bar{x}\pm s$，$n=8$）

组别	给药剂量/（mg·kg^{-1}）	体质量/g	
		给药前（0周）	给药后（8周）
正常对照组	—	21.3±1.6	26.6±1.8
模型对照组	—	36.5±2.5$^{\#\#}$	51.9±2.1$^{\#\#}$
盐酸二甲双胍组	250	35.1±2.7$^{\#\#}$	42.6±2.9**
麦冬寡糖低剂量组	160	36.1±2.1$^{\#\#}$	48.6±3.5
麦冬寡糖中剂量组	320	34.9±3.1$^{\#\#}$	44.7±3.7*
麦冬寡糖高剂量组	640	35.6±2.3$^{\#\#}$	43.2±3.1**

注：与正常对照组比较，$^{\#\#}P<0.01$；与模型对照组比较，$^{*}P<0.05$，$^{**}P<0.01$。

2.2 麦冬寡糖对小鼠空腹血糖及糖耐量的影响

由表2可见，给药前，模型对照组和各给药组db/db小鼠的空腹血糖值均显著高于正常对照组db/m小鼠的血糖值（$P<0.01$）。给药4周后，麦冬寡糖中、高剂

量组小鼠的血糖值显著低于模型对照组（$P<0.05$ 或 0.01）；给药 8 周后，麦冬寡糖低、中、高剂量组小鼠的血糖值显著低于模型对照组（$P<0.01$），说明麦冬寡糖能显著降低自发性 2 型糖尿病 db/db 小鼠的血糖。由表 3 可见，给药 8 周后，麦冬寡糖低、中、高剂量组小鼠的 AUC 值显著低于模型对照组（$P<0.05$ 或 0.01），说明麦冬寡糖能显著改善自发性 2 型糖尿病 db/db 小鼠的糖耐量。

表 2　麦冬寡糖对小鼠空腹血糖的影响（$\bar{x}\pm s$，$n=8$）

组别	给药剂量/（$mg\cdot kg^{-1}$）	空腹血糖值/（$mmol\cdot L^{-1}$）		
		给药前（0 周）	给药后（4 周）	给药后（8 周）
正常对照组	—	6.35 ±0.64	7.06 ±1.33	6.92 ±0.82
模型对照组	—	25.59 ±5.67##	27.94 ±7.81##	28.19 ±5.27##
盐酸二甲双胍组	250	26.29 ±7.84##	20.98 ±4.61**	17.57 ±4.25**
麦冬寡糖低剂量组	160	27.91 ±4.67##	25.54 ±5.29	22.44 ±4.01*
麦冬寡糖中剂量组	320	26.12 ±5.88##	22.98 ±4.35*	20.96 ±3.19**
麦冬寡糖高剂量组	640	24.79 ±6.05##	21.29 ±6.62**	17.29 ±3.36**

注：与正常对照组比较，##$P<0.01$；与模型对照组比较，*$P<0.05$，**$P<0.01$。

表 3　麦冬寡糖对小鼠糖耐量的影响（$\bar{x}\pm s$，$n=8$）

组别	给药剂量/（$mg\cdot kg^{-1}$）	空腹血糖值/（$mmol\cdot L^{-1}$）			AUC/（$mmol\cdot h\cdot L^{-1}$）
		0 h	0.5 h	2 h	
正常对照组	—	6.92 ±0.82	10.79 ±2.25	7.94 ±1.58	18.47 ±3.12
模型对照组	—	28.19 ±5.27	36.35 ±4.99	33.38 ±4.85	68.44 ±9.78##
盐酸二甲双胍组	250	17.57 ±4.25	24.47 ±3.88	21.11 ±2.69	44.69 ±5.03**
麦冬寡糖低剂量组	160	22.44 ±4.01	30.21 ±3.93	26.11 ±4.66	55.40 ±8.11*
麦冬寡糖中剂量组	320	20.96 ±3.19	26.57 ±4.10	24.41 ±3.51	50.12 ±7.33**
麦冬寡糖高剂量组	640	17.29 ±3.36	25.87 ±7.50	23.06 ±6.37	47.49 ±13.07**

注：与正常对照组比较，##$P<0.01$；与模型对照组比较，*$P<0.05$，**$P<0.01$。

2.3　麦冬寡糖对小鼠 GSP 的影响

由表 4 可见，与正常对照组比较，模型对照组小鼠的 GSP 明显增加（$P<0.01$）；与模型对照组比较，麦冬寡糖低、中、高剂量能显著降低 GSP 的质量浓度（$P<0.05$ 或 0.01）。这说明麦冬寡糖能有效、持续控制自发性 2 型糖尿病 db/db 小鼠的血糖水平。

表 4　麦冬寡糖对小鼠 GSP 的影响（$\bar{x}\pm s$）

组别	动物数/只	给药剂量/（$mg\cdot kg^{-1}$）	GSP/（$ng\cdot mL^{-1}$）
正常对照组	8	—	1.36 ±0.32
模型对照组	8	—	2.91 ±0.41##
盐酸二甲双胍组	8	250	1.62 ±0.47**
麦冬寡糖低剂量组	8	160	2.58 ±0.73*
麦冬寡糖中剂量组	7	320	2.21 ±0.63**
麦冬寡糖高剂量组	8	640	1.88 ±0.39**

注：与正常对照组比较，##$P<0.01$；与模型对照组比较，*$P<0.05$，**$P<0.01$。

2.4 麦冬寡糖对小鼠肾功能的影响

由表5可见，与正常对照组比较，模型对照组小鼠24 h尿蛋白量、24 h尿白蛋白量、血清BUN和Scr浓度明显增加（$P<0.01$）；与模型对照组比较，麦冬寡糖中、高剂量能显著降低24 h尿蛋白量（$P<0.05$或0.01），麦冬寡糖低、中、高剂量能显著降低24 h尿白蛋白量、血清BUN和Scr浓度（$P<0.05$或0.01）。这说明麦冬寡糖能显著抑制自发性2型糖尿病db/db小鼠的肾功能损害。

表5　麦冬寡糖对小鼠肾功能的影响（$\bar{x}\pm s$，$n=8$）

组别	给药剂量/（mg·kg^{-1}）	24 h尿蛋白量/mg	24 h尿白蛋白量/μg	BUN/（mmol·L^{-1}）	Scr/（μmol·L^{-1}）
正常对照组	–	0.46±0.12	6.38±1.26	5.13±0.99	26.82±3.91
模型对照组	–	1.32±0.31$^{##}$	23.52±3.35$^{##}$	11.32±1.52$^{##}$	138.37±32.14$^{##}$
盐酸二甲双胍组	250	0.79±0.18**	12.63±3.57**	6.52±1.17**	52.67±9.88**
麦冬寡糖低剂量组	160	1.26±0.16	19.25±5.31*	9.88±1.63*	113.69±25.92*
麦冬寡糖中剂量组	320	1.13±0.35*	16.82±3.10**	7.34±0.96**	86.33±15.84**
麦冬寡糖高剂量组	640	0.89±0.17**	15.13±1.88**	6.38±1.33**	73.54±9.63**

注：与正常对照组比较，$^{##}P<0.01$；与模型对照组比较，$^{*}P<0.05$，$^{**}P<0.01$。

2.5 麦冬寡糖对小鼠血脂的影响

由表6可见，与正常对照组比较，模型对照组小鼠的血清TG、TC、HDL-C和LDL-C浓度均显著升高（$P<0.01$）；与模型对照组比较，麦冬寡糖中、高剂量能显著降低TC和LDL-C浓度（$P<0.05$或0.01），麦冬寡糖高剂量能显著降低TG和HDL-C浓度（$P<0.05$）。这说明麦冬寡糖能改善自发性2型糖尿病db/db小鼠的血脂异常。

表6　麦冬寡糖对小鼠血脂的影响（$\bar{x}\pm s$，$n=8$）

组别	给药剂量/（mg·kg^{-1}）	TG/（mmol·L^{-1}）	TC/（mmol·L^{-1}）	HDL-C/（mmol·L^{-1}）	LDL-C/（mmol·L^{-1}）
正常对照组	—	1.53±0.11	2.85±0.27	1.29±0.19	0.69±0.08
模型对照组	—	3.01±0.82$^{##}$	4.89±0.64$^{##}$	2.61±0.34$^{##}$	1.74±0.21$^{##}$
盐酸二甲双胍组	250	2.89±0.59	3.91±0.28**	2.33±0.29*	1.22±0.15**
麦冬寡糖低剂量组	160	2.91±1.05	4.64±1.09	2.70±0.75	1.69±0.39
麦冬寡糖中剂量组	320	2.96±0.82	3.83±0.65**	2.59±0.81	1.52±0.49*
麦冬寡糖高剂量组	640	2.76±0.47*	3.64±0.49**	2.29±0.57*	1.36±0.27**

注：与正常对照组比较，$^{##}P<0.01$；与模型对照组比较，$^{*}P<0.05$，$^{**}P<0.01$。

3 讨论

糖尿病是当前威胁全球人类健康的最重要的非传染性疾病之一，已成为全球重要慢性病议题。根据国际糖尿病联盟（IDF）发布的2015年世界糖尿病地图资料显示[11]：全球20～79岁的人中有约4.15亿人患糖尿病，另外有3.18亿人糖耐量受损，有很高的糖尿病风险，预计到2040年这一年龄段中罹患糖尿病的人数将会上升到6.42亿；2015年全球糖尿病成年患者最多的前10个国家中，中国列为第1位，高达1.096亿人。在我国患病人群中，以2型糖尿病为主，占90%以上[12]。近年来，抗糖尿病药物的研究与开发受到越来越多的关注，尤其是从传统中草药或天然药物中去筛选安全、有效的活性成分成为一条重要途径。

已有研究表明，麦冬寡糖对高脂喂养联合低剂量链脲菌素诱导的糖尿病大鼠具有显著降血糖、抑制肾损害等作用[8]；体外实验表明其对α-葡萄糖苷酶活性具有显著抑制作用[9]，且相对分子质量范围为500～1500的麦冬寡糖对α-葡萄糖苷酶活性具有更显著的抑制作用[10]。db/db小鼠是Leptin受体基因缺陷导致的先天肥胖性2型糖尿病小鼠，由于其Leptin受体基因失去功能，在出生后2周内就发生高胰岛素血症，8周后就发展为严重的高血糖症[13-14]。由于其能较好地模拟人类2型糖尿病的高血糖、高血脂、胰岛素抵抗等多种症状，因此是研究人类2型糖尿病良好的动物模型[15]。本文以自发性2型糖尿病db/db小鼠为动物模型，主要从体质量、血糖、血脂和肾功能等方面观察麦冬寡糖抗2型糖尿病的作用。实验结果显示，麦冬寡糖能显著减轻自发性2型糖尿病db/db小鼠的体质量，降低空腹血糖、减少口服葡萄糖耐量实验的曲线下面积并降低GSP的浓度，能抑制24 h尿蛋白量、24 h尿白蛋白量、BUN和Scr浓度的增加，显著降低血清TG、TC、HDL-C和LDL-C浓度。这说明麦冬寡糖对自发性2型糖尿病db/db小鼠表现的肥胖、高血糖症、血脂异常、肾损伤均有较好的改善作用。该研究为麦冬寡糖在抗2型糖尿病健康产品开发方面的应用提供了实验数据。

参考文献

[1] 国家药典委员会. 中华人民共和国药典［M］. 一部. 北京：中国医药科技出版社，2015：155-156.

[2] 张山雷. 本草正义［M］. 福州：福建科学技术出版社，2006：118.

[3] 毛讯. 麦冬多糖对糖尿病小鼠的作用研究［J］. 中医临床研究，2013，5（17）：4-6.

[4] 陆小元. 麦冬多糖对2型糖尿病大鼠肾脏的保护作用［J］. 实用临床医药杂志，2012，16（24）：11-14.

[5] 何陵湘. 麦冬多糖降血糖作用的药效学观察［J］. 中国实用医药，2007，

2（16）：48－50.

[6] 沙建平，马红英，陈晓文，等. 麦冬对糖尿病大鼠胰岛β细胞的保护作用[J]. 成都中医药大学学报，2014，37（3）：23－24.

[7] 李晶，苏薇薇，王永刚，等. 麦冬提取物对实验性2型糖尿病大鼠的保护作用[J]. 中山大学学报（自然科学版），2017，56（3）：119－124.

[8] LI P B，LIN W L，WANG Y G，et al. Antidiabetic activities of oligosaccharides of Ophiopogonis japonicus in experimental type 2 diabetic rats [J]. International journal of biological macromolecules，2012，51（5）：749－755.

[9] 许定舟，苏薇薇，王永刚，等. 麦冬寡糖的提取纯化及抑制α－葡萄糖苷酶活性的研究[J]. 中国医药导报，2017，14（4）：20－22.

[10] 许定舟，苏薇薇，王永刚，等. 不同分子量麦冬寡糖体外抑制α－葡萄糖苷酶活性的研究[J]. 中国热带医学，2017，17（2）：126－129.

[11] 中华医学会糖尿病学分会. 中国2型糖尿病防治指南（2013年版）[J]. 中国医学前沿杂志（电子版），2015，7（3）：26－89.

[12] 刘芳，杨华，周文江，等. 诱发性2型糖尿病小鼠模型与自发性db/db小鼠特性的比较[J]. 中国实验动物学报，2014，22（6）：54－59.

[13] 吕晶晶，王彩霞，魏娜，等. 自发性2型糖尿病小鼠db/db的生物学特性[J]. 沈阳药科大学学报，2013，30（6）：455－459.

[14] SULLIVAN M A，HARCOURT B E，XU P，et al. Impairment of liver glycogen storage in the db/db animal model of type 2 diabetes：a potential target for future therapeutics？[J]. Curr drug targets，2015，16（10）：1088－1093.

［作者：吴万征、苏薇薇、王永刚、彭维、吴忠、李沛波，原文发表于《中山大学学报（自然科学版）》，2017年第56卷第6期，第128－133页］

麦冬多糖提取工艺的优选及降血糖作用研究

[摘要] 目的: 优选水煎煮法提取麦冬多糖的提取工艺，并考察其降血糖作用。**方法:** 以麦冬多糖的提取率和总糖量作为指标，采用 L_9 (3^4) 正交实验对提取温度、提取时间、提取次数和加水量4个因素进行研究，并对实验结果进行直观分析，优选麦冬多糖提取工艺参数；采用四氧嘧啶致小鼠高血糖模型，考察麦冬多糖降血糖作用的量效关系。**结果:** 以总糖量和提取率为指标，对其有影响的因素顺序是：提取时间 > 提取温度 > 加水量 > 提取次数；综合考虑提取总糖量、提取率及节省能源和工艺操作的可行性等因素，最优工艺为：100 ℃水浴提取2次，每次加6倍量水，每次2 h；在此条件下麦冬多糖的提取率达64.23%，是较为理想的麦冬多糖提取工艺；采用该方法提取的麦冬粗多糖，经陶瓷膜技术纯化后，当给药剂量大于150 mg/kg时，对四氧嘧啶所致小鼠的高血糖具有显著抑制作用。**结论:** 本研究优选的工艺在技术上是合理、可行的；麦冬多糖具有显著降血糖作用。

麦冬为百合科植物麦冬 *Ophiopogon japonicas* (L. f) Ker-Gawl. 的干燥块根，有养阴生津、润肺清心之功，主要用于肺燥干咳、阴虚痨嗽、喉痹咽痛、津伤口渴、内热消渴、心烦失眠和肠燥便秘等[1]。麦冬中含有的化学成分类型有皂苷、黄酮、氨基酸和多糖等[2-3]，其中，麦冬多糖是其主要的药效成分之一，具有多种药理活性[4-6]。笔者针对具有活性的麦冬多糖，优选水煎煮法提取麦冬多糖的工艺，并考察其降血糖作用。

1 材料

1.1 原料与试剂

麦冬（购于广州清平药材市场）；丙硫氧嘧啶（购自广州康和药业有限公司，国药准字 H44022824）；蒽酮、硫酸亚铁铵等试剂均为分析纯。

1.2 设备与仪器

TU－1901 双光束紫外可见分光光度计（北京普析通用公司）；Simplicity 185 personal 超纯水器（美国密理博 Millipore 公司）；Avanti J－25I 高速离心机（美国 Beckman 公司）；20－220 恒温干燥箱（德国 MEMMERT 公司）；HH－W420 数显三用恒温水箱（广州市深华生物技术有限公司）；N－1000 旋转蒸发仪（日本东京理化 EYELA 公司）；陶瓷膜复合膜（合肥世杰膜工程有限责任公司）；多功能膜设备（合肥世杰膜工程有限责任公司）。

1.3 动物

昆明种小鼠，SPF 级，雌雄各半，体质量 18～22 g，由广东省医学实验动物中心提供，合格证号：粤检字第 2005A012 号。

2 方法

2.1 麦冬多糖提取条件的正交实验法优选

2.1.1 正交实验设计 选取提取温度（*A*）、提取时间（*B*）、提取次数（*C*）、加水量（*D*）作为考察因素，每个因素拟定 3 个水平（表 1）。每组取 20 g 麦冬药材，选用 $L_9(3^4)$ 正交表，按表 2 进行正交实验，每组实验的水提液合并后，测定总体积，并用蒽酮－硫酸法测定总糖含量。根据公式“总糖量＝水提液总体积×总糖含量”计算提取的总糖量；根据公式“提取率＝（总糖量/药材重量）×100%”计算提取率。

表 1 因素水平

水平	*A* 提取温度/℃	*B* 提取时间/h	*C* 提取次数/次	*D* 加水量/倍
1	80	0.5	1	6
2	90	1	2	8
3	100	2	3	10

2.1.2 优选工艺的验证试验 取 3 份麦冬药材，每份 20 g，按照正交实验所得的最佳条件提取麦冬多糖，每组试验的水提液合并后，测定总体积，用蒽酮－硫酸法测定总糖含量，并计算总糖量和提取率。

2.2 麦冬多糖对四氧嘧啶所致小鼠高血糖的影响

2.2.1 麦冬多糖样品制备 采用 0.1 μm 孔径陶瓷膜，将上述麦冬水提取液在室温、运行压力为 0.15 MPa 的条件下微滤，并用 9 L 纯净水顶洗 3 次，每次 3 L，合并滤液与顶洗液后，浓缩至相对密度为 1.15，加入乙醇静置醇沉，沉淀依次用丙酮、乙醚洗涤，烘干，称重，采用蒽酮-硫酸法测定麦冬多糖的含量。

2.2.2　动物实验　取SPF级健康昆明种小鼠，随机分为正常对照组（9只）和模型组（64只），动物禁食不禁水24 h后，除正常对照组腹腔注射生理盐水外，其余小鼠均腹腔注射200 mg/kg的四氧嘧啶生理盐水溶液（临用前配制）。给药48 h后，动物禁食不禁水12 h，于眼球后静脉丛取血，按照血糖测定试剂盒操作，测定血糖值，空腹血糖值≥12 mmol/L者为造模成功小鼠。将造模成功的小鼠随机分为模型对照组和麦冬多糖A～G 7个剂量组，每组8只，每天按剂量灌胃给药，连续给药1周。正常对照组和模型对照组灌胃给予等体积蒸馏水。末次给药后，动物禁食不禁水12 h，于眼球后静脉丛取血，按照血糖测定试剂盒操作，测定血糖值。

2.3　统计学方法

所有的统计分析，均在SPSS for Windows 13.0软件下完成。动物实验数据以“均数±标准差”（$\bar{x}\pm s$）表示，给药前后血糖值比较采用t检验，给药后各组间血糖值采用单因素方差分析（ANOVA），$P<0.05$表示差异有统计学意义。

3　结果

3.1　正交试验结果

极差R的大小反映了各因素对测定指标的影响程度，以麦冬多糖总糖量和提取率为指标，根据极差R的数值，影响麦冬多糖提取的因素主次顺序是$B>A>D>C$，即提取时间>提取温度>加水量>提取次数，最优方案是$B_3A_3D_1C_3$。由于提取2次和提取3次对麦冬多糖提取率的影响不显著，从节约能源的角度考虑，提取2次即可。故确定最优工艺为：100 ℃水浴提取2次，每次加6倍量水，每次2 h（表2）。

表2　正交实验设计与结果

实验号	A 提取温度/℃	B 提取时间/h	C 提取次数/次	D 加水量/倍	指标	
					总糖量/g	提取率/%
1	1	1	1	1	6.98	34.9
2	1	2	2	2	7.55	37.8
3	1	3	3	3	10.17	50.9
4	2	1	2	3	7.64	38.2
5	2	2	3	1	11.11	55.6
6	2	3	1	2	10.64	53.2
7	3	1	3	2	10.30	51.5
8	3	2	1	3	9.74	48.7
9	3	3	2	1	13.83	69.2

续上表

实验号	A 提取温度/℃	B 提取时间/h	C 提取次数/次	D 加水量/倍	指标	
					总糖量/g	提取率/%
K_1	24.7	24.92	27.36	31.92		
K_2	29.39	28.40	29.02	28.49		
K_3	33.87	34.64	31.58	27.55		
K_1'	8.23	8.31	9.12	10.64		
K_2'	9.80	9.47	9.67	9.50		
K_3'	11.29	11.55	10.53	9.18		
R	3.06	3.24	1.41	1.46		

3.2 优选工艺的验证试验

优选工艺的验证试验中，麦冬多糖的提取率平均值为 64.23%，*RSD* 为 5.31%，说明该优选工艺稳定可靠（表3）。

表3 优选工艺验证试验

指标	试验号			平均值	*RSD*/%
	1	2	3		
总糖量/g	12.06	13.28	13.20	12.85	5.31
提取率/%	60.3	66.4	66.0	64.23	5.31

3.3 麦冬多糖对四氧嘧啶所致小鼠高血糖的影响

采用陶瓷膜技术对上述用优选工艺提取得到的麦冬水提取液进行微滤，经浓缩、醇沉、洗涤、烘干后，得到纯度为 84.8% 的麦冬多糖，供动物实验用。给药前，模型对照组、麦冬多糖剂量 A ～ G 组的血糖值均明显高于正常对照组（$P<0.01$），说明高血糖模型造模成功。给予麦冬多糖处理高血糖小鼠后，当给药剂量达到 150 mg/kg 时，麦冬多糖给药组与模型对照组比较，均有明显差异（$P<0.05$），同组给药前后的血糖值也有明显差异（$P<0.05$），表明麦冬多糖给药剂量达到 150 mg/kg 时，能够降低四氧嘧啶所致高血糖小鼠的血糖水平（表4）。

表4 麦冬多糖对四氧嘧啶所致高血糖小鼠血糖的影响（$\bar{x} \pm s$）

组别	动物数/只	给药剂量/($mg \cdot kg^{-1}$)	血糖值/($mmol \cdot L^{-1}$)	
			给药前	给药后
正常组	9	—	8.02 ± 0.43	7.08 ± 0.38
模型组	8	—	18.61 ± 2.06^{a}	17.67 ± 1.02
麦冬多糖 A 组	8	67	19.70 ± 1.94^{a}	17.31 ± 1.47
麦冬多糖 B 组	8	100	17.76 ± 2.65^{a}	14.86 ± 1.39
麦冬多糖 C 组	8	150	21.01 ± 3.05^{a}	12.77 ± 1.15^{bc}
麦冬多糖 D 组	8	225	18.80 ± 2.21^{a}	12.97 ± 1.54^{bc}
麦冬多糖 E 组	8	338	18.50 ± 2.62^{a}	12.51 ± 0.69^{bc}
麦冬多糖 F 组	8	506	19.93 ± 2.67^{a}	12.08 ± 0.55^{bc}
麦冬多糖 G 组	8	760	20.10 ± 2.73^{a}	12.16 ± 1.03^{bc}

注：与正常对照组比较，$^{a}P<0.01$；与模型对照组比较，$^{b}P<0.05$；与给药前相比，$^{c}P<0.05$。

4 讨论

麦冬是一种最为常用的养阴类中药，赵荣华等[7]通过对518个治疗糖尿病处方中使用的100多种中药进行统计，发现麦冬是使用次数在100次以上的中药之一。章红英[8]统计了《千金要方》等9部公认的历代有代表性医著中所载治疗消渴病的方剂中药物的使用频率，其中，麦冬的用药频率为21%，在275味药中排名第3。麦冬多糖作为麦冬发挥药理活性的主要成分之一，其提取工艺广受关注。

本实验采用正交设计法，优选了麦冬多糖的提取工艺，优选的提取工艺为：100 ℃水浴提取2次，每次加6倍量水，每次2 h。在此条件下，麦冬多糖的提取率达64.23%；在该条件下得到的麦冬多糖具有显著降血糖作用。本实验优选出的提取方法，工艺简单、稳定可行，提取率较高。

参考文献

[1] 国家药典委员会. 中华人民共和国药典［M］. 一部. 北京：中国医药科技出版社，2015：155－156.
[2] 袁春丽，孙立，袁胜涛，等. 麦冬有效成分的药理活性及作用机制研究进展［J］. 中国新药杂志，2013，22（21）：2496－2502.
[3] 罗霄，张兴国，杨言琛，等. 麦冬黄酮类成分的研究进展［J］. 中国中医药科技，2015，22（5）：603－605.
[4] 陆洪军，宋丽娜，付天佐，等. 麦冬多糖对亚急性衰老小鼠皮肤组织衰老程度的影响［J］. 中国老年学杂志，2015，35（8）：2160－2161.
[5] 曹爽，付绍智，王永多，等. 麦冬多糖药理作用研究进展［J］. 安徽农业科学，2015，43（28）：63－66.
[6] 黄光辉，孙连娜. 麦冬多糖的研究进展［J］. 现代药物与临床，2012，27（5）：523－529.
[7] 赵荣华，易元琼，李永强，等. 518个糖尿病处方统计分析［J］. 云南中医学院学报，1997，20（2）：20.
[8] 章红英. 治消渴病古方用药特点分析［J］. 北京中医，1998（3）：49－51.

［作者：李晶、苏薇薇、王永刚、彭维、吴忠、李沛波，原文发表于《中医药导报》，2017年第23卷第24期，第52－54页］

四、枳壳、枳实的研究

中药枳壳的化学模式识别研究

[摘要] 对不同产地的枳壳药材样品进行了薄层色谱分析，获得了能体现枳壳药材共性、可对其进行有效鉴别的特征峰；并从中提取出能从整体上反映枳壳药材质量的数量化特征。通过聚类分析，建立了对枳壳药材品质进行计算机辨识的新方法。本研究为中药的质量控制提供了一种新模式。

枳壳为芸香科植物酸橙 *Citrus aurantium* L. 及其栽培变种的干燥近成熟果实[1]，具有理气宽中、行滞消胀的功效，主治胸肋气滞、胀满疼痛、食积不化、痰饮内停、胃下垂、脱肛、子宫脱垂等症[2]。枳壳主产于我国长江流域及南方各省区，因产地不同，分为川枳壳、江枳壳（产于江西）、苏枳壳（产于江苏、浙江）。其中，“江枳壳”为地道药材；“川枳壳”为主流品种；苏枳壳已逐渐消失[3]。由于受产地、采收时间及贮存条件等因素影响，目前枳壳商品药材质量不稳定，且枳壳质量控制手段不完善。为此，笔者采用化学模式识别技术，建立了对枳壳药材品质进行计算机辨识的新方法，本研究具有理论意义和实用价值。

1 实验材料

1.1 仪器与试药

硅胶 G_{60} 预制板 20 cm×20 cm（Merck）；定量毛细管（Drumond）；自动点样仪（Automatic TLC Sampler 4，CAMAG）；双槽展开缸（CAMAG）；薄层板加热器（TLC Plate Heater Ⅲ，CAMAG）；薄层色谱摄像仪（Reprostar 3，CAMAG）；薄层色谱扫描仪（TLC Scanner 3，CAMAG）；超声波清洗器（KQ3200，昆山市超声仪器有限公司）。柚皮苷对照品（中国药品生物制品检定所提供，编号 0722－9805）；所用试剂均为分析纯。

1.2 药材

枳壳药材样品由苏薇薇收集，其来源见表 1。所有样品均由中山大学生命科学学院廖文波教授做生药学鉴定，除样品 1、样品 2 为玳玳花 *Citrus aurantium*

L. var. *amara* Engl. 外，其余均为酸橙 *Citrus aurantium* L.。按《中国药典》（2000年版）要求测定枳壳中柚皮苷含量（表1），确认本研究所用药材均合格。

表1　枳壳样品来源

样品号	商品名	样品来源	收集时间	柚皮苷含量/%
1	枳壳（玳玳花）	购于浙江金华药材公司	2001.8	7.66
2	枳壳（玳玳花）	采自浙江金华罗店镇	2001.8	9.38
3	枳壳	采自安徽金寨县斑竹园镇	2001.8	5.29
4	枳壳	购于江西新余市医药公司	2001.9	4.73
5	枳壳	采自江西吉安市新干县	2001.9	5.00
6	枳壳	采自江西樟树黄土岗	2001.9	5.65
7	枳壳	采自重庆江津市	2001.10	3.20
8	枳壳	购于重庆綦江市药材公司	2001.10	3.52
9	枳壳（饮片）	购于重庆綦江市药材公司	2001.10	5.28
10	枳壳	购于四川安岳药材公司	2001.10	4.05
11	枳壳	购于重庆江津市药材公司	2001.10	7.08

2　实验部分

2.1　枳壳供试液制备

精密称取不同来源的药材粉末（过4号筛）各2.0 g，精密加入甲醇50 mL，称定重量，冷浸1 h，加热超声20 min，静置冷却，用甲醇补足减失的重量，滤过，精密量取续滤液25 mL，置旋转蒸发仪回收溶剂，残渣用甲醇溶解，定容至5 mL，即得。

2.2　薄层层析

精密吸取上述枳壳供试液各4 μL，分别用自动点样仪成条带状点样于硅胶 C_{60} 预制板上，在相对湿度65%的调节缸中放置1 h，取出，放入双槽展开缸中，以氯仿-甲醇-乙酸（75∶25∶5）为展开剂，展开，展距约15 cm。取出薄层板，晾干，以2%三氯化铝乙醇溶液为显色剂，110 ℃加热5 min，使斑点清晰。

2.3　薄层扫描

将显色后的薄层板置于薄层色谱扫描仪中扫描，光束狭缝：6.00 mm×0.45 mm；扫描速度：20 mm/s；分辨率：50 μm/step；扫描波长：300 nm；扫描灯：D_2；扫描模式：荧光；滤镜：K400。扫描结果见图1。经过对11批枳壳样品薄层扫描图的分析比较和判断，确定了能体现枳壳药材共性、可对其进行有效鉴别的11个特征峰，这 11 个特征峰的 *Rf* 值分别为 0.05、0.11、0.17、0.21、0.28、0.36、0.41、0.88、0.91、0.94、0.97。

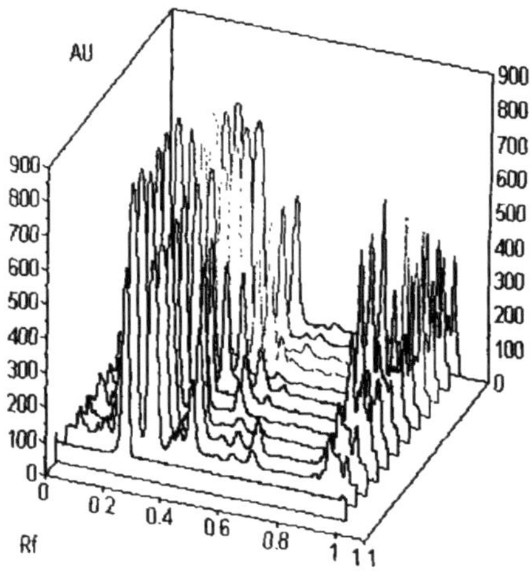

图 1　11 批枳壳药材薄层扫描三维图谱

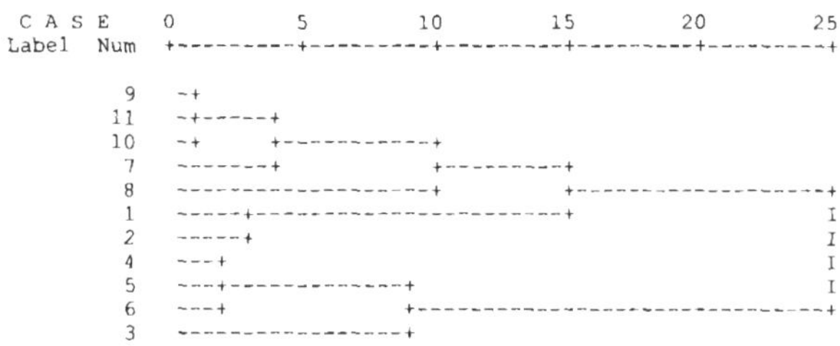

图 2　枳壳样品计算机辨识（聚类分析）结果

表 2　样品相似矩阵

Case	Squared Euclidean Distance										
	1	2	3	4	5	6	7	8	9	10	11
1		25.647	177.131	337.730	334.041	264.998	107.894	237.804	95.252	152.807	97.198
2	25.647		94.203	264.099	242.761	202.047	67.108	140.224	55.030	93.145	51.262
3	177.131	94.203		88.427	58.961	61.707	86.954	76.457	102.475	123.464	117.184
4	337.730	264.099	88.427		15.167	17.632	166.508	120.950	227.282	250.710	268.879
5	334.041	242.761	58.961	15.167		17.517	172.438	103.063	229.547	251.432	265.707
6	264.998	202.047	61.707	17.632	17.517		145.316	100.872	182.697	208.419	241.541
7	107.894	67.108	86.954	166.508	172.438	145.316		53.388	16.640	32.095	39.878
8	237.804	140.224	76.457	120.950	103.063	100.872	53.388		77.642	73.710	98.098
9	95.252	55.030	102.475	227.282	229.547	182，697	16.640	77.642		8.182	6.817
10	152.807	93.145	123.464	250.710	251.432	208.419	32.095	73.710	8.182		11.766
11	97.198	51.262	117.184	268.879	265.707	214.541	39.878	98.098	6.817	11.766	

3 模式识别

笔者以面积归一化法计算出特征峰的相对百分含量，以此作为评价枳壳药材质量的数量化特征。采用 SPSS 8.0 统计分析软件[4]对 11 个枳壳样品进行系统聚类分析，结果见表 2 和图 2。

计算机辨识结果表明：样品 7、样品 8、样品 9、样品 10、样品 11（川枳壳）聚为一类；样品 3、样品 4、样品 5、样品 6（江枳壳）聚为一类；样品 1、样品 2（玳玳花）聚为一类。这一结果与实际完全相符，说明本法极为可靠。本研究为中药的质量控制提供了一种新模式。

参考文献

[1] 罗集鹏主编. 生药学［M］. 北京：中国医药科技出版社，1996：268.
[2] 蔡逸平，陈有根，范崔生. 中药枳壳、枳实类原植物调查及商品药材鉴定［J］. 中国中药杂志，1999，24（5）：259－262.
[3] 蔡逸平，曹岚，范崔生. 枳壳类药材化学成分研究简报［J］. 江西中医药，1998，29（6）：46.
[4] 陈平雁. 统计软件应用教程［M］. 北京：人民军医出版社，2000：184.

［作者：苏薇薇、招嘉文、彭维、林海丹、吴忠，原文发表于《中药材》，2002 年第 25 卷第 10 期，第 714－716 页］

枳壳药材 HPLC 指纹特征研究

［摘要］采用 HPLC 法构建了枳壳药材的指纹特征谱，为控制其质量提供了依据。

枳壳为芸香科植物酸橙 *Citrus aurantium* L. 及其栽培变种的干燥近成熟果实。前文[1]已经采用薄层色谱法建立了评价枳壳药材质量的化学模式识别模型。本文则进一步采用 HPLC 法构建枳壳药材的指纹特征谱，可有效控制其质量。

1 实验材料

1.1 仪器与试药

高效液相色谱仪：美国 DIONEX 公司（ASI 自动进样器、P 680 四元梯度泵、柱温箱、PDA－100 检测器、CHROMELON 色谱工作站）；N－1000 旋转蒸发仪（日本 EYELA 公司）；T660/H 超声波清洗器（德国 Elma 公司）；Simplicity185 personal 超纯水器（美国 Millipore 公司）。对照品：新橙皮苷（Sigma 公司，批号：93602－28－9）；橙皮苷（供含量测定用，中国药品生物制品检定所提供，批号：0721－9909）；柚皮苷（供含量测定用，中国药品生物制品检定所提供，批号：0722－9805）。对照药材：枳壳（中国药品生物制品检定所提供，批号：0981－200202）。试药：乙腈、甲醇为色谱纯，水为高纯水，其余所用试剂均为分析纯。

1.2 药材

枳壳药材样品由苏薇薇收集，其来源见表 1。

表 1 枳壳样品来源

样品号	商品名	样品来源
S	枳壳（对照药材）	中国药品生物制品检定所
1	枳壳（玳玳花）	购于浙江金华药材公司
2	枳壳（玳玳花）	采自浙江金华罗店镇
3	枳壳	采自安徽金寨县斑竹园镇
4	枳壳	购于江西新余市医药公司

续上表

样品号	商品名	样品来源
5	枳壳	采自江西吉安市新干县
6	枳壳	采自江西樟树黄土岗
7	枳壳	采自重庆江津市
8	枳壳	购于重庆綦江市药材公司
9	枳壳（饮片）	购于重庆綦江市药材公司
10	枳壳	购于四川安岳药材公司
11	枳壳	购于重庆江津市药材公司

2 方法与结果

2.1 溶液的制备

2.1.1 *对照品溶液* 精密称取新橙皮苷、橙皮苷、柚皮苷对照品适量，用甲醇溶解制成浓度分别为0.99 mg/mL、0.40 mg/mL、1.00 mg/mL的溶液。

2.1.2 *枳壳药材溶液* 分别称取枳壳药材粉末0.5 g，用甲醇70 mL分3次提取（30 mL、20 mL、20 mL），每次超声处理15 min，过滤，合并滤液，置旋转蒸发仪减压回收溶剂至干，用甲醇转移至10 mL量瓶中，定容。用0.45 μm的微孔滤膜过滤，即得。

2.2 HPLC分析

色谱柱：Merk Lichrospher 100 RP 18e（5 μm）250 mm×4.6 mm。流动相：*A*泵：0.095%磷酸水溶液；*B*泵：0.095%磷酸乙腈溶液。梯度：*T*（min）：0→18→40→65→100；*B*泵（%）：4→12→15→15→22。DAD检测波长：330 nm。柱温：30 ℃；进样量：10 μL。利用DAD检测器，采用归一化比较法对HPLC图中主要峰进行峰纯度检查，结果显示各主要峰纯度高。对色谱图（图1～图12）进行解析，确定了9个共有峰，其保留时间（表2）构筑了枳壳样品HPLC指纹特征，可作为其定性鉴别的依据；用面积归一化法求得相对百分含量（表3），反映了枳壳药材品质的定量差异，可进一步采用聚类分析等方法加以表达。

表2 枳壳样品HPLC指纹特征（共有峰）保留时间（min）

样品号	共有峰								
	1	2	3	4	5	6	7	8	9
S	30.183	39.800	50.100	59.567	62.583	72.183	79.083	81.600	85.7331
1	30.283	39.900	50.183	59.633	62.667	72.300	79.045	81.617	85.767
2	30.300	39.833	50.183	59.633	62.733	72.133	79.100	81.600	85.700

续上表

样品号	共有峰								
	1	2	3	4	5	6	7	8	9
3	30. 250	39. 750	50. 083	59. 500	62. 500	72. 233	78. 983	81. 567	85. 733
4	30. 283	39. 800	50. 233	59. 733	62. 733	72. 517	79. 217	81. 750	85. 917
5	30. 300	39. 800	50. 217	59. 683	62. 733	73. 367	79. 200	81. 733	85. 850
6	30. 317	39. 867	50. 217	59. 650	62. 683	72. 333	79. 167	81. 717	85. 867
7	30. 267	39. 767	50. 133	59. 617	62. 633	72. 450	79. 117	81. 667	85. 817
8	30. 283	39. 783	50. 200	59. 667	62. 633	72. 433	79. 100	81. 667	85. 817
9	30. 317	39. 850	50. 183	59. 633	62. 667	72. 250	79. 100	81. 617	85. 717
10	30. 267	39. 750	50. 067	59. 467	62. 500	72. 167	78. 983	81. 533	85. 667
11	30. 267	39. 750	50. 083	59. 483	62. 500	72. 200	78. 917	81. 483	85. 617

注：6 号峰为柚皮苷，8 号峰为橙皮苷，9 号峰为新橙皮苷。

表 3　枳壳样品 HPLC 指纹特征（共有峰）相对百分含量（%）

样品号	共有峰								
	1	2	3	4	5	6	7	8	9
S	3. 22	0. 53	1. 12	0. 30	4. 77	34. 75	3. 81	2. 73	36. 56
1	5. 68	0. 43	2. 10	1. 81	0. 75	27. 39	0. 03	12. 01	30. 70
2	6. 08	0. 51	1. 66	1. 65	0. 90	26. 12	0. 21	11. 87	30. 52
3	2. 97	0. 65	0. 96	0. 60	3. 65	34. 47	1. 96	1. 68	35. 69
4	3. 29	0. 40	1. 32	0. 41	3. 03	40. 63	1. 44	2. 53	39. 69
5	2. 23	0. 61	0. 93	1. 39	3. 26	37. 63	1. 43	2. 17	38. 02
6	2. 57	0. 46	1. 52	1. 09	2. 75	39. 30	2. 09	2. 96	37. 49
7	1. 11	0. 78	0. 88	1. 02	0. 79	36. 45	1. 49	0. 60	48. 99
8	1. 59	0. 39	0. 42	0. 45	0. 85	39. 59	1. 58	0. 69	50. 03
9	1. 21	0. 32	0. 91	1. 20	0. 93	39. 63	1. 69	0. 69	46. 25
10	1. 33	0. 50	0. 96	1. 03	1. 04	40. 68	1. 87	0. 77	46. 62
11	1. 35	0. 47	0. 81	1. 16	0. 72	34. 58	1. 67	0. 64	50. 12

注：6 号峰为柚皮苷，8 号峰为橙皮苷，9 号峰为新橙皮苷。

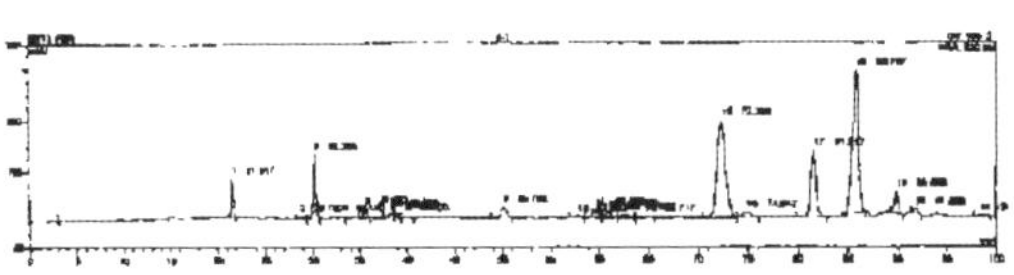

图 1　枳壳对照药材 HPLC 指纹特征

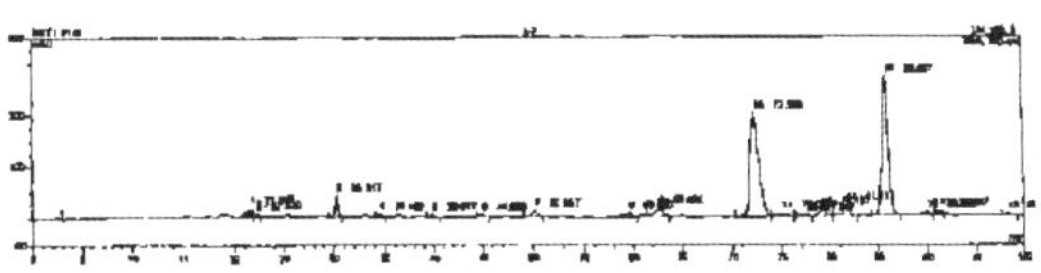

图 7　6 号枳壳药材 HPLC 指纹特征

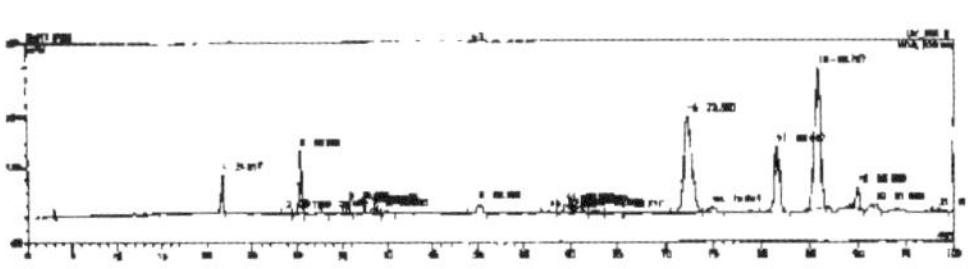

图 2　1 号枳壳药材 HPLC 指纹特征

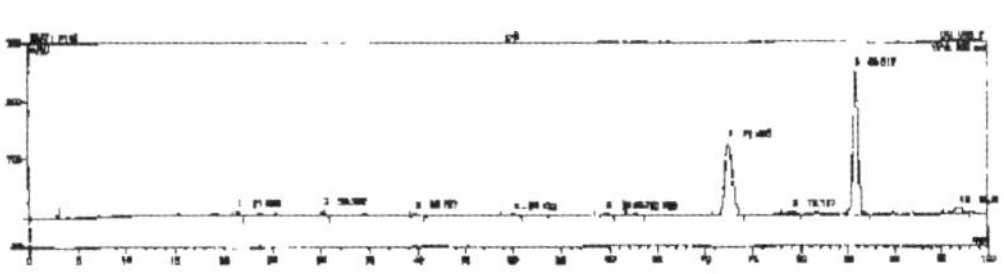

图 8　7 号枳壳药材 HPLC 指纹特征

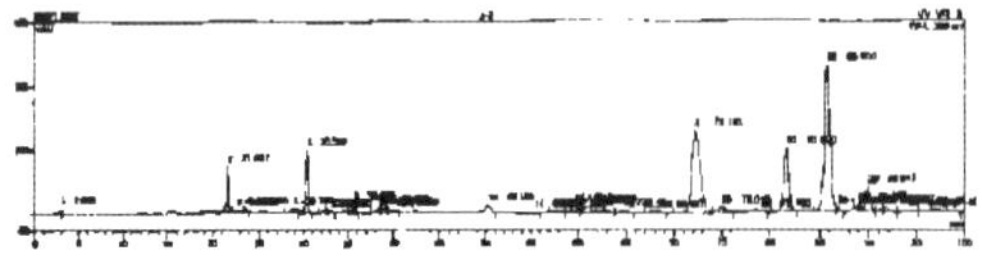

图3　2号枳壳药材HPLC指纹特征

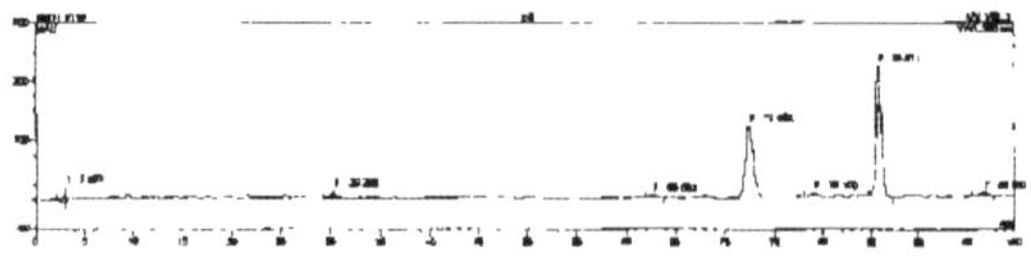

图9　8号枳壳药材HPLC指纹特征

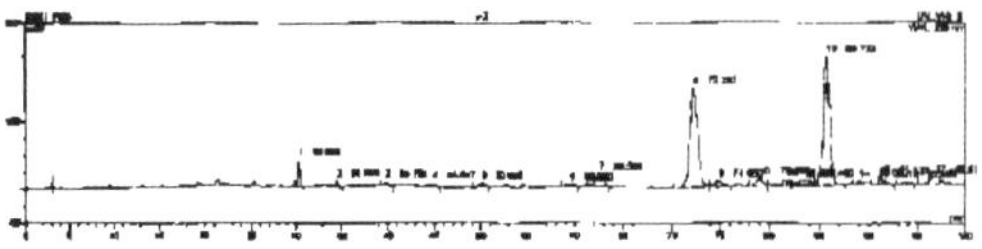

图4　3号枳壳药材HPLC指纹特征

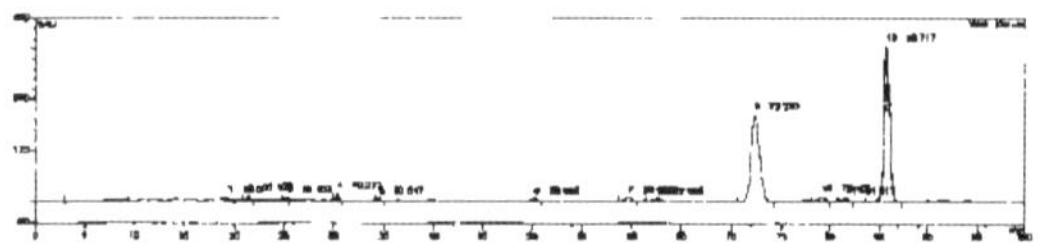

图10　9号枳壳药材HPLC指纹特征

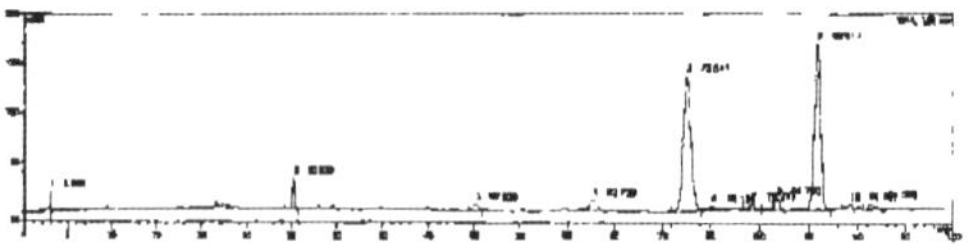

图5　4号枳壳药材HPLC指纹特征

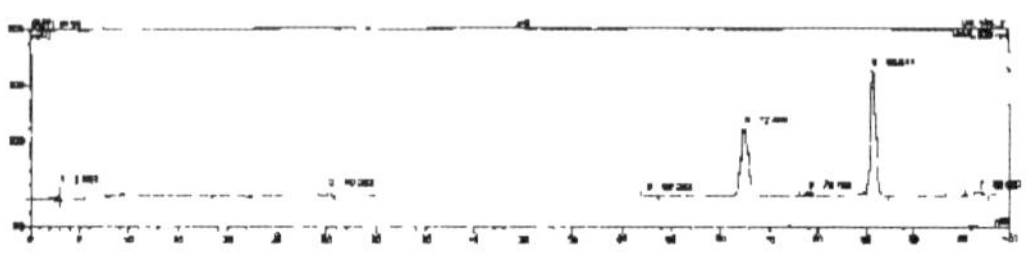

图11　10号枳壳药材HPLC指纹特征

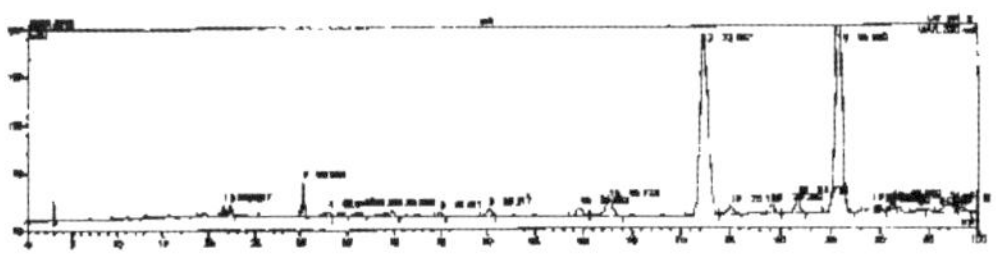

图6　5号枳壳药材HPLC指纹特征

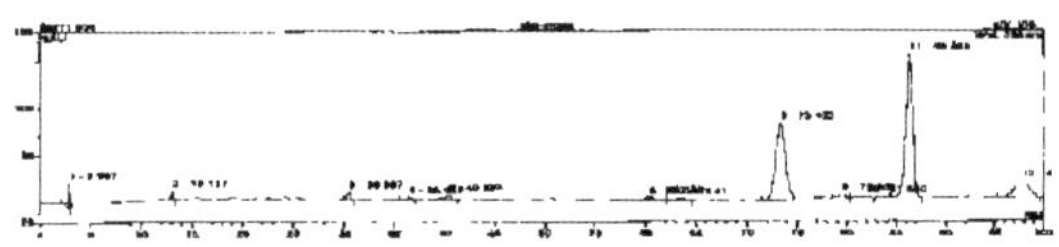

图12　11号枳壳药材HPLC指纹特征

3　讨论

（1）通过吸收曲线的比较及加入法定性，可以确定6号峰为柚皮苷，8号峰为橙皮苷，9号峰为新橙皮苷。所有枳壳样品所含主要成分均为柚皮苷和新橙皮苷。样品1和2（玳玳花）中橙皮苷含量也较高（>10%），明显有别于其他样品。

（2）笔者还进行了方法学考察，精密度试验、重现性试验、稳定性试验的 *RSD* 均小于0.5%，说明方法可行，值得推广应用。

参考文献

[1] 苏薇薇，招嘉文，彭维，等. 中药枳壳的化学模式识别研究［J］. 中药材，2002，25（10）：714－716.

［作者：杨翠平、苏薇薇、劳业兴、吴忠，原文发表于《中药材》，2003年第26卷第6期，第405－408页］

枳壳和枳实化学成分的 HPLC-ESI-MS 分析

［摘要］**目的：**分析比较枳壳、枳实的化学成分。**方法：**采用 HPLC-ESI-MS 法，Symmetry Shield™ RP_{18} 色谱柱（150 mm × 3.9 mm，5 μm）（Waters，Milford，MA，USA）。流动相：A 为 0.6% 醋酸水溶液，pH = 2.5；B 为甲醇。采用梯度洗脱：20% ～ 40% B（0 ～ 48 min），40% B（48 ～ 54 min），40% ～ 55% B（54 ～ 60 min），55% ～ 95% B（60 ～ 75 min），95% B（75 ～ 85 min），95% ～ 20% B（85 ～ 90 min）。体积流量：0.7 mL/min。温度为室温，检测波长为 283 nm。Surveg 质谱检测器。**结果：**鉴定了柚皮苷、柚皮苷元、新橙皮苷、橙皮苷、辛弗林等成分，并测定了它们在枳壳、枳实中的含量。枳壳、枳实药材的主要化学成分种类相同，但含量不同。**结论：**HPLC-ESI-MS 法可用于枳壳和枳实的质量研究。

枳壳为芸香科植物酸橙 *Citrus aurantium* L. 及其栽培变种的未成熟果实[1]，具有理气宽中、行滞消胀的功效，主治胸胁气滞、胀满疼痛、食积不化、痰饮内停、胃下垂、脱肛、子宫脱垂等[2]。枳实为芸香科植物酸橙 *C. aurantium* L. 及其栽培变种的干燥幼果，具有活血化瘀、祛痰、消滞的功效[2]。二者来源相同，但由于采摘期不同，其功效有所不同。枳壳、枳实主要活性成分为黄酮类和生物碱类。其中黄酮类的含量较高，占 5% ～ 28%[3]，远远高于生物碱类的含量。到目前为止，在枳壳和枳实中发现的黄酮类主要是二氢黄酮类。除此之外，枳壳和枳实还含有生物碱辛弗林。

近年来随着分析仪器的普及，HPLC-MS 在中药成分分析中的应用越来越多。HPLC-MS 由光电二极管阵列检测器和电子喷雾质谱检测器组成，可以提供更多的化合物结构信息，有助于更加准确地识别各个峰。到目前为止，尚无有关枳壳和枳实化学成分区别的研究报道。为此，笔者采用 HPLC-ESI-MS 法[4]对二者化学成分进行了分析，以找出二者化学成分的区别，为其临床应用提供理论依据。

1　实验部分

1.1　仪器与试剂

LCQ DECA XP（Thermo Finningen，USA）HPLC-MS 色谱仪，Surveg 紫外检测器，Surveg 质谱检测器。柚皮苷苷元、新橙皮苷、橙皮苷、辛弗林对照品购自 Sigma（St. Louis，MO，USA）；柚皮苷对照品购自中国药品生物制品检定所。甲醇为色谱纯，醋酸为分析纯。

1.2　实验样品

枳实药材和枳壳 1 号药材购自中国药品生物制品检定所，枳壳 2 号药材由广州中药一厂提供，经中山大学生命科学学院廖文波教授鉴定。

1.3　HPLC 分析条件

采用 Symmetry Shield™ RP_{18} 色谱柱（150 mm × 3.9 mm，5 μm）（Waters，Milford，MA，USA）。流动相：A 为 0.6% 醋酸水溶液，pH = 2.5；B 为甲醇。采用梯度洗脱：20%～40% B（0～48 min），40% B（48～54 min），40%～55% B（54～60 min），55%～95% B（60～75 min），95% B（75～85 min），95%～20% B（85～90 min）。体积流量：0.7 mL/min。温度为室温，检测波长为 283 nm，进样量 20 μL。

1.4　MS 分析条件

采用 ESI 法。质谱检测范围：150～900 amu；毛细管温度：270 ℃；毛细管电压：24.0 V；The Sheath Gas Flow Rate：30 arb；Aux Gas Flow Rate：0.0 arb；I Spray Voltage：4.0 kV；Tube lens offset：35.0 m；干燥 N_2，温度 360 ℃，40 mL/min；nebulizing N_2，5.5×10^5 Pa。

1.5　溶液的制备

1.5.1　对照品溶液的制备　精密称取已减压干燥至恒重的对照品柚皮苷 5.00 mg、柚皮苷苷元 6.53 mg、橙皮苷 2.01 mg、新橙皮苷 4.94 mg、辛弗林 5.01 mg，分别加甲醇定容于 5 mL，即得。

1.5.2　供试品溶液的制备　分别称取枳壳 1 号药材、枳壳 2 号药材和枳实药材粉末（过 4 号筛）各 1 g，精密称定，置锥形瓶中。分别精密加入甲醇 50 mL，称定质量，冷浸 1 h，超声 20 min，静置，用甲醇补足减失的质量，滤过，精密量取续滤液 25 mL，回收溶剂，残渣用甲醇溶解，定容至 5 mL，即得。

1.6 测定方法

分别取各对照品溶液进样，确定各个对照品在 HPLC 中峰的保留时间。然后分别取枳壳 1 号药材、枳壳 2 号药材和枳实药材的供试品溶液，进样分析（进样量为 20 μL）。

2 结果

2.1 5 种对照品的 HPLC-ESI-MS

同时比较了黄酮类化合物在 ESI“+”离子和“-”离子条件下的信息情况，结果在“-”离子条件下有稳定的苯酚离子形成；而在“+”离子条件下，噪音的水平相对较高，且有些片断在“+”离子条件下消失，这是由于黄酮类不能容纳氮原子，在液相中表现为低碱性，因而在“+”离子条件下，黄酮类的阳离子片断信号相对较少。而辛弗林在 ESI（+）产生较多的信息。所以，对黄酮类的使用条件为 ESI（-），而辛弗林采用的条件是 ESI（+）。表 1 是 5 种对照品各自的保留时间（t_R），UV 检测波长，裂解碎片峰。

表 1 5 个对照品的裂解碎片峰的分析

化合物	t_R/min	$[M \pm H]^{\pm}$/(m/z)	$[M(-2H)+Na]$/(m/z)	$[A-H]^-$/(m/z)	其他离子/(m/z)	λ/nm
辛弗林	7.6	168	—	—	—	283
柚皮苷	47.5	579	601	271	580 661 etc.	283
橙皮苷	50.6	609	631	301	463 610 302 etc.	283
新橙皮苷	53.2	609	631	301	323 610 608 etc.	283
柚皮苷苷元	65.1	271	—	—	272 543 699 etc.	283

辛弗林在 m/z 168 有一个强的裂解碎片峰$[M+H]^+$。柚皮苷有 2 个较强的裂解碎片峰，$[M-H]^-$在 m/z 579，$[A-H]^-$在 m/z 271，其中，m/z 271 来源于糖基的解离。除此之外，还有其他的裂解碎片峰，例如 $[M^- + H - H]$ 在 m/z 580，$[M-2H+Na]^-$在 m/z 601，还有一个比较强的裂解碎片峰 m/z 661 和一些小的裂解碎片峰是由 M、A、H、H_2O、CH_3OH 等许多裂解碎片组合而成的。

橙皮苷有一个强的裂解碎片峰 $[M-H]^-$在 m/z 609，一个弱的加合物峰 $[M-2H+Na]^-$在 m/z 631，一个糖苷配基峰 $[A-H]^-$在 m/z 301。除此之外，还有 m/z 463，是由 C_1-C_2 键和 C_3-C_4 键同时裂解而产生的，即 $[M-146-H]^-$；$[M+H-H]$ 在 m/z 610，$[A+H-H]$ 在 m/z 302，还有一些其他的小裂解碎片峰

片段是由 M、A、H、H_2O、CH_3OH 等许多裂解碎片组合而成的。

新橙皮苷有一个强的裂解碎片峰 $[M-H]^-$ 在 m/z 609，一个弱的加合物峰 $[M-2H+Na]^-$ 在 m/z 631 和一个糖苷配基峰 $[A-H]^-$ 在 m/z 301。还有一些其他的裂解碎片峰，$[A+Na-2H]^-$ 在 m/z 323，$[M-2H]^{2-}$ 在 m/z 608，$[M+H-H]$ 在 m/z 610，还有一些小裂解碎片峰是由 M、A、H、H_2O、CH_3OH 等许多裂解碎片组合而成的。

柚皮苷元有一个强的裂解碎片峰 $[M-H]^-$ 在 m/z 271，还有一个较弱的裂解碎片峰 $[2A-H]^-$ 在 m/z 543，$[M+H-H]^-$ 在 m/z 272。还有其他小的裂解碎片峰是由 M、A、H、H_2O、CH_3OH 等许多裂解碎片组合而成的。

2.2 枳壳和枳实药材的 HPLC-ESI-MS

分别取枳实和枳壳供试品溶液，进样 20 μL，得到其 HPLC-ESI-MS 谱图。对枳实和枳壳中辛弗林、柚皮苷、新橙皮苷、橙皮苷和柚皮苷苷元的裂解碎片各个峰的鉴别见表 2。峰 2～5 根据裂解碎片谱图鉴别，分别为柚皮苷、新橙皮苷、橙皮苷和柚皮苷苷元。辛弗林是易溶于水的生物碱，在本实验的 HPLC 条件下，很难在 HPLC 图谱中得到它的吸收峰。而用 HPLC-ESI-MS 则可以在提取物中检测到它的存在。质谱中的 m/z 168 有裂解碎片峰的峰 1 就是辛弗林。

表 2　枳壳和枳实提取物裂解碎片峰的分析

化合物	t_R/min	$[M\pm H]^\pm$/(m/z)	$[M(-2H)+Na]$/(m/z)	$[A-H]^-$/(m/z)	其他离子/(m/z)	λ/nm
辛弗林	7.1	168	—	—	—	283
柚皮苷	47.8	579	601	271	433,272,580 etc.	283
橙皮苷	50.6	609	631	301	463,631,302 etc.	283
新橙皮苷	53.1	609	631	301	579,447,611 etc.	283
柚皮苷苷元	65.1	271	—	—	531,635,543 etc.	283

2.3 测定结果

采用外标一点法[5]测定辛弗林、柚皮苷、橙皮苷、新橙皮苷和柚皮苷元在枳壳和枳实中的质量分数，结果见表 3。可见辛弗林、柚皮苷、橙皮苷、新橙皮苷、柚皮苷苷元在枳实中的质量分数均比在枳壳中的高，尤其辛弗林在枳实药材中是枳壳 1 号药材的 30 倍，是枳壳 2 号药材的 60 倍；辛弗林的测定结果表明，HPLC-MS 方法比 HPLC 法更精密[6]，测定的结果更准确；枳壳 1 号药材中除柚皮苷外，其余各成分的质量分数均高于枳壳 2 号药材，说明中国药品生物制品检定所提供的药材优于市场流通的药材；实验结果表明，枳实、枳壳的区别不在于化学成分的种类，而是化学成分的质量分数不同。

表 3 枳壳和枳实提取物中各化合物的质量分数（$n=3$）

化合物	对照品质量浓度/（$mg \cdot mL^{-1}$）	质量分数/（$mg \cdot g^{-1}$）		
		枳壳 1	枳壳 2	枳实
辛弗林	0.20	1.09 ±0.43	0.47 ±0.21	31.32 ±5.62
柚皮苷	0.20	54.61 ±6.35	57.30 ±10.25	117.50 ±24.31
橙皮苷	0.08	8.29 ±2.45	3.79 ±0.59	11.65 ±4.32
新橙皮苷	0.20	6.28 ±2.13	3.48 ±1.05	7.12 ±3.25
柚皮苷苷元	0.26	2.1 ±0.73	1.37 ±0.42	3.15 ±0.56

3 讨论

结果表明，HPLC-ESI-MS 法可以用于微量的植物提取物快速、准确的鉴别。由于使用一般电子轰击技术很难得到黄酮类糖配基的裂解碎片峰，但 Electrospray MS（ESI）是一种软电离技术，能够直接得到黄酮类糖配基的裂解碎片峰，它主要形成 $[M+H]^+$ 或 $[M-H]^-$ 裂解碎片峰，因此在本实验中选用 ESI 法。

本实验中的 MS 条件，笔者对毛细管温度进行了优化，对柚皮苷溶液采用直接进样，温度在 200～340 ℃进行试验。发现整个过程中，质谱信息量并没有随着温度的变化有很大的改变，但是在 270 ℃以下时，会有一些络合物的信息出现，干扰实验。例如，在“+”离子条件有 Na^+ 离子的络合物产生；在“-”离子条件下，有醋酸根离子的络合物产生。因此设定毛细管的温度为 270 ℃，同样其他的实验条件也进行了优化处理。

在生物碱辛弗林的测定中，采用 HPLC 法测定时，峰面积较小，很难把枳实、枳壳区别开来，而采用 HPLC-MS 法则很容易检测出辛弗林，将枳实与枳壳区分开来。

参考文献

[1] XU G J. China Pharmacognosy（中国药材学）[M]. Shanghai: Shanghai Far East Publishers, 1994.

[2] CAI Y P, CHEN Y G, FAN C S. Investigation of original plants and identification of the commercial herbal of *Fructus Aurantii*, *Fructus Aurantii Immaturus* [J]. China J Chin Mater Med（中国中药杂志）, 1999, 24 (5): 259 -262.

[3] CAI Y P, CAO L, FAN C S. Briefing study on chemisry components of Fructus Aurantii species [J]. Jiangxi J Tradit Chin Med（江西中医药）, 1998, 29 (6): 46.

[4] HE X G, LIAN L Z, LIN L Z, et al. High-performance liquid chromatography-electrospray mass spectrometry in phytochemical analysis of sour orange (*Citrus aurantium* L.) [J]. J Chromatogr A, 1997, 791: 127 – 134.
[5] JIN Z Z, ZHU M, WANG Z Y. Discussion on superseding working curve method using one-point external standard method in quantitative analysis [J]. Chin J Mod Appl Pharm (中国现代应用药学), 2002, 19 (1): 57 – 59.
[6] ZENG X Y, CHEN X H, XIAO W, et al. Identify the content of synephine and N-methylty ramine in Zhi Shi and Zhi Qiao by HPLC [J]. China J Chin Mater Med (中国中药杂志), 1997, 22 (5): 362 – 363.

[作者：贾强、白杨、马燕、彭维、苏薇薇，原文发表于《中草药》，2005 年第 36 卷第 2 期，第 169 – 172 页]

正品枳壳指纹图谱的构建及其与混伪品的聚类分析

［摘要］目的：建立正品枳壳的指纹图谱，并对其与5种常见混伪品种甜橙、枸橘、香圆、枸橼、青皮进行聚类分析。**方法：**采用高效液相色谱法，对枳壳与其混伪品种的样品进行检测，以C_{18}色谱柱为分析柱，以乙腈－磷酸水溶液（pH =3）为流动相梯度洗脱，检测波长283 nm，流速1.0 mL/min，柱温25 ℃；检测结果利用SPSS分析软件中的Pearson Correlation Coefficients进行聚类分析。**结果：**构建了正品枳壳的指纹图谱，确定了6个共有峰，经确证和指认，分别为新北美圣草苷、芸香柚皮苷、柚皮苷、橙皮苷、新橙皮苷、枸橘苷；聚类分析结果表明：5种混伪品种与正品枳壳存在较大差异。**结论：**建立的枳壳指纹图谱具有良好的专属性和重现性，聚类分析明确了枳壳与5种混伪品的亲疏远近关系，为临床用药提供了依据。

枳壳来源于芸香科植物酸橙 *Citrus aurantium* L. 及其栽培变种的未成熟果实[1]。从唐朝始记载至宋朝，枸橘与酸橙都作为枳壳的来源，明清时期才明辨枳壳的正品来源为酸橙；枳壳主产于江西、四川、湖南等地，而陕西香圆枳壳，福建绿衣枳壳，四川、广东甜橙枳壳，云南、安徽等地枸橼与青皮亦用作枳壳[2-4]。由于历史沿用来源多次更改，且各地方药材的混用，导致酸橙及混伪品同时作为枳壳入药，造成鉴别混乱与临床用药混乱现象。范蕾等[5]通过对市售枳壳饮片的研究，建立了含有5个共有峰的枳壳指纹图谱；陈永刚等[6]通过对柑橘属常用中药毛橘红、光橘红、陈皮、青皮、枳壳、枳实的黄酮类成分研究与比较，建立的柑橘属6种常用中药黄酮类成分指纹图谱，可以直观地比较出图谱间的差异。然而，目前对市售枳壳来源的真伪仍缺乏系统的比较研究，故笔者对不同产地的16批枳壳药材进行了研究，构建了枳壳的指纹图谱，为枳壳质量控制提供了新方法。在此基础上，对枳壳与5种常见混伪品种甜橙、枸橘、香圆、枸橼、青皮进行了聚类分析，明确了枳壳与5种混伪品的亲疏远近关系，为临床合理用药提供了依据。

1 材料

1.1 仪器

中药粉碎机（DMF-8A，浙江温岭市铭大药材机械设备有限公司）；电子分析天平（ME204/MS205DU，瑞士 Mettler toledo 公司）；超纯水器（Simplicity，美国 Millipore 公司）；数控超声波清洗器（KQ500DE，昆山市超声仪器有限公司）；Ultimate 3000 DGLC 高效液相色谱仪（LPG-3400SD 泵、SRD-3600 脱气机、WPS-3000SL 自动进样器、TCC3000-RS 柱温箱、DAD 检测器、Chromeleon 7.2 数据处理软件，美国 Dionex 公司）；UFLC-Triple TOF-MS/MS 超快速高效液相色谱串联四极杆飞行时间质谱仪（LC-20AD-XR 二元泵，SIL-20AD-XR 自动进样器，CTO-20A 柱温箱，SPD-M20APDA 检测器，日本岛津公司）；Triple TOF 5600 plus（美国 AB SCIEX 公司）。

1.2 试药

甲醇（分析纯，天津大茂化学试剂厂，批号：20150715）；乙腈（色谱纯，Honeywell，批号：DF658）、磷酸（色谱纯，阿拉丁，批号：D1508038）；水为超纯水。柚皮苷对照品（批号：110722－201312，纯度：94.7%）、新橙皮苷对照品（批号：111857－201102，纯度：99.6%）、橙皮苷对照品（批号：110721－201316，纯度：95.3%）、枳壳对照药材（批号：120981－201104）、香圆对照药材（批号：121120－201102）、枸橼对照药材（批号：121561－201102）、青皮对照药材（批号：121155－201103），均购自中国食品药品检定研究院；其余药材样品均经广东省食品药品检验所杨立伟主任药师鉴定为正品，来源见表1。

表1　样品来源

编号（No.）	样品（sample）	基源（origin）	来源（source）
S1	枳壳	*Citrus aurantium* L.	江西新干县
S2	枳壳	*Citrus aurantium* L.	江西新干县
S3	枳壳	*Citrus aurantium* L.	江西新干县
S4	枳壳	*Citrus aurantium* L.	江西樟树市
S5	枳壳	*Citrus aurantium* L.	江西樟树市
S6	枳壳	*Citrus aurantium* L.	江西樟树市
S7	枳壳	*Citrus aurantium* L.	江西泰和县
S8	枳壳	*Citrus aurantium* L.	江西泰和县
S9	枳壳	*Citrus aurantium* L.	湖南沅江市
S10	枳壳	*Citrus aurantium* L.	重庆市江津区
S11	枳壳	*Citrus aurantium* L.	四川巴中市

续上表

编号（No.）	样品（sample）	基源（origin）	来源（source）
S12	枳壳	*Citrus aurantium* L.	四川巴中市
S13	枳壳	*Citrus aurantium* L.	浙江温州市
S14	枳壳	*Citrus aurantium* L.	浙江金华市
S15	枳壳	*Citrus aurantium* L.	浙江台州市
S16	枳壳（对照药材）	*Citrus aurantium* L.	中国食品药品检定研究院
S17	甜橙	*Citrus sinensis* Osbeck	江西樟树市
S18	甜橙	*Citrus sinensis* Osbeck	湖南沅江市
S19	香圆	*Citrus wilsonii* Tanaka	陕西南郑县
S20	香圆	*Citrus wilsonii* Tanaka	湖南新宁县
S21	香圆（对照药材）	*Citrus wilsonii* Tanaka	中国食品药品检定研究院
S22	枸橘	*Poncirus trifoldiate* L.	福建古田县
S23	枸橼（对照药材）	*Citrus medica* L.	中国食品药品检定研究院
S24	青皮（对照药材）	*Citrus reticulate* Blanco	中国食品药品检定研究院

2 指纹图谱的建立

2.1 供试品溶液的制备

取药材粗粉约0.2 g，精密称定，置具塞锥形瓶中，精密加入50%甲醇50 mL，称定重量，超声处理（功率250 W，频率40 kHz）30 min，放冷，再称定重量，用50%甲醇补足减失的重量，摇匀，滤过，精密量取续滤液10 mL，置25 mL量瓶中，加50%甲醇至刻度，摇匀，即得。

2.2 混合对照品溶液的制备

取柚皮苷、新橙皮苷、橙皮苷对照品适量，精密称定，加50%甲醇制成每1 mL含柚皮苷80 μg、橙皮苷8 μg、新橙皮苷80 μg的混合溶液，即得。

2.3 色谱条件

色谱柱：Welch Ultimate XB－C_{18}（4.6 mm×250 mm，5 μm）；洗脱条件：乙腈为流动相A，以pH＝3的磷酸水溶液为流动相B，梯度洗脱程序为：0～20 min，22%A；20～30 min，22%A～90%A；进样量10 μL；流速1 mL/min；柱温25 ℃；检测波长283 nm。采用《中药色谱指纹图谱相似度评价系统（2012.1版）》评价其相似度。

2.4 方法学考察

2.4.1 专属性试验 取枳壳供试品（No. S1）、枳壳对照药材（No. S16）按

“2.1 节”方法配制成枳壳供试品溶液、枳壳对照药材溶液，与“2.2 节”混合对照品溶液、空白溶剂（50% 甲醇）于高效液相色谱仪上分别进样，用相同的色谱条件进行分析，结果表明专属性良好，见图 1。

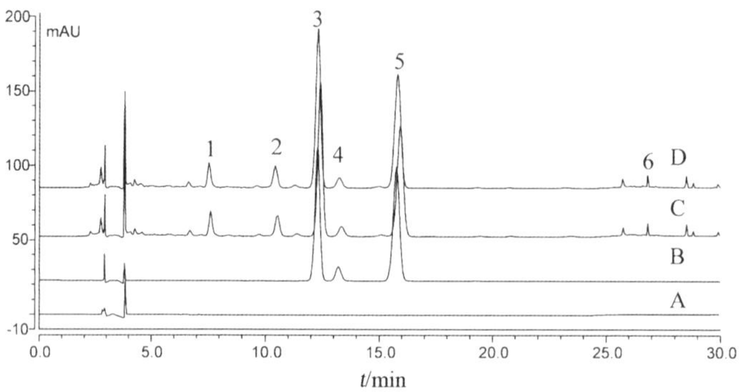

图 1　枳壳指纹图谱专属性试验 HPLC 图

A：空白溶剂；B：对照品；C：枳壳对照药材；D：枳壳；1：新北美圣草苷；2：芸香柚皮苷；3：柚皮苷；4：橙皮苷；5：新橙皮苷；6：枸橘苷。

2.4.2　精密度试验　取同一枳壳供试品溶液（No. S1），按“2.3 节”色谱条件，于高效液相色谱仪上连续进样 6 次，记录色谱图。以 3 号峰为主峰，计算其余 5 个特征峰的相对保留时间与相对峰面积，结果显示各特征峰的相对保留时间 *RSD* 为 0.00～0.05%，相对峰面积的 *RSD* 为 0.050%～0.52%，相似度均等于 1.00，表明仪器精密度良好。

2.4.3　稳定性试验　取同一枳壳供试品溶液（No. S1），分别在第 0 h、2 h、4 h、6 h、8 h、12 h、24 h、48 h 按“2.3 节”色谱条件测定，记录色谱图。结果显示各特征峰的相对保留时间 *RSD* 为 0.050%～0.23%，相对峰面积的 *RSD* 为 0.36%～0.93%，相似度均等于 1.00，表明供试品溶液在放置 48 h 内稳定。

2.4.4　重复性试验　取同一批枳壳样品（No. S1），平行 6 份，按“2.1 节”方法制备，按“2.3 节”色谱条件分别进样，记录色谱图。结果显示各特征峰的相对保留时间 *RSD* 为 0.060%～0.32%，相对峰面积的 *RSD* 为 0.62%～1.5%，相似度均等于 1.00，表明方法重复性好。

2.4.5　耐用性试验　取枳壳供试品（No. S1），分别使用 Welch Ultimate XB-C_{18}（4.6 mm×250 mm，5 μm）、Agilent Zorbax Eclipse Plus C_{18}（4.6 mm×250 mm，5 μm）、Elite Hypersil ODS2（4.6 mm×250 mm，5 μm）3 种型号的色谱柱，测定枳壳的指纹图谱，记录色谱图。结果显示各特征峰的相对保留时间 *RSD* 为 0.30%～3.8%，相对峰面积的 *RSD* 为 0.070%～1.5%，相似度均等于 1.00，表明该方法耐用性良好。

2.5 样品测定

取表1中的枳壳（No. S1 ~ S16）按“2.1节”方法处理，按“2.3节”色谱条件分别进样，记录各色谱图。各批次药材叠加图见图2，16批枳壳（S1 ~ S16）与枳壳指纹图谱的共有模式的相似度分别为1.000、0.992、0.999、0.999、1.000、1.000、1.000、1.000、0.999、0.999、0.999、0.998、1.000、0.999、0.999、0.999。

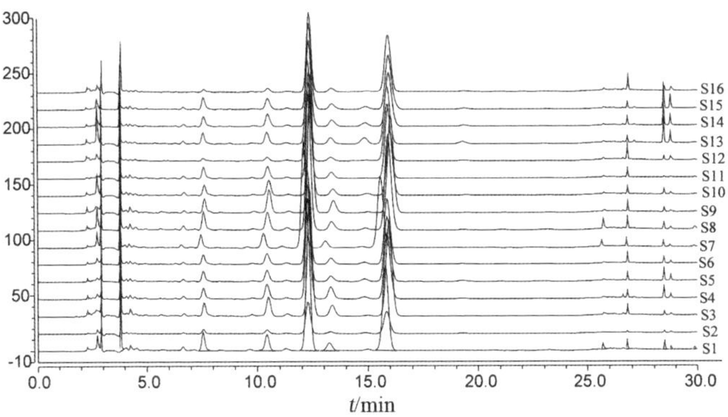

图2　16批枳壳供试品指纹图谱 HPLC 图

2.6 特征峰的确定

分别测定16批枳壳的指纹图谱，经《中药色谱指纹图谱相似度评价系统（2012.1版）》分析匹配，其中6个色谱峰能稳定重现，确定枳壳的特征峰6个。图3为枳壳指纹图谱共有模式。

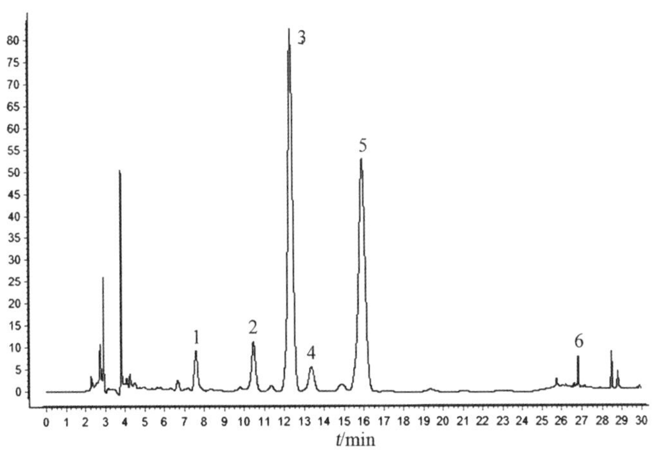

图3　枳壳指纹图谱共有模式

2.7 特征峰的确证与指认

2.7.1 测定法 采用超快速高效液相色谱串联四极杆飞行时间质谱（UFLC-Triple TOF-MS/MS）技术对枳壳供试品溶液（No. S1）、混合对照品溶液、空白溶剂进行检测，色谱柱：Phenomenex Kinetex C_{18}（3.0 mm × 150 mm，2.6 μm）；柱温：25 ℃；流动相：乙腈为流动相 A，0.1% 甲酸溶液为流动相 B，梯度洗脱程序为：0～17 min，19% A；17～25 min，19% A～90% A；25～33 min，90% A；33～34 min，90% A～19% A；34～40 min，19% A；流速：0.3 mL/min；进样体积：5 μL。质谱条件：ESI 电喷雾源，喷雾电压正模式 5500 V，负模式 -4500 V，载气 55 psi，离子源温度 550 ℃，气帘气 35 psi，碰撞器压力 10 psi，入口电位 60 V，扫描范围 *m/z* 50～2000，分别采用正、负离子模式进行检测。

2.7.2 特征峰指认 检测结果通过与对照品对照、碎片离子分析、保留时间及文献查阅[7-14]，确证与指认枳壳指纹图谱中各特征峰所对应的化合物，见表 2。

2.7.3 数据分析 黄酮苷类的同分异构体中以芸香柚皮苷和柚皮苷为例，一级、二级离子碎片基本相同，芸香柚皮苷是柚皮苷苷元连接一分子的芦丁糖（葡萄糖与鼠李糖通过 α_{1-6}缩合而成），在脱糖方式上更倾向于脱去末端的一分子鼠李糖，产生连有糖残基的苷元离子 *m/z* 419，所以 *m/z* 419 离子碎片的相对丰度大于 *m/z* 273 离子碎片的相对丰度。柚皮苷则是柚皮苷苷元连接一分子的新橙皮糖（葡萄糖与鼠李糖通过 α_{1-2}缩合而成），在脱糖方式上易于同时脱去二糖配基，从而得到苷元离子 *m/z* 273，所以 *m/z* 273 离子碎片的相对丰度大于 *m/z* 419 离子碎片的相对丰度。其他黄酮二糖苷类同分异构体裂解方式与此二者同理。

表 2 枳壳特征峰指认

No.	分子式	t_R/min	$[M+H]^+$/10^{-6}	$[M-H]^-$/10^{-6}	主要裂解碎片		化合物
					正模式	负模式	
1	$C_{27}H_{32}O_{15}$	8.66	597.1819 (0.7)	595.1706 (2.1)	435.1298 $[M+H-Rha]^+$，289.0720 $[M+H-Rha-Glc]^+$，153.0187 $[M+H-Rha-Glc-C_8H_8O_2]^+$	459.1173 $[M-H-C_8H_8O_2]^-$，287.0554 $[M-H-Rha-Glc]^-$，151.0042 $[M-H-Rha-Glc-C_8H_8O_2]^-$	新北美圣草苷
2	$C_{27}H_{32}O_{14}$	12.51	581.1864 (0.2)	579.1747 (1)	419.1333 $[M+H-Rha]^+$，273.0755 $[M+H-Rha-Glc]^+$，153.0167 $[M+H-Rha-Glc-C_8H_8O]^+$	459.1173 $[M-H-C_8H_8O]^-$，271.0616 $[M-H-Rha-Glc]^-$，151.0042 $[M-H-Rha-Glc-C_8H_8O]^-$	芸香柚皮苷
3	$C_{27}H_{32}O_{14}$	15.18	581.1866 (0.2)	579.1762 (1)	419.1341 $[M+H-Rha]^+$，273.0754 $[M+H-Rha-Glc]^+$，153.0193 $[M+H-Rha-Glc-C_8H_8O]^+$	459.1180 $[M-H-C_8H_8O]^-$，271.0622 $[M-H-Rha-Glc]^-$，151.0041 $[M-H-Rha-Glc-C_8H_8O]^-$	柚皮苷*
4	$C_{28}H_{34}O_{15}$	16.67	611.1984	609.1879	449.1465 $[M+H-Rha]^+$，	301.0723 $[M-H-Rha-Glc]^-$，	橙皮苷*

续上表

No.	分子式	t_R/min	$[M+H]^+$/10^{-6}	$[M-H]^-$/10^{-6}	主要裂解碎片		化合物
					正模式	负模式	
			(0.9)	(1.8)	303.0880 $[M+H-Rha-Glc]^+$, 153.0186 $[M+H-Rha-Glc-C_9H_{10}O_2]^+$	286.0476 $[M-H-Rha-Glc-CH_3]^-$	
5	$C_{28}H_{34}O_{15}$	20.52	611.1970 (0.9)	609.1872 (1.8)	449.1448 $[M+H-Rha]^+$, 303.0877 $[M+H-Rha-Glc]^+$, 153.0189 $[M+H-Rha-Glc-C_9H_{10}O_2]^+$	301.0732 $[M-H-Rha-Glc]^-$, 286.0495 $[M-H-Rha-Glc-CH_3]^-$	新橙皮苷*
6	$C_{28}H_{34}O_{14}$	23.04	595.2023 (−0.6)	593.1922 (0.1)	449.1469 $[M+H-C_6H_{11}O_4]^+$, 433.1524 $[M+H-C_9H_{10}O-CO]^+$, 或 433.1524 $[M+H-Rha]^+$, 287.0935 $[M+H-Rha-Glc]^+$, 153.0196 $[M+H-Rha-Glc-C_9H_{10}O-CO]^+$	285.0768 $[M-H-Rha-Glc]^-$, 270.0532 $[M-H-Rha-Glc-CH_3]^-$, 241.0855 $[M-H-Rha-Glc-CO]^-$, 151.0041 $[M-H-Rha-Glc-C_9H_{10}O]^-$	枸橘苷

注：* 与对照品对照；Glc：葡萄糖；Rha：鼠李糖。

3 枳壳与其混伪品的聚类分析

3.1 样品测定

收集市售枳壳药材的常见混伪品（No. S17 ～ S24），按“2.1 节”方法处理，在相同色谱条件下检测，对比枳壳与其他 5 种混伪品的图谱发现，枳壳所包含的 6 个特征峰中，混伪品只能检测出部分色谱峰：甜橙检测出 2 号、4 号、6 号色谱峰，枸橘检测出 3 号、6 号色谱峰，香圆检测出 3 号色谱峰，青皮检测出 4 号色谱峰，枸橼检测不出上述色谱峰，见图 4。与枳壳指纹图谱共有模式对比，5 种混伪品图谱的相似度均低于 0.3，具有明显差异，见表 3。

3.2 聚类分析

将 24 批药材供试品所含共有峰的峰面积录入 SPSS 19.0 中，通过 Pearson Correlation Coefficients 聚类分析方法，当 Rescaled Distance Cluster Combine 为 5 时（见图 5 中虚线位置），24 批药材分为 6 类：S1 ～ S16 为一类，为枳壳；S17 ～ S18 为一类，为甜橙；S19 ～ S21 为一类，为香圆；S22 为一类，为枸橘；S23 为一类，为枸橼；S24 为一类，为青皮。此结果与植物学分类相一致。

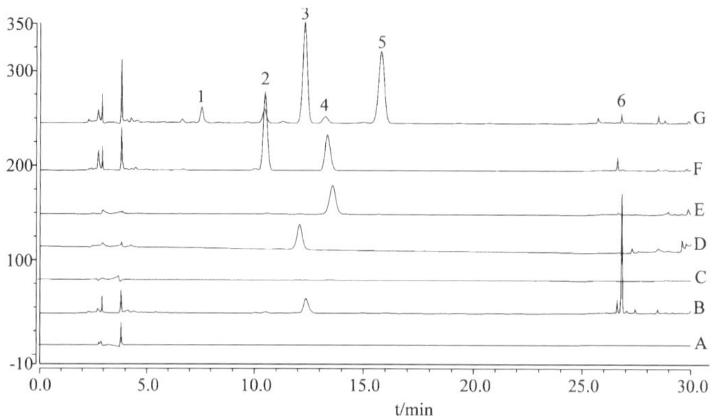

图 4　枳壳及其混伪品 HPLC 图

A：空白溶剂；B：枸橘；C：枸橼；D：香圆；E：青皮；F：甜橙；G：枳壳；
1：新北美圣草苷；2：芸香柚皮苷；3：柚皮苷；4：橙皮苷；5：新橙皮苷；6：枸橘苷。

表 3　枳壳及其混伪品指纹图谱相似度评价结果

品种	相似度
枳壳	1.000
香圆	0.246
枸橼	0.007
枸橘	0.036
青皮	0.003
甜橙	0.105

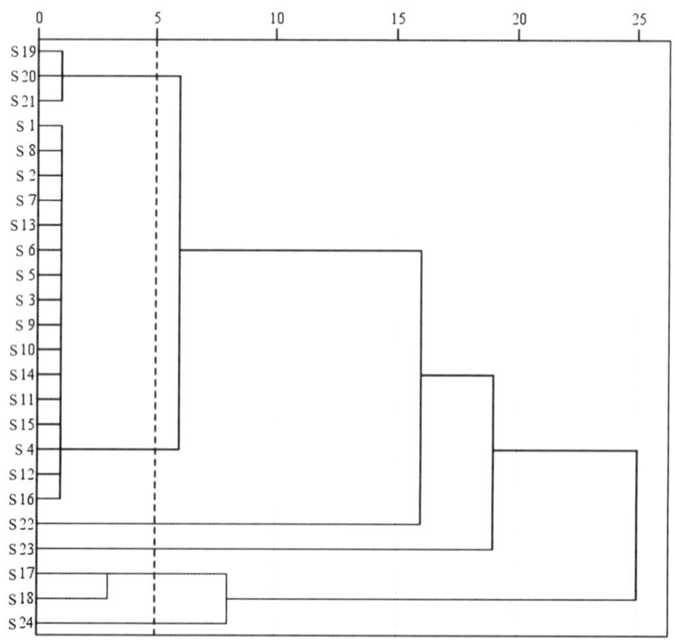

图 5　枳壳及其混伪品聚类树状图

4 讨论

4.1 条件

本文供试品制备方法与 HPLC 指纹图谱测定条件参考了 2015 年版《中国药典》[1]，但做了改进。用 50% 甲醇超声提取替代了甲醇加热回流，操作更为简便；色谱条件中前 20 min 沿用药典条件采用等度洗脱，能使枳壳中几个结构相似的黄酮成分得到较好分离，其后改用梯度洗脱检测极性较小的成分。通过对照药材与对照品的对比分析，利用混合对照品与质谱数据及文献研究，确证和指认 1 号峰为新北美圣草苷，2 号峰为芸香柚皮苷，3 号峰为柚皮苷，4 号峰为橙皮苷，5 号峰为新橙皮苷，6 号峰为枸橘苷。

4.2 指纹图谱影响因素

本试验通过对 16 批枳壳的测定分析，发现江枳壳、川枳壳、浙枳壳指纹图谱相似度大于 0. 99，说明产地对正品枳壳的影响较小。与正品枳壳的指纹图谱相比，常见混伪品甜橙、香圆、枸橼、枸橘、青皮只能检测出部分特征峰，指纹图谱结果表明这 6 种理气类中药在化学信息上存在较大的差异，可作为准确鉴别的依据。

4.3 聚类分析归类与种属亲缘关系分析

运用聚类分析，通过药材来源的植物种属不同归类确定枳壳及其混伪品之间的亲缘远近关系，枳壳、甜橙、青皮、香圆、枸橼皆为芸香科柑橘亚科柑橘属柑橘亚属下的不同种，当 Rescaled Distance Cluster Combine 为 10 时：枳壳与香橼的来源之一香圆可归为一类，二者外形相似度高，种间亲缘关系较近，但与香橼另一来源枸橼相似度较低，种间亲缘关系亦较远；青皮与甜橙归为一类，青皮来源于橘，与甜橙相似，既有食用经济价值，又有药用价值，生长过程可通过嫁接方式育苗，导致种间亲缘关系较近；枳壳、香圆、枸橼因不具备食用价值，并不与这二者混合嫁接，所以亲缘关系较远；另一混伪品枸橘为芸香科柑橘亚科枳属的枳，与枳壳等隶属于不同的属，独归为一类，亲缘关系较远。临床上枳壳及其混伪品在功效主治上存在差异[1]：枳壳理气宽中、行滞消胀，主治胸胁气滞、食积不化、脏器下垂；枸橘破积消食、理气健胃，主治胃痛、消化不良、胸腹胀痛；青皮疏肝破气、消积化滞，主治疝气疼痛、乳癖、乳痈；甜橙破气消积、化痰散痞，主治积滞内停、泄利后重；香橼舒肝理气、宽中、化痰，主治肝胃气滞、呕吐嗳气、痰多咳嗽。因此枳壳及其混伪品混用可能会影响临床使用的安全性与有效性，所以应加以区分，不宜混用。

在指纹图谱与质谱确认化学物质存在差异、聚类分析明确种属间亲缘关系的基础上，可进一步结合现代药理实验比较枳壳等6种药材在药效上的差异，形成谱效相结合的分析模式，以期为枳壳药材的临床合理应用奠定科学基础。

参考文献

[1] 国家药典委员会. 中华人民共和国药典［M］. 一部. 北京：中国医药科技出版社，2015：246.

[2] 许茹. 柑橘属几种常用理气药的本草学研究［D］. 福州：福建农林大学，2013.

[3] 李琳，滕佳林，王加锋. 枳实、枳壳本草考证［J］. 西部中医药，2015，28（6）：36－38.

[4] 汲守信. 枳实与枳壳的品种及临床功用变迁沿革考［D］. 成都：成都中医药大学，2011.

[5] 范蕾，吴查青，王伟影，等. 市售枳壳饮片的质量调查与指纹图谱研究［J］. 中国现代应用药学，2015，32（4）：432－436.

[6] 陈永刚，林励. 柑橘属常用中药黄酮类成分 HPLC 指纹图谱研究与比较［J］. 中国中药杂志，2011，36（19）：2660－2665.

[7] 林宗涛，陈世忠，王弘. HPLC 法测定枳壳中6个二氢黄酮类成分的含量［J］. 药物分析杂志，2013，33（2）：201－205.

[8] 张明霞，杨天佑，冯卫华. 柑橘属植物类黄酮研究进展［J］. 河南科技学院学报（自然科学版），2014，42（5）：11－15.

[9] 周大勇，徐青，薛兴亚，等. 高效液相色谱－电喷雾质谱法测定枳壳中黄酮苷类化合物［J］. 分析化学，2006，34（9）：S31－S35.

[10] CUYCKENS F, ROZENBERG R, DE HOFFMANN E, et al. Structure characterization of flavonoid O-diglycosides by positive and negative nano-electrospray ionization ion trap mass spectrometry [J]. J Mass Spectrom, 2001, 36 (11): 1203－1210.

[11] CUYCKENS F, CLAEYS M. Mass spectrometry in the structural analysis of flavonoids [J]. J Mass Spectrom, 2004, 39 (1): 1－15.

[12] SHI P, HE Q, SONG Y, et al. Characterization and identification of isomeric flavonoid O-diglycosides from genus *Citrus* in negative electrospray ionization by ion trap mass spectrometry and time-of-flight mass, spectrometry [J]. Anal Chim Acta, 2007, 598 (1): 110－118.

[13] DUAN L, GUO L, LIU K, et al. Characterization and classification of seven *Citrus*, herbs by liquid chromatography-quadrupole time-of-flight mass spectrometry and genetic algorithm optimized support vector machines [J]. J Chromatogr A, 2014, 1339 (8): 118－127.

[14] YANG Z, CHANG Y S, PEI C. Differentiation of *Aurantii Fructus Immaturus from Poniciri Trifoliatae Fructus Immaturus* using flow-injection mass spectrometric (FIMS) metabolic fingerprinting method combined with chemometrics [J]. J Pharm Biomed Anal, 2014, 107C: 251 -257.

[作者：庞文静、郑玉莹、彭维、苏薇薇，原文发表于《中南药学》，2017 年第 15 卷第 10 期，第 1345 -1350 页]

基于 UFLC-Triple TOF-MS/MS 技术的枳实传统饮片及破壁饮片化学成分系统分析

[摘要] 目的：基于超快速高效液相色谱串联四极杆飞行时间质谱技术（UFLC-Triple Q-TOF-MS/MS），对同批次的枳实传统饮片和破壁饮片的整体化学成分进行鉴定分析，探讨破壁粉碎技术对饮片化学成分的影响。**方法：**采用 Phenomenex C_{18} 色谱柱（3.0 mm × 150 mm，2.6 μm），以乙腈和 0.1% 甲酸溶液为流动相梯度洗脱，流速 0.3 mL/min；采用 ESI 电喷雾源的高分辨三重四极杆飞行时间质谱，分别在正、负离子模式下进行检测。**结果：**根据正负离子模式下获得的一级和二级质谱数据，通过准确分子量、裂解碎片及文献，共确证和指证出 54 个化合物，其中含 32 个黄酮类成分、14 个香豆素类成分、3 个生物碱类成分、2 个挥发油类成分、2 个柠檬苦素类成分和 1 个有机酸类成分。**结论：**枳实传统饮片经破壁工艺加工后，化学成分种类无差异。本研究可为枳实传统饮片与破壁饮片的进一步研究及质量控制提供科学依据。

枳实为芸香科植物酸橙 *Citrus aurantium* L. 及其栽培变种或甜橙 *Citrus sinensis* Osbeck 的干燥幼果，其具有破气消积、化痰散痞之效[1]。枳实破壁饮片是通过破壁粉碎技术将传统饮片加工成 D_{90} < 45 μm 的粉体，加水或不同浓度的乙醇黏合成型所制成 30 ~ 100 目的均匀干燥颗粒状饮片。枳实破壁饮片质量均一可控，服用方式多样化，既可直接冲泡也可煎煮服用，其在水中易崩解分散，有利于胃肠吸收利用，适应现代快节奏的要求，是中药饮片一种新的应用形式[2-3]。但枳实破壁后，所含化学成分种类与传统饮片相比是否有变化，尚未见有文献报道。

本文采用 UFLC-Triple TOF-MS/MS 技术，对同批次的枳实传统饮片和破壁饮片全化学成分进行了鉴定分析，以探讨破壁粉碎技术对饮片化学成分的影响。

1　材料

1.1　仪器

中药粉碎机（DMF-8A，浙江铭大药材机械设备有限公司）；十万分之一电子分析天平（ME204/MS205DU，Mettler toledo）；电热恒温水浴锅（HWS24 型，上海一恒科学仪器有限公司）；超纯水器（Simplicity，Millipore）；UFLC-Triple TOF-MS/MS 超快速高效液相色谱串联四极杆飞行时间质谱仪（LC－20AD－XR 二元泵，SIL－20AD－XR 自动进样器，CTO－20A 柱温箱，SPD－M20A PDA 检测器，日本岛津公司；Triple TOF 5600 plus，AB SCIEX）；Phenomenex C_{18} 色谱柱（150 mm × 3.0 mm，2.6 μm，S. N. 5569－165）。

1.2 试药

甲醇（分析纯，天津大茂化学试剂厂，批号：20150715）；乙腈（色谱纯，美国 Fisher Scientific 公司）；甲酸（色谱纯，Sigma 公司）。柚皮苷（批号：110722－201312）、新橙皮苷（批号：111857－201102）、橙皮苷（批号：110721－201316）、芦丁（批号：100080－200707）、野漆树苷（批号：10110221）、欧前胡素（批号：110826－200707）、阿魏酸（批号：110773－201313）、辛弗林（批号：110727－201107）对照品，均购自中国食品药品检验研究院，供含量测定用；柚皮素对照品（批号：BCBM1975V，Sigma，纯度：>95%）；橙皮素对照品（批号：520－33－2，Sinovalab，纯度：>98%）；圣草酚对照品（批号：552－58－9，Sinovalab，纯度：>95%）；伞形花内酯对照品（自制，NMR 确定结构，纯度：>95%）；水合橙皮内酯对照品（自制，NMR 确定结构）；N－甲基酪胺对照品（批号：20150314，南京康满林化工实业有限公司）。

枳实传统饮片与枳实破壁饮片均由广东省中山市中智药业集团有限公司提供，来源均为酸橙，其中枳实传统饮片 3 批（批号分别为：20150806、20150807、20150808），枳实破壁饮片 3 批（批号分别为：20150806、20150807、20150808），批号相同的传统饮片与破壁饮片，为投料时对应加工。

2 方法

2.1 供试品溶液的制备

称取药材粗粉约 1.0 g，精密称定，置具塞锥形瓶中，精密移取 50% 甲醇 100 mL，称定重量，加热回流 1.5 h，放冷，再称定重量，用 50% 甲醇补足减失的重量，摇匀，滤过。用 0.22 μm 微孔滤膜滤过，取续滤液，加入适量氘代柚皮苷作为内标，得到含氘代柚皮苷浓度为 50 μg/mL 的供试品溶液。

2.2 对照品溶液的制备

2.2.1 单一对照品母液的配制　精密称取以下对照品，分别置于 10 mL 量瓶中，加甲醇溶解并稀释至刻度：辛弗林 10.82 mg、N-甲基酪胺 9.83 mg、芦丁 10.13 mg、阿魏酸 10.32 mg、野漆树苷 9.96 mg、柚皮苷 10.41 mg、新橙皮苷 10.36 mg、水合橙皮内酯 10.09 mg、圣草酚 10.84 mg、柚皮素 9.82 mg、伞形花内酯 8.56 mg、欧前胡素 8.45 mg、槲皮素 9.14 mg。另精密称取橙皮苷 10.15 mg 于 25 mL 量瓶中，加甲醇溶解并稀释至刻度。

2.2.2 混合对照品溶液的配制 精密量取辛弗林、N-甲基酪胺、芦丁、阿魏酸、野漆树苷、柚皮苷、新橙皮苷、水合橙皮内酯、圣草酚、柚皮素、伞形花内酯、欧前胡素、槲皮素对照品母液 1.00 mL，橙皮苷对照品母液 2.00 mL 于同一 100 mL 量瓶中，加 50% 甲醇至刻度。

2.3 空白溶液的制备

空白溶液即 50% 的甲醇溶液。

2.4 分析条件

2.4.1 色谱条件 色谱柱：Phenomenex C_{18}色谱柱（150 mm×3.0 mm，2.6 μm），柱温：40 ℃，流动相：乙腈为流动相 A，0.1% 甲酸溶液为流动相 B，梯度洗脱程序为：0～5 min，30% A；5～27 min，30%～80% A；27～28 min，80%～100% A；28～30 min，100% A。流速：0.3 mL/min；进样量：5 μL。

2.4.2 质谱条件 ESI 电喷雾源，喷雾电压正模式 5500 V，负模式 -4500 V，载气 55 psi，离子源温度 550 ℃，气帘气 35 psi，碰撞压力 10 psi，入口电位 60 V，扫描范围 m/z 50～2000，分别采用正、负离子模式进行检测。

3 结果

采用 UFLC-Triple TOF-MS/MS 技术，分别在正、负离子模式下检测供试品。枳实传统饮片（批号：20150806）、枳实破壁饮片（批号：20150806）供试品的总离子流图见图 1 和图 2。通过对照品对照、裂解碎片离子、保留时间及文献查阅，根据各物质的质谱裂解规律，得到各化合物在正负离子模式下的裂解碎片及峰归属；比较枳实传统饮片与破壁饮片所含化学成分，结果见表 1。

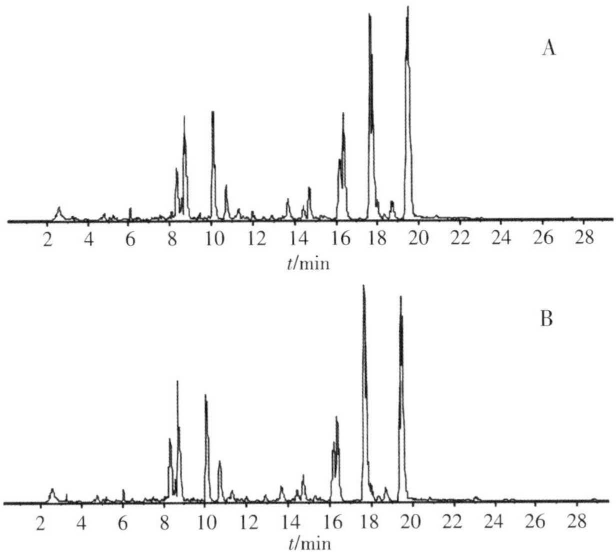

图 1　供试品正模式总离子流图

A：枳实传统饮片；B：枳实破壁饮片。

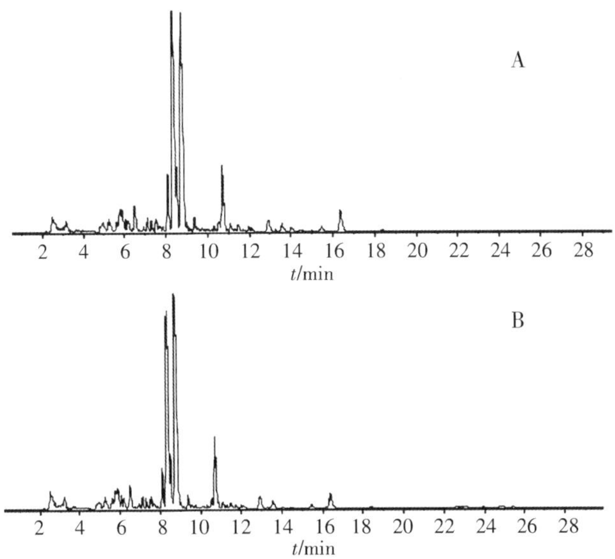

图 2　供试品负模式总离子流图

A：枳实传统饮片；B：枳实破壁饮片。

表 1　基于 UFLC-Triple Q-TOF-MS/MS 技术的化学成分鉴定

No.	t_R/min	分子式	[M+H]⁺/10^{-6}	[M−H]⁻/10^{-6}	主要裂解碎片 正模式	主要裂解碎片 负模式	化合物	归属 A	归属 B
1	2.544	$C_7H_{12}O_6$	193.0681 (1.0)	191.0563 (−0.8)	139.0405 $[M+H-H_2O]^+$, 129.0544 $[M+H-2H_2O-CO]^+$, 93.0351 $[M+H-4H_2O-CO]^+$	127.0403 $[M-H-2H_2O-CO]^-$, 109.0298 $[M-H-3H_2O-CO]^-$, 93.0359 $[M-H-3H_2O-CO_2]^-$	奎宁酸[4]	+	+
2	2.637	$C_9H_{13}NO_2$	168.1020 (−1.9)		150.0915 $[M+H-H_2O]^+$, 107.0509 $[M+H-H_2O-C_2H_6N]^+$, 91.0556 $[M+H-2H_2O-C_2H_6N]^+$, 77.0407, 65.0420		辛弗林#	+	+
3	3.294	$C_9H_{13}NO$	152.1065 (−1.3)		121.0649 $[M+H-CH_5N]^+$, 103.0551 $[M+H-CH_5N-H_2O]^+$, 91.0560 $[M+H-C_2H_6N-H_2O]^+$, 77.0407, 65.0421, 51.0283		*N*-甲基酪胺#	+	+
4	3.356	$C_{10}H_{15}NO$	166.1214 (−3.3)		121.0642 $[M+H-C_2H_7N]^+$, 103.0536 $[M+H-C_2H_7N-H_2O]^+$, 91.0549 $[M+H-C_3H_7N-H_2O]^+$, 77.0405, 65.0436, 51.0282		大麦芽碱[5]	+	+
5	5.586	$C_{27}H_{30}O_{16}$	611.1578 (−4.8)		593.1433 $[M+H-H_2O]^+$, 395.0733 $[M+H-Rha-3H_2O]^+$		芦丁异构体[6]	+	+
6	6.070	$C_{27}H_{30}O_{15}$	595.1637 (−1.3)	593.1515 (0.5)	577.1515 $[M+H-H_2O]^+$, 457.1087 $[M+H-H_2O-C_4H_8O_4]^+$, 295.0603 $[M+H-Rha-C_4H_8O_4-H_2O]^+$	473.1109 $[M-H-C_4H_8O_4]^-$, 297.0779 $[M-H-Rha-C_8H_6O_2]^-$	忍冬苦苷[7]	+	+
7	7.041	$C_{27}H_{32}O_{15}$	597.1766 (−1.4)	595.1706 (2.1)	435.1278 $[M+H-Rha]^+$, 289.0703 $[M+H-Rha-Glc]^+$, 153.0190 $[M+H-Rha-Glc-C_8H_8O_2]^-$	287.0554 $[M-H-Rha-Glc]^-$, 151.0042 $[M-H-Rha-Glc-C_8H_8O_2]^-$	圣草次苷[8]	+	+
8	7.492	$C_{27}H_{30}O_{16}$	611.1581 (6.5)	609.1891 (0.9)	303.0471 $[M+H-Rha-Glc]^+$	301.0742 $[M-H-Rha-Glc]^-$	芦丁#	+	+
9	7.559	$C_{15}H_{12}O_6$	289.0700 (−1.3)		153.0178 $[M+H-C_8H_8O_2]^+$		圣草酚异构体[9]	+	+
10	7.588	$C_{27}H_{32}O_{15}$	597.1737 (−1.4)	595.1732 (2.1)	435.1281 $[M+H-Rha]^+$, 289.0683 $[M+H-Rha-Glc]^+$, 153.0181 $[M+H-Rha-Glc-C_8H_8O_2]^+$	459.1158 $[M-H-C_8H_8O_2]^-$, 287.0554 $[M-H-Rha-Glc]^-$, 151.0042 $[M-H-Rha-Glc-C_8H_8O_2]^-$	新北美圣草苷[8]	+	+
11	7.614	$C_{27}H_{30}O_{15}$	595.1637 (−0.8)	593.1553 (1.0)	287.0527 $[M+H-Rha-Glc]^+$	473.1101 $[M-H-C_4H_8O_4]^-$, 297.0771 $[M-H-Rha-C_8H_6O_2]^-$	忍冬苷[7]	+	+
12	8.082	$C_{27}H_{32}O_{14}$	581.1863 (−1.0)	579.1718 (0.4)	419.1318 $[M+H-Rha]^+$, 273.0736 $[M+H-Rha-Glc]^+$, 153.0173 $[M+H-Rha-Glc-C_8H_8O]^+$	459.1173 $[M-H-C_8H_8O]^-$, 271.0616 $[M-H-Rha-Glc]^-$, 151.0042 $[M-H-Rha-Glc-C_8H_8O]^-$	芸香柚皮苷[10]	+	+
13	8.285	$C_{27}H_{30}O_{14}$	579.1688 (−1.2)	577.1592 (0.5)	271.0598 $[M+H-Rha-Glc]^+$	269.0460 $[M-H-Rha-Glc]^-$	野漆树苷#	+	+
14	8.295	$C_{27}H_{32}O_{14}$	581.1845 (−1.0)	579.1747 (0.4)	383.1106 $[M+H-Rha-H_2O]^+$, 273.0728 $[M+H-Rha-Glc]^+$, 153.0172 $[M+H-Rha-Glc-C_8H_8O]^+$	459.1180 $[M-H-C_8H_8O]^-$, 271.0622 $[M-H-Rha-Glc]^-$, 151.0041 $[M-H-Rha-Glc-C_8H_8O]^-$	柚皮苷#	+	+

续上表

No.	t_R/min	分子式	$[M+H]^+$/10^{-6}	$[M-H]^-$/10^{-6}	主要裂解碎片 正模式	主要裂解碎片 负模式	化合物	归属 A	归属 B
15	8.300	$C_{15}H_{10}O_5$	271.0605 (−5)		153.0173 $[M+H-C_8H_6O]^+$		芹菜素[9]	+	+
16	8.329	$C_{21}H_{22}O_{10}$	435.1270 (−2.9)	433.1128 (−2.2)	273.0733 $[M+H-Glc]^+$, 153.0169 $[M+H-Glc-C_8H_6O]^+$	271.0609 $[M-H-Glc]^-$, 151.0034 $[M-H-Glc-C_8H_6O]^-$	樱桃苷[11]	+	+
17	8.437	$C_{28}H_{32}O_{15}$	609.1790 (−3.9)	607.1671 (0.4)	301.0686 $[M+H-Rha-Glc]^+$, 286.0460 $[M+H-Rha-Glc-CH_3]^+$	299.0565 $[M-H-Rha-Glc]^-$, 284.0327 $[M-H-Rha-Glc-CH_3]^-$	香叶木苷[8]	+	+
18	8.496	$C_{28}H_{34}O_{15}$	611.1946 (−0.8)	609.1834 (0.8)	449.1424 $[M+H-Rha]^+$, 303.0836 $[M+H-Rha-Glc]^+$, 153.0172 $[M+H-Rha-Glc-C_9H_{10}O_2]^+$	301.0723 $[M-H-Rha-Glc]^-$, 286.0476 $[M-H-Rha-Glc-CH_3]^+$	橙皮苷#	+	+
19	8.579	$C_{28}H_{32}O_{15}$	609.1792 (−3.6)	607.1671 (0.4)	301.0686 $[M+H-Rha-Glc]^+$, 286.0452 $[M+H-Rha-Glc-CH_3]^+$	299.0560 $[M-H-Rha-Glc]^-$, 284.0326 $[M-H-Rha-Glc-CH_3]^-$	新香叶木苷[8]	+	+
20	8.720	$C_{28}H_{34}O_{15}$	611.1952 (−0.8)	609.1874 (0.8)	449.1432 $[M+H-Rha]^+$, 303.0842 $[M+H-Rha-Glc]^+$, 153.0174 $[M+H-Rha-Glc-C_9H_{10}O_2]^+$	301.0727 $[M-H-Rha-Glc]^-$, 286.0495 $[M-H-Rha-Glc-CH_3]^-$	新橙皮苷#	+	+
21	8.723	$C_{16}H_{14}O_6$	303.0859 (−1.4)	301.0720 (0.8)	153.0170 $[M+H-C_9H_{10}O_2]^+$, 117.0337 $[M+H-C_9H_{10}O_2-2H_2O]^+$	286.0484 $[M-H-CH_3]^-$, 108.0222 $[M-H-C_9H_{10}O_2-CO_2]^-$	高圣草素[12]	+	+
22	10.076	$C_{15}H_{18}O_5$	279.1212 (0)	277.1086 (0.5)	261.1128 $[M+H-H_2O]^+$, 243.1004 $[M+H-2H_2O]^+$, 189.0543 $[M+H-H_2O-C_4H_{11}O_2]^+$, 103.0547 $[M+H-H_2O-C_4H_{11}O_2-OCH_3-2CO]^+$	233.1173 $[M-H-CO_2]^-$, 215.1067 $[M-H-CO_2-H_2O]^-$, 189.0563 $[M-H-C_4H_9O_2]^-$, 174.0340 $[M-H-C_4H_9O_2-CH_3]^-$, 159.0440 $[M-H-C_4H_9O_2-2CH_3]^-$	水合橙皮内酯#	+	+
23	10.084	$C_{15}H_{16}O_4$	261.1113 (−0.7)		243.1004 $[M+H-H_2O]^+$, 159.0436 $[M+H-C_4H_7O-2CH_3]^+$, 103.0545 $[M+H-C_5H_9O-2CO-2CH_3]^+$		橙皮内酯[13]	+	+
24	10.403	$C_{28}H_{34}O_{14}$	595.2000 (−0.6)	593.1879 (−0.7)	433.1478 $[M+H-C_9H_{10}O-CO]^+$, 287.0900 $[M+H-Rha-Glc]^+$, 153.0179 $[M+H-Rha-Glc-C_9H_{10}O-CO]^+$	285.0771 $[M-H-Rha-Glc]^-$, 241.0855 $[M-H-Rha-Glc-CO]^-$, 151.0219 $[M-H-Rha-Glc-C_9H_{10}O]^-$	香风草苷[8]	+	+
25	10.709	$C_{16}H_{14}O_5$	287.0910 (−0.4)	285.0784 (1.2)	153.0172 $[M+H-C_9H_{10}O]^+$, 133.0649 $[M+H-C_7H_4O_4]^+$	108.0227 $[M-H-C_9H_{10}O-CO_2]^-$	野樱素[9]	+	+
26	10.714	$C_{28}H_{34}O_{14}$	595.2002 (−0.6)	593.1922 (−0.7)	287.0899 $[M+H-Rha-Glc]^+$, 153.0180 $[M+H-Rha-Glc-C_9H_{10}O-CO]^+$	285.0768 $[M-H-Rha-Glc]^-$, 151.0041 $[M-H-Rha-Glc-C_9H_{10}O]^-$	枸橘苷[8]	+	+
27	11.677	$C_{11}H_6O_4$	203.0327 (−0.9)	201.0209 (3.2)	175.0399 $[M+H-CO]^+$, 159.0448 $[M+H-CO_2]^+$, 119.0482 $[M+H-3CO]^+$, 91.0555 $[M+H-3CO-H_2O]^+$, 77.0422, 65.0414	145.0292 $[M-H-2CO]^-$, 117.0351 $[M-H-3CO]^-$	佛手酚[14]	+	+
28	12.898	$C_{15}H_{12}O_5$	273.0745 (0.1)	271.0630 (1.0)	153.0173 $[M+H-C_8H_8O]^+$, 91.0551 $[M+H-C_8H_8O-CO_2-H_2O]^+$	151.0051 $[M-H-C_8H_8O]^-$, 107.0154 $[M-H-C_8H_8O-CO_2]^-$	柚皮素#	+	+

续上表

No.	t_R/min	分子式	$[M+H]^+$/10^{-6}	$[M-H]^-$/10^{-6}	主要裂解碎片		化合物	归属	
					正模式	负模式		A	B
29	13.114	$C_{21}H_{22}O_5$	355.1517 (−6.6)		337.1428 $[M+H-H_2O]^+$, 203.0318 $[M+H-C_{10}H_{17}O_3]^+$, 131.0481 $[M+H-C_{10}H_{17}O_3-CO_2-CO]^+$, 115.0517 $[M+H-C_{10}H_{17}O_3-2CO_2]^+$		异米拉素异构体[15]	+	+
30	13.116	$C_{10}H_8O_4$	193.0483 (−6.4)		178.0254 $[M+H-CH_3]^+$, 165.0531 $[M+H-CO]^+$, 122.0376 $[M+H-2CO-CH_3]^+$, 94.0424 $[M+H-3CO-CH_3]^+$		东莨菪素[16]	+	+
31	13.555	$C_{16}H_{14}O_6$	303.0848 (−0.8)	301.0733 (0.5)	153.0172 $[M+H-C_9H_{10}O_2]^+$, 89.0395 $[M+H-C_9H_{10}O_2-CO-2H_2O]^+$	286.0489 $[M-H-CH_3]^-$, 151.0035 $[M-H-C_9H_{10}O_2]^-$	橙皮素#	+	+
32	14.419	$C_{10}H_{16}O$	153.1265 (−1.4)		135.1155 $[M+H-H_2O]^+$, 91.0552 $[M+H-H_2O-C_3H_8]^+$		葛缕醇[5]	+	+
33	14.423	$C_{10}H_{14}$	135.1162 (−0.6)		91.0560 $[M+H-C_3H_8]^+$, 77.0401, 65.0407, 51.0303		伞花素[5]	+	+
34	14.427	$C_{19}H_{24}O_5$	333.1685 (0.4)		163.0383 $[M+H-2H_2O-C_{10}H_{17}]^+$, 107.0858 $[M+H-2H_2O-C_{10}H_{17}-2CO]^+$		马尔敏[16]	+	+
35	14.705	$C_{20}H_{20}O_7$	373.1272 (−2.7)		358.1023 $[M+H-CH_3]^+$, 181.0121 $[M+H-C_{10}H_{10}O_2-2CH_3]^+$, 153.0173 $[M+H-C_{10}H_{10}O_2-2CH_3-CO]^+$		异甜橙黄酮[17]	+	+
36	14.925	$C_{20}H_{20}O_8$	389.1219 (0.2)	387.1098 (8.5)	374.0995 $[M+H-CH_3]^+$, 313.0698 $[M+H-3CH_3-CO-H_2O]^+$, 183.0278 $[M+H-C_{10}H_{10}O_2-CO_2]^+$	341.1098 $[M-H-H_2O-CO]^-$, 161.0544 $[M+H-C_{10}H_{10}O_2-2CH_3-2H_2O]^-$	5-O-去甲基川陈皮素[17]	+	+
37	15.015	$C_{21}H_{22}O_9$	419.1318 (0.6)	417.1203 (0.6)	404.1090 $[M+H-CH_3]^+$, 389.0847 $[M+H-2CH_3]^+$, 371.0751 $[M+H-2CH_3-H_2O]^+$, 211.0229 $[M+H-2CH_3-C_{10}H_{10}O_3]^+$,	402.0972 $[M-H-CH_3]^-$, 387.0737 $[M-H-2CH_3]^-$, 357.0272 $[M-H-4CH_3]^-$, 329.0315 $[M-H-4CH_3-CO]^-$	3-羟基-3′，4′，5，6，7，8-六甲氧基黄酮[18]	+	+
38	15.620	$C_{12}H_8O_4$	217.0484 (−1.7)	215.0346 (−1.8)	202.0252 $[M+H-CH_3]^+$, 174.0305 $[M+H-CH_3-CO]^+$, 118.0418 $[M+H-CH_3-3CO]^+$	144.0627 $[M-H-CH_3-2CO]^-$	佛手内酯[14]	+	+
39	16.171	$C_{20}H_{20}O_7$	373.1221 (−2.0)		343.0768 $[M+H-2CH_3]^+$, 313.0694 $[M+H-4CH_3]^+$, 153.0173 $[M+H-C9H8O-4CH_3-CO]^+$		甜橙黄酮[17]	+	+
40	16.185	$C_{15}H_{16}O_4$	261.1114 (−2.7)		243.1003 $[M+H-H_2O]^+$, 103.0547 $[M+H-C_5H_9O-2CO-2CH_3]^+$		橙皮内酯异构体[11]	+	+
41	16.367	$C_{19}H_{18}O_6$	343.1167 (0.8)	341.1102 (1.0)	328.0915 $[M+H-2CH_3]^+$, 313.0678 $[M+H-2CH_3]^+$, 153.0168 $[M+H-C_9H_8O-CO-2CH_3]^+$	179.0557 $[M-H-C_9H_8O-2CH_3]^-$	4′，5，7，8-四甲氧基黄酮[15]	+	+

续上表

No.	t_R/min	分子式	$[M+H]^+$/10^{-6}	$[M-H]^-$/10^{-6}	主要裂解碎片 正模式	主要裂解碎片 负模式	化合物	归属 A	归属 B
42	16.369	$C_{26}H_{30}O_8$	471.2001 (−0.5)		425.1935 $[M+H-CH_2O_2]^+$, 339.1941 $[M+H-CH_2O_2-2CH_3-H_2O-CO]^+$, 161.0592, 95.0140		柠檬苦素[18]	+	+
43	16.451	$C_{11}H_6O_4$	203.0318 (−6.8)		298.0823 $[M+H-CH_3]^+$, 255.0642 $[M+H-CH_3-CO]^+$		佛手酚异构体[14]	+	+
44	17.509	$C_{18}H_{16}O_5$	313.1054 (−3.3)		175.0352 $[M+H-CO]^+$, 159.0435 $[M+H-CO_2]^+$, 91.0553 $[M+H-3CO-H_2O]^+$, 77.0407, 65.0420, 51.0249		4′, 5, 7-三甲氧基黄酮[19]	+	+
45	17.692	$C_{21}H_{22}O_8$	403.1376 (−1.0)		373.0872 $[M+H-2CH_3]^+$, 165.0503 $[M+H-2CH_3-C_{10}H_{10}O_2-CO-H_2O]^+$		川陈皮素[20]	+	+
46	17.784	$C_{28}H_{34}O_9$	515.2243 (−0.7)		469.2180 $[M+H-CH_2O_2]^+$, 411.2146 $[M+H-CH_2O_2-2CH_3-H_2O]^+$, 161.0585, 95.0130		诺米林[18]	+	+
47	17.974	$C_{19}H_{18}O_6$	343.1164 (0.8)		313.0678 $[M+H-2CH_3]^+$, 285.0734 $[M+H-2CH_3-CO]^+$, 153.0171 $[M+H-C_9H_8O-CO-2CH_3]^+$		3′, 4′, 7, 8-四甲氧基黄酮[19]	+	+
48	18.702	$C_{22}H_{24}O_9$	433.1475 (−0.7)		418.1235 $[M+H-CH_3]^+$, 165.0535 $[M+H-C_{10}H_{10}O_2-2CH_3-H_2O-CO]^+$		3′, 4′, 3, 5, 6, 7, 8-七甲氧基黄酮[21]	+	+
49	19.165	$C_{19}H_{22}O_4$	315.1578 (0.4)		163.0381 $[M+H-C_{10}H_8O]^+$, 107.0497 $[M+H-C_{10}H_8O-2CO]^+$		环氧橙皮油素[15]	+	+
50	19.477	$C_{20}H_{20}O_7$	373.1278 (−1.0)		343.0777 $[M+H-2CH_3]^+$, 211.0217 $[M+H-C_{10}H_{10}O_2]^+$, 135.0432 $[M+H-C_{10}H_{10}O_2-2CH_3-CO-H_2O]^+$		橘皮素[17]	+	+
51	21.984	$C_{21}H_{22}O_5$	355.1510 (−5.7)		203.0324 $[M+H-C_{10}H_{17}O]^+$, 147.0420 $[M+H-C_{10}H_{17}O-2CO]^+$		异米拉素[15]	+	+
52	22.959	$C_{11}H_6O_4$	203.0318 (−6.8)		175.0391 $[M+H-CO]^+$, 159.0430 $[M+H-CO_2]^+$, 131.0491 $[M+H-CO_2-CO]^+$, 91.0551 $[M+H-3CO-H_2O]^+$, 77.0426, 65.0428		佛手酚异构体[14]	+	+
53	28.848	$C_9H_6O_3$	163.0379 (−2.3)	161.0239 (1.3)	119.0498 $[M+H-CO_2]^+$, 107.0496 $[M+H-2CO]^+$, 91.0554 $[M+H-CO_2-CO]^+$, 77.0407, 65.0418, 51.0274	133.0315 $[M-H-CO]^-$, 117.0332 $[M-H-CO_2]^-$, 105 $[M-H-2CO]^-$	伞形花内酯#	+	+
54	28.857	$C_{19}H_{22}O_3$	299.1619 (−1.7)		163.0376 $[M+H-C_{10}H_{17}]^+$, 107.0536 $[M+H-C_{10}H_{17}-2CO]^+$		葡萄内酯[15]	+	+

注：A：枳实传统饮片；B：枳实破壁饮片；#：与对照品对照；Glc：葡萄糖；Rha：鼠李糖；“+”表示含有该化合物。

4 讨论

通过供试品在正负离子模式下的质谱信息与文献研究对比，共确证和指认54个化合物，其中32个黄酮类成分、14个香豆素类成分、3个生物碱类成分、2个挥发油类成分、2个柠檬苦素类成分和1个有机酸类成分。不同种类的化合物质谱裂解规律解析如下：

黄酮苷类成分分为双糖苷黄酮和简单取代的黄酮，其中双糖苷黄酮多以同分异构体的形式存在，以芸香柚皮苷和柚皮苷为例，解析其在正模式下裂解规律。二者一、二级离子碎片基本相同，芸香柚皮苷是柚皮苷苷元连接一分子的芦丁糖（葡萄糖与鼠李糖通过α_{1-6}缩合而成），在脱糖方式上更倾向于脱去末端的一分子鼠李糖，产生连有葡萄糖残基的苷元离子 *m/z* 419，所以 *m/z* 419 离子碎片的相对丰度大于苷元离子碎片 *m/z* 273 的相对丰度。柚皮苷则是柚皮苷苷元连接一分子的新橙皮糖（葡萄糖与鼠李糖通过α_{1-2}缩合而成），在脱糖方式上易于同时脱去双糖配基，从而得到苷元离子 *m/z* 273，所以 *m/z* 273 离子碎片的相对丰度大于 *m/z* 419 离子碎片的相对丰度。双糖苷黄酮同分异构体如圣草次苷与新北美圣草苷，橙皮苷与新橙皮苷，枸橘苷与新枸橘苷的裂解规律与此二者同理。其他如忍冬苷，双糖中的葡萄糖发生中性丢失，得到 *m/z* 457；野漆树苷双糖中的鼠李糖亦可丢失一部分，得到 *m/z* 433，芦丁同理得到 *m/z* 465。简单取代的黄酮以5－O－去甲基川陈皮素为例，甲氧基取代的位置会丢失甲基，得到 *m/z* 374，羟基取代的位置会脱去一分子水，得到 *m/z* 341，黄酮母核部分则会在C环发生RDA裂解，得到 *m/z* 197，裂解后的A环部分可丢失一分子一氧化碳，得到 *m/z* 169（也有可能丢失一分子二氧化碳，如柚皮素 *m/z* 91）。

香豆素类成分主要为简单香豆素和呋喃香豆素，二者的主要裂解方式都是失去一氧化碳或二氧化碳，直至氧原子全部失掉为止。简单香豆素以伞形花内酯为例，丢失一分子二氧化碳得到 *m/z* 119；连续丢失两分子一氧化碳得到 *m/z* 107；也可能同时丢失一分子一氧化碳和一分子二氧化碳得到 *m/z* 91，生成苄基离子 *m/z* 91 为基峰，进一步裂解产生 *m/z* 77、*m/z* 65、*m/z* 51 的碎片离子。呋喃香豆素以欧前胡素为例，在侧链取代基的位置易发生丢失，得到 *m/z* 203，再丢失一分子一氧化碳和一分子二氧化碳得到 *m/z* 131，或者连续丢失四分子一氧化碳，生成苄基离子 *m/z* 91，进一步裂解产生 *m/z* 77、*m/z* 65、*m/z* 51 的碎片离子。

生物碱类成分主要是有机胺类生物碱，因为结构中含有氮原子，易得到电子，所以在正模式下更易发生裂解，得到相应的离子碎片。以辛弗林为例，氮原子末端连接甲基或羟基，则会丢失甲基和水，得到 *m/z* 135；或者同时丢失两分子水分子与氨基侧链，得到苄基离子 *m/z* 91，进一步裂解产生 *m/z* 77、*m/z* 65、*m/z* 51 的碎片离子。

挥发油类成分主要有烯烃、芳香烃、酚与醇。以伞花素为例，六元环烯烃结构稳定，所以易丢失侧链，得到 *m/z* 91，而 *m/z* 77、*m/z* 65、*m/z* 51 碎片离子的出现，推测是形成苄基离子后，再进一步裂解产生。

结果表明，枳实传统饮片与破壁饮片同时含有这 54 个化合物，表明枳实破壁饮片完整地保留了传统饮片的化学成分，破壁粉碎技术不会改变其化学成分的组成。但破壁技术是否会改变化学成分的含量，尚待进一步研究确认。

参考文献

[1] 国家药典委员会. 中华人民共和国药典 [M]. 一部. 北京: 中国医药科技出版社, 2015: 247.

[2] 成金乐，赖智填，彭丽华. 中药破壁饮片研究 [J]. 世界科学技术 - 中医药现代化，2014，16 (2): 254 - 262.

[3] 邓雯，谢果，杨泽锐，等. 中药破壁饮片安全性研究进展及思考 [J]. 中国现代中药，2015，17 (12): 1340 - 1344.

[4] ZHAO Y, CHANG Y S, CHEN P. Differentiation of Aurantii Fructus Immaturus from Poniciri Trifoliatae Fructus *Immaturus* using flow-injection mass spectrometric (FIMS) metabolic fingerprinting method combined with chemometrics [J]. J Pharm Biomed Anal, 2015, 107: 251 - 257.

[5] 马微，马强，朱明达，等. 超高效液相色谱 - 串联质谱测定减肥保健食品中辛弗林及其电喷雾质谱裂解途径研究 [J]. 分析科学学报，2010，26 (6): 636 - 640.

[6] 李泮霖，李楚源，刘孟华，等. 基于 UFLC-Triple-Q-TOF-MS/MS 技术的金银花、山银花化学成分比较 [J]. 中南药学，2016，14 (4): 363 - 369.

[7] YANG Y. Identification of the chemical compositions of Ponkan peel by ultra performance liquid chromatography coupled with quadrupole time-of-flight mass spectrometry [J]. Anal methods, 2015, 8 (4): 893 - 903.

[8] SHI P, HE Q, SONG Y, et al. Characterization and identification of isomeric flavonoid O-diglycosides from genus Citrus in negative electrospray ionization by ion trap mass spectrometry and time-of-flight mass, spectrometry [J]. Anal Chim Acta, 2007, 598 (1): 110 - 118.

[9] FABRE N, RUSTAN I, DE HOFFMANN E, et al. Determination of flavone, flavonol, and flavanone aglycones by negative ion liquid chromatography electrospray ion trap mass spectrometry [J]. J Am Soc Mass Spectrom, 2001, 12 (6): 707 - 715.

[10] CUYCKENS F, ROZENBERG R, DE HOFFMANN E, et al. Structure characterization of flavonoid O-diglycosides by positive and negative nano-electrospray ionization ion

trap mass spectrometry [J]. J Mass Spectrom, 2001, 36 (11): 1203-1210.
[11] 彭维，吴万征，邹威，等. 原创中药红珠胶囊基于 RRLC-ESI-MS/MS 技术的化学成分分析 [J]. 中山大学学报 (自然科学版), 2014, 53 (4): 119-122.
[12] DURAND-HULAK M, DUGRAND A, DUVAL T, et al. Mapping the genetic and tissular diversity of 64 phenolic compounds in *Citrus* species using a UPLC-MS approach [J]. Ann Bot, 2015, 115 (5): 861-877.
[13] 刘群娣，谢春燕，闫李丽，等. 化橘红化学成分的 HPLC-DAD-MS/MS 分析 [J]. 世界科学技术-中医药现代化, 2011, 13 (5): 864-867.
[14] 刘国强，董静，王弘. 电喷雾离子阱飞行时间质谱对呋喃香豆素同分异构体的鉴别 [C]. 广州：中国药学杂志岛津杯第九届全国药物分析大会论文集, 2009: 133.
[15] 丛浦珠、李笋玉. 天然有机质谱学 [M]. 北京：中国医药科技出版社, 2003: 763-766.
[16] LIU W Y, ZHOU C, YAN C M, et al. Characterization and simultaneous quantification of multiple constituents in *Aurantii Fructus Immaturus* extracts by HPLC-DAD-ESI-MS/MS [J]. Chin J Nat Med, 2012, 10 (6): 456-463.
[17] WANG D, WANG J, HUANG X, et al. Identification of polymethoxylated flavones from green tangerine peel (*Pericarpium Citri Reticulatae Viride*) by chromatographic and spectroscopic techniques [J]. J Pharm Biomed Anal, 2007, 44 (1): 63-69.
[18] 孙健，温庆辉，马琰岩，等. 高效液相色谱串联质谱分析吴茱萸水煎液的化学成分 [J]. 中国药物警戒, 2014, 11 (3): 154-157.
[19] MONICA S, LEONARDO S, PASQUALINO T, et al. HPLC-PDA/ESI-MS/MS detection of polymethoxylated flavones in highly degraded citrus juice: a quality control case study [J]. Eur Food Res Tech, 2011, 232 (2): 275-280.
[20] BARRECA D, BISIGNANO C, GINESTRA G, et al. Polymethoxylated, C-and O-glycosyl flavonoids in tangelo (*Citrus reticulata × Citrus paradisi*) juice and their influence on antioxidant properties [J]. Food Chem, 2013, 141 (2): 1481-1488.
[21] ZHANG J Y, LU J Q, GAO X Y, et al. Characterization of thirty-nine polymethoxylated flavonoids (PMFs) in the branches of *Murraya paniculata* by HPLC-DAD-ESI-MS/ MS [J]. Chin J Nat Med, 2013, 11 (1): 63-70.

[作者：郑玉莹、庞文静、白杨、邓雯、成金乐、吴忠、彭维、苏薇薇，原文发表于《中南药学》, 2018 年第 16 卷第 4 期，第 443-450 页]

五、金银花的研究

红腺忍冬的质量研究

［摘要］采用薄层色谱法对红腺忍冬进行了定性鉴别；用高效液相色谱法同时测定绿原酸和咖啡酸的含量，色谱柱为 Dikma PLATISIL ODS（250 mm × 4.6 mm，5 μm），流动相为乙腈 -0.4% 磷酸溶液（pH≈2.5）（12∶88），检测波长为 327 nm。结果显示绿原酸加样回收率为 99.6%、*RSD* 为 2.16%，咖啡酸加样回收率为 101.1%、*RSD* 为 3.26%。该方法可用于红腺忍冬药材的质量控制。

红腺忍冬为忍冬科植物 *Lonicera hypoglauca* Miq. 的干燥花蕾或带初开的花，收载于《中华人民共和国药典》2005 年版一部[1]，具有清热解毒、凉散风热的作用，用于治疗痈肿疔疮、喉痹、丹毒、热毒血痢、风热感冒、温热发病等病症[1]。笔者对红腺忍冬的质量进行了深入研究，采用薄层色谱法进行定性鉴别，采用高效液相色谱法同时测定绿原酸、咖啡酸的含量，现综述如下。

1　仪器与试药

Dionex P680 型高效液相色谱仪（美国戴安公司，四元梯度泵、自动进样器、PDA－100 检测器及 Chromeleon 工作站）；BP211D 电子分析天平（瑞士沙多利斯公司）；T660/H 超声波清洗器（美国埃玛公司）。

10 批红腺忍冬均产于湖南隆回，由广州白云山和记黄埔中药有限公司提供，经中国科学院华南植物园华南植物鉴定中心叶华谷研究员鉴定为忍冬科植物红腺忍冬 *Lonicera hypoglauca* Miq.的干燥花蕾或带初开的花。绿原酸对照品（中国药品生物制品检定所提供，批号：110753－200413）；咖啡酸对照品（中国药品生物制品检定所提供，批号：110885－200102）。乙腈为色谱纯，水为超纯水，甲醇、甲酸均为分析纯。

2 方法与结果

2.1 薄层色谱鉴别

取红腺忍冬药材粉末 0.2 g，加甲醇 5 mL，放置 12 h，滤过，滤液作为供试品溶液。取绿原酸、咖啡酸对照品，加甲醇制成每 1 mL 各含 1 mg 的溶液，作为混合对照品溶液。照薄层色谱法（《中华人民共和国药典》2005 年版一部附录ⅥB）试验，吸取供试品溶液、对照品溶液各 5 μL，分别点于同一以羧甲基纤维素钠为黏合剂的硅胶 H 薄层板上，以乙酸丁酯 - 甲酸 - 水（体积比为 7 ∶ 2.5 ∶ 2.5）的上层溶液为展开剂，展开，取出，晾干，置紫外光灯（365 nm）下检视。结果表明：10 批红腺忍冬供试品色谱中，在与绿原酸、咖啡酸对照品色谱相应的位置上，显示相同的蓝色荧光斑点（图 1）。

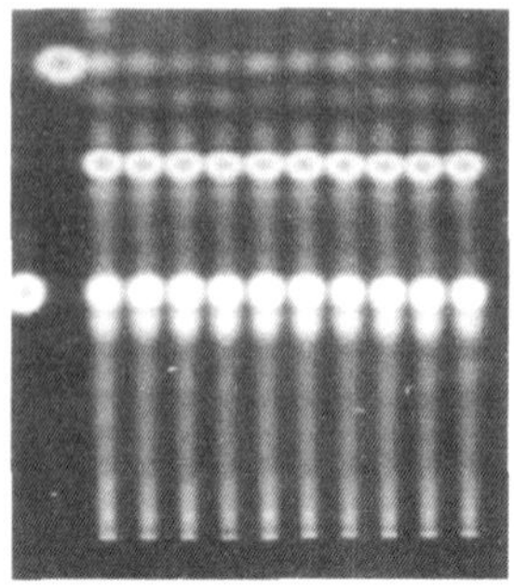

图 1 红腺忍冬薄层色谱

1：绿原酸；2：咖啡酸；3～12：红腺忍冬药材供试品。

2.2 HPLC 法同时测定红腺忍冬中绿原酸和咖啡酸的含量

2.2.1 色谱条件 色谱柱：Dikma PLATISIL ODS C_{18}（250 mm × 4.6 mm，5 μm），流动相：乙腈 - 0.4% 磷酸溶液（pH ≈ 2.5）（体积比 12 ∶ 88），流速 1.0 mL/min，检测波长为 327 nm，柱温：30 ℃。

2.2.2 对照品溶液的制备 精密称取减压干燥至恒质量的绿原酸和咖啡酸对照品适量，置棕色瓶中，加入 50% 甲醇溶液制成每 1 mL 含绿原酸 42.4 μg、咖啡酸 9.28 μg 的溶液。

2.2.3 供试品溶液的制备 取红腺忍冬药材粉末（过四号筛）0.5 g，精密称定，置具塞锥形瓶中，精密加入 50% 甲醇 50 mL，称定质量，超声处理（功率 250 W，频率 35 kHz）30 min，放冷，再称定重量，用 50% 甲醇补足减失的质量，摇匀，滤过，精密量取续滤液 5 mL，置 25 mL 棕色量瓶中，加 50% 甲醇至刻度，摇匀，即得。

2.2.4 线性及线性范围 取上述对照品溶液，按“2.2.1 节”色谱条件，分别进样 0.5 μL、5 μL、10 μL、15 μL、20 μL，以峰面积积分值 A 对对照品的进样量 C（μg）进行回归分析，得咖啡酸线性回归方程：$A = 0.02598C + 0.00176$，相关系数 $r = 0.9999$；绿原酸线性回归方程：$A = 0.01845C + 0.000843$，相关系数 $r = 0.9999$。结果表明：绿原酸量在 0.0212 ～ 0.8480 μg 范围内与峰面积线性关系良好；咖啡酸量在 0.00464 ～ 0.18560 μg 范围内与峰面积线性关系良好。

2.2.5 精密度试验 精密吸取咖啡酸、绿原酸对照品混合溶液 10 μL，连续进样 6 次，测定峰面积，测得咖啡酸、绿原酸峰面积的 *RSD* 分别为 0.86%、0.51%，表明该法精密度好。

2.2.6 稳定性试验 取供试品溶液于室温下分别放置 0 h、3 h、6 h、12 h、24 h、48 h 后，分别进样 10 μL，测定峰面积，计算绿原酸、咖啡酸峰面积的 *RSD* 分别为 1.33%、0.53%，表明稳定性好。

2.2.7 重现性试验 精密称取同一批号（0707005）的样品粉末 6 份，分别按供试品溶液制备方法平行操作，精密吸取供试品溶液各 10 μL，分别注入液相色谱仪，测定峰面积，计算含量。绿原酸、咖啡酸平均含量分别为 3.10%、0.18%，*RSD* 分别为 1.65%、2.31%（$n=6$），表明方法重现性好。

2.2.8 加样回收试验 精密称取已测知绿原酸、咖啡酸含量的样品适量，分别精密加入一定量的对照品，按供试品溶液的制备及色谱条件操作，计算加样回收率，结果咖啡酸、绿原酸的平均回收率分别为 99.6% 及 101.1%（$n=6$），*RSD* 分别为 2.16% 及 3.26%（$n=6$）。

2.2.9 样品测定 分别精密吸取对照品溶液和供试品溶液各 10 μL，注入液相色谱仪，记录峰面积，以外标一点法计算绿原酸及咖啡酸的含量。结果见图 2、表 1。

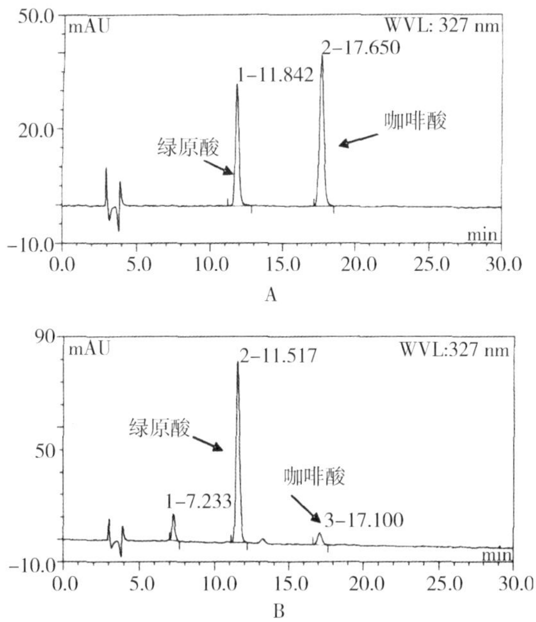

图 2 混合对照品（A）及红腺忍冬（B）高效液相色谱

表1 红腺忍冬中绿原酸及咖啡酸的含量

样品批号	绿原酸/%	咖啡酸/%
0706001	2.41	0.16
0707002	3.14	0.11
0707003	3.30	0.21
0707004	3.02	0.22
0707005	3.10	0.18
0707006	3.47	0.20
0707007	3.48	0.13
0707008	3.86	0.10
0707009	3.17	0.14
0707010	3.25	0.16

3 讨论

有关红腺忍冬的成分分析，文献综述如下：邓玲姣等[2]采用紫外分光光度法测定红腺忍冬花蕾、茎及叶中绿原酸含量，分别为3.36%、1.99%及6.55%；辛宁等[3]采用高效液相色谱法测定广西红腺忍冬中绿原酸含量，分别为2.54%～5.37%。本文采用HPLC法同时测定红腺忍冬中绿原酸和咖啡酸的含量，这在国内尚属首次文献报道。

本研究采用薄层色谱法对红腺忍冬进行定性鉴别，采用高效液相色谱法同时测定10批红腺忍冬中绿原酸和咖啡酸的含量，能客观地评价红腺忍冬药材的质量。

参考文献

[1] 国家药典委员会. 中华人民共和国药典［M］. 一部. 北京：化学工业出版社，2005：21.

[2] 邓玲姣，周晓舟，黄素梅，等，忻城县金银花及其茎、叶中绿原酸含量测定［J］. 广西农学报，2007，22（5）：34－36.

[3] 辛宁，王柳萍，张守平，等. HPLC法测定广西红腺忍冬中绿原酸含量［J］. 药物分析杂志，2009，29（5）：849－851.

［作者：彭维、黄琳、关倩怡、林青、梁峰、苏薇薇，原文发表于《中山大学学报（自然科学版）》，2010年第49卷第6期，第142－144页］

基于 UFLC-Triple-Q-TOF-MS/MS 技术的金银花、山银花化学成分比较

[**摘要**] **目的**：采用超快速高效液相色谱串联四级飞行时间质谱，对金银花、山银花的整体化学成分进行鉴别，并比较不同品种间化学成分的差异。**方法**：采用 Phenomenex C_{18}色谱柱（2.1 mm × 100 mm，2.6 μm），以含 0.1% 甲酸的乙腈和 0.1% 甲酸溶液为流动相梯度洗脱，流速为 0.3 mL/min；采用配有 ESI 电喷雾源的高分辨三重四极杆飞行时间质谱，分别在正、负离子模式下进行检测。**结果**：根据正负模式下获得的一级和二级质谱数据，通过对照品对照、准确分子量、裂解碎片及文献，在所有样品中共确证和指证了 59 个化合物，包括 5 种生物碱类、14 种有机酸类及其衍生物、13 种黄酮类、12 种环烯醚萜苷类和 15 种皂苷类化合物。其中 24 种化合物在品种之间有差异：山银花中含较多的有机酸和皂苷类成分，而金银花中环烯醚萜及黄酮种类较丰富。山银花的 4 个品种之间，华南忍冬、红腺忍冬和灰毡毛忍冬成分较为相似，而黄褐毛忍冬则有别于其他。**结论**：本实验系统研究了金银花、山银花的化学成分，为其品种鉴定及质量控制提供了依据。

在《中国药典》1977—2000 年版中，山银花和金银花共同收录在金银花项下；2005 年版《中国药典》将其分列为金银花和山银花两项[1]；2015 年版《中国药典》中，金银花有单一来源，忍冬科植物忍冬；而山银花有 4 种植物来源，忍冬科植物灰毡毛忍冬、红腺忍冬、华南忍冬和黄褐毛忍冬[2]。由于植物种属接近、药材外观形态相似、药典记载的功能主治也相同，金银花与山银花的质量标准分列及相互替代性等方面一直存在争议。

中药的化学成分是中药发挥药效作用的物质基础。近年来，仪器分析技术的发展，使得中药的全化学成分分析成为可能[3]。本研究采用超快速高效液相色谱串联四级飞行时间质谱（UFLC-Triple-Q-TOF-MS/MS）技术，对金银花以及不同品种山银花的化学成分进行了在线分离、鉴定，全面系统地阐明其化学物质基础，并对不同品种药材间的成分差异进行比较分析。本研究为金银花、山银花的品种鉴定及质量控制提供了依据。

1 仪器与试药

超快速高效液相色谱仪（二元泵 LC-20AD-XR，自动进样器 SIL-20AD-XR，柱温箱 CTO-20A，日本 SHIMADZU 公司）；四极杆－飞行时间质谱仪（Triple Q-TOF 5600^{+}，美国 AB SCIEX 公司）；超纯水系统（美国 Millipore 公司）；微量移液器（德国 Eppendorf 公司）。

对照品精氨酸（批号：140685－201305）、缬氨酸（批号：140681－201202）、酪氨酸（批号：140609－201212）、亮氨酸（批号：140687－201102）、苯丙氨酸（批号：140676－200405）、咖啡酸（批号：110885－200102）、绿原酸（批号：110753－200413）、马钱苷酸（批号：111865－201102）、獐牙菜苦苷（批号：0785－200203）、马钱苷（批号：111640－201005）、芦丁（批号：100080－200707）、槲皮素－3－O－葡萄糖苷（批号：111854－201202）、木犀草苷（批号：111720－201307）、木犀草素（批号：111520－200504）、灰毡毛忍冬皂苷乙（批号：111814－201102）、川续断皂苷乙（批号：111813－201202）、木通皂苷 D（批号：111685－201304）、常春藤皂苷元（批号：111733－201205），中国食品药品检定研究院提供，均为供含量测定用。乙腈（色谱纯，美国 Fisher Scientific 公司）；甲酸（色谱纯，Sigma 公司）。

金银花药材 3 批，由广州白云山和记黄埔中药有限公司提供，经廖文波教授鉴定为忍冬科植物忍冬 *Lonicera japonica* Thunb. 。

4 个品种的山银花药材各 3 批，由广州白云山和记黄埔中药有限公司提供，经廖文波教授鉴定，分别为忍冬科植物灰毡毛忍冬 *L. macranthoides* Hand. -Mazz. 、红腺忍冬 *L. hypoglauca* Miq. 、华南忍冬 *L. confusa* DC. 、黄褐毛忍冬 *L. fulvotomentosa* Hsuet S. C. Cheng。

2 方法与结果

2.1 溶液的制备

取各药材粉末约 1.0 g，精密称定，置具塞锥形瓶中，加 50% 甲醇 25 mL，密塞，超声处理 30 min，滤过，重复提取 1 次，合并滤液，置 50 mL 量瓶中，加 50% 甲醇至刻度，摇匀，用 0.22 μm 微孔滤膜滤过，取续滤液，作为供试品溶液。

取各对照品适量，加甲醇制成各成分浓度约为 0.1 μg/mL 的混合对照品溶液。

2.2 分析条件

色谱条件：色谱柱：Phenomenex C_{18}（2.1 mm × 100 mm，2.6 μm）；柱温：

30 ℃；流动相：以含 0.1% 甲酸的乙腈为流动相 A，以 0.1% 甲酸溶液为流动相 B，梯度洗脱程序为：0 ～ 20 min，2% ～ 45% A；20 ～ 25 min，45% ～ 95% A；流速：0.3 mL/min；进样量：2 μL。

质谱条件：ESI 电喷雾源，喷雾电压 5500 V，载气 55 psi，离子源温度 550 ℃，气帘气 35 psi，碰撞器压力 10 psi，入口电位 60 V，扫描范围 *m/z* 100 ～ 1500，分别采用正、负离子模式进行检测。

2.3　化学成分鉴定

分别在正负模式下，同时进行一级和二级扫描。各样品正、负模式总离子流图见图 1 和图 2。通过对照品对照、准确分子量和裂解碎片，在所有样品中共确证和指证了 59 个化合物（见表 1）[4-18]，其中包括 5 种生物碱类、14 种有机酸类及其衍生物、13 种黄酮类、12 种环烯醚萜苷类和 15 种皂苷类化合物。

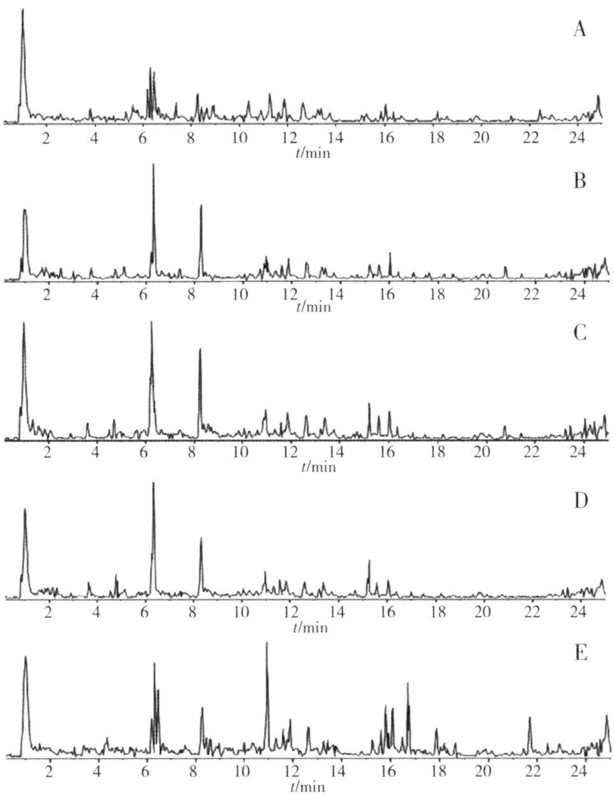

图 1　各样品正模式总离子流图

A：金银花（忍冬）；B：山银花（灰毡毛忍冬）；C：山银花（红腺忍冬）；D：山银花（华南忍冬）；E：山银花（黄褐毛忍冬）。

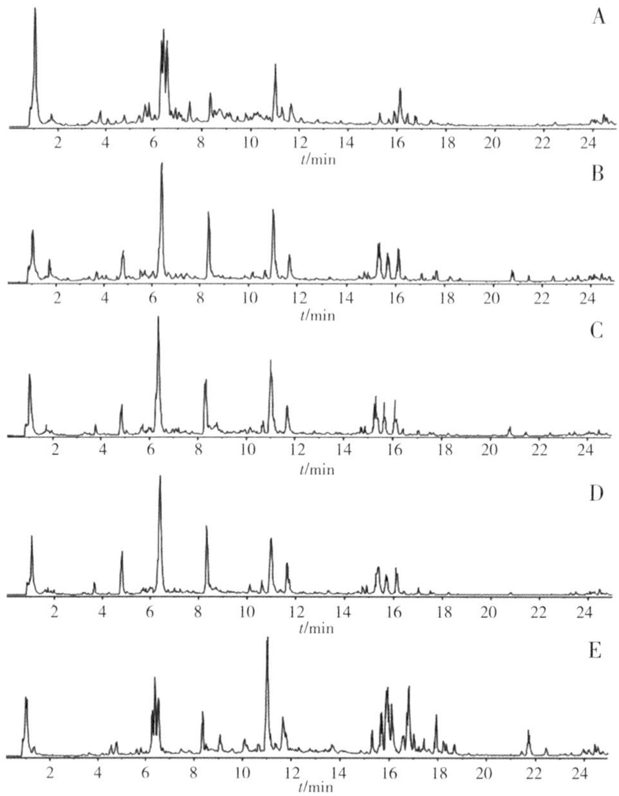

图2　各样品负模式总离子流图

A：金银花（忍冬）；B：山银花（灰毡毛忍冬）；C：山银花（红腺忍冬）；D：山银花（华南忍冬）；E：山银花（黄褐毛忍冬）。

表1　化学成分鉴定

No.	t_R/min	分子式	$[M+H]^+$/10^{-6}	$[M-H]^-$/10^{-6}	主要裂解碎片		化合物	归属				
					正模式	负模式		A	B	C	D	E
1	0.94	$C_6H_{14}N_4O_2$	175.1190 (0.3)		158.0919$[M+H-NH_3]^+$, 130.0985$[M+H-NH_3-CO]^+$, 116.0707, 70.0676, 60.0583		精氨酸*	+	+	+	+	-
2	0.99	$C_5H_{11}NO_2$	118.0862 (−0.7)		59.0756$[M+H-NH_3-C_3H_6]^+$, 58.0685$[M+H-C_2H_4O_2]^+$		缬氨酸*	+	+	+	+	+
3	1.54	$C_9H_{11}NO_3$	182.0811 (−0.5)	180.0669 (1.5)	165.0546$[M+H-NH_3]^+$, 147.0428$[M+H-NH_3-H_2O]^+$, 136.0754$[M+HHCOOH]^+$, 123.0429, 107.0492, 95.0490, 91.0551, 77.0396, 65.0413	163.0404$[M-H-NH_3]^-$, 119.0495$[M-H-NH_3-CO_2]^-$, 93.0352$[M-H-NH_3-CO_2-C_2H_2]^-$, 74.0229, 72.0099	酪氨酸*	+	+	+	+	+
4	2.02	$C_6H_{13}NO_2$	132.1020 (0.9)		86.0993$[M+H-HCOOH]^+$, 69.0733$[M+H-HCOOH-NH_3]^+$		异亮氨酸*	+	+	+	+	-

续上表

No.	t_R/min	分子式	$[M+H]^+$/10^{-6}	$[M-H]^-$/10^{-6}	主要裂解碎片 正模式	主要裂解碎片 负模式	化合物	归属 A B C D E
5	2.18	$C_9H_8O_4$	181.0494 (-0.5)	179.0359 (4.9)	163.0380$[M+H-H_2O]^+$, 145.0279$[M+H-2H_2O]^+$, 135.0436$[M+H-HCOOH]^+$, 117.0329$[M+H-HCOOH-H_2O]^+$, 89.0397, 63.0253	135.0451$[M-H-CO_2]^-$	咖啡酸*	+ + + + +
6	3.23	$C_9H_{11}NO_2$	166.0863 (0.5)		120.0808$[M+H-HCOOH]^+$, 103.0552$[M+H-HCOOH-NH_3]^+$, 77.0410$[M+H-HCOOH-NH_3-C_2H_2]^+$, 51.0257		苯丙氨酸*	+ + + + -
7	4.77	$C_{16}H_{18}O_9$	355.1027 (0.8)	353.0885 (2.0)	163.0385$[M+H-QA]^+$, 145.0282$[M+H-QA-H_2O]^+$, 135.0432$[M+H-QA-CO]^+$, 117.0330$[M+H-QA-CO-H_2O]^+$	191.0548$[QA-H]^-$, 179.0338$[CA-H]^-$, 135.0442$[CA-H-H_2O-C_2H_2]^-$	5-O-咖啡酰奎宁酸[4]	+ + + + +
8	5.15	$C_{16}H_{24}O_{10}$	377.1439 (-0.8)	375.1310 (3.4)		213.0767$[M-H-Glc]^-$, 169.0871$[M-H-Glc-CO_2]^-$, 151.0761$[M-H-Glc-CO_2-H_2O]^-$, 59.0167	8-表马钱酸[4]	+ + + + +
9	5.40	$C_{16}H_{22}O_{10}$	375.1287 (0.3)	373.1155 (4.0)		211.0627$[M-H-Glc]^-$, 167.0720$[M-H-Glc-CO_2]^-$, 149.0611$[M-H-Glc-CO_2-H_2O]^-$, 123.0455, 59.0165	断马钱子酸[4]	+ + + + +
10	5.60	$C_{16}H_{24}O_{10}$	377.1445 (0.7)	375.1301 (1.2)	215.0898$[M+H-Glc]^+$, 179.07047$[M+H-Glc-2H_2O]^+$, 151.0742$[M+H-Glc-2H_2O-CO]^+$, 123.0771$[M+H-Glc-2H_2O-2CO]^+$	213.0783$[M-H-Glc]^-$, 169.0871$[M-H-Glc-CO_2]^-$, 151.0766$[M-H-Glc-CO_2--H_2O]^-$, 95.0511, 69.0369	马钱苷酸*	+ + + + +
11	5.71	$C_{17}H_{24}O_{11}$	405.1393 (0.4)		243.0843$[M+H-Glc]^+$, 211.0598$[M+HGlc-CH_3OH]^+$, 193.0483$[M+H-Glc-CH_3OH-H_2O]^+$, 167.0318, 151.0381, 123.0443		Secologanoside-7-methylester[4]	+ + + + -
12	6.02	$C_{16}H_{24}O_{10}$	377.1446 (0.9)	375.1303 (1.6)	215.0921$[M+H-Glc]^+$, 179.0705$[M+H-Glc-2H_2O]^+$, 153.0531$[M+H-Glc-2H_2O-C_2H_2]^+$, 127.0375$[M+H-Glc-2H_2O-2C_2H_2]^+$, 111.0814, 85.0318	195.0666$[M-H-Glc-H_2O]^-$, 151.0769$[M-H-Glc-H_2O-CO_2]^-$, 89.0250, 69.0365	马钱苷酸异构体[4]	+ + + + +
13	6.36	$C_{16}H_{18}O_9$	355.1028 (1.1)	353.0880 (0.5)	163.0385$[M+H-QA]^+$, 145.0280$[M+H-QA-H_2O]^+$, 135.0437$[M+H-QA-CO]^+$, 117.0334$[M+H-QA-CO-H_2O]^+$	191.0555$[QA-H]^-$	绿原酸*	+ + + + +
14	6.53	$C_{16}H_{22}O_{10}$	375.1287 (0.5)	373.1137 (-0.7)	213.0759$[M+H-Glc]^+$, 195.0653$[M+HGlc-H_2O]^+$, 151.0392$[M+H-Glc-H_2OCO_2]^+$, 107.0498, 95.0502	193.0516$[M-H-Glc-H_2O]^-$, 149.0617$[M-H-Glc-H_2O-CO_2]^-$, 119.0363, 97.0310, 89.0262	獐牙菜苦苷*	+ + + + +
15	7.22	$C_{16}H_{18}O_9$	355.1027 (1.0)	353.0876 (-0.6)	163.0383$[M+H-QA]^+$, 145.0283$[M+HQA-H_2O]^+$, 135.0425$[M+H-QA-CO]^+$, 117.0336$[M+H-QA-CO-H_2O]^+$	191.0546$[QA-H]^-$	4-O-咖啡酰奎宁酸[4]	+ + + + +
16	7.45	$C_{16}H_{22}O_9$	359.1340 (0.8)		197.0808$[M+H-Glc]^+$, 179.0705$[M+HGlc-H_2O]^+$, 151.0752$[M+H-Glc-H_2OCO]^+$, 127.0392, 111.0810		獐牙菜苷[4]	+ + + + +

续上表

No.	t_R/min	分子式	$[M+H]^+$/10^{-6}	$[M-H]^-$/10^{-6}	主要裂解碎片		化合物	归属
					正模式	负模式		A B C D E
17	7.47	$C_{17}H_{26}O_{10}$		389.1496 (−1.4)		435.1491 $[M-H+HCOOH]^-$, 227.0912 $[M-H-Glc]^-$, 101.0237	马钱苷*	+ + + + +
18	7.79	$C_{16}H_{18}O_8$	339.1075 (0.2)	337.0931 (0.6)	321.0980 $[M+H-H_2O]^+$, 147.0432 $[M+HQA]^+$, 119.0484 $[M+H-QA-CO]^+$, 91.0558	191.0560 $[QA-H]^-$, 163.0390 $[QA-HCO]^-$, 119.0483, 93.0341	5-对香豆酰奎宁酸[5]	+ + + + +
19	8.31	$C_{17}H_{24}O_{11}$	405.1395 (0.8)	403.1258 (2.9)	243.0853 $[M+H-Glc]^+$, 225.0752 $[M+HGlc-H_2O]^+$, 193.0490 $[M+H-Glc-CH_3OH-H_2O]^+$, 151.0379, 95.0506	371.1010 $[M-H-CH_3OH]^-$, 23.0628 $[MH-Glc-H_2O]^-$, 179.0591 $[M-H-Glc-H_2O-CO_2]^-$, 121.0310, 59.0169	断氧化马钱子苷[13]	+ + + + +
20	8.45	$C_{17}H_{20}O_9$	369.1184 (0.9)	367.1026 (−2.3)	177.0539 $[M+H-QA]^+$, 145.0279 $[M+HQA-CH_3OH]^+$, 117.0337 $[M+H-QA-COCH_3OH]^+$	191.0575 $[QA-H]^-$, 173.0648 $[QA-HH_2O]^-$, 134.0387, 93.0365	3-O-阿魏酰基奎宁酸[5]	+ + + + +
21	8.60	$C_{17}H_{24}O_{10}$	389.1446 (0.5)		227.0914 $[M+H-Glc]^+$, 209.0786 $[M+HGlc-H_2O]^+$, 177.0532 $[M+H-Glc-CH_3OH-H_2O]^+$, 151.0387, 107.0527		断马钱子苷半缩醛内酯[14]	+ + + + +
22	9.05	$C_{27}H_{30}O_{16}$	611.1607 (0.1)	609.1392 (−11.3)	449.1104 $[M+H-Glc]^+$, 287.0574 $[M+H-2Glc]^+$	285.0400 $[M-H-2Glc]^-$, 191.0528	芦丁异构体[9]	+ − − − +
23	9.06	$C_{17}H_{20}O_9$	369.1184 (1.0)	367.1029 (−1.5)	351.1048 $[M+H-H_2O]^+$, 177.0526 $[M+H-QA]^+$, 163.0387 $[M+HC_7H_{14}O_6]^+$, 145.0406 $[M+H-QACH_3OH]^+$, 135.0407	191.0551 $[QA-H]^-$, 179.0342 $[CAH]^-$, 161.0237 $[CA-H-H_2O]^-$, 135.0448 $[CA-H-C_2H_4O]^-$	3-O-咖啡酰奎宁酸甲酯[6]	− + + + −
24	9.79	$C_{27}H_{30}O_{16}$	611.1612 (0.8)	609.1465 (0.6)	465.1029 $[M+H-Rha]^+$, 303.0503 $[M+H-Rha-Glc]^+$	301.0371 $[M-H-Rha-Glc]^-$, 300.0287, 271.0262	芦丁*	+ + + + +
25	9.95	$C_{27}H_{30}O_{15}$	595.1657 (−0.1)	593.1502 (−1.7)	449.1081 $[M+H-Rha]^+$, 287.0555 $[M+H-Rha-Glc]^+$	285.0418 $[M-H-Rha-Glc]^-$	木犀草素-7-O-芸香糖苷[10]	+ − − − +
28	10.28	$C_{27}H_{30}O_{15}$	595.1660 (0.4)	593.1491 (−3.6)	287.0558 $[M+H-Rha-Glc]^+$	285.0399 $[M-H-Rha-Glc]^-$	忍冬苷[11]	+ + + + +
29	10.41	$C_{27}H_{30}O_{16}$	611.1610 (0.6)	609.1449 (−2.0)	479.1189 $[M+H-C_5H_8O_4]^+$, 317.0649 $[M+H-C_5H_8O_4-Glc]^+$	315.0506 $[M-H-C_5H_8O_4-Glc]^-$, 299.0171, 271.0255	芦丁异构体[9]	− + + + −
30	10.62	$C_{25}H_{24}O_{12}$	517.1345 (0.8)	515.1185 (−1.9)	499.1260 $[M+H-H_2O]^+$, 337.0938 $[M+H-CA]^+$, 163.0391 $[M+H-QA-C_9H_6O_3]^+$, 145.0276 $[M+H-QA-CA]^+$	353.0880 $[M-H-C_9H_6O_3]^-$, 335.0748 $[MH-CA]^-$, 191.0554 $[QA-H]^-$, 179.0348 $[CA-H]^-$, 135.0444 $[CA-HH_2O-C_2H_2]^-$	3,5-O-二咖啡酰奎宁酸[7]	+ + + + +
31	10.77	$C_{27}H_{30}O_{15}$	595.1658 (0.1)	593.1516 (0.7)	449.1063 $[M+H-Rha]^+$, 287.0551 $[M+HRha-Glc]^+$	285.0433 $[M-H-Rha-Glc]^-$	山柰酚-3-O-芸香糖苷[10]	+ + + + −
32	10.95	$C_{25}H_{24}O_{12}$	517.1344 (0.7)	515.1188 (−1.3)	499.1244 $[M+H-H_2O]^+$, 319.0796 $[M+HH_2O-CA]^+$, 163.0393 $[M+H-QAC_9H_6O_3]^+$, 145.0284 $[M+H-QA-CA]^+$	353.0882 $[M-H-C_9H_6O_3]^-$, 191.0561 $[QA-H]^-$, 179.0348 $[CA-H]^-$, 135.0455	1,5-O-二咖啡酰奎宁酸/4, 5-O-二咖啡酰奎宁酸/1, 4-O-二咖啡酰奎宁酸[4]	+ + + + +
33	11.28	$C_{34}H_{46}O_{19}$	759.2709 (0.4)	757.2531 (−1.3)		595.2085 $[M-H-Glc]^-$, 577.1957 $[M-HGlc-H_2O]^-$, 525.1633 $[M-H-Glc-H_2OC_4H_4]^-$, 493.1714, 179.0547	Centauroside[13]	+ − − − −
34	11.30	$C_{27}H_{30}O_{14}$	579.1707 (−0.2)	577.1541 (−3.7)	433.1167 $[M+H-Rha]^+$, 271.0608 $[M+H-Rha-Glc]^+$	269.0477 $[M-H-Rha-Glc]^-$	芹菜素-7-O-芸香糖苷[5]	+ + + + +

续上表

No.	t_R/min	分子式	$[M+H]^+$/10^{-6}	$[M-H]^-$/10^{-6}	主要裂解碎片 正模式	主要裂解碎片 负模式	化合物	归属 A B C D E
35	11.37	$C_{22}H_{22}O_{12}$	479.1188 (0.8)	477.1034 (−0.9)	317.0680$[M+H-Glc]^+$		异鼠李素-3-O-葡萄糖苷[12]	+ + + + −
36	11.64	$C_{25}H_{24}O_{12}$	517.1346 (1.1)	515.1190 (−1.1)	499.1231$[M+H-H_2O]^+$, 337.0912$[M+HCA]^+$, 163.0381$[M+H-QA-C_9H_6O_3]^+$, 145.0278$[M+H-QA-CA]^+$	353.0875$[M-H-C_9H_6O_3]^-$, 191.0563$[QA-H]^-$, 179.0348$[CA-H]^-$, 135.0454$[CA-H-H_2O-C_2H_2]^-$	1,5-O-二咖啡酰奎宁酸/4,5-O-二咖啡酰奎宁酸/1,4-O-二咖啡酰奎宁酸[4]	+ + + + +
37	11.64	$C_{28}H_{32}O_{15}$	609.1817 (0.6)	607.1611 (−9.4)	463.1292$[M+H-Rha]^+$, 301.0713$[M+H-Rha-Glc]^+$, 286.0468	299.0528$[M-H-Rha-Glc]^-$	金圣草素-7-O-新橙皮糖苷[12]	+ + + + −
38	11.78	$C_{34}H_{46}O_{19}$	759.2713 (0.9)	757.2496 (−8.5)		595.2075$[M-H-Glc]^-$, 525.1630$[M-HGlc-H_2O-C_4H_4]^-$, 493.1741$[M-H-Glc-H_2O-C_4H_4-CH_4O]^-$, 179.0583, 89.0269	(*E*)-aldosecolo-ganin[15]	+ − − − −
39	11.80	$C_{23}H_{24}O_{12}$	493.1344 (0.8)	491.1141 (−10.9)	331.0811$[M+H-Glc]^+$, 315.0488	461.0732$[M-H-CH_2O]^-$, 313.0357	苜蓿素-7-O-葡萄糖苷[9]	− + + + −
40	12.28	$C_{25}H_{24}O_{11}$	501.1387 (−0.8)	499.1245 (−0.3)	483.1246$[M+H-H_2O]^+$, 337.0996$[M+HPA]^+$, 321.0931$[M+H-CA]^+$, 147.0412$[M+H-QA-C_9H_6O_3]^+$, 145.0312	353.0892$[M-H-C_9H_6O_2]^-$, 337.0924[MH−C9H6O3]$^-$, 191.0562$[QA-H]^-$, 179.0345$[CA-H]^-$, 135.0347	对香豆酰基咖啡酰奎宁酸[5]	+ + + + +
41	12.79	$C_{26}H_{26}O_{12}$	531.1501 (0.8)	529.1344 (−5.4)	513.1370$[M+H-H_2O]^+$, 177.0555$[M+HQA-C_9H_6O_3]^+$, 163.0375, 145.0283	367.1020$[M-H-C_9H_6O_3]^-$, 353.0873$[MH-C_{10}H_8O_3]^-$, 191.0548$[M-HC_{10}H_8O_3-C_9H_6O_3]^-$, 179.0328$[CA-H]^-$, 135.0436$[CA-H-H_2O-C_2H_2]^-$	阿魏酰基咖啡酰奎宁酸[5]	+ + + + +
42	13.29	$C_{26}H_{26}O_{12}$	531.1498 (0.1)	529.1323 (−5.4)		367.1031$[M-H-C_9H_6O_3]^-$, 179.0336$[CA-H]^-$, 161.0239$[CA-HH_2O]^-$, 135.0443$[CA-H-CO_2]^-$	甲基二咖啡酰奎宁酸异构体[8]	− + + + −
43	13.52	$C_{26}H_{26}O_{12}$	531.1494 (−0.5)	529.1297 (−10.3)	513.1319$[M+H-H_2O]^+$, 177.0521$[M+H-QA-C_9H_6O_3]^+$, 163.0350,	367.1018$[M-H-C_9H_6O_3]^-$, 353.0889$[MH-C_{10}H_8O_3]^-$, 191.0537$[M-H-C_9H_6O_3-C_{10}H_8O_3]^-$, 179.0342$[CA-H]^-$, 173.0451, 93.0324	甲基二咖啡酰奎宁酸[8]	− + + + −
44	14.13	$C_{15}H_{10}O_6$	287.0554 (1.3)	285.0383 (−7.6)	153.0180$[1,3A]^+$, 135.0441$[1,3B]^+$	241.0509$[M-H-H_2O-C_2H_2]^-$, 199.0404$[M-H-H_2O-C_2H_2-C_2H_2O]^-$, 151.0049$[1,3A]^-$, 133.0307$[1,3B]^-$	木犀草素*	+ − − − +
45	15.27	$C_{65}H_{106}O_{32}$	1399.675 (1.2)	1397.646 (−9)	1421.6565$[M+Na]^+$	1443.6612$[M-H+HCOOH]^-$	灰毡毛忍冬皂苷乙*	− + + + −
46	15.68	$C_{59}H_{96}O_{27}$	1237.623 (1.6)	1235.592 (−11.7)	1259.6045$[M+Na]^+$	911.4948$[M-H-2Glc]^-$, 603.3803$[M-H-3Glc-Rha]^-$	灰毡毛忍冬皂苷甲[9]	+ + + + +
47	15.70	$C_{47}H_{76}O_{17}$	913.5151 (−0.5)	911.4904 (−8.1)	935.4967$[M+Na]^+$, 751.4694$[M+H-Glc]^+$, 619.4185$[M+H-Glc-Ara]^+$, 455.3529$[M+H-Glc-Ara-Rha-H_2O]^+$, 437.3402$[M+H-Glc-Ara-Rha-2H_2O]^+$, 309.1161	749.4447$[M-H-Glc]^-$, 603.3919$[M-H-Glc-Rha]^-$	3-O-arabinopyran-osyl(2→1)-O-rhamnopyranosyl-hederagenin-28-O-glucopyranosyl ester or itsisomer[4]	+ + + + +
48	15.89	$C_{47}H_{76}O_{18}$	929.513 (2.9)	927.483 (−14.2)	951.4929$[M+Na]^+$	973.4911$[M-H+HCOOH]^-$, 603.3916$[M-H-2Glc]^-$, 323.0945	木通皂苷D异构体[16]	− + + + −
49	16.07	$C_{53}H_{86}O_{22}$	1075.570 (1.1)	1073.542 (−10.5)	1097.5520$[M+Na]^+$, 773.4567$[M+Na-2Glc]^+$	1119.5553$[M-H+HCOOH]^-$, 749.4498$[M-H-2Glc]^-$, 323.0982	川续断皂苷乙*	+ + + + +

续上表

No.	t_R/min	分子式	$[M+H]^+$/10^{-6}	$[M-H]^-$/10^{-6}	主要裂解碎片 正模式	主要裂解碎片 负模式	化合物	归属 A B C D E
50	16.12	$C_{41}H_{66}O_{12}$	751.463 (0.7)	749.431 (−23)	619.4199$[M+H-Ara]^+$, 455.3509$[M+H-Ara-Rha-H_2O]^+$, 437.3419$[M+H-Ara-Rha-2H_2O]^+$	795.4470$[M-H+HCOOH]^-$	3−O−α−*L*−rhamno−pyranosyl−(1→2)−α−*L*−arabinopyranosy hederagenin[17]	+ + + + +
51	16.41	$C_{47}H_{76}O_{18}$	929.5108 (0.4)	927.4875 (−9.1)	627.3721$[M+Na-2Glc]^+$, 347.0992	973.4999$[M-H+HCOOH]^-$, 603.3916$[M-H-2Glc]^-$, 323.0985, 179.0552	木通皂苷 D*	+ + + + +
52	17.62	$C_{53}H_{86}O_{22}$	1075.570 (1.6)	1073.537 (−15.9)	1097.5512$[M+Na]^+$	1119.5542$[M-H+HCOOH]^-$, 911.5029$[M-H-Glc]^-$, 749.4482$[M-H-2Glc]^-$	灰毡毛忍冬次皂苷乙[9]	− + + + −
53	17.68	$C_{47}H_{76}O_{17}$	913.5153 (−0.2)	911.4979 (−2.6)	935.4974$[M+Na]^+$, 781.4650$[M+H-Ara]^+$, 619.4260$[M+H-Glc-Ara]^+$, 437.3412$[M+H-Glc-Ara-Rha-2H_2O]^+$, 279.1073	749.4468$[M-H-Glc]^-$, 603.3908$[M-H-Glc-Rha]^-$	3−O−arabinopyranosyl(2→1)−O−rhamnopyranosyl−hederagenin−28−O−glucopyranosylester or its isomer[4]	− + + + −
54	18.24	$C_{41}H_{66}O_{12}$	751.4626 (−0.2)	749.4513 (4.2)	773.4441$[M+Na]^+$, 455.3516$[M+H-Ara-Rha-H_2O]^+$, 207.1657	795.4449$[M-H+HCOOH]^-$, 603.3900$[M-H-Rha]^-$, 471.3456$[M-H-Rha-Ara]^-$	3−O−α−*L*−rhamnopy−ranosyl−(1→2)−α−*L*−arabinopyranosy hederagenin 异构体[17]	+ + + + +
55	18.63	$C_{42}H_{68}O_{14}$	797.4714 (4.0)	795.4567 (3.9)	819.4509$[M+Na]^+$, 347.0978	841.4558$[M-H+HCOOH]^-$, 471.3486$[M-H-2Glc]^-$, 323.0966	Dipsacussaponin A[18]	− + − − −
56	20.75	$C_{53}H_{86}O_2$2	1075.569 (0.9)	1073.548 (−4.6)	1097.5512$[M+Na]^+$	911.4816$[M-H-Glc]^-$, 603.3706$[M-H-2Glc-Rha]^-$, 471.3488$[M-H-2Glc-Rha-C_5H_8O_4]^-$	灰毡毛忍冬次皂苷乙异构体[9]	− + + + −
57	21.45	$C_{47}H_{76}O_{17}$	913.5160 (0.5)	911.4967 (−2.8)	935.4990$[M+Na]^+$	749.4494$[M-H-Glc]^-$, 603.3904$[M-H-Glc-Rha]^-$	灰毡毛忍冬次皂苷甲[14]	− + + + +
58	22.46	$C_{41}H_{66}O_{12}$	751.4633 (0.8)	749.4492 (1.4)	773.4453$[M+Na]^+$, 619.4224$[M+H-Ara]^+$, 455.3511$[M+H-Ara-Rha-H_2O]^+$, 437.3458$[M+H-Ara-Rha-2H_2O]^+$, 279.1065	795.4527$[M-H+HCOOH]^-$, 603.3914$[M-H-Rha]^-$, 471.3472$[M-H-Rha-Ara]^-$	3−O−α−*L*−rhamno−pyranosyl−(1→2)−α−*L*−arabinopyranosyhederagenin 异构体[17]	+ + + + +
59	24.68	$C_{30}H_{48}O_4$	473.3660 (7.2)	471.3442 (−8.1)		517.3475$[M-H+HCOOH]^-$, 307.4099$[M-H-Rha-H_2O]^-$	常春藤皂苷元*	+ + + + +

注：* 与对照品对照；QA：奎宁酸；CA：咖啡酸；PA：对香豆酸；Glc：葡萄糖；Rha：鼠李糖；Ara：阿拉伯糖；“+”：含有；“−”：不含有；A：忍冬；B：灰毡毛忍冬；C：红腺忍冬；D：华南忍冬；E：黄褐毛忍冬。

2.4 金银花和山银花化学成分差异的比较

在确证和指证的59个化学成分中，有24个成分在品种间的分布存在差异（表1），包括3种生物碱类、3种有机酸类、3种环烯醚萜苷类、8种黄酮类及7种皂苷类成分。品种间整体成分比较结果表明：灰毡毛忍冬含有化合物种类最多，黄褐毛忍冬所含种类最少；华南忍冬和红腺忍冬成分组成非常相似；忍冬（金银花）含有较丰富黄酮及环烯醚萜类，但所含皂苷及有机酸种类少于几个品种的山银花。其余35个成分在4个品种中均含有。

3 讨论

采用 UFLC-Triple Q-TOF-MS/MS 技术，可简便快速、全面系统地对山银花和金银花中的化学成分进行分析。本研究结果表明，金银花与山银花的化学成分组成差异较大，山银花中含较多的有机酸和皂苷类成分，而金银花中环烯醚萜及黄酮类较丰富；山银花的 4 个品种之间，华南忍冬、红腺忍冬和灰毡毛忍冬成分较为相似，而黄褐毛忍冬则有别于其他。本实验系统研究了金银花、山银花的化学成分，为其品种鉴定及质量控制提供了依据。

以绿原酸为代表的有机酸类成分，是金银花和山银花中的主要有效成分[19]，文献报道其具有抗菌、抗病毒及抗氧化活性[20]。山银花中含有丰富的有机酸类，因此也应具有良好的药效活性。2005 年版《中国药典》将金银花和山银花标准分列之后，国家药典委员会已通过按照原料药材实际使用情况，将某些复方制剂处方中的金银花变更为山银花，如口炎清颗粒；2010 年版、2015 年版《中国药典》中多种新收录成方制剂也使用山银花为原料，如维 C 银翘片、银蒲解毒片等。但目前含山银花的制剂仍均为口服制剂，注射剂不建议将金银花替换为山银花。这是由于山银花中含有较多的皂苷类成分，如灰毡毛忍冬皂苷乙等，在金银花中则不含或仅含少量。忍冬皂苷类成分虽具有肝脏保护及抗肿瘤活性[21]，但用于注射剂有较高的溶血风险[22]，导致不良反应的发生。因此，应进一步对金银花和山银花的活性成分、药理作用、安全性等方面进行深入研究，明确各自的药效作用特点，对不同品种的药材资源加以充分、合理利用。

参考文献

[1] 熊艳，王智民，林丽美，等. 金银花质量控制方法研究进展［J］. 中国中医药信息杂志，2009，16（4）：103－104.

[2] 国家药典委员会. 中华人民共和国药典［M］. 一部. 北京：中国医药科技出版社，2015：30，221.

[3] LI P L，LIU M H，HU J H，et al. Systematic chemical profiling of *Citrus grandis* ‘Tomentosa’ by ultra-fast liquid chromatography/diode-array detector/quadrupole time-of-flight tandem mass spectrometry［J］. J Pharm Biomed Anal，2014，90：167－179.

[4] QI L W，CHEN C Y，LI P. Structural characterization and identification of iridoid glycosides，saponins，phenolic acids and flavonoids in *Flos Lonicerae Japonicae* by a fast liquid chromatography method with diode-array detection and time-of-flight mass spectrometry［J］. Rapid Commun Mass Sp，2009，23（19）：3227－3242.

[5] SEO O N，KIM G S，PARK S，et al. Determination of polyphenol components of

Lonicera japonica Thunb. using liquid chromatography-tandem mass spectrometry: Contribution to the overall antioxidant activity [J]. Food Chem, 2012, 134 (1): 572 - 577.

[6] PENG L Y, MEI S X, JIANG B, et al. Constituents from *Lonicera japonica* [J]. Fitoterapia, 2000, 71 (6): 713 - 715.

[7] IWANHASHI H, NEGOROY I. Inhibation by chlorogenic acid of haematincatalysed retinoic acid 5, 6-epoxidation [J]. J Biochem, 1986, 239: 641 - 646.

[8] LEE E J, KIM J S, KIM H P, et al. Phenolic constituents from the flower buds of *Lonicera japonica* and their 5-lipoxygenase inhibitory activities [J]. Food Chem, 2010, 120 (1): 134 - 139.

[9] REN M T, SONG J C, SHENG L S, et al. Identification and quantification of 32 bioactive compounds in *Lonicera* species by high performance liquid chromatography coupled with time-of-flight mass spectrometry [J]. J Pharm Biomed Anal, 2008, 48 (5): 1351 - 1360.

[10] 王林青. 金银花、山银花体外抗病毒与免疫增强活性研究 [D]. 郑州: 河南农业大学, 2008.

[11] LEE S J, SHIN E J, SON K H, et al. Antiinflammatory activity of the major constituents of *Lonicera japonica* [J]. Arch Pharm Res, 1995, 18 (2): 133 - 135.

[12] CHOI C W, JUNG H A, KANG S S, et al. Antioxidant constitutes and a new triterpenoid glycoside from Flos lonicerae [J]. Arch Pharm Res, 2007, 30 (1): 1 - 7.

[13] SONG Y, LI S L, WU M H, et al. Qualitative and quantitative analysis of iridoid glycosides in the flower buds of Lonicera species by capillary high performance liquid chromatography coupled with mass spectrometric detector [J]. Anal Chim Acta, 2006, 564 (2): 211 - 218.

[14] KAKUDA R, IMAI M, YAOITA Y, et al. Secoiridoid glycosides from the flower buds of *Lonicera japonica* [J]. Phytochemistry, 2000, 55 (8): 879 - 881.

[15] MACHIDA K, SASAKI H, IIJIMA T, et al. Studies on the constituents of Lonicera species XVII. New iridoid glycosides of the stems and leaves of *Lonicera japonica* Thunb [J]. Chem Pharm Bull, 2002, 50 (8): 1041 - 1044.

[16] LIU J, ZHANG J, WANG F, et al. Isolation and characterization of new minor triterpenoid saponins from the buds of *Lonicera macranthoides* [J]. Carbohyd Res, 2013, 370: 76 - 81.

[17] CHEN C X, WANG W W, NI W, et al. Triterpenoid glycosides from the *Lonicera japonica* [J]. Acta Botanica Yunnanic, 2000, 22 (2): 201 - 208.

[18] CHEN Y, FENG X, JIA X D, et al. Triterpene glycosides from Lonicera. Isolation and structural determination of seven glycosides from flower buds of *Lonicera macranthoides* [J]. Chem Nat Compd, 2008, 44 (1): 39-43.
[19] 彭维，黄琳，关倩怡，等. 红腺忍冬的质量研究 [J]. 中山大学学报（自然科学版），2010，49（6）：142-144.
[20] 陈绍华，王亚琴，罗立新. 天然产物绿原酸的研究进展 [J]. 食品科技，2008，34（2）：195-199.
[21] 陈雨，王奇志，冯煦. 忍冬属植物三萜皂苷类化学成分研究进展 [J]. 中草药，2013，44（12）：1679-1686.
[22] 刘霞，项峥，肖航，等. 半数溶血量测定在含皂苷类中药复方注射剂致溶血反应预警中的作用 [J]. 药物不良反应杂志，2012，12（5）：286-289.

［作者：李泮霖、李楚源、刘孟华、王德勤、白杨、黄琳、吴忠、彭维、苏薇薇，原文发表于《中南药学》，2016 年第 14 卷第 4 期，第 363-369 页］

金银花和山银花抗急性口腔炎症作用比较

[摘要] 采用香烟烟雾提取物刺激 KB 细胞，构建急性口腔炎症模型；用 Elisa 法测定炎症因子 TNF-α、IL-6、IL-8 和 IL-10 的表达量；以考察金银花、山银花抗炎活性的差异。结果显示，与空白组相比，模型组促炎因子 TNF-α、IL-6、IL-8 水平显著升高，抗炎因子 IL-10 水平显著降低，属急性炎症表现，说明造模成功。金银花提取物或山银花提取物处理后，均可抑制 TNF-α、IL-6、IL-8 表达水平的升高，改善 IL-10 分泌减少，且呈剂量依赖关系，提示金银花和山银花对口腔炎症均具有一定的治疗作用。对二者的药效结果比较，山银花对各炎症因子的调控作用均强于金银花，尤其对 TNF-α、IL-6 和 IL-10 的调控作用具有显著差异。本研究从药效角度对金银花和山银花进行比较研究，为合理利用金银花和山银花药材资源提供了依据。

从 2005 年版《中华人民共和国药典》开始，金银花和山银花分列为两种药材[1]。二者原植物种属相近、药材外观形态相似，市场上金银花和山银花药材品种混乱、来源不清、质量良莠不齐的现象极为突出，直接影响药材及其制剂的疗效。已有研究采用外观形态鉴别、化学成分分析、DNA 分子鉴定等方法，对金银花和山银花的不同品种进行区分和鉴定[2-5]，这些方法虽然可以明确药材的种属来源，但无法直接体现药效的优劣。

金银花和山银花属清热解毒类中药材，临床广泛应用于抗炎、抗病毒[6]；金银花、山银花及其制剂应用于口腔疾病的预防和治疗，具有良好的疗效[7]。本研究选用急性口腔炎症模型，考察相关炎症因子的表达差异，从药效角度对金银花、山银花进行评价和区分，为临床合理使用金银花和山银花药材资源提供了依据。

1 实验材料

1.1 实验药品与试剂

金银花药材（产地：山东）、山银花药材（产地：湖南），由广州白云山和记黄埔中药有限公司提供，经廖文波教授鉴定，分别为忍冬科植物忍冬 *Lonicera japonica* Thunb. 和灰毡毛忍冬 *Lonicera macranthoides* Hand.-Mazz. 。

椰树牌香烟（广东中烟工业有限公司，含有一氧化碳 13 mg，焦油 11 g，烟碱 1 mg）；KB 细胞（广州弗尔博生物科技有限公司）；TNF-α、IL－8、IL－6、IL－10 Elisa 试剂盒（武汉优尔生公司，货号：SEA133Hu、SEA080Hu、SEA079Hu、SEA056Hu）；RPMI－1640 培养基（美国 GIBCO，货号：C11875500BT）；胎牛血清（美国 GIBCO，货号：1420768）；MTT（美国 Sigma Aldrich，货号：M2128）；地塞米松（中国药品生物制品检定所，批号：100129－201105）；二甲基亚砜（上海凌峰化学试剂有限公司，批号：20140909）；磷酸盐缓冲溶液（美国 Hyclone，货号：SH30256. 01B）。

1.2 实验仪器

细胞培养瓶（德国 Corning 公司，货号：430639）；6 孔细胞培养板（广州 JET BIOFIL，货号：TCP001006）；96 孔细胞培养板（广州 JET BIOFIL，货号：TCP001096）；0. 22μm 无菌过滤器（美国密理博，货号：SLGP033RB）。

2 实验方法

2.1 金银花浸膏、山银花浸膏制备

分别取各药材 1. 5 kg，加水煎煮 2 次，第一次 2 h，第二次 1. 5 h，合并煎液，滤过，滤液浓缩至相对密度为 1. 26 ～ 1. 29（80 ℃），加入乙醇使含醇量达 50%，充分搅拌，静置 12 h 以上，取上清液，滤过，滤液回收乙醇并浓缩成稠膏；制得金银花浸膏 405 g、山银花浸膏 435 g，出膏率分别为 27% 和 29%。

2.2 细胞培养

将 KB 细胞培养于含 10% 胎牛血清的 RPMI－1640 完全培养基（pH 7. 2，青霉素 100 U/mL，链霉素 100 μg/mL）中，在 37 ℃、5% CO_2 培养箱中孵育。用吸管吸弃旧培养基，更换吸管，于非细胞培养面加入等量磷酸盐缓冲液（PBS），轻轻摇晃使其覆盖整个瓶底，吸弃 PBS，更换吸管，重复洗涤一次；加入少量细胞消化液，37 ℃镜下观察消化；当细胞明显回缩后，加入少量新鲜细胞培养基终止消化，轻柔吹打底面 2 ～ 3 次后收集所有液体注入新离心管中；1200 r/min 离心 8 min，弃上清液，细胞沉淀用适量新鲜培养基悬浮；加入新培养瓶中，标记瓶号与细胞批次。MTT 测定时用完全培养基调整细胞密度为 1×10^4 个/mL，并铺 96 孔板，每孔 200 μL；Elisa 测定时用完全培养基调整细胞密度为 4×10^5 个/mL，并铺 24 孔板，每孔 0. 5 mL。细胞培养 24 h 后，待密度至 80% 时给药。

2.3 香烟烟雾提取物的制备及药物的配制

2.3.1 香烟烟雾提取物制备　制备香烟烟雾提取物装置时，将 1.5 mL 离心管接上香烟，将其底部剪开，然后套上橡胶软管，同时橡胶软管的另一端连接上 50 mL注射器。将10 mL 无血清 RPMI－1640 培养基转移至50 mL 注射器中，并将注射器中剩余空气完全排出后待用。将香烟点燃，将装置连接设置好，并确保装置不漏气即可开始实验：先连接一只空的 50 mL 注射器，反复抽取 3 次，观察抽取的香烟烟雾，确保香烟已充分燃烧，然后连接装有 10 mL 无血清 RPMI－1640 的 50 mL 注射器，抽取 50 mL 充分燃烧的香烟烟雾到注射器中，充分震荡，确保烟雾与培养基充分混匀，反复抽取 6 次，共计 300 mL 香烟烟雾，待烟雾完全溶于培养基后用 0.22 μm 滤膜过滤后除菌即可得到 100% 香烟烟雾提取物母液（100% CSE）。为验证 CSE 母液的稳定性，设置6 组平行重复，检测320 nm 下的吸光度值 *A*，得到 *RSD* 为 1.68%，说明该方法所制备的 CSE 母液质量稳定可靠，可用于下一步实验。

将 100% 的 CSE 溶液用 RPMI－1640 培养基（无血清）稀释到需要的体积分数后加入细胞，使 CSE 终体积分数为 1%、5%、10%、15%、20%、25%、50%、75%，30min 内用于实验。

2.3.2 药物的配制　药物用 RPMI－1640 培养基（无血清）配制，DEX 配成终浓度 1 μmol/L 的溶液；金银花浸膏配成终质量浓度为 0.1532 μg/mL、1.532 μg/mL、15.32 μg/mL、153.19 μg/mL、306.38 μg/mL、612.77 μg/mL 生药量的溶液；山银花浸膏配成终质量浓度为 0.1645 μg/mL、1.645 μg/mL、16.45 μg/mL、164.54 μg/mL、329.08 μg/mL、658.16 μg/mL生药量的溶液；经0.22 μm微孔膜过滤后使用。

2.4 考察不同含量的药物及 CSE 的细胞毒性

取生长状态良好的 KB 细胞，用含 10% 胎牛血清的培养液配成单个细胞悬液，以每孔 1000～10000 个细胞接种到 96 孔板，每孔体积 200 μL，在 37 ℃、5% CO_2 条件下培养 1～2 d；实验前，将培养板中旧的培养基移除，换成新鲜的无血清 RPMI－1640 培养基处理过夜。将 100% 香烟烟雾提取物用无血清 RPMI－1640 培养基稀释成一系列梯度的 CSE 溶液（1%、5%、10%、15%、20%、25%、50%、75%）；金银花浸膏及山银花浸膏配制成一系列梯度溶液（1 μg/mL、10 μg/mL、100 μg/mL、1000 μg/mL）后加入 96 孔板的细胞中，37 ℃、5% CO_2 条件下孵育 24 h；每孔加入 MTT 溶液（5 mg/mL，用 pH＝7.4 的 PBS 配制）20 μL，37 ℃培养箱中继续孵育 4 h，弃去上清液后每孔加入 200 μL DMSO，然后将 96 孔板置于摇床上轻微摇动 5 min使紫色结晶充分溶解，用超微量紫外/可见光分光光度计于 490 nm 波长下检测 96 孔板的 *A* 值。考察浓度梯度的 CSE 对 KB 细胞的毒性，根据公式“存活率＝(给药组 *A* 值/空白组 *A* 值)×100%”，可计算出相应的存活率。

2.5 细胞急性炎症实验

2.5.1 细胞培养及药物处理 根据细胞毒性检测结果，在对细胞无毒性作用的安全浓度范围内设置 CSE 和药物的浓度。实验共设置空白对照组、模型组（5% CSE）、阳性对照组（1 μmol/L 地塞米松）、金银花浸膏不同剂量组（0.1532 μg/mL、1.532 μg/mL、15.32 μg/mL、153.19 μg/mL、306.38 μg/mL、612.77 μg/mL）、山银花浸膏不同剂量组（0.1645 μg/mL、1.645 μg/mL、16.45 μg/mL、164.54 μg/mL、329.08 μg/mL、658.16 μg/mL）。

将 KB 细胞培养于含 10% 胎牛血清的 RPMI－1640 完全培养基（pH 7.2，青霉素 100 U/mL，链霉素 100 μg/mL）中，在 37 ℃、5% CO_2 培养箱中孵育；用含 10% 胎牛血清（FBS）的培养液配成单个细胞悬液，以每孔 5000 个细胞接种到 24 孔板；培养 24 h，待细胞长至 80% 密度时，以含各药物的无 FBS 培养基替换原培养基，空白对照组和模型组给予等量的无血清培养基，预处理 30 min 后用 5% CSE 刺激 KB 细胞造模，空白对照组给予等量的无血清培养基。

2.5.2 样品中 IL－6、IL－8、TNF-α 和 IL－10 含量检测 细胞给药 24 h 后收集细胞上清，4 ℃下 1500 r/min 离心 5 min 后，弃去底部沉淀留上清，按试剂盒说明采用 Elisa 法测定 IL－6、IL－8、TNF-α 和 IL－10 含量，实验具体方法为：首先，设标准曲线蛋白孔，每孔依次加入不同质量浓度的标准蛋白溶液（1000 pg/mL、500 pg/mL、250 pg/mL、125 pg/mL、62.5 pg/mL、31.2 pg/mL、15.6 pg/mL，以及标准蛋白稀释液）100 μL；其次，加样孔中每孔加入 100 μL 样品蛋白，每个样品设置 6 个重复孔，加样后标记，酶标板覆膜，37 ℃下孵育 2 h；弃去孔内液体，甩干，不用洗涤；每孔加 100 μL 提前配好的检测工作液 A，孵育 1 h；弃去孔内液体，用自动洗板机重复洗板 3 次，洗完后把孔内的洗涤液尽量甩干；每孔加 100 μL 提前配好的检测工作液 B，温育30 min；弃去孔内液体，甩干，洗板 5 次；酶标板内每孔加入底物反应溶液 90 μL，37 ℃避光待其标准蛋白溶液显色（反应时间在 15～25 min 之间），当标准蛋白孔的前 4 个孔颜色出现明显梯度，后 4 个孔也出现明显蓝色时，即可终止；每孔小心加入反应终止液 50 μL，避免产生气泡影响光密度测量，此时蓝色的溶液转变为黄色；立即用多孔酶标仪测量 450 nm 下的光密度（*A* 值）。

2.6 数据分析方法

使用 SPSS 19.0 统计软件分析实验结果，采用方差分析法对不同给药组间差异进行统计分析，各组实验结果均以“平均数 ± 标准差”（$\bar{x} \pm s$）表示。$P < 0.05$ 说明二者间有显著性差异，$P < 0.01$ 说明二者间有极显著性差异。

3 实验结果

3.1 CSE及各样品对KB细胞存活率的影响

研究结果显示，1% CSE刺激KB细胞24 h后与空白组没有显著区别，存活率为0.98；在10% CSE条件下，KB细胞的存活率下降至0.79，与空白组有极显著差异；更高浓度CSE刺激下细胞存活率持续降低（图1），因此选择CSE为5%。各样品的系列梯度溶液对KB细胞的存活率并无明显影响（图2、图3）。这说明金银花、山银花样品对KB细胞均无毒性。

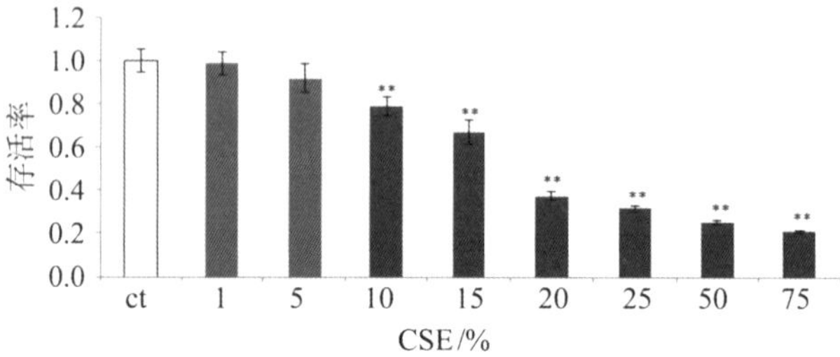

图1 CSE对KB细胞存活率的影响（$n=6$，$\bar{x}\pm s$）

与空白对照组比较，$^{**}P<0.01$。

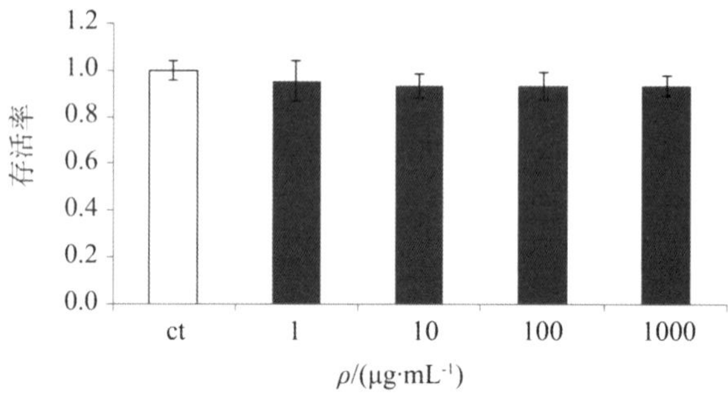

图2 金银花对KB细胞存活率的影响（$n=6$，$\bar{x}\pm s$）

与空白对照组比较，$P>0.05$。

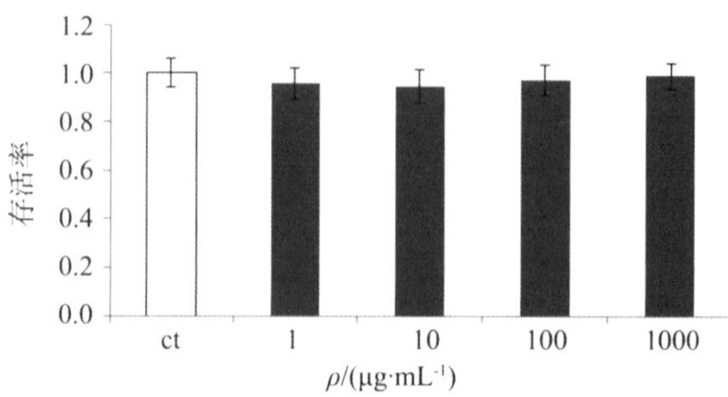

图3 山银花对KB细胞存活率的影响（$n=6$，$\bar{x}\pm s$）

与空白对照组比较，$P>0.05$。

3.2 金银花、山银花对CSE诱导急性口腔炎症的作用

TNF-α、IL-8、IL-6和IL-10是参与炎症反应的重要介质，可促进炎性反应进程，在许多炎性反应性疾病、免疫性疾病的发生和发展中起着重要作用。许多资料表明，口腔炎症疾病，包括复发性口腔溃疡（ROU）、口腔黏膜炎（OM）、口腔扁平苔癣（OLP）等的发病过程中涉及多种细胞因子分泌紊乱，如促炎因子TNF-α、IL-8、IL-6的增加及抗炎因子IL-10的减少[8-9]。

3.2.1 促炎因子TNF-α水平 结果显示，在5% CSE刺激24 h后，KB细胞促炎因子TNF-α蛋白表达量显著增加（图4），模型组蛋白表达量是空白组的5倍，说明造模成功。金银花、山银花对TNF-α的分泌都具有抑制作用，且呈剂量依赖关系。整体看来，山银花对TNF-α升高的抑制作用强于金银花，在浓度3～6组中二者的抑制作用具有显著性差异（$P<0.01$，$P<0.05$）。

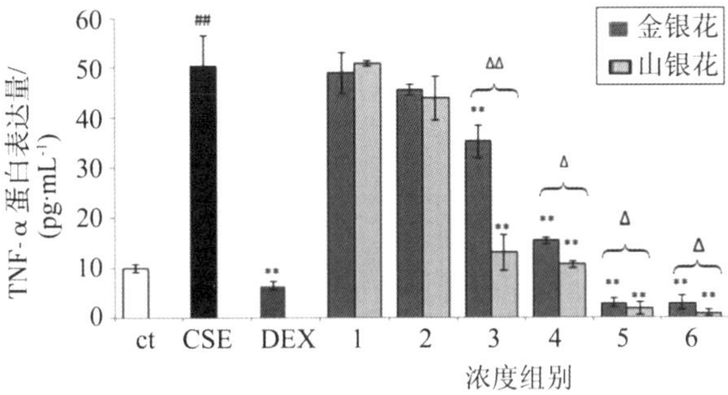

图4 KB细胞炎性因子TNF-α蛋白表达量（$n=6$，$\bar{x}\pm s$）

与正常组比较，$^{\#\#}P<0.01$；与模型组比较，$^{**}P<0.01$；两组之间比较，$^{\Delta}P<0.05$，$^{\Delta\Delta}P<0.01$。

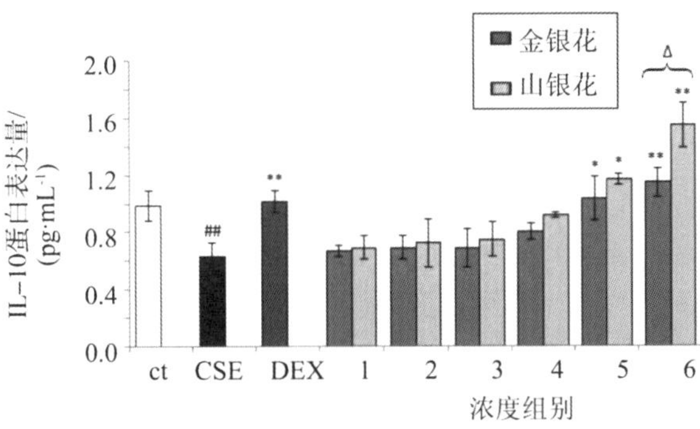

图5 KB细胞炎性因子IL-10蛋白表达量（$n=6$，$\bar{x}\pm s$）

与正常组比较，$^{\#\#}P<0.01$；与模型组比较，$^{*}P<0.05$，$^{**}P<0.01$；两组之间比较，$^{\Delta}P<0.05$。

3.2.2 抗炎因子IL-10水平 5% CSE刺激24 h后，KB细胞抗炎因子IL-10分泌量显著降低。而金银花、山银花对CSE刺激引起的IL-10分泌减少都具有改善作用，且呈剂量依赖关系（图5）。山银花对IL-10分泌的促进作用均强于金

银花，在浓度6组中二者的作用具有显著性差异（$P<0.05$）。

3.2.3　促炎因子IL-6水平　5% CSE刺激24 h后，KB细胞促炎因子IL-6分泌量显著升高。而金银花、山银花对CSE诱导的IL-6分泌都具有抑制作用，且呈剂量依赖关系（图6）。并且山银花的抑制作用均强于金银花，在浓度6组中二者的作用具有极显著差异（$P<0.01$）。

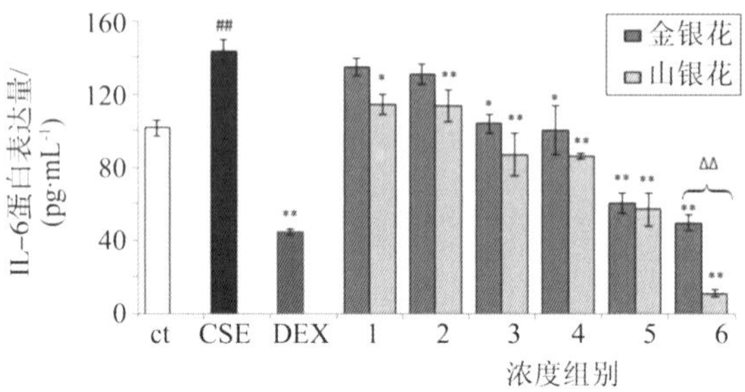

图6　KB细胞炎性因子IL-6蛋白表达量（$n=6$，$\bar{x}\pm s$）

与正常组比较，$^{\#\#}P<0.01$；与模型组比较，$^{*}P<0.05$，$^{**}P<0.01$；两组之间比较，$^{\Delta\Delta}P<0.01$。

3.2.4　促炎因子IL-8水平　5% CSE刺激24 h后，KB细胞促炎因子IL-8蛋白水平显著升高。而金银花、山银花都能抑制CSE诱导的IL-8表达水平上升（图7）。浓度5、浓度6组对IL-8升高有显著抑制作用（$P<0.05$）。

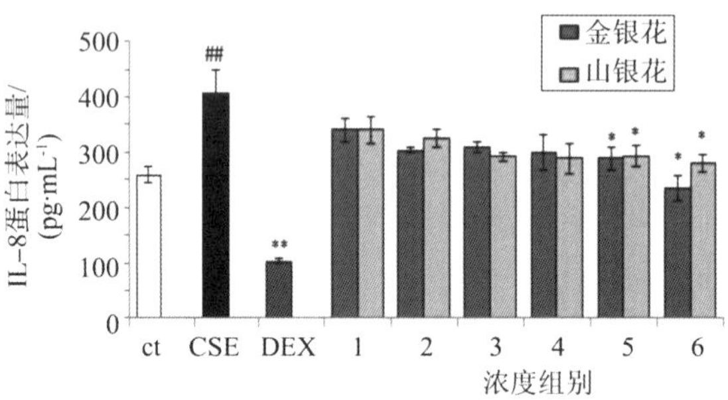

图7　KB细胞炎性因子IL-8蛋白表达量（$n=6$，$\bar{x}\pm s$）

与正常组比较，$^{\#\#}P<0.01$；与模型组比较，$^{*}P<0.05$。

4　讨论

本实验用5% CSE刺激KB细胞24 h后，可观察到细胞内促炎因子TNF-α、IL-6、IL-8分泌显著上升，抗炎因子IL-10分泌下降；这些指标均为炎症反应免疫应答过程中的重要细胞因子，表明KB细胞急性口腔炎症模型具有一定的临床代表性。

本研究利用此模型对金银花、山银花的抗炎作用进行了考察和比较，结果表明

2 种样品对 TNF-α、IL-8、IL-6 的升高和 IL-10 的降低均可起到明显改善作用，且呈剂量依赖关系。提示金银花、山银花对口腔炎症疾病具有一定疗效。同时品种间的比较结果显示，金银花和山银花对 TNF-α、IL-6 和 IL-10 的调控作用均具有显著差异，但山银花的作用强于金银花。

金银花作为抗菌、抗病毒的常用药材，市场需求量大。据 2011 年统计全国金银花需求在 20000 吨左右，而金银花的实际产量仅 7000 吨，缺口巨大[10]。山银花产量大、价格低，但其资源尚未得到充分利用。本研究从抗炎药效方面对金银花、山银花进行考察，为合理利用金银花和山银花药材资源提供了科学依据。

参考文献

[1] 王芳，高松. 金银花、山银花药理学研究现状 [J]. 辽宁中医药大学学报，2013，15 (4)：237-239.

[2] 荀占平，万德光. 金银花品种及其鉴定研究概述 [J]. 中药材，2004，27 (3)：229-232.

[3] GAO W, YANG H, QI L W, et al. Unbiased metabolite profiling by liquid chromatography-quadrupole time-of-flight mass spectrometry and multivariate data analysis for herbal authentication: classification of seven Lonicera species flower buds [J]. Journal of chromatography A, 2012, 1245: 109-116.

[4] 李萍，蔡朝晖. 5S-rRNA 基因间区序列变异用于金银花药材道地性研究初探 [J]. 中草药，2001，32 (9)：834-837.

[5] 彭维，黄琳，关倩怡，等. 红腺忍冬的质量研究 [J]. 中山大学学报（自然科学版），2010，49 (6)：142-144.

[6] 何显忠，兰荣德. 金银花的药理作用与临床应用 [J]. 时珍国医国药，2004，15 (12)：865-867.

[7] 王迎菊，王凯，梁文红. 金银花在口腔医学中的应用 [J]. 中国医药指南，2013，11 (14)：68-71.

[8] GUPTA P, ASHOK L, NAIK S R. Assessment of serum interleukin-8 as a sensitive serological marker in monitoring the therapeutic effect of levamisole in recurrent aphthous ulcers: a randomized control study [J]. Indian journal of dental research, 2014, 25 (3): 284-289.

[9] TOBITA T, IZUMI K, FEINBERG S E. Development of an *in vitro* model for radiation-induced effects on oral keratinocytes [J]. International journal of oral and maxillofacial surgery, 2010, 39 (4): 364-370.

[10] 薛红卫，周超凡. 金银花和山银花的合理使用 [J]. 中国新药杂志，2011，20 (22)：2211-2220.

［作者：李泮霖、贺利利、李楚源、白杨、王德勤、廖弈秋、李沛波、吴忠、苏薇薇，原文发表于《中山大学学报（自然科学版）》，2016 年第 55 卷第 4 期，第 118-122 页］

六、猴耳环的研究

猴耳环化学成分的研究

［摘要］**目的：**研究猴耳环（*Pithecellobium clypearia* Benth.）的化学成分。**方法：**采用多次硅胶柱层析和葡聚糖凝胶柱层析进行分离纯化，并通过理化性质、波谱分析鉴定结构。**结果：**从猴耳环中分离得到两个成分，鉴定为连苯三酚（pyrogallol）和槲皮苷（quercitrin）。

猴耳环（*Pithecellobium clypearia* Benth.）为含羞草科猴耳环属植物，又名落地三钱、蛟龙木、鸡三树、围诞树，其叶、果实、种子均可入药，主要分布于我国的华南、西南地区，民间用于烧伤、烫伤的治疗[1]。现代临床主要用于治疗上呼吸道感染、急性胃肠炎、急性咽喉炎、急性扁桃体炎，亦可用于细菌性痢疾。但目前对猴耳环药材化学成分的研究只有没食子酸的报道。本文对猴耳环药材化学成分进行了研究，应用现代分离技术，从其95%乙醇提取物中分离纯化得到2个化学成分，经现代波谱分析等方法鉴定，分别证实其为酸性成分连苯三酚（pyrogallol）和黄酮类成分槲皮苷（quercitrin）。它们均系首次从该植物中分离得到。

1　仪器与试药

北京泰克X－4显微熔点仪（未校正）；日本岛津UV－2501PC紫外－可见吸收光谱仪；德国BRUKER EQUINOX 55型傅里叶变换红外光谱仪；美国Varian INOVA 500NB超导核磁共振谱仪；英国VG ZABHS双聚焦磁质谱仪。柱层析用Sephadex LH－20为Amersham Biosciences；薄层层析用硅胶和柱层析用硅胶（100目）均为青岛海洋化工厂生产，其他试剂均为分析纯。所用药材均采集于广东博罗县公庄镇。

2　提取与分离

取猴耳环药材1.5 kg，剪到1 cm左右后用95%乙醇冷浸提取2次，每次2 d，合并浸提液，浓缩得浸膏。对该浸膏进行硅胶柱层析分离，先以石油醚－乙酸乙酯梯度洗脱，其中石油醚－乙酸乙酯（50∶50）洗脱部分再经多次硅胶柱层析分离纯化得化合物Ⅰ晶体；再用乙醇－乙酸乙酯梯度洗脱，乙醇－乙酸乙酯（20∶80）洗脱部分先经多次硅胶柱层析，然后经过多次葡聚糖凝胶柱分离纯化，得化合物Ⅱ晶体。

3 鉴定

化合物Ⅰ：$C_6H_6O_3$，白色针状结晶（氯仿），可溶于氯仿、乙酸乙酯、丙酮，mp130～133 ℃。UVλ_{max}^{MeOH}：267.5 nm。IRυ_{max}^{KBr}：3536 cm^{-1}（中等强度，尖锐，游离－OH），3340，3249（高强度，宽，缔和－OH），1622（C＝O），1484，1330，1245（苯环碳原子的特征峰），1197，1065，1004（Ar－O），868，829，767，702（取代苯）。FAB－MS（m/z）：246（2M－H_2O）。^{1}H－NMR 中 δ：7.7（2H，s）为与苯环相连的 C_1－OH 和 C_3－OH 的特征信号，δ：7.1（H，s）为与苯环相连 C_2－OH 的信号，δ：6.5（1H，dd，J＝8.1 Hz）为苯环上 C_5－H 的信号，δ：6.36（2H，d，J＝8.1 Hz）为 C_4－H 和 C_6－H 的信号分别与 C_5－H 发生偶合。^{1}H－NMR（$CDCl_3$，500 MHz）δ：7.7（2H，s，CH），7.1（H，s，CH），6.5（1H，dd，J＝8.1 Hz，J＝8.1 Hz，C－OH），6.36（2H，d，J＝8.1 Hz，OH）。^{13}CNMR（$CDCl_3$，125 MHz）δ：146.8（C_1），146.8（C_3），133.7（C_2），119.9（C_5），108.0（C_4），108.0（C_6）。以上数据与文献[2]中的熔点数据及波谱数据一致，鉴定化合物Ⅰ为连苯三酚（pyrogallol）。

化合物Ⅱ：$C_{21}H_{20}O_{11}$，米黄色粉末（甲醇），可溶于乙醇、甲醇、丙酮，mp 182～184 ℃。UVλ_{max}^{MeOH}：256 nm，350。IRυ_{max}^{KBr}：3273 cm^{-1}（强吸收峰，宽，OH），2955.9，2761.0（甲基反对称及对称伸缩振动峰），1656（C＝O 伸缩震动峰），1604，1500，1454（苯环碳原子的特征峰），1199，1168，1142，1065（C—O—C 键振动偶合），881，821，784（取代苯）。FAB－MS（m/z）：449（M＋H，弱）。^{1}H－NMR 中 δ6.36（1H，d，J＝2.1 Hz），6.20（1H，d，J＝2.1 Hz）为黄酮母核 A 环上面的 C8－H、C6－H 的特征信号；δ7.33（1H，d，J＝2.1 Hz），7.30（1H，dd，J＝2.1，8.3 Hz），6.92（1H，d，J＝8.3 Hz）为黄酮母核 B 环上面的 C2′－H、C6′和 C5′－H 的特征信号；δ5.35（1H，d，J＝1.7 Hz）为鼠李糖的 Cl″－H 的特征信号；δ0.95（3H，d，J＝6.2 Hz）为鼠李糖上的甲基信号。^{1}H－NMR（$CDCl_3$，500 MHz）δ：7.33（1H，d，J＝2.1 Hz，CH），7.30（1H，dd，J＝2.1，8.3 Hz，CH），6.92（1H，d，J＝8.1 Hz，CH），6.36（1H，d，J＝2.1 Hz，CH），6.20（1H，d，J＝2.1 Hz，CH），5.35（1H，d，J＝1.7 Hz，RhaH－1），0.95（3H，d，J＝6.2 Hz，Rha－Me）。^{13}C－NMR（$CDCl_3$，125 MHz）δ：177.6（C_4），164.3（C_7），161.2（C_5），157.1（C_9），156.4（C_2），148.4（C_4'），145.1（C_3'），134.1（C_3），121.0（C_1'），120.7（C_6'），115.6（C_5'），

115.4 (C_2'), 103.9 (C_{10}), 101.8 (C_1''), 98.7 (C_6), 93.6 (C_8), 71.1 (C_4''), 70.5 (C_3''), 70.30 (C_2''), 70.0 (C_5''), 17.4 (C_6'')。以上数据与文献[3]中的熔点数据及波谱数据一致，鉴定化合物Ⅱ为槲皮苷（quercitrin）。

参考文献

[1] 江苏新医学院. 中药大辞典 [M]. 上海：上海科学技术出版社，1999：1183.
[2] 程从球，王亚兵，卢桂安，等. 焦性没食子酸制备新工艺的研究 [J]. 林产化学与工业，1994，14 (4)：15 -18.
[3] 李勇军，骆宏丰，王永林，等. 头花蓼黄酮类化学成分的研究 [J]. 中国药学杂志，2000，35 (5)：300 -302.

[作者：王永刚、淡墨、李咏华、苏薇薇，原文发表于《中药材》，2005 年第 28 卷第 9 期，第 774 -775 页]

南药猴耳环作为抗生素佐剂的研究进展

［摘要］本研究团队近年来致力于传统中药新功能开发，从多种中药中筛选出一种具有显著抗生素增效作用的岭南传统中药——猴耳环（*Pithecellobium clypearia*），其有作为抗生素佐剂的潜力。本文从细菌抗生素耐药现状分析、抗生素佐剂的研究进展以及猴耳环作为抗生素佐剂的研究进展三个方面，结合本团队的研究成果，对猴耳环作为抗生素佐剂的现状进行综述，以期为相关研究提供参考。

纵观人类疾病的发展史，感染性疾病占据了人类流行病的很大一部分[1]。1675年，列文·虎克[2]首次对细菌形态和结构进行观察研究，此后，细菌被确定为传染性疾病的传染源之一。青霉素的发现标志着抗生素时代的开始[3]，感染性疾病开始得到有效治疗。然而，抗生素的广泛使用导致了细菌耐药问题的出现。1961 年，耐甲氧西林金黄色葡萄球菌的发现标志着细菌耐药时代的到来[4]。新抗生素的开发和应用不可避免带来细菌耐药性的产生[5-6]，细菌耐药情况日益严重，逐渐引起广泛的关注。

抗生素佐剂是指自身抗菌作用较弱，但联用抗生素能增强抗生素抑菌作用的物质[7-9]。抗生素佐剂能有效降低抗生素选择压力，是解决细菌耐药的新手段。本团队致力于中药现代化研究，从多种中药中筛选出一种具有显著抗生素佐剂作用特点的传统中药猴耳环。本文从细菌抗生素耐药现状分析、抗生素佐剂的研究进展以及猴耳环作为抗生素佐剂的研究进展三个方面，对抗生素佐剂解决细菌耐药问题及猴耳环作为佐剂抗耐药菌国内外最新研究状况进行综述。

1　细菌抗生素耐药现状分析

耐甲氧西林金黄色葡萄球菌（methicillin-resistant staphylococcus aureus，MRSA）的出现为细菌防治敲响了警钟[10]，此后产 ESBLs 的肠科杆菌[11]、万古霉素中介细菌[12]等多种细菌在短时间内相继被发现，细菌抗生素耐药问题引起了广泛的关注。

根据中国 CHINET 公布的 2018 年的数据显示[13]，全国范围内临床分离的金黄色葡萄球菌中 MRSA、大肠杆菌和肺炎克雷伯菌对抗生素的耐药率均达到 20% 以上。世界范围内结核分枝杆菌的抗生素耐药率达到30%以上，其中亚洲地区的结核分枝杆菌对抗生素耐药率更是高达70%[14]。可见，抗生素耐药情况已日趋严重，抗生素面临着更大的选择压力。除了临床治疗中细菌耐药性日益严重，正常的生产和生活中也存在严重的细菌耐药问题。在动物养殖产业中，亚剂量抗生素被滥用于现代密集型养殖业。据统计，2015年我国用于养殖业的抗生素达到了97000多吨[15]，养殖场中长期使用亚抑菌剂量的抗生素作为提高产量的手段，导致了细菌抗生素耐药问题的加剧。

新抗生素的开发被认为是解决细菌抗生素耐药性问题的主要途径。但是，回顾抗生素发展历程，细菌耐药的产生速度远快于新抗生素开发的速度。相比于一种新抗生素从被发现到正式应用所需的十多年甚至数十年时间，细菌对这种新抗生素耐药的出现仅需短短几年时间[16]。此外，新抗生素开发还需投入巨大的研发成本。近年来，新抗生素的数量总体仍然呈下降趋势，在1987年至2017年之间，没有一种新种类的抗生素问世[17]。在新抗生素开发极度缺乏的情况下，有效利用现有的药物重新恢复临床使用的抗生素的敏感性，降低抗生素的选择压力，成为解决细菌耐药问题的新思路。抗生素佐剂的研发能有效弥补新抗生素开发难度极大这一短板，有望解决细菌抗生素耐药日益严重的问题[18]。

2 抗生素佐剂研究进展

抗生素佐剂又被称为“耐药性爆破者”或“抗生素增效剂”[19-22]。抗生素佐剂与抗生素联合用药时能降低现有抗生素的选择压力。当前，抗生素佐剂的研究主要集中于β-内酰胺酶抑制剂及细菌外排泵抑制剂等方面[23-26]。

当前，关于化学药物作为抗生素佐剂的研究报道较多。然而，化学药物作为抗生素佐剂研究仍有许多问题亟待解决。首先，化学药物结构单一，逆转耐药细菌的单一耐药性，但是，细菌耐药菌株一般表现为多重耐药性，解决耐药菌株的单一耐药性并不能有效解决细菌抗生素耐药问题；其次，化药抗生素佐剂作为单一结构化合物，持续处理也有诱导细菌产生耐药的风险。

中药具有多靶点、多成分共同作用的特点，能有效弥补化学药物抗生素佐剂的缺点和不足。本研究团队通过对多种传统中药作为抗生素佐剂的潜力进行综合评价，筛选出一种具有显著抗生素佐剂特点的岭南传统中药——猴耳环，它具有长期的临床应用历史，有望作为抗生素佐剂以应对日趋严重的细菌耐药问题。

3 猴耳环作为抗生素佐剂研究进展

猴耳环是一种传统的岭南中药，具有清热解毒、凉血消肿、止泻等功效，临床上主要用于上呼吸道感染、急性咽喉炎、急性扁桃体炎、急性胃肠炎。猴耳环属植物具有抗病毒、抗肿瘤、抗炎[27]、抗过敏[28]以及抑制血管生成和抗氧化等多种生物活性[29]。本团队对猴耳环抗耐药菌作用进行了深入研究，系统、全面地考察了猴耳环作为抗生素佐剂抗耐药菌的作用效果，研究结果表明，猴耳环提取物有作为抗生素佐剂临床应用的潜力。故结合本团队研究进展及其他研究报道，对猴耳环作为抗生素佐剂研究进展进行总结。

3.1 猴耳环化学物质基础研究

现有文献报道了从猴耳环植物中分离鉴定出的大量化合物[30-31]，包括儿茶素、没食子酸、没食子酸甲酯、没食子酸乙酯[32]、表没食子儿茶素没食子酸酯[33]及羽扇豆醇等[34-35]。本团队通过高分辨 UFLC-Q-TOF-MS/MS 技术，通过对照品验证和数据库比对，从猴耳环及其提取物中鉴定出数十种化合物，主要包括黄酮类化合物和有机酸类化合物，为阐明猴耳环提取物的化学物质基础和质量控制提供参考。研究结果表明，猴耳环中含有多种已被报道具有显著的抗菌活性和抗生素增效作用的化合物。例如，Qin 等[36]的研究发现儿茶素和表儿茶素没食子酸能显著降低苯唑西林对 MRSA 的最低抑菌浓度；Hu 等[37]研究发现表没食子儿茶素没食子酸酯单用对 MRSA 的最低抑菌浓度（minimum inhibitory concentration，MIC）为 100 μg/mL，与氨苄西林和舒巴坦联合抗 MRSA 时，氨苄西林和舒巴坦对 MRSA 的 MIC_{90} 由 8 μg/mL 降到 4 μg/mL，起到联合增效作用。综上所述，猴耳环有作为抗生素佐剂的潜力。

3.2 猴耳环抗耐药菌作用及其机制研究

Kumar 等[38]研究了猴耳环提取物对多种敏感细菌和真菌的抑菌活性，其中包括 5 种革兰氏阳性菌、7 种革兰氏阴性菌及 8 种真菌。本团队的研究着重考察猴耳环提取物对耐药菌的抑菌作用，研究结果表明，猴耳环对临床常见的耐药大肠杆菌、耐药肺炎克雷伯菌、MRSA、多重耐药的铜绿假单胞菌和多重耐药的鲍曼不动杆菌均有一定的抑菌能力[39]，猴耳环提取物对 MRSA 抑菌效果最强，对 100 株临床分离的 MRSA 菌株 MIC_{90} 为 200 μg/mL，与其他中药相比具有显著的抑菌活性。除在体外研究中证明猴耳环提取物有抑菌作用外，本团队还通过动物整体实验考察了猴耳环提取物对耐药菌引起的感染性疾病治疗效果，从感染部位载菌量、炎性因子等方面综合研究了猴耳环提取物对感染性疾病的治疗效果，研究结果表明，猴耳环提取物对 MRSA 诱导的小鼠肺炎有显著的治疗效果。上述研究结果提示，猴耳环对临床常见的敏感菌以及耐药菌具有广谱的抑菌活性，并对耐药菌引起的疾病有显著的治疗效果。

尽管猴耳环单用的抑菌活性弱于抗生素，但是本团队的研究结果表明，猴耳环联用抗生素对抗生素有显著的增效作用。研究结果表明，猴耳环提取物对左氧氟沙星等抗生素抗产 ESBLs 的大肠杆菌的抑菌活性有显著的增效作用，既能增强产酶耐药大肠杆菌对左氧氟沙星的敏感性[40]，又能增强亚胺培南、多粘菌素 B、头孢他啶、左氧氟沙星等多种不同类型抗生素对多重耐药铜绿假单胞菌的抑菌活性，还能显著增强红霉素、左氧氟沙星和头孢曲松钠抗 MRSA 的抑菌活性[41]，也能增强亚胺培南、头孢哌酮、左氧氟沙星等多种不同类型抗生素对多重耐药鲍曼不动杆菌的抑菌活性[42]。上述研究结果表明，猴耳环及其提取物能显著增强多种抗生素对临床常见耐药菌的抑菌活性，使多种抗生素的最低抑菌浓度下降 50% 以上，有效增强了抗生素药效，减少抗生素的用量。

目前，对抗生素佐剂的研究集中于佐剂对抗生素抑菌活性的增效作用，很少考察抗生素佐剂对细菌耐药性的逆转作用。为了进一步评价猴耳环提取物作为抗生素佐剂的潜力，本团队通过药物体外持续给药实验，考察猴耳环和多种抗生素持续处理对细菌耐药性的影响。研究结果表明，低浓度抗生素连续处理 7 ～ 14 d 会导致敏感金黄色葡萄球菌和耐药金黄色葡萄球菌的抗生素耐药性增强；而猴耳环提取物联用抗生素持续给药不仅能有效抑制低浓度抗生素诱导的敏感金黄色葡萄球耐药性的增强，还能显著降低耐药金黄色葡萄球菌对多种抗生素的耐药性[43]。抗生素的治疗过程是一个持续的过程，细菌耐药性也在抗生素持续用药的过程中逐渐产生，开发降低抗生素诱导细菌耐药的药物具有重要意义。猴耳环提取物联用抗生素持续给药时，能有效抑制细菌耐药性的产生，并且能逆转耐药菌对多种抗生素的耐药性。

尽管现有研究报道了许多中药对耐药菌的抑菌作用[44-46]，但是对中药抗耐药菌作用机制研究很少，这成为制约中药抗耐药菌研发的关键原因之一。本团队对猴耳环抗耐药菌的作用机制开展了研究。使用 MRSA 临床分离菌株为模式菌株，利用透射电子显微镜观察和 Western blot 技术，研究猴耳环提取物对细胞壁结构的影响，并且深入研究猴耳环提取物对青霉素结合蛋白 2a（penicillin binding protein2a，PBP2a）蛋白通路的影响，研究结果表明，猴耳环提取物能抑制 MRSA 的 PBP2a 蛋白表达，逆转 MRSA 对 β-内酰胺类抗生素的耐药性；本研究还通过溴化乙锭底物积蓄模型和 PCR 技术，研究了猴耳环提取物对细菌抗生素特异性外排泵功能影响，结果表明，猴耳环提取物能影响 norA 外排泵供能体系，抑制药物细菌外排泵供能，减少药物外排，增强抗生素抑菌活性，逆转 MRSA 细菌的多重耐药性[47]。上述结果提示，猴耳环提取物能通过多种逆转耐药的机制有效解决细菌对抗生素的多重耐药。

综上所述，猴耳环及其提取物有显著的抗生素增效作用，与化学药物抗生素佐剂相比，猴耳环具有诸多优势。首先，猴耳环提取物对多种不同类型的抗生素有增效作用，能增强 β-内酰胺类、碳青霉烯类和喹诺酮类等多种抗生素的抗耐药菌活性；其次，抗生素或单一结构的化学药物的持续用药能诱导细菌耐药性增强，猴耳环提取物的持续用药并不会增强细菌的耐药性，还能抑制和逆转细菌的耐药性；最后，猴耳环提取物能通过多种逆转耐药的方式共同作用，有效降低了细菌多重耐药性。

4 结语与展望

目前抗生素佐剂研发和临床应用尚处于发轫阶段，仅有 β - 内酰胺酶抑制剂应用于临床抗耐药菌感染的治疗，其他种类抗生素佐剂尚处于临床甚至实验室的研究阶段。

中药作为抗生素佐剂具有抗生素增效范围广及不易产生细菌耐药的诸多优势，逐渐引起了学界的广泛关注，为解决细菌耐药问题提供了新思路。中国传统医学讲究整体观，强调人与自然相互协调，重视调整外界与机体双方的联系，从而针对疾病发展的不同进程采用不同的治疗手段[48]。感染性疾病是致病微生物与机体相互作用的过程，其中也包括造成机体免疫功能的失调和导致脏器病理组织的损伤。在感染性疾病的康复期，人体脏器损伤仍然存在，但抗生素在这个阶段对这些损伤没有明显的修复效果，故中药在感染性疾病的康复期调理中更加能显示出它独特的优势。猴耳环及其提取物具有多成分、多途径、多环节、多靶点的优势，除能直接起增效抑菌作用之外，还能从整体上提高机体免疫状态、减轻疾病对机体的损害，在抗感染疾病的治疗过程中，不易使细菌出现耐药并且避免菌群失调等情况[49-50]，从而起到标本兼治的作用。因此，将猴耳环及其提取物开发成抗生素佐剂具有广阔的前景。

尽管多项研究表明，中药有良好的作为抗生素佐剂的潜力，我们却不能忽视中药在该领域研究存在的不足。由于中药成分复杂，因此现有的报道多侧重于混合物给药的药效研究，至于为何选择混合物作为研究载体并没有进行充分的实验论证，而且缺乏足够的数据支撑。此外，现有的研究对中药抑制耐药菌的作用靶点、作用机制研究很少。同时，虽然很多体外实验证明多种中药对耐药菌有显著的抑菌活性，但是体外实验并不能完全代替整体动物实验，需要进一步的体内试验提供实验支持。本团队利用体外模型和整体动物模型全面评价了猴耳环抗耐药菌感染的药效，并对其作用机制进行了研究。但是，猴耳环提取物成分复杂，各成分与作用机制的相关性暂未明确，因此有待深入研究。

参考文献

[1] TROUILLER P, OLLIARO P L. Drug development output from 1975 to 1996: What proportion for tropical diseases? [J]. International journal of infectious diseases, 1999, 3 (2): 61-63.

[2] GARDNER P S, STANFIELD J P, WRIGHT A E, et al. Viruses, bacteria, and respiratory disease in children [J]. British medical journal, 1960, 1: 1077-1081.

[3] FLEMING A. The discovery of penicillin [J]. British medical journal, 1944, 2 (1): 792-799.

[4] ERIKSEN K R. "Celbenin"-resistant staphylococci [J]. Ugeskrift for laeger, 1961, 1: 384-386.

[5] GANDRA S, CHOI J H, MCELVANIA E, et al. Faropenem resistance causes *in vitro* cross resistance to carbapenems in ESBL-producing *Escherichia coli* [J]. International journal of antimicrobial agents, 2020: 105902.

[6] BAYM M, LIEBERMAN T D, KELSIC E D, et al. Spatiotemporal microbial evolution on antibiotic landscapes [J]. Science, 2016, 353 (6304): 1147-1151.

[7] KALAN L, WRIGHT G D. Antibiotic adjuvants: multicomponent anti-infective strategies [J]. Expert reviews in molecular medicine, 2011, 13 (13): e5.

[8] GILL E E, FRANCO O L, HANCOCK R E W. Antibiotic adjuvants: diverse strategies for controlling drug-resistant pathogens [J]. Chemical biology & drug design, 2015, 85 (1): 56-78.

[9] ABREU A C, COQUEIRO A, SULTAN A R, et al. Looking to nature for a new concept in antimicrobial treatments: isoflavonoids from *Cytisus striatus* as antibiotic adjuvants against MRSA [J]. Science reports, 2017, 7 (1): 3777-3781.

[10] ENRIGHT M C, ROBINSON D A, RANDLE G, et al. The evolutionary history of methicillin-resistant Staphy-lococcus aureus (MRSA) [J]. Proceedings of the National Academy of Sciences, 2002, 99 (11): 7687-7692.

[11] PEREZ F, ENDIMIANI A, HUJER K M, et al. The continuing challenge of ESBLs [J]. Current opinion in pharmacology, 2007, 7 (5): 459-469.

[12] GOLDRICK B. First reported case of VRSA in the United States: an alarming development in microbial resistance [J]. American journal of nursing, 2002, 102 (11): 17-18.

[13] HU F P, GUO Y, ZHU D M, et al. Antimicrobial resistance profile of clinical isolates in hospitals across China: report from the CHINET Surveillance Program, 2017 [J]. Chinese journal of infection and chemotherapy, 2018, 18 (3): 241-251.

[14] CHURCHYARD G J, SWINDELLS S. Controlling latent TB tuberculosis infection in high-burden countries: a neglected strategy to end TB [J]. PLoS medicine, 2019, 16 (4): e1002787.

[15] 岳磊，牛晋国，吉涛，等. 饲用抗生素在畜禽养殖中的问题与对策分析 [J]. 中国猪业，2018，7 (1): 29-31.

[16] BONDI A, DIETZ C C. Production of penicillinase by bacteria [J]. Experimental biology & medicine, 1944, 56 (2): 132-134.

[17] DURAND G A, RAOULT D, DUBOURG G. Antibiotic discovery: history,

methods and perspectives [J]. International journal of antimicrobial agents, 2019, 53 (4): 371 – 382.

[18] BROCHADO A R, TELZEROW A, BOBONIS J, et al. Species-specific activity of antibacterial drug combinations [J]. Nature, 2018, 559: 259 – 263.

[19] KAREN B. Investigational agents for the treatment of gram-negative bacterial infections: a reality check [J]. American chemical society infectious diseases, 2015, 1 (11): 509 – 511.

[20] DAVID B. Antibiotic resistance breakers: can repurposed drugs fill the antibiotic discovery void? [J]. Nature reviews drug discovery, 2015, 14 (12) : 821 – 825.

[21] GONZÁLEZ-BELLO C. Antibiotic adjuvants—a strategy to unlock bacterial resistance to antibiotics [J]. Bioorganic & medicinal chemistry letters, 2017, 27 (18): 4221 – 4228.

[22] CHAKRADHAR S. What's old is new: reconfiguring known antibiotics to fight drug resistance [J]. Nature medicine, 2016, 22 (11): 1197 – 1199.

[23] KING A M, KING D T, FRENCH S, et al. Structural and kinetic characterization of diazabicyclooctanes as dual inhibitors of both serine-β-lactamases and penicillin-binding proteins [J]. Acs chemical biology, 2016, 11 (4): 864 – 868.

[24] LAGACÉWIENS P, WALKTY A, KARLOWSKY J A. Ceftazidime-avibactam: an evidence-based review of its pharmacology and potential use in the treatment of Gram-negative bacterial infections [J]. Core evidence, 2014, 1 (9): 13 – 25.

[25] COLEMAN K. Diazabicyclooctanes (DBOs): a potent new class of non-β-lactam β-lactamase inhibitors [J]. Current opinion in microbiology, 2011, 14 (5): 550 – 555.

[26] SCHWEIZER P H. Understanding efflux in gram-negative bacteria: opportunities for drug discovery [J]. Expert opinion on drug discovery, 2012, 7 (7) : 633 – 642.

[27] LOU L L, LI L G, et al. 3, 3′-Neolignans from *Pithecellobium clypearia* Benth and their anti-inflammatory activity [J]. Fitoterapia, 2016, 112: 16 – 21.

[28] BAO L, YAO X, XU J, et al. Effects of *Pithecellobium clypearia* Benth extract and its main components on inflammation and allergy [J]. Fitoterapia, 2009, 80 (6): 349 – 353.

[29] MUSLIM N, NASSAR Z D, AISHA A F. Antiangiogenesis and antioxidant activity of ethanol extracts of *Pithecellobium jiringa* [J]. BMC complementary & alternative medicine, 2012, 12 (1): 210 – 213.

[30] XIE C Y, LIN L W. Study on the chemical constituents of *Pithecellobium clypearia* [J]. Journal of chinese medicinal materials, 2011, 34 (7): 1060 – 1062.

[31] CHEN Y. Isolation and identification of chemical constituents from *Pithecellobium clypearia* Benth [J]. Applied & environmental microbiology, 2015, 64 (9): 3175 - 3178.

[32] GUO X Y, WANG N L, BAO L, et al. Chemical constituents from *Pithecellobium clypearia* and their effects on T lymphocytes proliferation [J]. Journal of chinese pharmaceutical sciences, 2007, 16 (3): 208 - 213.

[33] LIU C, HUANG H, ZHOU Q, et al. Antibacterial and antibiotic synergistic activities of the extract from *Pithecellobium clypearia* against clinically important multidrug-resistant gram-negative bacteria [J]. European journal of integrative medicine, 2019, 32: 100999.

[34] 苏妙贤，唐之岳，黄伟欢，等. 猴耳环化学成分研究 [J]. 中药材，2009，32 (5): 705 - 707.

[35] 谢春英，林乐维. 猴耳环化学成分研究 [J]. 中药材，2011，33 (7): 1060 - 1062.

[36] QIN R, XIAO K, LI B, et al. The combination of catechin and epicatechin callate from *Fructus crataegi* potentiates beta-lactam antibiotics against methicillin-resistant staphylococcus aureus (MRSA) *in vitro* and *in vivo* [J]. International journal of molecular sciences, 2013, 14 (1): 1802 - 1821.

[37] HU Z Q, ZHAO W H, YUKIHIKO H, et al. Epigallocatechin gallate synergy with ampicillin/sulbactam against 28 clinical isolates of methicillin-resistant *Staphylococcus aureus* [J]. Journal of antimicrobial chemother, 2001, 48 (3): 361 - 364.

[38] KUMAR M, NEHRA K, DUHAN J. Phytochemical analysis and antimicrobial efficacy of leaf extracts of *Pithecellobium dulce* [J]. Asian journal of pharmaceutical and clinical research, 2013, 6 (1): 70 - 76.

[39] SU W W, LIU C, ZHOU Q, et al. Method of Chinese herbal medicine extract used for treating multiple diseases caused by drug resistant bacteria infection [P]. U. S. patent application 15/920, 480.

[40] 苏薇薇，刘翀，周倩，等. 猴耳环提取物在制备抗产超广谱 β - 内酰胺酶大肠杆菌药物中的应用: CN105998153B [P]. 2016 - 05 - 10.

[41] 王永刚，刘博宇，苏薇薇，等. 猴耳环提取物及其在制备抗耐甲氧西林金黄色葡萄球菌药物中的应用: CN103385912A [P]. 2013 - 07 - 24.

[42] 李沛波，周倩，刘翀，等. 猴耳环提取物在制备抗多重耐药鲍曼不动杆菌药物中的应用: CN105816511B [P]. 2016 - 05 - 10.

[43] 刘翀. S20b 作为抗生素佐剂持续给药抗耐药菌药效及机制研究 [D]. 广州: 中山大学，2019.

[44] CHACÓN O, FORNO N, LAPIERRE L, et al. Effect of *Aloe barbadensis* Miller

(Aloe vera) associated with beta-lactam antibiotics on the occurrence of resistance in strains of *Staphylococcus aureus* and *Streptococcus uberis* [J]. European journal of integrative medicine, 2019, 32: 100996.

[45] SOLTANI M, LYMBERY A, SONG S K, et al. Adjuvant effects of medicinal herbs and probiotics for fish vaccines [J]. Reviews in aquaculture, 2019, 11 (4): 1325 - 1341.

[46] HACIOGLU M, DOSLER S, TAN A S B, et al. Antimicrobial activities of widely consumed herbal teas, alone or in combination with antibiotics: an *in vitro* study [J]. Peer J, 2017, 5: e3467.

[47] LIU C, HUANG H, ZHOU Q, et al. *Pithecellobium clypearia* extract enriched in gallic acid and luteolin has antibacterial activity against MRSA and reduces resistance to erythromycin, ceftriaxone sodium and levofloxacin [J]. Journal of applied microbiology, 2020. doi. org/10. 1111/jam. 14668.

[48] 吴整军. 中医药抗感染治疗的探讨 [J]. 中华医院感染学杂志, 2004, 14 (11): 1296 - 1297.

[49] 王秀莲. 中医药治疗感染病的优势与思路 [J]. 天津中医药大学学报, 2007, 26 (3): 6 - 7.

[50] 王秀莲. 再论中医治疗感染性疾病的优势 [J]. 天津中医药大学学报, 2011, 30 (4): 3 - 5.

[作者：刘翀、王永刚、李沛波、彭维、苏薇薇，原文发表于《中山大学学报(自然科学版)》，2020 年第 59 卷第 4 期，第 1 - 6 页]

七、珍珠母的研究

珍珠母及其可溶性蛋白组分的开发利用

[摘要] 珍珠母是一种由霰石矿相（95%以上）和有机相组成的天然生物材料。研究表明：珍珠母具有生物适应性，可促进骨修复和新骨的形成；其有机相可溶性组分中含有促骨生成因子，在体外实验中有与骨形态发生因子（BMPs）相似的效应。本文论述珍珠母及其可溶性蛋白组分的开发利用前景。

珍珠母是蚌科动物三角帆蚌 *Hyriopsis cumingii*（Lea）、褶纹冠蚌 *Cristaria plicata*（Leach）或珍珠贝科动物马氏珍珠贝 *Pteria martensii*（Dunker）的贝壳。主要由碳酸钙霰石晶体组成，还含有少量（1%～5%）的蛋白和多糖等有机成分[1]。资料表明：珍珠母移植动物体内，不但可以促进伤损骨骼的愈合，还可以刺激新骨的形成和骨矿化，且无任何免疫排斥反应和炎症反应[2-8]。小鼠透皮注射珍珠层粉溶液，可以刺激成纤维细胞的再生，并分化成软骨细胞[9]。这说明珍珠母可被骨细胞识别，是一种可以刺激骨再生、治疗骨损伤和骨坏死的生物材料，极有可能成为一种无可比拟的、具有广阔应用前景的新型骨移植物[6]。珍珠母是碳酸钙在胶原蛋白和非胶原蛋白组成的有机基质（1%～5%）成分中沉积而形成的，而骨骼是磷酸钙在有机质中沉积而形成的，二者的形成过程存在着相似性。Lopez 等[10]经多年试验和研究认为，珍珠母有机成分中含有类似于 BMPs（骨形态发生蛋白）的信号分子，进入体内后，可以扩散到骨髓中，继而对成骨基质细胞产生一种趋化作用，激活骨髓中的生骨细胞，使其分化，产生成骨细胞，最终诱导新骨形成。珍珠母有机质成分中的促骨生成活性因子可用于骨科疾病的防治。本文论述珍珠母及其可溶性蛋白组分在医药领域的开发利用前景。

1 珍珠母的医用价值：作为骨移植物和治疗骨损伤的生物材料

1.1 寻找骨移植物的必要性

成功的骨移植既要有骨传导过程，又要有骨生成过程。因此，移植材料必须能激活机体内细胞，增加成骨细胞数量，具有以上性质的唯一材料是骨。头盖、下颚及面部的整形手术中采用自体骨移植是最有效的方法，但也存在着一些问题，其中最主要的是取材的局限性[11-12]。异体移植材料与宿主骨不能很好地兼容，二者之间形成纤维状连接，限制了骨的再生[2,13]。为了解决这个问题，在过去的几年里人们做了大量的努力，寻求天然或合成的无机材料，多为金属、聚合物、羟磷灰石，甚至陶瓷，但都有不可避免的缺点，其中最主要的缺点就是缺少生物适应性[2]。而碳酸钙组成的物质可与活组织相连接，因此适合做骨移植替代物，但它的机械强度不够[4]。解决这一问题的方法是把一种坚硬的物质如钛包裹生物材料，不过移植物与骨的连接互锁仍是关键，因为它们之间的连接没有连贯性，不能保证移植物和骨骼之间牢固结合。但二者之间的作用决定移植物的长期稳定性。从机械角度来讲，在正常的生理条件下，尤其是宿主的血管分布和正常的压力模式下，移植物和骨骼之间的连接是否牢固是移植物固定的主要问题。因此，一种非常理想的移植物至少要具备两个条件：生物适应性和坚固的连接。珍珠母和骨骼的密度相同，它的硬度大于钛，具有优良的生物适应性。移植入体内的珍珠母具有良好的渗透性，宿主的骨原层细胞可直接扩散并分布于珍珠母表面，在界限间不会有纤维化，而会形成连续完整的有机基质，可将二者坚固地连接起来[5,15]。

1.2 珍珠母作为医用材料的可能性

珍珠母的结构具有以下特点：珍珠母中有机质有序地将许多霰石片层包裹起来，形成蜂巢状结构。二者之间的关系就像“沙浆与砖块”。有机物层有微孔，霰石可穿过微孔生长，通过相互连接的“矿物桥”形成交织的、致密的片层三维结构[6]，其密度与骨密度相同；晶体的排列和有机质可以消除能量，导致其具有很高的机械强度。霰石晶体的硬度是纯质合成的霰石的 3000 倍[17]。珍珠母的这些特性表明，其在整形手术中可作为骨替代材料。而且珍珠母形态多样，根据实际情况，可将其以大的材料如圆桶形、楔形、螺旋形等形态移植进体内，也可将其碾成粉状，混合自体血液，以“浆液”形式注入体内[2-11]。其实，珍珠母作为一种骨替代材料并不是一个新的话题，不过是人类对比的再发现。早在 2000 年前，玛亚印地安人已经有珍珠母制作的牙齿。放射学检测头骨化石中用珍珠母制作的牙齿，发现它们的根部和周围的骨完美、坚固地结合在一起[3]。珍珠母有优良的生物适应性，人成骨细胞的体外培养试验研究表明：珍珠母具骨传导性和生骨的性质；在无任何骨生成化学激活剂的条件下，珍珠母可刺激成骨细胞增生，并最终导致新骨生成[6,10-11]。M. Lamghari 的研究认为，虽然珍珠母与骨骼的进化距离很远，但他们在生物矿化系统发生方面有很近的亲缘关系，都包含了从同一祖先遗传下来的相似的有机成分，尤其是骨发生过程中的信号传导。因此宿主的免疫系统并不排斥进入体内的珍珠母，而是将其作为自身的一部分接受[6]。由于受伤或疾病，椎骨极易损伤，但其再生仍是一个悬而未决的问题。大多数材料只用于椎骨的修复而不能用于新骨的再生。聚甲基丙烯酸酯（Polymethy methacrylate，PMMA）常用于椎骨的修复，但有数据显示 PMMA 不但不能促进骨再生，相反似乎抑制了椎骨的再生。将 PMMA 和珍珠层粉分别灌注到椎骨损伤的羊模型体内，发现手术 12 周后，PMMA 周围不但几乎没有新骨形成，还引起周围大量椎骨的重吸收，由此导致骨矿化度和骨生成明显降低。更糟糕的是，因 PMMA 的毒性，导致基质细胞坏死和周围修复骨结构的畸变。而灌注的珍珠层粉在腔内逐渐溶解，周围充满了大量的活性骨髓细胞，新生的骨与珍珠层粉紧密相连；更重要的是，没有出现任何炎症反应和异体排斥现象，也无明显毒性现象出现[8]。同时用珍珠层粉和覆盖有钛的羟磷灰石做实验，比较骨细胞对二者的反应，发现珍珠层粉具有更强的生骨活性[15]。珍珠母是一种由霰石矿相和包含有可溶性促骨生成因子的有机相组成的复合物，既可用于骨的修复，又可用于骨的再生，还可作为骨移植物，是一种天然的生物材料。与其他的生物材料相比，其生物适应性好、无毒副作用且来源方便、价格低廉，可根据情况多态使用，甚至可以透皮注射，为骨损伤的治疗和骨移植带来新的希望。

2 珍珠母的药用价值：从珍珠母可溶性蛋白组分中提取促骨细胞生长的药物

珍珠母为我国传统的中药，一般视钙盐、微量元素为其有效成分，忽略了其中少量的有机质，尤其是活性蛋白。如前所述，人们通过对有机质的研究，发现其中含有促骨细胞生长的因子，可促进新骨形成，这为骨科疾病如骨质疏松症的治疗带来希望。

2.1 研究促骨生成药物的必要性

骨质疏松症是指单位体积内骨量减少，正常骨结构发生改变，骨组织显微结构异常，骨脆性增加，容易发生骨折的一类疾病。临床上表现为腰背疼痛、驼背畸形，并可因轻微外伤诱发骨折。骨质疏松症在更年期人群发病率高，尤其绝经后妇女发病率更高。它已成为老年人，特别是绝经后老年妇女的一种多发病，严重威胁人体健康，影响了生活质量。流行病学调查发现，全世界约有 2 亿骨质疏松症患者。国外统计资料显示，在 60 岁以上的白人妇女中，骨质疏松症的患病率为 25%～50%。因此，骨质疏松症的防治是一个紧迫的具有实际意义的课题[19]。骨质疏松症治疗药物根据作用机理可分为抑制破骨和促进成骨两大类。国内外对抑制破骨细胞活性类药物的开发比较广泛和深入，这类药物包括维生素 D 类药物，如 VD_3 的衍生物骨化二醇、骨化三醇，钙类药物，降钙素，雌激素及其类似物，二磷酸盐类药物，等等。雌激素可作为绝经后妇女骨质疏松症的一线治疗药，但长期大量服用可导致乳房胀痛、阴道出血，增加乳腺癌和子宫内膜癌的风险性，且需长年用药才有作用。降钙素的止痛作用迅速，但降钙素价格昂贵、给药不方便，且用药一段时间之后治疗作用降低或消失、出现“逃逸现象”，使其应用受到了限制。二磷酸类药物是目前研究的热点和重点，但长期服用会降低骨转化率，增加骨脆性，易造成骨软化症。钙制剂只可作为辅助性药物，单独用于骨质疏松症的治疗无明显效果，而且其生物利用度低，胃肠刺激大，过多服用人体不能吸收的无机钙会引起肾结石等其他的病症[18-22]。骨质疏松症的机理是骨的重构过程失衡所致，单纯抑制破骨细胞活性，并不能根治此病。因此，寻找具有促进成骨作用的药物应成为研究的亮点。但到目前为止，除了氟化物（临床应用的副作用大）外，真正具有促进骨骼形成而用于治疗骨质疏松的药物，市场上还未有供应。因此，国外目前正在加快对促进成骨细胞活性药物的研究和开发，如美国百时美·施贵宝公司开发的此类新药BL5593 和 BL5583 正处在临床试验阶段。

2.2 珍珠母有机质作为治疗骨质疏松症药物的可能性

珍珠母有机成分很少，一般为 1%～5%，但其对矿物质的沉积、生物矿化、贝壳的硬度等起决定性的调控作用[2]。可以说贝壳是由有机质的调控形成的。与之相类似，骨骼中的有机质对骨骼的形成也起到调控作用。珍珠母中提取的水溶性基质（WSM）体外培养鼠骨髓基质细胞[6]和新生鼠颅盖骨造骨细胞[23]，其活性与BMPs 因子相似，可刺激细胞，使其碱性磷酸酶活性显著升高，而碱性磷酸酶活性是细胞分化的标志之一。作用的相似让我们有理由相信二者有机成分的相似性。Lopez 等[5]经多年试验和研究认为，珍珠母有机成分中含有类似于 BMPs（骨形态发生蛋白）的生骨因子，可以激活骨髓中的生骨细胞，使其分化，产生成骨细胞，最终诱导新骨形成。这一假说在分子水平上也得到了支持。提取的珍珠母有机质中，酸性氨基酸（Asp and Glu）含量很高，这些氨基酸的侧链可直接参与 Ca^{2+} 结合过程[24]。最典型的蛋白是从珍珠母中分离出来的 Nacrein，有酸性 Gly-Xaa-Asn（Xaa = Asp，Asn 或 Glu）重复域，可结合 Ca^{2+}[25]。而影响造骨细胞分化的许多因子（BMPs、OP-1 等）中均含有高比例的酸性氨基酸，尤其是 Asp。在珍珠母分离纯化的蛋白质中，也发现与骨骼中基质蛋白序列相似的成分。例如，Ingrid M 及其同事从珍珠母中分离的 perlustrin 蛋白与脊椎骨中胰岛素类生长因子钙结合蛋白（IGFBPS）N-端具有同源性，二者的序列相似性达到 40%。而 IGFBPS 是调节骨代谢的重要因子之一[26-27]。资料表明，珍珠母移植或透皮注射到体内[2-9]，无免疫排斥反应和明显的毒副作用，其有机质中的促骨生成因子如能开发成促骨生成的药物，将会为骨病如骨质疏松症等的治疗开辟一片新天地，应用前景非常广阔。

参考文献

[1] CARIOLOU M A, MORSE D E. Purification and characterization of calcium-binding conchiolin shell peptides from the mollusk, Haliotis rufescens, as a function of development [J]. J Comp Physiol, 1988, 157B: 717-729.

[2] ATLAN G, BALMAIN N, BERLAND S. Reconstruction of human maxillary defects

with nacre powder: histological evidence for bone regeneration [J]. C R Acad Sci (Paris), 1997, 320: 253 -258.

[3] PETER W, FRÉDÉRIC M. A marriage of bone and nacre [J]. Natrue, 1998, 392: 861 -862.

[4] DELATTRE O, CATONNE Y, BERLAND S, et al. Use of mother of pearl as a bone substitute, experimental study in sheep [J]. Eur J Orthop Surg Traumatol, 1997, 7: 143 -147.

[5] ATLAN G. Interface between bone and nacre implants in sheep [J]. Biomaterials, 1999, 20: 1017 -1022.

[6] LAMGHARI M. Stimulaton of bone marrow cells and bone formation by nacre in *vivo* and *vitro* studies [J]. Bone, 1999, 25 (2): 91s -94s.

[7] LAMGHARI M. A model for evaluating injectable bone replacements in the vertebrae of sheep: radiological and histological study [J]. Biomaterials, 1999, 20: 2107 -2114.

[8] LAMGHARI M. Bone reactions to nacre injected percutaneously into the vertebrae of sheep [J]. Biomaterials, 2001, 22: 555 -562.

[9] LE FAOU A. Osteoinductive effects induced by nacre implanted in subcutaneous pouches in rat [J]. Calcif Tissue Int, 1995, 56: A156.

[10] LOPEZ E, VIDAL B, BERLAND S, et al. Demonstration of capacity of nacre to induce bone formation by human osteoblasts maintained *in vitro* [J]. Tissue and cell, 1992, 24 (5): 667 -679.

[11] SILVE C. Nacre initiates biomineralization by human osteoblasts maintained *in vitro* [J]. Calcif Tissue lnt, 1992, 51: 363 -369.

[12] BURCHARDT H. The biology of bone graft repair [J]. Clin Orthop Rel Res, 1983, 174: 28 -42.

[13] GUILLEMIN G, MEUNIER A. Comparison of different porosities [J] . J Biom Mater Res, 1989, 23: 765 -779.

[14] LE GEROS R Z. Calcuim phosphate materials in restorative dentistry: a review [J]. Adv Dent Res, 1988, 2: 164 -180.

[15] LIAO H, BRANDSTEN C, LUNDMARK C, et al. Response to fitania hydroxyapatite conposite and nacreous implants: a preliminary comparison by in situhybridization [J]. J Mater Sci, 1997, 8: 823 -827.

[16] ALMQVIST N. Method for fabricating and characterizing a new generation of biomimetic materials [J] . Materials science and engineering, 1999, 7: 37 -43.

[17] WEINER S. Organization of extracellularly mineralized tissues: a comparative study of biological crystal growth. CRC Grit [J]. Rev Biochem, 1986, 20 (4): 365 -

408.
[18] 吴建华，赵光. 中医药治疗骨质疏松症研究进展 [J]. 中国中医药骨伤科杂志，1995，4 (1)：56 -59.
[19] 甄建存. 骨质疏松症的药物治疗与评价 [J]. 中国新药杂志，1997，6 (1)：33 -36.
[20] 梁竹，黄元，邹弘颖. 抗骨质疏松症药物应用现状及进展 [J]. 药学实践杂志，2000，18 (2)：73 -74.
[21] 王济纬，史炜镔. 骨质疏松药物治疗进展 [J]. 中国骨伤，1996，9 (6)：60 -63.
[22] 徐苓，王丽娟，傅德兴，等. 防治骨质疏松症药物应用现状与前景 [J]. 中国药理学通报，2000，16 (3)：254 -257.
[23] MOUTAHIR-BELOASMI N，BALMAIN N，LIEBERRHER M，et al. Effect of water soluble extract of nacre (Pinctada maxima) on alkaline phosphatase activity and Bcl-2 expression in primary cultured osteoblasts from neonatal rat calvaria [J]. Journal of materials science：materials in medicine，2001，(12)：1 -6.
[24] MCENAKSHI V R，HARE P E，WILBUR K M，et al. Amino acids of the organic matrix of neogastropod shell [J]. Comp Biochem Physiol，1971，40B：1037 -1043.
[25] MIYAMOTO H，MIYASHITA T，OKUSHIMA M，et al. A carbonic anhydrase from the nacreous layer in oyster pearls [J]. Proc Natl Acad Sci，1996，93：9657 -9660.
[26] WEISS I M，GOHRING W，FRITZ M，et al. Perlustrin，a haliotis (abalone) nacre protein，homologous to the insulin-like growth factor binding protein n-terminal module of vertebrates [J]. Biochem Biophys Res Commun，2001，285 (2)：244 -249.
[27] WEISS I M，KAUFMANN S，MANN K，et al. Purification and characterization of perlucin and perlustrin，two new proteins from the shell of the mollusc haliotis laevigata [J]. Biochem Biophys Res Commun，2000，287：17 -21.

[作者：陈丽云、苏薇薇，原文发表于《中药材》，2002 年第 25 卷第 2 期，第 128 -130 页]

具有抗骨质疏松作用的N16蛋白的生物工程制备工艺研究

[摘要] N16蛋白具有抑制破骨和促进成骨作用，对骨质疏松症的治疗具有潜在的应用价值。采用pRHis质粒和BL21（DE3）plysS菌株，建立了表达产量较高的N16-pRHis-BL21（DE3）plysS表达体系；并建立了N16蛋白分离纯化工艺。该工艺表达方式简单，分离纯化操作简便，蛋白产量高，成本低，周期短，为进一步研究N16蛋白的功能奠定了基础。

N16蛋白相对分子质量为16000（切除信号肽后相对分子质量为12800），富含Gly、Tyr、Asn、Cys等多种氨基酸，由Samata等[1]于1999年在马氏珠母贝中发现。近期本课题组的研究表明，N16蛋白具有显著的促进成骨和抑制破骨的功能，对骨质疏松症的治疗具有良好的应用价值[2]。但N16蛋白在珍珠母中含量很低[3]，提取、分离困难，且成本高。本研究首次采用生物工程技术制备N16蛋白，为进一步研究其生物学功能奠定了基础。

1 材料与方法

1.1 实验仪器

PCR仪：Applied Biosystems公司，型号Veriti；摇床：Sanyo公司，型号Gallen Kamp；恒温培养箱：Sheldon公司，型号1500E；快速蛋白液相色谱仪（FPLC）：Amersham公司，型号AKTA prime；Trizol：购自Invitrogen公司；反转录试剂盒（M-MLV）：购自TAKARA公司；引物：购自Invitrogen公司；DNA提取试剂盒：购自BioMed公司；质粒：香港中文大学邵鹏柱教授实验室提供；限制性内切酶试剂盒：购自Promega公司；连接酶试剂盒：购自Promega公司；*E. coli* DH5α：香港中文大学邵鹏柱教授实验室提供；质粒抽提试剂盒：购自BioMed公司；Luria Broth：购自ABI公司，USB chemicals；尿素：购自ABI公司，USB chemicals；凝胶排阻层析柱：GE Healthcare Life Sciences公司，柱体积330 mL。

1.2 实验方法

1.2.1 N16蛋白表达体系的构建　将合浦珠母贝*Pinctadafucata*的外套膜切

成小块，利用Trizolreagent方法提取总RNA，然后进行逆转录得出第一链cDNA。通过对美国国立生物技术信息中心（National Center for Biotechnology Information, NCBI）上收载的N16基因DNA序列的分析，找出不含信号肽的编码区域，依此设计引物N16F（5′－GGAATTCCATATGGCTGTCCATTATAAGTGC－3′）和N16R（5′－CGGGATCCTTAATTGTCAAACCGTTC－3′），引物包含有*Nde* Ⅰ和*Bam* HⅠ酶切位点，然后以第一链cDNA作为模板进行PCR扩增。对N16基因扩增产物进行内切酶消化，在T4连接酶作用下连接到蛋白表达载体。所选用质粒为pRHisMBP（质粒图谱如图1所示），*Nde* Ⅰ为5′酶切位点，*Bam* HⅠ为3′酶切位点，筛选抗生素为氨苄青霉素（Ampicillin）[4]。

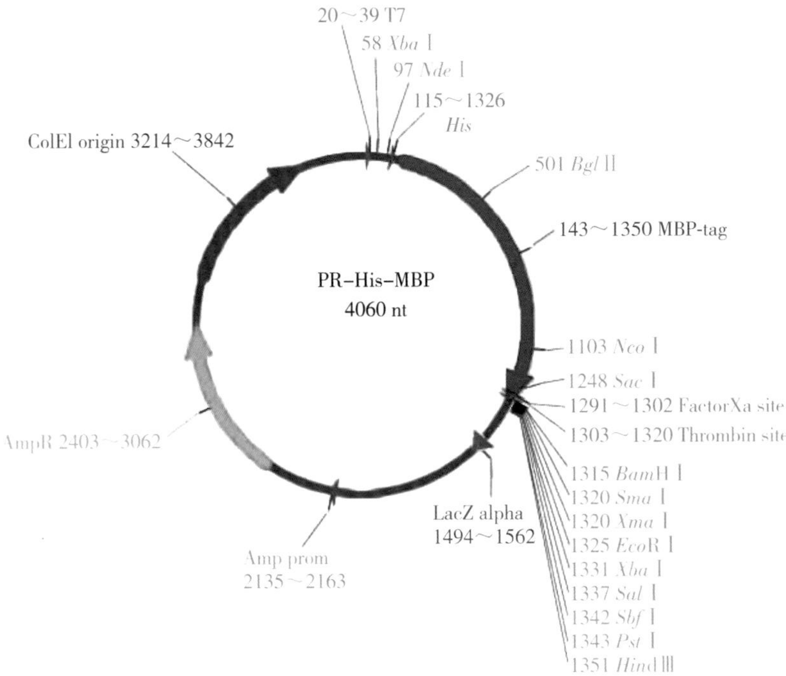

图1　pRHisMBP质粒图谱

将携带有N16基因的蛋白表达质粒转入大肠杆菌（BL21DE3plysS），将转化后的菌液接种至LB培养板上（平板上涂布有氨苄青霉素和氯霉素），37 ℃培养16 h。挑取单菌落并转至50 mL新鲜的液体培养基中（含氨苄青霉素和氯霉素），37 ℃震荡培养16 h，转速220 r/min。吸取10 mL菌液至1 L新鲜的液体培养基中（含氨苄青霉素和氯霉素），37 ℃震荡培养，转速220 r/min，直至A_{600}值达0.6，然后加入诱导剂异丙基硫代－β-D－半乳糖苷（IPTG）至终浓度为0.4 mmol/L，继续37 ℃震荡培养16 h，转速220 r/min。表达完成后将菌液离心（12000 r/min，3 min），弃上清液，将菌体保存于－20 ℃冰箱中备用。

1.2.2 N16蛋白的提取纯化 在每1 L菌液收集的菌体中加入100 mL的清洗液（20 mmol/L Tris-HCl，pH 8.0），置于冰上超声破碎30 min，离心30 min（18000 r/min），弃上清液，重复前述步骤1次。在收集的菌体中加入100 mL的清洗液（2 mol/L尿素，20 mmol/L Tris-HCl，0.1% Tween20，pH 8.0），置于冰上超声30 min，离心30 min（18000 r/min），弃上清液，重复该步骤1次。在收集的菌体中加入50 mL溶解液（8 mol/L尿素，20 mmol/L Tris-HCl，40 mmol/L巯基乙醇，pH 7.0），置于冰上超声溶解30 min，放入摇床摇洗过夜（转速220 r/min），然后离心30 min（18000 r/min），收集上清液。使用截留相对分子质量为3000的浓缩离心管将上清液离心（3500 r/min），直到样本浓缩至约6 mL，然后用孔径为0.45 μm的滤膜过滤。将过滤后的样品注入快速蛋白液相色谱仪（FPLC），使用凝胶排阻层析法进行样品蛋白的纯化。层析柱为HiPrep26/60SephacrylS－300HR（GE Healthcare Life Sciences）；流动相为含8 mol/L尿素、20 mmol/L Tris-HCl、40 mmol/L巯基乙醇的水溶液（pH 7.0）；流速为1.5 mL/min；上限压为0.3 MPa；进样量为5 mL；每收集管收集容量为5 mL。最后采用SDS-PAGE电泳法观察纯化效果。

1.2.3 N16蛋白的去盐复性 根据电泳结果选取含N16蛋白的分液，合并加入到透析袋（透过相对分子质量限制为6000～8000）中，以100倍体积的磷酸盐缓冲液（20 mmol/L，pH 7.0）于4 ℃下渗透复性4 h，再将透析袋转至新鲜的100倍体积的磷酸盐缓冲液（20 mmol/L，pH 7.0）中，于4 ℃下渗透复性过夜。

1.2.4 N16蛋白的定量 将复性后的N16蛋白采用SDS-PAGE电泳法检测其纯度，并用紫外分光光度法于280 nm处测定吸光值。利用蛋白质研究工具ProtParam，根据N16蛋白的氨基酸序列计算其消光系数，并以公式$A=\varepsilon cl$（A为吸光值，ε为消光系数，c为蛋白浓度，l为液层的厚度）计算N16蛋白的浓度。

1.2.5 N16蛋白的N端测序 将含10 pmol的N16蛋白以液氮急速冷冻，冻干24 h后，委托台湾明欣生物科技有限公司进行蛋白质N端测序，共测10个循环。

2 结果与讨论

2.1 N16蛋白表达体系的建立

由图1可见，本研究成功将N16蛋白基因（不包括信号肽的编码区域）克隆到pRHisMBP蛋白表达载体，插入位置为*Nde* Ⅰ和*Bam* H Ⅰ酶切位点之间。通过对N16基因进行DNA测序，得到N16蛋白的DNA序列；相关资料已呈交到NCBI，DNA序列登录号为KJ078646。

2.2 N16蛋白表达

通过SDS-PAGE电泳法对N16蛋白表达效果进行了考察，如图2所示，转入空质粒的细菌不表达 N16 蛋白，而转入携带 N16 基因的质粒时，细菌表达 N16 蛋白，表明该体系适合 N16 蛋白的表达；对菌体破碎物离心后的上清和下层中 N16 蛋白的含量进行检测，结果显示，上清中 N16 蛋白的含量很低，而下层中 N16 蛋白的含量较高，提示该表达体系表达 N16 蛋白的方式为包涵体表达，而非可溶性表达；此外，在电泳图上，N16 蛋白的条带比其他杂蛋白更明显，说明 N16 蛋白在菌体所表达的总蛋白中占有较大的比例。由此可见，本体系可以以包涵体表达的方式成功表达出 N16 蛋白，且产量较高。

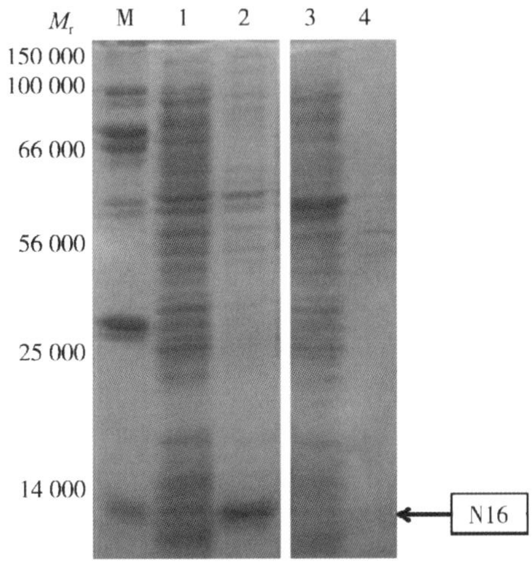

图 2　N16 蛋白表达 SDS-PAGE 电泳图

M：蛋白质相对分子质量标准；1：为转入带 N16 蛋白基因质粒的菌体经超声破碎后离心分出的上清；2：为转入带 N16 蛋白基因质粒的菌体破碎后离心分出的下层；3、4：分别为转入空质粒（不含 N16 基因的 pRHisMBP 质粒）的对照菌体经超声破碎后离心分出的上清液和下层。

2.3　N16 蛋白的纯化

由于细菌表达的 N16 蛋白存在于包涵体中，故本研究利用其不溶于水的特性，于层析分离前进行前期纯化。为考察前期纯化过程是否会导致 N16 蛋白的损失，本研究在每个步骤中提取同等比例的样品，采用 15% SDS-PAGE 进行电泳分析，比较样品中的 N16 含量。结果如图 3 所示，N16 的含量于前期纯化步骤 1 ～ 4 后并无明显变化，即样品前处理的 4 次清洗均没有造成目标蛋白 N16 的明显损失。

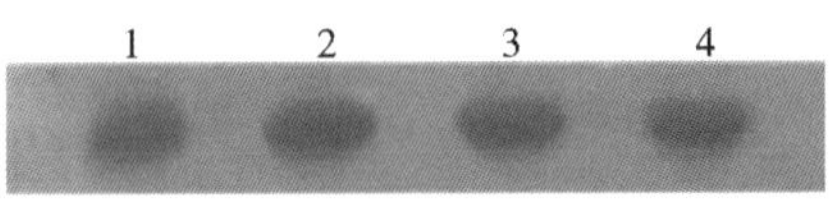

图 3　前期纯化步骤 1 ～ 4 中 N16 的含量

1 ～ 4：分别代表菌体经 Tris 缓冲液清洗第一次、Tris 缓冲液清洗第二次、Tris－2 mol/L 尿素缓冲液清洗第一次和 Tris－2 mol/L 尿素缓冲液清洗第二次后收集到的样品。

样品前处理完成后，再采用色谱柱对 N16 蛋白进行纯化。由于 N16 蛋白去掉信号肽后相对分子质量约为 12800，小于菌体所表达的其他蛋白的相对分子质量，故本研究采用根据蛋白分子大小进行分离的凝胶排阻层析法来纯化 N16 蛋白样品。由图 4 可见，收集到的 28 ～ 31 号分液的 N16 蛋白已与其他蛋白分开（泳道中只有 N16 蛋白 1 条条带），提示该纯化方法可行且分离效果理想。

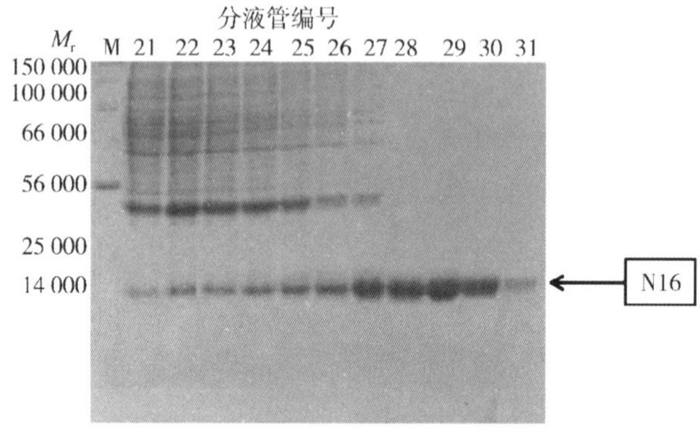

图 4　凝胶排阻层析法分离 N16 蛋白

M：代表蛋白质相对分子质量标准。

2.4　N16 蛋白测序

N16 蛋白（不包含信号肽部分）测序结果如图 5 所示。证实本研究所获得的蛋白属于 N16 蛋白家族。经 ProtParam 分析，推算其消光系数为 45880[5]。

MAVHYKCGRYSYCWLPYDIERDRYDNGDKKCCFCRH
AWSQWQCNEDERYEWLRC GRNFYSLCCYTDDDNGN
GNGNGNGFNYLKSLYGGYGNGNGEFWEEYIDERFDN

图 5　N16 蛋白氨基酸序列

3　讨论

本文首次建立了 N16 蛋白生物工程制备工艺，包括 N16 蛋白的大肠杆菌表达体系的构建和 N16 蛋白分离纯化方法的建立。在 N16 蛋白表达体系的构建方面，本研究选取了 pRHis 质粒和适用于 pET 表达系统的 BL21（DE3）plysS 菌株，建立了表达产量较高的 N16-pRHis-BL21（DE3）plysS 表达体系。由图 2 可见，本研究所表达的 N16 蛋白占菌体总蛋白的比例较高，说明 N16 蛋白的表达水平较高。当菌体表达一种外源蛋白达到较高水平时，该蛋白一般不再以可溶形式存在，菌体会将外源蛋白以包涵体形式贮存在菌体内[5]。因此，可推测 N16 蛋白主要是以包涵体形式存在于菌体。在大肠杆菌表达体系中，包涵体表达的优点在于表达量高、蛋白收集方法简便，但是在蛋白的纯化和复性方面相对困难，且包涵体中常含有较多的杂质蛋白，因此在纯化 N16 蛋白的过程中，本研究先以 Tris 缓冲液尽可能洗去一部分水溶性杂质蛋白，再将样品变性溶于 8 mol/L 尿素溶液；由于 N16 蛋白的相对分子质量仅为 12800，远小于其他杂质蛋白的相对分子质量，故本研究采用根据相对分子质量大小进行分离的凝胶排阻层析方法进行 N16 蛋白的分离纯化；最后选择用磷酸缓冲液进行复性。

本研究首次建立了一套完整的 N16 蛋白的生物工程制备工艺，表达纯化后 N16 蛋白的产量达到 20 ～ 30 mg/L（每升菌液），产量较高。本工艺采用的宿主菌为 BL21 工程菌，该菌种具有易于培养、应用广泛、发酵表达工艺简单的优势，适用于工业化大生产。大多数生物工程方法制备蛋白需要经过多次纯化，而本工艺只需进行一次色谱柱纯化，故工艺周期短、操作简便、生产成本较低。本研究为今后开展 N16 蛋白的系统研究和工业化生产奠定了基础。

参考文献

[1] SAMATA T, HAYASHI N, KONO M, et al. A new matrix protein family related to the nacreous layer formation of *Pinctada fucata* [J]. FEBS Lett, 1999, 462 (1-2): 225-229.

[2] MA J Y, WONG K L, XU Z Y, et al. N16, a nacreous protein, inhibits osteoclast differentiation and enhances osteogenesis [J]. Journal of natural products, 2016, 79: 204-212.

[3] WANG N, KINOSHITA S, RIHO C, et al. Quantitative expression analysis of nacreous shell matrix protein genes in the process of pearl biogenesis [J]. Comp Biochem Physiol B Biochem Mol Biol, 2009, 154 (3): 346-350.

[4] NG K L, LAM K H, ZHANG H M, et al. Structural basis for RNA binding and homo-oligomer formation by influenza B virus nucleoprotein [J]. J Virol, 2012, 86 (12): 6758-6767.

[5] PALMER I, WINGFIELD P T. Preparation and extraction of insoluble (inclusion body) proteins from *Escherichia coli* [J]. Curr Protco Protein Sci, 2012, 6 (3): 1-18.

［作者：徐祯彦、欧嘉仪、黄家乐、邵鹏柱、苏薇薇、彭维、王永刚、李沛波，原文发表于《中山大学学报（自然科学版）》，2016 年第 55 卷第 3 期，第 135-138 页］

八、何首乌的研究

何首乌的化学成分和药理作用研究进展

[摘要] 本文综述了近年来何首乌的化学成分和药理作用研究进展，为其后续研究提供参考。

何首乌来源于蓼科植物何首乌（*Polygonum multiflorum* Thunb.）的干燥块根，是历版《中国药典》收载的品种。何首乌别称首乌、山精、地精、山首乌、赤首乌、赤敛、小独根等，是多年生缠绕草本，主产于广东、河南、山东、广西等多个省区。其中，广东德庆产何首乌种植历史悠久，品质好，产量高，是何首乌的道地品种。

1　何首乌的化学成分研究进展

近年来的研究表明，何首乌主要含有二苯乙烯苷、蒽醌和磷脂三大类成分。二苯乙烯苷是一类具有多种生理活性的天然成分，何首乌中已发现的二苯乙烯苷包括2，3，5，4′-四羟基二苯乙烯-2-O-β-D-葡萄糖苷[1]（简称二苯乙烯苷）、2，3，5，4′-四羟基二苯乙烯-2，3-二-O-β-D-葡萄糖苷[2]（即何首乌丙素）、2，3，5，4′-四羟基二苯乙烯-2-O-(6′-O-α-D-吡喃葡萄糖)-β-D-吡喃葡萄糖苷[3]、2，3，5，4′-四羟基二苯乙烯-O-(6″-O-乙酰基)-β-D-葡萄糖苷等[4]。其中，因2，3，5，4′-四羟基乙烯 V2-O-β-D-葡萄糖苷含量高，活性明确，已成为何首乌的标志性成分，是《中国药典》对何首乌进行质量控制的指标性成分，其含量一般不少于干药材的1%。蒽醌则是蓼科植物共有的成分，何首乌总蒽醌含量约占药材干重的1.1%[5]。何首乌蒽醌主要有大黄素、大黄素甲醚以及少量的大黄酚和大黄酸等。此外，何首乌中还含有磷脂类成分，已发现的有卵磷脂、肌醇磷脂、乙醇胺磷脂、磷脂酸、心磷脂等。这些磷脂类化合物约占何首乌干重的3.7%[5]。除以上几类活性成分外，何首乌中还含有淀粉（45.2%）、粗脂肪（3.1%）和多种微量元素。

研究表明，各产地何首乌生药中化学成分类别组成基本相同，但不同产地的何首乌化学成分的含量差异很大。陈万生等[6]对产自9个产地的何首乌中的二苯乙烯苷和蒽醌进行了比较，发现不同产地的何首乌生药中化学成分组成基本相同。张丽艳等[7]则发现不同产地的何首乌中化学成分的含量差异很大，其中广东德庆产生药中 2 种活性成分：大黄素-8-O-β-D-葡萄糖苷和 2，3，5，4-四羟基二苯乙烯-2-O-β-D-葡萄糖苷的总含量较高。左红香等[8]研究发现 4 种不同产地的何首乌中结合蒽醌的含量不同，其按含量由高至低依次为亳州、贵州、四川、河北。

何首乌的生品和炮制品在《中国药典》中均有收载。由于炮制工艺不同，各成分的含量通常也有变化。研究发现采用同一炮制方法时，随炮制时间的延长，二苯乙烯苷含量逐渐下降[9]。对何首乌不同的炮制方法比较发现[10]，二苯乙烯苷的含量有以下规律：生片 > 黑豆汁高压蒸片 > 黑豆汁炖片 > 黑豆汁蒸片 > 清蒸片。实验还发现，制首乌中游离蒽醌的含量高于生首乌，而结合蒽醌的含量则低于生首乌[11]。此外，马长华等[12]发现炮制能降低何首乌中的磷脂成分的含量，磷脂的含量由炮制前的 3.49% 降低为 1.62% 和 1.82%。

综上所述，何首乌中的主要成分有 3 类，其含量的高低与产地和炮制工艺有关。经过炮制后 3 类成分的含量均会发生变化：二苯乙烯苷含量在炮制后有所下降；部分结合蒽醌在炮制后转变为游离蒽醌，含量下降；磷脂类成分在炮制后含量均会下降。

2　何首乌的药理作用研究进展

何首乌味苦、甘、涩、微温，入肝、心、肾经。《本草纲目》记载何首乌“养血益肝，固精益肾，健筋骨，乌髭发，为滋补良药”。现代药理研究报道，何首乌提取物主要有以下几方面的药理活性：降血脂[13]、抗动脉硬化；保护肝脏；抗氧化、抗衰老[14-15]；防辐射[16]、抗自由基；增强机体免疫；改善记忆力[17]、保护神经细胞和益智；抗菌、抗炎、镇痛[18]。

虽然何首乌的化学成分已经十分清楚，但目前在何首乌的相关药理作用研究中，大多数还是以何首乌水或醇的提取物为实验材料进行实验。由于粗提物成分复杂，所以其作用的有效成分和作用机制很难确定，使用的剂量也不易掌握。目前，在何首乌脑保护作用的研究中，国内同行借鉴了国际上认可的以单一化合物进行药理研究的实验方法，排除了其他成分的干扰，可以明确判定其作用机制，有推广借鉴的意义。

二苯乙烯苷是何首乌中的主要有效成分，报道[19-25]认为二苯乙烯苷能改善或提高实验动物的记忆力。叶翠飞等[19]发现二苯乙烯苷对东莨菪碱所致小鼠学习记忆障碍具有一定的改善作用。楚晋等[20]观察到二苯乙烯苷能明显提高实验动物的学习记忆能力。研究发现：二苯乙烯苷能改善胆碱能损伤老年性痴呆大鼠学习记忆功能[21]，且对 2 种痴呆细胞模型和神经有保护作用[22]；二苯乙烯苷对脑缺血-再灌注小鼠有保护作用[23]，能够改善脑缺血-再灌注所导致的学习记忆功能障碍[24]；

能够抑制啮齿动物脑缺血－再灌注所导致的神经细胞内钙离子浓度的升高，减轻钙超载导致的脑组织损伤[25]。李雅莉等[26]发现二苯乙烯苷对神经细胞缺血性损伤模型大鼠具有明显的保护作用。由于何首乌提取物对多个不同类型的实验模型均有活性，因此有人推断其脑保护作用的机制是多靶点、多环节、多途径的，并预测何首乌在老年痴呆、帕金森氏症、血管性痴呆等老年神经系统疾病的防治中有很高的应用价值[27]。

此外，有研究认为何首乌具有保肝的功效，其所含成分二苯乙烯苷对过氧化玉米油所致大鼠的脂肪肝和肝功能损伤、肝过氧化脂质含量上升、血清谷丙转氨酶及谷草转氨酶升高均有显著对抗作用，还能使血清游离脂肪酸及肝脏过氧化脂质显著下降。在体外实验中，也能抑制由 ADP 及还原型辅酶Ⅱ（NADPH）所致的大鼠肝微粒体脂质的过氧化，减轻肝细胞损害而有良好的保肝作用[28]。另有研究表明，何首乌蒽醌类成分有保肝和降低血清胆固醇的作用[5]。赵玲等[29]还发现二苯乙烯苷还有降低血清胆固醇、低密度脂蛋白胆固醇水平和改善血液流变学的作用。另外，还有研究表明制何首乌多糖[30]具有抗实验性痴呆作用，何首乌蒽醌类成分有一定的免疫抑制作用[31]。

综上所述，何首乌的化学成分比较透彻，主要成分为二苯乙烯苷、蒽醌和磷脂。各成分的含量及其与产地和炮制之间的关系都已经研究得比较清楚。何首乌的现代药理研究主要集中在脑保护、抗衰老、降血脂和保肝作用上。对于《本草纲目》所记载的“健筋骨，乌髭发”的功效，现代药理研究还是空白，有待开展进一步研究。

参考文献

[1] GEN-ICHIRO N, NAOKO M, ITSUO N. Stilbene glycoside gallates and proanthocyanidins from Polygonum multiflorum [J]. Phytochemistry, 1982, 21 (2): 429－432.

[2] 周立新，林茂，李建北，等. 何首乌乙酸乙酯不溶部分化学成分的研究 [J]. 药学学报，1994，29 (2)：107－110.

[3] 陈万生，刘文庸，杨根金，等. 制首乌中 1 个新的四羟基二苯乙烯苷的结构鉴定及其心血管活性研究 [J]. 药学学报，2000，35 (12)：906－908.

[4] 陈万生，杨根金，张卫东，等. 制首乌中两个新化合物 [J]. 药学学报，2000，35 (4)：273－276.

[5] 崔映宇，李焰焰. 何首乌研究进展 [J]. 阜阳师范学院学报（自然科学版），2004，21 (4)：24－27.

[6] 陈万生，柴逸峰，张卫东，等. 不同产地何首乌化学成分及品质的差异 [J]. 药学实践杂志，2000，18 (5)：344－345.

[7] 张丽艳，杨玉琴，高言明. 贵州不同产地野生及栽培何首乌中二苯乙烯苷含量比较 [J]. 中国中药杂志，2003，28 (8)：786－787.

[8] 左红香，金勇，尹寿玉. 不同产地何首乌中有效成分蒽醌的含量比较 [J]. 华西药学杂志，2006，21 (1)：76 –77.

[9] 张英华，胡馨，王平，等. 何首乌炮制工艺的研究 [J]. 中成药，2005，27 (8)：916 –919.

[10] 周春红. 炮制对何首乌有效成分含量的影响 [J]. 中医研究，2005，18 (9)：18 –19.

[11] 郭青，鲁静. 高效液相色谱法测定何首乌及其炮制品中蒽醌类成分的含量 [J]. 药物分析杂志，2000，20 (5)：326 –327.

[12] 马长华，王金星. 何首乌炮制前后二苯乙烯甙含量比较 [J]. 中药材，1995，18 (7)：350.

[13] YANG P Y，ALMOFTI M R，LU L，et al. Reduction of atherosclerosis in cholesterol-fed rabbits and decrease of expressions of intracellular adhesion molecule-1 and vascular endothelial growth factor in foam cells by a water-soluble fraction of Polygonum multiflorum [J]. J Pharmacol Sci，2005，99 (3)：294 – 300.

[14] XIAO P G，XING S T，WANG L W. Immunological as pects of Chinese medicinal plants as an tiageing drugs [J]. J Ethnopharmacol，1993，38 (2 – 3)：167 – 175.

[15] 姚谦明，蒋宇刚，何启. 何首乌对脑细胞 *Bcl* –2 基因表达的影响实验性研究 [J]. 现代临床医学生物工程学杂志，2002，8 (2)：83 –86.

[16] RYU G，JU J H，PARK Y J，et al. The radical scavenging effects of stilbene glucosides from Polygonum multiflorum [J]. Arch Pharm Res，2002，25 (5)：636 –639.

[17] 马宜明，杜贺庆. 首乌神颗粒对小鼠学习记忆能力的影响 [J]. 中药药理与临床，2001，17 (7)：35 –37.

[18] 苏玮，郭群. 何首乌的现代药理研究概况 [J]. 中草药，1997，28 (2)：119 –121.

[19] 叶翠飞，魏海峰，张丽，等. 何首乌提取物二苯乙烯苷对东莨菪碱致学习记忆障碍模型小鼠的影响 [J]. 中国药房，2004，15 (11)：658 –660.

[20] 楚晋，叶翠飞，李林，等. 二苯乙烯苷对 D – 半乳糖致脑老化小鼠学习记忆及神经营养因子的影响 [J]. 中国药房，2005，16 (1)：13 –16.

[21] 张兰，叶翠飞，褚燕琦，等. 二苯乙烯苷对鹅膏蕈氨酸致痴呆大鼠模型脑内胆碱能系统的影响 [J]. 中国药学杂志，2005，40 (10)：749 –752.

[22] 张兰，李林，李雅莉. 何首乌有效成分二苯乙烯甙对神经细胞保护作用的机制 [J]. 中国临床康复，2004，8 (1)：118 –120.

[23] 刘治军，李林，叶翠飞，等. 二苯乙烯苷对脑缺血小鼠脑组织含水量及自由

基代谢的影响［J］. 中国康复理论与实践，2003，9（11）：641－642.
［24］刘治军，李林，叶翠飞，等. 二苯乙烯苷对脑缺血再灌注沙土鼠学习记忆功能及 NMDA 受体亲合力的影响［J］. 中国新药杂志，2004，13（3）：223－226.
［25］刘治军，李林，叶翠飞，等. 二苯乙烯苷对脑缺血啮齿动物脑 NMDA 受体及细胞内钙离子的影响［J］. 中国药理学通报，2003，19（10）：1112－1115.
［26］李雅莉，赵玲，李林. 二苯乙烯苷对海马神经元细胞缺血性损伤模型大鼠的保护作用研究［J］. 中国药房，2006，17（1）：12－14.
［27］王巍，王丹巧. 何首乌脑保护作用机理研究的进展［J］. 中国中西医结合杂志，2005，25（10）：955－959.
［28］KIMURA Y，OHMINAMI H，OKUDA H，et al. Effects of stilbene components of roots of Polygonum ssp. on liver injury in peroxidized oilfed rats［J］. Planta Med，1983，49（1）：51－54.
［29］赵玲，李雅莉，张丽，等. 二苯乙烯苷对高胆固醇血症致 β－淀粉样肽增高大鼠模型的影响［J］. 中国药理学通报，2005，21（1）：49－52.
［30］杨小燕. 制何首乌多糖对痴呆模型小鼠学习记忆能力及脑内酶活性的影响［J］. 药学进展，2005，29（12）：557－559.
［31］HUANG H C，CHU S H，CHAO P D. Vasorelaxants from Chinese herbs，emodin and scoparone，possess immunosuppressive properties［J］. Eur J Pharmacol，1991，198（2－3）：211－213.

［作者：管淑玉、苏薇薇，原文发表于《中南药学》，2008 年第 6 卷第 4 期，第 454－455 页］

高速逆流色谱法一步分离何首乌中的二苯乙烯苷

[摘要] **目的:** 研究从何首乌中分离二苯乙烯苷的方法。**方法:** 采用高速逆流色谱法对何首乌活性成分二苯乙烯苷进行分离纯化，溶剂系统为正己烷-乙酸乙酯-乙醇-水（1∶50∶1∶50）。**结果:** 分离得到的二苯乙烯苷样品纯度高于96%。**结论:** 高速逆流色谱法一步分离何首乌中的二苯乙烯苷，方法简便，技术可行。

二苯乙烯苷是南药何首乌（*Polygonum multiflorum* Thunb.）的有效成分，具有多种生物活性[1-3]。二苯乙烯苷的提取分离主要采用柱色谱法，分离周期长、使用的溶剂多、操作过程复杂，导致其得率不高。高速逆流色谱法是一种基于液液分配原理的快速高效的分离方法，其优点是无吸附残留、回收率高、操作简便。近年来，高速逆流色谱法已成为天然活性产物分离的一种重要手段。笔者采用高速逆流色谱法一步分离何首乌中的二苯乙烯苷，现综述如下。

1 材料与方法

1.1 试剂

本研究所用试剂除高效液相色谱所用乙腈为色谱纯、水为高纯水外，其他试剂（正己烷、乙酸乙酯、乙醇）均为分析纯。

1.2 仪器

TBE300A 型高速逆流色谱仪（上海同田生化技术有限公司），8823A 型紫外检测器（北京宾达英创科技有限公司）；超纯水器（Simplicity 185 personal，美国密理博 Millipore 公司）；高效液相色谱仪（ASI-10 自动进样器、ATH-585 柱温箱、P680 四元梯度泵、PDA-10 检测器，美国 DIONEX 公司），色谱柱（Merck Lichrospher Rp-18e，5μm，250 mm×4.0 mm）。

1.3 药材

何首乌药材由广州柏康药业有限公司提供，磨成细粉。称取何首乌粉末 2 g，加70%乙醇40 mL超声处理2次，每次30 min，滤过，滤液减压回收溶剂至近干，加水配制成10 mL样品溶液，备用。

1.4 高速逆流色谱溶剂的选择及系统适应性

1.4.1 备选溶剂系统 溶剂系统1为乙酸乙酯－乙醇－水（50：1：50）；溶剂系统2为正己烷－乙酸乙酯－乙醇－水（1：50：1：50）。

1.4.2 系统适用性研究 分配系数的测定：从每个溶剂系统中各取等量上下相溶剂置于试管中，加入适量何首乌粗提物，振荡混匀，静置分层后，硅胶薄板点等量样品，展开，观察样品中各组分的相对含量及其在两相溶剂中的分配情况。紫外灯365 nm观察荧光斑点亮度，计算二苯乙烯苷的 K 值。分配系数 $K = C_S/C_M$，其中 C_S 指溶质在固定相中浓度，C_M 指溶质在流动相中浓度。K 值的最佳范围在0.5～2之间。

固定相保留率的测定：将固定相泵满螺旋柱，开启色谱仪，调节转速到800 r/min（正转），然后以2 mL/min的恒定速度将流动相泵入螺旋柱，收集主机出口流出的固定相。当主机出口为流出流动相时，螺旋柱内固定相和流动相达到动力学平衡状态，此时测量被流动相推出的固定相体积 V_o，按下式计算固定相的保留率：$\rho = (V_a - V_o)/V_a \times 10\%$，式中 V_a 表示管路总体积。

1.5 样品的分离、鉴定和纯度检查

1.5.1 二苯乙烯苷的分离和样品收集 溶剂系统选定后，按标准程序开机，流速2.0 mL/min，主机转速800 r/min，建立溶剂体系的动态平衡后，取何首乌样品溶液2 mL，进样；280 nm检测，色谱工作站记录谱图，分别收集各组分。取各组分样品进行HPLC鉴别，收集目标组分并减压浓缩。

1.5.2 二苯乙烯苷组分的鉴定 采用HPLC加样法鉴定，所用色谱条件如下：Lichrospher 100-ODS柱（5 μm，250 mm×4.0 mm）；流动相为乙腈－水（25：75）；流速1 mL/min；检测波长320 nm；柱温30 ℃；进样量5 μL。

1.5.3 二苯乙烯苷的纯度检查 采用HPLC法测定二苯乙烯苷的纯度，色谱条件同“1.5.2节”。

2 结果

2.1 高速逆流色谱条件的确定

溶剂系统1和溶剂系统2的分配系数均在最佳范围内，二者的固定相保留率均低于30%，但溶剂系统2的保留率稍高，因此，选择溶剂系统2作为样品的分离条件。具体实验参数：溶剂系统为正己烷－乙酸乙酯－乙醇－水（1：50：1：50）

(V/V)，流速 2.0 mL/min，主机转速 80 r/min，检测波长 280 nm，进样量 2 mL。

2.2 样品的分离和鉴定

根据“2.1 节”的高速逆流色谱条件，按“1.5.1 节”所述方法进样，得到高速逆流色谱分离图（图 1），其中Ⅲ区代表的组分为二苯乙烯苷。

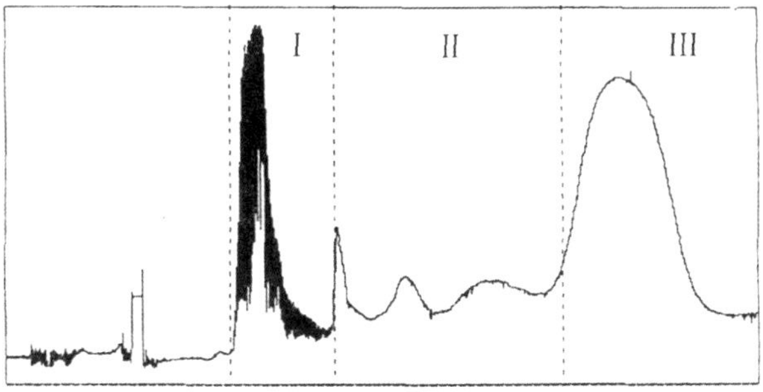

图 1 何首乌样品高速逆流色谱分离图

2.3 二苯乙烯苷纯度检查

采用 HPLC 峰面积归一化法，分离到的二苯乙烯苷纯度大于 96%。

3 讨论

目前二苯乙烯苷的分离主要采用柱色谱法，需要经多次重结晶才能得到少量的二苯乙烯苷样品。而采用高速逆流色谱法，可使分离、纯化同步完成，效率高。本研究表明，采用高速逆流色谱正己烷－乙酸乙酯－乙醇－水（1∶50∶1∶50）四元溶剂系统，可实现对何首乌中二苯乙烯苷的一步分离。该法简便快捷，值得推广应用。

参考文献

[1] 张兰，叶翠飞，褚燕琦. 二苯乙烯苷对鹅膏蕈氨酸致痴呆大鼠模型脑内胆碱能系统的影响［J］. 中国药学杂志，2005，40（10）：749－752.

[2] 刘治军，李林，叶翠飞. 二苯乙烯苷对脑缺血再灌注沙土鼠学习记忆功能及 NMDA 受体受体亲合力的影响［J］. 中国新药杂志，2004，13（3）：223－226.

[3] 李雅莉，赵玲，李林. 二苯乙烯苷对海马神经元细胞缺血性损伤模型大鼠的保护作用研究［J］. 中国药房，2006，17（1）：12－14.

［作者：管淑玉、彭维、苏薇薇，原文发表于《中药材》，2008 年第 31 卷第 7 期，第 1079－1080 页］

九、肉苁蓉的研究

肉苁蓉研究进展

[摘要] 本文从植物资源、化学成分及药理作用三方面对中药肉苁蓉的研究进展进行综述。

中药肉苁蓉(Herba Cistanches)为列当科植物肉苁蓉 *Cistanche deserticola* Y. C. Ma 的干燥带鳞叶的肉质茎，又名金笋、地精，习称大芸。性温，味甘、咸，归肾、大肠经，为补肾壮阳、润肠通便之要药。始载于《神农本草经》，列为上品。有补肾阳、益精血、润肠、通便之功效。主治阳痿、不孕、腰膝酸软、筋骨无力、肠燥便秘等病症，是临床常用中药之一。

1　原植物资源

肉苁蓉主产于我国的内蒙古、新疆、甘肃和宁夏一带，因其生长在荒漠中，且有好的药用价值，素有“沙漠人参”之美誉。《中国药典》2000 年版（一部）规定肉苁蓉的来源为列当科植物肉苁蓉 *C. deserticola* Y. C. Ma 的带鳞片的肉质茎[1]。《中药大辞典》收载了 3 种肉苁蓉，即盐生肉苁蓉 *C. salsa*（C. A. Mey.）G. Beck、肉苁蓉 *C. deserticola* Y. C. Ma 和迷肉苁蓉 *C. ambigua*（Bge.）G. Beck[2]。由于肉苁蓉具有较高的药用价值，近年来，自然资源遭到严重破坏，野生肉苁蓉已属濒危植物，被列为国家二级保护植物。娜仁[3]等对阿拉善盟的肉苁蓉的资源分布、生态类型和生长习性进行了调查，对该主产地肉苁蓉的产量做了分析，提出合理开发利用和保护资源的意见，并指出野生变家种是保护药源的重要途径。屠鹏飞[4]等对该属植物进行的资源调查表明，国内所使用的肉苁蓉除了 *C. deserticola* 和 *C. salsa* 外，还有管花肉苁蓉 *C. tibulosa*（Schenk）Wight 及一种新变种白花肉苁蓉 *C. salsa* var. *albiflora* P. F. Tu et Z. C. Lou。少数地区也使用沙苁蓉 *C. sinensis* G. Beck。未见使用迷肉苁蓉 *C. ambigua*（Bge.）G. Beck 的报道。同科植物草苁蓉 *Boschmiakia rossica*（Cham. et Schlecht）Fedtsch. et Flerov 也具有与肉苁蓉类似的功效，民间常作药用。

肉苁蓉属植物约有 20 种，我国有 6 种。何松春[5]等对 6 种原植物，肉苁蓉 *C. deserticola* Y. C. Ma、盐生肉苁蓉 *C. salsa*（C. A. Mey.）G. beck、沙苁蓉 *C. Sinensis* G. Beck、管花肉苁蓉 *C. tibulosa*（Schenk）Wight、兰州肉苁蓉 *C. lanzhouensis* Zhang

Z Y 和草苁蓉 *Boschmiakia rossica*（Cham. et Schecht）Fedtsch. et Flerov 进行了分类鉴定，并列出药源调查表和原植物分类鉴定检索表。

肉苁蓉的原植物为列当科 Orobanchaceae 植物肉苁蓉属 *Cistanche* 的寄生植物，其寄主有著名的护沙植物梭梭 *Haloxlon ammodendron*（C. C. Mey.）Bunge、柽柳属 *Tamarix* spp. 植物、盐爪爪属 *Kalidium* spp. 植物和珍珠柴 *Salsoaa passerina* Bunge 等植物[4]。

2 化学成分

从 20 世纪 80 年代开始，国内外对肉苁蓉的化学成分进行了大量的研究，其中日本起步较早。随着检测或提取方法的迅速发展，已从肉苁蓉中得到多种类型的化学物质，主要有烃类、生物碱、黄酮类、氨基酸、苯乙醇苷类、环烯醚萜类、D－甘露醇、β－谷甾醇、多糖及微量元素等，且此工作仍在不断进行中。

国外对 *C. salba* 的研究报道较多。日本学者小林弘美（Hiromi Kobayashi）等先后[6]对我国内蒙古产肉苁蓉 *C. salsa* 的化学成分进行了系统的分离鉴定，得到乙酸乙酯、正丁醇及水溶性三部分提取物，然后将这三部分再分别进行分离、纯化，得到一系列化合物。我国学者曲淑惠等也从 *C. salsa* 中分离得到 D－甘露醇、β－谷甾醇–β-D－葡萄糖苷琥珀酸、甜菜碱等化合物。

国内则对 *C. deserticola* 研究较多。罗尚风[7]等从中分离得到甘露醇和 8－表马钱子酸葡萄糖苷，并测定出其中含有的 18 种氨基酸含量。焦勇[8]等采用 GC-MS-DS 联用技术对新疆产的 *C. deserticola* 的脂溶性及水溶性成分进行分析、鉴定，共鉴定了 26 个组分，并计算了百分比含量。脂溶性成分 24 种，占 76.01%，其中 2(3H) 呋喃酮（2.49%）等 12 种化合物占 66.71%。水溶性晶体为 N、N－二甲基甘氨酸甲酯和甜菜碱。马熙中[9]等利用超临界流体萃取技术，结合 GC-MS 技术测定了市售肉苁蓉中的挥发性组分中的 30 多种化合物，并将其分为三类：C_{16}～C_{28}的正构烷烃类；酯类化合物中以邻苯二甲酸二丁酯、癸二酸二丁酯和邻苯二甲酸二异辛酯 3 个成分为主，约占酯类物质含量的 90% 以上；含氧含氮化合物以丁香酚为主，其次为香草醛、异丁香酚等。堵年生[10]等从中分离得到 4 种苯丙醇苷类化合物：海胆苷、肉苁蓉 A、β－谷甾醇、2′–乙酰基毛蕊花苷。陈妙华[11]等从乙醇提取物中分离得到 9 种化合物：甘露醇、8－表马钱子酸葡萄糖苷、β－谷甾醇、胡萝卜苷、丁二酸、三十烷酸、甜菜碱、咖啡酸糖酯及多糖类化合物。徐文豪等[12]从中分离鉴定得到 16 种化合物：葡萄糖、蔗糖、甜菜碱、甘露醇、琥珀酸、β-谷甾醇、胡萝卜苷、8-表马钱子酸、里立脂素苷和 7 种苯丙醇苷类化合物：麦角甾苷，2′–乙酰基毛蕊花苷，海胆苷，肉苁蓉苷 A、B、C、H 等。屠鹏飞[13]等从 *C. deserticola* 鲜花序中分得到 4 种化合物：6－去氧梓醇、里立脂素苷、8－表马钱子酸葡萄糖苷、半乳糖醇。薛德钧[14]从代用品管花肉苁蓉 *C. tibulosa*（Schenk）Wight 中分离得到 β－谷甾醇、D-甘露醇、胡萝卜苷等。徐朝晖[15]等从 *C. deserticola* 中分离得到 10 种化合物，分别为苁蓉素、梓醇、丁香苷、红景天苷、2，5-二氧-4-咪唑烷基-氨基甲酸、甜菜碱等。

张淑运[16]等用比色法对炮制前后的 *C. deserticola* 的甜菜碱含量进行对比分析。张思居等对肉苁蓉生品及不同炮制品中麦角甾苷的含量进行比较研究，为其质量评价提供简便、可靠的方法。屠鹏飞[17]等采用反相高效液相色谱法对 4 种及 1 种变种肉苁蓉类生药和 25 份商品药材所含的苯乙醇苷类成分进行了定性和定量分析，结果 *C. deserticola*、*C. salsa*、管花肉苁蓉 *C. tibulosa*（Schenk）Wight、新变种的白花肉苁蓉 *C. Salsa* var. *albiflora* P. F. Tu et Z. C. Lou 所含成分相似，与沙苁蓉 *C. sinensis* G. Beck 的区别较大。薛德钧[18]等从产地不同的 *C. deserticola* 中分离出杂多糖，并进行了定性定量分析，发现产地不同的肉苁蓉中所含的游离单糖种类不尽相同，多糖的含量不同，组成多糖的单糖成分也不同。高建萍[9]等对 *C. salsa*（C. A. Mey.）G. beck 中 17 种氨基酸的含量进行了测定。陈晓东[20]等分析了其中所含的微量元素，发现含有铁、锰、锌、铜、钙、镁、钼、钴和磷，且前 4 种元素的含量比一般中药高。

3 药理作用

3.1 对平滑肌的收缩作用及润肠功能

肉苁蓉的水溶液能显著提高小鼠小肠推进度，使小鼠排便时间显著缩短，同时对大肠的水分吸收也有明显的抑制作用，显示肉苁蓉有明显的通便作用[21]。肉苁蓉的水溶液能引起大鼠胃底条和肠鼠回肠条的收缩，并能被阿托品所抑制。这大概是肉苁蓉的润肠机理[22]。通过以上事实，推测其有拟胆碱活性成分并可能和通便作用有关。而肉苁蓉所含主要有效成分之一甜菜碱与胆碱结构极为相似。故推测肉苁蓉润肠通便的机理与甜菜碱有关。

3.2 抗衰老、抗氧化作用

薛德钧[23]用从肉苁蓉的水溶液中提取出的多糖和 D-甘露醇进行小鼠实验。给药组按 0.2 mL/10 g 给以相应药物，对照组给以常水，连续灌胃 30 d，结果显示给药组能显著延长动物的皮肤衰老，增加动物皮肤羟脯氨酸的含量，使胶原纤维含量增加，皮肤的弹性增强，增强机体免疫功能，激活超氧化物歧化酶和降低体内酯褐质堆积方面均有显著作用。朱秋霜[24]等通过实验发现肉苁蓉水煎液能降低老龄小鼠脑、肝组织中过氧化脂质含量（$P<0.01$），增强机体对自由基的清除活动，减少自由基对机体的损伤，故有延缓衰老的作用。王晓霞等进一步对肉苁蓉总苷进行抗氧化实验，结果肉苁蓉总苷能明显提高 5 月龄小鼠心、肝、脑、肾组织中自由基

清除酶SOD活性，对脑、肾组织作用敏感；并能降低上述组织中MDA及脂褐质含量。谢继红[25]发现肉苁蓉的醇提物在体外温育体系中能显著抑制大鼠的脑、肝、肾、睾丸组织匀浆过氧化脂质的生成，并呈现良好的量效关系。体内实验中，该提取物显著抑制大鼠大脑皮层过氧化脂质的生成，使大鼠血浆超氧化物岐化酶活性显著增强。李巧如[26]通过果蝇实验发现肉苁蓉可明显延长果蝇的寿命、半数致死天数和最高寿命。有研究认为，肉苁蓉能提高机体应激能力，直接或间接消除自由基对机体的损害，抑制B型单胺氧化酶的活力，从而达到延缓衰老的目的。

3.3 对性功能的影响

陈亚琼[27]发现肉苁蓉的作用与雌激素相似。肉苁蓉能促进垂体部分细胞增加，促进卵巢孕激素的分泌，还能增强性腺轴雌激素受体、孕激素受体的表达，抑制卵巢和间质的白细胞介素-2受体表达。这显示肉苁蓉可能参与了大鼠神经内分泌免疫网络调节机制，下丘脑－垂体－性腺轴功能与脑内单胺类神经递质有密切关系。

3.4 对免疫功能的影响

施大文[28]等以不同种的肉苁蓉的乙酸乙酯和水提取物进行的外周淋巴细胞的体外实验表明，在一定浓度下，以上样品有激活淋巴细胞杀伤K_{562}细胞的作用，其中以管花肉苁蓉的水提取部分和乙酸乙酯部位作用最强。何伟[29]等用肝糖元作为巨噬细胞的诱导剂，采用体外爬片法测定腹腔巨噬细胞吞噬鸡红细胞的吞噬百分率和吞噬指数，结果与强的松组比较，生品和炮制品在所设剂量下均可显著升高巨噬细胞的吞噬百分率和吞噬指数，可使被强的松抑制低下的非特异性免疫功能恢复到一定水平。

3.5 对心肌缺血的保护作用

毛新民[30]等采用结扎冠状动脉造成大鼠心肌缺血模型进行的实验表明，肉苁蓉总苷能明显改善缺血心电图，减小心肌梗死面积，提高心肌组织总的CPK活性，提示肉苁蓉总苷有保护缺血心肌作用。

参考文献

[1] 国家药典委员会. 中华人民共和国药典［M］. 一部. 北京：中国医药科技出版社，2000：103.

[2] 江苏新医学院. 中药大辞典（下册）［M］. 上海：上海科技出版社，1977：895.

[3] 娜仁，官晓民，马志光. 阿拉善盟肉苁蓉的资源调查［J］. 中药材，1996，19（3）：118－119.

[4] 屠鹏飞，何燕萍，楼之岑. 肉苁蓉类药源调查与资源保护［J］. 中草药，

1994, 25 (4): 205 –208.
[5] 何松春, 施大文. 中药肉苁蓉类的药源调查及原植物鉴别 [J] . 上海医科大学学报, 1995, 2 (3): 186 –188.
[6] 金秀莲, 张庆荣. 肉苁蓉化学成分研究进展 [J]. 中国中药杂志, 1994, 19 (11): 695 –697.
[7] 罗尚夙, 黄仲达. 肉苁蓉的成分及药理学研究概况 [J]. 西北药学杂志, 1990, 5 (1): 47 –48.
[8] 焦永, 孙英杰. 新疆肉苁蓉化学成分的研究 [J]. 中草药, 1990, 21 (12): 36, 45.
[9] 马熙中, 于小兵, 郑振华, 等. 分析型超临界流体萃取技术在测定中药肉苁蓉化学成分中的应用 [J]. 高等学校化学学报, 1991, 12 (11): 1443 –1446.
[10] 堵年生, 刘峻岭. 大孔吸附树脂 –紫外分光光度法测定肉苁蓉中苯乙醇苷类的含量 [J]. 天然产物研究与开发, 1993, 5 (3): 30 –33.
[11] 朱妙华, 刘凤山, 许建萍. 补肾壮阳中药肉苁蓉的化学成分研究 [J]. 中国中药杂志, 1993, 18 (7): 424 –425.
[12] 徐文豪, 邱声祥, 赵继红, 等. 肉苁蓉化学成分的研究 [J]. 中草药, 1994, 25 (10): 509 –513.
[13] 屠鹏飞, 何燕萍, 楼之岑. 肉苁蓉鲜花序的化学成分的研究 [J]. 中草药, 1994, 25 (9): 451 –452.
[14] 薛德钧. 管花肉苁蓉化学成分研究 [J]. 中国中药杂志, 1997, 22 (3): 170 –171.
[15] 罗尚夙, 顾莹, 刘永和. 肉苁蓉化学成分的研究 [J]. 中药通报, 1986, 11 (11): 41 –42.
[16] 张淑运, 巢志茂, 陈妙华. 肉苁蓉炮制前后甜菜碱的含量测定 [J]. 中国中药杂志, 1995, 20 (7): 409 –410.
[17] 屠鹏飞. 肉苁蓉类生药中苯乙醇甙类成分的 RP-HPLC 分析 [J]. 药学学报, 1997, 32 (4): 294 –300.
[18] 薛德钧, 章明. 三种肉苁蓉糖类成分的分析 [J]. 中药材, 1994, 17 (2): 36 –37.
[19] 高建萍, 马青枝, 吴宁远. 中草药肉苁蓉中氨基酸含量的测定 [J]. 内蒙古中医药, 2000, 2 (1): 44.
[20] 陈晓东, 薛德钧, 邓奕惠, 等. 肉苁蓉的微量元素分析 [J]. 江西中医学院学报, 1994, 6 (4): 31.
[21] 张白舜, 鲁学书, 张润珍. 肉苁蓉的通便作用 [J]. 中药材, 1992, 15 (7): 33 –35.
[22] 徐文豪, 邱声祥, 沈连忠, 等. 肉苁蓉和盐生肉苁蓉化学成分和药理作用的

比较［J］．中草药，1995，26（3）：143－146.
［23］薛德钧，章明，吴小红，等．肉苁蓉抗衰老活性成分的研究［J］．中国中药杂志，1995，20（11）：687－689.
［24］朱秋霜，姜富，任春清，等．肉苁蓉对老龄小鼠脑、肝脏过氧化脂质含量的影响［J］．佳木斯医学院学报，1998，21（1）：3－4.
［25］谢继红，吴春福，邹宇宏，等．肉苁蓉抗氧化作用及对超氧化物岐化酶活性的影响［J］．中药药理与临床，1993，9（4）：28－30.
［26］李巧如．肉苁蓉抗衰老作用的实验研究［J］．上海中医药杂志，1990，24（11）：22－23.
［27］陈亚琼，叶雪清，李桂云，等．补肾中药对雌性大鼠性腺轴形态和功能的影响［J］．第四军医大学报，1995，16（4）：304.
［28］施大文，何松春，蒋莹，等．中药肉苁蓉及其同属生药对免疫功能及脂质过氧化的作用［J］．上海医科大学学报，1995，22（4）：306－308.
［29］何伟，舒小奋，宗桂珍，等．肉苁蓉炮制前后补肾壮阳作用的研究［J］．中国中药杂志，1996，21（9）：534－537.
［30］毛新民，王晓雯，李琳琳，等．肉苁蓉总苷对大鼠心肌缺血的保护作用［J］．中草药，1999，30（2）：118－120.

［作者：杨翠平、苏薇薇，原文发表于《中药材》，2001 年第 24 卷第 12 期，第 907－909 页］

中药肉苁蓉的化学模式识别研究

[摘要] 对不同产地肉苁蓉的宏量及微量元素特征谱，用系统聚类法进行处理，依据聚类谱系图对样品进行分类，结果准确。

肉苁蓉为列当科植物肉苁蓉 *Cistanche deserticola* Y. C. Ma 的干燥带鳞叶的肉质茎。始载于《神农本草经》，列为上品。有补肾阳、益精血、润肠、通便之功效。主治阳痿、不孕、腰膝酸软、筋骨无力、肠燥便秘等病症[1]。肉苁蓉地道产地在内蒙古，但近年来其自然资源已遭到严重破坏，故目前市场上供应的肉苁蓉多为其他产地的肉苁蓉。本文以不同产地的正品肉苁蓉（*Cistanche deserticola* Y. C. Ma）的宏量与微量元素数据为分类特征，通过聚类分析，找出其内在规律，对地道肉苁蓉与其他产地的肉苁蓉进行分类，为肉苁蓉的鉴定和地道性研究提供科学依据。

1 材料

1.1 样品来源

所有样品均由苏薇薇收集，经鉴定均为肉苁蓉 *Cistanche deserticola* Y. C. Ma（详见表1）。

表1 肉苁蓉样品产地

编号	产地	收集时间	编号	产地	收集时间
1	内蒙古	2001. 07	15	新疆（南疆）	2001. 08
2	内蒙古	2001. 07	16	新疆（南疆）	2001. 08
3	内蒙古	2001. 07	17	新疆（北疆）	2001. 08
4	甘肃	2001. 07	18	新疆（北疆）	2001. 08
5	甘肃	2001. 07	19	内蒙古	2001. 08
6	甘肃	2001. 07	20	内蒙古	2001. 08
7	新疆（北疆）	2001. 07	21	新疆（北疆）	2001. 08
8	新疆（南疆）	2001. 07	22	新疆（北疆）	2001. 08
9	新疆（南疆）	2001. 07	23	新疆（北疆）	2001. 08
10	新疆（北疆）	2001. 07	24	新疆（北疆）	2001. 08
11	新疆（南疆）	2001. 08	25	新疆（南疆）	2001. 10
12	新疆（南疆）	2001. 08	26	新疆（南疆）	2001. 10
13	新疆（北疆）	2001. 08	27	新疆（南疆）	2001. 10
14	新疆（北疆）	2001. 08	28	新疆（南疆）	2001. 10

1.2 仪器与试剂

IRIS Advantage(HR) 全谱直读等离子体发射光谱仪（美国 TJA 公司），AFS-230 双通道荧光光度计（北京海光仪器公司）；硝酸、高氯酸为优级纯；水为去离子高纯水。

2 方法与结果

2.1 样品处理

将肉苁蓉样品依次用自来水、去离子水冲洗数次，晾干，于 60 ℃下烘干，粉碎，准确称取 0.5 g，置消化瓶中加入 15 mL 硝酸后放置 0.5 h，再分别加入 2 mL 高氯酸，放置过夜，小火加热至溶液澄清，移至 25 mL 容量瓶中，以去离子高纯水定容。

2.2 样品测定

用双通道荧光光度计测定 As、Hg、Se 的含量，用全谱直读等离子体发射光谱仪测定其余 14 种宏量与微量元素含量，结果见表 2。

表 2 不同产地肉苁蓉中宏量与微量元素的含量（μg/g）

样品	Hg	As	Se	Al	Ba	Ca	Co	Cr	Cu	Fe	K	Mg	Mn	Na	P	Pb	Zn
1	<0.001	0.07	0.026	102.2	2.74	592.1	<0.1	4.814	4.40	183.5	4559	837.6	8.67	1856	1288	<0.01	18.2
2	<0.001	0.068	0.014	93.0	4.30	554.2	<0.1	5.20	4.90	185.0	8249	801.0	7.70	2009	1136	0.099	17.9
3	0.0056	<0.072	0.014	848.4	16.6	2390	0.4	7.06	10.2	980.7	7424	1070	20.7	10885	1016	0.014	23.1
4	<0.001	0.30	0.022	446.9	13.3	3627	0.2	6.04	15.4	611.8	8622	1754	23.0	17619	1390	<0.01	22.8
5	<0.001	0.16	0.030	461.2	14.2	3639	0.3	7.87	1.60	662.9	8750	1751	23.0	17984	1415	2.9	36.0
6	0.0037	0.21	0.091	423.0	14.1	2963	0.3	7.40	225	975.0	5813	1360	31.0	6269	1031	1.7	32.3
7	<0.001	0.18	0.020	159.0	4.60	11.7	0.1	5.30	9.16	266.4	6471	443.0	5.48	4291	469.7	1.0	15.3
8	<0.001	0.18	0.020	156.0	11.7	1116	0.1	4.90	9.62	280.6	6272	464.0	6.07	4299	486.5	<0.01	20.3
9	<0.001	0.13	0.030	289.2	8.75	1095	0.1	5.73	15.9	336.6	12730	841.2	15.3	14554	1446	<0.01	22.3
10	<0.001	0.27	0.032	128.1	6.20	1068	0.1	5.64	14.5	431.7	7466	925.0	15.8	14615	1462	3.7	20.8
11	<0.001	0.13	0.023	465.2	6.658	2098	0.2	6.38	11.2	515.8	8459	1089	27.1	10495	1298	<0.01	21.3
12	<0.001	0.087	0.032	457.1	7.71	2252	0.2	7.59	11.9	645.3	6680	1105	28.6	11372	1286	0.020	2.64
13	0.20	<0.025	0.059	263.9	27.8	864	<0.1	<0.15	5.48	340.9	15900	948.0	17.3	13000	1577	<0.01	24.7
14	0.16	<0.025	0.058	285.9	4.20	879	<0.1	<0.15	6.26	341.7	15300	904.0	17.0	12200	1554	<0.01	15.9
15	0.025	0.22	0.24	934.7	5.21	2870	0.3	3.50	12.3	1122	17800	1950	30.4	6970	1594	<0.01	22.0
16	0.015	0.29	0.23	1267	7.11	2960	0.5	3.40	14.6	1456	17500	1990	36.3	6510	1665	<0.01	16.4
17	0.024	0.35	0.22	670.2	3.90	1860	0.3	0.73	15.9	848.3	20500	1310	32.1	16000	1381	<0.01	20.4
18	0.042	0.34	0.13	627.5	3.90	1870	0.3	0.65	16.3	752.4	21100	1300	31.6	15800	1422	<0.01	19.7
19	0.031	<0.025	0.077	220.5	1.90	1800	<0.1	5.25	8.51	364.9	22100	1410	14.8	6778	1293	<0.01	13.2
20	0.034	<0.025	0.11	238.8	2.10	1780	<0.1	4.50	8.24	380.6	22600	1380	14.8	7080	1338	<0.01	6.84
21	0.062	<0.025	0.077	200.8	2.10	1130	<0.1	5.52	5.14	353.2	20100	859.0	23.9	3240	1170	<0.01	15.2

续上表

样品	Hg	As	Se	Al	Ba	Ca	Co	Cr	Cu	Fe	K	Mg	Mn	Na	P	Pb	Zn
22	0.26	<0.025	0.082	168.7	0.97	1170	<0.1	4.80	4.70	224.3	20600	877.0	21.5	3350	1174	<0.01	10.8
23	0.096	0.24	0.12	707.5	5.20	2460	0.4	7.66	11.8	1129	23000	1730	61.6	12100	1680	<0.01	20.1
24	0.070	0.33	0.083	835.2	6.38	2310	0.4	7.84	11.3	1120	21700	1600	50.8	12200	1585	<0.01	21.2
25	0.039	<0.025	0.093	73.26	3.30	687	<0.1	4.91	18.4	207.7	14800	228.0	3.80	1980	543.3	0.020	14.7
26	0.064	0.089	0.079	56.30	3.30	635	<0.1	4.80	18.6	151.0	14700	221.0	3.20	1950	555.5	0.020	12.3
27	0.025	0.084	0.14	62.36	0.400	720	<0.1	4.50	12.7	100.9	14700	500.0	3.80	4150	609.5	0.17	44.2
28	0.040	0.074	0.16	58.56	<0.15	692	<0.1	4.60	13.5	90.61	14600	495.0	3.20	4140	611.8	0.18	46.6

2.3 聚类分析

首先对原始数据进行标准化处理：$X'_{ik} = (X_{ik} - \bar{X}_k) / S_{ik}$。在此基础上用 SPSS 10.0 统计软件进行系统聚类分析，结果见图 1。

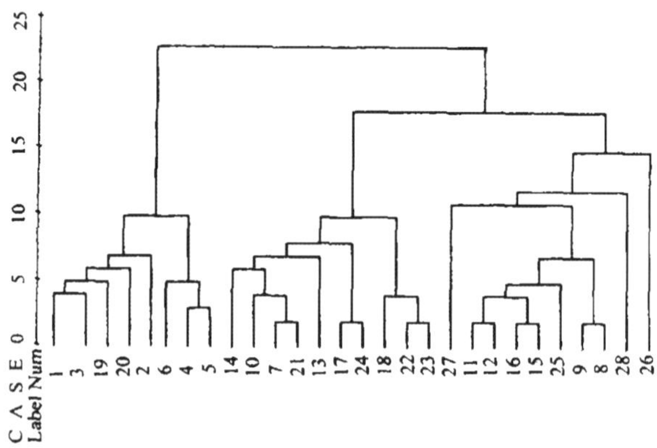

图 1　样品聚类谱系

3 讨论

（1）从元素测定结果可知，有害元素 Pb、As、Hg 在不同产地的肉苁蓉样品中含量无明显差异，且含量较低，均不超过《中国药典》的规定限量，元素 Cd 全部未检出。不同产地的肉苁蓉样品经聚类分析后可分为如下几类：①1、2、3、19、20 号样品聚在一起，均为内蒙古产地道肉苁蓉；4、5、6 为甘肃产肉苁蓉，与内蒙古产肉苁蓉最为接近；②7、10、13、14、17、18、21～24 号样品聚为一类，属于新疆北部地区产肉苁蓉；③8、9、11、12、15、16、25～28 号样品聚为一类，为新疆南部地区产肉苁蓉。聚类分析结果可将不同产地的肉苁蓉加以区分，说明本方法可行，对肉苁蓉的鉴定具有一定的理论意义和实用价值。

（2）本实验表明，肉苁蓉除含有 K、Ca、Mg 等宏量元素外，还含有多种人体必需的微量元素。其中，Fe、Mn、Zn 等含量较高，但 Cu 的含量较低。Mn、Zn、Ca、Mg 等元素在人体的生长发育、生殖功能维持方面起着重要作用。Mn、Zn 是中医“肾”的功能的物质基础[2]，现代医学研究发现 Mn 在内分泌、神经等系统中发挥的作用与中医“肾”的功能完全吻合。缺 Mn 可导致性腺变化和功能紊乱、性欲减退、未老先衰等症状。Zn 参与许多酶的组成，影响垂体分泌促性腺激素和睾丸的生精功能，影响前列腺的结构和功能。Mg 参与精子膜上转运泵的活动。Ca 在精子的成熟、激活、运动和受精过程中均具有重要作用。肉苁蓉的功效与其内所含的宏量及微量元素有何关联，尚待进一步研究。

参考文献

[1] 江苏新医学院. 中药大辞典（下册）[M]. 上海：上海科技出版社，1977：895.
[2] 王树松，董彩金，宗文平. 758 例精浆锌、镁、钙的测定和意义 [J]. 微量元素与健康研究，1994，11（4）：63.

[作者：苏薇薇、杨翠平、方铁铮、吴忠，原文发表于《中药材》，2003 年第 26 卷第 1 期，第19－20 期]

十、红景天的研究

西藏红景天超临界 CO_2 萃取物的 GC-MS 分析

［摘要］**目的：**分析西藏红景天 *Rhodiola tibetica* 超临界 CO_2 萃取物化学成分。**方法：**采用 GC-MS 法，WILLEY138. L 谱库自动检索。**结果：**通过计算机自动检索，共鉴定出 26 个组分，并用面积归一化法计算出各组分的相对百分含量。**结论：**为进一步开发利用西藏红景天资源提供了依据。

西藏红景天 *Rhodiola tibetica*（Hook. f. et Thomas）Fu 是青藏高原特有的天然药用植物，呈密集状生长于风大缺氧、低温干燥、紫外线强、昼夜温差大、海拔在 2000～5000 m 的高寒山区，资源丰富。近年来，笔者对西藏红景天有效成分和药理活性进行了研究。药理实验表明（另文报道）：西藏红景天不仅对常压缺氧和组织缺氧小鼠有保护作用，而且对减压缺氧小鼠也有明显的保护作用，说明它能增强整体动物在缺氧条件下的生存能力。西藏红景天可明显抑制老年小鼠脑 MAO-B 活性，并增加脑内单胺类递质（5－HT，DA）含量，明显增加肝 RNA 和蛋白质含量，促进 RNA 和蛋白质的合成，增强老年小鼠脑、肝、肾 SOD 活性，降低 MDA 含量，表明其具有抗衰老作用。西藏红景天能明显延长受辐射小鼠的生存时间，明显提高受照小鼠脾 T 淋巴细胞转化率，说明其对小鼠辐射损伤有较好的保护作用。西藏红景天能够改善缺氧动物的有氧代谢过程，增强动物对缺氧的耐力；对大鼠脏器超微结构具有保护作用，并能够明显提高小鼠的耐寒能力，说明其具有抗高原反应和抗低温环境的作用。

作者在前期的研究[1]中已从西藏红景天中提取分离得到 1 个有效组分红景天苷，纯度达到 98% 以上。为全面了解西藏红景天的化学组成，笔者对西藏红景天超临界 CO_2 萃取物进行了 GC-MS 分析，现综述如下。

1　材料与仪器

西藏红景天药材样品由西藏林芝地区科技局提供，样品经粉碎后过 120 目筛备用。

HP5890 气相色谱/HP5972 质谱仪；HA121－50 型超临界萃取装置（南通华安超临界萃取有限公司）。

2 方法与结果

2.1 超临界 CO_2 萃取

西藏红景天药材样品于 60 ℃干燥 2 h，粉碎后过 40 目筛。精密称取样品粉末 500 g，按下列条件进行萃取：萃取压力 26 MPa，萃取温度 55 ℃；解析釜Ⅰ的压力为10 MPa，温度 60 ℃；解析釜Ⅱ的压力为 6 MPa，温度 40 ℃。在此条件下萃取 2 h，合并解析釜Ⅰ和解析釜Ⅱ的萃取物，供 GC-MS 分析用。

2.2 GC-MS 分析

色谱柱：BP－1 石英毛细管柱（0.22 mm × 60 m，0.25 μm）；进样口温度 280 ℃；进样模式：不分流进样；载气（氦气）流速 1.0 mL/min，初始温度为 80 ℃，保持 6 min，以 2 ℃/min 升至 260 ℃，保持 80 min。EI 电离方式，电离电压 1973 mV，离子源温度 175 ℃。检索谱库为 WILLEY138. L。通过计算机自动检索，共鉴定出 26 个组分，并用面积归一化法计算出各组分的相对百分含量，结果见表 1。

表 1 西藏红景天超临界萃取物化学成分及相对含量

No	t_R/min	化学成分	分子量	相对含量/%
1	18.09	乙基异丙基醚 ethyl isopropyl ether	88	1.18
2	19.06	乙缩醛 1,1-diethoxyl-ethane	118	3.25
3	20.23	1－丁醇 1-butanol	74	4.54
4	44.31	苯甲醛 benzaldehyde	106	1.11
5	45.62	4－戊烯醛 4-pentenal	84	2.36
6	46.71	2－甲丁醛缩二乙醇 2-methyl-butan-1,1-diethoxyl	146	2.19
7	59.30	2－苯氧基丙醇－1 2-phenoxyl-propanol	152	1.47
8	75.13	苯乙醇 2-phenyl-ethanol	122	2.42
9	80.23	10－羟基－α－蒎烯 10-ol-α-pinen	152	3.23
10	82.34	顺－2,4－二甲四氢呋喃 *cis*-2,4-dimethyl-tetrahydrafuran	100	4.65
11	83.52	2,4－二羟苯乙酮 1-(2,4)-dihydrophenyl-ethanone	152	3.43
12	95.36	3－甲氧基苯乙酮 3-methoxyl-ethanone	150	1.84
13	108.51	1－甲氧基－1－丁烯－3－炔 1-methoxy-1-buten-3-yne	82	4.11
14	117.64	二环[2.2.1]庚－2,5－二烯－7－醇 bicyclo [2.2.1] hepta-2,5-dien-7-ol	108	3.91

续上表

No	t_R/min	化学成分	分子量	相对含量/%
15	126. 53	二聚磷酸二异辛酯 diphosphoric acid, diisooctyl ester	458	2. 92
16	133. 11	反式 - 松香芹醇 *trans*-pinocarneol	152	4. 96
17	143. 76	桃金娘烯醇 myrtenol	152	10. 63
18	161. 58	反式 - 牻牛儿醇 *trans*-geraniol	154	14. 12
19	165. 94	2 - 甲硫基苯并噻唑 2-methythio-benothiazole	149	2. 38
20	181. 22	5 - 甲基 - 5 - 异丙基十二烷 5-methyl-5-propyl-undecane	226	3. 21
21	184. 36	4 - 甲基十六烷 4-methyl-hexadecane	210	2. 02
22	189. 54	2,4,6 - 三甲基十六烷 2,4,6-trimethyl-hexadecane	252	1. 89
23	192. 35	2 - 甲基十九烷 2-methyl-nonadeane	244	1. 66
24	195. 68	2 - 甲基二十烷 2-methyl-eicosane	258	0. 77
25	199. 73	3 - 苯基 - 2 - 丙烯 - 1 - 醇 3-phenyl-2-propen-1-ol	134	3. 83
26	208. 15	4 - (1 - 甲基乙基) - 1,4-(1-methylethyl)-1 4 - 环己二烯 - 1 - 甲醇,4-cyclohexadiene-1-methanol	148	5. 02

3 讨论

本研究首次报道了西藏红景天超临界 CO_2 萃取物的化学成分，共鉴定出 26 个组分，并用面积归一化法计算出各组分的相对百分含量，这为西藏红景天资源的开发利用提供了依据。

参考文献

[1] 王晓东，刘永刚，苏薇薇. 红景天苷对小鼠实验性肝损伤的保护作用 [J]. 中药材，2004，27 (3)：198 - 199.

[作者：吴忠、苏薇薇、王永刚，原文发表于《中国中药杂志》，2004 年第 29 卷第 3 期，第 239 - 241 页]

红景天苷对小鼠实验性肝损伤的保护作用

[**摘要**] 目的：探讨红景天苷（Salidroside，SDS）对肝脏损伤的保护作用。方法：分别以四氯化碳、D-半乳糖胺及卡介苗加脂多糖诱导小鼠肝脏损伤模型，以血清谷丙氨酸转换酶（ALT）、一氧化氮（NO）和肝匀浆丙二醛（MDA）、甘油三酯（TG）含量为指标，观察红景天苷对肝脏损伤的保护作用。结果：红景天苷能明显降低肝损伤模型的血清 ALT、NO 和肝匀浆 MDA、TG 含量。结论：红景天苷具有明显的保肝作用。

西藏红景天 *Rhodiola tibetica*（Hook. f. et Thomas）Fu 是青藏高原持有的药用植物，红景天苷（Salidroside，SDS）是西藏红景天有效成分之一。笔者以 3 种小鼠实验性肝损伤模型探讨红景天苷在保肝方面的作用，现综述如下。

1 材料

1.1 动物

18～22 g 雄性昆明种小鼠，由第一军医大学实验动物中心提供。

1.2 药品与试剂

红景天苷按文献[1]方法提取，纯度 98%；脂多糖（LPS）为 Sigma 公司产品；联苯双酯（BPD）由广州星群药业有限公司提供，批号：990901。红景天苷、联苯双酯均溶于 0.5% 羧甲基纤维素钠溶液中。D-半乳糖胺（重庆医科大学化学教研室提供，批号：2000801）；羧甲基纤维素钠（广州市红星化学试剂厂，批号：980805）；四氯化碳（汕头光华试剂厂，批号：20020801）；硫代巴比妥钠（上海试剂二厂，批号：950520）；四乙基丙烷（TEP）（购自瑞士 Fluka 公司）；卡介苗（BCG），中国药品生物制品检定所提供，批号：20020305；谷丙氨酸（ALT/GPT）转移酶、甘油三酯（TG）及一氧化氮（NO）试剂盒（购于南京建成生物工程公司）。

2　方法

2.1　对小鼠 CCl_4 急性肝损伤模型的作用[2]

动物被分为正常对照组、模型组、溶剂组（0.5% 羧甲基纤维素钠）、BPD 组以及低、中、高剂量的 SDS 组。正常对照组和模型组 ig 等体积的生理盐水，其余各组按表 1 剂量 ig 相应药液，每天 ig 1 次，连续 7 d。7 d 后除正常对照组外，其余各组小鼠均 ip 0.1% CCl_4 花生油溶液 10 mg/kg，17 h 之后由眼球后静脉丛取血，测血清 ALT，取肝脏测肝匀浆 MDA、TG 含量。

2.2　对小鼠 D-GalN 肝损伤模型的作用[2]

分组及给药方法同“2.1 节”，给药 7 d 后，除正常组外，其余各组均 ip 7.5% D-GalN 溶液 750 mg/kg。16 h 之后由眼球后静脉丛取血测血清 ALT，取肝脏测肝匀浆 MDA、TG 含量。

2.3　对小鼠免疫性肝损伤模型的作用[2]

分组及给药方法同“2.1 节”，给药前除正常组外每鼠均尾静脉 iv 0.25% BCG 2.5 mg，12 d 之后每鼠再次尾静脉 iv LPS 7.5 μg，12 h 之后由眼球后静脉丛取血，测血清 ALT、NO，取肝脏测肝匀浆 TG 含量。

2.4　肝组织中 MDA 含量检测

按文献[3]方法进行。

2.5　ALT、TG、NO 检测

按试剂盒说明书的方法进行。

2.6　统计学分析

用 SPSS 10.0 软件采用 one way-ANOVA 进行统计学处理。

3　结果

3.1　红景天苷对 CCl_4 引起的小鼠肝损伤模型的影响

结果表明：与正常对照相比，CCl_4 肝损伤小鼠血清 ALT 和肝匀浆 MDA、TG 值明显升高。与阳性对照相似，红景天苷各剂量组均程度不同地使升高的血清 ALT 和肝匀浆 MDA、TG 降低，高剂量组与阳性对照组效果相当（表 1）。

表 1　红景天苷对 CCl_4 诱导的小鼠肝损伤血清 ALT 及肝匀浆 MDA、TG 的影响（$\bar{x} \pm s$，$n=8$）

Group	Dose/(mg · kg^{-1})	ALT/(U · L^{-1})	TG/(mg · kg^{-1})	MDA/(nmol · g^{-1})
Normal	—	56.8 ± 15.9	11.0 ± 2.42	128.5 ± 24.7
Model	—	541.7 ± 88.7$^{\triangle\triangle}$	27.5 ± 1.34$^{\triangle\triangle}$	469.9 ± 70.6$^{\triangle\triangle}$
Solvent	—	523.6 ± 97.8	28.6 ± 1.46	467.3 ± 82.7
BPD	75	309.2 ± 78.2**	17.6 ± 2.37**	209.9 ± 40.5**
SDS	100	434.1 ± 62.1*	23.2 ± 2.62*	369.7 ± 72.3**
SDS	200	365.6 ± 56.9**	19.3 ± 1.86**	277.5 ± 52.3**
SDS	300	323.5 ± 72.6**	15.6 ± 2.59**	220.4 ± 56.4**

Note：$^{\triangle\triangle}P<0.01$ vs normal group，$^{*}P<0.05$，$^{**}P<0.01$ vs model group。

3.2　红景天苷对 D-GalN 诱导的肝损伤的影响

结果表明：D-GalN 肝损伤后小鼠血清 ALT 和肝匀浆 MDA、TG 明显升高，而红景天苷各剂量、BPD 均使升高的血清 ALT 和肝匀浆 MDA、TG 显著降低，红景天苷高剂量组与阳性对照组效果相当（表 2）。

表 2　红景天苷对 D-GalN 诱导的小鼠肝损伤血清 ALT 及肝匀浆 MDA、TG 的影响（$\bar{x} \pm s$，$n=8$）

Group	Dose/(mg · kg^{-1})	ALT/(U · L^{-1})	TG/(mg · kg)$^{-1}$	MDA/(nmol · g^{-1})
Normal	—	46.0 ± 10.1	11.6 ± 1.89	116.01 ± 18.6
Model	—	487.8 ± 163.6$^{\triangle\triangle}$	27.2 ± 1.76$^{\triangle\triangle}$	398.4 ± 39.1$^{\triangle\triangle}$
Solvent	—	473.1 ± 139.8	28.7 ± 1.87	413.1 ± 41.2
BPD	75	101.0 ± 22.0**	15.6 ± 2.39**	192.7 ± 28.6**
SDS	100	280.1 ± 56.2**	24.1 ± 2.34**	354.7 ± 51.9 *
SDS	200	228.4 ± 60.9**	18.3 ± 1.29**	270.7 ± 60.2**
SDS	300	176.8 ± 35.4**	16.6 ± 1.83**	209.8 ± 27.5**

Note：$^{\triangle\triangle}P<0.01$ vs normal group；$^{*}P<0.05$，$^{**}P<0.01$ vs model group。

3.3　红景天苷对 BCG + LPS 诱导的肝损伤的影响

结果表明：BCG + LPS 诱导肝损伤后小鼠血清 ALT、NO 和肝匀浆 TG 明显升高，红景天苷各剂量组和阳性对照药 BPD 均不同程度地使升高的血清 ALT、NO 和肝匀浆 TG 降低（表 3）。

表 3　红景天苷对 BCG + LPS 诱导的小鼠肝损伤血清 ALT、NO 及肝匀浆 TG 的影响（$\bar{x} \pm s$，$n=8$）

Group	Dose/(mg · kg^{-1})	ALT/(U · L^{-1})	TG/(mg · kg^{-1})	MDA/(nmol · g^{-1})
Normal	—	58.5 ± 18.2	13.8 ± 1.68	35.8 ± 9.4
Model	—	911.4 ± 149.1$^{\triangle\triangle}$	33.6 ± 1.98$^{\triangle\triangle}$	79.3 ± 8.6$^{\triangle\triangle}$
Solvent	—	927.5 ± 167.4	31.3 ± 1.77	76.8 ± 9.1
BPD	75	249.8 ± 16.3**	15.1 ± 1.28**	43.8 ± 8.0**
SDS	100	729.3 ± 142.1*	24.5 ± 1.74*	66.4 ± 9.3*
SDS	200	645.0 ± 73.9**	18.7 ± 2.56**	62.3 ± 10.8 *
SDS	300	335.1 ± 40.5**	16.6 ± 2.17**	45.9 ± 6.6**

Note：$^{\triangle\triangle}P<0.01$ vs normal group；$^{*}P<0.05$，$^{**}P<0.01$ vs model group。

4 讨论

（1）笔者采用3种实验性动物肝损伤模型研究红景天苷的保肝作用。其中CCl_4是经典的化学性肝损伤动物模型的毒剂。D-GalN肝损伤模型的病理改变与人类病毒性肝炎的病理改变较为接近，其致毒机制是在代谢过程中与体内磷酸尿苷大量结合形成稳定的尿苷衍生物，造成体内尿苷耗竭，从而使依赖磷酸尿苷进行的RNA和蛋白质糖原等物质的合成受阻，导致肝损伤甚至死亡。另外D-GalN还可通过产生自由基引起脂质过氧化，造成肝细胞损伤[4]。BCG + LPS则常用来诱导类似人类病毒性肝炎的免疫性肝损伤。此3种模型均可造成实验动物血清ALT、NO和肝MDA、TG的升高和肝脏组织结构的病理改变，且重复性好，故本实验采用此3种肝损伤动物模型。

（2）本研究结果表明，红景天苷对3种实验动物模型的肝损伤具有明显的保护作用。红景天苷可显著降低肝损伤所致血清ALT、NO的升高，降低损伤肝组织MDA、TG的含量。提示红景天苷具有明显的肝脏保护作用，其对肝脏的保护作用可能是清除氧自由基、发挥抗氧化能力所致。

参考文献

[1] 王威，刘传斌，修志龙．高山红景天苷提取新工艺［J］．中草药，1999，30(11)：824－826.

[2] 张均田．现代药理学实验方法［M］．北京：北京医科大学中国协和医科大学联合出版社，1998：1397.

[3] 向荣，王鼎年．过氧化脂质硫代巴比妥分光光度法的改进［J］．生物化学与生物物理进展［J］．1990，17（3）：241－242.

[4] HU H，CHEN R，MA L，et al．Proxidaftion mechanism and protective effect of zinc on D-galactosamine induced liver injury in rats［J］．Chin J Pharmacol and Toxicol，1993，(7)：81－86.

［作者：王晓东、刘永刚、苏薇薇，原文发表于《中药材》，2004年第27卷第3期，第198－199页］

红景天化学成分及其药理作用研究进展

[摘要] 本文综述了近年来红景天的化学成分及药理作用研究进展，为进一步研究、开发和利用红景天资源提供参考。

红景天[1]为景天科（Crassulaceae）红景天属（*Rhodiola*）多年生草本或亚灌木植物，是珍稀药用植物之一，被誉为“高原人参”。红景天可全草入药，在我国古代就得到广泛应用，《本草纲目》《神农本草经》等医书中均有记载，认为红景天具有“祛邪恶气，补诸不足”之功。我国卫生部（现中华人民共和国国家卫生健康委员会）1991 年批准红景天为新食品资源，其有效成分红景天苷作为新增对照品写入 2005 年版《中华人民共和国药典》[2]。

目前，世界上有红景天 90 多种，大多数生长在海拔 3500 ～ 5000 m 的高寒地带。我国有 73 个种、2 个亚种和 7 个变种，分布于东北、华北、西北及西南地区[1]，仅西藏就占 32 种，蕴藏量和产量为世界之最。由于其生长在缺氧、低温、干燥、狂风、强紫外线照射、昼夜温差大等恶劣环境中，经过长期的适应和自然选择，在遗传上形成了独特的生命活动机制和生物活性成分。

国内外学者一直致力于对红景天的研究。大量的实验研究和临床观察研究表明，红景天具有治疗心血管疾病、增加机体免疫力、抗应激反应、抗衰老、抗辐射等功效。现就近年来红景天的化学成分、药理作用方面的研究进行综述，为进一步研究、开发和利用红景天资源提供参考。

1 化学成分

红景天中含有多种化学成分，大多以苷类的形式存在，其中红景天苷和苷元酪醇是迄今研究最多的已知有效成分。由于红景天苷含量较高，常用来评价红景天属植物药用价值。

黄酮类：槲皮素（queretin）、山柰酚（kaempferol）、花色苷（anthocyan）、异槲皮苷（isoeretin）、芦丁苷（rutin）等[3]。

有机酸类：包括熊果苷（arbutin）、酪酸（p-tyrosol）、鞣花酸、没食子酸[4]等。

多糖类：刘志伟等[5]将从菱叶红景天（*Rhodiola henryi* S. H. Fu）中提取的粗多糖（RHP）完全酸水解，其单糖由 L－阿拉伯糖、L－鼠李糖、D－葡萄糖和另一个待确定的组分组成。

香豆素类：香豆素（coumarin）、7-羟基香豆素（umbelliferone）、莨亭（scopoletin）等。

挥发性成分：Lei 等[6]研究西藏红景天 *Rhodiola tibetica*（Hook. f. et Thomas）Fu 和云南红景天 *Rhodiola yunnanensis*（Franch）S. H. Fu 挥发油的化学成分，其主要为香叶醇（geraniol）、正辛醇（n-octanol）、2－甲基-3－丁烯-2－醇（2－methyl－3－buten－2－ol）、香茅醇（citronellol）、3－甲基-2－丁烯-1－醇（3－methyl－2－buten－1－ol）、桃金娘烯醇（myrtenol）、6－甲基-5－庚烯-2－醇（6－Methyl－5－heptene－2－ol）、正己醇（n－Hexanol）、1－辛烯-3－醇（1－Octen－3－ol）和里哪醇（linalool）。

其他：Zhou R H 等[7]研究了库页红景天 *Rhodiola saccharinensis* A. Bor. 中无机元素的含量，镁、钙、钾、磷、铝、铁等含量都大于 100 μg/g，钡、锰、锶、锌、钛、铜含量也较高，大都在 2～20 μg/g，另外还含有铬、铀、镍、钴等微量元素。何广新[8]等从云南红景天中分离出两种单宁类化合物：1,2,3,6-tetra-gallogl glucose 和 1,2,3,4,6-peyta-gallogl glucose。D. T. Vladimir 等[9]指出红景天所含的脂肪类化合物中亚麻酸盐（linolenate）、亚油酸盐（linoleate）和棕榈酸（palmitate）盐占 72%～90%。

2 药理活性的研究

2.1 对心血管系统的治疗作用

2.1.1 治疗冠心病 红景天胶囊（单味药大株红景天 *Rhodiola kirilowii*）对冠心病心绞痛有较好的疗效。给犬饲喂红景天胶囊后发现，红景天胶囊可显著降低麻醉犬心肌耗氧量和耗氧指数，大剂量时能降低冠脉阻力，对冠脉血流量无明显影响。临床研究表明：红景天胶囊能降低患者全血黏度、血浆黏度，减少血小板聚集率，且治疗过程中未发现明显不良反应[10]。

2.1.2 治疗高血压 红景天具有增强心肌收缩力、加速心肌的收缩速度、降低平均动脉压的作用[11]。高血压病患者经红景天治疗后，能明显降低 PAI（纤溶酶原激活物抑制物），升高血中 tPA（组织型纤溶酶原激活物），使血小板 TXB_2（血小板血栓 B_2）下降，使 6－keto－PGF1α6－酮前列环素上升[12]。有研究报道，高血压病患者早期存在 P 选择素的高表达，红景天能抑制 P 选择素的表达，改善高血压病患者血小板活化[13]。这可能是治疗高血压病的机制之一。

2.1.3 对心肌损伤的保护作用 用红景天苷处理心肌缺血－再灌注损伤大鼠模型，发现其心肌组织过氧化物岐化酶 SOD 活力增加，明显减轻氧化应激反应的程度，降低脂质过氧化产物 MDA 的含量，减少 NO 的合成，使 NO 对细胞的毒性作用降低，心肌损伤程度减轻，心肌细胞释放乳酸脱氢酶（LDH）减少，从而起到保护缺血再灌注心肌细胞的作用[14]。红景天水提液对异丙基肾上腺素引起的大鼠心肌缺血具有显著的保护作用，能减轻心肌细胞的损伤，改善心脏功能[15]。

2.1.4 防治缺血性脑血管病 红景天苷具有抑制 SH-SY5Y 细胞凋亡的作用，可对神经细胞起到保护作用。其作用机制可能与其降低［Ca^{2+}］i 浓度有关[16]。最近的研究发现，灌胃红景天后可抑制脑缺血－再灌注大鼠脑内 DNA 和 RNA 链断裂，对海马及齿状回 DNA 和 RNA 有保护作用，为临床脑缺血防治以及红景天的开发利用提供理论依据[17]。

2.1.5 活血化瘀的作用 红景天注射液可明显降低花生四烯酸（AA）和胶原诱导的家兔血小板聚集率，显著缩短大鼠血栓长度，减轻血栓湿重及干重，降低中切速 30 s^{-1}及低切速 5 s^{-1}下的全血黏度及血浆黏度，具有活血化瘀作用[18]。

2.2 防治老年病

2.2.1 提高记忆力和防治老年痴呆症 红景天苷对叠氮钠诱导的线粒体损伤有保护作用，能够改善维持线粒体功能，这可能是其抗老年痴呆的机制之一[19]。给阿尔茨海默病（AD）模型鼠肌内注射红景天素，发现其能增强海马中 Ach 含量，降低脑组织氧化脂质（LPO）含量，增强 SOD 活性，阻抑大脑、海马的锥体细胞细胞器的退化变性，其可能通过影响自由基含量对实验性老年性痴呆大鼠有一定的防治作用[20]。研究报道，红景天提取物具有提高记忆力的功效，可以升高初老大鼠海马内大脑内神经生长因子（NGF），这可能是其改善记忆的机制之一[21]。

2.2.2 抗老年抑郁症 红景天能提高高原老年抑郁症患者对抗抑郁剂治疗的耐受性，可与其他药物合用，是治疗高原地区老年抑郁症的理想药物[22]。

2.2.3 抗自由基及延缓衰老 红景天乙醇提取物具有清除·OH 和 O_2^-·的作用，而且能间接保护 DNA。给小鼠饲喂红景天提取物，发现其可降低衰老小鼠 LPO 含量，提高脑 LDH 活性和脑 SOD 活性[23]，抵御氧自由基对组织细胞的损伤。红景天可能通过上调嗅球中 FGF（成纤维细胞生长因子）蛋白的表达，诱导僧帽细胞 Bcl-2 蛋白表达，抑制嗅球中僧帽细胞的凋亡，起到抗大鼠嗅球衰老的作用[24]。喂养红景天制剂后，小鼠的刀豆蛋白 ConA 和脂多糖 LPS 诱导的丝裂原反应性显著增强，可能是所含抗氧化剂协同胸腺因子产生辅助 T 细胞所致，为抗氧化和抗衰老研究提供了重要线索[25]。

2.3 提高免疫力

红景天的红景天苷和根状茎水溶性粗多糖 RSP 具有丝裂原样作用，可刺激小鼠脾细胞的增殖作用，促进细胞产生抗体，刺激巨噬细胞杀伤 HCa-F 小鼠肝癌细胞，通过非特异性免疫功能的调节促进 PEMφ（腹腔巨噬细胞）的杀瘤效应，可能是介导双向免疫调节作用的有效成分之一[26]。其根部提取液（RSE）能作为一个次级引发信号，协同诱导 RAW264.7 巨噬细胞中 iNOS（诱导型 NO 合成酶）基因的表达，这可能是其具有治疗效果的一个作用机制[27]。在二硝基氟苯（DNFB）诱导小鼠迟发性变态反应（DTH）实验模型中，发现红景天对小鼠炎症早期血管通透性增加渗出和水肿有明显的抑制作用，可以提高小鼠血清素水平，增强小鼠单核－巨噬细胞吞噬功能的作用，增强小鼠 NK 细胞活性[28]。高山红景天（*Rhodiola saccharinensis*）苷元酪醇通过对整体 IFN-C 水平的调节作用，增强了免疫和抗病毒能力，对某些病毒增殖有较强的抑制作用[29]。

2.4 抗肿瘤和抑制癌细胞生长

Agnieszka Majewska 等[30]研究了红景天提取物对人早幼粒白血病 HL－60 细胞的影响，发现红景天提取物能有效抑制 HL－60 细胞从 G_2 期进入 M 期，从而抑制了 HL－60 细胞的有丝分裂，使得细胞凋亡或坏死，其中并没有染色体畸变或微核的产生。这可能是红景天提取物抗癌作用机理之一。采用动物移植性肿瘤实验法发现，蔷薇红景天（*Rhodiola rosae*）提取液有抑制肿瘤的作用，其在剂量为 1250～5000 mg/kg 范围内，能明显抑制 S－180 在小鼠体内的生长；在剂量为 1250 mg/kg时，能在一定程度上抑制 H－22 生长，其效果需要进一步重复试验证明[31]。

2.5 抗肝纤维化

用四氯化碳皮下注射法诱导 SD 大鼠肝纤维化模型，口服复方红景天颗粒（红景天、苦参水提取物）进行干预性治疗，发现复方红景天颗粒能够明显抑制大鼠肝组织 NCX（Na^+/Na^+泵）mRNA、TGF-β_1（转化生长因子-β_1）mRNA 与 α_1（Ⅰ）mRNA 表达，同时血清 PCⅢ（血清Ⅲ型前胶原）、Ⅳ-C（Ⅳ型胶原）、HA（透明质酸）水平亦明显减低，肝脏病理学损伤改善[32]。用红景天苷处理乙醛刺激的肝星状细胞（HSC）后，其凋亡率明显增加，且随着红景天苷浓度升高，其作用越来越强，为临床抗肝纤维化研究提供了理论依据[33]。

2.6 对肾脏具有一定的保护作用

高山红景天苷能减低阿霉素肾病大鼠尿蛋白、血胆固醇，提高血浆白蛋白，降低血清 TGF-β_1 及肾组织 PAI－1（纤溶酶原激活物抑制物－1），促进细胞外基质（ECM）积聚和抑制 ECM 降解，从而延缓肾小球硬化的发展进程[34]。以大鼠单侧输尿管梗阻所致的肾间质纤维化动物模型为研究对象，发现红景天使得大鼠间质 α-SMA（α 平滑肌肌动蛋白）的表达明显减少，有效地抑制了肾小管上皮细胞向 MFB（肌纤维母细胞）转化，从而具有抗肾间质纤维化的作用[35]。

2.7 抗应激能力

2.7.1 抗缺氧　将成年 SD 大鼠置于密闭减压舱内，模拟海拔 8000 m 维持 7

h，发现预先给予红景天黄芪合剂（西藏产红景天与黄芪制成粉剂）处理的大鼠脑组织血清丙二醛含量显著降低甚至低于正常水平，乳酸含量显著下降[36]，减少血乳酸蓄积，有利于消除疲劳，促进机体能量代谢，从整体上提高高原低氧环境下的运动能力[37]。这为治疗急性高原反应提供了理论依据。

2.7.2 抗疲劳 在游泳耐力实验和转棒耐力实验中发现，红景天能提高小鼠游泳耐力时间和转棒耐力时间，降低疲劳程度，增强中枢神经系统的功能[38]。研究表明，红景天中的皂苷类化合物是其抗运动性疲劳作用的有效成分，可通过影响大鼠脂代谢来提高运动耐力[39]。

2.7.3 抗辐射 对小鼠用直线加速器一次性全身照射，发现服用西藏红景天组小鼠经 8 Gy 照射后 30 d 内平均存活时间明显延长，提高了生存率；经 2.5 Gy 照射后，小鼠脾 T 淋巴细胞转化率明显降低，减轻了辐射对小鼠免疫系统的损伤[40]。红景天提取液具有改善 X 射线照射所致的小肠结构紊乱和脂质过氧化作用[41]。

2.7.4 耐热运动 高山红景天可加速肾上腺皮质从耗竭状态中恢复正常，因而有利于机体提高抗应激能力。有研究报道，红景天能够增强热适应机体肝与心肌细胞 HSP70（热休克蛋白 70）的表达强度，减轻热适应 + 应激组机体的热损伤。其耐热运动机理可能与增强 HSP70 的表达有关[42]。

2.8 其他

红景天促使烫伤动物 NO 含量增高，增加器官血灌流量，可能是其防止多器官功能不全综合征（MODS）发生的机制之一[43]。有研究报道，红景天可使体外培养视网膜色素上皮细胞（RPE）增生受抑制并出现细胞脱落，其可能通过干扰 RPE 细胞代谢对 RPE 细胞增殖具有剂量依赖和时间依赖方式的抑制作用[44]。

3 结语

我国红景天天然药源丰富，人工栽培技术相对成熟，发展前景十分广阔。而且到目前为止，已经进行了大量的药理作用研究，作用机理较清楚，但其作为保健品上市的较多，尚需进一步开发，作为药物应用于临床。

参考文献

[1] 中科院中国植物志编委会．中国植物志（34 卷）第一分册［M］．北京：科学出版社，1984：159.

[2] 国家药典委员会．中华人民共和国药典［S］．一部．北京：中国医药科技出版社，2005：附录 106.

[3] KURKIN V A, ZAPESOCHNAYA G G. *Rhodiola rosea* rhizome flavonoids［J］. Khim Prir Soedin, 1982, 18 (5): 514 – 581.

[4] 马忠武，何关福，吴莉莉，等. 帕里红景天的化学成分研究［J］. 植物学报，1995，37（7）：574－580.
[5] 刘志伟，姜华年. 菱叶红景天多糖的提取、纯化、鉴定及理化特性研究［J］. 食品科学，2005，26（3）：60－63.
[6] LEI Y D，NAN P，TSERING T，et al. Interpopulation variability of rhizome essential oils in Rhodiola crenulata from Tibet and Yunnan，China［J］. Biochemical systematics and ecology，2004，32（6）：611－614.
[7] ZHOU R H. Resource of Chinese traditional medicine［M］. Beijing：China Medico-Pharmaceutical Science and Technology Publishing House，1993：280.
[8] 何广新，吉田隆志. 云南红景天化学成分的研究［J］. 中成药，1995，17（7）：38.
[9] Vladimir D T，William W C，Elizabeth Y B，et al. Identification of unusual fatty acids of four alpine plant species from the Pamirs［J］. Phytochemistry，2004，65（19）：2695－2703.
[10] 张早华，储戟农，赵志会，等. 红景天胶囊治疗胸痹（冠心病心绞痛）临床研究［J］. 中国中医药信息杂志，2005，12（5）：6－8.
[11] MO S R，LU B，LIANG F. Effect of Rhodiola sacra SH Fu onheart hemodynamics and myocardial contractility［J］. Chinese journal of clinical rehabilitation，2005，9（1）：204－206.
[12] 余静，阎炜，赵锋，等. 藏药红景天对高血压病患者血小板功能及纤溶系统的影响［J］. 高血压杂志，2002，10（3）：133－135.
[13] 金露，罗海明. 红景天对高血压病患者P选择素的影响［J］. 实用医学杂志，2005，21（9）：988－990.
[14] 宋斌，黄山杉，刘庆国，等. 红景天苷对大鼠心肌缺血再灌注损伤的保护作用［J］. 辽宁中医杂志，2005，32（3）：256－258.
[15] 姜敏辉，吴翔，曹卫军. 红景天对心肌缺血损伤保护作用的实验研及临床应用［J］. 江苏医药，2005，31（5）：369－370.
[16] 张文生，朱陵群，牛福玲，等. 红景天苷对缺氧/缺糖损伤神经细胞的保护作用［J］. 中国中药杂志，2004，29（5）：459－462.
[17] 宋月英，李亚萍，吕玉，等. 红景天对全脑缺血再灌注大鼠海马区及齿状回的保护作用［J］. 武警医学院学报，2005，14（2）：96－97.
[18] 储戟农，张早华，刘建勋，等. 红景天注射液对家兔血小板聚集率、大鼠体外血栓形成及血液黏度的影响［J］. 中国实验方剂学杂志，2005，11（5）：39－41.
[19] 曹立莉，杜冠华，王敏伟. 红景天苷减轻叠氮钠诱导线粒体损伤的作用［J］. 药学学报，2005，40（8）：700－704.

[20] XIE G Q, SUN X L, TIAN S P, et al. Preventive effects of rhodosinand melatonin from damage induced by b-amyloid1-40 in Senile rats [J]. Journal of Nanjing medical university. 2005, 18 (4): 203 -206.

[21] 金沈锐，秦旭华. 红景天提取物对初老大鼠海马中神经生长因子和脑源性神经营养因子含量影响 [J]. 中国中药杂志，2004，29 (5): 480 -481.

[22] 杜欣柏，韩国玲，宋志强，等. 阿米替林、SSRIs、SSRIs 加中藏药治疗高原地区老年抑郁症的临床对比研究 [J]. 高原医学杂志，2005，15 (2): 14 -17.

[23] 文镜，贺素华，张博成. 红景天提取物清除 O_2^- · 和 · OH 的体外实验研究 [J]. 食品科学，2005，26 (2): 219 -223.

[24] 关桂梅，朱冬冬，董震，等. 红景天抗大鼠嗅球衰老机制的研究 [J]. 临床耳鼻咽喉科杂志，2003，17 (2): 100 -104.

[25] 刘雅娟，郭英，甘振威，等. 红景天制剂对老年小鼠脾淋巴细胞转化反应及脂质过氧化作用的影响 [J]. 中国公共卫生，2001，17 (3): 244.

[26] 谢乐斯，刘艳丽，董丹，等. 红景天苷对小鼠免疫功能的影响及杀瘤效应 [J]. 大连医科大学学报，2003，25 (1): 22 -23.

[27] SEO W G, PAE H O, OH G S, et al. The aqueous extract of Rhodiolasaccha-Rinensis root enhances the expression of inducible nitricoxide synthase gene in RAW 264.7 macrophages [J]. J Ethnopharmacol, 2001, 76 (1): 119 -123.

[28] 谭枫，孟琳，段颖. 红景天对小鼠免疫功能的影响 [J]. 中国公共卫生，2004，20 (6): 728 -729.

[29] 孙非，削纫霞，孙寒. 高山红景天酪醇对病毒性心肌炎小鼠免疫功能及抗氧化酶活性的影响 [J]. 中国药理学通报，2000，16 (1): 120.

[30] AGNIESZKA M, HOSER G, FURMANOWA M, et al. Antiproliferative and antimitotic effect S phase accumulation and induction of apoptosis and necrosis after treatment of extract from Rhodiola rosea rhizomes on HL -60 cells [J]. Journal of ethnopharmacology, 2006, 103 (1): 43 -52.

[31] 赵文，蒋东升，王庭欣，等. 蔷薇红景天对两种肿瘤生长的抑制作用及其免疫学机制 [J]. 癌变 · 突变 · 畸变，1999，11 (6): 28 -29.

[32] 曾维政，吴晓玲，蒋明德，等. 复方红景天对肝纤维化大鼠肝组织 Na^+/Ca^{2+} 泵、TGF-β、mRNA 表达的影响 [J]. 第四军医大学学报，2005，26 (17): 1554 -1557.

[33] 钟显飞，蒋明德，马洪德，等. 红景天苷对乙醛刺激的大鼠肝星状细胞凋亡的影响 [J]. 中药新药与临床药理，2004，15 (3): 161 -164.

[34] 黄凤霞，丁亚杰，王庆国，等. 红景天对阿霉素肾病大鼠的影响 [J]. 中华肾脏病杂志，2005，21 (7): 412.

［35］王亚平，王海泉．复方红景天制剂对弥漫性肾间质损伤保护作用的实验研究［J］．华北国防医药，2002，14（1）：15－16．

［36］朱俐，石仲瑗，吴小梅，等．红景天黄芪合剂预防大鼠模拟高原缺氧脑损伤的作用［J］．航天医学与医学工程，2005，18（4）：303－305．

［37］吴万征，李朝晖，梁球．西藏红景天提取物抗缺氧作用的实验研究［J］．中药材，2005，28（1）：41－42．

［38］陈亚东，曹秀兰，田长有，等．高山红景天对小鼠耐缺氧、抗疲劳及耐低温作用的影响［J］．中国中医药科技，2002，9（3）：157－158．

［39］李良鸣，杨则宜，高红．刺五加皂苷、水飞蓟素和红景天皂甙对大鼠运动能力和糖原合成的影响［J］．中国运动学杂志，2005，24（5）：562－566．

［40］吴万征，李朝晖，梁球．西藏红景天对小鼠辐射损伤的保护作用及其抗高原反应与低温环境的作用［J］．中药材，2005，28（2）：128－130．

［41］赵生友，王玮，姜晓春，等．红景天提取物致突变性及致畸作用［J］．癌变·畸变·突变，1997，9（5）：300－302．

［42］陈威巍，朱国标，胡宗海．耐热运动颗粒对热适应＋应激大鼠的保护作用与热休克蛋白 70 表达的关系［J］．成都中医药大学学报，2002，25（3）：36－38．

［43］刘亚玲，林树新，徐明达，等．红景天对烫伤后多器官功能不全综合征作用的一氧化氮机制［J］．中国病理生理杂志，2003，19（10）：1379－1380．

［44］明月，庞利民，张晓光，等．红景天对培养人视网膜色素上皮细胞增生和 DNA 合成的抑制作用［J］．眼科研究，2004，22（2）：167－169．

［作者：刘孟华、李沛波、苏薇薇，原文发表于《中南药学》，2006 年第 4 卷第 6 期，第 463－466 页］

十一、水母雪莲花的研究

水母雪莲花研究进展

[摘要] 本文综述了名贵藏药水母雪莲花的研究进展，为其资源的合理开发利用提供了依据。

水母雪莲花为菊科植物水母雪莲花 *Saussurea medusa* Maxim. 的干燥全草，始见于藏药文献《月王药珍》[1]，分布于西藏、云南、四川等地[2]，是藏药中的名贵药材，已被收入部颁标准中。其药性苦、寒，入肝、脾、肾经，有清热解毒、消肿止痛的功效。多用于头部创伤、炭疽、热性刺痛、妇科病、类风湿性关节炎、中风等病症[3]。本文对近年来水母雪莲花的研究进展做一综述。

1 化学成分

水母雪莲花是传统藏药之一，其化学成分已有研究报道，包括黄酮类、生物碱类、内酯、甾醇、挥发油、多糖等多种成分，其主要次生代谢产物为黄酮及黄酮苷类[4-5]。李君山等[6]对雪莲花类药材的化学成分做了较为系统的分析，用溶剂法和层析法对乙醇提取液的正丁醇部分、乙酸乙酯组分及石油醚组分进行分离，经波谱分析确定了水母雪莲花中14种成分。葛发欢等[7]运用超临界 CO_2 萃取技术对水母雪莲花进行提取，结合柱层析法首次从该植物中分到东莨菪内酯和伞形花内酯。Duan 等[8]则对水母雪莲花甲醇提取液的乙酸乙酯部分进行了分离，结合色谱法，共分离得到24种化合物单体。卢光明等[9]对水母雪莲花挥发油组分进行了 GC-MS 分析，鉴定出几十种成分，主要有烷烃类、烯烃类、醇类、苯类、醛类、酮类、酚类、有机酸类、酯类、芳香族类（表1）。

2 药理作用

民间通常用水母雪莲花治疗风湿性关节炎及各种妇科疾病，将其磨成细粉或煎膏入药[10]。水母雪莲花的药理作用表明，其水提物[11]（如多糖类、总生物碱、总黄酮）、纯化的多糖[12]、酚类[13]及一些化合物单体[14]具有明显的活性和治疗作用。

归纳起来有如下几方面。

表1 水母雪莲花挥发油化学成分

类别	化学成分
烷烃类	2，2，3，4四甲基戊烷；正戊基环丙烷；4，6二甲基十一烷；壬烷基环丙烷；1，1，2三甲基3，5双异丙烯基环己烷；二十五烷；二十七烷；2，6，11三甲基十二烷
烯烃类	3，5，5-三甲基己烯；3-羟基-β-蒎烯；3，2-二乙基十四碳2，5，9-三烯
醇类	α，α，4-三甲基-3-环己烯甲醇；苯甲醇；苯乙醇；对-异丙基苯甲醇；3，8，8-三甲基-6-亚甲基1H-3α，7-亚甲基八氢甘菊环-5-醇；α-乙烯基-α，5，5，8α-四甲基-2-亚甲基-α-十氢萘丙醇
苯类	1，2，3-三甲氧基苯
醛类	壬醛
酮类	5，6，7α-氢4，4，7α-三甲基2（4H）-苯并呋喃酮；2，3-二苯基环丙烯酮
酚类	对乙基间苯三酚；对-甲基苯酚；3，5-二甲基苯酚；2，5-二甲基苯酚；2，6-丁基-4甲基苯酚
有机酸类	庚酸；辛酸；癸酸；十二酸；十六酸
酯类	邻羟基苯甲酸苄基酯；邻苯二甲酸丁基异丁基酯
芳香族类	β-甲基蒽；芘；N-苯基-α-苯胺

2.1 抗癌作用

Midori[13]从水母雪莲花甲醇提取液中分离出具有抗癌活性的粗提部分，再经HPLC法纯化后得到木质素成分牛蒡苷元（ARC）和牛蒡苷（ARC-G）。这两种化合物对由DMBA和TPA诱导产生的皮肤癌有良好的抑制效应。与对照组比较，在用药后10周、15周、20周，小鼠的致癌率均有所下降。用药20周后，小鼠的致癌率减少50%，其体外免疫抑制作用与同剂量的细辛脂素相当。特别是ARC-G，对由4-硝基喹啉-N-氧化物诱导的癌细胞的生长有较好的抑制作用。Duan等[8]在研究水母雪莲花初提物的药理活性时，进一步证实水母雪莲花的甲醇提取物对癌细胞生长有抑制作用。研究表明，从水母雪莲花中提取出来的24个组分中，有4种化合物对脂多糖刺激的细胞生长有显著的抑制作用。其中，木质素类作用较明显。

2.2 终止妊娠作用

水母雪莲花[11]水煎ip，对小鼠各个时期的妊娠以及兔的早期妊娠都有终止作用，po也有相同的效果，但所需剂量较大，其终止早孕机制可能是对抗体内孕酮所致。水母雪莲花在临床上用于引产，其作用机制与穿心莲不同，体外培养表明不损伤胎盘绒毛滋养层细胞。精制雪莲多糖[12]对各性周期的离体大鼠子宫肌条有明显兴奋作用，能促进内源性前列腺素的合成。

2.3 杀菌消炎作用

水母雪莲花的超临界 CO_2 提取物体外试验证明[7]，其对革兰氏阳性菌、革兰氏阴性菌具有较好的抑菌作用，对白色念珠菌也具有良好的抗菌活性，对小鼠耳肿胀抗炎活性显著，同时还具有显著的抗滴虫作用。另外，芹菜素[6]、对羟基苯乙酮和伞形花内酯等成分，在抗菌、解痉、镇静降压、抗胃溃疡和抗肿瘤方面显示一定的作用。

2.4 抗损伤及清除自由基作用

水母雪莲花黄酮成分注入小鼠腹腔后，小鼠活动次数减少，皮层脑电图慢Q波也减少，显示该成分对小鼠中枢神经系统有抑制作用[15]。水母雪莲花的醇提液可以减轻由东莨菪碱引致的记忆衰退，特别是从中提出的黄酮类成分[14]。将纯化后得到的黄酮类成分芹菜素-7-O-β-D-葡萄糖吡喃苷，分别以10 mg/kg、15 mg/kg、20 mg/kg的剂量注入小鼠腹腔，再注入东莨菪4.5 mg/kg。结果显示，小鼠记忆力的损伤程度下降20%。另外，黄酮类成分还对由超氧化物引起的嗜铬细胞瘤生长具有缓解作用。

2.5 其他作用

水母雪莲花煎剂对离体、在体兔回肠活动有抑制作用[12]，从而有一定的解痉作用。另外，水母雪莲花5%水煎液对甲醛引起的大鼠后脚掌炎症反应有一定的对抗作用[6]。

3 人工培育

水母雪莲花多生长在海拔4000米以上的高原地带，自然繁殖相当困难，是我国宝贵的植物资源之一。近年来，人们对其掠夺性开采使得水母雪莲花的生存状态更加恶劣。为了合理有效地开发利用这一珍稀的药用资源，目前国内已经开展对水母雪莲花人工培育的研究。在组织培养方面，赵德修[16-19]、邢建民[20-22]、陈发菊[23]、陈亚琼等[24]对水母雪莲花的愈伤组织诱导、理化因子影响、细胞悬浮培养、高产黄酮细胞系筛选等方面进行了全面细致的研究。其中，中科院西北高原生物所"水母雪莲细胞培养"科研成果已通过了中科院兰州分院主持的阶段性成果鉴定[25]。该项目采用细胞培养手段，成功地筛选出高原特有的野生药用植物水母雪莲的高产细胞系，建立了培养体系，并获得了再生植物。而且它的化学成分和药效学功能与天然植物比较接近，突破了人工繁殖资源质量难以保证的技术难关，为今后的水母雪莲繁殖产业化和资源可持续利用奠定了基础。在人工种植方面，西藏地区已建立了雪莲的GAP生产基地，保证了地道水母雪莲花药材的生产。

4 结语

作为名贵藏药，水母雪莲花因其疗效显著一直受到人们的青睐。它在护肤保健、防治妇科疾病、预防心血管疾病、抗癌、抗衰老等方面均具有较大的开发价值。目前，对水母雪莲花药理、药效方面的研究还不够系统、全面，未能明确其活性药用部分的成分及结构。我们应尽快加强对水母雪莲花成分、药理、药效、毒理方面的相关研究，以合理开发水母雪莲花资源。

参考文献

[1] 陈金瑞，王叶富，邱林刚，等. 藏药雪莲花的化学成分 [J]. 云南植物研究，1989，11 (3)：271 - 275.

[2] 洪恂. 现代中药学大辞典 [M]. 北京：人民卫生出版社，2001：1921.

[3] 中华人民共和国卫生部药典委员会. 中华人民共和国卫生部药品标准（藏药第一册）[S]. 北京：化学工业出版社，1995：94.

[4] 陈发菊，杨映根，赵德修，等. 我国雪莲植物的种类、生境及化学成分的研究进展 [J]. 植物学通报，1999，16 (5)：561 - 566.

[5] 黄继红，谭敦炎. 雪莲的研究进展 [J]. 新疆农业大学学报，2002，25 (2)：8 - 13.

[6] 李君山，蔡少青. 雪莲花类药材的化学和药理学研究进展 [J]. 中国中药杂志，1998，33 (8)：449 - 452.

[7] 李菁，侯苑茗，葛发欢. 水母雪莲花超临界 CO_2 萃取物化学成分研究 [J]. 中药材，2002，25 (10)：718 - 719.

[8] DUAN H, TAKAISHI Y, MOMOTA H, et al. Immumosuppressive constituents from *Saussurea madusa* [J]. Phythochemistry, 2002, 59 (1): 85 - 90.

[9] 卢光明. 云南雪莲花挥发油成分的GC-MS分析 [J]. 国外仪器分析技术与应用，1989，19 (9)：25 - 27.

[10] 郭文场，杨松涛，王济宪. 高山宝药 - 雪莲 [J]. 特种经济动植物，2000 (4)：37.

[11] 崔志清. 雪莲的镇静作用 [J]. 天津医学院学报，1990，5 (3)：17 - 19.

[12] 林秀珍，王国祥. 雪莲多糖对离体大鼠子宫的作用 [J]. 药学学报，1986，21 (6)：220 - 222.

[13] TA KASAKI M, KONOSHIMA T, KOMATSU K, et al. Anti-tumor-promoting activity of lignans from the aerial part of Saussurea medusa [J]. Cancer letters,

2000, 158 (1): 53-59.
[14] FAN C Q, YUE J M. Biologically active phenols from *Saussurea medusa* [J]. Bioorganic & medicinal chemistry, 2003, 11 (5): 703-708.
[15] 何新，李观海，陈汉瑜. 新疆雪莲黄酮的抗炎镇痛作用及抗炎机理的研究 [J]. 西北药学杂志, 1990, 5 (3): 17-19.
[16] 赵德修. 雪莲花组织培养的初步研究 [J]. 中草药, 1997, 28 (11): 682-683.
[17] 赵德修，汪沂，赵敬芳. 不同理化因子对雪莲培养细胞中黄酮类形成的影响 [J]. 生物工程学报, 1998, 14 (3): 259-264.
[18] 赵德修，乔传令，汪沂. 水母雪莲的细胞培养和高产黄酮细胞系的筛选 [J]. 植物学报, 1998, 40 (6): 515-520.
[19] 赵德修，李茂寅，邢建民，等. 光质、光强和光期对水母雪莲愈伤组织生长和黄酮生物合成的影响 [J]. 植物生理学报, 1999, 25 (2): 127-132.
[20] 邢建民，赵德修，李茂寅，等. 水母雪莲悬浮培养细胞和黄酮类活性成分的合成 [J]. 植物学报, 1998, 40 (9): 836-841.
[21] 邢建民，赵德修，李茂寅，等. 碳源和氮源对水母雪莲悬浮培养细胞生长和黄酮合成的影响 [J]. 生物工程学报, 1999, 15 (2): 230-234.
[22] 邢建民，赵德修，叶和春，等. 水母雪莲细胞生物反应器悬浮培养 [J]. 植物学报, 2000, 42 (1): 98-101.
[23] 陈发菊，赵德修，杨映根，等. 水母雪莲组织的多态性及其再生化条件的研究 [J]. 华中师范大学学报, 2000, 34 (3): 331-334.
[24] 陈亚琼，金治平，赵德修，等. 水母雪莲两种再生系统的建立 [J]. 植物资源与环境学报, 2003, 12 (4): 57-58.
[25] 中科院西北高原生物所. 水母雪莲细胞培养科研成果通过鉴定 [J]. 世界科学技术, 2001, 12 (4): 59.

[作者：李咏华、葛发欢、苏薇薇，原文发表于《中药材》，2004 年第 27 卷第 4 期，第 297-299 页]

高效液相色谱法测定水母雪莲中东莨菪内酯、伞形花内酯的含量

[**摘要**] 用高效液相色谱法测定水母雪莲中东莨菪内酯、伞形花内酯的含量。色谱柱采用 Merck Lichrospher100 RP－18e（250 mm×4.0 mm，5 μm）；流动相采用甲醇－四氢呋喃水溶液；检测波长为 346 nm。东莨菪内酯平均回收率为 100.07%，*RSD* 为 1.42%；伞形花内酯平均回收率为 99.41%，*RSD* 为 2.06%。本法简单、快速、准确，可用于水母雪莲的质量控制。

水母雪莲为菊科风毛菊属（*Saussurea* DC）植物水母雪莲花（*Saussurea medusa* Maxim）的干燥全草，是名贵的藏药材，其药性苦、寒，入肝、脾、肾经，具有清热解毒、消肿止痛的功效，用于头部创伤、炭疽、热性刺痛、妇科病、类风湿性关节炎、中风等病症。水母雪莲的质量标准收载于《中华人民共和国卫生部药品标准》中，编号为 WS3－BC－0094－95，仅有显微鉴别项[1]。为弥补该质量标准的不足，笔者采用高效液相色谱法测定了水母雪莲有效成分东莨菪内酯、伞形花内酯的含量，完善了水母雪莲药材的质量控制方法。

1 仪器与试药

DIONEX 高效液相色谱仪（ASI－100 自动进样器、ATH－585 柱温箱、P680 四元梯度泵、PDA－100 检测器）；Merck Lichrospher100 RP－18e 色谱柱（250 mm×4.0 mm，5 μm）；超纯水器（Simplicity 185 personal，美国 Millipore 公司）；超声波清洗器（T660/H，德国 Elma 公司）。

水母雪莲药材（西藏高原生物研究所提供，批号：020801、020802、020803、020804、020805、020806、020807、020808、020809、020810），经苏薇薇鉴定为菊科风毛菊属植物水母雪莲花 *Saussurea medusa* Maxim 的干燥全草。东莨菪内酯对照品（供含量测定用，批号：84792－2021719，Fluka 公司）；伞形花内酯对照品（供含量测定用，批号：93979－2022403，Fluka 公司）。甲醇为色谱纯，水为高纯水，其他试剂均为分析纯。

2 方法与结果

2.1 溶液的制备

2.1.1 对照品溶液的制备 取减压干燥至恒重的东莨菪内酯对照品、伞形花内酯对照品适量，精密称定，分别用甲醇配制成每 1 mL 含东莨菪内酯 20 μg、伞形花内酯 30 μg 的对照品溶液。

2.1.2 供试品溶液的制备 精密称取水母雪莲药材粉末 1 g，置 100 mL 具塞三角瓶中，分别加甲醇 25 mL、20 mL、20 mL，超声处理（功率 360 W，频率 35 kHz）3 次，每次 10 min，滤过，合并滤液，置 100 mL 量瓶中，加甲醇至刻度，摇匀，用微孔滤膜（0.45 μm）过滤，取滤液，备用。

2.2 色谱条件

色谱柱：Merck Lichrospher100 RP-18e（250 mm × 4.0 mm，5 μm）。以甲醇-四氢呋喃水溶液［四氢呋喃：水（V/V）=1：12，用醋酸调 pH 至 3.0］为流动相，梯度洗脱。时间：0-8-13-33-43 min，甲醇：36%-36%-60%-100%-100%，四氢呋喃水溶液：64%-64%-40%-0%-0%。检测波长：346 nm。

2.3 系统适应性试验

分别吸取东莨菪内酯、伞形花内酯对照品溶液和水母雪莲供试品溶液各 10 μL，按“2.2 节”所述色谱条件进样分析。从色谱图（图 1）可以看出，东莨菪内酯与伞形花内酯及其他组分达到基线分离，分离度 $R > 1.5$，按东莨菪内酯计算理论板数不低于 4000，东莨菪内酯、伞形花内酯保留时间分别约为 5.7 min、6.8 min。

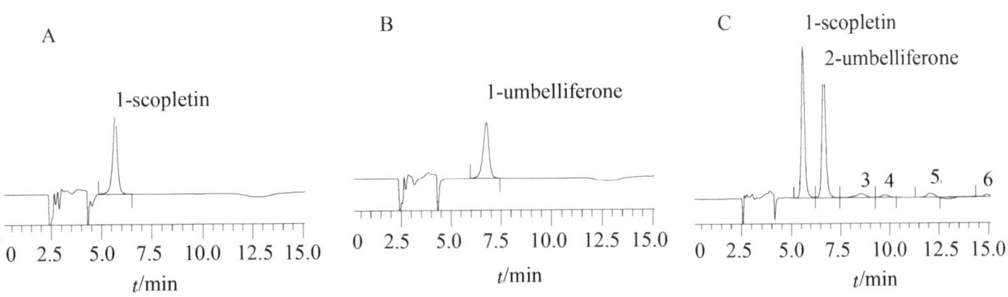

图 1 东莨菪内酯（A）、伞形花内酯（B）、水母雪莲药材（C）色谱图

2.4 线性及线性范围

精密吸取东莨菪内酯、伞形花内酯对照品溶液 5 μL、10 μL、15 μL、20 μL、25 μL、30 μL，按“2.2 节”所述色谱条件进样分析，以峰面积积分值 A 为纵坐

标，进样量 C（μg）为横坐标，绘制标准曲线，得回归方程：

东莨菪内酯：$A = 79.188C + 0.0322$，$r = 0.9999$

伞形花内酯：$A = 54.989C + 0.4802$，$r = 0.9996$

结果表明东莨菪内酯进样量在 0.100～0.600 μg、伞形花内酯进样量在 0.150～0.900 μg 范围内，与峰面积积分值呈良好的线性关系。

2.5 精密度试验

精密吸取东莨菪内酯、伞形花内酯对照品溶液，按“2.2 节”所述色谱条件重复进样 6 次，每次进样量均为 15 μL，测定峰面积，结果东莨菪内酯、伞形花内酯峰面积的 *RSD* 分别为 0.69% 和 0.66%，表明精密度好。

2.6 稳定性试验

将东莨菪内酯、伞形花内酯对照品溶液，在室温下分别放置 0 h、1 h、4 h、8 h、12 h、24 h 后进样分析，进样量为 15 μL，测定峰面积，结果东莨菪内酯、伞形花内酯峰面积的 *RSD* 分别为 0.33% 和 0.28%，表明稳定性好。

2.7 重复性试验

精密称取水母雪莲花药材（批号 020801）6 份，按“2.1.2 节”所述方法制成供试品溶液，精密吸取供试品溶液 10 μL，按“2.2 节”所述色谱条件进样分析，依据峰面积数据计算该药材样品中东莨菪内酯、伞形花内酯的含量及其相对标准偏差。结果：该样品中东莨菪内酯的含量为 0.373%，*RSD* 为 1.22%；伞形花内酯的含量为 0.486%，*RSD* 为 1.68%；表明重复性好。

2.8 加样回收试验

精密称取已测知东莨菪内酯、伞形花内酯含量的样品（批号：020801）6 份，再分别精密加入一定量的对照品，按“2.1.2 节”所述供试品溶液的制备方法操作，按“2.2 节”所述色谱条件进样分析，计算加样回收率。结果：该样品中东莨菪内酯的平均回收率为 100.07%，*RSD* 为 1.42%；伞形花内酯的平均回收率为 99.41%，RSD 为 2.06%。

2.9 样品含量测定

精密吸取供试品溶液各 10 μL，依法进样分析，计算样品中东莨菪内酯、伞形花内酯的含量，结果见表 1。

表 1　水母雪莲药材中东莨菪内酯和伞形花内酯的含量

样品	东莨菪内酯/%	伞型花内酯/%
020801	0.373	0.486
020802	0.406	0.673
020803	0.308	0.454
020804	0.313	0.426
020805	0.149	0.188
020806	0.322	0.356
020807	0.463	0.529
020808	0.322	0.429
020809	0.426	0.391
020810	0.279	0.679

3　讨论

在对水母雪莲中东莨菪内酯、伞形花内酯等香豆素类成分进行提取时，曾采用氯仿索氏回流提取、甲醇索氏回流提取、乙醇超声提取、甲醇超声提取等方法，结果表明，使用甲醇超声提取简便，效果良好，且考虑到流动相为甲醇，最终选用甲醇超声提取法。

研究结果表明，高效液相色谱法分离效果好[2]，其线性范围、精密度、稳定性、重现性、回收率等指标均符合含量测定的要求。本法能准确测定水母雪莲中东莨菪内酯、伞形花内酯的含量，因而可用于控制水母雪莲药材的质量。

参考文献

[1] 中华人民共和国卫生部药典委员会. 中华人民共和国卫生部药品标准（藏药第一册）[S]. 北京：化学工业出版社，1995：94.

[2] 杨雪梅，刘旭，严铁琛，等. HPLC 测定 S－西酞普兰 [J]. 第一军医大学学报，2004，24（6）：716－718.

［作者：苏薇薇、赵洁、林敬明，原文发表于《第一军医大学学报》，2005 年第 25 卷第 1 期，第 119－120 页］

十二、其他

广东产千里光生物碱类成分研究

［摘要］目的：研究广东产千里光中生物碱类化学成分。方法：采用高分离度快速液相－质谱联用法（RRLC-ESI-MS/MS）对广东产千里光中生物碱类成分进行分析；采用硅胶柱层析法分离纯化获得克氏千里光碱单体，并对其进行了结构鉴定。结果：RRLC-ESI-MS/MS 分析表明，广东产千里光药材含有野百合碱、阿多尼弗林碱、脱氢克氏千里光碱和克氏千里光碱 4 个生物碱类成分；其中，克氏千里光碱在广东产千里光中系首次发现。结论：广东产千里光的主要成分是克氏千里光碱。

千里光 *Senecio scandens* Buch-Ham. 为菊科千里光属多年生草本植物，收载于《中国药典》2010 年版一部，主要分布于我国浙江、江苏、安徽等地，广西、云南、广东也有产[1]。千里光具有清热解毒、杀虫、明目、凉血、生肌、祛风除湿等功效[2]，是感冒安片、感冒消炎片、千喜片等中成药的常用原料。千里光因含有具肝毒性的吡咯里西啶类生物碱（PAs）而备受关注[3]。文献[4]报道，浙江、安徽、云南等地产千里光所含 PAs 主要为阿多尼弗林碱。目前，尚未有对广东产千里光 PAs 研究的文献报道。本研究采用 RRLC-ESI-MS/MS 技术，对广东产千里光中的 PAs 成分进行了分析，鉴定了野百合碱、阿多尼弗林碱、脱氢克氏千里光碱和克氏千里光碱 4 个化合物，并纯化获得克氏千里光碱单体。本研究发现，广东产千里光的主要成分是克氏千里光碱。

1　仪器与材料

1200 SL RRLC－6410 QQQ 液相－质谱联用仪（美国 Agilent 公司）；Centrifuge 5415R 台式高速冷冻离心机（德国 Eppendorf 公司）；BP211D 电子分析天平（德国 Sartorius 公司）；超纯水器（美国 Millipore 公司）；R－200 旋转蒸发仪（德国 BüCHI 公司）；BP211D 电子分析天平（瑞士 Sartorius 公司）；乙腈（色谱纯，B & J 公司）；乙醇、浓氨水等试剂均为分析纯。

野百合碱（批号：C2401－1G）购于美国 Sigma 公司；阿多尼弗林碱对照品由上海中药标准化研究中心提供。

千里光全草采自广东阳山，经中山大学生命科学学院廖文波教授鉴定为菊科千里光属植物千里光 *Senecio scandens* Buch-Ham. 的干燥全草，凭证标本存放于中山大学生命科学学院植物标本馆。

2 方法

2.1 色谱条件

色谱柱：Agilent ZORBAX Eclipse XDB－C_{18}柱（4.6 mm × 150 mm，5 μm）；流动相：乙腈－0.5% 甲酸；线性梯度洗脱（乙腈起始比例为 5%，30 min 内上升至 50%）；流速：0.6 mL/min；进样体积：5 μL。

2.2 质谱条件

电喷雾离子源（ESI）；正离子模式；Capillary：4000 V；Gas Temp：350 ℃；Gas Flow：11 L/min；Neb Pressure：25 psi；Drying Gas：9 L/min；扫描范围 m/z：100～1000。

2.3 对照品溶液的制备

2.3.1 野百合碱对照品溶液的配制　精密称取野百合碱对照品 10.04 mg，加甲醇溶解并定容至 10 mL，摇匀。精密量取上述溶液 1 mL 于 50 mL 容量瓶中，加甲醇稀释至刻度，摇匀，即得。

2.3.2 阿多尼弗林碱对照品溶液的制备　精密称取阿多尼弗林碱对照品 9.85 mg，加甲醇溶解并定容至 10 mL，摇匀。精密量取上述溶液 1 mL 于 50 mL 容量瓶中，加甲醇稀释至刻度，摇匀，即得。

2.4 供试品溶液的制备

称取千里光药材 20 g，粉碎，用 8 倍量 95% 乙醇回流提取 3 次，过滤，合并提取液，浓缩得浸膏。浸膏先用 3 倍量 2% 盐酸溶解，再用 2/3 倍量石油醚和 2/3 倍量氯仿各分 3 次进行脱脂。酸水层用浓氨水调 pH 至 10～11，然后用氯仿萃取 3 次，合并氯仿萃取液，回收氯仿得到千里光总生物碱。称取千里光总生物碱 10.40 mg，置于 10 mL 容量瓶中，加甲醇 5 mL 超声使之溶解，冷却至室温，加甲醇稀释至刻度，摇匀，即得。

3 结果

对千里光供试品溶液进行 RRLC-ESI-MS/MS 分析，得到总离子流图（图 1）。

对图 1 中 4 个色谱峰进行二级质谱分析。通过与化学对照品对照和碎片峰分析，对其进行鉴定。

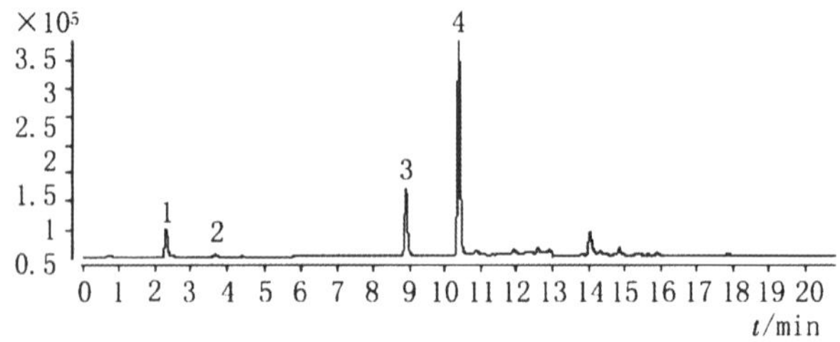

图 1　广东产千里光药材中总生物碱的总离子流图（TIC）

1：野百合碱；2：阿多尼弗林碱；3：脱氢克氏千里光碱；4：克氏千里光碱。

色谱峰 1：准分子离子峰［M + H］$^+$ m/z 为 326.3，其二级扫描表现出明显的倒千里光裂碱型（retronecine-type，RET 型）的碎片裂解方式[5]，与野百合碱对照品的准分子离子峰和碎片峰在相同条件下一致（图 2、图 3），鉴定其为野百合碱。

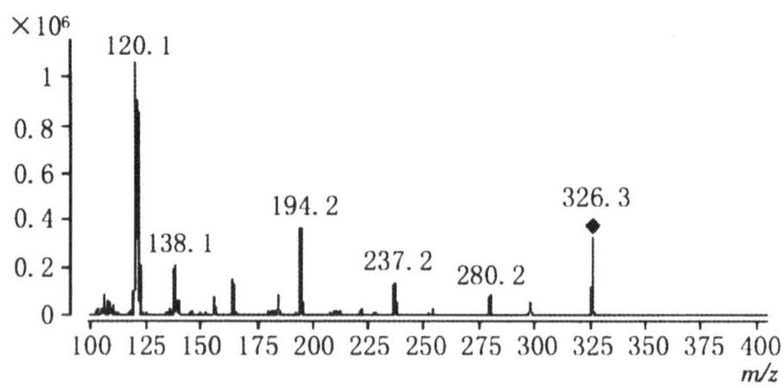

图 2　野百合碱对照品二级扫描图

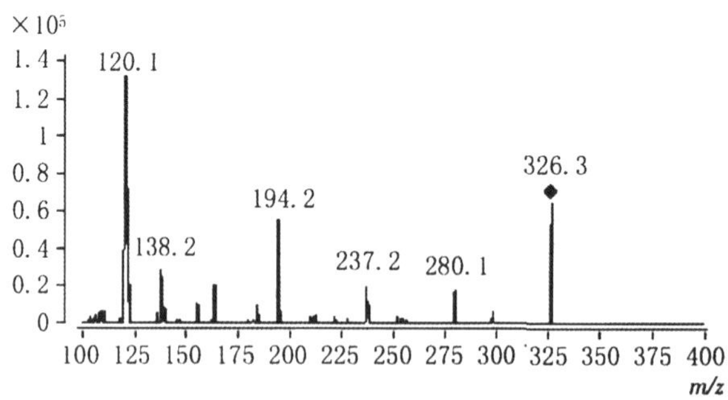

图 3　色谱峰 1 二级扫描图

色谱峰 2：准分子离子峰［M + H］$^+$ m/z 为 366.1，其二级扫描表现出明显的倒千里光裂碱型（retronecine-type，RET 型）的碎片裂解方式，与阿多尼弗林碱对照品的准分子离子峰和碎片峰在相同条件下一致（图 4、图 5）。故鉴定该化合物为阿多尼弗林碱。

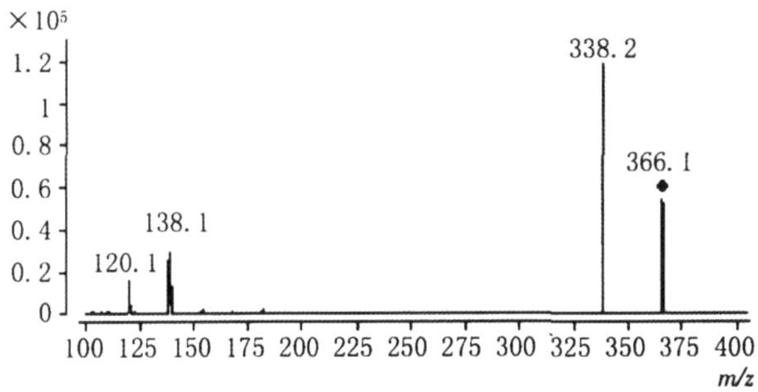

图4　阿多尼弗林碱对照品二级扫描图

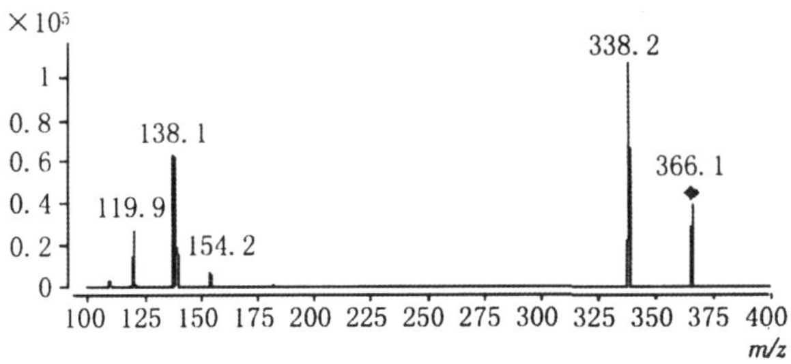

图5　色谱峰2二级扫描图

色谱峰3：准分子离子［M+H］$^+$ m/z 为364.2，碎片离子 m/z 分别为168.1、150.2、122.1（图6），为奥托千里光裂碱型（otonecine type，OTO 型）特征碎片裂解方式，与克氏千里光碱的碎片相同。结合文献[6-7]，推测该化合物为去氢克氏千里光碱。

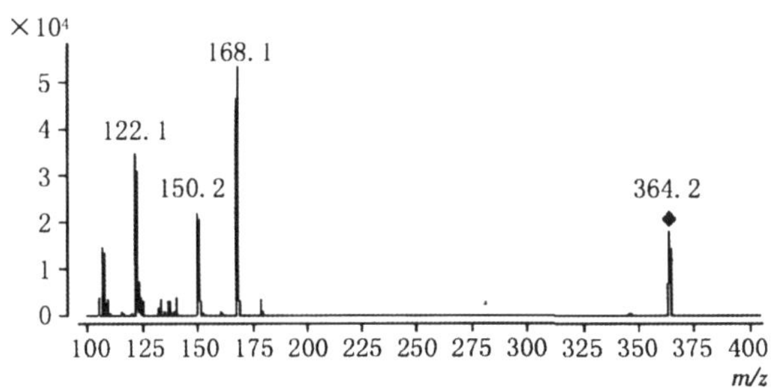

图6

色谱峰4：准分子离子［M+H］$^+$ m/z 为366.2，碎片离子 m/z 分别为168.1、150.1、122.1（图7），表现出明显的奥托千里光裂碱型（otonecinetype，OTO 型）特征碎片裂解方式[8-9]。该化合物在总生物碱提取物中含量较高，故对其进行分离纯化。方法如下：取“2.4 节”的千里光总生物碱适量，少量氯仿溶解，以硅胶拌样，进行硅胶柱层析，以氯仿-甲醇梯度洗脱，TLC 检测，合并碘化铋钾显色阳性的流分，反复经硅胶柱层析，得到化合物粗结晶，用丙酮重结晶得无色片状晶体。其核磁数据为 ^{1}H-NMR（$CDCl_3$，500 MHz）δ：6.14（S，H－2），4.98（t，H－7），4.35（d，J=10.8 Hz，H－9a），5.42（d，J=10.8 Hz，H－9b），1.68（m，H－13），3.25（m，J=15.5，5.5 Hz，H－3a），3.43（m，J=15.5，5.5 Hz，H－3b），0.91（d，H－19），1.10（m，H－15），5.86（m，H－20），2.74（m，H－5a），2.87（m，H－5b），2.36（m，H－6a），2.55（m，H－6b），1.81～2.31（m，H－14a，b），1.33（d，H－18），2.08（m，H－22），1.99（t，H－21）；^{13}C-NMR（$CDCl_3$，500 MHz）δ：134.3（C－1），137.3（C－2），58.4（C－3），53.2（C－5），37.1（C－6），78.1（C－7），191.7（C－8），64.3（C－9），178.0（C－11），76.6（C－12），38.6（C－13），36.9（C－14），131.7（C－15），166.5（C－16），24.6（C－18），10.9（C－19），137.0（C－20），15.3（C－21）。数据与文献[10－11]报道一致，确定为克氏千里光碱。

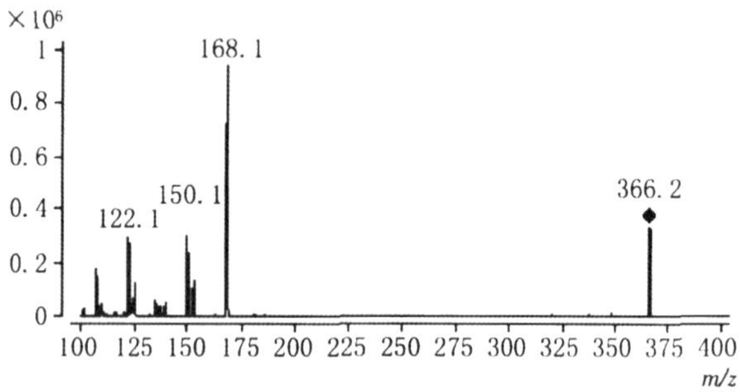

图7　色谱峰4二级扫描图

4 讨论

PAs是目前已知的最主要的植物肝毒性成分之一，可引起肝细胞出血性坏死、肝巨细胞症及静脉闭塞等病症，故对含有PAs药材的检测显得尤为重要。《中国药典》2010年版一部仅以阿多尼弗林碱作为千里光药材的监控指标。本研究发现，广东产千里光含野百合碱、阿多尼弗林碱、脱氢克氏千里光碱和克氏千里光碱等PAs类成分；且广东产千里光生物碱主要为克氏千里光碱。文献[9]表明，克氏千里光碱致突变性最强，因此，有必要将克氏千里光碱也作为千里光药材的质量控制指标。

参考文献

[1] 程刚，夏东胜，李馨龄，等. 千里光的安全性研究现状及其对策探讨［J］. 中国中医药信息杂志，2004，11（7）：569－571.
[2] 全国中草药汇编编写组. 全国中草药汇编［M］. 北京：人民卫生出版社，

1975: 112.

[3] 蔡皓东，孙凤霞．含吡咯里西啶类生物碱植物与肝小静脉闭塞病［J］．药物不良反应杂志，2007，9（4）：229－234.

[4] ZHANG F, WANG C H, WANG W, et al. Quantitative analysis by HPLC-MS2 of the pyrrolizidine alkaloid adonifoline in *Senecio scandens* [J]. Phytochem Anal, 2008, 19: 25－31.

[5] BENN M, GUL W. Pyrrolizidine alkaloids in the antipodean genus *Brachyglotis* (Asteraceae) [J]. Biochem Syst Ecol, 2007, 35: 676－681.

[6] MROCZEK T, NDJOKO K, GLOWNIAK K, et al. On-line structure characterization of pyrrolizidine alkaloids in *Onosma stelulatum* and *Emilia coccinea* by liquid chromatography-iontrap mass spectrometry [J]. J Chromatogr A, 2004, 1056: 91－97.

[7] ASRES K, SPORER F, WINK M. Patterns of pyrrolizidine alkaloids in 12 Ethiopian *Crotalaria* species [J]. Biochem Syst Ecol, 2004, 32: 915－930.

[8] 高江国，王长虹，李岩，等．吡咯里西啶生物碱的药理作用、毒性及药（毒）物代谢动力学研究进展［J］．中国中药杂志，2009，34（5）：506－511.

[9] 吴斌，吴立军．千里光属植物的化学成分研究进展［J］．中国中药杂志，2003，28（2）：97－100.

[10] ROEDER E. Carbon-13 NMR spectroscopy of pyrrolizidine alkaloids [J]. Phytochemistry, 1990, 29 (1): 11－29.

[11] LOGIE C G, GRUE M R, Liddel J R. Proton NMR spectroscopy of pyrrolizidine alkaloids [J]. Phytochemistry, 1994, 37 (1): 43－109.

［作者：郭小芳、刘孟华、彭维、王永刚、杨翠平、苏薇薇，原文发表于《中药材》，2011年第34卷第5期，第724－726页］

水东哥药材中补骨脂素的含量测定

［摘要］用柱层析法首次从水东哥药材中分离得到一个化合物，经鉴定该化合物为补骨脂素；并建立了测定水东哥药材中补骨脂素含量的方法。本研究为控制水东哥药材的质量提供了依据。

水东哥，异名水枇杷、水牛奶、红毛树，为猕猴桃科植物水东哥 *Saurauia tristyla* DC.的根，分布于广东、广西等地。水东哥具有清热解毒、止咳、止痛的功效，用于治疗风热咳嗽、风火牙痛、小儿麻疹、风湿冷痛等症。有关水东哥的化学成分未见文献报道。笔者采用柱层析法从水东哥药材中分离了一个化合物，鉴定其为补骨脂素，该化合物系首次从水东哥中分离得到。在此基础上，笔者采用高效液相色谱法测定了3批水东哥药材中补骨脂素的含量，现综述如下。

1　仪器与试药

1.1　仪器

DIONEX 高效液相色谱仪，P680 LPG 泵，ASI－100 自动进样器；PDA－100 检测器；STH 585 柱温箱；CHROMELEON 色谱工作站。

1.2　试药

水东哥（市售，经鉴别为猕猴桃科植物水东哥 *Saurauia tristyla* DC.的根）；补骨脂素对照品（中国药品生物制品检定所提供）；硅胶 G（青岛海洋化工厂）；甲醇（Merck 色谱纯）；水为高纯水；其他试剂均为分析纯。

2　方法与结果

2.1　分离鉴定

水东哥药材粉末100 g，加入50%乙醇200 mL浸泡过夜，渗漉法提取，收集渗漉液800 mL，回收乙醇，浓缩成稠膏，加乙醇50 mL溶解，与适量硅胶（100～

200 目）拌匀，湿法装柱，以不同比例的氯仿－醋酸乙酯溶液梯度洗脱，甲醇重结晶，分离得到一个无色针状晶体。该晶体 mp 162～163 ℃，溶于甲醇、乙醇、醋酸乙酯、氯仿等溶剂。薄层层析：以正己烷－醋酸乙酯（4∶1）和石油醚（60～90 ℃）－醋酸丁酯（1∶1）为展开剂，与补骨脂素对照品显相同的蓝紫色荧光，R_f 值一致。UVλ_{max} nm（MeOH）：208.3、246.0、289.6、327.9；IR（KBr 压片）cm^{-1}：3445，2952，2870，1720，1710，1635，1575，1541，1460，1360，1322；^{1}HNMR（$CDCl_3$）δppm：6.37（1H，d，H－3），6.83（1H，s，H－11），7.47（1H，s，H－8），7.68（1H，s，H－5），7.69（1H，d，H－12），7.78（1H，d，H－4）；MS（FAB）m/z：187（M＋1），186（M^+），158（M－CO），130（M－2CO），102，75，51。以上数据与文献[1]报道的补骨脂素一致。

2.2 含量测定

2.2.1 供试品溶液制备 取水东哥药材粉末 2.0 g，精密称定，置 100 mL 锥形瓶中，加 20 mL 甲醇，超声处理 15 min 使溶解，过滤，滤渣连同滤纸重新加入甲醇 20 mL，同上超声处理，重复 2 次，合并滤液，浓缩，转移至 5 mL 量瓶，加甲醇至刻度，摇匀，静置，用微孔滤膜（0.45 μm）滤过，取续滤液，即得。

2.2.2 色谱条件 色谱柱：Lichrospher 100 RP－18 e（5 μm）250 mm × 4.6 mm；流动相：甲醇－水（60∶40）；流速：1 mL/min；柱温：30 ℃；检测波长：245 nm。

2.2.3 线性关系考察 精密称取补骨脂素对照品 10.00 mg 于 100 mL 量瓶中，以甲醇溶解并稀释至刻度。按上述色谱条件，分别进样 1.0 μL、2.0 μL、4.0 μL、6.0 μL、8.0 μL、10.0 μL，测定，以峰面积积分值 Y 对补骨脂素进样量 X（μg）进行回归分析，得回归方程：$Y = 1.667 \times 10^7 X + 3.917 \times 10^5$，相关系数 r = 0.9994。这表明补骨脂素进样量在 0.1～1.0 μg 范围内线性关系良好。

2.2.4 稳定性试验 同一供试品溶液在放置 0 h、4 h、8 h、12 h、18 h、24 h 后进样，每次进样量均为 10 μL，测定峰面积；补骨脂素峰面积的 *RSD* 为 2.03%。

2.2.5 精密度试验 取同一对照品溶液，在选定的色谱条件下，依法操作，重复进样 5 次，以补骨脂素的峰面积计算，结果 *RSD* 为 0.88%。

2.2.6 重复性试验 取水东哥药材粉末 2.0 g，共 5 份，按样品测定项下方法操作，测定补骨脂素含量，其 *RSD* 为 1.06%。

2.2.7 加样回收率试验 精密称取已测知补骨脂素含量的药材适量，再分别精密加入一定量的补骨脂素对照品，按样品测定项下方法操作，依法测定，计算加样回收率，结果平均回收率为 97.25%，*RSD* 为 2.78%。

2.2.8 样品测定 精密吸取供试品溶液 10 μL，按上述色谱条件测定，结果见图 1 和表 1。

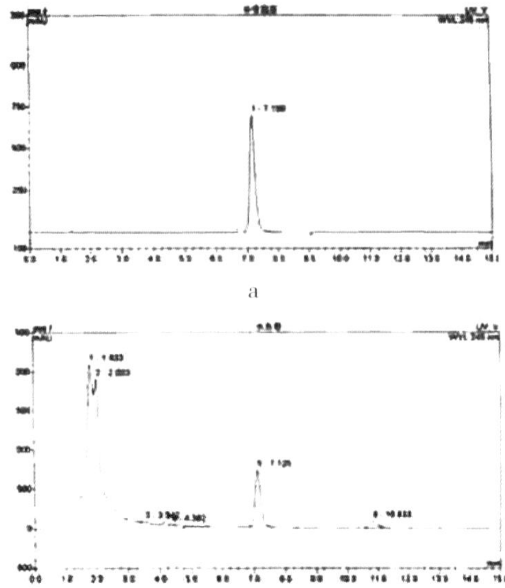

a

b

图 1　HPLC 图

a：补骨脂素对照品；b：水东哥药材

表 1　水东哥中补骨脂素含量测定结果

药材来源	补骨脂素/%
广西南宁市（市售）	0.448
广东广州市（市售）	0.503
广东永康药业有限公司	0.476

3　讨论

补骨脂素为呋喃香豆素类化合物，具有化痰、止咳的作用，这与水东哥的功效相关联，说明补骨脂素为水东哥的主要有效成分。笔者采用高效液相色谱法测定水哥东药材中补骨脂素的含量，对控制水东哥药材的质量具有积极意义。

参考文献

[1] 陈德昌. 中药化学对照品工作手册 [M]. 北京：中国医药科技出版社，2000：107.

［作者：彭维、苏薇薇、杨立伟、管淑玉，原文发表于《中药材》，2003 年第 26 卷第 7 期，第 492 – 493 页］

火炭母化学成分研究

[**摘要**] 从火炭母中分得3种黄酮类化合物，鉴定为槲皮苷、异槲皮苷、柚皮素，它们均系首次从该植物中分离得到。

火炭母是两广地区（广东、广西）常用草药，民间用其治疗肠炎、消化不良。目前对火炭母化学成分研究的报道甚少[1]。笔者对火炭母化学成分进行了研究，从火炭母中分离得到3种黄酮类化合物：槲皮苷、异槲皮苷、柚皮素。这3种化合物均系首次从该植物中分离得到。

1　仪器与材料

X-4型显微熔点仪（温度计未校正）；LCQ DECA XP液相色谱-质谱仪（美国Thermo Finnigan公司）；Unity Inova-500核磁共振仪（美国Varian公司）；Equinox 55傅里叶变换红外光谱仪（美国Bruker公司）；TU-1901双光束紫外可见分光光度计（北京普析通用仪器有限公司）。

AB-8型大孔树脂（规格D_{101}）为广州市艺能色谱材料厂产品；柱层析硅胶（100～200目）为青岛海洋化工厂产品；Sephadex LH-20为Pharmacia公司产品；聚酰胺薄膜为浙江台州路桥四甲生化塑料厂产品。所用试剂均为分析纯。

火炭母样品采自广东连县（2003年秋），经王永刚鉴定为蓼科植物火炭母 *Polygonum chinense* L.的全草。

2　提取与分离

取火炭母药材粉末300 g，水煎煮两次（每次3 L，1 h），过滤，合并滤液并浓缩至1 L，首先经过AB-8型大孔树脂层析，利用乙醇-水梯度洗脱，以聚酰胺薄膜色谱作为检测手段，合并30%～70%乙醇-水洗脱部分。该部分分别利用乙酸乙酯-乙醇、乙酸乙酯-石油醚系统进行硅胶柱层析。

乙酸乙酯-乙醇（9∶1）部分进行反复的Sephadex LH-20柱层析，得到化合物Ⅰ（约11 mg）和化合物Ⅱ（约7 mg）；乙酸乙酯-石油醚（3∶1）部分进行反复的Sephadex LH-20柱层析，得到化合物Ⅲ（约6 mg）。

3 鉴定

化合物Ⅰ：黄色结晶（MeOH），mp 178～182 ℃，盐酸镁粉和 Molish 试验呈阳性。UV λ_{max}(nm)：225，305，348（MeOH）；269，325，395（MeONa）；260，358（$AlCl_3$）；260，348（$AlCl_3$ + HCl）；260，294，369（H_3BO_3）；262，355（NaAc）。IRυ（KBr，cm^{-1}）：3280（OH），2956，1656（α，β 不饱和 C = O），1603，1501，1455（芳环），1359，1303，1271，1200，1169，1143，1066，1002，963，820（苯环上取代基）。ESI-MS（*m/z*）：471.1（M^+ + Na），325.3（M^+ + Na-Rha），447.3（M^--H），300.0（M-H-Rha）。^{1}H-NMR（DMSO-d6）：A 环上质子信号：δ12.65（1H，s，C_5-OH），δ10.83（1H，s，C_7-OH）；δ6.20（1H，d，*J*=2.0 Hz，H-6），δ6.38（1H，d，*J*=2.0 Hz，H-8）；B 环苯环上的质子信号：δ9.30（1H，s，C_3′-OH），δ9.66（1H，s，C_4′-OH）；δ7.29（1H，d，*J*=2.0 Hz，H-2′），δ6.86（1H，d，*J*=8.3 Hz，H-5′），δ7.25（1H，dd，*J*=8.3，2.0 Hz，H-6′）；糖端基碳上质子的信号：δ5.24（1H，d，*J*=1.5 Hz，H-1″）；糖骨架上其他质子的信号：δ3.98（1H，s，H-2″），δ3.50（1H，dd，*J*=9.5，3.2 Hz，H-3″），δ3.15（1H，dt，*J*=10 Hz，H-4″），δ3.20（1H，dq，*J*=7.0，3.5 Hz，H-5″），δ0.81（3H，d，*J*=6.1 Hz，H-6″）；糖部分其余羟基质子的信号：δ4.90（1H，d，*J*=4.0 Hz），δ4.67（1H，d，*J*=4.0 Hz），δ4.55（1H，d，*J*=5.5 Hz）。^{13}C-NMR（DMSO-d6）：中央三碳的信号：δ177.7（C-4），δ156.4（C-2），δ134.2（C-3）；A 环骨架碳的信号：δ161.2（C-5），δ98.6（C-6，-CH-），δ164.1（C-7），δ93.5（C-8，-CH-），δ157.2（C-9），δ104.0（C-10）；B 环骨架碳的信号：δ120.7（C-1′），δ115.4（C-2′，-CH-），δ145.1（C-3′），δ148.3（C-4′），δ115.6（C-5′，-CH-），δ120.9（C-6′，-CH-）；糖骨架碳的信号：δ101.8（C-1″，-CH-），δ70.30（C-2″，-CH-），δ70.46（C-3″，-CH-），δ71.13（C-4″，-CH-），δ69.97（C-5″，-CH-）；糖上甲基取代基的信号：δ17.38（C-6″，-CH_3）。根据以上数据，鉴定化合物Ⅰ为槲皮苷（quercitrin）。

化合物Ⅱ：黄色结晶（MeOH），mp176～178 ℃，盐酸镁粉和 Molish 试验呈阳性。UV λ_{max}（nm）：252.300，354（MeOH）；269，323，407（MeONa）；263，296，366（$AlCl_3$）；260，294，354（$AlCl_3$ + HCl）；258，294，374（NaOAc + H_3BO_3）；263，355（NaAc）。IRυ（KBr，cm^{-1}）：3351，3274（OH），2921，1657（α，β 不饱和 C = O），1603，1561（苯环），1495，1355，1295，1200，1131，1088，1011，933，812（苯环上取代基）。ESI-MS（*m/z*）：487.1（M^+ + Na），325.0（M^+ + Na-Glu），463.0（M-H），300.0（M-H-Glu）。^{1}H-NMR（DMSO-d6）：A 环上质子信号：δ12.63（1H，s，C_5-OH），δ10.08（1H，s，C_7-OH）；δ6.19（1H，d，*J*=2.0 Hz，H-6），δ6.39（1H，d，*J*=2.0 Hz，H-8）；B 环上

质子信号：δ7.57（2H，m，H-2′，6′），δ9.16（1H，s，C_3′-OH），δ9.66（1H，s，C_4′-OH），δ6.83（1H，d，*J*=8.5 Hz，H-5′）；糖端基碳上质子的信号：δ5.44（1H，d，*J*=8.0 Hz，H-1″）；糖骨架上其他质子的信号：δ3.57（1H，dd，*J*=12.0 Hz，5.0 Hz，H-6″），δ3.0～3.3（4H，m）；糖部分其余羟基质子的信号：δ5.23（1H，d，*J*=4.5 Hz），δ5.01（1H，d，*J*=4 Hz），δ4.90（1H，d，*J*=4.5 Hz）；δ4.20（1H，t，*J*=6.5 Hz，C6″-OH）。^{13}C-NMR（DMSO-d6）：中央三碳的信号：δ177.4（C-4），δ156.1（C-2），δ133.3（C-3）；A 环骨架碳的信号：δ161.2（C-5），δ98.58（C-6，-CH-），δ163.9（C-7），δ93.4（C-8，-CH-），δ156.2（C-9，-CH-），δ103.9（C-10）；B 环骨架碳的信号：δ121.1（C-1′），δ115.1（C-2′，-CH-），δ144.7（C-3′），δ148.3（C-4′），δ116.1（C-5′，-CH-），δ121.5（C-6′，-CH-）；糖骨架碳的信号：δ100.9（C-1″），δ74.0（C-2″，-CH-），δ76.40（C-3″，-CH-），δ69.90（C-4″，-CH-），δ77.44（C-5″，-CH-），δ60.90（C-6″，-CH_2-）。根据以上数据，鉴定化合物Ⅱ为异槲皮苷（isoquercitrin）。

化合物Ⅲ：白色针状结晶，mp253～255 ℃，盐酸镁粉反应和 Molish 反应呈阳性；$AlCl_3$ 颜色反应：在 365 nm 紫外灯下呈蓝绿色荧光，日光下呈淡黄色。易溶于甲醇、丙酮等有机溶剂，但难溶于氯仿。UV λ_{max}(nm)：288，327（MeOH）；245，324（MeONa）；312，377（$AlCl_3$）；309，377（$AlCl_3$+HCl）；298，329（NaAc）；290，333（NaAc+H_3BO_3）。IR υ（KBr，cm^{-1}）：3288（OH），3114，3058，3034，2955，2920，2851，1634（α，β 不饱和 C=O），1603，1464，1156，1082，835，729。ESI-MS（*m/z*）：271（M^--H）。^{1}HNMR（DMSO-d6）：C 环上质子的信号：δ5.42（1H，dd，*J*=3.0，13.0 Hz，H-2），δ2.70（1H，dd，*J*=17.0，3.0 Hz，H-3a），δ3.20（1H，dd，*J*=17.0，13.0 Hz，H-3b）；A 环上质子的信号：δ12.11（1H，s，C_5-OH），δ5.87（2H，s，H-6，8），δ10.68（1H，brs，C_7-OH）；B 环上质子的信号：δ7.30（2H，d，*J*=9.0 Hz，H-2′，6′），δ6.78（2H，d，*J*=9.0 Hz，H-3′，5′），δ9.49（1H，s，C_4′-OH）；δ5.42（1H，dd，H-2），2.70（1H，dd，H-3a），3.20（1H，dd，H-3b）。^{13}C-NMR（DMSO-d6）：中央三碳的信号：δ78.26（C-2，-CH-），δ41.85（C-3，-CH_2-），δ196.13（C-4）；A 环骨架碳的信号：δ163.34（C-5），δ95.60（C-6，-CH-），δ166.51（C-7），δ94.84（C-8，-CH-），δ162.78（C-9），δ101.66（C-10）；B 环骨架碳的信号：δ128.74（C-1′），δ128.08（C-2′，6′，-CH-），δ115.03（C-3′，5′，-CH-），δ157.57（C-4′）。根据以上数据，鉴定化合物Ⅲ为柚皮素（Naringenin）。

参考文献

[1] 林敬明，汪艳，许寅超，等．火炭母超临界 CO_2 萃取物 GC-MS 分析［J］．中药材，2001，24（6）：417.

［作者：王永刚、谢仕伟、苏薇薇，原文发表于《中药材》，2005 年第 28 卷第 11 期，第 1000－1001 页］

南药巴戟天化学成分与药理研究进展

[**摘要**] 巴戟天是“四大南药”之一，临床上用于补肾益阳、滋阴调经、祛风除湿。近年来的研究表明，巴戟天的化学成分包括多糖类、蒽醌类、环烯醚萜类和氨基酸及微量元素等，具有抗衰老、抗骨质疏松和免疫增强等多方面的药理作用。本文概述了近年来巴戟天的化学成分和药理活性的研究进展，为今后巴戟天的开发利用提供参考。

巴戟天是茜草科（Rubiaceae）巴戟属（*Morinda*）植物巴戟天（*Morinda officinalis* How.）的干燥根，主要分布于我国长江流域以南地区，如广东、广西、福建、海南、江西等地，其中广东德庆公认是巴戟天的道地产地。

巴戟天入药最早来源于《神农本草经》，中医理论认为其性味甘、辛、微温，归肾、肝经，具有补肾阳、强筋骨、祛风湿的功效，临床上主要用于治疗肾虚阳痿、遗精早泄、宫冷不孕、月经不调、少腹冷痛、小便不禁、风湿痹痛、筋骨痿软等病症。近年来，国内外对巴戟天进行了系列研究，共从中分离得到三大类化合物和大量氨基酸及微量元素等，相应的药理实验则证明巴戟天除壮阳、滋阴、祛风湿等功效外，还具有提高机体免疫力、抗肿瘤、抗氧化、抗抑郁、强壮骨骼等作用。本文概述了近年来巴戟天的化学成分和药理活性方面的研究进展，为今后巴戟天的开发利用提供参考。

1 化学成分

1.1 糖类化合物

糖类化合物是巴戟天发挥药效的重要物质基础之一，具有提高机体免疫力、抗骨质疏松、抗抑郁、抗衰老、保护心肌、保护生殖系统等多种药理活性。许多研究表明：蔗果三糖、耐斯糖、1F-果糖基耐斯糖、蔗果五糖等低聚寡糖[1-3]可以作为巴戟天药材质量控制的依据。目前，主要通过柱层析技术从巴戟天提取物中分离得到单一的糖类化合物，例如：何传波等[4-5]通过离子交换柱从巴戟天粗多糖中分离得到 MOHP-Ⅰ、MOHP-Ⅱ、MOHP-Ⅲ、MOHP-Ⅳ等糖类化合物；采用 DEAE 柱从巴戟天粗多糖样品中分离得到 MOPI-3；李晨阳等[6]利用大孔树脂色谱柱从巴戟天醇提物中分离得到 2-丁醇-O-β-*D*-吡喃葡萄糖苷和苯乙醇-O-β-*D*-吡喃葡萄糖苷；冯峰等[7]利用微晶纤维素柱从巴戟天水提物中分离得到一系列寡糖化合物，其结构通式为：一端为 α 吡喃型葡萄糖，另一端以-（2→1）-β-*D*-果呋喃糖的方式进行连接，增长集团为 β-*D*-呋喃型果糖。此外，郝庆秀等[8]运用 UPLC-Q-TOF-MS 技术共从巴戟天中鉴定出 19 个低聚糖成分，包括菊粉型六糖至菊粉型二十糖等 15 个新报道的寡糖。

1.2 蒽醌类化合物

巴戟天中的蒽醌类化合物多以单蒽醌为母核，取代基主要包括：甲基、乙基、羟基、甲氧基、羧基等，具有抗骨质疏松、抗衰老的作用。杨燕军等[9]通过硅胶层析技术从巴戟天醇提物中分离得到 1，6-二羟基-2，4-二甲氧基蒽醌和 1，6-二羟基-2-甲氧基蒽醌；李晨阳等[6]运用大孔树脂色谱柱对巴戟天醇提物进行洗脱和分离，一共获得 7 个蒽醌类化合物，包括：1-羟基蒽醌、2-甲基蒽醌、2-羟基-1-甲氧基蒽醌、3-羟基-1-甲氧基-2-甲基蒽醌、1，8-二羟基-3-甲氧基-6-甲基蒽醌、Rubiasin A、Rubiasin B；李峻等[10]运用超导核磁共振谱仪从巴戟天提取物中鉴定了 1，2-二氧乙烯蒽醌、1，3-二羟基-2-丁酰基蒽醌、1，2-二羟基蒽醌 3 种蒽醌类化合物；张海龙等[11]则通过核磁共振波谱技术从巴戟天的醇提物中鉴定出 2-羧基蒽醌、1，2-二羟基-3-甲基蒽醌、1，3-二羟基-2-甲氧基蒽醌、甲基异茜草素；陈红等[12]则联合质谱和核磁共振波谱技术从巴戟天中鉴定了 3 个新的蒽醌类化合物：甲基异茜草素-1-甲醚、2-羟基-3-甲基蒽醌、1-羟基-2-羟甲基蒽醌。王羚郦等[13]采用相同的方法从巴戟天有效部位中鉴别出 4 个新的蒽醌类化合物：1-羟基-6-羟甲基蒽醌、1-羟基-7-羟甲基蒽醌、3-羟基-1，2-二甲氧基蒽醌、2-甲氧甲酰基蒽醌。

1.3 环烯醚萜类化合物

巴戟天中的环烯醚萜类化合物多以糖苷的形式存在，是巴戟天发挥祛风湿作用的重要药理活性成分。徐吉银等[14-15]从巴戟天中分离得到的水晶兰苷和车叶草苷均有一定的抗炎与镇痛作用。陈玉武等[16]采用甲醇从吸附在硅胶上的巴戟天乙醇提取物中洗脱分离得到四乙酰车叶草苷；Yoshikawa 等[17]则从巴戟天中分离出车叶草酸、去乙酰车叶草苷、*morindolide* 和 *morofficinaloside* 等多个环烯醚萜类化合物。王美玲等[18]运用 UPLC-Q-TOF MS 从巴戟天中鉴定出 5 个未知环烯醚萜类化合物，即去乙酰车叶草苷酸、羟基-去乙酰车叶草苷酸、7-羟基车叶草酸、环烯醚萜苷和环烯醚萜内酯。

1.4 氨基酸和微量元素

巴戟天的微量元素和氨基酸成分较多，可与人体内的小分子物质相互作用，产生多种药理活性。吴祎等[19]对巴戟天中的游离氨基酸成分进行分析，发现了共计14种游离氨基酸，其中人体所必需的氨基酸共6种，包括苏氨酸、缬氨酸、异亮氨酸、亮氨酸、苯丙氨酸和赖氨酸。罗盛旭等[20]则对巴戟天中的微量元素进行了分析，发现了共计13种微量元素，其中含人体必需的微量元素10种，分别为铬（Cr）、锰（Mn）、铁（Fe）、钴（Co）、镍（Ni）、铜（Cu）、锌（Zn）、硒（Se）、钼（Mo）、锡（Sn）。

1.5 挥发性成分

巴戟天的挥发性成分多存在于其根皮中，林励等[21]通过气相色谱-质谱联用技术（GC-MS）从巴戟天中鉴定出15个化学成分，主要包括：正十七烷、正十八烷、支链二十烷、左旋龙脑、2，6－二叔丁基对甲酚、十四酸、十五酸、十六酸、N－苯基-1－萘胺等。刘文炜等[22]则采用GC－MS的方法从巴戟天中鉴定出34个化学成分，包括α－姜烯、β－没药烯、β－倍半水芹烯、2－甲基-6－对甲基苯基-2－庚烯、樟脑、1－己醇、正壬醛、2－戊基呋喃等。

1.6 其他化合物

除上述成分外，还有研究报道从巴戟天中分离出阿魏酸与熊果酸[6]、β－谷甾醇与丁基-5－烯基-胆甾醇[11]、3β，19α-dihydroxyl-12-en-28-oic acid与富马酸[23]、7－羟基-6－甲氧基香豆素与光泽汀-ω－乙醚[24]等化合物。

2 药理作用

2.1 巴戟天提取物的药理作用

2.1.1 水提物的药理作用　李容等[25]利用微波信号发生器进行辐射造模，4周后用巴戟天水提物灌胃给药。给药4周后对大鼠的血清激素水平和精子参数进行测定，结果发现巴戟天水提物能够降低因辐射引起的血清促黄体生成素并提高血清睾酮激素的水平，上调受损睾丸组织中的黄体生成素受体mRNA的表达，改善因辐射引起的大鼠精子相对计数和精子活动率降低情况与减少精子的畸形率，提示巴戟天水提物对辐射致生精障碍的大鼠具有生殖修复功效。王凤娟等[26]则将造模周期缩短为2周，对巴戟天水提物灌胃给药。给药2周后，测定大鼠的扑捉潜伏期和精子参数等，发现巴戟天水提物和巴戟天醇提物均能改善因辐射引起的大鼠扑捉潜伏期延长和扑捉次数的减少，同时提升造模后大鼠的精子浓度，降低其畸形率，并能修复辐射对睾丸和附睾组织的损伤，从而促进受损生殖器官的修复和精子的形成。张巍等[27]则采用对讲机进行辐射造模，在造模的同时用巴戟天水提物进行灌胃给药，1 周后测定其精子活动率和精子数量，发现巴戟天水提液可以增强精子活动率并提高精子密度和数量，提示巴戟天能够促进精子的形成，具有提高生殖能力的药理作用。

郭重仪等[28]进行了与 Co^{60} 钴射线模型相关的抗氧化实验及刀豆蛋白 A 诱导的淋巴细胞转化实验，结果发现巴戟天浓缩液可以升高血浆中超氧化物歧化酶（SOD）与谷胱甘肽过氧化物酶（GSH-Px）的活性并降低丙二醛（MDA）的含量。此外，还发现其能增强 NK 细胞的杀伤能力并促进淋巴细胞的转化，从而发挥增强细胞免疫的功效，其机制可能与其刺激 INF-γ 和抑制 IL-4 的释放有关。张丽娜等[29]将巴戟天水提物和 D-半乳糖处理的心肌细胞进行共培养后，对其细胞活力与 mRNA 表达水平进行测定，结果发现巴戟天水提物可以抑制 β-半乳糖苷酶活性，从而提高心肌细胞活力。同时，还发现巴戟天水提物可通过上调 α-MHC mRNA 与下调 β-MHC mRNA 的表达，来提高衰老心肌的收缩力，进而发挥心肌保护作用。

张鹏等[30]则用力竭性负重游泳 15 d 的昆明小鼠进行巴戟天水提物灌胃给药，给药 15 d 后，采用 HPLC-ECD 技术测定其脑组织中的神经递质含量，发现巴戟天水提物能够降低自然衰老小鼠脑组织中的 5-羟色胺并提高肾上腺素、去甲肾上腺素与多巴胺的含量，从而延缓大脑衰老。

王馨等[31]通过 30 d 连续腹腔注射 D-半乳糖和亚硝酸钠建立大鼠老年痴呆模型，之后对巴戟天水提物灌胃给药，30 d 后通过跳台实验检测大鼠学习能力和记忆能力，同时测定大鼠海马组织中的 SOD、MDA 和 B-型单胺氧化酶（MAO-B）水平，并通过 RT-PCR 检测 mRNA 的表达。结果表明，巴戟天水提物可通过提升 SOD 活性，减轻 MDA 和 MAO-B 的含量发挥抗氧化作用，从而增强大鼠的学习能力和记忆能力，进而发挥治疗老年痴呆的作用。

龙碧波等[32]采用铅皮负重游泳实验验证巴戟天的抗疲劳作用，在连续灌胃巴戟天水提物 30 d 后，先后进行负重游泳实验和血清生化指标的检测。结果表明，巴戟天水提物可以降低运动后血清中的乳酸和尿素氮水平，同时增加小鼠肝糖原含量，从而发挥明显的抗疲劳作用。

王莹等[33]通过摘除大鼠卵巢建立骨质疏松模型，造模 1 个月后用巴戟天水提物灌胃给药，3 个月后对大鼠进行骨组织切片和免疫组化检测。结果表明，巴戟天水提物可通过提高大鼠胫骨的骨小梁体积百分比，降低骨小梁矿化率、骨小梁形成表面百分比和骨小梁吸收表面百分比从而发挥抗骨质疏松的作用，其作用机制可能与其降低 RANKL 表达，抑制破骨细胞成熟有关。

张学新等[34]通过接种乳腺癌荷瘤（EAC）、肝癌细胞和 S_{180} 肿瘤细胞建立小鼠移植性肿瘤模型，再用巴戟天水提物灌胃给药，10 d 后通过计算模型小鼠的实体瘤抑瘤率和细胞凋亡情况判断其疗效，同时运用 Western blot 检测 *Bcl2* 和 *Bax* 基因的表达情况。结果表明，巴戟天水提液对 EAC 实体瘤、肝癌和 S_{180} 肿瘤的生长均具有抑制作用，其作用机制可能与其下调 *Bcl*-2 基因的表达，抑制凋亡蛋白的生成，同时增加 *Bax* 基因的表达促进促凋亡蛋白的形成有关。

邹忠杰等[35]通过注射氢化可的松建立大鼠肾阳虚模型，15 d 后用巴戟天水提物灌胃给药，搜集给药后 1 d、5 d、10 d、15 d 的 24 h 尿液用于代谢物谱分析。结果表明，巴戟天可通过改善机体的能量代谢、增强体内的甲基转移反应、逆转氨基酸代谢紊乱、减轻肾损伤等发挥治疗作用，但对于肾阳虚引起的大鼠肠道菌群紊乱的疗效甚微。龚梦鹃等[36]采用同一模型进行分析，大鼠的血清代谢组学结果表明，巴戟天可在升高胆碱、血糖、肌酸、缬氨酸和异亮氨酸的同时降低低密度脂蛋白/极低密度脂蛋白（LDL/VLDL）水平，从而发挥上述药效。王佳等[37]则采用腺嘌呤连续灌胃 45 d 建立肾阳虚模型，造模 15 d 后用巴戟天水提物灌胃给药，给药 30 d 后运用 ELISA、病理组织切片和免疫组化测定其血清激素水平、组织病理状态和蛋白表达情况，结果表明，巴戟天可在降低血清中的卵泡刺激素（FSH）、促黄体生成素（LH）和雌二醇等激素水平的同时，改善 CYP19 和 P450 的表达，从而产生补肾壮阳的药效。

2.1.2　醇提物的药理作用　王雪侠等[38]通过皮下注射 D-半乳糖的方式建立大鼠衰老模型，再给予巴戟天醇提物灌胃治疗，8 周后进行淋巴细胞转化实验并检测脾脏组织免疫功能，发现巴戟天醇提物可以提高造模后大鼠的 T、B 淋巴细胞的转换能力、IL-2 的表达水平与 $CD28^+$ 淋巴细胞的数量，从而发挥增强机体的体液免疫与细胞免疫的功能。边凌云等[39]则通过衰老小鼠模型，给予巴戟天醇提物灌胃治疗，60 d 后测定其血清生化指标并进行跳台实验和水迷宫实验，发现巴戟天醇提物可改善衰老小鼠的学习记忆能力；同时还可以提升其血清和脑组织的 SOD、过氧化氢酶（CAT）、GSH-Px 含量并降低 MDA 含量，减少脑细胞的凋亡，提示巴戟天醇提物具有抗衰老的药理活性。

刘灵芝[40-41]运用 langendorff 灌流法制备缺血再灌注损伤心肌，在灌流时加入巴戟天醇提物后，测定心肌组织中炎症因子的表达，发现巴戟天醇提物可以降低心肌组织中 IL-1β 和 TNF-α 的表达，从而减轻心肌缺血再灌注后的炎症反应并改善心肌缺血后的能量代谢，进而减少心肌细胞的凋亡。

杨景柯等[42]通过结扎冠状动脉左前降支建立急性心肌梗死大鼠模型，给予巴戟天醇提物灌胃治疗 6 周后，进行免疫荧光组化和微血管密度记数法检测，发现巴戟天醇提物能够促进造模后大鼠缺血心肌的血管生成，改善缺血心肌局部的侧支循环，其机制可能与促进缺血心肌血管内皮生长因子（VEGF）和碱性成纤维细胞生长因子（bFGF）蛋白的表达有关。

何燕等[43]将巴戟天醇提物与缺氧复氧处理的心肌细胞进行共培养，发现巴戟天正丁醇提取物可以抑制缺氧复氧所致的乳鼠心肌细胞的凋亡，从而发挥心肌保护作用，其机制可能与其上调 Bcl-2 蛋白的表达和下调 Bax 蛋白的表达有关。

吴岩斌等[44]则将巴戟天醇提物与脂多糖（LPS）处理的RAW264.7巨噬细胞进行共培养，发现巴戟天醇提物、乙酸乙酯提取物和正丁醇提取物均对LPS诱导的巨噬细胞炎症反应有显著抑制作用，从而发挥抗炎的药效，其机制可能与其抑制NO的产生有关。

陈岚等[45]分别运用Freund's佐剂和冰醋酸建立大鼠类风湿关节炎模型及小鼠疼痛扭体实验模型。在造模前灌胃给药进行预防性治疗，发现巴戟天醇提物可减轻造模后大鼠的踝关节周径，同时减少造模后小鼠的扭体次数，从而发挥抗炎镇痛的功效，其机制可能与其减少前列腺素（PGE_2）有关。史辑等[46]采用相同的方式建立大鼠类风湿关节炎模型，造模7 d后给予巴戟天提取物灌胃治疗，发现巴戟天正丁醇提取部位和乙酸乙酯提取部位可以抑制造模后大鼠的继发性足肿胀，同时还能减少其TNF-α、IL-1β、IL-6、INF-γ的表达，进而发挥抗炎的药效。

叶文华等[47]通过皮下注射角叉菜胶的方式进行大鼠足肿胀造模，在造模前5 d灌胃给予巴戟天醇提物，发现巴戟天醇提物可以缓解由角叉菜胶引起的脂质代谢异常、糖代谢失衡、肠道菌群失衡和足肿胀等，从而减轻大鼠体内炎症反应。

王寅等[48]对摘除卵巢的小鼠灌胃巴戟天醇提物以验证巴戟天的雌激素样作用，给药4周后，发现巴戟天提取物可以发挥增加去卵巢小鼠的子宫重量、减轻小鼠的体质量、降低子宫萎缩程度等雌激素样作用，该作用机制可能与其直接增加小鼠血清雌二醇含量有关。

金辉等[49]分别通过手术结扎冠状动脉建立犬心肌梗死模型和体外心肌细胞实验，验证巴戟天醇提物对损伤心肌的影响。模型犬在术后给予股静脉滴注巴戟天醇提物进行治疗，6 h后运用全自动生化分析仪测定犬血清中的肌酸磷酸激酶（CK）、乳酸脱氢酶（LDH）和谷草转氨酶（AST）活性，同时分别运用试剂盒检测血清中SOD和GSH-Px活性及过氧化脂质（LPO）和游离脂肪酸（FFA）的含量；心肌细胞则通过6 h无氧培养以测定其LDH活性。结果表明，巴戟天醇提物可显著降低心肌细胞的LDH含量及心肌梗死模型犬血清中的CK、LDH、AST和LPO含量，抑制血清的FFA增加，同时提升SOD和GSH-Px含量，从而减轻脂质过氧化反应，减少心肌坏死，发挥心肌保护作用。

李妍等[50]分别通过油脂抗氧化性实验和抗菌活性实验验证巴戟天醇提物的体外药效。结果表明，巴戟天醇提物可以降低食用油脂的过氧化值（POV），同时延长大肠埃希菌、枯草芽孢杆菌和金黄色葡萄球菌的生长适应期，提示其具有良好的抑制细菌生长的作用和良好的抗氧化活性。

史辑等[51]通过连续14 d灌胃10 mL/kg的大黄药液建立大鼠脾虚模型，造模同时给予巴戟天醇提物灌胃治疗，并持续给药至第25 d，之后运用ELISA试剂盒检测大鼠血清中的促肾上腺皮质激素（ACTH）、环磷腺苷（cAMP）、环磷鸟苷（cGMP）、T_3、T_4等指标水平。结果表明，巴戟天可以提升模型大鼠体内的T_3和cGMP水平，同时降低大鼠体内ACTH水平，从而对肾脾两虚大鼠产生保护作用。

2.2 巴戟天有效成分的药理作用

2.2.1 寡糖的药理作用 丁平等[52]通过腹腔注射环磷酰胺的方式建立小鼠精子减少模型，然后灌胃巴戟天寡糖进行治疗，4 周后测定小鼠的精子数及精子活力等指标，发现巴戟天寡糖对环磷酰胺所引起的小鼠精子数降低、精子总活动率降低等现象有改善作用，提示巴戟天寡糖具有促进生精的药效。

Chen 等[53]将巴戟天寡糖和 H_2O_2 处理的精子细胞进行共培养，再运用拉曼光谱测定其 DNA 损伤情况与相关酶的活性，发现巴戟天寡糖对 H_2O_2 所引起的精子细胞 DNA 损伤有保护作用，同时可以提高 SOD、GSH-Px 的活性并降低血浆 MDA 的含量，从而减少生殖系统的受损，发挥生殖系统保护作用。

汪宝军等[54-55]通过结扎左冠状动脉前降支建立急性心肌梗死大鼠模型，造模前 7 d 灌胃给予巴戟天寡糖进行预防。发现：巴戟天寡糖能够增加心肌细胞中 SOD、CAT、GSH-Px、Na^+-K^+-ATP 等多组生物酶的活性并减少胞内钙离子超载，以增强其抗氧化活性；巴戟天寡糖可以降低 MDA 和 CK 的含量，从而减少脂质过氧化反应；观察到心肌损伤和梗死面积减少，提示巴戟天寡糖具有保护心肌的药理活性。此外，也有研究表明巴戟天寡糖可通过改善组织的抗氧化能力和能量代谢从而对子宫缺血再灌注损伤发挥良好的保护作用[56]。

Qiu 等[57]通过强迫游泳和烟雾刺激等方式建立大鼠长期刺激模型，每日刺激前灌胃给予巴戟天寡糖，13 d 后观察大鼠的自主活动、僵立反应和高架十字迷宫反应等行为学改变情况。发现巴戟天寡糖能够减缓受刺激大鼠的行为学改变，同时还能逆转由于刺激导致的大鼠前额叶皮层、海马和杏仁核四氢孕酮水平的降低，进而发挥治疗创伤后应激障碍（PTSD）的作用。Xu 等[58]则采用类似的方法建立大鼠长期刺激模型，35 d 后于颅内注射巴戟天寡糖，通过测定大鼠颅内前额叶蛋白的表达水平，明确了巴戟天寡糖可通过调节大鼠内侧前额叶皮层的 BDNF-GSK-3β-β-catenin 通路中多种蛋白的表达，从而发挥抗抑郁的药效。

徐德峰等[59]通过夹尾、束缚、昼夜颠倒等多种方式建立大鼠抑郁模型，刺激 3 周后灌胃给予巴戟天寡糖，再持续刺激 2 周，观察大鼠糖水偏爱值和强迫游泳实验不动时间的改变，同时运用蛋白免疫印迹法测定其海马区蛋白的表达水平，结果发现巴戟天寡糖能提升大鼠糖水偏爱值、缩短其不动时间，同时还能增加其海马组织中脑源性神经营养因子（BDNF）、磷酸化糖原合成酶激酶 3β（p-GSK-3β）、谷氨酸受体亚单位-1（GluR1）、突触后致密物-95（PSD95）和突触蛋白-1 的表达量，提示巴戟天寡糖具有抗抑郁的药理活性。

邹连勇等[60]将巴戟天寡糖和小鼠海马神经细胞进行共培养，运用免疫荧光组化染色技术测定新增殖细胞数量。结果发现，巴戟天寡糖能够促进海马神经细胞的增殖，同时可以促进海马神经元树突及其分支的形成，提示巴戟天寡糖可能通过增加神经细胞的再生而起到保护神经的作用。

陈地灵等[61]采用海马区注射 $A\beta_{25-35}$ 建立大鼠痴呆模型，之后给予巴戟天寡糖灌胃治疗，25 d 后分别采用水迷宫、HPLC-ECD 和病理组织切片测定其行为学和脑组织中神经递质及神经元数量的改变，结果发现，巴戟天寡糖可通过抑制神经元凋亡和提升单胺类神经递质水平从而提高痴呆大鼠的学习和记忆能力。

李小钧等[62]将巴戟天寡糖用于治疗临床抑郁症患者，6 周后比较不同组别患者的汉密尔顿焦虑评分和血清生化指标，结果发现经巴戟天寡糖治疗后，患者的总有效率和汉密尔顿焦虑评分等均得到改善。此外，给药组患者血清 5 羟色胺（5 -HT）和 BDNF 水平有所提高，神经生长因子（NGF）和皮质醇水平有所降低，提示巴戟天寡糖可通过改善血清生化水平，增强神经递质传递从而发挥抗抑郁药效。朱其琴等[63]用巴戟天寡糖治疗功能性消化不良伴抑郁患者，给药 6 周后测定不同组别患者的汉密尔顿抑郁量表和胃肠道症状积分，同时测定患者治疗前后 5 -HT 水平，结果发现巴戟天寡糖可降低患者密尔顿抑郁量表评分、胃肠道症状积分和血浆 5 -HT 水平从而起到治疗抑郁的作用。

2.2.2　多糖的药理作用　黄涛等[64]将巴戟天多糖和全反式维 A 酸处理的软骨细胞进行共培养，再分别运用透视电镜和流式细胞仪观察软骨细胞形态和数量上的变化，同时运用 q-PCR 测定其基因表达情况。结果发现巴戟天多糖可抑制由全反式维 A 酸引起的软骨细胞凋亡，其机制可能与其提高凋亡抑制基因 *Bcl* -2 并减少凋亡促进基因 Bax 的表达有关。

朱孟勇等[65]通过摘除大鼠卵巢建立骨质疏松模型，术后 4 周灌胃给予巴戟天多糖，30 d 后测定大鼠骨密度和血清生化指标。结果发现巴戟天多糖可增加造模后大鼠的股骨密度，降低血清 TNF-α 和 IL -6 水平，上调血清矿物质微量元素水平，从而发挥抗骨质疏松的作用。刘汝银等[66]仅改变给药方案，即术后立即灌胃给予巴戟天多糖，结果发现巴戟天多糖可改善造模后大鼠左右两侧股骨近远端的骨密度水平，提升血清 5 -HT、VEGF 和血 P 含量，提示巴戟天多糖具有抗骨质疏松的药理活性。刘亦恒等[67]则在术后 2 周开始灌胃给药，12 周后分别测定大鼠的右股骨胫的骨密度、灰化后骨钙和骨磷的含量及 RANKL 和 OPG mRNA 的表达情况，结果表明巴戟天多糖可提升骨钙和骨磷的含量，从而产生抗骨质疏松的作用，其作用机制可能与其降低 RANKL mRNA 表达、提升 OPG mRNA 表达有关。

李东等[68]通过牙科手术建立大鼠正畸牙移动模型，术后每 3 d 给予巴戟天多糖局部注射治疗，再测定 2 周内大鼠牙移动距离和破骨细胞分化因子的表达情况。结果发现巴戟天多糖可减缓大鼠磨牙移动速度，同时抑制其破骨细胞分化因子的表达，从而发挥抑制牙根吸收的作用。

刘建金[69]通过冰水游泳和电极足底等方式建立大鼠抑郁模型，造模同时每日腹腔注射巴戟天多糖，24 d 后观察大鼠 T 迷宫实验、海马神经元数量和血清生化指标的变化。结果发现巴戟天多糖能够减少大鼠 T 迷宫的错误次数，并可以减轻抑郁大鼠海马区神经元的损伤。同时，还观察到血清 SOD 的升高与 MDA 的减少。提示巴戟天多糖能够在减轻大鼠氧化应激损伤的基础上改善其认知行为障碍，从而起到治疗抑郁症的作用。

崔笑梅等[70]通过负重游泳训练建立大鼠运动性疲劳模型，造模期间连续灌胃给予巴戟天多糖；28 d 后观察大鼠脑组织生化指标和运动能力的变化，发现巴戟天多糖可缓解因力竭运动导致的脑组织 SOD 和 GSH-Px 活性降低以及 MDA 升高，同时延长大鼠力竭游泳的时间，提示巴戟天多糖具有抑制脑组织氧化损伤与延缓疲劳的药理活性。

何传波等[71]通过灌胃环磷酰胺建立小鼠免疫低下模型，造模期间灌胃给予巴戟天多糖，10 d 后测定小鼠免疫器官指数、巨噬细胞吞噬能力和淋巴细胞转化率。结果发现，巴戟天多糖能够提高小鼠的胸腺和脾脏质量，增加巨噬细胞吞噬百分率和吞噬指数，提升淋巴细胞转化率，说明巴戟天多糖可以通过非特异性免疫和细胞免疫两个方面提升机体的免疫功能。

刘琛等[72]通过胆管结扎建立梗阻性黄疸大鼠模型，术前 12 h 腹腔注射给予巴戟天多糖，术后 15 d 采用流式细胞仪测定淋巴细胞亚群数量。结果发现，巴戟天多糖可增加 $CD4^+$ T 细胞并降低 $CD8^+$ T 细胞的比例。此外，还观察到细胞免疫功能的恢复，提示巴戟天多糖具有改善免疫功能的药理活性。

唐嘉等[73]将巴戟天多糖和 γ-氨基丁酸（GABA）分别加入文昌鸡的饲料中，再观察 19 d 内鸡的生长性能和免疫器官指数的变化，同时测定其血清免疫指标。结果发现，巴戟天多糖可提升雏鸡的平均日增重、胸腺指数和外周白细胞总数等，提示巴戟天多糖能够加快雏鸡免疫器官的发育和成熟。

2.2.3 其他有效成分的药理作用 巴戟天中的甲基异茜草素可通过减少破骨细胞数目，抑制端粒调节相关蛋白和组织蛋白酶 K 的活性来减少骨基质的降解，减少骨量的丢失[74]。巴戟天中的 Mn 元素也参与到促进骨骼形成之中，发挥防治骨质疏松的作用[75]。也有研究表明，巴戟天中的水晶兰苷等环烯醚萜类物质是其发挥抗炎作用的主因之一[14-15]。

3 结语

随着近年来国内外学者对巴戟天化学成分和药理的研究，以寡糖和多糖为代表的巴戟天水溶性成分作为其药效物质基础的作用机制逐渐阐明。然而，除传统的壮阳、祛风湿功效外，巴戟天的其他功效也不应被忽视。尤其是随着我国人口老龄化问题的加重，巴戟天的抗衰老、抗骨质疏松、增强机体免疫力等功效将具有良好的开发前景和应用价值。因此，有必要进一步对巴戟天进行系统研究，促进巴戟天的开发利用。

参考文献

[1] 周斌，崔小弟，李洁，等．高效薄层色谱法同时测定巴戟天中 3 种寡糖［J］．

中成药，2013，35（8）：1717－1719.
［2］景海漪，史辑，崔妮，等. 巴戟天炮制前后寡糖成分 HPLC-CAD 指纹图谱研究［J］. 中草药，2014，45（10）：1412－1417.
［3］章润菁，李倩，屈敏红，等. 不同产地、生长年限和种质的巴戟天药材寡糖含量分析［J］. 中国药学杂志，2016，51（4）：315－320.
［4］何传波，陈玲，李琳，等. 巴戟天水溶性多糖分离纯化的研究［J］. 云南农业大学学报，2006，21（3）：320－323.
［5］何传波，李琳，汤凤霞，等. 巴戟天中一种多糖的分离与结构表征［J］. 高等学校化学学报，2009，30（12）：2391－2395.
［6］李晨阳，高昊，焦伟华，等. 巴戟天根皮中的醌类成分的分离与鉴定［J］. 沈阳药科大学学报，2011，28（1）：30－36.
［7］冯峰，王羚郦，赖小平，等. 巴戟天寡糖研究［J］. 中药材，2012，35（8）：1259－1262.
［8］郝庆秀，康利平，朱寿东，等. 基于 UPLC-Q-TOF-MS 技术的巴戟天低聚糖成分的快速鉴别研究［J］. 中国中药杂志，2018，43（6）：1201－1208.
［9］杨燕军，舒惠一. 巴戟天和恩施巴戟的蒽醌化合物［J］. 药学学报，1992，27（5）：358－364.
［10］李峻，张华林，蒋林，等. 南药巴戟天的化学成分［J］. 中南民族大学学报，2010，29（4）：53－56.
［11］张海龙，张庆文，张晓琦，等. 南药巴戟天化学成分［J］. 中国天然药物，2010，8（3）：192－195.
［12］陈红，陈敏，黄泽豪，等. 巴戟天的化学成分研究［J］. 中国实验方剂学杂志，2013，19（21）：69－71.
［13］王羚郦，李远彬，赖小平，等. 巴戟天抗衰老活性成分研究（Ⅱ）［J］. 中南药学，2011，9（7）：495－498.
［14］徐吉银，楚桐丽，丁平. 巴戟天属植物环烯醚萜类化学成分和药理活性研究进展［J］. 广州中医药大学学报，2006，23（3）：268－271.
［15］梁英娇，徐吉银，丁平. 巴戟天不同部位及混伪品中水晶兰苷的含量测定［J］. 中药新药与临床药理，2008，19（1）：48－50.
［16］陈玉武，薛智. 巴戟天化学成分研究［J］. 中国中药杂志，1987，12（10）：37－38.
［17］YOSHIKAWA M，YAMAGUCHI S，NISHISAKA H，et al. Chemical constituents of Chinese natural medicine，morindae radix，the dried roots of *Morinda officinalis how*：structures of morindolide and morofficinaloside［J］. Chem Pharm Bull，1995，43（9）：1462－1465.
［18］王美玲，张清清，付爽，等. UPLC-Q-TOF-MS 技术结合 UNIFI 数据库筛查方

法快速分析巴戟天化学成分［J］. 质谱学报，2017，38（1）：75－82.
［19］吴祎，陈地灵，林励，等. 常用炮制方法对巴戟天中游离氨基酸成分的影响［J］. 食品工业科技，2012，33（19）：105－108.
［20］罗盛旭，李金英，胡广林，等. 巴戟天中微量元素的形态分析［J］. 时珍国医国药，2008，19（12）：3016－3019.
［21］林励，徐鸿华，王淑英，等. 巴戟天挥发性成分的GC-MS分析［J］. 广州中医学院学报，1992，9（4）：883－884.
［22］刘文炜，高玉琼，刘建华，等. 巴戟天挥发性成分研究［J］. 生物技术，2005，15（6）：59－61.
［23］ZHANG J H，XIN H L，XU Y M，et al. Morinda *officinalis* How. —a comprehensive review of traditional uses，phytochemistry and pharmacology［J］. J Ethnopharmacol，2018，213：230－255.
［24］ZHANG H L，ZHANG Q W，ZHANG X Q，et al. Chemical constituents from the roots of *Morinda officinalis*［J］. Chin J Nat Med，2010，8（3）：192－195.
［25］李容，张永红，王凤娟，等. 巴戟天对微波辐射致雄性大鼠生精障碍的作用［J］. 中国现代医学杂志，2014，24（22）：5－9.
［26］王凤娟，王玮，李容，等. 巴戟天根两种提取物对微波损伤大鼠生精功能的影响［J］. 中华男科学杂志，2013，19（4）：340－345.
［27］张巍，康锶鹏，陈清瑞，等. 巴戟天对微波损伤的雄鼠睾丸生精功能的影响［J］. 解剖学研究，2010，32（5）：338－340.
［28］郭重仪，黄萍，区海燕，等. 不同炮制方法的巴戟天对小鼠抗氧化及细胞免疫功能的影响［J］. 中国现代药物应用，2009，3（20）：40－42.
［29］张丽娜，张天良，金国琴. 巴戟天对D－半乳糖致衰老大鼠心肌细胞肌球蛋白和肌动蛋白基因表达的影响［J］. 中国老年学杂志，2011，31（24）：4836－4838.
［30］张鹏，陈地灵，林励，等. 巴戟天水提液对自然衰老小鼠脑组织中单胺类神经递质含量的影响［J］. 医学研究杂志，2014，43（6）：79－81.
［31］王馨，李晶，廖一兰，等. 巴戟天水提物对老年痴呆模型大鼠的保护作用研究［J］. 中国药房，2013，24（31）：2908－2910.
［32］龙碧波，徐海衡，张新定. 巴戟天抗疲劳药理活性的实验研究［J］. 时珍国医国药，2013，24（2）：298－300.
［33］王莹，王少君，潘静华，等. 巴戟天对卵巢切除所致大鼠骨质疏松症的治疗作用及机理探讨［J］. 中国中医基础医学杂志，2012，18（10）：1080－1082.
［34］张学新，肖柳英，潘竞锵. 巴戟天对小鼠肿瘤细胞增殖及Bax、Bcl－2蛋白表达的影响［J］. 中药材，2011，34（4）：598－601.

[35] 邹忠杰，谢媛媛，龚梦鹃，等. 巴戟天补肾阳作用的尿液代谢组学研究 [J]. 药学学报，2013，48（11）：1733－1737.
[36] 龚梦鹃，叶文华，谢媛媛，等. 巴戟天补肾阳作用的血清代谢组学研究 [J]. 中国中药杂志，2012，37（11）：1682－1685.
[37] 王佳，史辑，魏晓峰，等. 巴戟天不同炮制品对肾阳虚不育大鼠改善作用研究 [J]. 中药材，2017，40（8）：1826－1832.
[38] 王雪侠，张向前. 巴戟天醇提物对 D－半乳糖致衰老大鼠免疫功能的影响 [J]. 中国医药导报，2013，10（4）：17－19.
[39] 边凌云，范围，梅雪伟，等. 湖北巴戟天对 D－半乳糖所致衰老模型小鼠的抗衰老作用 [J]. 中国医院药学杂志，2017，37（17）：1661－1666.
[40] 刘灵芝. 巴戟天醇提物对离体大鼠缺血再灌注损伤心肌能量代谢的影响 [J]. 中国医药导报，2012，9（28）：10－11.
[41] 刘灵芝. 巴戟天醇提物对离体大鼠心肌缺血再灌注损伤后白介素－1β、肿瘤坏死因子－α 及心肌细胞凋亡的影响 [J]. 中国医药导报，2012，9（29）：11－12.
[42] 杨景柯，冯国清，于爽，等. 巴戟天醇提取物促大鼠缺血心肌治疗性血管生成的实验研究 [J]. 中国药理学通报，2010，26（3）：367－371.
[43] 何燕，马香芹，付润芳，等. 巴戟天正丁醇提取物对缺氧复氧乳鼠心肌细胞凋亡的影响研究 [J]. 中国药房，2009，20（21）：1608－1610.
[44] 吴岩斌，吴建国，郑丽鋆，等. 基于炎症细胞模型的巴戟天抗炎活性部位 [J]. 福建中医药大学学报，2011，21（1）：48－50.
[45] 陈岚，陈翠，高毅，等. 巴戟天提取物对大鼠类风湿性关节炎作用的观察 [J]. 东南国防医药，2011，13（4）：305－307.
[46] 史辑，崔妮，贾天柱，等. 巴戟天不同炮制品及提取部位抗大鼠佐剂性关节炎的比较研究 [J]. 中药材，2015，38（8）：1626－1629.
[47] 叶文华，龚梦鹃，邹忠杰. 巴戟天抗炎作用的代谢组学研究 [J]. 中药与临床，2013，4（3）：22－25.
[48] 王寅，张巧艳. 巴戟天雌激素样作用的实验研究 [J]. 时珍国医国药，2011，22（3）：527－528.
[49] 金辉，岳海波，王丽岩，等. 巴戟天醇提物对实验性心肌缺血及缺氧再给氧损伤的影响 [J]. 中国老年学杂志，2013，33（13）：3122－3124.
[50] 李妍，杨华生. 巴戟天乙醇提取物的油脂抗氧化性和抗菌活性 [J]. 食品研究与开发，2012，33（6）：118－121.
[51] 史辑，景海漪，黄玉秋，等. 巴戟天及其不同炮制品对脾肾阳虚模型大鼠的改善作用比较 [J]. 中国药房，2016，27（13）：1756－1758.
[52] 丁平，梁英娇，刘瑾，等. 巴戟天寡糖对小鼠精子生成作用的研究 [J]. 中

国药学杂志，2008，43（19）：1467－1470.

［53］ CHEN D L，LI N，LIN L，et al. Confocal mirco-Raman spectroscopic analysis of the antioxidant protection mechanism of the oligosaccharides extracted from *Morinda officinalis* on human sperm DNA［J］. J Ethnopharmacol，2014，153（1）：119－124.

［54］ 汪宝军，付润芳，岳云霄，等. 巴戟天寡糖对心肌缺血再灌注损伤大鼠心功能的影响［J］. 郑州大学学报（医学版），2010，45（4）：612－615.

［55］ 汪宝军，付润芳，岳云霄，等. 巴戟天寡糖对大鼠心肌缺血再灌注损伤的影响［J］. 郑州大学学报（医学版），2010，11（5）：792－794.

［56］ 王志红，程亮星，王武亮，等. 巴戟天寡糖抗大鼠子宫缺血再灌注损伤作用的观察［J］. 郑州大学学报（医学版），2017，52（4）：467－470.

［57］ QIU Z K，LIU C H，GAO Z W，et al. The inulin-type oligosaccharides extract from *morinda officinalis*，a traditional Chinese herb，ameliorated behavioral deficits in an animal model of post-traumatic stress disorder［J］. Metab Brain Dis，2016，31（5）：1－7.

［58］ XU L Z，XU D F，HAN Y，et al. BDNF-GSK-3β -β -catenin pathway in the mPFC is involved in antidepressant-like effects of *Morinda officinalis* oligosaccharides in rats［J］. Int J Neuropsychopharmacol，2017，20（1）：83－93.

［59］ 徐德峰，宓为峰，张素贞，等. 巴戟天寡糖抗抑郁作用机制研究［J］. 中国临床药理学杂志，2015，31（15）：1539－1542.

［60］ 邹连勇，马远林，宓为峰，等. 巴戟天寡糖对海马神经细胞再生及神经元生长的影响［J］. 中国新药杂志，2012，21（22）：2623－2626.

［61］ 陈地灵，张鹏，林励，等. 巴戟天低聚糖对 $A\beta_{25-35}$ 致拟痴呆模型大鼠学习记忆障碍的影响［J］. 中国药理学通报，2013，29（2）：271－276.

［62］ 李小钧，许珂，石莹莹，等. 巴戟天寡糖胶囊治疗抑郁症的临床研究［J］. 中国临床药理学杂志，2017，33（3）：216－218.

［63］ 朱其琴，古赛. 巴戟天治疗功能性消化不良伴抑郁患者的研究［J］. 现代医药卫生，2017，33（7）：1010－1012.

［64］ 黄涛，张钢林，李楠. 巴戟天多糖对体外培养兔软骨细胞凋亡的影响［J］. 北京体育大学学报，2010，33（8）：56－61.

［65］ 朱孟勇，赫长胜，王彩娇. 巴戟天多糖对骨质疏松大鼠骨密度及血清微量元素的影响［J］. 中草药，2010，41（9）：1513－1515.

［66］ 刘汝银，岳宗进，包德明. 巴戟天多糖对骨质疏松模型大鼠 5－HT、VEGF 与体内矿物质含量影响研究［J］. 中国生化药物杂志，2015，35（4）：59－62.

［67］ 刘亦恒，张寿，朱振标，等. 巴戟天多糖对去卵巢大鼠核因子－κB 受体激活因子配体和骨保护素表达的影响［J］. 中国老年学杂志，2015，35（16）：

4456－4457.
[68] 李东，杨东红，刘亚琪，等．巴戟天多糖对大鼠正畸牙移动过程中牙周组织和ODF表达的影响研究［J］．中国体视学与图像分析，2017，22（3）：371－376.
[69] 刘建金．巴戟天多糖对抑郁症大鼠氧化应激及认知行为的影响［J］．中国现代医生，2011，49（16）：1－2.
[70] 崔笑梅，曹建民，周海涛．巴戟天对大鼠抗运动性疲劳能力及脑组织自由基的影响［J］．卫生职业教育，2014，32（19）：100－102.
[71] 何传波，李琳，汤凤霞，等．不同巴戟天多糖对免疫活性的影响［J］．中国食品学报，2010，10（5）：68－73.
[72] 刘琛，赫长胜．巴戟天多糖对梗阻性黄疸大鼠T细胞免疫平衡影响研究［J］．细胞与分子免疫学杂志，2011，27（6）：678－679.
[73] 唐嘉，陈良燕，王博，等．GABA与巴戟天多糖复合物对雏鸡生产性能及免疫功能的影响［J］．家畜生态学报，2013，34（8）：41－47.
[74] 鲍蕾蕾，秦路平，卞俊，等．巴戟天甲基异茜草素对破骨细胞性骨吸收的影响［J］．解放军药学学报，2009，25（6）：505－509.
[75] 陈彩英，詹若挺，陈蔚文．巴戟天的药理研究进展［J］．中药新药与临床药理，2009，20（3）：291－293.

［作者：饶鸿宇、陈滔彬、何彦、苏薇薇，原文发表于《中南药学》，2018年第16卷第11期，第1567－1574页］

核桃分心木的研究进展

［摘要］核桃是一类常见的坚果，具有极高的营养价值，分心木是核桃内的木质隔膜，性味苦涩，古书中记载有利尿清热、健脾固肾等作用。但人们大多只吃核桃仁，却把分心木当作垃圾丢弃，造成很大的浪费。本文对分心木的化学成分、提取工艺、生理活性和产品开发的进展做一综述，以期为新产品的开发提供参考。

我国是世界核桃主要产地之一，种植面积广阔，栽培历史悠久。2021 年，我国的核桃市场需求量达到 648.57 万吨。分心木，又名胡桃衣、胡桃夹、胡桃隔，质地较脆，味道略苦[1]，含有黄酮、多糖、皂苷、生物碱、氨基酸等多种活性成分[2]，可用于治疗慢性肾炎、失眠、前列腺炎、遗精、小便频急、糖尿病等[3-8]。本文结合相关文献的报道，总结了分心木的化学成分、提取分离、生理活性和产品开发这四个方面的概况，为后续研究和临床应用提供理论依据。

1 化学成分

分心木中含有多种化学成分，主要包括黄酮类、酚酸类、多糖等。目前分离到的单体化合物大多是黄酮类化合物。赵焕新等[9-11]从分心木正丁醇部位分离鉴定了 20 种化合物，其中黄酮类 6 种、木脂素类 5 种、酸类 4 种、萘酮类 3 种、其他的 2 种。张盼盼[12]用 75% 乙醇提取分心木，用乙酸乙酯萃取得到 9 种化合物，其中酚酸类 7 种、萜类 1 种、蒽醌类 1 种。景援朝[13]用石油醚、乙酸乙酯、水饱和正丁醇萃取 70% 乙醇回流提取的分心木，采用硅胶柱层析等方法分离得到 17 种化合物，其中黄酮类 8 种、酚酸类 5 种、甾醇类 2 种、其他的 2 种。杨明珠等[14-15]用色谱和质谱等分离鉴定出 17 种化合物，其中酚酸类 6 种、黄酮类 3 种、醌类 2 种、萜类 2 种、其他的 4 种。孙冬雪等[16-18]用 95% 乙醇回流提取分心木，分别鉴定出了 16 种、31 种、6 种化合物。殷姝君[19]分离纯化出精制多糖 P4a 和 P5a，各自的单糖摩尔数之比为甘露糖：岩藻糖：葡萄糖：木糖：鼠李糖：阿拉伯糖：半乳糖 = 1：2.6：11.4：19.9：23.1：25.7：72.2 和甘露糖：岩藻糖：木糖：阿拉伯糖：葡萄糖：鼠李糖：半乳糖 = 1：2.5：12.3：21.9：26.7：36.2：82.7。Hu 等[20]用高效液相色谱分析出分心木含有赖氨酸、亮氨酸等 17 种氨基酸和木糖、海藻糖等 9 种单糖。

液相色谱－质谱联用技术在近年来发展较快，在成分分析中具有很大的优势，能在短时间内分析多种物质，越来越多地被用于成分分析中。Liu 等[21]用液质联用技术分析出了分心木中的 200 种成分，并对其中的 37 种成分进行了定量。李平[22]用气质联用分离鉴定分心木中的易挥发成分，用液－质联用分离鉴定分心木水提液成分，气质共鉴定出 115 种化合物，液质鉴定出 5 种化合物。分心木中提取的化合物按照萃取后所在部位分类，乙酸乙酯中最多，共有 43 种化合物，包括柚皮素、儿茶素、槲皮素等黄酮类化合物和没食子酸、原儿茶酸等酚酸类化合物；水中共有 13 种化合物，大多是酚酸类化合物；正丁醇中共有 20 种化合物；氯仿中共有 19 种化合物；石油醚中共有 5 种化合物。

2 提取工艺

分心木的提取基本都用乙醇作为溶剂，可以用多种提取方法获得提取物，如回流提取、超声波辅助提取、微波辅助提取、酶辅助提取、超高压提取等。提取方法不同，得到的物质种类不同。

2.1 回流提取

回流提取是提取中药化学成分的传统方法，操作比较简单。程艳刚等[23]通过响应面法优化乙醇回流提取分心木的总黄酮，总黄酮提取量为 64.12 mg/g，与理论预测值相近。朱青梅等[24]通过正交实验优化 80 ℃下乙醇回流提取分心木的总皂苷，得到总皂苷的提取率为 2.65%。但回流提取消耗溶剂较多、耗时较长，不符合绿色环保理念，现在正逐渐被其他方法取代。

2.2 超声波辅助提取

超声波可以击破细胞壁，加速有效成分进入溶剂，提高提取效率，是一种高效便捷的方法[25]。刘静等[26]用超声波辅助提取分心木中的多酚，优化条件后得到的多酚提取率为 6.98%。杨飞等[27]用响应面法优化超声波提取分心木中多糖，最佳条件下的多糖得率为 17.42%。沙玉欢等[28]优化超声波辅助碱液提取分心木中的黄酮，黄酮得率均值为 13.95%。高涵等[29]用超声波辅助提取分心木中的总皂苷，通过响应面法优化工艺，总皂苷提取率为 1.86%。陈冠林等[29]用超声波辅助法提取分心木中的多酚，通过正交试验优化条件，结果以没食子酸当量（GAE）表示，得到的多酚为 56.46 mg GAE/g。目前超声波提取设备的发展已经较为成熟，能够实现超声波提取技术的工业化应用。

2.3 微波辅助提取

微波辅助提取是利用微波技术对混合物进行加热，通过离子传导产生的热能辅助提取[30]。赵娟娟[31]通过超声－微波协同提取分心木黄酮，用响应面分析优化后黄酮提取率为5.17%。Meng等[32]用微波辅助提取法提取分心木中的多糖，通过响应面法优化，得到分心木多糖的提取率为4.7%。大型微波提取设备的研制尚处于发轫阶段，工业化的微波辅助提取应用较少。

2.4 酶辅助提取

分心木由于木质化程度高，物质不易溶出，纤维素酶和果胶酶可水解细胞壁，增加细胞壁的通透性，从而使细胞内物质释放[33]。邢颖等[34]用纤维素酶法提取分心木中的黄酮，通过正交试验优化，提取黄酮为90.74 mg/g。李瑞等[35]加入了果胶酶和纤维素酶提取分心木中的多酚，通过响应面优化，分心木多酚提取量为22.29 mg GAE/g。酶辅助提取要考虑的条件较多，底物浓度、温度、pH、酶的残留等都会影响提取效率，但其操作简单，条件温和，提取高效，是目前研究的热点方向之一。

2.5 超高压提取

超高压提取是在高压下使细胞结构发生变化，内容物和溶剂充分接触，从而实现快速、高效的提取[36]。何薇等[37]在385 MPa下提取分心木总黄酮，通过响应面实验优化，黄酮得率为12.35%，与超声波提取法相比提取率显著提高。该方法虽然提取效率高，但是对仪器要求比较高，目前还没有被广泛应用。

3 生物活性

分心木提取物具有良好的抗氧化、抗肿瘤、降血糖、抗菌、抗炎、镇静催眠等作用。许多研究者选择分心木的总提取物或者单体提取物进行研究，通过细胞实验和动物实验等了解其作用效果和作用机制。

3.1 抗氧化作用

抗氧化是防衰老的重要步骤，动脉硬化、心血管疾病等都被认为与自由基有关。消除过多的氧化自由基，能够预防很多由自由基引起的疾病。Hu等[38]发现分心木的水提物和醇提物都具有良好的抗过氧化氢氧化损伤作用，醇提物作用较水提物强，对DPPH和ABTS的清除作用与维生素C相似，且能延长小鼠的爬杆和强迫游泳时间。赵娟娟[31]检测了分心木黄酮对超氧阴离子、羟自由基、DPPH的清除能力，发现分心木黄酮有一定的抗氧化活性，但较维生素C弱。赵焕新等[11]发现酚酸类化合物的抗氧化活性比黄酮类化合物强，其中没食子酸的半抑制浓度（IC_{50}）为2.10 mg/L（维生素C为5.96 mg/L）。Zhang等[39]比较了核桃花、分心木和内种皮的抗氧化能力，结果显示核桃内种皮的抗氧化活性最强，分心木最弱。

3.2 抗肿瘤作用

恶性肿瘤是引起人类死亡的最大因素之一，是亟待攻克的医学难题之一。刘亚娜等[40]通过 MTT、Western blot、体外建立肿瘤 3D 细胞模型等方法，发现分心木能抑制 HCT116 细胞的增殖和迁移，其诱导细胞凋亡的作用可能是通过促进 cleaved PARP 和 Bax 蛋白的表达与抑制 Bcl－2 蛋白的表达达到的。孙冬雪[16]筛选了从分心木中分离得到的 16 种化合物，发现 3′，4′－二甲氧基苯丙二醇对 Hela 细胞和 HGC－27 细胞有较好的抑制作用，IC_{50}值分别为 12. 5 μmol/L 和 38. 7 μmol/L。Meng 等[32]发现分心木多糖对 HepG－2 细胞和 BGC－823 细胞都有抑制作用，IC_{50}值分别为 172. 08 μmol/L 和 209. 97 μg/mL。李平[22]的研究发现分心木水提物是通过内质网应激诱导人结肠癌细胞凋亡，虽然比临床一线化疗药物 5－氟尿嘧啶对癌细胞的抑制能力弱，但二者联合用药具有协同作用。朱青梅[18]探究分心木水提物和醇提物对宫颈癌模型小鼠的作用，发现水提物能使小鼠的肿瘤细胞坏死，有较强的抑制作用。

3.3 降血糖作用

随着饮食习惯等的改变，糖尿病的患病率呈持续增长趋势，且糖尿病容易引起并发症，很难治疗。李国艳等[41]通过网络药理学筛选出分心木黄酮的 10 个潜在活性成分和 15 个抗 2 型糖尿病的潜在靶点，实验表明，分心木中的芦丁、槲皮素等黄酮类成分通过升高 HepG2 细胞 AKT 蛋白磷酸化水平和降低 FoxO1 蛋白表达水平而具有抗Ⅱ型糖尿病的作用。Meng 等[42]发现分心木多糖对 α－淀粉酶和 α-D－葡萄糖苷酶有较强的抑制作用，小鼠体内实验也表明，分心木具有降血糖作用，但效果弱于典型的降血糖药物。

3.4 抗菌作用

由于细菌耐药性越来越严重，耐药菌已经成为威胁人类健康的重大问题，亟须寻找新的治疗药物。殷姝君[19]研究表明分心木正丁醇提取物对枯草芽孢杆菌、金黄色葡萄球菌、大肠杆菌等 5 种菌株都有较好的抑制作用，其中槲皮素对枯草芽孢杆菌等的抑制作用较强。Meng 等[43]发现分心木多糖能抑制金黄色葡萄球菌和铜绿假单胞菌。杨明珠等[14]通过纸片扩散法和肉汤稀释法探究分心木提取物的抗菌活性，结果表明，乙酸乙酯部位和没食子酸乙酯对金黄色葡萄球菌、白色分枝杆菌、普通变形杆菌等有较好的抑制作用。

3.5 抗炎作用

长时间的炎症反应会使机体受到损伤或引起一些慢性疾病。王丹等[44]筛选了从分心木中提取的 31 种化合物，利用小鼠巨噬细胞 RAW264. 7 建立炎症反应模型，发现4，8－二羟基－1－四氢萘醌、2－乙氧基胡桃醌等能抑制细胞炎症因子 NO 的表达。

3.6 镇静催眠作用

失眠逐渐成为困扰很多当代年轻人的重要问题之一，会影响人的正常生活，甚至引起神经系统疾病。赵焕新[9]的研究表明，分心木水提物高剂量组（2.0 g/kg）联合戊巴比妥钠可显著缩短小鼠睡眠潜伏时间和延长睡眠时间，中剂量组（1.0 g/kg）则能显著增加小鼠大脑中 γ－氨基丁酸的含量，降低去甲肾上腺素、多巴胺的含量，且没有明显的毒性。张天睿等[45]的研究发现，分心木醇提物协同戊巴比妥钠能提高睡眠发生率，显著缩短入睡潜伏时间，大幅延长睡眠持续时间，且对小鼠自主活动没有显著影响。

3.7 其他作用

张凤等[46]用乙醇提取总黄酮，发现其能显著降低总胆固醇和甘油三酯含量，具有一定的降脂作用。李国艳[47]建立大鼠离体心肌缺血再灌注损伤模型和在体心肌缺血再灌注损伤模型，发现锦鹤养心方总黄酮具有保护心肌细胞的作用，该作用可能与其可抑制 TLR4－NF-κB 信号通路有关。王艳等[48]发现分心木 95% 乙醇提取物能明显改善肾小管上皮细胞水肿，缓解肾小球大细胞型硬化，改善小鼠模型肾阳虚症状。申虎等[49]观察了分心木联合前列腺动脉栓塞术治疗良性前列腺增生的效果，患者用分心木连续泡服 7 d 后，前列腺症状明显改善且没有严重并发症发生。

4 产品开发

分心木具有清热利尿、补肾助眠等功效，但是以分心木为基源的产品在市面上非常少见。为了让分心木得到更广泛的利用，很多人对分心木进行了综合开发。

刘凡等[50]发明了一种分心木降脂保健茶，能降低高脂血症模型小鼠血清甘油三酯和低密度脂蛋白胆固醇。陈美燕等[51]研制了以核桃花、核桃叶、核桃壳和分心木为原料制成的果酒，得到风味独特、口感极佳的果酒。何薇[52]研究分心木、金银花和甘草的复合凉茶饮料，用果胶酶和木瓜蛋白酶酶解，得到口感清爽的饮料。张妍等[53]以分心木为原料研究速溶茶，通过响应面法优化干燥工艺，最佳条件下的出粉率达到63.41%。

王晓勇[54]研究了一种分心木枕头，枕芯中核桃树叶和分心木的数量比为 1∶2，该枕头能治疗失眠，提高睡眠质量。罗颖[55]发明了一种以分心木为原料的着色剂，该着色剂效果好，性能稳定，不含有害物质。

5 结语与展望

本文总结了目前分心木的化学成分、提取方法、生理活性、产品开发这四个方面的研究概况，以期为分心木的深度开发提供参考。目前分心木的研究多集中于黄酮成分的提取分离和生理活性研究，作用机制尚未明确；当前结果表明，总提取物的作用强于单体物质，说明各物质间可能有协同作用或发挥主要作用的单体物质尚未被纯化出来；在产品开发方面的研究较少，多停留在实验室阶段；文献中记载的分心木用于治疗肾虚遗精、遗尿等的活性和作用机制还有待进一步的研究来阐明。

核桃是我国重要的经济树种，也是四大干果之一，具有很好的发展前景。为了更好地利用资源，应对分心木有更深入和更广泛的研究。分心木目前大多直接泡水或煎煮服用，没有经过前处理，有效成分不能很有效地溶出。为了更好地控制分心木的质量，可以通过制定其质量标准，如指纹图谱等，使其更好地发挥效果。分心木补肾助眠的作用非常适合时下人们的需求，可以利用这一特点开发出更多更方便、口感更好、作用更强的食品或药品。

参考文献

[1] 南京中医药大学. 中药大辞典（上册）[M]. 上海：上海科学技术出版社，2006：638.

[2] 毕肯·阿不得克里木，韩艳春，阿依吐伦·斯马义. 核桃分心木化学成分的预试验研究 [J]. 新疆医科大学学报，2010，33（9）：1044－1046.

[3] 王紫琳，巴元明，李成银，等. 基于数据挖掘技术探讨巴元明教授治疗慢性肾炎的用药规律 [J]. 海南医学院学报，2021，27（14）：1098－1103.

[4] 刁静武. 一种治疗失眠的中药组合物及其制备方法与应用：CN108743757A [P]. 2018－11－06.

[5] 成荣富. 一种治疗前列腺炎的中草药：CN108578522A [P]. 2018－09－28.

[6] 申虎，朱磊，潘小平. 分心木联合动脉栓塞术治疗良性前列腺增生的临床观察 [J]. 中华介入放射学电子杂志，2018，6（1）：37－39.

[7] 张涉应. 一种补肾壮阳的药物：CN107951990A [P]. 2018－04－24.

[8] 吴学勤. 胡桃饮治Ⅱ型糖尿病 84 例疗效观察 [J]. 新中医，1993，22（7）：25－27.

[9] 赵焕新. 分心木镇静催眠活性与化学成分研究 [D]. 济南：山东中医药大学，2018.

[10] ZHAO H X，BAI H，JING Y C，et al. A pair of taxifolin－3－O-arabinofuranoside isomers from *Juglans regia* L. [J]. Nat Prod Res，2017，31（8）：945－950.

[11] 赵焕新，景援朝，白虹，等. 分心木中的化学成分及抗氧化活性研究 [J].

中国实验方剂学杂志，2016，22（7）：54－57.
［12］张盼盼. 云南分心木品质与安全性评价和头状四照花抗疟活性成分研究［D］. 大理：大理大学，2018.
［13］景援朝. 分心木化学成分及其活性研究［D］. 济南：济南大学，2015.
［14］杨明珠，田新雁，肖朝江，等. 核桃分心木化学成分与生物活性研究［J］. 天然产物研究与开发，2012，24（12）：1707－1711.
［15］杨明珠，周星利，王玎玮，等. 分心木化学成分研究［J］. 大理学院学报，2011，10（2）：7－9.
［16］孙冬雪. 分心木与青龙衣化学成分的研究［D］. 长春：吉林农业大学，2019.
［17］王丹. 核桃分心木化学成分分离鉴定及抗炎活性研究［D］. 泰安：山东农业大学，2018.
［18］朱青梅. 维吾尔药材核桃分心木化学成分、质量标准及其活性研究［D］. 乌鲁木齐：新疆医科大学，2015.
［19］殷姝君. 分心木活性成分研究［D］. 济南：济南大学，2018.
［20］HU Q，LIU J，LI J，et al. Phenolic composition and nutritional attributes of *Diaphragma juglandis* fructus and shell of walnut（*Juglans regia* L.）［J］. Food Sci Biotechnol，2020，29（2）：187－196.
［21］LIU R X，ZHAO Z Y，DAI S J，et al. Identification and quantification of bioactive compounds in *Diaphragma juglandis* fructus by UPLC-Q-Orbitrap HRMS and UPLC-MS/MS［J］. J Agric Food Chem，2019，67（13）：3811－3825.
［22］李平. 核桃分心木水提液化学成分及抗肿瘤活性分析［D］. 太原：山西大学，2017.
［23］程艳刚，谭金燕，李国艳，等. 响应面法优化分心木总黄酮提取工艺［J］. 辽宁中医药大学学报，2018，20（2）：40－43.
［24］朱青梅，令狐晨，阿依吐伦·斯马义. 新疆核桃分心木总皂苷的提取纯化工艺研究［J］. 西北药学杂志，2015，30（1）：20－23.
［25］张晓东，潘国凤，吕圭源. 超声提取在中药化学成分提取中的应用研究进展［J］. 时珍国医国药，2004，15（12）：861－862.
［26］刘静，黄慧福，刘继华，等. 响应面优化核桃分心木多酚超声辅助提取工艺［J］. 食品研究与开发，2020，41（23）：155－160.
［27］杨飞，阿吉然姆·阿布拉，木巴拉克·伊明江，等. 响应面法优化核桃分心木中多糖的提取工艺［J］. 食品安全质量检测学报，2020，11（16）：5724－5729.
［28］沙玉欢，刁俞，朱增芳，等. 超声波辅助碱液提取核桃分心木黄酮及其抗氧化活性的研究［J］. 农产品加工，2020（9）：25－31.

[29] 高涵，张丽姿，焦梦悦，等. 响应曲面优化分心木中总皂苷的提取工艺[J]. 食品研究与开发，2019，40 (7)：105 – 109.

[30] LEONG Y K，YANG F C，HANG J S. Extraction of polysaccharides from edible mushrooms：emerging technologies and recent advances [J]. Carbohydr Polym，2021，251：117006.

[31] 赵娟娟. 分心木黄酮超声 – 微波协同提取及抗氧化性研究 [J]. 食品研究与开发，2018，39 (18)：70 – 76.

[32] MENG Q，WANG Y，CHEN F，et al. Polysaccharides from *Diaphragma juglandis* fructus：extraction optimization，antitumor，and immune-enhancement effects [J]. Int J Biol Macromol，2018 (115)：835 – 845.

[33] SOWBHAGYA H B，CHITRA V N. Enzyme-assisted extraction of flavorings and colorants from plant materials [J]. Crit Rev Food Sci Nutr，2010，50 (2)：146 – 161.

[34] 邢颖，刘芳. 超声波和纤维素酶法提取核桃分心木中的黄酮、多酚及其抗氧化活性分析 [J]. 粮食与油脂，2020，33 (11)：111 – 115.

[35] 李瑞，梁永林，阚欢，等. 响应面法优化云南核桃分心木多酚提取工艺[J]. 西南林业大学学报 (自然科学版)，2021，41 (2)：159 – 165.

[36] 叶陈丽，贺帅，曹伟灵，等. 中药提取分离新技术的研究进展 [J]. 中草药，2015，46 (3)：457 – 464.

[37] 何薇，严成，熊雪媛，等. 超高压提取核桃分心木总黄酮工艺及动力学模型研究 [J]. 食品工业科技，2017，38 (21)：186 – 191.

[38] HU G S，GAO S，MOU D H. Water and alcohol extracts from *Diaphragma Juglandis* on anti-fatigue and antioxidative effects *in vitro* and *vivo* [J]. J Sci Food Agric，2021，101 (8)：3132 – 3139.

[39] ZHANG Y G，KAN H，CHEN S X，et al. Comparison of phenolic compounds extracted from *Diaphragma juglandis* fructus，walnut pellicle，and flowers of *Juglans regia* using methanol，ultrasonic wave，and enzyme assisted-extraction [J]. Food Chem，2020，321：126672.

[40] 刘亚娜，王朴，杨映娟. 分心木乙醇提取物对人结肠癌 HCT116 细胞增殖、凋亡和迁移的影响 [J]. 中国细胞生物学学报，2020，42 (7)：1163 – 1170.

[41] 李国艳，程艳刚，曾桐春，等. 基于网络药理学的分心木总黄酮抗 2 型糖尿病作用机制研究及关于 AKT/FoxO1 信号通路的细胞实验验证 [J]. 药物评价研究，2019，42 (1)：30 – 40.

[42] MENG Q R，CHEN F，XIAO T C，et al. Inhibitory effects of polysaccharide from *Diaphragma juglandis* fructus on α-amylase and α-d-glucosidase activity,

streptozotocin-induced hyperglycemia model, advanced glycation end-products formation, and HO-induced oxidative damage [J]. Int J Biol Macromol, 2019 (124): 1080-1089.
[43] MENG Q R, LI Y H, XIAO T C, et al. Antioxidant and antibacterial activities of polysaccharides isolated and purified from *Diaphragma juglandis* fructus [J]. Int J Biol Macromol, 2017, 105 (Pt1): 431-437.
[44] WANG D, MU Y, DONG H J, et al. Chemical constituents of the ethyl acetate extract from *Diaphragma juglandis* fructus and their inhibitory activity on nitric oxide production *in Vitro* [J]. Molecules, 2017, 23 (1): 72.
[45] 张天睿，杨爱玲，张天艺，等. 分心木镇静催眠作用探究 [J]. 中国药事，2017，31 (8): 960-964.
[46] 张凤，马雅鸽，张希，等. 云南分心木总黄酮提取及抗氧化和对脂肪变性 L02 肝细胞的作用 [J]. 食品与机械，2020，36 (12): 141-146.
[47] 李国艳. 锦鹤养心方总黄酮抗心肌缺血再灌注损伤作用及其机制研究 [D]. 晋中：山西中医药大学，2019.
[48] 王艳，迪丽达尔·马合木提，韩艳春，等. 维吾尔药核桃分心木不同提取物对肾阳虚模型小鼠的实验研究 [J]. 新疆医科大学学报，2012，35 (2): 153-157.
[49] 申虎，朱磊，潘小平. 分心木联合动脉栓塞术治疗良性前列腺增生的临床观察 [J]. 中华介入放射学电子杂志，2018，6 (1): 37-39.
[50] 刘凡，沈维治，刘军，等. 一种核桃分心木降脂保健茶的制备方法: CN106387168B [P]. 2019-08-23.
[51] 陈美燕，王建华，薛微卫，等. 不同核桃材料混合酿制果酒的研究 [J]. 现代农业科技，2017，24 (16): 249-250.
[52] 何薇. 核桃分心木总黄酮提取工艺及复合凉茶饮料研制 [D]. 绵阳：西南科技大学，2018.
[53] 张妍，杨海燕，阿迪拉，等. 核桃分心木速溶茶的研制 [J]. 农产品加工，2016 (12): 1-4.
[54] 王晓勇. 一种核桃分心木枕头: CN108937421A [P]. 2018-12-07.
[55] 罗颖. 一种以分心木为原料的着色剂及其制备方法与应用: CN108902666A [P]. 2018-11-30.

[作者：曾诗榆、苏薇薇、王永刚，原文发表于《药学研究》，2021 年第 40 卷第 8 期，第 524-527 页]

白术的研究进展

[摘要] 本文对白术的资源、化学成分和药理作用研究概况作一综述，为白术的开发利用提供参考。

白术系菊科植物 *Atractylodes macrocephala* Koidz 的干燥根茎。性温，味苦甘，归脾、胃经。有健脾益气，燥湿利水，止汗，安胎等功效。主治脾虚食少，腹胀泄泻，痰饮眩悸，水肿，自汗，胎动不安等症[1]。现将其近年研究概况综述如下。

1 植物资源、本草考证

白术始载于《神农本草经》，列为上品，原名"术"，来源于菊科植物白术 *Atractylodes macrocephala* Koidz 的干燥根茎。李金兰[2]等经研究认为宋以前本草医书包括《伤寒论》《金匮要略》《千金方》中出现的术包括苍术、白术，主要是苍术。而上述现存的经典医书中全部出现白术乃是宋代林亿等人把术全部改为白术之故。在宋代由于林亿等人的极力推行，医药界对术的认识逐渐从苍术转向白术。野白术产于浙江於潜、昌化、天目山一带，以於潜所产品质最佳，称为"於术"。现白术多为栽培，已少野生。其主产浙江、安徽，湖南、湖北、江西、福建等地也产；其中，以浙江嵊县、新昌地区产量最大。白术因加工方法的不同又分为：烘术和生晒术，用火烘干的叫烘术；直接晒干的叫生晒术，亦称冬术[1]。白术的炮制方法较多，有麸炒、土炒、炒焦、炒炭、米泔水漂、蒸制等，因此临床上使用多种白术炮制品，如生术片、焦白术、炒白术、土炒白术、白术炭和蒸白术等[3]。

2 化学成分

国内外对白术的成分研究多集中在内酯类成分和挥发性成分上，从中分离和鉴定出一系列新的化合物。刘国声[4]等对白术根茎中挥发油成分进行了研究。黄宝山[5]等对酒精浸渍所得的浸膏进行硅胶柱层析分离、石油醚-乙醚梯度洗脱，从白术中分离得到9种化合物，分别为：白术内酯Ⅰ、Ⅱ、Ⅲ、Ⅳ以及杜松酯、棕榈酸、β-香树素乙酸酯、γ-谷甾醇、β-谷甾醇。陈仲良[6]继从浙江昌化产白术中分离 Selina-4（15）-7（11）-dien-8-one、白术内酯Ⅰ（Atractylenolide-Ⅰ）、白术内酯Ⅱ（Atractylenolide-Ⅱ）、白术内酯Ⅲ（Atractylenolide-Ⅲ）、8－β－乙氧基白术内酯-Ⅲ以及4种炔类化合物后，又从中分得白术三醇（Atractylentriol）的α－甲基丁酸酯类化合物：12－α－甲基丁酰-14－乙酰-8－顺式-白术三醇、12－α－甲基丁酰-14－乙酰-8－反式-白术三醇、12－α－甲基丁酰-8－顺式-白术三醇，12－α－甲基丁酰-8－反式-白术三醇。林永成[7]等从市售白术中分离出11种化合物，发现了3种新的倍半萜内酯：双白术内酯（biatractyloide）、8，9－环氧白术内酯和4，15－环氧羟基白术内酯。其中，双白术内酯是一种新的双倍半萜。张强[8]等用高分辨毛细管气相色谱/质谱（HRCGC/MS）联用技术，分离并鉴定了白术挥发油成分，共分离出65个组分，鉴定了其中23个成分，占挥发油总量的92%，其中，含量高于1%的有8个，以苍术酮含量最高（61%），另外含量较高的成分有γ-elemene（约11%）。尤奋强[9]等对浙江新昌产白术的挥发油进行分析，提供了苍术酮以及其自身氧化产物白术内酯A和白术内酯B的简单制取方法。同时，国内学者对炮制前后白术挥发油变化情况进行了研究。莫宁烨[10]的研究表明，炒后白术挥发油含量下降，折光率几乎不变，也就是挥发油未发生质的变化。而贾天柱[11]等的研究也发现，炮制后白术挥发油含量降低，通过薄层及气-质联用均可见其组分减少，如马里烯、菖蒲二烯等。文红梅[12]等用HPLC法对白术及其4种炮前品（炒白术、麸炒轻品、麸炒黄品、麸炒焦品）中白术内酯Ⅰ含量进行了比较，发现炮制品含量明显高于白术生品，且以麸炒黄品含量最高。这与《中国药典》收载的炮制方法及临床多用麸炒黄品相吻合。陈柳蓉[13]等采用薄层扫描法测定了白术中苍术酮的含量。宋俊峰[14]等运用单扫描示波极谱法测定白术中羟基苍术内酯的含量，为白术的质量控制提供了新方法。陈柳蓉[15]等用苯酚-硫酸法对白术炮制品的水溶性糖及还原糖含量进行了测定，结果发现，各炮制品多糖含量有显著差异：还原糖含量，除清炒白术外，基本随着炮制程度的升高而增高；而水溶性糖除焦白术偏高外，其结果刚好与还原糖相反。

3　药理

3.1　腹膜孔的调节作用

用计算机图像处理，结果发现，白术和党参有显著的开大腹膜孔的功能（$P<0.05$），并使腹膜孔开放数目增加，分布密度明显增高（$P<0.05$）。腹膜孔是腹膜腔内物质转归的主要通道，腹水的转归与腹膜孔的吸收功能有密切关系。由于白术和党参能较强地调控腹膜孔，所以它们有显著的消腹水作用[16]。

3.2　对子宫平滑肌的作用

白术醇提物与石油醚提取物对未孕小鼠离体子宫的自发性收缩及对催产素、益母草引起的子宫兴奋性收缩均呈显著的抑制作用，并随药物浓度增加而抑制作用增强，存在量效关系。白术的醇提液还能完全对抗催产素引起豚鼠在体怀孕子宫的紧张性收缩。实验表明白术醇提液作用最强，小剂量短时间内可使子宫肌的收缩显著抑制，最终呈完全松弛状态。水提取液作用最弱，对子宫肌的收缩仅是部分抑制，且在一定范围内即使加大用量也不能使子宫肌完全抑制，因此推测白术的安胎成分可能主要是脂溶性的，并提示白术对子宫平滑肌具有直接作用[17]。

3.3 对肠胃运动的影响

李岩[18]等用色素葡聚糖蓝色 2000（BD2000）为胃肠内标记物，以给药后一定时间该色素于胃内的残留率及其前端于小肠的推进距离为指标，证实白术煎剂有明显促进小鼠胃排空及小肠推进功能作用。大剂量白术水煎剂能促进小鼠的胃肠推进运动。这种效应主要通过胆碱能受体介导，并与 α 受体有关，与 β 受体关系不大[19]。依次制备不同浓度的白术水煎剂，较小剂量时对离体豚鼠回肠平滑肌收缩有较轻度抑制效应，较大剂量则能加强豚鼠回肠平滑肌的收缩，并呈量效反应关系[20]。从白术中分离出 6 个结晶，其中 3 个鉴定为杜松脑、苍术内酯和羟基白术内酯。药理实验证明，白术挥发油抑制肠管的自发运动及拮抗 $BaCl_2$ 的作用较强，拮抗 Ach 的作用稍弱。杜松脑拮抗 Ach 的作用较强，抑制肠管自发运动及拮抗 $BaCl_2$ 的作用相对较弱[21]。马允慰[22]等研究发现，白术（尤其是生白术）作用与肠管所处的机能状态有关：当肠管处在兴奋时，呈抑制作用；肠管处于抑制时，则起兴奋作用。此双向调节作用与植物神经系统有关，这些结果为用白术补脾以治疗便秘或脾虚泄泻等消化道功能紊乱症提供了实验依据。

3.4 对淋巴细胞的调节作用

毛俊浩等研究了白术多糖 PAM 体内和体外对小鼠脾淋巴细胞的调节作用。结果表明 PAM 在一定的浓度范围内能单独激活或协同 ConA/PHA 促进正常小鼠淋巴细胞转化，并能明显提高 IL-2 分泌水平。PAM 对氢化可的松造成的免疫抑制小鼠淋巴细胞的增殖功能有恢复作用。同时还发现 PAM 对淋巴细胞的调节与 β-肾上腺素受体激动剂异丙肾上腺素相关[23]。

3.5 抗衰老作用

白术可提高 12 月龄以上小鼠红细胞超氧化物歧化酶（SOD）活性，抑制小鼠脑单胺氧化酶 B（MAO-B）活性，对抗细胞自氧化溶血，并且有清除氧自由基的作用[24]。白术水煎剂给老年小鼠灌胃，连用 4 周，可显著提高全血谷胱甘肽过氧化物酶（GSH-Px）活力，明显降低红细胞中丙二醛含量，提示白术具有一定的抗衰老作用[25]。

3.6 免疫调节作用

实验表明白术能提高免疫抑制动物脾细胞体外培养存活率，即能延长淋巴细胞寿命。其使 TH 细胞明显增加，提高 TH/Ts 比值，纠正 T 细胞亚群分布紊乱状态，可使低下的 IL-2 水平显著提高，并能增加 T 淋巴细胞表面 IL-2R 的表达。这可能是白术免疫增强，免疫调节作用的重要机制之一[26]。对白术进行 LPO 和 SOD 含量测定，探讨其抗氧化作用的机制。通过对小鼠的实验表明，白术不仅具有免疫调节作用，而且具有明显的抗氧化作用，降低 LPO 的含量，能避免有害物质对组织细胞结构和功能的破坏作用，也能提高 SOD 活性趋势，增强机体对自由基的清除能力，减少自由基对机体的损伤[27]。

3.7 其他

另据报道，白术还有利尿、抑菌、降血糖、保肝、抗肿瘤等作用[28]。

参考文献

[1] 江苏新医学院. 中药大辞典（上册）[M]. 上海：上海科技出版社，1985：1376.

[2] 李金兰，范尚坦. 术的本草研究 [J]. 药学实践杂志，1996，14（4）：220-223.

[3] 王求淦. 白术产地加工 [J]. 中国中药杂志，1991，16（6）：343-344.

[4] 刘国声. 白术根茎挥发油的化学成分 [J]. 植物学报，1980，22（4）：395-396.

[5] 黄宝山，孙建枢，陈仲良. 白术内酯Ⅳ的分离鉴定 [J]. 植物学报，1992，34（8）：614-617.

[6] 陈仲良. 中药白术的化学成分Ⅱ. 白术三醇的α-甲基丁酰衍生物 [J]. 化学学报，1989，47：1022-1024.

[7] 林永成，金涛，袁至美，等. 中药白术中一种新的双倍半站内酯 [J]. 中山大学学报（自然科学版），1996，35（2）：75-76.

[8] 张强，李章万. 白术挥发油成分的分析 [J]. 华西药学杂志，1997，12（2）：119-120.

[9] 叶崇义，尤奋强. 术属药材挥发油化学单体的分离方法 [J]. 江苏中医，1996，17（1）：41-42.

[10] 莫宁烨. 白术炮制后挥发油变化的研究 [J]. 广西医学，1999，21（2）：217-218.

[11] 贾天柱，王延年，许明. 白术炮制前后挥发油的薄层及气-质联用对比 [J]. 辽宁中医杂志，1998，25（9）：431-432.

[12] 文红梅，张爱华，王莉，等. 炮制对白术内酯Ⅰ含量的影响［J］. 中药材，1999，22（3）：125－126.
[13] 陈柳蓉，陆蕴. 薄层扫描法测定白术中苍术酮的含量［J］. 现代应用药学，1996，13（4）：11－12.
[14] 宋俊峰，卢纯青，罗尚凤. 复方枳术丸的化学研究（Ⅳ）白术中羟基苍术内酯的极谱测定［J］. 分析化学，1992，20（12）：1422－1424.
[15] 陈柳蓉，邵青，陆蕴. 白术及其炮制品的多糖含量测定［J］. 中草药，1997，28（4）：214－215.
[16] 吕志莲，李继承，石元和，等. 健脾益气中药治疗腹水机制的研究—白术、党参、黄芪对小鼠腹膜孔调控作用的实验观察［J］. 中药药理与临床，1996，12（4）：11－12.
[17] 周海虹，徐北兰，杨瑞琴. 白术提取物对子宫平滑肌作用的研究［J］. 安徽中医学院学报，1993，12（4）：39－40.
[18] 李岩，孙思予，周卓. 白术对小鼠胃排空及小肠排进功能的实验研究［J］. 辽宁医学杂志，1996，10（4）：186.
[19] 马晓松，樊雪萍，陈忠. 白术促进小鼠胃肠运动机制的探讨［J］. 中国医院药学杂志，1995，15（4）：167－168.
[20] 马晓松，樊雪萍，陈忠，等. 白术对动物胃肠运动的作用及其机制的探讨［J］. 中华消化杂志，1996，16（5）：261－264.
[21] 傅定中，胡燕，王汝俊，等. 白术化学成分的分离及其对家兔离体小肠影响的研究［J］. 中药材，1998，11（6）：38－39.
[22] 马允慰，吴坤平，胡小鹰，等. 白术对家兔离体肠管活动的影响［J］. 中成药研究，1982，5（12）：26－27.
[23] 毛俊浩，吕志良，曾群力，等. 白术糖对小鼠淋巴细胞功能的调节［J］. 免疫学杂志，1996，12（4）：233－236.
[24] 吕圭源，李万里，刘明哲，等. 白术抗衰老作用研究［J］. 现代应用药学，1996，13（5）：26－29.
[25] 李怀荆，郭忠兴，毛金军，等. 白术水煎剂对老年小鼠抗衰作用的影响［J］. 佳木斯医学院学报，1996，19（1）：9－10.
[26] 余上才，章育正，赵慧娟，等. 枸杞子和白术免疫调节作用的实验研究［J］. 上海免疫学杂志，1994，14（1）：12－13.
[27] 李育浩，梁颂名，山原条二，等. 白术对胃肠功能的影响［J］. 中药材，1991，14（9）：38－40.
[28] 冉先德. 中华药海［M］. 哈尔滨：哈尔滨出版社，1993：1588.

［作者：杨翠平、劳业兴、吴凤薇、苏薇薇，原文发表于《中药材》，2002 年第 25 卷第 3 期，第 206－208 页］

地龙及其注射液指纹特征谱研究

［摘要］采用薄层扫描法建立了地龙药材及其注射液的指纹特征谱，为控制其质量提供了依据。

地龙系钜蚓科动物参环毛蚓 *Pheretima aspergillum*（E. Perrier）、通俗环毛蚓 *Pheretima vulgaris* Chen、威廉环毛蚓 *Pheretima guillelmi*（Michaelsen）或栉盲环毛蚓 *Pheretima pectinifera* Michaelsen 的干燥体，前一种习称“广地龙”，后三种习称“沪地龙”。地龙具有平肝息风、清热定惊、平喘、通络、利尿之功效[1]。地龙注射液是地龙经提取加工制成的注射液，具有抗心率失常、解热、增强免疫力等作用。地龙药材及其注射液的现行质量标准为地方标准，以总氮含量作为质量控制指标，不能有效地控制药材和成品质量。本研究采用薄层扫描法建立了地龙药材及其注射液的指纹特征谱，为其质量控制提供了科学依据。

1 仪器与试药

CAMAG TLC Scanner 3 型薄层扫描仪；地龙对照药材由中国药品生物制品检定所提供；地龙药材（批号：0107002、0109001、0109002、0109003、0109004、0109005）由广东永康药业有限公司提供，经鉴定均为参环毛蚓 *Pheretima aspergillum*（E. Perrier），即“广地龙”；地龙注射液（批号：0107002、0109001、0109002、0109003、0109004、0109005、0110001、0110002、0110003、0110004、0110005）由广东永康药业有限公司提供；正丁醇、冰醋酸均为分析纯。

2 方法与结果

2.1 溶液的制备

取地龙药材 0.5 g，用 85% 乙醇 20 mL 加热回流 1 h，滤过，溶液蒸干，残渣加 70% 乙醇 5 mL 使溶解，得药材溶液。取地龙注射液 5 支，混匀，吸取 1 mL，加无水乙醇 3 mL，摇匀，得供试品溶液。

2.2 薄层扫描

取药材溶液、供试品溶液各 4 μL，分别点于以 0.5% 羧甲基纤维素钠为粘合剂的硅胶 G 薄层板（厚度约 0.5 mm）上，以正丁醇 - 冰醋酸 - 水（3∶1∶1）为展开剂，在 20 ℃、相对湿度 75% 条件下展开，展距约 14 cm，取出，晾干，喷以茚三酮试液，于 105 ℃加热至斑点显色清晰，立即进行扫描，波长 $\lambda_R = 505$，光束：0.4 mm×5.0 mm。

2.3 共有峰的确定

比较薄层扫描的结果，确定了地龙药材及其注射液的指纹特征（即 8 个共有峰），其 R_f 值、峰面积及相对百分含量数据见表 1、表 2。

表 1 地龙药材共有峰 R_f 值、峰面积及其相对百分含量

样品批号		共有峰								非共有峰
		峰 1	峰 2	峰 3	峰 4	峰 5	峰 6	峰 7	峰 8	
对照药材	R_f 值	0.16	0.22	0.28	0.39	0.45	0.51	0.58	0.68	
	峰面积	1987.75	202.521	359.526	2764.612	5171.632	293.811	1581.755	3396.238	230.041
	相对百分含量/%	12.433	1.267	2.249	17.292	32.347	1.838	9.893	21.243	1.439
0107002	R_f 值	0.16	0.23	0.29	0.38	0.45	0.53	0.59	0.66	
	峰面积	1224.424	171.851	107.350	1749.055	2223.901	43.887	617.938	1236.623	0
	相对百分含量/%	16.602	2.330	1.456	23.716	30.154	0.595	8.379	16.768	0
0109001	R_f 值	0.14	0.22	0.27	0.38	0.45	0.52	0.58	0.67	
	峰面积	1846.693	370.561	143.481	1415.937	2696.696	96.397	666.261	1356.765	316.179
	相对百分含量/%	21.127	4.239	1.641	16.199	30.851	1.103	7.622	15.522	4.132
0109002	R_f 值	0.15	0.23	0.28	0.38	0.44	0.52	0.59	0.66	
	峰面积	2639.202	457.104	170.431	2350.662	4595.267	37.658	1264.078	2580.442	259.190
	相对百分含量/%	18.386	3.184	1.187	16.376	32.014	0.262	8.806	17.977	1.806
0109003	R_f 值	0.15	0.24	0.28	0.39	0.44	0.52	0.59	0.66	
	峰面积	850.442	158.069	161.137	2158.467	3360.477	125.028	965.831	1832.056	160.653
	相对百分含量/%	8.703	1.618	1.649	22.088	34.388	1.279	9.883	18.748	1.644
0109004	R_f 值	0.16	0.23	0.28	0.38	0.45	0.53	0.59	0.66	
	峰面积	1193.670	1222.026	156.646	1851.749	3946.310	179.795	1148.341	2165.323	212.865
	相对百分含量/%	9.884	10.119	1.297	15.333	32.677	1.489	9.509	17.930	1.76
0109005	R_f 值	0.16	0.24	0.28	0.39	0.45	0.52	0.59	0.66	
	峰面积	1648.902	321.007	217.815	2175.721	4502.939	190.575	1038.892	2063.519	88.984
	相对百分含量/%	13.462	2.621	1.778	17.763	36.764	1.556	8.482	16.847	0.7265

表 2 地龙注射液共有峰 R_f 值、峰面积及其相对百分含量

样品批号		共有峰								非共有峰
		峰 1	峰 2	峰 3	峰 4	峰 5	峰 6	峰 7	峰 8	
0107002	R_f 值	0. 16	0. 23	0. 29	0. 38	0. 45	0. 53	0. 59	0. 66	
	峰面积	1232. 918	181J98	98. 754	945. 636	1487. 641	40. 823	488. 776	1089. 959	20. 000
	相对百分含量/%	22. 073	3. 244	1. 768	16. 930	26. 633	0. 731	8. 750	19. 513	0. 358
0109001	R_f 值	0. 14	0. 22	0. 27	0. 38	0. 45	0. 52	0. 58	0. 67	
	峰面积	1853. 967	342. 012	122. 810	1322. 676	2707. 828	110. 124	737. 087	1386. 203	146. 066
	相对百分含量/%	21. 240	3. 918	1. 407	15. 153	31.022	1. 262	8. 444	15. 881	1. 673
0109002	R_f 值	0. 15	0. 24	0. 28	0. 39	0. 44	0. 51	0. 59	0. 69	
	峰面积	2203. 249	513. 897	142. 605	2025. 130	3264. 299	44. 061	858. 093	1786. 866	151. 312
	相对百分含量/%	22. 073	3. 244	1. 768	17. 288	26. 633	0. 401	8. 750	19，513	1. 377
0109003	R_f 值	0. 15	0. 23	0. 29	0. 38	0. 45	0. 53	0. 60	0. 66	
	峰面积	1798. 904	447. 374	124. 802	1884. 754	3120. 904	155. 377	839. 238	1637. 331	190. 120
	相对百分含量/%	17. 637	4. 384	1. 224	18. 478	30. 598	1. 523	8. 228	16. 053	1. 864
0109004	R_f 值	0. 14	0. 22	0. 28	0. 38	0. 45	0. 52	0. 59	0. 67	
	峰面积	2350. 783	348. 124	127. 389	1399. 313	3185. 184	97. 940	716. 306	1377. 166	180. 687
	相对百分含量/%	24. 030	3. 558	1. 302	14. 304	32. 559	1. 001	7. 322	14. 077	1. 847
0109005	R_f 值	0. 15	0. 22	0. 27	0. 39	0. 45	0. 52	0. 58	0. 68	
	峰面积	2082. 258	325. 742	129. 736	1386. 643	3117. 981	110. 175	741. 612	1316. 019	345. 248
	相对百分含量/%	21. 791	3. 409	1. 358	14. 512	32. 631	1. 153	7. 761	13. 772	3. 613
0110001	R_f 值	0. 14	0. 22	0. 27	0. 38	0. 45	0. 52	0. 58	0. 67	
	峰面积	21835. 9	1945. 2	2503. 6	28532. 8	47722. 7	6257. 7	22382. 0	46241. 2	0
	相对百分含量/%	12. 32	1. 10	1. 41	16. 00	26. 93	3. 53	12. 63	26. 09	0
0110002	R_f 值	0. 13	0. 22	0. 27	0. 39	0. 44	0. 51	0. 59	0. 68	
	峰面积	21768. 6	1878. 8	2301. 5	29092. 8	48021. 3	5326. 0	22684. 8	46688. 1	0
	相对百分含量/%	12. 25	1. 06	1. 29	16. 37	27. 01	3. 00	12. 76	26. 26	0
0110003	R_f 值	0. 13	0. 22	0. 27	0. 38	0. 44	0. 52	0. 58	0. 67	
	峰面积	20236. 7	1930. 8	2143. 3	28142. 8	47485. 8	5982. 4	22107. 7	43756. 1	0
	相对百分含量/%	11. 78	1. 12	1. 25	16. 38	27. 64	3. 48	12. 87	25. 47	0
0110004	R_f 值	0. 14	0. 22	0. 27	0. 38	0. 45	0. 52	0. 58	0. 67	
	峰面积	20570. 0	2085. 2	2235. 5	28549. 3	47846. 7	6090. 7	22016. 5	42793. 0	0
	相对百分含量/%	11. 95	1. 21	1.30	16. 58	27. 79	3. 54	12. 79	24. 85	0
0110005	R_f 值	0. 14	0. 22	0. 27	0. 38	0. 45	0. 52	0. 59	0. 67	
	峰面积	18983. 8	2414. 2	2235. 9	29621. 4	48186. 5	7401. 9	23337. 6	40812. 5	0
	相对百分含量/%	10. 97	1. 39	1. 29	17. 12	27. 85	4. 28	13. 49	23. 59	0

2.4 精密度试验

取同一批供试品溶液（批号：0110005），在同一块薄层板上点 6 个点（点样量均为 4 μL），依法展开、扫描，结果见表 3。

表 3 精密度试验结果（$\bar{x} \pm s$，$n = 6$）

共有峰	峰 1	峰 2	峰 3	峰 4	峰 5	峰 6	峰 7	峰 8
相对峰面积/%	10. 972 +0. 029	1. 388 ±0. 026	1. 296 ±0. 011	17. 118 +0. 028	27. 841 ±0. 023	4. 278 ±0. 015	13. 476 ±0. 021	23. 576 ±0. 024

表 4　重复性试验结果（$\bar{x} \pm s$，$n=6$）

共有峰	峰 1	峰 2	峰 3	峰 4	峰 5	峰 6	峰 7	峰 8
相对峰面积/%	21.253 ±0.011	3.918 ±0.014	1.423 ±0.014	15.164 ±0.114	31.052 ±0.228	1.258 ±0.139	8.453 ±0.014	15.884 ±0.015

2.5　重复性试验

取同一批供试品 6 份（批号：0109001），分别处理，依法操作，结果见表 4。

3　结论

薄层扫描结果标示了地龙药材及其注射液指纹特征（即 8 个共有峰），可作为其质量控制的依据；非共有峰面积均小于总峰面积的 5%。

参考文献

[1] 耿晖. 地龙药理作用研究概况 [J]. 时珍国医国药，2000，11（10）：952.

［作者：方铁铮、杨翠平、苏薇薇，原文发表于《中药材》，2002 年第 25 卷第 11 期，第 813－815 页］

中药连翘质量的灰色模式识别研究

[摘要] 在灰色关联度的基础上，以定义的相对关联度为测度，构建了新的评价中药质量的模式识别模型，并将其用于连翘质量的评价。本研究在国内属首创。

“灰色系统”是指既包含有已知信息，又包含有未知信息的系统。研究灰色系统的目的，就是要使系统“白化”，即利用已知的信息，去揭示未知的信息[1]。中药质量研究是一个复杂的系统工程。近年来，国内许多学者都在寻找综合评价中药质量的新方法。基于“中药成分与中药质量的关系是一种灰色关系”这样一种认识[2]，可用灰色系统理论中的关联度分析或灰关联聚类来评价中药质量，这一研究目前处于发轫阶段[3]。本文在对连翘有效成分分析的基础上[4]，以定义的相对关联度为测度，构建了评价其质量的模式识别模型。本研究为中药质量评价提供了一种全新方法，具有理论意义和实用价值。

1 方法

1.1 选择参考序列

设有 n 个中药样品，每个样品有 m 项评价指标，这样组成了评价单元序列 $\{X_{ik}\}$，($i=1, 2, \cdots, n$；$k=1, 2, \cdots, m$)。用灰色关联度作为评价测度，首先必须选择参考序列。设最优参考序列和最差参考序列分别为 $\{X_{sk}\}$ 和 $\{X_{tk}\}$，($k=1, 2, \cdots, m$)。最优参考序列的各项指标是 n 个中药样品对应指标的最大值，即 $\{X_{sk}\} = \max\limits_{1\leqslant i\leqslant n}\{X_{ik}\}$；最差参考序列的各项指标则是 n 个中药样品对应指标的最小值，即 $\{X_{tk}\} = \min\limits_{1\leqslant i\leqslant n}\{X_{ik}\}$。

1.2 原始数据规格化处理

评价指标间通常存在测度不统一的问题，因此需对原始数据进行处理：$Y_{ik} = X_{ik}/\bar{X}_k$。式中，$Y_{ik}$ 为规格化处理后的数据，X_{ik} 为原始数据，$\bar{X}_k$ 为 n 个中药样品第 k

个指标的均值。

1.3 计算关联系数[5]

1.3.1 相对于最优参考序列，关联系数：

$$\zeta_{k(s)}^{i} = \frac{\Delta_{\min} + \rho\Delta_{\max}}{|Y_{ik} - Y_{sk}| + \rho\Delta_{\max}}$$

式中，$\Delta_{\min} = \min|Y_{ik} - Y_{sk}|$，$\Delta_{\max} = \max|Y_{ik} - Y_{sk}|$，　（$i = 1, 2, \cdots, n$；$k = 1, 2, \cdots, m$）。$\rho$ 为分辨系数，其值取0.5。

1.3.2 相对于最差参考序列，关联系数：

$$\zeta_{k(t)}^{i} = \frac{\Delta'_{\min} + \rho\Delta'_{\max}}{|Y_{ik} - Y_{tk}| + \rho\Delta'_{\max}}$$

式中，$\Delta'_{\min} = \min|Y_{ik} - Y_{tk}|$，$\Delta'_{\max} = \max|Y_{ik} - Y_{tk}|$。

1.4 计算关联度

相对于最优参考序列，关联度：

$$r_{i(s)} = \frac{1}{m}\sum_{k=1}^{m}\zeta_{k(s)}^{i}$$

相对于最差参考序列，关联度：

$$r_{i(t)} = \frac{1}{m}\sum_{k=1}^{m}\zeta_{k(t)}^{i}$$

1.5 定义并计算相对关联度

$r_{i(s)}$ 愈大，表明评价单元序列与最优参考序列的关联程度愈甚，评价单元愈佳；$r_{i(t)}$ 意义正好相反，$r_{i(t)}$ 愈小，评价单元愈佳。理想的最佳评价单元应该是：该评价单元与最优参考序列的关联程度最大而同时与最差参考序列的关联程度最小。则可定义评价单元序列 $\{X_{ik}\}$ 同时相对于最优参考序列 $\{X_{sk}\}$ 和最差参考序列 $\{X_{tk}\}$ 的相对关联度为：

$$r_i = \frac{r_{i(s)}}{r_{i(s)} + r_{i(t)}},\ (i = 1, 2, \cdots, n)$$

显然，r_i，愈大，评价单元愈佳。因此，根据各评价单元相对关联度的大小可给出各评价单元的优劣排序。这样，最终可得到中药质量优劣的评价结果。

2 结果与讨论

（1）对不同产地连翘有效成分含量数据（表1）进行关联度分析，结果见表2、表3。相对关联度及样品质量评价结果见表4。

表 1　连翘中有效成分的含量（mg/g）

有效成分	评价单元序列											参考序列	
	样品 1（河南）	样品 2（河南）	样品 3（山东）	样品 4（山东）	样品 5（山东）	样品 6（陕西）	样品 7（陕西）	样品 8（河北）	样品 9（山西）	样品 10（山西）	样品 11（内蒙）	最优	最差
连翘甙（Ⅰ）	0.98	1.13	1.46	0.87	0.94	2.18	1.93	0.87	3.16	1.43	0.82	3.16	0.82
连翘甙元（Ⅱ）	1.43	1.25	1.48	0.54	1.93	0.38	0.54	0.67	1.18	1.11	0.94	1.93	0.38
连翘酯甙（Ⅲ）	4.18	3.59	4.63	4.11	6.23	2.93	3.94	5.11	6.74	2.38	4.32	6.74	2.38
芦丁（Ⅳ）	1.49	0.74	0.53	0.84	0.38	0.54	1.18	0.44	0.28	1.93	0.35	1.93	0.28
咖啡酸（Ⅴ）	0.38	0.69	0.94	0.34	0.68	1.15	0.93	0.83	0.33	1.02	0.97	1.15	0.33

表 2　评价单元序列相对于最优参考序列的关联系数与关联度

项目		样品 1（河南）	样品 2（河南）	样品 3（山东）	样品 4（山东）	样品 5（山东）	样品 6（陕西）	样品 7（陕西）	样品 8（河北）	样品 9（山西）	样品 10（山西）	样品 11（内蒙）
关联系数	Ⅰ	0.4068	0.4242	0.4679	0.3951	0.4025	0.6039	0.5487	0.3951	1.0000	0.4636	0.3899
	Ⅱ	0.6848	0.6150	0.7071	0.4386	1.0000	0.4119	0.4386	0.4629	0.6609	0.5696	0.5231
	Ⅲ	0.6407	0.5916	0.6839	0.6344	0.6991	0.5449	0.6197	0.7366	1.0000	0.5115	0.6535
	Ⅳ	0.6523	0.4095	0.3708	0.4308	0.3473	0.3725	0.5239	0.3563	0.3333	1.0000	0.3430
	Ⅴ	0.5044	0.6302	0.5490	0.4917	0.4249	1.0000	0.7807	0.7100	0.4885	0.8577	0.8136
关联度		0.5778	0.5341	0.5557	0.4781	0.5748	0.5866	0.5823	0.5322	0.6965	0.6805	0.5446

表 3　评价单元序列相对于最差参考序列的关联系数与关联度

项目		样品 1（河南）	样品 2（河南）	样品 3（山东）	样品 4（山东）	样品 5（山东）	样品 6（陕西）	样品 7（陕西）	样品 8（河北）	样品 9（山西）	样品 10（山西）	样品 11（内蒙）
关联系数	Ⅰ	0.9038	0.8284	0.7005	0.9675	0.9255	0.5239	0.5740	0.9675	0.3899	0.7105	1.0000
	Ⅱ	0.5083	0.5551	0.4967	0.8713	0.4919	1.0000	0.8713	0.7772	0.5756	0.5981	0.6597
	Ⅲ	0.7173	0.7907	0.6699	0.7253	0.5427	0.9543	0.7455	0.6261	0.5115	1.0000	0.7019
	Ⅳ	0.4054	0.6418	0.7675	0.5957	0.8922	0.7602	0.4782	0.8378	1.0000	0.3333	0.8957
	Ⅴ	0.9396	0.6848	0.5620	0.9868	0.6911	0.4885	0.5662	0.6103	1.0000	0.5316	0.5501
关联度		0.6949	0.7002	0.6393	0.8293	0.7087 *	0.7454	0.6470	0.7638	0.6954	0.6347	0.7615

表 4　相对关联度与质量优劣排序

项目	样品 1（河南）	样品 2（河南）	样品 3（山东）	样品 4（山东）	样品 5（山东）	样品 6（陕西）	样品 7（陕西）	样品 8（河北）	样品 9（山西）	样品 10（山西）	样品 11（内蒙）
相对关联度	0.4540	0.4327	0.4651	0.3657	0.4478	0.4404	0.4737	0.4106	0.5004	0.5174	0.4170
质量排序	5	8	4	11	6	7	3	10	2	1	9

（2）本文建立的灰色模式识别模型，是以相对关联度为测度来综合评价中药质量的。这是一种全新的方法，结果客观、科学。本研究适合对多组分多指标的中药质量进行综合评价，具有广泛的推广应用前景。

参考文献

[1] 吴忠. 药物溶出度与时间关系的灰色系统模拟 [J]. 现代应用药学, 1995, 12 (1): 3-5.
[2] 苏薇薇. 中药鉴定现代研究 [M]. 北京: 中国中医药出版社, 1998: 300-302.
[3] 吴忠, 郑少珠, 浙贝母. 川贝母微量元素灰关联度分析及鉴别分类 [J]. 中药材, 1997, 20 (6): 291-293.
[4] 何新新, 吴忠, 林敬明. 不同产地连翘有效成分分析及质量评价 [J]. 中药材, 2000, 23 (6): 332-333.
[5] 吴忠, 苏薇薇, 邵俭. 灰色关联度分析在癌症与微量元素关系研究中的应用 [J]. 数理医药学杂志, 1994, 7 (4): 358-360.

[作者: 吴忠、苏薇薇、何新新, 原文发表于《中药材》, 2000 年第 23 卷第 9 期, 第 536-538 页]

杜仲化学成分与药理研究进展

[摘要] 本文对近年来杜仲化学成分与药理研究的进展做一综述，并对其开发利用前景进行展望。

杜仲（*Eucommia ulmoides* Oliver）是名贵药材，《神农本草经》将其列为上品，谓其“主治腰膝痛，补中，益精气，坚筋骨，除阴下痒湿，小便余沥。久服，轻身耐老”。近年来的研究[1-3]表明，杜仲叶与皮有相似的化学成分和药理作用，可代皮供药用，解决了杜仲药源匮乏的问题。本文对近年来杜仲化学成分和药理研究的进展做一综述。

1 杜仲化学成分研究

近年来，许多学者对杜仲的化学成分进行了大量研究。经研究发现，杜仲的皮、叶、枝条、果实和花中含有的成分大致可分为以下几类。

1.1 木脂素类（lignans）

木脂素类化合物是杜仲化学成分中研究最多、结构最清晰、成分最明确的一类化合物，有关杜仲中木脂素类化合物的报道已有上百篇。迄今为止，从杜仲中分离出的木脂素类化合物已有27种[4-5]，其中多数为苷类化合物（表1）。

表1 杜仲中木脂素类成分

母核结构	基团	化合物名称
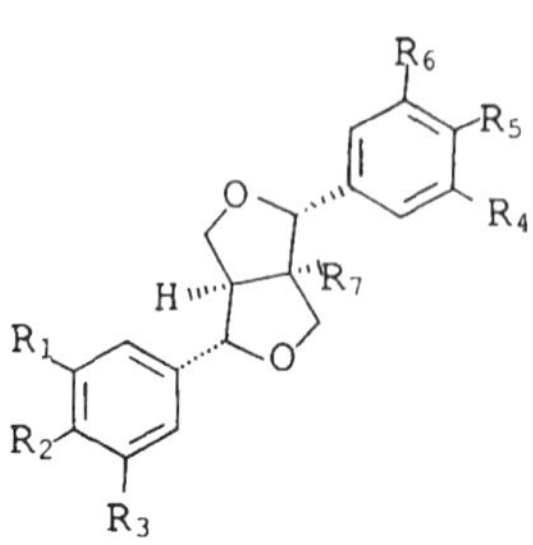	$R_1=R_3=R_6=OCH_3$，$R_2=R_5=O\text{-}glc$，$R_4=R_7=H$	中脂素二糖苷
	$R_1=R_6=OCH_3$，$R_2=R_5=O\text{-}glc$，$R_3=R_4=R_7=H$	松脂素二糖苷
	$R_1=R_3=R_4=R_6=OCH_3$，$R_2=R_5=O\text{-}glc$，$R_7=H$	丁香脂素二糖苷
	$R_1=R_4=OCH_3$，$R_2=O\text{-}glc$，$R_5=OH$，$R_3=R_4=R_7=H$	松脂素单糖苷
	$R_3=R_4=OCH_3$，$R_2=R_5=O\text{-}glc$，$R_1=R_6=H$，$R_7=OH$	1-羟基松脂素二糖苷
	$R_3=R_4=R_6=OCH_3$，$R_2=OH$，$R_5=O\text{-}glc$，$R_1=R_7=H$	杜仲素A
	$R_1=R_3=R_4=R_6=OCH_3$，$R_2=OH$，$R_5=O\text{-}glc$，$R_7=H$	丁香素单糖苷
	$R_3=R_4=OCH_3$，$R_2=O\text{-}glc$，$R_5=R_7=OH$，$R_1=R_6=H$	1-羟基松脂素-4″糖苷
	$R_3=R_4=OCH_3$，$R_2=R_7=OH$，$R_5=O\text{-}glc$，$R_1=R_6=H$	1-羟基松脂素-4′糖苷
	$R_3=R_4=OCH_3$，$R_2=R_5=OH$，$R_1=R_6=R_7=H$	表松脂素
	（1″与6之间以β键相连）	松脂素
双素氧木脂素类	$R_3=R_4=OCH_3$，$R_2=R_5=OH$，$R_1=R_6=R_7=H$	中脂素
	$R_3=R_4=R_6=OCH_3$，$R_2=R_5=OH$，$R_1=R_7=H$	丁香素
	$R_1=R_3=R_4=R_6=OCH_3$，$R_2=R_5=OH$，$R_7=H$	1-羟基松脂素
	$R_3=R_4=OCH_3$，$R_2=R_5=R_7=OH$，$R_1=R_6=H$	

母核结构	基团	化合物名称
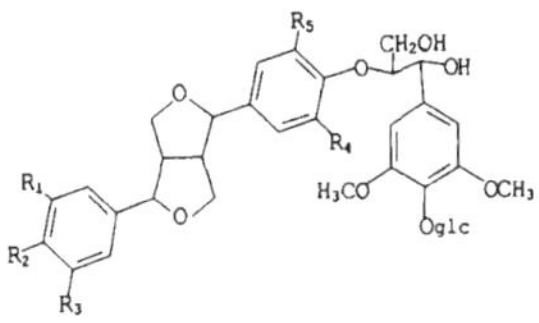 倍半木脂素类	$R_3 = R_4 = R_5 = OCH_3$，$R_2 = O\text{-}glc$，$R_1 = H$ $R_1 = R_3 = R_4 = R_5 = OCH_3$，$R_2 = O\text{-}glc$	耳草素二糖苷 丁香丙三醇-β-丁香脂素醚二糖苷
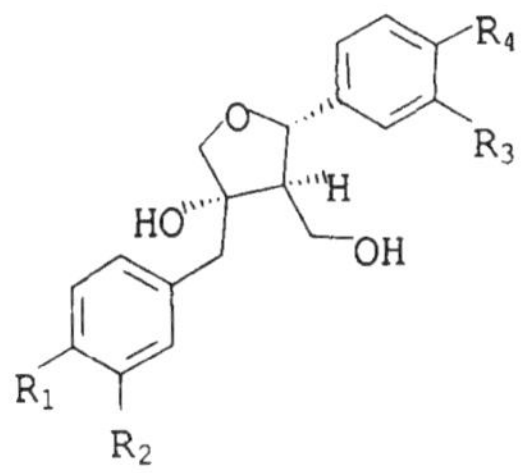 单环氧木脂素类	$R_2 = R_3 = OCH_3$，$R_1 = R_4 = O\text{-}glc$ $R_2 = R_3 = OCH_3$，$R_1 = R_4 = OH$ $R_2 = R_3 = OCH_3$，$R_1 = O\text{-}glc$，$R_4 = OH$ $R_2 = R_3 = OCH_3$，$R_1 = OH$，$R_4 = O\text{-}glc$	榄榄素二糖苷 橄榄素 橄榄素 4″-糖苷 橄榄素 4′-糖苷
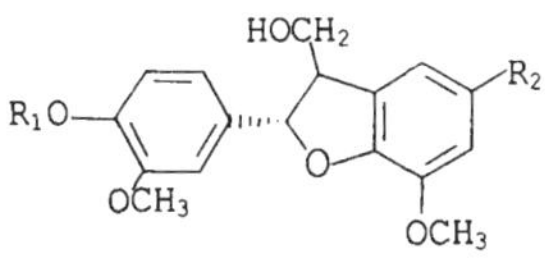 新木脂素类	$R_1 = glc$，$R_2 = CH = CH - CH_2 - O\text{-}glc$ $R_1 = H$，$R_2 = CH（OH）CH（OH）CH_2OH$（erythro） $R_1 = H$，$R_2 = CH（OH）CH（OH）CH_2OH$（threo） $R_1 = H$，$R_2 = CH_2 - CH_2 - CH_2OH$	脱氢二松柏醇二糖苷 赤式二羟基脱氢二松柏醇 苏式二羟基脱氢二松柏醇 二氢脱氢二松柏醇
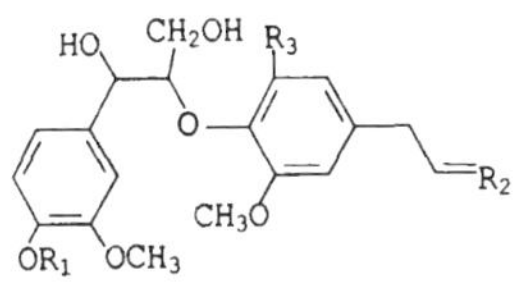 新木脂素类	$R_1 = glc$，$R_2 = CH_2OH$，$R_3 = OCH_3$ $R_1 = R_3 = H$，$R_2 = CHO$	柑桔素 B erythro and threo-guaiacyl glycerol-β-conifery aldehyde ether

注：表中所有 glc 均为 3-β-glucose。

1.2 苯丙素类（penylpropanoids）

苯丙素类是形成木脂素的前体，在杜仲中广泛存在。目前，对苯丙素类的报道较少且主要集中在绿原酸、香草酸等活性成分的研究上。成军等[6]报道用有机溶剂多次渗漉法可从杜仲叶中分离出对香豆酸、咖啡酸乙酯、绿原酸等苯丙素类化合物。迄今为止，杜仲中发现的苯丙素类有 11 种[6]：咖啡酸、二氢咖啡酸、松柏酸、愈创木丙三醇、松柏苷、丁香苷、间羟基苯丙酸、绿原酸、绿原酸甲酯、香草酸、寇布拉苷。

1.3 环烯醚萜类（iridoids）

环烯醚萜类在新鲜植物组织中含量较高。环烯醚萜是臭蚁二醛的缩醛衍生物，分子中含有环戊烷结构单元，这类化合物还包括环烯醚萜多聚体。到目前为止，从杜仲中分离的环醚萜荫类化合物共有 15 个[5,7]（表 2）。

表 2　杜仲中的环烯醚萜类化合物

母核结构	基团	化合物名称
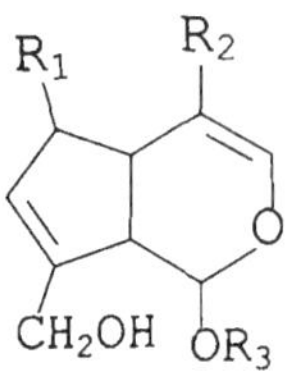	$R_1=H$，$R_2=COOCH_3$，$R_3=glc$	京尼平苷
	$R_1=H$，$R_2=COOCH$，$R_3=glc$	京尼平苷酸
	$R_1=R_3=H$，$R_2=COOCH_3$	京尼平
	$R_1=OH$，$R_2=H$，$R_3=glc$	桃叶珊瑚苷
	$R_1=\text{-O-}\alpha\text{-D-glc}$，$R_2=R_3=H$	杜仲苷
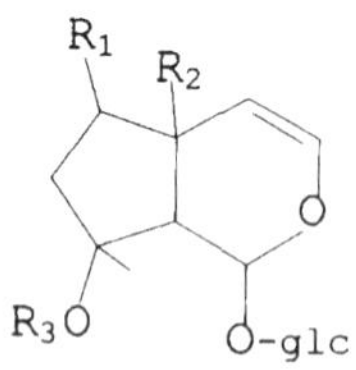	$R_1=OH$，$R_2=H$，$R_3=H$	筋骨草苷
	$R_1=R_2=OH$，$R_3=Ac$	哈帕苷乙酸酯
	$R_1=H$，$R_2=OH$，$R_3=H$	雷朴妥苷
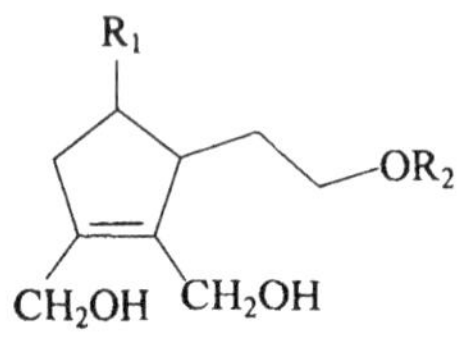	$R_1=OH$，$R_2=H$	杜仲醇
	$R_1=OH$，$R_2=glc$	杜仲醇苷
	$R_1=H$，$R_2=H$	脱氧杜仲醇
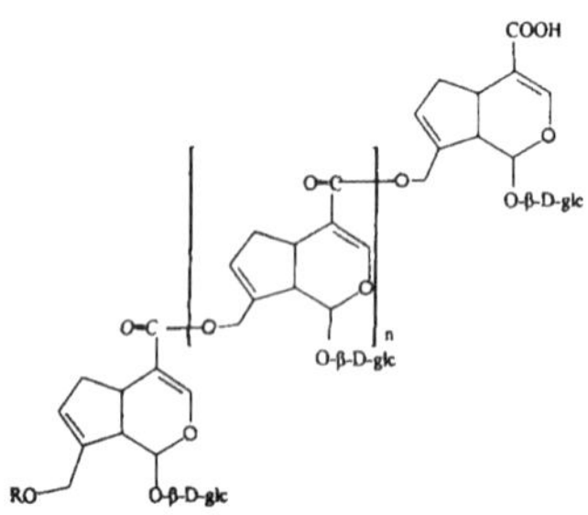	$R=H$，$n=1$	京尼平苷酸三聚体
	$R=H$，$n=2$	京尼平苷酸四聚体
	$R=Ac$，$n=1$	京尼平苷酸三聚体乙酸酯
	$R=Ac$，$n=2$	京尼平苷酸四聚体乙酸酯

注：表中所有 glc 均为 β-D-glucose。

1.4　杜仲胶（gutta-percha）

杜仲胶是杜仲中含量较高的一类成分，普遍存在于各组织中，成熟果实中含量最高，为 10%～18%；干树干皮为 6%～10%；干树根皮为 10%～12%；成熟干树叶中为 3%～5%[8]。杜仲胶是一种天然高分子材料，它与天然橡胶互为同分异构体，是易结晶的硬质塑料。杜仲胶具有绝缘性强、耐水湿、抗酸碱、热塑性好和形状记忆等特性[8]，是一种重要的化工原料，也可用作新型的医用功能材料。近年来，我国对杜仲胶进行了深入研究，开拓了杜仲胶的新用途[9]。

1.5　多糖类

杜仲多糖是近年来发现的又一活性成分。组成明确的有 Shimizu N 等[10]从杜仲皮中分离出的酸性聚糖杜仲糖 A（Eucomman A）和 Tomoda M 等[11]分离出的杜仲糖 B（Eucomman B）。杜仲糖 A 是由 L-阿拉伯糖、D-半乳糖、D-葡萄糖、L-鼠李糖、D-半乳糖醛酸按摩尔比 8∶6∶4∶5∶8 组成；杜仲糖 B 的结构主要为 α-1，2-L-鼠李糖-α-1，4-D-半乳糖。这两种多糖对网状内皮系统均有活化作用，可增强机体非特异性免疫功能。赵晓明等[12]用水提醇沉法也从杜仲叶中分离得到了灰白色多糖成分，该成分易溶于水，不易潮解，不溶于高浓度的有机溶剂，不含淀粉、酚类、氨基酸及黄酮类成分，其糖基组成和药理活性尚待进一步研究。

1.6 杜仲抗真菌蛋白

杜仲抗真菌蛋白类是近年发现的一类植物蛋白。中科院昆明植物研究所的刘小烛等从新鲜杜仲树皮中分离纯化到一种能抑制真菌生长的蛋白，命名为杜仲抗真菌蛋白（eucommia antifungal protein），简称 EAFP。EAFP 是简单的单链蛋白，具有分子量小，不含糖、单链、热稳定的特点，与其他抗真菌蛋白相比还有抗菌谱广的优点。EAFP 的发现对植物抗真菌蛋白基因工程的研究很有意义。最近又有报道[13-14]：从杜仲中发现两种抗真菌多肽（eucommia antifungal peptide），分别命名为 EAFP1、EAFP2。这两种多肽均含有 41 个氨基酸残基，包含 5 对二硫键，可抑制来自棉花、小麦、马铃薯、西红柿和烟草中的 8 种致病真菌，其抗真菌效果可被 Ca^{2+} 强烈抑制。

1.7 黄酮类

黄酮类化合物也是杜仲的主要有效成分之一，其含量的高低是判断杜仲生药及其产品质量的重要指标[15]，对杜仲黄酮类化合物的报道多见于含量测定和分离提取工艺的研究。叶力等[16]用 RP-HPLC 法检出了槲皮素和莰菲醇两种黄酮苷元，并测定出黄酮类化合物的含量占杜仲干叶重的 0.7%，占杜仲叶提取物的 6.64%。成军等[17]用溶剂法和色谱法结合的方法从杜仲叶中分离得到 5 个黄酮类化合物：山奈酚、槲皮苷、紫云英苷、陆地棉苷、芦丁。叶文峰等[18]用正交试验方法探讨了以乙醇为溶剂提取杜仲叶中黄酮类化合物的最佳工艺条件，结果发现用 70% 乙醇，料液比 1∶10，在 80 ℃条件下提取 3 次，每次回流 1.5 h，总黄酮的平均得率最高。

1.8 营养成分

杜仲是名贵滋补药材，其有效成分中除了含有大量已知活性的药用成分外，还含有多种营养物质，营养物质是杜仲保健作用的重要物质基础。

1.8.1 氨基酸 臧友维等[19]分析比较了杜仲皮与叶中的氨基酸含量，检测出 17 种游离氨基酸，其中必需氨基酸齐全。王俊丽等[20]借助氨基酸自动分析仪对杜仲愈伤组织（离体培养）、树叶、树皮中的氨基酸含量进行了系统研究，共检测出 16 种氨基酸，其中包含 7 种必需氨基酸。梁淑芳等[21]研究发现杜仲果实中的氨基酸主要以蛋白质形式存在，游离氨基酸很少。经氨基酸分析仪测定发现，杜仲果实水解产物中含有 18 种氨基酸，其中包括人体必需的 8 种氨基酸。

1.8.2 脂肪酸 梁淑芳等[21]经气相色谱分析发现杜仲油富含亚麻酸。杜仲油中不饱和脂肪酸含量为 91.18%，其中亚油酸与亚麻酸高达 73.68%。此外，他们还发现了杜仲油中有豆蔻酸存在。安秋荣等[22]采用毛细管气相色谱－质谱联用方法对杜仲叶中的脂肪酸（以甲酯形式）进行分析，鉴定出 10 种脂肪酸，其中包括十六碳三烯酸、亚油酸和亚麻酸 3 种不饱和脂肪酸。此外，在杜仲叶挥发成分中还发现含有以酸的形式存在的脂肪酸[22]：十六碳酸和 2，5－二甲基苯丁酸。杜仲叶中溶于水的低级脂肪酸有待于用离子色谱分析确定。

1.8.3 维生素及微量元素 臧友维等[19]研究测定了杜仲皮和叶中锗、硒等 15 种微量元素的含量。于学玲等[23]对杜仲皮和叶中的微量元素进行分析，检出了 13 种人体必需微量元素；同时发现杜仲皮和叶中含有丰富的维生素 E 和 β 胡萝卜素，以及少量的维生素 B_1、维生素 B_2 等。梁淑芳等[21]经气相色谱法分析发现杜仲油含维生素 E 32 mg/100 g，还发现杜仲果实中含有 Cu、Zn、Mn、Fe 等 8 种元素。

1.9 其他成分

1.9.1 其他萜类化合物 李冬等[24]、续俊文等[25]和成军等[6]先后从杜仲中分离出白桦脂醇、白桦脂酸、胡萝卜苷、熊果酸和 β－谷甾醇等萜类化合物。Okada 等[26]从杜仲叶氯仿提取物中分离出具有免疫抑制活性的单萜类化合物地黄普内酯（loliodide）。

1.9.2 挥发性成分 杜仲挥发油成分复杂，这些挥发性成分使其枝叶很少受害虫侵扰。郭志峰等[27]采用色谱质谱联用的分析手段，对杜仲叶的挥发油成分进行分离鉴定，共分出 45 种成分，并确认出其中的 25 种。韩国学者对杜仲叶和皮的挥发性成分用 GC－MS 进行了分析，从杜仲皮中检出 49 种成分，从杜仲叶中检出 35 种成分。

2 杜仲药理作用研究

2.1 降压作用

杜仲的降压作用是经过多年临床证实的，现代药理实验有效地揭示了这一作用的机理。范维衡等[28]的试验证明，杜仲水提物对犬有明显的降压作用，而且疗效平稳，无毒、无副作用。研究发现[29]，杜仲降低血压的有效成分是松脂醇二葡萄糖苷。李家实等[30]用杜仲水提物进行了急性降压试验，发现杜仲的降压作用与其中含有的生物碱、桃叶珊瑚苷、绿原酸和糖类等物质有关。张瑛朝等[31]通过对 60 例高血压受试者的临床研究发现，复方杜仲叶合剂对人体有明显的降压及调节血脂的作用，且对机体健康无不良影响。秦振栋[32]通过杜仲煎剂蛙后肢血管灌流实验的研究，认为杜仲降压的机理是杜仲药剂作用于血管平滑肌，使外周血管扩张所致。因为高血压患者红细胞中 Zn/Cu 值为 15.04 ±2.50，明显高于正常人，而杜仲叶、皮的 Zn/Cu 值仅为 3.82 和 3.46，所以认为杜仲的降压作用与降低高血压患者红细胞的 Zn/Cu 值有关[33]。杜仲中的微量元素锌和钙含量较高，可以通过纠正阴虚证型高血压患者的锌含量而起到降压作用。此外，近年的研究认为杜仲对血压具有化学降压药无法比拟的“双向调节”功能[34]，即高血压患者服后可降压，低血压患者服后可升压。

2.2 抗肿瘤作用

现代药理实验证明，杜仲有抗癌和抑癌之功效，其有效成分与其所含的木脂素、苯丙素及环烯醚萜类化合物有关。续俊文等[25]报道，杜仲所含的京尼平苷酸甲酯具有抗肿瘤的作用。杜仲所含的丁香脂素双糖苷在淋巴细胞白血病 P_{388}（Ps）系统中有较好的活性，浓度 12.5 mg/kg 可控制 T/C 值 >126[19]。Okada 等[26]从杜仲叶氯仿提取物中分离出的地黄普内酯（loliolide），是一种干扰 T 淋巴细胞功能的免疫抑制物质，对人鼻咽癌（KB）和鼠淋巴细胞白血病（P_{388}）均有生长抑制活性。日本学者[35-36]研究了杜仲茶的变异原性抑制作用（antimutagenicity），发现该作用与绿原酸等抗变异原性成分有关，揭示了杜仲对肿瘤预防的重要作用。

2.3 补肾、增强机体免疫作用

肾虚患者常见肾上腺皮质功能及免疫功能低下。徐诗伦等[37]发现杜仲水煎液可使实验动物血中嗜酸性粒细胞及淋巴细胞显著降低，血糖和血浆皮质醇含量升高，促进肝糖元堆积，导致胸腺萎缩。实验表明杜仲具有兴奋垂体——肾上腺皮质系统、增强肾上腺皮质功能的作用，说明杜仲作为助阳补肾药是有科学依据的。“肾”与机体免疫功能也存在一定联系[38]，徐诗伦等经研究认为杜仲增强免疫的作用大小，也可以反映其补肾作用的强弱。他们还发现杜仲水煎液对细胞免疫具有双向调节作用：既能激活单核巨噬细胞系统和腹腔巨噬细胞系统的吞噬活性，增强机体的非特异免疫功能[38]，又能对迟发型超敏反应起抑制作用[39]。朱宇红等[40]比较了杜仲及其不同炮制品水提液增强免疫的作用，发现炮制后杜仲的作用强于生杜仲。薛程远等[41]经研究发现杜仲叶乙醇提取物同样能够增强细胞免疫及非特异性免疫功能。

2.4 抗氧化、抗衰老、抗肌肉骨骼老化

我国早在两千年前的古籍中，就有杜仲树皮煎汤饮服可增强肌肉的记载。在悠久的中医发展历史中，人们一直很重视杜仲强筋健骨、补肝肾、抗衰老等作用。近年来的研究证明，杜仲叶具有在微重力环境条件下抗人体肌肉和骨胳老化的功能，可作为空间保健品[42]。动物实验表明，杜仲含有一种可促进人体的皮肤、骨骼、

肌肉中蛋白质胶原的合成与分解的特殊成分，具有促进代谢、防止衰退的功能，可用来预防宇航员因太空失重而引起的骨骼和肌肉衰退[43]，目前，有关部门对这项研究非常重视。衰老的自由基学说认为，机体在生理情况下不断产生自由基的同时，也被体内 SOD、GSH-Px、CAT 等抗氧化系统所清除，随着机体的衰老，清除自由基的能力减弱，自由基的产生与清除失去平衡。周华珠等[43]的实验发现，杜仲叶水提物能明显提高实验性衰老小鼠肺组织和红细胞中 SOD、GSH-Px 活力和抑制脂质过氧化产物（MDA）产生。孟华民[44]研究了杜仲水煎剂对小鼠自由基的影响，发现杜仲无论在体内还是体外，均有明显抗自由基作用。张康健等[2]的实验证明，杜仲叶提取物和杜仲皮水煎液均有降低小鼠肝中过氧化脂质的作用，表明杜仲提取物有清除 O_2^- 自由基的能力。C. Hsieh 等[45]报道，杜仲水提物有抗生物分子氧化的作用。研究发现，杜仲水提物能抑制 Fe^{3+}-EDTA、H_2O_2、Vc 等对脱氧核糖、DNA 和 2′-dG 造成的氧化损伤，故认为常饮杜仲茶能起到预防癌症的作用。G. Yen 等[46]的实验发现，杜仲水提物能有效抑制低密度脂蛋白的氧化修饰，该作用可能与其中的原儿茶酸（protocatechuic acid）有关。

2.5 抗菌、抗病毒

杜仲茎皮、根皮、绿叶和落叶中均含有绿原酸，落叶中的含量高达 5% 左右。绿原酸有很强的抗菌作用，并有类肾上腺素作用[53]。桃叶珊瑚苷元及其多聚体有明显的抑菌作用。桃叶珊瑚苷元对革兰氏阴性、阳性菌都有抑制作用。桃叶珊瑚苷有抑菌、利尿作用，并能促进伤口愈合；桃叶珊瑚苷与葡萄糖苷酶一起预培养后还会产生明显的抗病毒作用，但其本身并不具有抗病毒功能[33]。据报道[47]，杜仲茶碱性提取物有抗 HIV 作用。日本爱知医科大学加龄医科学研究所经研究确认，从杜仲茶提取的碱性物质有抗破坏人体免疫系统病毒的功能，这种物质有可能用于预防和治疗艾滋病。

2.6 其他作用

2.6.1 预防农药急性中毒[48] 杜仲有抵抗农药在人体内积累性中毒的特殊功效。通过对有机磷农药急性中毒的预防研究，发现杜仲叶参提物对有机磷农药毒死蜱急性中毒有减轻毒性的作用。杜仲人参茶的有效成分可以分解毒死蜱，从而降低乙酰胆碱的积累，减轻中毒症状。

2.6.2 利尿作用[19] 杜仲叶的各种制剂对麻醉犬均有利尿作用，且无快速耐受现象；对正常大鼠和小鼠也有利尿作用。杜仲的利尿作用与桃叶珊瑚苷有关，该成分能刺激副交感神经枢，加快尿酸转移和排出，利尿作用明显。

2.6.3 利胆作用 臧友维等[19]报道，京尼平有促进胆汁分泌作用，京尼平苷则有泻下作用，杜仲中含有的绿原酸也有利胆作用，它能增进胆汁和胃液分泌[8]。

2.6.4 降血脂作用[49] 据报道服用杜仲可起到降血脂的作用，这一作用可能与减少胆固醇的吸收有关。

2.6.5 保胎作用[50] 黄武光等的实验发现，杜仲能抑制离体大鼠子宫收缩，具有抗垂体后叶收缩子宫的作用，对垂体后叶所致的孕小鼠流产有保胎作用。

2.6.6 对中枢神经系统的作用[51] 杜仲浸剂在临床上用于治疗高血压，并能改善头晕、失眠等症状。大剂量（20～25 g/kg）杜仲煎剂给狗灌胃，能使其安静、贪睡，不易接受外界刺激。其对小鼠亦有抑制中枢神经系统的作用。

此外，还有应用杜仲治疗小儿麻痹后遗症和防治妇女绝经后的骨质疏松症的报道[51]。

3 杜仲的开发利用前景及存在的问题

杜仲集经济林与用材林的特点于一身，可分别作为药用、胶用、材用及用作保健饮料、饲料等的原料。如前所述，杜仲有种类繁多的化学成分和广泛的药效，应用前景广阔，在医药领域有巨大潜力。就目前的情况而言，市场上的杜仲产品大多数为降压药物和保健饮料，开发潜力很大。

杜仲是我国特有树种，我国的杜仲资源在世界上占绝对优势，为杜仲的开发利用提供了资源保障。但应该看到，我国杜仲产业的发展还存在不少亟待解决的问题。例如，栽培生产上的管理粗放、加工生产的粗制滥造及深加工中的“游兵散勇”现象等，都不利于我国杜仲产业的健康发展。借鉴其他国家近年来发展药材产业的经验，我国杜仲产业的发展必须走规模化、产业化及规范化（GAP）的道路，才能生产出高科技含量的优质名牌产品，开拓国际市场，从而促进我国杜仲产业健康、有序地发展。

参考文献

[1] 王景祥，张黎明，楚万照，等. 杜仲叶和杜仲皮的成分比较［J］. 中草药，1987，18（3）：11.

[2] 张康健，王蓝，张凤云，等. 杜仲叶与皮有效成分含量的比较研究［J］. 西北林学院学报，1996，11（2）：42－46.

[3] 朱丽青，张黎明，贡瑞生，等. 杜仲叶和杜仲皮的药理实验［J］. 中草药，1986，17（12）：15－17.

[4] 赵玉英，耿权，程铁民，等. 杜仲化学成分研究概况［J］. 天然产物研究与开发，1995，7（3）：46－52.

[5] 尉芹，马希汉，张康健. 杜仲化学成分研究［J］. 西北林学院学报，1995，10（4）：88－93.

[6] 成军，白焱晶，赵玉英，等. 杜仲叶苯丙素类成分的研究［J］. 中国中药杂

志，2002，27（1）：38－40.
［7］王文明，宠晓萍，成军，等．杜仲化学成分研究概况（Ⅱ）［J］．西北药学杂志，1998，13（2）：60－62.
［8］陈士朝．杜仲橡胶的开发和应用［J］．橡胶工业，1993，40（11）：690－693.
［9］傅玉成．杜仲胶的改性与应用［J］．橡胶工业，1993，40（4）：247－249.
［10］SHIMIZU N，TOMODA M，GONDA R，et al. An acidic polysaccharide having activity on the reticufben dothelial system from the bark of *Eucommia ulmoides*［J］. Chem Phann Bull，1989，38（7）：3054－3057.
［11］TOMODA M，GONDA R，SHIMIZU N，et al. A reticuloen-dothelial system-activating glycan from the barks of *Eucommia ulmoides*［J］. Phytochemistry，1990，29（10）：3091－3094.
［12］赵晓明，张鞍灵，张檀，等．杜仲叶多糖研究［J］．西北林学院学报，1999，14（4）：73－75.
［13］刘小烛，胡忠，李英，等．杜仲皮中抗真菌蛋白的分离和特性研究［J］．云南植物研究，1994，16（4）：385－391.
［14］HUANG R，XIANG Y，LIU X，et al. Two novel antifungal peptides distinct with a five-disulfide motif from the bark of *Eucommia ulmoides* Oliver［J］. FEBS Lettera，2002，521（1－3）：87－90.
［15］尉芹，王冬梅，马希汉，等．杜仲叶总黄酮含量测定方法研究［J］．西北农业科技大学学报（自然科学版），2001，29（5）：119－123.
［16］叶力，谢笔钧，胡慰望，等．杜仲叶中黄酮类化合物的研究［J］．中草药，1998，29（11）：746－747.
［17］成军，赵王英，崔育新，等．杜仲叶黄酮类化合物的研究［J］．中国中药杂志，2000，25（5）：284－286.
［18］叶文峰，陈新，刘秀娟，等．杜仲叶中黄酮类化合物的提取工艺［J］．江西师范大学学报（自然科学版），2001，25（1）：69－71.
［19］臧友维．杜仲化学成分研究进展［J］．中草药，1989，20（4）：42－44.
［20］王俊丽，陈丕铃，朱宝成，等．杜仲氨基酸成分的研究［J］．河北大学学报（自然科学版），1994，14（2）：80－82.
［21］梁淑芳，马柏林，张康健，等．杜仲果实化学成分的研究［J］．西北林学院学报，1997，12（1）：43－47.
［22］安秋荣，郭志峰．杜仲叶脂肪酸的 GC-MS 分析［J］．河北大学学报（自然科学版），1998，18（4）：372－374.
［23］于学玲，朱荣誉，孙晓明．杜仲皮和叶营养成分的分析［J］．中草药，1992，23（8）161.

[24] 李冬，王翰龙，陈家明，等．杜仲的化学成分［J］．植物学报，1986，28（5）：528－532.

[25] 续俊文，李冬，赵平．杜仲的化学成分（再报）［J］．植物学报，1989，31（2）：132－136.

[26] OKADA N，SHIRATA K，NIWANO M，et al. Immuno suppressive activity of a monoteipene from *Eucommia ulmoides*［J］. Phytochemistry，1994，37（1）：281－282.

[27] 郭志峰，刘鹏岩，安秋荣，等．杜仲叶挥发油的GC-MS分析［J］．河北大学学报（自然科学版），1995，15（3）：36－39.

[28] 范维衡，徐远祥，刘常五．杜仲叶和皮的药理作用研究［J］．药学通报，1979，14（9）：404－405.

[29] CHARLES J，RAVIKUMAR P，HUANG F，et al. Separation and synthesis of pinoresinol diglucoside moides olive［J］. J Am Chem Soc，1976，98（17）：5412－5413.

[30] 李家实，阎玉凝．杜仲皮与叶化学成分初步研究［J］．中药通报，1986，11（8）：41－42.

[31] 张瑛朝，张延敏，郭代立，等．复方杜仲叶合剂对人体降压作用的实验研究［J］．中成药，2001，23（6）：418－421.

[32] 秦振栋．药用植物研究论文选编［M］．西安：西北大学生物系，1983：235.

[33] 胡佳玲．杜仲研究进展［J］．中草药，1999，30（5）：394－396.

[34] 王俊丽，陈丕铃．杜仲的研究与应用［J］．中草药，1993，24（12）：655－656.

[35] NAKAMURA T，NAKAZAWA Y，ONIZUKA S，et al. Antimutagenicity of Tochu tea（an aqueous extract of *Eucommia ulmoides* leaves）Ⅰ. The clastogen-suppressing effects of Tochu tea in CHO cells and mice［J］. Mutation research，1997，388（1）：7－20.

[36] SASAKI Y，CHIBA A，MURAKAMI M，et al. Antimutagenicity of Tochu tea（an aqueous extract of *Eucommia ulmoides* leaves）Ⅱ. Suppressing effect of Tochu tea on eurine mutagenicity after ingestion of rawfish and cooked beef［J］. Mutation research，1996，371（3－4）：203－214.

[37] 徐诗伦，谢邦鉴，周厚琼，等．杜仲对垂体－肾上腺皮质功能的影响［J］．中草药，1982，13（6）：24－27.

[38] 徐诗伦，周厚琼，黄武光，等．杜仲对机体非特异性免疫功能的影响［J］．中草药，1983，14（8）：27－28.

[39] 徐诗伦，曾庆卓，潘正兴．杜仲对细胞免疫功能的影响［J］．中草药，1985，16（9）：15－17.

［40］朱宇红，郝武常，李兴华．杜仲不同炮制品增强免疫作用比较［J］．中国中药杂志，1997，22（10）：598－601．
［41］薛程远，曲范仙，刘辉．杜仲叶乙醇提取物对小鼠免疫功能的影响［J］．甘肃中医学院学报，1998，15（3）：50－52．
［42］熊飞．杜仲可作空间保健药［J］．科技日报，1991－09－20，3版．
［43］周华珠，陈翠华，孙云，等．杜仲叶提取物对衰老小鼠抗氧化功能的影响［J］．徐州医学院学报，1998，18（6）：463－464．
［44］孟华民．杜仲对小鼠肝、肾 LPO、SOD 的影响［J］．四川省卫生管理干部学院学报，1996，15（3）：139－140．
［45］HSIEH C，YEN G. Antioxidant actions of Du-zhong（*Eucommia ulmoides* Oliv.）toward oxidative damage in biomolecules［J］. Life sciences including pharmacology letters，2000，66（15）：1387－1400．
［46］YEN G，HSIEH C. Inhibitory effects of Du-zhong（*Eucommia ulmoides* Oliv.）against low-density lipoprotein oxidative modification［J］. Food chemistry，2002，77（4）：449－456．
［47］华讯．从杜仲茶提取碱性物质有抗 H1V 作用［J］．医学信息，1996，9（6）：10．
［48］贺玉琢摘译．杜仲叶人参提取物对毒死蜱（农药）急性中毒的预防作用［J］．国外医学中医中药分册，1996，18（1）：47．
［49］张瑛朝．复方杜仲叶提取液对大鼠血脂的调节作用实验研究［J］．中成药，2000，22（4）：291－292．
［50］黄武光，曾庆卓，潘正兴，等．杜仲叶冲剂主要药效学及急性毒性研究［J］．贵州医药，2000，24（6）：325－326．
［51］杨峻山，张聿梅，姜声虎．杜仲研究的现状与展望［J］．自然资源学报，1997，12（1）：60－67．

［作者：管淑玉、苏薇薇，原文发表于《中药材》，2003 年第 26 卷第 2 期，第 124－129 页］

HPLC 法测定扭肚藤药材中东莨菪素的含量

[摘要] **目的**：建立扭肚藤药材中东莨菪素的含量测定方法。**方法**：采用 HPLC 法，色谱柱为 Merck Lichrospher 100RP－18e（250 mm × 4.0 mm，5 μm），流动相为乙腈－磷酸水溶液（14.5∶85.5，*v/v*，用磷酸调节水溶液 pH 为 3.0），检测波长为 346 nm。**结果**：平均回收率 98.38%，*RSD* 为 2.21%。**结论**：方法简便，结果准确，重现性好，可用于扭肚藤药材的质量控制。

扭肚藤为木犀科植物扭肚藤(*Jasminum amplexicaule* Buch.-Ham.)的嫩茎叶，具有清热、利湿的功效，主治湿热腹痛、肠炎、痢疾、四肢麻痹肿痛、瘰疬、疥疮[1]。该药材收载于《广东省中药材标准》（粤 D/WS－056－2003）[2]，无含量测定项。我们在对扭肚藤药材进行系统的化学成分研究时发现，扭肚藤主要含东莨菪素等成分。笔者采用 HPLC 法测定了不同来源的扭肚藤药材中东莨菪素的含量，为评价扭肚藤药材的质量提供了依据。

1 仪器与试药

Dionex P680 型高效液相色谱仪（美国戴安，四元梯度泵、自动进样器、PDA－100 检测器及 Chromeleon 工作站）。扭肚藤药材来源见表 1，经中山大学生命科学学院李沛波博士鉴定为木犀科植物扭肚藤 *Jasminum amplexicaule* Buch.-Ham. 的嫩茎叶。东莨菪素对照品由中国药品生物制品检定所提供（批号：11538－200302），乙腈为色谱纯，水为超纯水，甲醇、磷酸均为分析纯。

表 1 扭肚藤药材中东莨菪素的含量

样品来源	东莨菪素含量/（mg · g⁻¹）
购于广州清平市场	0.143
购于广州鸿泽药店	0.057
购于广州清平市场	0.138
购于广州采芝林药店	0.188
购于广州二天堂药店	0.163
购于广州金凤药店	0.068

续上表

样品来源	东莨菪素含量/（mg · g^{-1}）
购于广州清平市场	0.094
购于湛江工农市场	0.302
购于广州康之选药店	0.112
购于湛江东风市场	0.290

2 方法与结果

2.1 色谱条件

色谱柱：Merck Lichrospher 100RP-18e（250 mm × 4.0 mm，5 μm），流动相：乙腈 - 磷酸水溶液（14.5 ∶ 85.5，*v/v*，用磷酸调节水溶液 pH 为 3.0），柱温：30 ℃，流速：1.0 mL/min，检测波长：346 nm，见图 1。

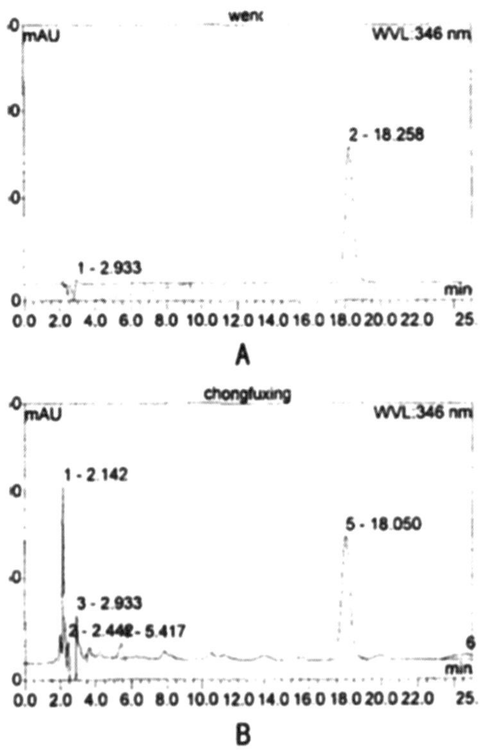

图 1　东莨菪素对照品（A）和扭肚藤药材（B）HPLC 图

2.2 对照品溶液的制备

精密称取减压干燥至恒重的东莨菪素对照品 8.54 mg，置 50 mL 量瓶中，加甲醇至刻度，摇匀；精密量取 4 mL 上述溶液，置 10 mL 量瓶中加甲醇稀释至刻度，摇匀，即得。

2.3 供试品溶液的制备

取扭肚藤药材粗粉 2 g，精密称定，置索氏提取器中，加入甲醇 150 mL，水浴加热回流 6 h 至提取液近无色，提取液回收溶剂，残渣加甲醇定量转移至 10 mL 量瓶中，并加甲醇至刻度，摇匀，0.45 μm 微孔滤膜滤过，取续滤液作为供试品溶液。

2.4 线性及线性范围

取上述对照品溶液，分别进样 2 μL、5 μL、10 μL、15 μL、20 μL、25 μL 测定，以峰面积积分值 A 与对照品的进样量 C（μg）进行回归分析，得回归方程：$A=62.358C-4.875\times10^{-2}$，$r=0.99999$，表明东莨菪素含量在 0.137 ～ 1.708 μg 范围内与峰面积呈良好的线性关系。

2.5 精密度试验

取对照品溶液 10 μL，连续进样 6 次，测定峰面积，其 *RSD* 为 0.38%，表明精密度良好。

2.6 重复性试验

精密称取同一批号的样品粉末 6 份，分别按供试品溶液制备方法平行操作，精密吸取供试品溶液各 10 μL，分别注入液相色谱仪，测定峰面积，其 *RSD* 为 1.34%（$n=6$），表明方法重复性好。

2.7 稳定性试验

取供试品溶液于室温下分别放置 0 h、3 h、6 h、12 h、24 h、48 h 后，分别进样 10 μL，测定峰面积，其 *RSD* 为 0.58%，表明稳定性好。

2.8 加样回收试验

精密称取已测知东莨菪素含量的样品适量，在线性范围的高、中、低 3 个水平，分别准确精密加入一定量的对照品溶液，按供试品溶液的制备及色谱条件项下操作，计算回收率及 *RSD*，结果平均回收率为 98.38%，*RSD* 为 2.21%。

2.9 样品测定

精密吸取供试品溶液、对照品溶液各 10 μL，注入液相色谱仪，以外标一点法计算东莨菪素含量，结果见表 1。

参考文献

[1] 江苏新医学院. 中药大辞典（上册）[M]. 上海：上海人民出版社，1977：1110.
[2] 广东省食品药品监督管理局. 广东省中药材标准（第一册）[S]. 广州：广东科技出版社，2004：109.

［作者：彭维、王小锐、王永刚、李沛波、贾强、苏薇薇，原文发表于《中药材》，2007 年第 30 卷第 5 期，第 562－563 页］

HPLC 法同时测定泽兰中咖啡酸和迷迭香酸的含量

[摘要] 目的：建立同时测定泽兰中咖啡酸和迷迭香酸含量的方法。**方法：**采用 RP-HPLC 法，色谱柱为 Hypersil ODS C_{18} 柱，以乙腈 - 0.1% 磷酸（16：84）为流动相，检测波长为 325 nm。**结果：**咖啡酸、迷迭香酸的线性范围分别为 0.01198 ～ 0.2396 μg（r_1 = 1.0000）、0.2094 ～ 4.189 μg（r_2 = 0.9999），加样回收率分别为 102.34%、102.04%，*RSD* 分别为 1.16%、2.67%。**结论：**该方法为泽兰药材的质量控制提供了依据。

泽兰为唇形科植物毛叶地瓜儿苗 *Lycopus lucidus* Turcz. var. *hirtus* Regel 的干燥地上部分，具有活血化瘀、行水消肿、解毒消痈的功效，用于治疗月经不调、经闭、痛经、产后瘀血、腹痛、水肿。《中国药典》收载的质量标准中仅有薄层定性鉴别，尚无定量检测方法和指标[1]，因此有必要对其进行改进。笔者采用 RP-HPLC 法同时测定了泽兰中咖啡酸、迷迭香酸的含量，现综述如下。

1 仪器与材料

Dionex P680 型高效液相色谱仪（ASI - 100 自动进样器；P680 四元梯度泵，PDA 检测器）；电子分析天平：Sartorius BP211D 型十万分之一电子天平；超声提取器：KQ3200E（昆山市超声仪器有限公司）；超纯水器：Simplicity SIMS00000 超纯水器（美国 Millipore 公司）。

泽兰来源：安徽广印堂制药有限公司（编号：20100726 - 1）、河南同真堂中药饮片有限公司（编号：20100726 - 2）、安徽亳州中正中药材饮片有限公司（编号：20100726 - 3）、丽珠医药集团股份有限公司（编号：20100726 - 4），由彭维主任药师鉴定为唇形科植物毛叶地瓜儿苗 *Lycopus lucidus* Turcz. var. *hirtus* Regel 的干燥地上部分。

咖啡酸对照品（批号：110885 - 200102）购自中国药品生物制品检定所；迷迭香酸对照品（CAS：20283 - 92 - 5，批号：100963538，规格 5 g）购自 Sigma 公司。乙腈为色谱纯（美国 B & J 公司），水为超纯水；其余试剂均为分析纯。

2 方法与结果

2.1 色谱条件

色谱柱：Hypersil ODS C_{18}（250 mm×4.6 mm，5 μm）；流动相为乙腈-0.1%磷酸水溶液（16∶84），流速：1.0 mL/min，检测波长 325 nm，理论塔板数按咖啡酸计算应不低于 3000，见图 1。

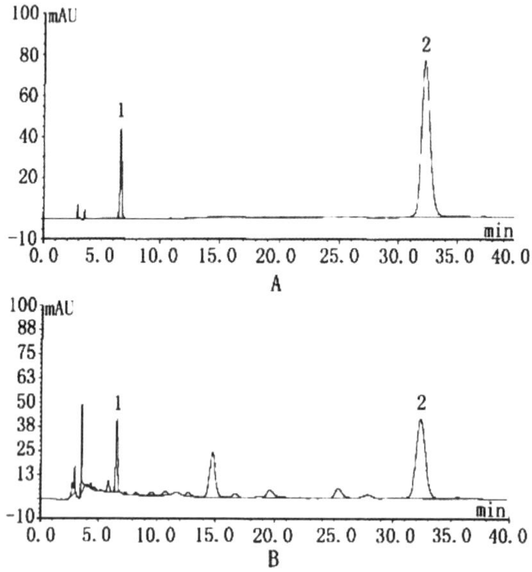

图 1 混合对照品（A）与泽兰样品（B）HPLC 图

1：咖啡酸；2：迷迭香酸。

2.2 混合对照品溶液的制备

精密称取咖啡酸、迷迭香酸对照品各适量，加甲醇溶解并定量稀释制成每 1 mL 含咖啡酸 5.99 μg、迷迭香酸 104.72 μg 的混合溶液，作为对照品溶液。

2.3 供试品溶液的制备

取泽兰药材粉末约 1.0 g，精密称定，置具塞锥形瓶中，精密加入 30% 甲醇溶液 20 mL，称定重量，浸泡 0.5 h，超声提取 30 min，放冷，再称定重量，用 30% 甲醇溶液补足减失的重量，摇匀，用 0.45 μm 滤膜滤过，取续滤液，即得。

2.4 线性关系考察

精密吸取上述混合对照品溶液 2 μL、5 μL、10 μL、20 μL、30 μL、40 μL，进

样分析，以峰面积（y）为纵坐标，进样量（x）为横坐标，进行线性回归，得咖啡酸、迷迭香酸的标准曲线方程（表1），各标准曲线在线性范围内线性良好。

表1 泽兰饮片中咖啡酸和迷迭香酸的标准曲线

成分	标准曲线方程	r	线性范围/μg
咖啡酸	$y_1 = 62.7962x_1 - 0.0052$	1.0000	0.01198～0.2396
迷迭香酸	$y_2 = 30.5952x_2 + 0.3418$	0.9999	0.2094～4.189

2.5 精密度试验

精密吸取同一对照品溶液，连续进样6次，每次进样量20 μL，记录峰面积，咖啡酸、迷迭香酸峰面积的 *RSD* 分别为0.78%、0.90%，表明仪器精密度好。

2.6 稳定性试验

精密吸取同一供试品溶液，分别于配制后0 h、2 h、4 h、8 h、12 h、24 h 进样分析，每次进样量20 μL，记录峰面积，咖啡酸、迷迭香酸峰面积的 *RSD* 分别为1.63%、1.68%，表明供试品溶液在24 h 内稳定。

2.7 重复性试验

取泽兰样品粉末（编号：20100726－1）约1.0 g，共6份，精密称定，按供试品溶液的制备方法处理，测定，咖啡酸、迷迭香酸 *RSD* 分别为2.45%、2.81%，表明重复性好。

2.8 加样回收率试验

取泽兰样品粉末（编号：20100726－1）约0.5 g，共6份，精密称定，置具塞锥形瓶中，分别精密加入各对照品溶液适量，按供试品溶液的制备方法处理，测定，计算加样回收率，结果见表2、表3。

表2 咖啡酸加样回收试验结果（$n=6$）

序号	取样量/g	样品含量/mg	加入量/mg	实测量/mg	回收率/%	平均回收率/%	*RSD*/%
1	0.50373	0.05037	0.07984	0.1316	101.74	102.34	1.16
2	0.50848	0.05085	0.07984	0.1338	103.90		
3	0.50368	0.05037	0.07984	0.1323	102.62		
4	0.50133	0.05013	0.07984	0.1306	100.79		
5	0.49023	0.04902	0.07984	0.1316	103.43		
6	0.50795	0.05080	0.07984	0.1319	101.58		

表 3　迷迭香酸加样回收试验结果（$n=6$）

序号	取样量/g	样品含量/mg	加入量/mg	实测量/mg	回收率/%	平均回收率/%	*RSD*/%
1	0.50373	0.6397	0.5952	1.2551	103.39	102.04	2.67
2	0.50848	0.6458	0.5952	1.2609	103.34		
3	0.50368	0.6397	0.5952	1.2509	102.69		
4	0.50133	0.6367	0.5952	1.2489	102.86		
5	0.49023	0.6226	0.5952	1.1970	96.51		
6	0.50795	0.6451	0.5952	1.2609	103.46		

2.9　样品测定

取泽兰样品粉末，照“2.3 节”的方法制备供试品溶液，依法测定，记录峰面积，按外标法计算样品中咖啡酸、迷迭香酸的含量，结果见表 4。

表 4　样品含量测定结果

编号	咖啡酸/（$mg\cdot g^{-1}$）	迷迭香酸/（$mg\cdot g^{-1}$）
20100726－1	0.10	1.27
20100726－2	0.15	0.20
20100726－3	0.20	0.75
20100726－4	0.13	0.53

3　讨论

（1）试验中曾对比了水、30%、50% 甲醇溶液超声提取 3 种提取条件，结果显示：咖啡酸提取率，水 > 30% 甲醇 > 50% 甲醇；而迷迭香酸则相反。咖啡酸含有酚羟基，性质活泼，醇的存在有利于其稳定，为了兼顾咖啡酸和迷迭香酸的提取率，本实验选择采用 30% 甲醇溶液超声提取。

（2）咖啡酸、迷迭香酸等成分具有抗氧化、抗肿瘤、抗变态反应等活性，为泽兰的主要有效成分。本文建立了同时测定咖啡酸、迷迭香酸含量的方法，为其质量控制提供了依据，具有实用价值。

参考文献

[1] 国家药典委员会. 中华人民共和国药典 [M]. 一部. 北京：中国医药科技出版社，2010：212.

［作者：童欣、贺凡珍、彭维、苏薇薇，原文发表于《中药材》，2012 年第 35 卷第 2 期，第 246－247 页］

HPLC 法测定草豆蔻中山姜素、小豆蔻明的含量

[摘要] **目的：** 建立同时测定草豆蔻中山姜素、小豆蔻明含量的方法。**方法：** 采用 HPLC 法，色谱柱为 Diamonsil C_{18}柱（250 mm×4.6 mm，5 μm）；流动相为甲醇－4.5%四氢呋喃溶液（用冰醋酸调节 pH 至 3.0），采用线性梯度洗脱［0～80 min，甲醇 57%～67%，4.5%四氢呋喃溶液（用冰醋酸调节 pH 至 3.0）43%～33%］，流速 1 mL/min；检测波长为 300 nm。**结果：** 山姜素、小豆蔻明平均回收率分别为 100.3%、99.20%，*RSD* 分别为 1.25%、2.14%。**结论：** 本法为评价草豆蔻的质量提供了依据。

草豆蔻为姜科植物草豆蔻 *Alpinia katsumadai* Hayata 的干燥近成熟种子，收载于《中国药典》2005 年版一部，无含量测定项。其性辛、温，归脾、胃经，具有燥湿健脾、温胃止呕的功效，用于寒湿内阻、脘腹胀满冷痛、嗳气呕逆、不思饮食[1]。小豆蔻明、山姜素具有抗菌、止呕、健脾等药理活性[2]，是草豆蔻的主要有效成分。笔者采用 HPLC 法同时测定了草豆蔻中山姜素、小豆蔻明的含量，依此作为其质量评价指标。

1 仪器与试药

Waters 高效液相色谱仪，N－2000 色谱工作站。试剂甲醇为色谱纯，冰醋酸、四氢呋喃为分析纯。山姜素、小豆蔻明对照品由中国药品生物制品检定所提供，批号分别为 110762－200303、110763－200302。草豆蔻药材来源见表 1。

表 1 草豆蔻药材中山姜素、小豆蔻明含量

药材来源	山姜素含量/%	小豆蔻明含量/%	山姜素、小豆蔻明总含量/%
广州林和药店	1.433	0.3626	1.796
广州清平市场	1.229	0.4879	1.717
广州柏康药店	1.073	0.8540	1.927
广州林和药店	1.323	0.5266	1.850
广州清平市场	1.463	0.6392	2.102
广州海王星辰	1.244	0.9270	2.171

2 方法与结果

2.1 色谱条件

色谱柱：Diamonsil C_{18}（250 mm×4.6 mm，5 μm）；流动相：甲醇-4.5 四氢呋喃溶液（用冰醋酸调节 pH 至 3.0），采用线性梯度洗脱［0～80 min，甲醇 57%～67%，4.5%四氢呋喃溶液（用冰醋酸调节 pH 至 3.0）43%～33%］，流速 1 mL/min；检测波长为 300 nm。

2.2 溶液的配制

2.2.1 对照品溶液 精密称取山姜素、小豆蔻明对照品适量，用甲醇配制成浓度分别为 164.8 μg/mL、81.6 μg/mL 的混合对照品溶液。

2.2.2 供试品溶液 取草豆蔻药材粉末约 0.1 g，精密称定，置具塞锥形瓶中，精密加入甲醇 50 mL，称定重量，超声处理 30 min，放冷，再称定重量，用甲醇补足减失的重量，摇匀，滤过，取续滤液，即得。

2.3 线性关系考察

精密吸取混合对照品溶液 0.1 mL、0.5 mL、1.0 mL、2.0 mL、3.5 mL、5.0 mL至 6 个 10 mL 量瓶中，加甲醇稀释至刻度，摇匀。分别精密吸取 20 μL 不同浓度的对照品溶液注入液相色谱仪，按“2.1 节”所述色谱条件进行分析。以对照品浓度 C（μg/mL）为横坐标，以峰面积为纵坐标进行回归分析，山姜素回归方程：$A=5.196\times10^4C+2.082\times10^4$，$r=0.99995$；小豆蔻明回归方程：$A=7.338\times10^4C+1.312\times10^4$，$r=0.99995$。结果表明：山姜素进样量在 0.033～1.65 μg、小豆蔻明在 0.016～0.816 μg 范围内，与峰面积呈良好的线性关系。

2.4 精密度试验

精密吸取山姜素、小豆蔻明混合对照品溶液，连续进样 6 次，每次 20 μL。山姜素峰面积的 *RSD* 为 1.72%，小豆蔻明峰面积的 *RSD* 为 1.98%。

2.5 重复性试验

精密称取同一批号的草豆蔻药材粉末 6 份，分别按供试品溶液制备方法平行操作，精密吸取供试品溶液各 20 μL，分别注入液相色谱仪，测定峰面积，山姜素、小豆蔻明峰面积 *RSD* 分别为 1.06%、0.88%，表明方法重复性好。

2.6 稳定性试验

取供试品溶液，分别放置 0 h、2 h、4 h、8 h、12 h、24 h、48 h 后进样，测定

峰面积。山姜素、小豆蔻明峰面积 *RSD* 分别为 2.62%、1.77%。

2.7 加样回收率试验

分别精密称取已测知含量的草豆蔻药材适量，再分别精密加入一定量的对照品，使供试品溶液中山姜素、小豆蔻明浓度分别在山姜素、小豆蔻明标准曲线的高、中、低 3 个浓度区域，每个浓度平行操作 3 份，按样品测定项下操作，依法测定，计算加样回收率。结果山姜素平均回收率为 100.3%，*RSD* 为 1.25%；小豆蔻明平均回收率为 99.92%，*RSD* 为 2.14%。

2.8 样品测定

精密吸取供试品溶液、混合对照品溶液各 20 μL，注入液相色谱仪，依法测定，按峰面积外标法计算含量。结果见表 1。

3 讨论

本文采用 HPLC 法同时测定草豆蔻中山姜素、小豆蔻明的含量，为评价草豆蔻质量提供了依据。由于山姜素、小豆蔻明互为异构体，在一定条件下可互相转化，故应以山姜素、小豆蔻明的总含量作为草豆蔻药材的质量控制指标。

参考文献

[1] 国家药典委员会. 中华人民共和国药典 [M]. 一部. 北京：化学工业出版社，2005：165.

[2] LEE S E, SHIN H T, HWANG H J, et al. Antioxidant activity of extracts from *Alpinia katsumadai* Seed [J]. Phytotherapy research, 2003, 17: 1041 – 1047.

[作者：梁嘉敏、何敬愉、彭维、王永刚、李沛波、苏薇薇，原文发表于《中药材》，2007 年第 30 卷第 3 期，第 299 – 300 页]

基于 UFLC-Triple TOF-MS/MS 的壮药战骨化学成分分析

［摘要］**目的：**应用超快速高效液相色谱串联三重四级杆飞行时间质谱（UFLC-Triple TOF-MS/MS）对壮药战骨的化学成分进行分析。**方法：**以 Phenomenex Kinetex 2.6 C_{18} 100A（3.0 mm × 150 mm，5 μm）为色谱柱，乙腈 -0.1% 甲酸为流动相，梯度洗脱，流速 0.3 mL/min，采用配有 ESI 电喷雾源的高分辨三重四级杆飞行时间质谱，分别在正、负模式下进行检测。**结果：**根据正负模式下获得的一级和二级质谱数据，通过对照品、准确分子量、裂解碎片对照并参考相关文献，确证了 8 个化合物（红景天苷、儿茶素、维采宁 -2、夏佛塔苷、维采宁 -3、木犀草苷、柚皮素、芹菜素），指认了 25 个化合物（包括 4 个苯丙素类和 21 个黄酮类）。**结论：**系统研究了壮药战骨的化学成分，阐明了战骨的化学物质基础。

壮药战骨系马鞭草科植物黄毛豆腐柴 *Premna fulva* Craib 的干燥茎，别名土霸王、穿云箭，民间常用于治疗腰腿痛、跌打扭伤、风湿性关节炎和类风湿关节炎、肝区疼痛等，为广西道地药材[1]。现代药理学研究证明，其具有抗炎镇痛、改善微循环、保护坐骨神经、抑制软组织损伤及抗氧化等作用[2-3]。本研究采用超快速高效液相色谱串联三重四级杆飞行时间质谱（UFLC-Triple TOF-MS/MS）[4]，对战骨的化学成分进行了系统分析，全面阐明了其化学物质基础，为进一步评价战骨质量提供了依据。

1 材料

1.1 仪器

十万分之一电子分析天平（MS205DU，瑞士 Mettlertoledo 公司）；超纯水器（Simplicity，美国密理博 Millipore 公司）；数控超声波清洗器（KQ250DE，昆山市超声仪器有限公司）；UFLC 超快速高效液相色谱仪（包括 LC-20AD-XR 二元泵、SIL-20AC-XR 自动进样器、CYO-20AC 柱温箱、SPD-M20A PDA 检测器，日本岛津公司）；四级杆 - 飞行时间质谱仪（Triple TOF 5600，美国 AB SCIEX 公司）；数据库（Sciex. Library View，美国 AB SCIEX 公司）。

1.2 试药

儿茶素（批号：877 - 200001，纯度：99.2%）、红景天苷（批号：0818 - 9802，纯度：98.8%）、柚皮苷（批号：110722 - 200610，纯度：94.7%）、木犀草苷（批号：111720 - 200602，纯度：94.9%）、夏佛塔苷（批号：1119 - 201302，纯度：92.5%）对照品（中国食品药品检定研究院）；柚皮素对照品（Sigma，批号：67604 - 48 - 2，纯度：95%）；芹菜素对照品（天津市尖峰天然产物研究开发有限公司，批号：20090304，纯度：≥98%）；维采宁 - 2（Sigma，批号：03980585，纯度：94.28%）；维采宁 - 3（上海诗丹德标准技术服务有限公司，批号：4953，纯度：98.7%）；乙腈（Fisher）、甲酸为质谱纯，水为超纯水。

战骨药材 3 批，由广西南宁百会药业集团有限公司提供，经中山大学生命科学学院廖文波教授鉴定，为马鞭草科植物黄毛豆腐柴 *Premna fulva* Craib 的干燥茎。

2 方法与结果

2.1 溶液的制备

2.1.1 对照品溶液的制备 精密称取夏佛塔苷、维采宁 - 2、维采宁 - 3 对照品适量，加 20% 乙腈制成每 1 mL 含夏佛塔苷 60 μg、维采宁 - 2 45 μg、维采宁 - 3 20 μg 的混合对照品溶液 Ⅰ；再分别取儿茶素、红景天苷、柚皮苷、柚皮素、木犀草苷、芹菜素对照品适量，加甲醇制成每 1 mL 含儿茶素、红景天苷、柚皮苷、柚皮素、木犀草苷、芹菜素 10 μg 的混合对照品溶液 Ⅱ。

2.1.2 供试品溶液的制备 取战骨药材粉末（过 3 号筛）约 1.5 g，精密称定，置具塞锥形瓶中，加甲醇 50 mL，称定重量，超声 1 h，放冷，加甲醇补足减失重量，经 0.22 μm 滤膜滤过，取续滤液进样。

2.2 分析条件

2.2.1 色谱条件 色谱柱：Phenomenex Kinetex 2.6 C_{18} 100A（3.0 mm × 150 mm，5 μm）；流动相为乙腈（A）- 0.1% 甲酸溶液（B），梯度洗脱 0 ～ 70 min：10% ～ 20% A；70 ～ 90 min：20% ～ 100% A；90 ～ 92 min：100% ～ 10% A；92 ～ 100min：10% A。柱温：30 ℃；流速 0.3 mL/min，供试品溶液进样量为 5 μL，混合对照品溶液进样量为 5 μL。

2.2.2 质谱条件 ESI 电喷雾源，喷雾电压正模式 5500 V，负模式 -4500 V，载气 55 psi，离子源温度 550 ℃，气帘气 35 psi，碰撞器压力 10 psi，入口电位 60 V，扫描范围 *m/z* 50 ～ 2000，分别在正负离子模式下进行检测。

2.3 化学成分鉴定

UFLC-Triple-TOF-MS/MS 对战骨化学成分进行分析，正、负模式质谱总离子流图见图 1，通过对照品、准确分子量、裂解碎片对照并参考相关文献[5-14]，共确证和指证了 33 个化合物（表 1）。

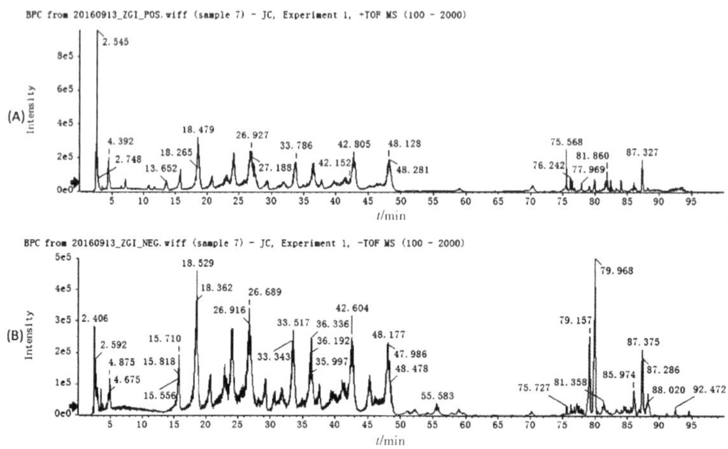

图 1　战骨药材正模式（A）和负模式（B）总离子流图

表 1　战骨化学成分鉴定

No.	t_R/min	分子式	一级质谱信息 $[M+H]^+$/10^{-6}	一级质谱信息 $[M-H]^-$/10^{-6}	主要裂解碎片 正模式	主要裂解碎片 负模式	化合物
1	4.49	$C_8H_8O_4$	169.0483 (−7)	167.0368 (10.7)	110.0371$[M+H-H_2O-C_3H_5]^+$ 93.0349$[M+H-H_2O-C_3H_5-OH]^+$ 65.0420$[M+H-H_2O-C_3H_5-OH-C_2H_4]^+$	153.0140$[M-H-CH_2]^-$ 123.0463$[M-H-CH_2-CH_2O]^-$ 108.0229$[M-H-C_2H_4O_2]^-$	香草酸[8]
2	6.41	$C_{14}H_{20}O_7$	301.1364 (−6.7)	299.1145 (3.4)	283.1333$[M+H-H_2O]^+$ 255.1319$[M+H-H_2O-CO]^+$ 199.0706	281.1367$[M-H-H_2O]^-$ 237.1060$[M-H-H_2O-CO_2]^-$ 209.0468$[M-H-C_2H_2O_4]^-$ 137.0243$[M-H-Glc]^-$	红景天苷*
3	10.35	$C_{15}H_{14}O_6$	291.0847 (−5.6)	289.0725 (2.6)	207.0699，179.0710，161.0584 147.0447，139.0374，123.0438 111.0467，95.0480，83.0474	272.0712，247.0826，221.0796 203.0731，179.0340，151.0405 125.0236，123.0458，97.0309 81.0353，67.0584	儿茶素*
4	13.07	$C_8H_8O_4$	169.0486 (−5.4)		151.0375$[M+H-H_2O]^+$ 110.0361$[M+H-H_2O-C_3H_5]^+$		香草酸同分异构体
5	18.27	$C_{27}H_{30}O_{15}$	595.1633 (−4.7)	593.1524 (2.0)	427.0976$[M+H-H_2O-C_3H_6O_3-C_2H_4O_2]^+$ 337.0678$[M+H-H_2O-2C_4H_8O_4]^+$ 325.06758$[M+H-C_4H_8O_4-C_3H_6O_3-C_2H_4O_2]^+$	473.1091$[M-H-C_4H_8O_4]^-$ 353.0663$[M-H-2C_4H_8O_4]^-$ 325.0725$[M-H-2C_4H_8O_4-C_2H_4]^-$	维采宁-2*

续上表

No.	t_R/min	分子式	一级质谱信息 $[M+H]^+$/10^{-6}	一级质谱信息 $[M-H]^-$/10^{-6}	主要裂解碎片 正模式	主要裂解碎片 负模式	化合物
6	23.88	$C_{26}H_{28}O_{14}$	565.1539 (−2.4)	563.1449 (1.5)	511.1196$[M+H-3H_2O]^+$ 427.0987$[M+H-H_2O-C_4H_8O_4]^+$ 325.0687$[M+H-2C_4H_8O_4]^+$	383.0782$[M-H-2C_3H_6O_3]^-$ 353.0678$[M-H-C_3H_6O_3-C_4H_8O_4]^-$	维采宁-1[5]
7	24.01	$C_{26}H_{28}O_{14}$		563.1420 (2.5)		473.1101$[M-H-C_3H_6O_3]^-$ 413.0896$[M-H-C_3H_6O_3-C_2H_4O_2]^-$ 353.0664$[M-H-C_3H_6O_3-C_4H_8O_4]^-$	异夏佛塔苷[5]
8	24.25	$C_{27}H_{30}O_{15}$	595.1630 (−3.9)	593.1522 (1.7)	325.0704$[M+H-C_4H_8O_4-C_3H_6O_3-C_2H_4O_2]^+$	473.1122$[M-H-C_4H_8O_4]^-$ 353.0681$[M-H-2C_4H_8O_4]^-$	维采宁-2 同分异构体
9	26.62	$C_{26}H_{28}O_{14}$	565.1534 (−3.2)	563.1630 (1.1)	511.1188$[M+H-3H_2O]^+$ 493.1097$[M+H-4H_2O]^+$ 325.0677$[M+H-2C_4H_8O_4]^+$		夏佛塔苷同分异构体[6-7]
10	26.73	$C_{26}H_{28}O_{14}$	565.1530 (−3.8)	563.1429 (4.0)	529.1315$[M+H-2H_2O]^+$ 511.1193$[M+H-3H_2O]^+$ 427.1002$[M+H-H_2O-C_4H_8O_4]^+$ 325.0693$[M+H-2C_4H_8O_4]^+$	443.0999$[M-H-C_4H_8O_4]^-$ 353.0668$[M-H-C_4H_8O_4-C_3H_6O_3]^-$	夏佛塔苷*
11	28.88	$C_{26}H_{28}O_{14}$	565.1531 (−3.7)	563.1415 (1.5)		443.1004$[M-H-C_4H_8O_4]^-$ 383.0780$[M-H-C_4H_8O_4-C_2H_4O_2]^-$ 353.0668$[M-H-C_4H_8O_4-C_3H_6O_3]^-$	夏佛塔苷 同分异构体
12	29.61	$C_{27}H_{30}O_{15}$	595.1624 (−5.6)	593.1522 (1.7)		473.1111$[M-H-C_4H_8O_4]^-$ 353.0669$[M-H-2C_4H_8O_4]^-$	维采宁-2 同分异构体
13	30.98	$C_{21}H_{20}O_{10}$	433.1100 (−6.7)	431.1028 (10.3)	415.1878$[M+H-H_2O]^+$ 388.1287$[M+H-C_2H_5O]^+$ 313.0744$[M+H-C_4H_8O_4]^+$ 271.0614$[M+H-C_4H_8O_4-C_2H_2O]^+$		牡荆素同分异构体[9-10]
14	31.11	$C_{25}H_{26}O_{13}$	535.1417 (−5.4)	533.1309 (1.6)	427.0993$[M+H-H_2O-C_3H_6O_3]^+$379.0794 $[M+H-2H_2O-2C_2H_4O_2]^+$ 349.0695 $[M+H-2H_2O-2C_2H_4O_2-CH_2O]^+$295.0586	443.1007$[M-H-C_3H_6O_3]^-$ 383.0787$[M-H-C_3H_6O_3-C_2H_4O_2]^-$ 353.0679$[M-H-C_3H_6O_3-C_2H_4O_2-CH_2O]^-$	Apigenin 6，8-di-C-arabinoside同分异构体[7]
15	31.35	$C_{26}H_{28}O_{14}$	565.1526 (−4.5)	563.1423 (2.9)	427.0984$[M+H-H_2O-C_4H_8O_4]^+$ 337.0691$[M+H-H_2O-C_4H_8O_4-C_3H_6O_3]^+$ 325.0687$[M+H-2C_4H_8O_4]^+$		夏佛塔苷同分异构体
16	32.41	$C_{27}H_{30}O_{15}$	595.1628 (−5.0)	593.1524 (2.0)	541.1320$[M+H-3H_2O]^+$ 457.1094$[M+H-H_2O-C_4H_8O_4]^+$ 337.0696$[M+H-H_2O-2C_4H_8O_4]^+$ 325.06953$[M+H-2C_4H_8O_4-CH_2O]^+$	473.1109$[M-H-C_4H_8O_4]^-$ 383.0781$[M-H-C_4H_8O_4-C_3H_6O_3]^-$ 353.0671$[M-H-C_4H_8O_4-C_3H_6O_3-CH_2O]^-$	维采宁-2 同分异构体

续上表

No.	t_R/min	分子式	一级质谱信息 $[M+H]^+$/10^{-6}	 $[M-H]^-$/10^{-6}	主要裂解碎片 正模式	 负模式	化合物
17	33.44	$C_{26}H_{28}O_{14}$	565.1529 (−4.1)	563.1419 (2.2)	511.1190$[M+H-3H_2O]^+$ 409.0882$[M+H-2H_2O-C_4H_8O_4]^+$ 397.0879$[M+H-H_2O-C_3H_6O_3-C_2H_4O_2]^+$ 325.0675$[M+H-2C_4H_8O_4]^+$ 307.0578$[M+H-H_2O-2C_4H_8O_4]^+$	473.1098$[M-H-C_3H_6O_3]^-$ 443.0985$[M-H-C_4H_8O_4]^-$ 353.0664$[M-H-C_4H_8O_4-C_3H_6O_3]^-$	维采宁-3*
18	35.44	$C_{21}H_{20}O_{10}$	433.1109 (−4.7)	431.0991 (1.8)	397.0904$[M+H-2H_2O]^+$ 313.0696$[M+H-C_4H_8O_4]^+$ 283.0591$[M+H-C_3H_6O_3-C_2H_4O_2]^+$	341.0686$[M-H-C_3H_6O_3]^-$ 311.0568$[M-H-C_4H_8O_4]^-$	牡荆素[10]
19	36.05	$C_{26}H_{28}O_{14}$	565.1523 (−5.2)	563.1428 (2.7)	457.1099$[M+H-H_2O-C_3H_6O_3]^+$ 397.0919$[M+H-H_2O-C_3H_6O_3-C_2H_4O_2]^+$ 337.0704$[M+H-H_2O-C_4H_8O_4-C_3H_6O_3]^+$ 325.0710$[M+H-2C_4H_8O_4]^+$	473.1119$[M-H-C_3H_6O_3]^-$ 353.0678$[M-H-C_4H_8O_4-C_3H_6O_3]^-$	异夏佛塔苷异同分构体 I[5]
20	36.33	$C_{25}H_{26}O_{13}$	535.1421 (−4.7)	533.1316 (2.9)	481.1091$[M+H-3H_2O]^+$ 427.0976$[M+H-H_2O-C_3H_6O_3]^+$ 307.0590$[M+H-H_2O-C_3H_6O_3-2C_2H_4O_2]^+$	473.1114$[M-H-C_2H_2O]^-$ 443.0995$[M-H-C_2H_2O-CH_2O]^-$ 353.0675$[M-H-C_3H_6O_3-C_2H_4O_2-CH_2O]^-$	Apigenin6, 8-di-C-arabinoside[7]
21	38.41	$C_{21}H_{20}O_{10}$	433.1110 (−4.5)	431.0991 (1.6)	379.0808$[M+H-3H_2O]^+$ 337.0697$[M+H-2H_2O-C_2H_4O_2]^+$ 313.0697$[M+H-C_4H_8O_4]^+$	341.0681$[M-H-C_3H_6O_3]^-$ 311.0566$[M-H-C_3H_6O_3-CH_2O]^-$ 283.0613$[M-H-C_4H_8O_4-C_2H_4]^-$	异牡荆素[10]
22	39.50	$C_{25}H_{26}O_{13}$	535.1420 (−5.0)	533.1318 (3.2)	427.0664$[M+H-H_2O-C_3H_6O_3]^+$ 337.06854$[M+H-H_2O-2C_3H_6O_3]$ 325.0697$[M+H-2C_3H_6O_3-CH_2O]^+$ 295.0596$[M+H-2C_3H3O_3-2CH_2O]^+$		Apigenin6, 8-di-C-arabinoside 同分异构体
23	42.36	$C_{25}H_{26}O_{13}$	535.1423 (−4.3)	533.1319 (3.5)	321.0738 295.0582$[M+H-C_3H_6O_3-2C_2H_4O_2-CH_2O]^+$		Apigenin6, 8-di-C-arabinoside 同分异构体
24	42.42	$C_{21}H_{20}O_{11}$	449.1069 (−2.2)	447.0930 (−0.7)			木犀草苷*
25	42.66	$C_{25}H_{26}O_{13}$	535.1423 (−4.3)	533.1313 (2.2)	427.0977$[M+H-H_2O-C_3H_6O_3]^+$ 337.0685$[M+H-H_2O-2C_3H_6O_3]^+$ 295.0582$[M+H-C_3H_6O_3-2C_2H_4O_2-CH_2O]^+$	473.1109$[M-H-C_2H_4O_2]^-$ 443.0994$[M-H-C_3H_6O_3]^-$ 353.0671$[M-H-C_3H_6O_3-C_2H_4O_2-CH_2O]^-$	芹菜素-6-C-α-L-阿拉伯糖-8-C-β-D-木糖苷[7]
26	45.42	$C_{29}H_{36}O_{15}$	625.2121 (−0.9)	623.1987 (0.9)		461.1693$[M-H-Glc]^-$, 161.0240	毛蕊花糖苷[11]

续上表

No.	t_R/min	分子式	一级质谱信息		主要裂解碎片		化合物
			$[M+H]^+$/10^{-6}	$[M-H]^-$/10^{-6}	正模式	负模式	
27	46.39	$C_{21}H_{20}O_{10}$	433.1099 (−7.0)	431.0986 (0.5)	271.0581 $[M+H-Glc]^+$	269.0448 $[M-H-Glc]^-$	芹菜素-7-O-β-D-葡萄糖苷[12]
28	48.10	$C_{25}H_{26}O_{13}$	535.1416 (−5.6)	533.1298 (−0.5)	445.0934 $[M+H-C_3H_6O_3]^+$ 427.0972 $[M+H-H_2O-C_3H_6O_3]^+$ 325.0680 $[M+H-C_3H_6O_3-2C_2H_4O_2-]^+$	473.1077 $[M-H-C_2H_4O_2]^-$ 443.0964 $[M-H-C_2H_4O_2-CH_2O]^-$ 383.0753 $[M-H-2C_2H_4O_2-CH_2O]^-$ 365.0652 $[M-H-2C_2H_4O_2-CH_2O-H_2O]^-$	芹菜素-6-C-β-D-木糖-8-C-α-L-阿拉伯糖苷[7]
29	52.07	$C_{29}H_{36}O_{15}$	625.2084 (−6.9)	623.1991 (1.5)	325.0890，181.0464，163.0380	461.1689 $[M-H-Glc]^-$，161.0244	异毛蕊花糖苷[13]
30	56.04	$C_{21}H_{20}O_{10}$	433.1110 (−4.4)	431.0987 (0.8)		387.2046 $[M-H-CO_2]^-$ 311.0543 $[M-H-C_4H_8O_4]^-$ 268.0333 $[M-H-C_4H_8O_4-CH_3CO]^-$	牡荆素同分异构体
31	77.38	$C_{15}H_{10}O_6$	287.0548 (−0.6)	285.0407 (1.0)	189.0083，153.0206，135.0420		木犀草素[14]
32	79.01	$C_{15}H_{12}O_5$	273.0739 (−6.7)	271.0622 (3.8)	153.0172 $[M+H-C_4H_8O_4]^+$ 147.0432，91.0548	119.0505 $[M-H-C_4H_8O_4-CH_3OH]^-$	柚皮素*
33	79.48	$C_{15}H_{10}O_5$	271.0579 (−7.9)	269.0461 (2.2)	153.0172	225.0540 $[M-H-CO_2]^-$ 151.0019 $[M-H-CO_2-C_3H_6O_2]^-$ 117.0346	芹菜素*

* 与对照品比较；Glc：葡萄糖。

2.3.1 芹菜素母核结构的黄酮类化合物　该类化合物糖基取代发生在 A 环的 C-6 位和 C-8 位，在 ESI-MS 裂解过程中主要发生糖环开环反应。在正、负离子模式下，可观察到一系列 *m/z* $[M-H-60]^-$、*m/z* $[M-H-90]^-$ 和 *m/z* $[M-H-120]^-$ 等黄酮 C-苷类化合物的特征碎片离子。战骨中黄酮碳苷按糖的类型（五碳糖或六碳糖）和糖基与芹菜素苷元的连接方式，主要分成四类。

第Ⅰ类：该类化合物苷元 C-6 位五碳糖取代，C-8 位六碳糖取代，包括化合物 6、7、19 在 ESI 负离子一级质谱中出现 *m/z* 563 $[M-H]^-$ 的分子离子峰。对 *m/z* 563 $[M-H]^-$ 进行二级质谱分析，得到 *m/z* 473 $[M-H-90]^-$、*m/z* 443 $[M-H-120]^-$、*m/z* 383 $[M-H-90-90]^-$、*m/z* 353 $[M-H-90-120]^-$ 等碎片峰，根据文献[5]给出的精确相对分子质量和裂解过程，化合物 6 为维采宁 -1，化合物 7 为异夏佛塔苷，化合物 19 为异夏佛塔苷同分异构体Ⅰ。

第Ⅱ类：该类化合物苷元 C-6 位六碳糖取代，C-8 位五碳糖取代，包括化合物 9、10、11、15、17。负离子和正离子一级质谱与第一类相同。对 *m/z* 563 $[M-H]^-$ 进行二级质谱分析，不同的是得到 *m/z* 443 $[M-H-120]^-$ 六碳糖基碎裂特征峰，六碳糖环碎裂后，五碳糖环再碎裂得到 *m/z* 383 $[M-H-120-60]^-$ 和 *m/z* 353 $[M-H-120-90]^-$ 碎片峰，与化合物 9 夏佛塔苷同分异构体及化合物 17 维采宁 -3 在 ESI 负模式下质谱行为相同，也与文献[6-7]报道的夏佛塔苷的质谱裂解规律一致，化合物 11、15 均为夏佛塔苷同分异构体。

第Ⅲ类：该类化合物苷元 C-6 位和 C-8 位均六碳糖取代，包括化合物 5、8、12、16 在 ESI 负离子一级质谱中出现 m/z 593 [M-H]$^-$ 的分子离子峰。对 m/z 593 [M-H]$^-$ 进行二级质谱分析，得到 m/z 473 [M-H-120]$^-$、m/z383 [M-H-120-90]$^-$、m/z 353 [M-H-120-120]$^-$ 等碎片峰，与化合物 5 维采宁-2 在 ESI 负模式下质谱行为相同，化合物 8、12 和 16 均为维采宁-2 的同分异构体。

第Ⅳ类：该类化合物苷元 C-6 位和 C-8 位均五碳糖取代，包括化合物 14、20、22、24、25、28 在 ESI 负离子一级质谱中出现 m/z 533 [M-H]$^-$ 的分子离子峰，对 m/z 533 [M-H]$^-$ 进行二级质谱分析，得到碳苷五碳糖基碎裂特征峰 m/z 443 [M-H-90]$^-$、m/z 383 [M-H-90-60]$^-$、m/z 353 [M-H-90-60-30]$^-$、m/z 323 [M-H-90-60-60]$^-$，与文献[7]报道的黄酮碳苷类化合物裂解规律一致，化合物 20 为 Apigenin 6，8-di-C-arabinoside，化合物 25 为芹菜素-6-C-α-L-阿拉伯糖-8-C-β-D-木糖苷，化合物 28 为芹菜素-6-C-β-D-木糖-8-C-α-L-阿拉伯糖苷，化合物 14、22 和 23 均为 Apigenin 6，8-di-C-arabinoside 的同分异构体。

2.3.2 其他类型的化学成分 除上述黄酮碳苷类成分外，战骨中还有其他黄酮类和苯丙素类等成分。这些成分鉴定结果见表 1。

3 讨论

本研究采用 UFLC-Triple TOF-MS/MS 技术，对战骨进行在线分离、鉴定，其中红景天苷、儿茶素、维采宁-2、夏佛塔苷、维采宁-3、木犀草苷、柚皮素、芹菜素 8 个化学成分与对照品对照进行确证；通过搜索 Sciex. Library View 对照品数据库，比对参考文献，并根据特征碎片离子峰指认了 25 个化合物，包括 2 个香草酸或其同分异构体、芹菜素-7-O-β-D-葡萄糖苷、4 个牡荆素或其同分异构体、2 个毛蕊花糖苷或其同分异构体、3 个维采宁-2 或其同分异构体、6 个夏佛塔苷或其同分异构体和 6 个 Apigenin 6，8-di-C-arabinoside 或其同分异构体和木犀草素。首次全面系统地阐明战骨的全化学成分，为战骨药材的深度开发利用提供了依据。

参考文献

[1] 王荣慈：广西中药材标准 [S]. 南宁：广西科学技术出版社，1992：72，247.

[2] 潘洪平，荆树汉. 黄毛豆腐柴化学成分、药理研究及临床应用进展 [J]. 广西医学，2002，24 (3)：365-367.

[3] 陈丽芬. 中药战骨的化学成分、总黄酮提取工艺与抗氧化活性的研究 [D]. 南宁：广西大学，2006.

[4] 张加余，乔延江，张倩，等. 液质联用技术在天然产物结构鉴定中的应用进展

[J]. 药物分析杂志, 2013, 33 (2): 349－354.
[5] 赖丽嫦, 林裕英, 陈丰连, 等. 基于 HPLC-Q-TOF-MS 和 HPLC-DAD 的广金钱草主要活性成分分析 [J]. 中草药, 2016, 47 (20): 3578－3585.
[6] 张林海, 李庆国. 夏佛塔苷的电喷雾电离裂解规律解析 [J]. 中国医药科学, 2016, 6 (7): 52－54.
[7] 周桂芬, 吕圭源. 基于高效液相色谱－二极管阵列光谱检测－电喷雾离子化质谱联用鉴定铁皮石斛叶中 8 种黄酮碳苷化合物及裂解规律研究 [J]. 中国药学杂志, 2012, 47 (1): 13－19.
[8] 汪丹, 蔡甜, 吴志军, 等. HPLC-ESI-Q-TOF-MS 法分析金钱草颗粒的化学成分 [J]. 中国药房, 2016, 27 (12): 1651－1654.
[9] 吴新安, 都模勤. 黄酮碳苷类化合物 ESI-MS-MS 裂解规律初探 [J]. 天然产物研究与开发, 2011, 23 (6): 1085－1087.
[10] 冯广卫, 李翠兵, 廖尚高, 等. 荭草素和异荭草素、牡荆素和异牡荆素 2 对碳苷化合物的快速检测与鉴定 [J]. 药物分析杂志, 2011, 37 (7): 1263－1268.
[11] 田菁. 马鞭草活性成分研究 [D]. 北京: 中国人民解放军军事医学科学院, 2005.
[12] 蒋叶娟, 姚卫峰, 张丽, 等. 女贞子化学成分的 UP-LC-ESI-Q-TOF-MS 分析 [J]. 中国中药杂志, 2012, 37 (15): 2304－2308.
[13] 谷彩梅, 王增绘, 郑司浩, 等. 基于 UPLC-Q-TOF/MS 法分析车前子生品和盐炙品化学成分研究 [J]. 世界科学技术: 中医药现代化, 2016, 18 (1): 77－81.
[14] 李泮霖, 李楚源, 刘孟华, 等. 基于 UFLC-Triple-Q-TOF-MS/MS 技术的金银花、山银花化学成分比较 [J]. 中南药学, 2016, 14 (4): 363－369.

[作者: 梁玉婷、王静宇、苏薇薇、幸林广、姚宏亮、林桥辉、彭维, 原文发表于《中南药学》, 2018 年第 16 卷第 10 期, 第 1369－1373 页]

HPLC 法同时测定酒大黄中 5 种蒽醌的含量

［摘要］**目的**：测定酒大黄中 5 种蒽醌的含量。**方法**：采用 HPLC 法，以甲醇 – 0.1% 磷酸（78：22）水溶液为流动相，色谱柱为 Agilent HC – C_{18} 柱，检测波长为 254 nm。**结果**：芦荟大黄素、大黄酸、大黄素、大黄酚、大黄素甲醚的线性范围分别为 33.12 ～ 414.00 μg（r = 0.9998）、33.44 ～ 418.00 μg（r = 0.9999）、17.90 ～ 223.75 μg（r = 0.9998）、32.48 ～ 406.00 μg（r = 0.9999）、76.96 ～ 962.00 μg（r = 0.9998），加样回收率分别为 100.66%、97.04%、102.57%、102.27%、99.48%。**结论**：该方法可作为酒大黄药材的质量控制方法。

大黄为蓼科植物掌叶大黄 *Rheum palmatum* L.、唐古特大黄 *Rheum tanguticum* Maxim. ex Balf 或药用大黄 *Rheum officinale* Baill. 的干燥根及根茎，临床常用其炮制品酒大黄。酒大黄善清上焦血分热毒[1]。据文献[2]报道，蒽醌类化合物为大黄的主要有效成分。笔者采用 RP-HPLC 法同时测定了酒大黄中 5 种蒽醌（芦荟大黄素、大黄酸、大黄素、大黄酚、大黄素甲醚）的含量，现综述如下。

1 仪器与试药

Dionex P680 型高效液相色谱仪（ASI – 100 自动进样器；P680 四元梯度泵，PDA – 3000 检测器）；戴安 U3000 – HPLC（WPS – 3000 自动进样器，DGP – 3600SD 泵，DAD – 3000 检测器）；色谱柱：Agilent HC – C_{18}（4.6 mm × 250 mm，5 μm）；DIONEX C_{18}（4.6 mm × 250 mm，5 μm）；SHISEID C_{18}（4.6 mm × 250 mm，5 μm）；Sartorius BP211D 型十万分之一电子天平；超声提取器：KQ 3200E 超声仪（昆山市超声仪器有限公司）；超纯水器：Simplicity SIMS00000 超纯水器（美国 Millipore 公司）。

酒大黄购自安徽百草园药业有限公司（编号：20100726 – 1）、亳州凯利中药饮片有限公司（编号：20100726 – 2）、安国市药兴药材有限公司（编号：20100726 – 3）。

芦荟大黄素（批号：110795 – 200806）、大黄酸（批号：110757 – 200206）、大黄素（批号：110756 – 200110）、大黄酚（批号：110796 – 201017）、大黄素甲醚

（批号：110758－200912）对照品，均购自中国药品生物制品检定所。甲醇为色谱纯（B & J 公司），水为超纯水；其余试剂均为分析纯。

2 方法与结果

2.1 色谱条件

色谱柱：Agient HC－C_{18}（4.6 mm×250 mm，5 μm）；流动相为甲醇－0.1%磷酸水溶液（78∶22），流速：1.0 mL/min，检测波长 254 nm，理论塔板数按大黄素计应不低于 3000（图 1）。

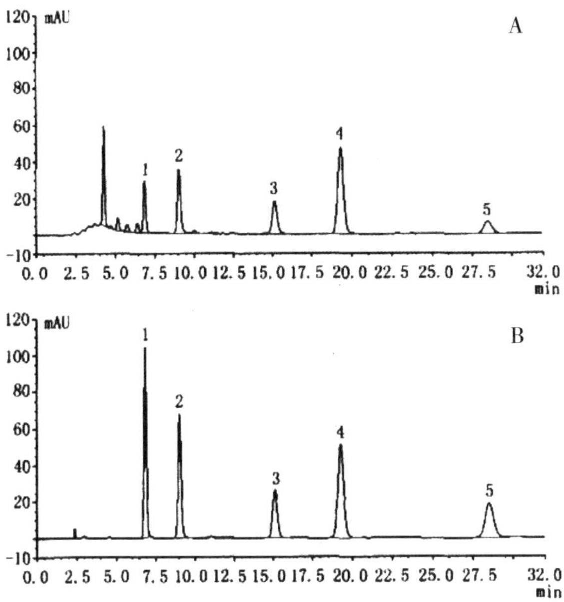

图 1　酒大黄样品（A）和混合对照品（B）HPLC 图

1：芦荟大黄素；2：大黄酸；3：大黄素；4：大黄酚；5：大黄素甲醚。

2.2 混合对照品溶液的制备

精密称取芦荟大黄素、大黄酸、大黄素、大黄酚、大黄素甲醚对照品适量，加甲醇分别制成每 1 mL 含芦荟大黄素 165.6 μg、大黄酸 167.2 μg、大黄素 89.5 μg、大黄酚 162.4 μg、大黄素甲醚 19.24 μg 的溶液；分别精密量取上述芦荟大黄素、大黄酸、大黄素、大黄酚对照品溶液各 1 mL、大黄素甲醚对照品溶液 2 mL，置于 10 mL 量瓶中，加甲醇稀释至刻度，混匀，即得。

2.3 供试品溶液的制备

取酒大黄粉末约0.15 g，精密称定，置具塞锥形瓶中，精密加入甲醇25 mL，称定重量，加热回流1 h，放冷，再称定重量，用甲醇补足减失的重量，摇匀，滤过。精密量取续滤液5 mL，置烧瓶中，挥去溶剂，加8%盐酸溶液10 mL，超声处理2 min，再加三氯甲烷10 mL，加热回流1 h，放冷，置分液漏斗中，用少量三氯甲烷洗涤容器，并入分液漏斗中，分取氯仿层，酸液再用三氯甲烷提取3次，每次10 mL，合并氯仿液，减压回收溶剂至干，残渣加甲醇使溶解，转移至10 mL量瓶中，加甲醇至刻度，摇匀，滤过，取续滤液，即得。

2.4 线性关系考察

精密吸取上述混合对照品溶液2 μL、5 μL、10 μL、15 μL、20 μL、25 μL，进样分析，以峰面积（y）为纵坐标，进样体积（x）为横坐标，进行线性回归，得芦荟大黄素、大黄酸、大黄素、大黄酚、大黄素甲醚的标准曲线方程（表1）。

表1 酒大黄饮片中5种蒽醌类成分的标准曲线

成分	标准曲线方程	r	线性范围/μg
芦荟大黄素	$y_1=1.012x_1-0.021$	0.9998	33.12～414.00
大黄酸	$y_2=0.832x_2-0.030$	0.9999	33.44～418.00
大黄素	$y_3=0.484x_3-0.010$	0.9998	17.90～223.75
大黄酚	$y_4=1.123x_4-0.040$	0.9999	32.48～406.00
大黄素甲醚	$y_5=0.608x_5-0.081$	0.9998	76.96～962.00

2.5 精密度试验

精密吸取混合对照品溶液20 μL，连续进样6次，记录峰面积，芦荟大黄素、大黄酸、大黄素、大黄酚、大黄素甲醚的日内精密度分别为1.50%、0.31%、0.35%、0.37%、0.34%；精密吸取相同对照品溶液20 μL连续进样3 d，每天3次，记录峰面积，以上5个蒽醌类成分的日间精密度分别为2.79%、1.77%、1.95%、1.81%、2.83%。

2.6 稳定性试验

精密吸取供试品溶液20 μL，分别于0 h、2 h、4 h、6 h、8 h、12 h、24 h、48 h进样分析，记录峰面积，芦荟大黄素、大黄酸、大黄素、大黄酚、大黄素甲醚峰面积的*RSD*分别为0.79%、0.80%、3.30%、0.62%、0.82%。

2.7 重复性试验

取酒大黄样品粉末（编号：20100726－3）约0.15 g，共6份，精密称定，按供试品溶液处理方法制备样品，测定，芦荟大黄素、大黄酸、大黄素、大黄酚、大黄素甲醚 *RSD* 分别为1.96%、3.22%、2.49%、2.09%、2.89%。

2.8 加样回收率试验

取酒大黄样品粉末（编号：20100726－3）约0.075 g，共6份，精密称定，置具塞锥形瓶中，分别按各成分在原料药材中的含量，精密加入与药材中含量相当的各对照品适量，按供试品溶液处理方法制备样品，测定，计算加样回收率，芦荟大黄素、大黄酸、大黄素、大黄酚、大黄素甲醚的加样回收率分别为100.66%、97.04%、102.57%、102.27%和99.48%，*RSD* 分别为3.10%、5.71%、3.04%、4.14%和3.53%。

2.9 样品测定

取酒大黄样品粉末，照“2.3节”的方法制备供试品溶液，依法测定，记录峰面积，按外标法计算样品中芦荟大黄素、大黄酸、大黄素、大黄酚、大黄素甲醚的含量。结果见表2。

表2 酒大黄样品含量测定结果（mg/g）

编号	芦荟大黄素	大黄酸	大黄素	大黄酚	大黄素甲醚	总游离蒽醌
20100726－1	0.87	1.52	1.74	4.16	3.31	11.60
20100726－2	0.92	1.42	1.68	3.95	2.98	10.95
20100726－3	1.38	2.59	1.78	4.51	3.96	4.22

3 讨论

（1）笔者在试验中曾参照2010年版《中国药典》（一部）中大黄药材含量测定条件对酒大黄进行检测，结果发现主峰与杂峰分离度不佳，通过预试验摸索出较好的流动相条件，即以甲醇－0.1%磷酸水溶液（78：22）为流动相，结果分离度达到要求。

（2）中药发挥药效是其内多个成分共同作用的结果，本文采用RP-HPLC法同时测定酒大黄中5种蒽醌类成分，为综合评价酒大黄质量提供了依据。

参考文献

［1］国家药典委员会．中华人民共和国药典［M］．一部．北京：中国医药科技出

版社，2010：22.
[2] 李家实. 中药鉴定学 [M]. 上海：上海科学技术出版社，2002：57.

[作者：贺凡珍、蔡学莹、彭维、苏薇薇，原文发表于《中药材》，2011 年第 34 卷第 9 期，第 1384－1385 页]

野菊花化学成分及药理研究进展

[摘要] 本文综述了野菊花化学成分和药理研究概况，为野菊花资源的进一步开发利用提供参考。

野菊花为菊科植物野菊 *Chrysanthemum indicum* L.、北野菊 *Chrysanthemum boreale* Mak. 或岩香菊 *Chrysanthemum lavandulaefolium*（Fisch.）Mak. 的头状花序[1]，性凉，味苦、辛，归肺、肝经，具有疏风清热、消肿解毒的功效，主治风热感冒、高血压、肺炎、口疮、痈疖等病症。现对其化学成分和药理研究概况做一综述。

1 化学成分

1.1 萜类和挥发油

野菊花含萜类成分较多，主要有单萜、倍半萜、二聚倍半萜、三萜及其含氧衍生物等，其中大部分存在于挥发油中。野菊花中的挥发油因产地不同或提取方法不同，化学成分及色泽都会有差别。高致明等[2]采用水蒸汽蒸馏法提取初花期野菊地上有绿叶部分的挥发油，所得挥发油为淡蓝色。采用 GC-MS 技术从该挥发油中分离出 18 种化合物，除 1 种未鉴定外，其余 17 种都是单萜、倍半萜化合物及其含氧衍生物，其中相对含量较高的有 1，8－桉叶素（25.68%）、樟脑（18.21%）、反丁香烯（12.02%）和 γ－杜松烯（8.68%），以及 α－侧柏酮、异侧柏酮、β－松油烯、樟烯、β－蒎烯、藏茴香酮、冰片等挥发性成分。陈其华等[3]对不同颜色挥发油进行研究，发现含蓝绿色挥发油的药材质量优于含黄色挥发油的药材，并从野菊花蓝绿色挥发油中的蓝色部分分离出倍半萜化合物 1－甲基－7－异丙基及薁前体物八氢化薁类和甲撑六氢化薁类。周欣等[4]应用超临界二氧化碳萃取技术提取野菊挥发油，并对其进行分析，共鉴定出 60 个化学成分，除已知的单萜、倍半萜化合物外，还检测出三萜及脂肪族化合物。除挥发性萜类外，野菊花中还存在其他的萜类。陈泽乃等[5]从新鲜野菊花的苯提取浸膏中分离到一白色细柱状晶体，经核磁共振分析为二聚倍半萜内酯，即野菊花内酯（yejuhua lactone）[6]，与 Tapacob 等从菊科天山蓍属植物 *Handelia trichophylla* Heimerl 中分离到的 handelin 为同一化合物。于德全等[7]从野菊花极性较大的亲脂性部分中分离出两种新的倍半萜化合物野菊花醇

(chrysanthemol) 和野菊花三醇 (chrysanthetriol)。周炳南[8]从野菊花乙醇提取物的氯仿可溶部分分离出 4 个倍半萜化合物，chrysanthelide (yejuhua lactone)、cumambrin A、dihydrocumambrin A、chrysanthoxylide。

1.2 黄酮类化合物

黄酮类化合物是野菊花中重要的药效成分。早在 1942 年有人就从野菊花中分离出黄酮类化合物木犀黄酮甙 (luteolingglucoside)[9]。陈政雄[10]从野菊花乙醇提取液浓缩后的黄色析出物中分离得到白色针状结晶，经鉴定为刺槐素甙 (acacetin-7-rhamnosidogluoside)。沈一行等[11]从野菊花中分离到金合欢素-7-O-α-L-吡喃鼠李糖基 (1→6)-β-D-吡喃葡萄糖甙、金合欢素-7-O-α-L-吡喃鼠李糖基 (1→6)[2-O-乙酰基-β-D-吡喃葡萄糖基 (1→2)]-β-D-吡喃葡萄糖甙等黄酮类化合物。孔庆芬[12]从野菊花中分得木犀草素 (luteolin)、洋芹素 (apiginin) 和两个未确定结构的黄酮类化合物。

1.3 其他成分

野菊花尚含有山酸甘油酯、棕榈酸 (palmitic acid)[7]、多糖[13]、β-胡萝卜素、蛋白质、氨基酸、嘌呤、胆碱、水苏碱、鞣质、维生素、叶绿素等成分。另外，不同品种和产地的野菊花都含有人体必需的各种微量元素，而且 B、Ca、Mg、Fe 的含量比菊花高[14]。野菊花黄色素颜色鲜艳，色泽自然、安全，是一种具有开发前景的食品添加剂[15]。

2 药理作用

2.1 抗病原微生物作用

野菊花水提物和挥发油都具有抗菌活性。野菊花水提物对金黄色葡萄球菌、白喉杆菌、伤寒杆菌、大肠杆菌、变形杆菌、痢疾杆菌[16]、大肠埃希菌、绿脓假单胞菌、福氏志贺菌[17]有较强的抑制作用，但对肺炎双球菌无明显抑制作用[16]。野菊花挥发油对金黄色葡萄球菌作用较强，对白色葡萄球菌有效，但有地区差异；对肺炎双球菌、乙型链球菌、奇异变形杆菌效果均不佳[18]。周丽萍等[19]用野菊花等中草药对 71 株脲原体进行体外抑菌试验，发现野菊花体外抑制脲原体生长作用明显，且抑菌活性与药液浓度正相关。野菊花水提物和挥发油都具有抗病毒活性，但作用较病毒唑弱，抑制 $TCID_{50}$ 的药物浓度分别为：野菊花水提物 1：4096、挥发油 1：6384、病毒唑 1：2048[17]。野菊花醇提浸膏的水溶液对常见的浅部真菌，如红色毛癣菌、羊毛状小孢子菌、石膏样毛癣菌、石膏样小孢子菌，有明显抑制作用，MIC 值在 12.5～25 g/L 之间，但各种浓度的药液对白色念珠菌无抑制作用[20]。

2.2 对心血管系统的作用

野菊花注射液灌流离体兔心，有明显的扩张冠脉作用；静脉注射野菊花注射液 1.5～2.0 g/kg，麻醉猫冠脉流量增加 93%，心率较给药前降低 12%，且心肌耗氧量降低，而血压无明显变化；兔肾和兔耳血管给野菊花注射液后也有明显扩张作用[21]。野菊花水煮醇沉乙酸乙酯提取物 80 mg/kg 静脉注射健康麻醉狗，冠脉流量增加 49.6%，心率减慢，而且血压同总外周阻力下降，心输出量及每搏输出量增加。野菊花注射液系水煮醇沉法制得，其主要成分为黄酮类，由此可见野菊花黄酮具有明显的心脏保护作用。

2.3 降压作用

刘菊芳等[22]比较了 95%、50%、25% 乙醇热浸及水提取的野菊花浸膏对麻醉猫的降压作用，发现乙醇浓度越低，提取到的成分降压效果越差，水提物基本无降压作用；野菊花 95% 乙醇浸提物主要含有野菊花内酯、黄酮甙等水难溶物质，对麻醉猫、正常狗均有一定的降压效果，而且降压作用缓慢、持久，是较理想的降血压药物。

2.4 对血小板聚集的影响

野菊花注射液对 ADP 诱导的雄性家兔颈动脉血小板聚集功能有较强的抑制作用和解聚作用。利用回归法计算其对 ADP 诱导家兔血小板聚集功能的抑制作用，发现其作用强度在一定范围内随药物在血浆中的浓度增加而增加，而且野菊花注射液的作用强度是丹参的 2.3 倍、党参的 3.2 倍。野菊花注射液的解聚作用也很强，其 50% 的解聚剂量相当于丹参的 60% 剂量、党参的 50% 剂量左右，但三者的解聚作用都不及各自的抑制作用强[23]。

2.5 抗炎和免疫作用

王志刚等[24]比较了野菊花水提物和挥发油的抗炎及免疫作用。二者对二甲苯致小鼠耳郭肿胀都有明显的抑制作用，但挥发油作用较强；对蛋清所致的大鼠足趾肿胀都有较强的抗炎作用，但水提物作用较强。说明野菊花水提物和挥发油都有显著的抗炎、免疫抑制作用，但挥发油对化学物所致的炎症效果较好，水提物对异性蛋白致炎因子所致的炎症作用较好，这可能与二者的作用机制不同有关。体外试验还证明，1∶1280 浓度的野菊花煎剂，有促进人体白细胞吞噬金黄色葡萄球菌的作用[25]。另外，药理试验证明从野菊花极性较大的亲脂性部分分离到的野菊花醇具有明显的抗炎作用[7]。

2.6 抗氧化作用

野菊花的抗氧化作用是近年来的一个新发现。野菊花多糖具有清除活性氧自由基的作用[13]。野菊花水提液对离体大鼠心、脑、肝、肾 LPO 都有不同程度的抑制作用；对 H_2O_2 引发的红细胞 LPO 和红细胞溶血都有很好的抑制作用，而且对二者的抑制率大小趋势一致；野菊花水提液还可提高体内抗氧化酶的活力[26]。用乙醇提取野菊花中的黄酮类化合物，临用前用 PBS 配制成系列梯度浓度，考察其对超氧阴离子自由基的清除作用，发现野菊花黄酮具有显著的抗氧化作用，且抗氧化作用随着药液浓度的增加而增强，具有明显的量效关系，其 IC_{50} 为 10.6 μg/mL[27]。

2.7 其他作用

野菊花水煮醇沉液，静脉注射银环蛇或眼镜蛇蛇毒中毒的小鼠，死亡率比对照组低；但对尖吻蝮蛇蛇毒中毒的小鼠无效[25]。菊藻丸为野菊花和海藻的复方制剂，临床用于多种恶性肿瘤的治疗。药理研究发现，菊藻丸具有直接细胞毒作用，在 2.86 mg/mL、28.6 mg/mL 药物浓度对小鼠淋巴白血病细胞 L1210 细胞、人胃癌 803 细胞、人宫颈癌 Hella 细胞的生长有明显的抑制作用[28]。

3 展望

我国野菊花资源非常丰富，但绝大部分未开发利用。现有的野菊花产品有野菊花栓、野菊花注射液、菊藻丸等。野菊花色泽金黄，芳香甘醇，饮用具有生津止渴、清热解毒、益肝明目、降压减肥等功效，具有较高的药用保健价值，是四季皆宜的健康饮品；野菊花生物活性多样，且作用温和持久，具有较高的药用价值。因此，野菊花可开发成饮品、保健品、药品、香料、食物添加剂等一系列产品。

参考文献

[1] 江苏新医学院. 中药大辞典 [M]. 上海：上海科学技术出版社，1985：2144.

[2] 高致明，喜进安，宋鸿雁. 野菊挥发油成分研究 [J]. 河南农业大学学报，1997，31 (4)：391 - 393.

[3] 陈其华，吴凡，吴家骥. 野菊花挥发油中蓝色成分的研究 [J]. 药学通报，1988，23 (2)：90.

[4] 周欣，莫彬彬，赵超，等. 野菊花超临界二氧化碳萃取物的化学成分研究 [J]. 中国药学杂志，2002，37 (3)：170 - 172.

[5] 陈泽乃，徐佩娟. 野菊花内酯的结构鉴定 [J]. 药学学报，1987，22 (1)：67 - 69.

[6] 钱名堃，陈政雄，曾广方. 野菊花成分的研究（第二报）野菊花内酯的化学结构 [J]. 药学学报，1963，10 (3)：129 - 133.

[7] 于德全，谢凤指. 野菊花化学成分的研究 [J]. 药学学报，1987，22 (11)：837 - 840.

[8] 周炳南. 野菊花化学成分研究 [C]. 中法天然产物化学学术讨论会论文集，1986：66.
[9] RAO P S. Occurrence of luteolin in the flowers of *Chrysanthemum indicum* [J]. Proc. Indian Acad. Sci., 1942, 15 (A): 123 – 125.
[10] 陈正雄，钱名堃，曾广方. 中药黄酮类的研究Ⅷ. 野菊花成分的研究（第一报）[J]. 药学学报，1962，9 (6)：370 – 374.
[11] 沈一行，权丽辉，关玲，等. 北野菊黄酮类成分研究 [J]. 药学学报，1997，32 (6)：451 – 454.
[12] 孔庆芬. 野菊花化学成分研究 [J]. 北京医药工业，1986，8 (4)：5 – 7.
[13] 李贵荣. 野菊花多糖的提取及其对活性氧自由基的清除作用 [J]. 中国公共卫生，2002，18 (3)：269 – 270.
[14] 揭新民. 菊花微量元素及宏量元素分析 [J]. 广东微量元素科学，1997，4 (6)：62 – 64.
[15] 邱业先，王桃云，龙月桂，等. 野菊花黄色素提取工艺研究 [J]. 食品与发酵工艺，2002，28 (3)：31 – 34.
[16] 夏稷子. 千里光等五种中草药的体外抑菌实验 [J]. 中国微生物杂志，1997，9 (4)：50.
[17] 任爱农，王志刚，卢振初，等. 野菊花抑菌和抗病毒作用实验研究 [J]. 药物生物技术，1996，6 (4)：241 – 244.
[18] 王小梅，李英霞，彭广英. 野菊花挥发油抑菌实验研究 [J]. 山东中医杂志，1996，15 (9)：412.
[19] 周丽萍，董海艳，王乐丹，等. 野菊花等中草药对71株解脲脲原体的体外抑菌研究 [J]. 中华微生物学和免疫学杂志，2002，22 (2)：205.
[20] 彭敬红. 中药苦参、野菊花对浅部真菌的抑菌作用观察 [J]. 郧阳医学院学报，1998，17 (4)：225 – 226.
[21] 张宝恒，王彤，孟和平，等. 野菊花注射液对心血管系统的作用 [J]. 中草药，1984，15 (4)：14 – 16.
[22] 刘菊芳，朱巧贞，钱名堃，等. 治疗高血压药物的研究ⅩⅢ. 野菊花成分HC – 1 的实验治疗及毒性 [J]. 药学学报，1962，9 (3)：151 – 154.
[23] 宋剑南，李风泉，李佩丽，等. 几种中药对家兔血小板聚集功能的影响 [J]. 中药通报，1984，9 (4)：38 – 40.
[24] 王志刚，任爱农，许立，等. 野菊花抗炎和免疫作用的实验研究 [J]. 中国中医药科技，2000，7 (2)：92 – 93.
[25] 杭州市第二人民医院. 科技简报医药卫生部分 [C]. 嘉兴：浙江省科学技术局情报研究所，1972，(5)：20
[26] 严亦慈，娄小娥，蒋惠娣. 野菊花水提液抗氧化作用的实验研究 [J]. 中国

现代应用药学杂志，1999，16（6）：16－18.
［27］郑学钦，胡春. 用化学发光法检测芦丁等物质清除超氧阴离子自由基的作用［J］. 中国药学杂志，1997，32（3）：140－142.
［28］王军文，杨志波，向亚萍，等. 菊藻丸体外对癌细胞生长影响的初步研究［J］. 湖南中医学院学报，2000，20（2）：22－23.

［作者：吴钉红、杨立伟、苏薇薇，原文发表于《中药材》，2004 年第 27 卷第 2 期，第 142－144 页］

麻楝叶挥发油成分的 GC-MS 分析

[**摘要**] **目的**：对麻楝叶挥发油成分进行分析，为开发利用麻楝资源提供依据。**方法**：采用 GC-MS-PC 联用技术。**结果**：从麻楝叶挥发油中分离出 78 种化学组分，鉴定了其中 62 种，占挥发油总量的 97.56%。**结论**：麻楝叶挥发油中主要成分为石竹烯、刭珐巴烯、δ-毕澄茄烯、δ-榄香烯、α-榄香烯、γ-榄香烯等。

麻楝（*Chakrasia tabularis* A. Juss）系楝科乔木，民间用其叶治疗皮肤溃疡或作为驱虫杀虫用药。研究表明，麻楝叶提取物对绿脓杆菌、铜绿假单胞菌等 10 多种细菌和黑曲霉、烟曲霉等霉菌有很强的抑制作用[1]。有关麻楝叶挥发油成分的研究尚未见报道，笔者采用 GC-MS-PC 联用技术对麻楝叶挥发油成分进行了分析，现综述如下。

1 实验部分

1.1 实验材料

麻楝叶采集于中山大学南校区，经廖文波鉴定为楝科乔木麻楝（*Chakrasia tabularis* A. Juss）的叶，样品编号为 20040331071，标本存放于中山大学植物标本室。

1.2 样品处理

按《中国药典》（2000 年版）附录挥发油提取法操作，提取得到的麻楝叶挥发油为浅黄色透明液体，有强烈的刺鼻气味，得油率为 0.21%。

1.3 仪器及分析条件

HP6890N/5973GC/MSD；1683 系统自动进样器。样品用 1 mL 乙醚稀释，0.2 μL 进样。气相色谱条件：毛细管色谱柱 HP5（5 mL，30 m × 0.25 mm × 0.25 μL；固定相：5% 苯基 95% 二甲基聚硅氧烷；程序升温：柱温 50 ℃，维持 1 min，以 15 ℃/min

升温至 120 ℃，维持 1 min，以 2 ℃/min 升温至 240 ℃，维持 1 min，柱后温度为 270 ℃，维持 3 min。气化室温度为 260 ℃，载气为氦气，GC-MS 接口温度为 230 ℃。恒流 1 mL/min，无分流进样。质谱条件：电离方式 EI，电子能量 70 eV，扫描范围：16 ～500 amu。

2 结果与讨论

麻楝叶挥发油总离子流图见图 1，共分得 78 个峰，经 NIST02 谱库检索，鉴定了其中 62 个成分，并用面积归一化法确定了各成分的相对百分含量（表 1）。结果表明：石竹烯、玷玶烯、δ－毕澄茄烯、δ－橄香烯、α－橄香烯、γ－橄香烯等是其主要成分。这为开发利用麻楝药用资源提供了依据。

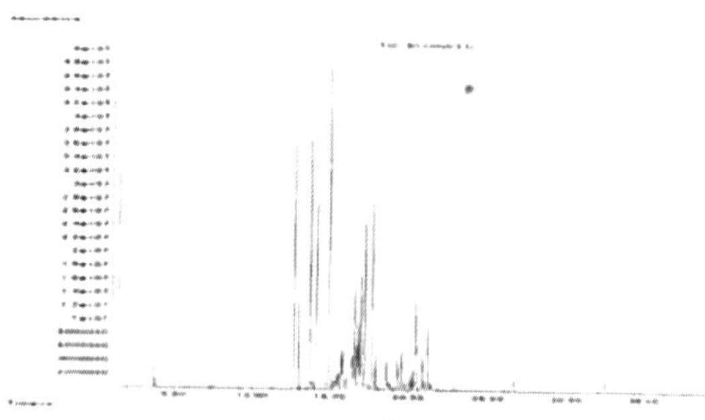

图 1 麻楝叶挥发油总离子流图

表 1 麻楝叶挥发油化学成分及相对百分含量

峰号	保留时间/min	化合物	相对百分含量/%	峰号	保留时间/min	化合物	相对百分含量/%
1	1.70	1－乙氧基丙烷	0.09	40	16.83	(－)－β－毕澄茄烯	2.82
2	1.78	未鉴定	0.03	41	17.01	γ－橄香烯	5.94
3	2.73	未鉴定	0.02	42	17.23	α－法呢烯	5.95
4	3.73	顺式-3－己烯-1－醇	0.90	43	17.44	τ－荜澄茄烯	0.27
5	3.86	未鉴定	0.34	44	17.72	δ－荜澄茄烯	8.88
6	5.79	顺式-2－(2－戊烯基）呋喃	0.01	45	17.94	1，2，3，4，4a，7－六氢化-1，6－二甲基-4－(1－甲基乙基）萘	0.95
7	5.85	反式-3－己烯-1－醇乙酸酯	0.03	46	18.20	蛇床二烯	0.16
8	6.43	苯乙醛	0.02	47	18.51	未鉴定	0.09
9	7.31	3，7－二甲基-1，6－辛二烯-3－醇	0.06	48	18.63	甘香烯	1.10
10	7.39	正壬醛	0.06	49	18.70	3，7，11－三甲基-1，6，10－十二碳三烯-3－醇	0.20

续上表

峰号	保留时间/min	化合物	相对百分含量/%	峰号	保留时间/min	化合物	相对百分含量/%
11	7.61	2-甲基-6-亚甲基-1，7-辛二烯-3-酮	0.02	50	18.76	δ-蛇床烯	0.22
12	8.90	4-甲基-1-(1-甲基乙基）-3-环己烯-1-醇	0.02	51	18.90	3，3，7，11-四甲基三环［6.3.0.0（2，4）］-8十一烯	0.22
13	9.16	α，α，4-三甲基-1-甲醇-3-环己烯	0.04	52	18.97	樟脑	0.05
14	9.84	2，6，6-三甲基-1-甲醛-1-环己烯	0.02	53	19.16	(-）-匙叶桉油烯醇	0.17
15	10.03	1，7，7-三甲基双环［2.2.1］-2-庚烯	0.03	54	19.35	δ-愈创烯	0.98
16	11.25	1，2，5，5，6，7-六甲基双环［4.1.0］-2-庚烯-4-酮	0.09	55	19.57	τ-古芸烯	1.70
17	11.47	4-亚硝基苯甲酸乙酯	0.02	56	19.71	1，7，7-三甲基-2乙烯基双环［2.2.1］-2-庚烯	0.07
18	12.71	δ-榄香烯	7.66	57	19.83	4-甲氧基-1-丁基苯	0.25
19	13.00	α-毕澄茄油烯	2.16	58	19.88	β-古芸烯	0.42
20	13.10	1，2-二氢-1，1，6-三甲基-萘	0.08	59	20.13	未鉴定	0.47
21	13.75	玷玶烯	8.67	60	20.38	未鉴定	0.17
22	13.92	β-榄香烯	0.33	61	20.49	2-异丙基-5-甲基-9-亚甲基双环［4.4.0］癸烯	5.05
23	14.16	α-榄香烯	7.66	62	20.63	τ-桉油醇	0.10
24	14.56	(+）-巴伦西亚桔烯	0.04	63	20.90	τ-杜松醇	1.69
25	14.67	未鉴定	0.34	64	21.25	6-蛇床（芹子）烯-4-醇	3.32
26	14.76	未鉴定	0.08	65	21.45	顺式-α-玷玶烯-8-醇	0.29
27	14.97	石竹烯	13.94	66	21.67	未鉴定	0.12
28	15.13	β-荜澄茄油烯	0.17	67	22.32	杜松脑	0.08
29	15.21	γ-榄香烯	0.35	68	22.62	未鉴定	0.02
30	15.36	α-愈创烯	0.42	69	22.92	3，7，11-三甲基-2，6，10-十二碳三烯-1-醇	0.26
31	15.41	香橙烯	0.14	70	26.01	(E，E）-3，7，11-三甲基-2，6，10-十二碳三烯-1-醇乙酸酯	0.13
32	15.50	(+）-环蒜头烯	0.73	71	26.32	未鉴定	0.03
33	15.56	未鉴定	0.47	72	26.67	未鉴定	0.33
34	15.82	Z，Z，Z-1，5，9，9-四甲基，1，4，7-环十一碳三烯	2.14	73	28.59	异植醇	0.05
35	16.01	异香橙烯	0.51	74	29.26	未鉴定	0.03
36	16.34	2-异丙基-5，9-二甲基-双环［4.4.0］十碳-1，9-二烯	1.08	75	29.56	未鉴定	0.02
37	16.41	τ-依兰烯	2.04	76	32.44	植醇	0.46
38	16.58	大根香叶烯 D	3.65	77	33.09	未鉴定	0.03
39	16.72	异喇叭烯	2.32	78	40.53	二十九烷	0.05

参考文献

[1] NAGALAKSHMI M A H, THANGADURAI D, RAO D M, et al. Phytochemical and antimicrobial study of *Chukrasia tabularis* leaves [J]. Fitoterapia, 2001, 72 (1): 62-64.

[作者：周静、周波、谭穗懿、苏薇薇、廖文波，原文发表于《中药材》，2004年第27卷第11期，第815-817页]

绵茵陈高效液相色谱指纹图谱研究

[摘要] **目的：** 建立绵茵陈高效液相色谱指纹图谱，为评价其质量提供科学依据。**方法：** 采用 Welch Ultimate XB－C_{18}（250 mm×4.6 mm，5 μm）色谱柱，以乙腈(A)－0.05%磷酸(B)为流动相，梯度洗脱，程序为0～20 min，10% A；20～45 min，10%→40% A。流速1.0 mL/min，检测波长327 nm，柱温25 ℃；采用《中药色谱指纹图谱相似度评价系统》(2012版)软件进行分析。**结果：** 建立了分离度、稳定性、重复性均良好的绵茵陈HPLC指纹图谱，确定了8个共有峰，并采用RRLC-MS/MS及HPLC-DAD方法指认了8个共有峰的化学成分。**结论：** 该方法快速、简便、准确，符合指纹图谱技术要求，可作为控制绵茵陈质量的方法。

茵陈苦、辛、微寒，归脾、胃、肝胆经，主要功能为清利湿热、利胆退黄，用于黄疸尿少、湿温暑湿、湿疮瘙痒[1-2]。春季采收的茵陈习称“绵茵陈”，本研究构建了一种绵茵陈的高效液相色谱指纹图谱，为评价其质量提供了依据。

1 材料

1.1 仪器

中药粉碎机（DMF－8A，浙江温岭市铭大药材机械设备有限公司）；十万分之一电子分析天平（BP211D，Sartorios 公司）；万分之一电子分析天平（ME204，瑞士 Mettler toledo 公司）；超纯水器（Simplicity，美国密理博 Millipore 公司）；数控超声波清洗器（KQ500DE，昆山市超声仪器有限公司）；Ultimate3000 高效液相色谱仪（美国 Dionex 公司，LPG－3400SD 四元泵、SRD－3600 脱气机、WPS－3000SL 自动进样器、TCC3000－RS 柱温箱、DAD 检测器、Chromeleon 7.2 数据处理软件）；Agilent 1260 高效液相色谱仪（美国 Agilent 公司，G1311B 四元泵、G1329B 自动进样器、G1316A 柱温箱、G1315D DAD 检测器、ChemStation Edition 数据处理软件）；UFLC-Triple TOF-MS/MS 超快速高效液相色谱串联四级杆飞行时间质谱仪（LC－

20AD－XR 二元泵，SIL－20AD－XR 自动进样器，CTO－20A 柱温箱，SPD－M20A PDA 检测器，日本岛津公司）；Triple TOF 5600plus（美国 AB SCIEX 公司）；色谱柱：Welch Ultimate XB－C_{18}（4.6 mm×250 mm，5 μm），Agilent Zorbax Eclipse Plus C_{18}（4.6 mm×250 mm，5 μm），Hitachi LaChrom C_{18}（4.6 mm×250 mm，5 μm）。

1.2 试药

甲醇（广州化学试剂厂，批号：20170503－2，分析纯）、乙腈（Honeywell，QBYA1H，色谱纯）、磷酸（阿拉丁，D1508038，色谱纯）。茵陈对照药材（批号：950－200204）、绿原酸（批号：110753－201415，纯度：96.2%，中国食品药品检定研究院）；15 批绵茵陈由中山大学生命科学学院王永刚副教授鉴定为菊科植物茵陈蒿 *Artemisia capillaris* Thumb. 的干燥地上部分，样品来源见表 1。

表 1 样品来源

样品编号	批号	产地	样品来源
S1	2016122301	山东曲阜	广州市香雪制药股份有限公司
S2	20160922A	陕西蓝田	安徽济顺中药饮片有限公司
S3	20160922B	陕西蓝田	安徽济顺中药饮片有限公司
S4	20160922C	陕西蓝田	安徽济顺中药饮片有限公司
S5	20160901	甘肃秦安	湖北天济中药饮片公司
S6	20160902	甘肃秦安	湖北天济中药饮片公司
S7	20161001	甘肃秦安	湖北天济中药饮片公司
S8	20161102	陕西彬县	广州康圣药业有限公司
S9	20161103	陕西彬县	广州康圣药业有限公司
S10	20161118	甘肃华亭	广州市香雪制药股份有限公司
S11	20161101	山东莒县	广州康圣药业有限公司
S12	20161106	山东莒县	广州康圣药业有限公司
S13	20161115	山东莒县	广州康圣药业有限公司
S14	2016122302	山东曲阜	广州市香雪制药股份有限公司
S15	2016122303	山东曲阜	广州市香雪制药股份有限公司

2 方法与结果

2.1 分析条件

2.1.1 液相色谱条件 色谱柱：Welch Ultimate XB－C_{18}（4.6 mm×250 mm，5 μm）；流动相：以乙腈(A)－0.05%磷酸（B）为流动相，梯度洗脱，洗脱程序：

0～20 min，10% A；20～45 min，10%→40% A。流速：1.0 mL/min；检测波长：327 nm；柱温：25 ℃；进样量：10 μL。

2.1.2　质谱条件　气帘气 35 psi；离子源载气 155 psi；离子喷雾电压 5500 V（正模式）、-4500 V（负模式）；温度 550 ℃；碰撞电压 10 V。

2.2　溶液的制备

2.2.1　对照品溶液的制备　取绿原酸对照品适量，精密称定，置棕色量瓶中，加 50% 甲醇制成每 1 mL 含 40 μg 的溶液，即得。

2.2.2　供试品溶液的制备　取绵茵陈粉末（过二号筛）约 1 g，精密称定，置具塞锥形瓶中，精密加入 50% 甲醇 50 mL，称定重量，超声处理（功率 500 W，频率 40 kHz）30 min，放冷，再称定重量，用 50% 甲醇补足减失的重量，摇匀，离心，精密量取上清液 5 mL，置 25 mL 棕色量瓶中，加 50% 甲醇至刻度，摇匀，滤过，取续滤液，即得。

2.2.3　对照药材溶液的制备　取茵陈对照药材约 1 g，精密称定，按“2.2.2 节”方法制备。

2.3　方法学验证

2.3.1　专属性试验　分别精密吸取“2.2.1 节”对照品溶液、“2.2.2 节”供试品溶液、“2.2.3 节”对照药材溶液及空白溶剂（50% 甲醇溶液）各10 μL，按“2.1.1 节”色谱条件进行测定，记录色谱图，见图 1。结果表明空白溶剂无干扰。

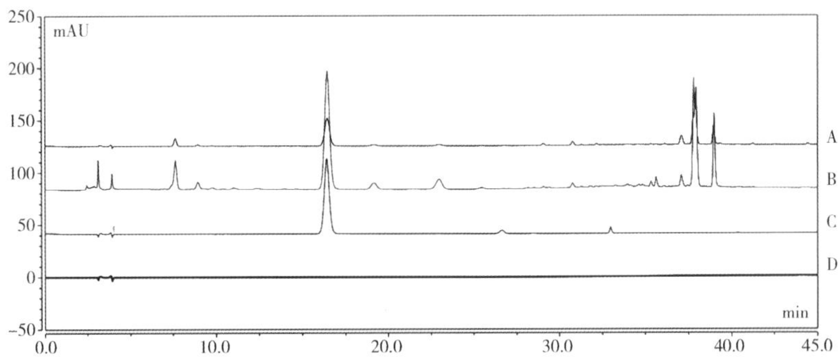

图 1　绵茵陈指纹图谱专属性试验

A：绵茵陈（编号：S1）；B：茵陈对照药材；C：绿原酸；D：空白溶剂。

2.3.2　精密度试验　精密称取同一批号绵茵陈（编号：S1），按“2.2.2 节”方法制备供试品溶液，按“2.1.1 节”色谱条件测定，连续进样 6 次，记录色谱图（图 2）。以绿原酸为参照峰（S），计算其余 7 个特征峰的相对保留时间与相对峰面积，并采用“中药色谱指纹图谱相似度评价系统”2012 版进行评价，结果显示各特征峰的相对保留时间 *RSD* 为 0. 06%～0. 12%，相对峰面积的 *RSD* 为 0. 11%～2. 0%，相似度均大于 0. 99，表明精密度良好。

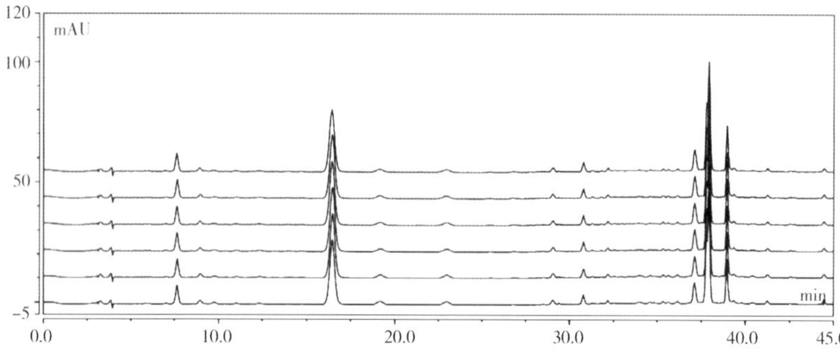

图 2　绵茵陈指纹图谱精密度试验

2. 3. 3　稳定性试验　精密称取同一批号绵茵陈（编号：S1），按“2. 2. 2 节”方法制备供试品溶液，按“2. 1. 1 节”色谱条件测定，分别在 0 h、2 h、4 h、6 h、8 h、12 h、24 h、72 h 进样，记录色谱图（图 3）。以绿原酸为参照峰（S），计算其余 7 个特征峰的相对保留时间与相对峰面积，并采用“中药色谱指纹图谱相似度评价系统”2012 版进行评价，结果显示各特征峰的相对保留时间 *RSD* 为 0. 10%～0. 34%，相对峰面积的 *RSD* 为 0. 49%～2. 8%，相似度均大于 0. 99，表明供试品溶液在 72 h 内稳定性良好。

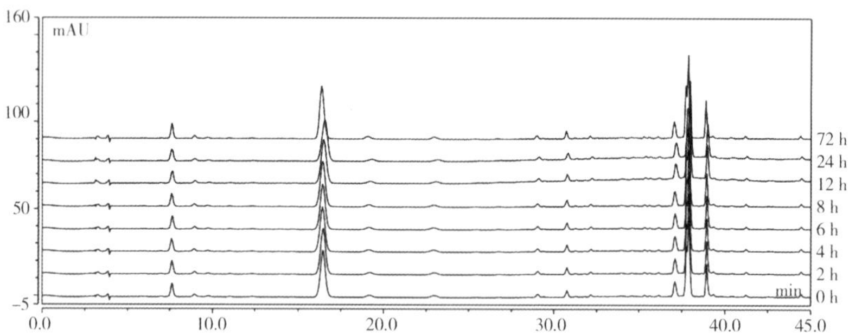

图 3　稳定性试验

2. 3. 4　重复性试验　精密称取同一批号绵茵陈（编号：S1），按“2. 2. 2 节”方法平行制备 6 份供试品溶液，按“2. 1. 1 节”色谱条件测定，记录色谱图（图 4）。以绿原酸为参照峰（S），计算其余 7 个特征峰的相对保留时间与相对峰面积，并采用“中药色谱指纹图谱相似度评价系统”2012 版进行评价，结果显示各特征峰的相对保留时间 *RSD* 为 0. 04%～0. 18%，相对峰面积的 *RSD* 为 0. 24%～2. 9%，相似度均大于 0. 99，表明该分析方法的重复性好。

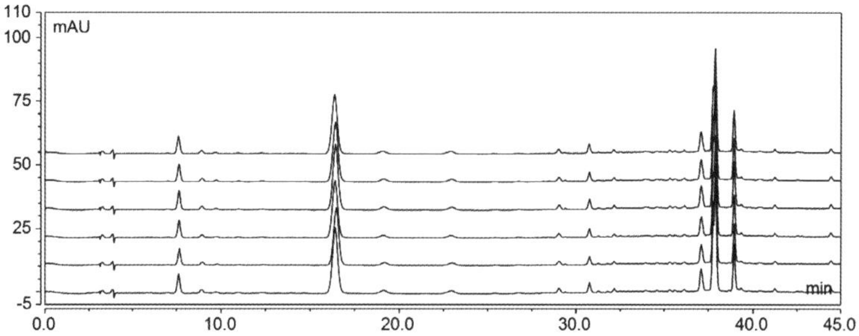

图4　重复性试验

2.4　绵茵陈指纹图谱的构建

2.4.1　指纹图谱的获得　分别取15批绵茵陈，按“2.2.2节”方法制备供试品溶液，按“2.1.1节”色谱条件测定，记录色谱图，采用“中药色谱指纹图谱相似度评价系统”2012版进行评价，相似度均大于0.98，结果见图5。

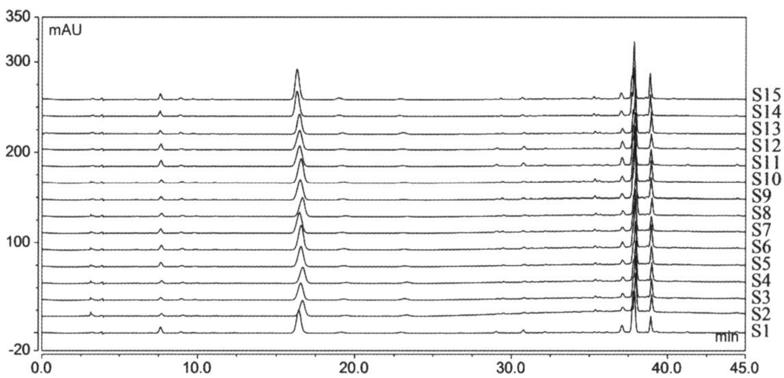

图5　15批绵茵陈HPLC指纹图谱

2.4.2　共有峰和参照峰的确认　通过对15批绵茵陈的指纹图谱进行分析，确定了8个共有峰（图6）。其中3号峰经对照品比对确认为绿原酸，因其分离度高，且为绵茵陈的主要活性成分，故选择该峰为参照峰。

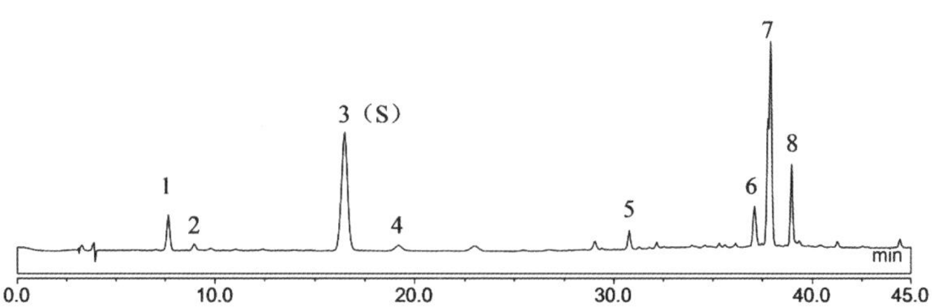

图6　绵茵陈HPLC指纹图谱

3（S）：绿原酸。

2.4.3 指纹图谱中特征峰的指认 精密吸取"2.2.2 节"供试品溶液10 μL，注入色谱仪，按照"2.1.1 节"液相色谱条件检测，记录色谱图。通过 UFLC-Triple TOF-MS/MS 技术手段，按"2.1.2 节"质谱条件对绵茵陈进行检测。通过查阅文献得知，茵陈中含有多种有机酚酸类化合物[2-4]，分析各共有峰的裂解碎片离子与保留时间，参考文献报道[5]，指认了其余7 个化学成分（图7、图8），结果见表2。

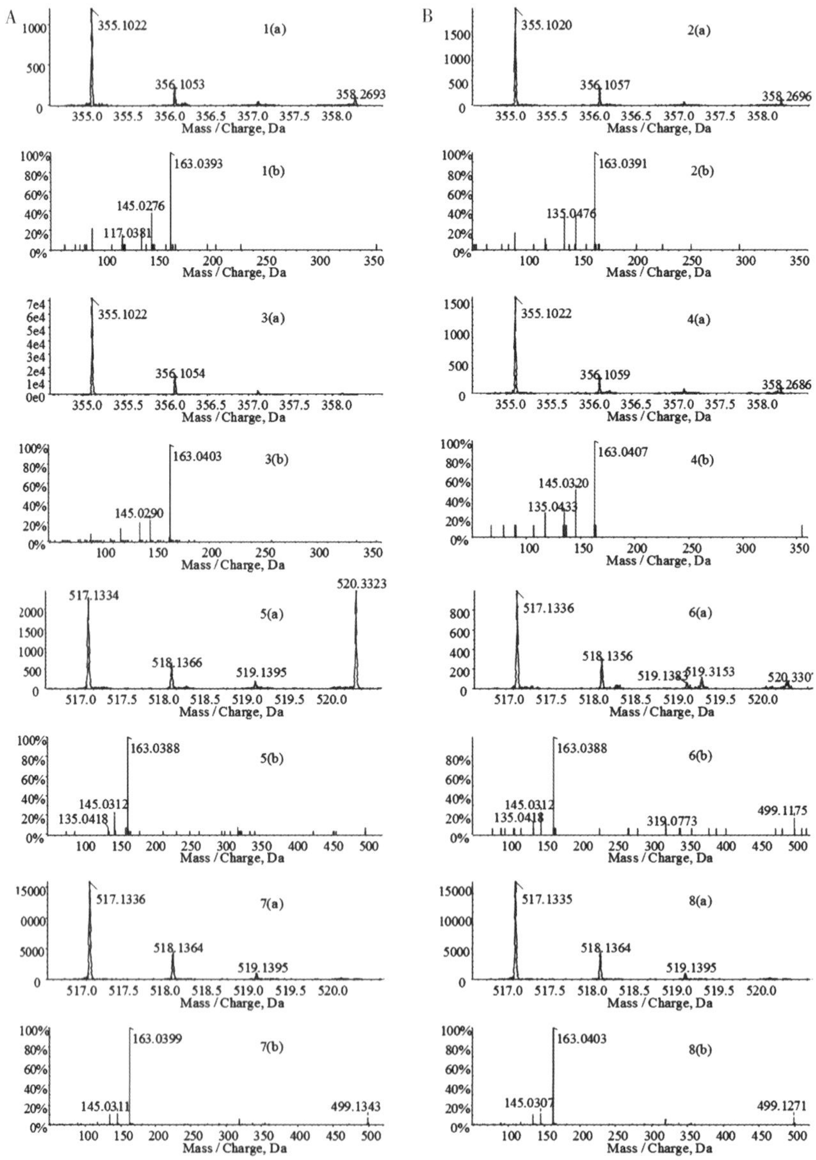

图7 各特征峰正模式下一级扫描图 A 及二级碎片质谱图 B

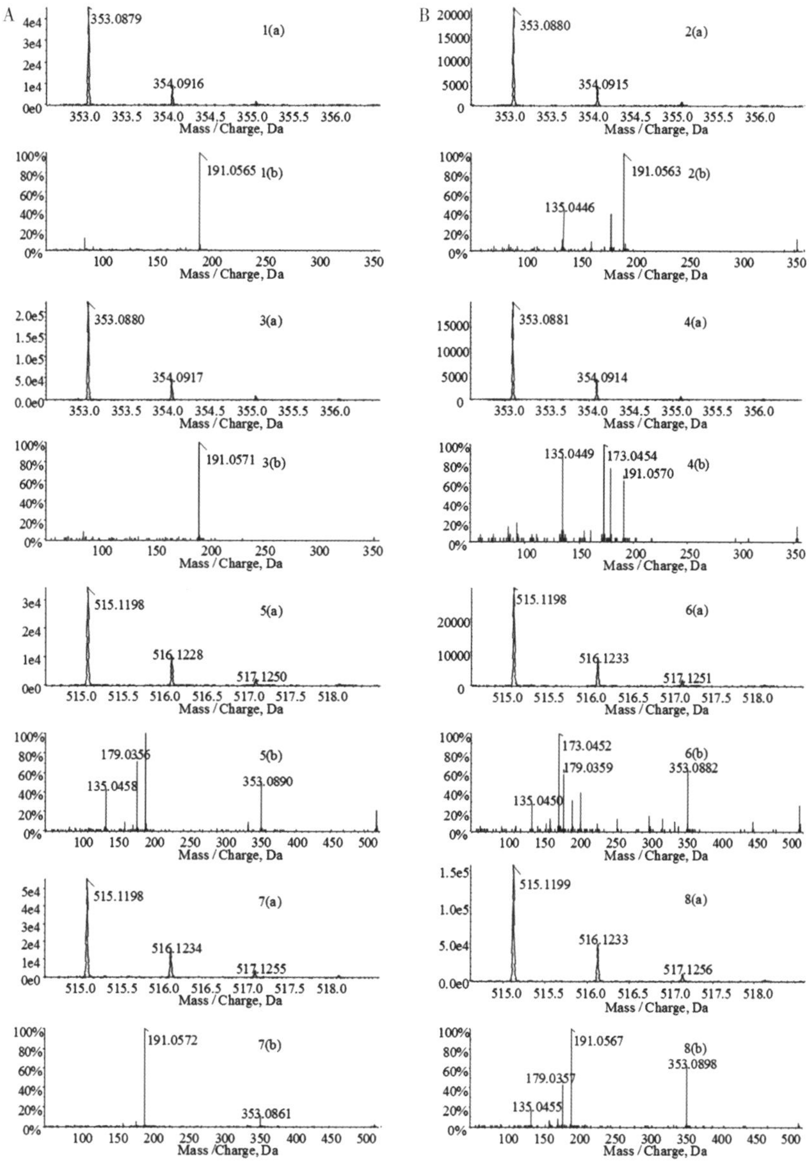

图 8　各特征峰负模式下一级扫描图 A 及二级碎片质谱图 B

表 2　绵茵陈 HPLC 指纹图谱中特征峰的指认

No.	保留时间(t_R)/min	分子式	$[M+H]^+$/10^{-6}	$[M-H]^-$/10^{-6}	主要质谱碎片离子(m/z) 正模式	主要质谱碎片离子(m/z) 负模式	化合物
1	7.697	$C_{16}H_{18}O_9$	355.1022 (−0.5)	353.0879 (0.4)	163.0393$[M-C_7H_{11}O_6]^+$ 145.0276$[M-C_7H_{11}O_6-H_2O]^+$ 117.0381$[M-C_7H_{11}O_6-CO-H_2O]^+$	191.0565$[M-C_9H_7O_3]^-$	绿原酸同分异构体

续上表

No.	保留时间(t_R)/min	分子式	$[M+H]^+$/10^{-6}	$[M-H]^-$/10^{-6}	主要质谱碎片离子(m/z)		化合物
					正模式	负模式	
2	9.484	$C_{16}H_{18}O_9$	355.1020 (−1)	353.0880 (0.5)	163.0391$[M-C_7H_{11}O_6]^+$ 135.0476$[M-C_7H_{11}O_6-CO]^+$	191.0563$[M-C_9H_7O_3]^-$ 135.0446$[M-C_7H_{11}O_5-CO_2]^-$	新绿原酸
3	17.501	$C_{16}H_{18}O_9$	355.1022 (−0.4)	353.0880 (0.5)	163.0403$[M-C_7H_{11}O_6]^+$ 145.0290$[M-C_7H_{11}O_6-H_2O]^+$	191.0571$[M-C_9H_7O_3]^-$	绿原酸
4	20.683	$C_{16}H_{18}O_9$	355.1022 (−0.3)	353.0881 (0.7)	163.0407$[M-C_7H_{11}O_6]^+$ 145.0320$[M-C_7H_{11}O_6-H_2O]^+$ 135.0433$[M-C_7H_{11}O_6-CO-H_2O]^+$	191.0570$[M-C_9H_7O_3]^-$ 173.0454$[M-C_9H_7O_3-H_2O]^-$ 135.0449$[M-C_7H_{11}O_5-CO_2]^-$	隐绿原酸
5	28.592	$C_{25}H_{24}O_{12}$	517.1334 (−1.2)	515.1198 (0.6)	163.0388$[M-C_{16}H_{17}O_9]^+$ 145.0312$[M-C_{16}H_{17}O_9-H_2O]^+$ 135.0418$[M-C_{16}H_{17}O_9-CO]^+$	353.0890$[M-C_9H_7O_3]^-$ 179.0356$[M-C_{16}H_7O_8]^-$ 135.0458$[M-C_{16}H_7O_8-CO_2]^-$	1，4－二咖啡酰奎宁酸
6	39.661	$C_{25}H_{24}O_{12}$	517.1336 (−0.9)	515.1198 (0.6)	499.1175$[M+H-H_2O]^+$ 319.0773$[M-C_9H_7O_4-H_2O]^+$ 163.0388$[M-C_{16}H_{17}O_9]^+$ 145.0312$[M-C_{16}H_{17}O_9-H_2O]^+$ 135.0418$[M-C_{16}H_{17}O_9-CO]^+$	353.0882$[M-C_9H_7O_3]^-$ 179.0359$[M-C_{16}H_7O_8]^-$ 173.0452$[M-C_9H_7O_3-C_9H_6O_3-H_2O]^-$ 135.0450$[M-C_{16}H_7O_8-CO_2]^-$	4，5－二咖啡酰奎宁酸
7	41.314	$C_{25}H_{24}O_{12}$	517.1336 (−0.9)	515.1198 (0.7)	499.1343$[M+H-H_2O]^+$ 163.0399$[M-C_{16}H_{17}O_9]^+$ 145.0311$[M-C_{16}H_{17}O_9-H_2O]^+$	353.0861$[M-C_9H_7O_3]^-$ 191.0572$[M-C_9H_7O_3-C_9H_6O_3]^-$	1，5－二咖啡酰奎宁酸
8	42.096	$C_{25}H_{24}O_{12}$	517.1335 (−1)	515.1199 (0.8)	499.1271$[M+H-H_2O]^+$ 163.0403$[M-C_{16}H_{17}O_9]^+$ 145.0307$[M-C_{16}H_{17}O_9-H_2O]^+$	353.0898$[M-C_9H_7O_3]^-$ 191.0567$[M-C_9H_7O_3-C_9H_6O_3]^-$ 179.0357$[M-C_{16}H_7O_8]^-$ 135.0455$[M-C_{16}H_7O_8-CO_2]^-$	异绿原酸A

2.4.4 指纹图谱的相似度评价 采用“中药色谱指纹图谱相似度评价系统”2012版评价15批绵茵陈的HPLC指纹图谱，计算其整体相似度，结果见表3。

表3 15批绵茵陈指纹图谱相似度评价

编号	S1	S2	S3	S4	S5	S6	S7	S8	S9	S10	S11	S12	S13	S14	S15	对照指纹图谱
S1	1.000	0.989	0.990	0.989	0.997	0.998	0.990	0.987	0.985	0.997	0.995	0.987	0.995	1.000	1.000	0.996
S2	0.989	1.000	1.000	1.000	0.997	0.995	0.998	0.999	0.999	0.990	0.998	1.000	0.997	0.991	0.989	0.998
S3	0.990	1.000	1.000	1.000	0.997	0.995	0.998	0.999	0.999	0.991	0.998	0.999	0.997	0.991	0.989	0.999
S4	0.989	1.000	1.000	1.000	0.996	0.994	0.997	1.000	0.999	0.990	0.998	1.000	0.996	0.990	0.988	0.998
S5	0.997	0.997	0.997	0.996	1.000	1.000	0.995	0.995	0.994	0.998	1.000	0.996	0.999	0.997	0.996	1.000
S6	0.998	0.995	0.995	0.994	1.000	1.000	0.995	0.992	0.991	0.999	0.999	0.993	0.999	0.997	0.997	0.999
S7	0.990	0.998	0.998	0.997	0.995	0.995	1.000	0.995	0.997	0.988	0.995	0.995	0.994	0.990	0.989	0.997
S8	0.987	0.999	0.999	1.000	0.995	0.992	0.995	1.000	0.999	0.989	0.997	1.000	0.996	0.989	0.987	0.997
S9	0.985	0.999	0.999	0.999	0.994	0.991	0.997	0.999	1.000	0.985	0.995	0.999	0.993	0.987	0.985	0.996
S10	0.997	0.990	0.991	0.990	0.998	0.999	0.988	0.989	0.985	1.000	0.997	0.989	0.998	0.997	0.997	0.996

续上表

编号	S1	S2	S3	S4	S5	S6	S7	S8	S9	S10	S11	S12	S13	S14	S15	对照指纹图谱
S11	0.995	0.998	0.998	0.998	1.000	0.999	0.995	0.997	0.995	0.997	1.000	0.998	1.000	0.996	0.995	1.000
S12	0.987	1.000	0.999	1.000	0.996	0.993	0.995	1.000	0.999	0.989	0.998	1.000	0.996	0.989	0.987	0.997
S13	0.995	0.997	0.997	0.996	0.999	0.999	0.994	0.996	0.993	0.998	1.000	0.996	1.000	0.996	0.995	0.999
S14	1.000	0.991	0.991	0.990	0.997	0.997	0.990	0.989	0.987	0.997	0.996	0.989	0.996	1.000	1.000	0.997
S15	1.000	0.989	0.989	0.988	0.996	0.997	0.989	0.987	0.985	0.997	0.995	0.987	0.995	1.000	1.000	0.996
对照指纹图谱	0.996	0.998	0.999	0.998	1.000	0.999	0.997	0.997	0.996	0.996	1.000	0.997	0.999	0.997	0.996	1.000

2.5 聚类分析

采用 SPSS 18.0 软件对 15 批茵陈饮片的 8 个共有峰的相对峰面积进行系统聚类分析。采用组间联接法，以平方 Euclidean 距离为测度，取距离为 10 时，15 批茵陈饮片可分为 4 个类群：1 类群样品产地为山东曲阜，2 类群样品产地为甘肃秦安、陕西彬县及山东莒县，3 类群样品产地为甘肃华亭，4 类群样品产地主要为陕西蓝田（图 9）。根据相似度评价结果可知，15 批样品具有较高的相似度。综合以上结果分析，15 批茵陈饮片化学成分相近，样品产地来源对分类结果无明显影响。

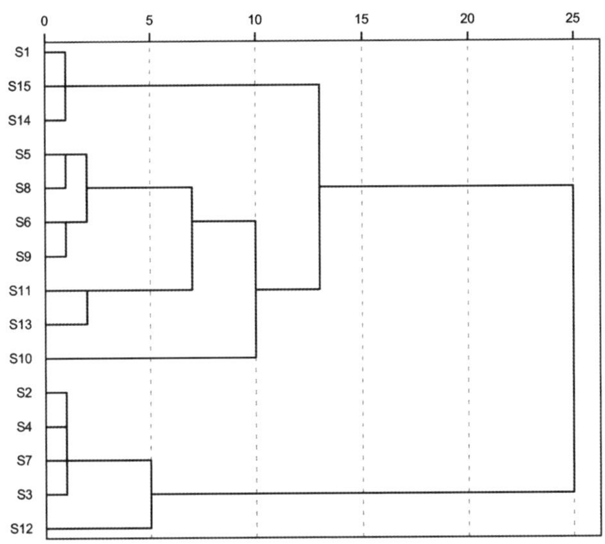

图 9 茵陈饮片系统分析聚类图

3 讨论

中药指纹图谱建立在中药化学成分系统研究的基础上，是一种用于评价中药材质量的方法，它对促进中药现代化发展和提高其质量起了重要的作用[6-7]。《中国药典》2015 年版一部中收载了茵陈的标准，但标准中仅对绵茵陈的绿原酸含量进行规定，没有指纹图谱的检测标准。为了更好地对绵茵陈的质量进行控制，本研究构建了绵茵陈 HPLC 指纹图谱，确定并指认了 8 个共有峰，其中，1 号峰为绿原酸同分异构体，2 号峰为新绿原酸，4 号峰为隐绿原酸，5 号峰为 1，4－二咖啡酰奎宁酸，6 号峰为 4，5－二咖啡酰奎宁酸，7 号峰为 1，5－二咖啡酰奎宁酸，8 号峰为异绿原酸 A，确证了 3 号峰为绿原酸。该 HPLC 指纹图谱分析方法操作简单、重复性好、准确可靠，为完善绵茵陈的质量控制提供了科学依据。

参考文献

[1] 国家药典委员会. 中华人民共和国药典［M］. 一部. 北京：中国医药科技出版社，2015：239－240.

[2] 曹锦花. 茵陈的化学成分和药理作用研究进展［J］. 沈阳药科大学学报，2013，30（6）：489－494.

[3] 窦志华，罗琳，候金燕，等. 茵陈蒿汤 HPLC 指纹图谱研究及共有峰归属分析［J］. 南京中医药大学学报，2015，31（4）：380－384.

[4] 林伟豪，陈连剑，高崇凯，等. HPLC 法测定并比较茵陈蒿煎剂与其配方颗粒中有效成分的含量［J］. 中国药房，2016，27（15）：2102－2106.

[5] 闫森，李清，陈倩倩，等. HPLC 法同时测定绵茵陈中绿原酸等 4 种有效成分的含量［J］. 沈阳药科大学学报，2014，31（1）：45－50.

[6] 袁琴琴. 中药材指纹图谱研究进展［J］. 安徽农业科学，2017，45（4）：132－134.

[7] 徐妍，杨华蕊，杨永寿，等. 中药指纹图谱研究现状及展望［J］. 世界最新医学信息文摘，2018，18（76）：91－94.

［作者：廖彦、谌攀、白杨、张迷迷、苏薇薇、彭维，原文发表于《中南药学》，2019 年第 17 卷第 8 期，第 1224－1228 页］

萹蓄高效液相色谱指纹图谱研究

[摘要] **目的：**采用 HPLC 法建立萹蓄药材的指纹图谱。**方法：**采用 CAPCELL PAK C_{18}MG（250 mm×4.6 mm，5 μm）色谱柱，以乙腈(A)-0.1%磷酸溶液（B）为流动相，线性梯度洗脱；检测波长 340 nm；柱温 30 ℃；流速 1.0 mL/min。**结果：**构建的指纹图谱有 18 个共有峰，确认了其中 8 个峰的成分分别为绿原酸、杨梅苷、金丝桃苷、木犀草苷、萹蓄苷、槲皮苷、胡桃宁、木犀草素。**结论：**本研究为萹蓄药材的质量控制提供了新方法。

萹蓄为蓼科植物萹蓄（*Polygonum aviculare* L.）的干燥地上部分，性微寒味苦，归膀胱经，具有利尿通淋、杀虫止痒的功效[1]，临床多用于治疗泌尿系统感染、细菌性痢疾、非胰岛素依赖性糖尿病、肾炎、结石、牙痛等疾病[2-3]。据文献报道[4-5]，黄酮类成分是萹蓄抗菌消炎的主要活性成分。目前，萹蓄多以 1～3 个黄酮类化合物作为其质量控制的指标成分[4,6-7]，不能从整体上反映萹蓄药材的质量，而中药色谱指纹图谱能从整体上反映中药的质量[8-10]。鉴于此，本研究构建了萹蓄 HPLC 指纹图谱，并采用 HPLC-ESI/MS/MS 技术确定了其中 8 个峰的归属，现综述如下。

1 仪器与试药

Dionex Ultimate 3000 DGLC 高效液相色谱仪（美国戴安公司，DGP-3600SD 双三元泵、SRD-3600 脱气机、WPS-3000SL 自动进样器、TCC3000-RS 柱温箱、DAD 检测器及 Chromeleon 工作站）；Agilent 高效液相色谱-质谱联用仪（Agilent 1200RRLC-6410 三重四级杆串联质谱仪）；CAPCELL PAK C_{18} MG（250 mm×4.6 mm，5 μm）色谱柱；Agilent ZORBAX Eclipse XDB-C_{18}（50 mm×4.6 mm，1.8 μm）色谱柱；十万分之一电子分析天平（BP211D，德国 Sartorius 公司）；旋转蒸发仪（4001 型，德国 Laborota 公司）；超声波清洗器（KQ-250DE 型数控超声波清洗器，昆山超声仪器有限公司）。

萹蓄药材样品均由中山大学主任药师彭维鉴定为蓼科植物萹蓄（*Polygonum aviculare* L.）的干燥地上部分，10 批样品中，1～2 来源于安徽，3 来源于福州，

4 来源于湖南，5 来源于广西，6 来源于广东，7 来源于河南，8 来源于云南，9 来源于浙江，10 来源于湖北。绿原酸（批号：110753－200212）、金丝桃苷（批号：111521－200303）、木犀草苷（批号：111720－200603）、槲皮苷（批号：111538－200403）、木犀草素（批号：111720－200603）对照品（均购自中国药品生物制品检定所，纯度均＞98.0%）；杨梅苷对照品（批号：10020821，纯度＞98.0%，上海同田生物技术有限公司）。乙腈为色谱纯（美国 Burdick & Jackson）、磷酸（天津科密欧化学试剂有限公司）；甲醇为分析纯（广东光华化学厂有限公司）；水为超纯水。

2　方法与结果

2.1　溶液的制备

2.1.1　对照品溶液的制备　取绿原酸、杨梅苷、金丝桃苷、木犀草苷、槲皮苷、木犀草素各约 1 mg，精密称定，置 10 mL 量瓶中，用 60% 甲醇溶解并定容至刻度，摇匀，即得。

2.1.2　供试品溶液的制备　取萹蓄药材粉末（过 4 号筛）约 1 g，精密称定，置具塞锥形瓶中，精密加入 60% 甲醇 50 mL，称定重量，冷浸 8 h，超声处理（功率 300 W，频率 40 kHz）30 min，冷却至室温，再称定重量，用 60% 甲醇补足减失的重量，摇匀，滤过，药渣用 60% 甲醇适量洗涤，合并滤液和洗涤液，回收溶剂至干，残渣加 60% 甲醇溶解，转移至 5 mL 量瓶中，加 60% 甲醇至刻度，摇匀，滤过，取续滤液，即得。

2.2　色谱条件

CAPCELL PAK C_{18} MG（250 mm × 4.6 mm，5 μm）色谱柱；以乙腈为流动相 A，0.1% 磷酸溶液为流动相 B，线性梯度洗脱：0 ～ 80 min，10% → 30% A；检测波长：340 nm；柱温：30 ℃；流速：1.0 $mL \cdot min^{-1}$；进样量：10 μL。

2.3　方法学考察

2.3.1　精密度试验　取同一份萹蓄药材的供试品溶液，连续进样 6 次，以保留时间 36 min 峰面积较大、较稳定的指标成分杨梅苷作为参照峰（S），考察特征峰相对保留时间及相对峰面积的 *RSD*。结果显示：各主要色谱峰相对保留时间及相对峰面积的 *RSD* 均小于 3.0%；采用《中药色谱指纹图谱相似度评价系统 2004A 版》进行评价，相似度均大于 0.99，表明仪器精密度好（图 1）。

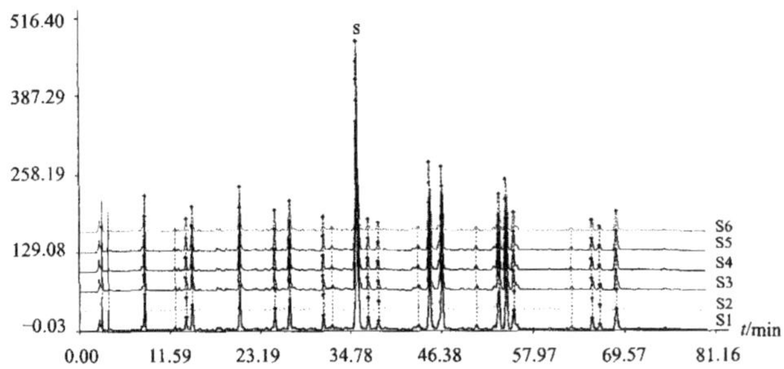

图 1　精密度试验结果

2.3.2　稳定性试验　取同一份萹蓄药材的供试品溶液，分别在 0 h、2 h、4 h、6 h、8 h、10 h、12 h、24 h 进样分析，以杨梅苷色谱峰为参照峰（S），考察特征峰相对保留时间及相对峰面积的 *RSD*。结果显示：各主要色谱峰相对保留时间及相对峰面积的 *RSD* 均小于 3.0%；采用《中药色谱指纹图谱相似度评价系统 2004A 版》进行评价，相似度均大于 0.99，表明供试品溶液在放置 24 h 内稳定性好（图 2）。

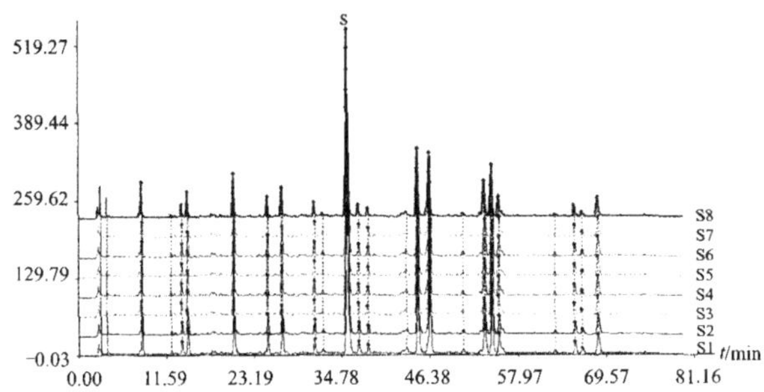

图 2　稳定性试验结果

2.3.3　重复性试验　取同一批萹蓄药材按“2.1.2 节”方法平行操作，制备 6 份供试品溶液，分别进样分析，以杨梅苷色谱峰为参照峰（S），考察特征峰相对保留时间及相对峰面积的 *RSD*。结果显示：各主要色谱峰相对保留时间及相对峰面积的 *RSD* 均小于 3.0%，采用《中药色谱指纹图谱相似度评价系统 2004A 版》进行评价，相似度均大于 0.99，表明该方法重复性好（图 3）。

2.4　指纹图谱的构建与分析

2.4.1　指纹图谱的构建　取 10 批萹蓄药材供试品溶液，分别进样分析，以杨梅苷色谱峰为参照峰（S），采用《中药色谱指纹图谱相似度评价系统 2004A 版》进行匹配，筛选出 18 个共有峰并获得共有模式（对照指纹图谱）（图 4）。10 批样品与对照指纹图谱的相似度均大于 0.90（图 5）。10 批样品的相似度分别为 1.000、

0. 999、0. 999、0. 997、1. 000、0. 999、0. 982、0. 999、0. 999、0. 999。

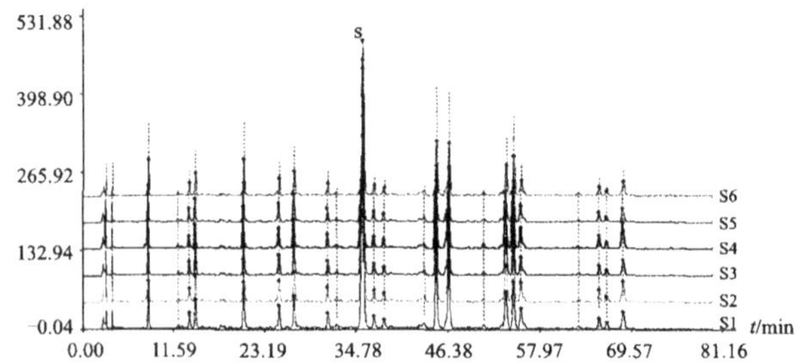

图 3　重复性试验结果

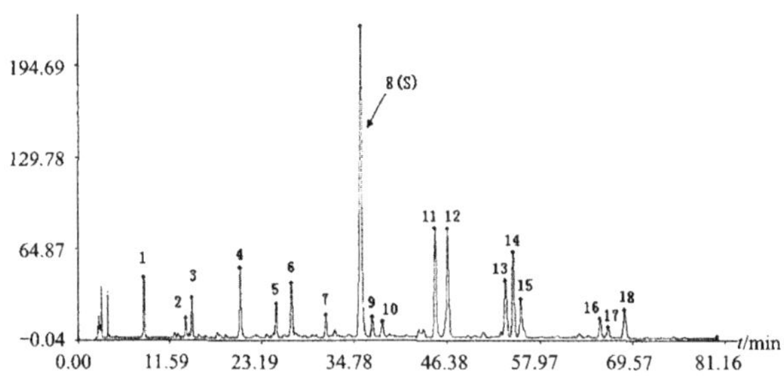

图 4　萹蓄药材 HPLC 对照指纹图谱

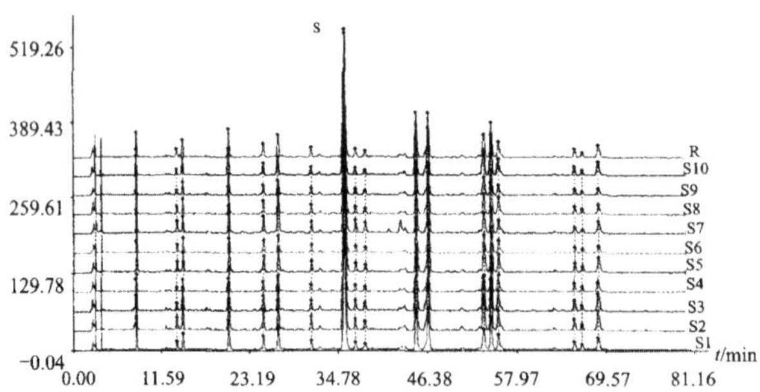

图 5　10 批萹蓄药材的相似度评价结果

2. 4. 2　色谱峰的归属　使用 Agilent ZORBAX Eclipse XDB-C_{18}（50 mm×4. 6 mm，1. 8 μm）色谱柱，以乙腈-水为流动相，采用 LC-ESI-MS/MS 对萹蓄药材指纹图谱进行分析。ESI-MS/MS 参数：干燥氮气温度 350 ℃，流量 13. 0 L/min，雾化器压力40 psi，毛细管电压 4000 V，扫描质量范围 100～1000。黄酮类化合物中的羟基容易形成稳定的氧负离子，故选用负离子模式以获得较好的信噪比。通过质谱的分子离子峰、裂解碎片，结合 HPLC-DAD 紫外吸收光谱特征、相关文献[3-5]及对照品对照，对指纹图谱中的色谱峰进行归属，确证 6 个化学成分，指证 2 个化学成分，结果见表 1。

表 1　萹蓄药材指纹图谱化学成分质谱归属

色谱峰	化合物	相对分子质量	[M－H]⁻	主要碎片离子
2*	绿原酸	354	353	191、135
8*	杨梅苷	464	463	316
9*	金丝桃苷	464	463	300、151
10*	木犀草苷	448	447	284、227、150
11	萹蓄苷	434	433	300、151
12*	槲皮苷	448	447	300、179
14	胡桃宁	418	417	284、255、227
18*	木犀草素	286	285	255、229、187

注：* 为有对照品对照。

3　讨论

3.1　流动相的考察

实验过程中对比了不同的流动相体系：甲醇－水、乙腈－水、乙腈－0.1%磷酸、乙腈－0.5%磷酸，其中以乙腈－0.1%磷酸进行梯度洗脱能使各成分得到很好的分离，各色谱峰的峰形较优，故选用此流动相。

3.2　检测波长的考察

分别对 8 个已知成分的 DAD 光谱图进行叠加，结果在 340 nm 波长处，各已知成分色谱峰有较强吸收；该波长下各色谱峰峰高及峰面积比例合适，分离度较好，杂质干扰较少。故选定 340 nm 作为检测波长。

3.3　小结

本研究首次采用二元线性梯度洗脱的方法构建了萹蓄药材高效液相色谱（HPLC）指纹图谱，在波长 340 nm 处检测出 18 个共有峰，并鉴定出 1 个酸性成分及 7 个黄酮类成分。采用归一化法对 10 批样品指纹图谱中的色谱峰进行统计，已知成分的色谱峰面积之和占共有色谱峰面积总和的 64% 以上，非共有峰面积之和均小于总峰面积的 10%。HPLC 指纹图谱可以较全面地反映样品的内在质量，为萹蓄药材的质量控制提供了依据。

参考文献

[1] 国家药典委员会．中华人民共和国药典 [M]．一部．北京：中国医药科技出

版社，2010：314.
[2] 王桂芝，胡海涛，董鹏达，等. 中药萹蓄的研究现状 [J]. 黑龙江医药，2010，23 (4)：614－615.
[3] 赵学华，赵勤实，林中文，等. 萹蓄的化学成分研究 [J]. 天然产物研究与开发，2002，14 (5)：29－32.
[4] 吴呈祥，陈君，张蕾，等. 中药萹蓄的质量标准研究 [J]. 药学与临床研究，2009，17 (5)：365－369.
[5] 许福泉，刘红兵，罗建光，等，萹蓄化学成分及其归经药性初探 [J]. 中国海洋大学学报，2010，40 (3)：101－104.
[6] 胥秀英，郑一敏，傅善权，等. 高效液相色谱法测定萹蓄中金丝桃苷等3种有效成分的含量 [J]. 时珍国医国药，2006，17 (4)：563－564.
[7] 陈娟，师彦平. HPLC测定萹蓄中槲皮素和山奈素的含量 [J]. 中国中药杂志，2009，34 (4)：423－426.
[8] 关倩怡，黄琳，彭维，等，口炎清颗粒指纹图谱研究 [J]. 中山大学学报(自然科学版)，2011，50 (1)：115－118.
[9] 郑文燕，王晓东，彭维，等. 祛痰止咳颗粒指纹图谱研究 [J]. 中山大学学报 (自然科学版)，2011，50 (3)：98－111.
[10] 周建良，齐炼文，李萍. 色谱指纹图谱在中药质量控制中的应用 [J]. 色谱，2008，26 (2)：153－159.

[作者：贺凡珍、童欣、刘孟华、苏薇薇，原文发表于《中南药学》，2012年第10卷第10期，第773－775页]

松针化学成分及药理研究进展

[摘要] 本文综述了近年来松针的化学成分及药理研究进展，为进一步开发利用松针资源提供了参考。

松针(pine needle)为松科(pinaceae)松属(*pinus*)植物叶，别名猪鬃松叶、松毛、山松须。松针用药历史悠久，《本草纲目》记载："松针，气味苦、温、无毒，久服令人不老，轻身益气，主治风湿疮，生毛发，安五脏，守中，不饥延年"。《别录》谓其"主风湿疮，生毛发、安五脏"。现代研究表明，松针具有镇痛、抗炎、镇咳、祛痰、抗突变、降血脂、降血压、抑菌等作用[1]，其利用价值日益受到重视。现将近年来松针的化学成分、药理研究进展做一综述。

1 化学成分

1.1 挥发油

在松针各种化学成分的研究中，有关挥发油的研究最多也最为深入。挥发油组分及含量因树种以及生长环境的不同而有较大差异。郝强等用气相色谱 - 质谱法对南方马尾松松针挥发油组分进行了分析[2]，其主要成分为单萜（单萜化合物 7 种，占挥发油总量的 25. 23%）和倍半萜（倍半萜化合物 8 种，占挥发油总量的 47. 54%）。邢有权等的研究表明：黑龙江红松松针油的主要成分按含量高低依次是乙酸龙脑乙酯、1，2 –环氧–2 –甲基–5 –异丙基–环己烷、异龙脑等[3]。佟立君等也对黑龙江红松松针挥发油组分进行了分析，结果表明：在红松挥发油中，以 α –蒎烯和莰烯的含量为最多[4]。湿地松松针精油中主要成分是 α –蒎烯、β –蒎烯等，其中含量最多的是β –蒎烯，占含量 1/3 以上[5-6]。油松松针精油主要成分为反–石竹烯（30. 64%）、乙酸冰片酯（24. 00%）、α –葎草烯（11. 62%）、δ –杜松烯（4. 734%）、α –香橙烯（2. 70%）、α –衣兰油烯（2. 07%）等[7]。安徽马尾松松针油的主要化学成分按含量高低依次是 β –石竹烯、β –芹子烯和 β –橙椒烯。厦门马尾松松针精油中 β –石竹烯的含量最多（在 14. 42%～24. 88% 之间），而 α –蒎烯、β –蒎烯的含量都较小[8]。同为马尾松，四川马尾松针叶挥发油成分含量由高到低的顺序为 α –蒎烯、β –蒎烯、β –丁香烯[9]。

1.2 色素及维生素

松叶中主要含有叶绿素、胡萝卜素及维生素 C、E、K、B 等[10]。黄山松的松针叶绿素可达 2.22 mg/g，叶绿素具有止血、促进伤口愈合、降低血压的作用[11]。松针的胡萝卜素含量在 69～356 mg/kg 之间，比胡萝卜中的胡萝卜素含量还要高几倍到几十倍[11]。范玉琳等[12]研究表明红松针叶含有丰富的 β-胡萝卜素，达 140 mg/kg。松针的维生素 E 含量在 201～1266 mg/kg 之间，维生素 C 含量在 412～2505 mg/kg 之间，远远高于一般水果和蔬菜[11]。范玉琳等[12]的研究表明，红松针叶中含有丰富的天然维生素 E，每千克红松针叶粉中含 α-生育酚 3.6 g；李亚贤等用直接碘量法测得杜松松针叶中维生素 C 的含量为 2.069 mg/g[13]，尹华等用高效液相色谱法测得松针中维生素 C、B_2、B_4 的含量分别为 14.3%、10.1%、2.34%[14]。

1.3 蛋白质

松针中含有大量蛋白质。干马尾松松针蛋白质含量为 9.8%，黄山松为 11.9%，落叶松可达 15.2%[11]。松针不仅含有较高量的蛋白质，且其氨基酸组成也较全面，罗玉萍等[15]采用多种方法提取松针叶中的混合氨基酸，针叶中含有 18 种氨基酸，氨基酸总含量最高可达 35.83 mg/g。

1.4 多元酚类

有学者从 *Pinus mugo* 的绿色针叶中得到多元酚的混合物，并发现这种多元酚混合物随着松品种的不同而不同，这可作为松品种的化学分类标准。松针中含有抗氧化性的低聚原花青素（oligomeric proanthocyanidins，简称 OPC's），OPC's 是一种多酚类聚合物，主要由儿茶素的单体、二聚体、三聚体……十聚体等组合而成[16]。

1.5 木脂素

毕跃峰等利用 DIAIONHP 20 和 TOYOPEARLHW 40 柱色谱法从松针水煎液镇痛作用较强的正丁醇部位分离并鉴定了 6 种化合物[17-18]，它们分别为：莽草酸（化合物 1）、(7S，8R)-3′，4，9，9′-四羟基-3-甲氧基-7，8-二氢苯并呋喃-1′-丙醇基新木脂素（化合物 2）、(7S，8R)-3，9，9′-三羟基-3-甲氧基-7，8-二氢苯并呋喃-1′-丙醇基新木脂素-4-O-α-L-鼠李糖苷（化合物 3）、(7S，8R)-3，4，9′-三羟基-3-甲氧基-7，8-二氢苯并呋喃-1′-丙醇基新木脂素-9-O-α-L-鼠李糖苷（化合物 4）、(7S，8R)-9，9′-二羟基-3，3′-二甲氧基-7，8-二氢苯并呋喃-1′-丙醇基新木脂素-4-O-α-L-鼠李糖苷（化合物 5）和（7S，8R）-3，9，9′-三羟基-3-甲氧基-7，8-二氢苯并呋喃-1′-丙醇基新木脂素-4-O-β-D-葡糖苷（化合物 6）。化合物 2～6 为新木脂素类化合物，其中化合物 3～5 为新化合物。

1.6 其他成分

松针含有较多的脂类物质，各类松针的粗脂肪含量在 3.8% ～ 13.10% 之间（马尾松为 10.63%），并且其脂肪酸组成主要为不饱和脂肪酸，其中人体必需脂肪酸 - 亚油酸占 30% 以上[11]。松针含有丰富的微量元素，达 40 多种，除含有较多的钙、磷等元素外，还含有铁、锌、硒等微量元素[10-13]。松叶中还含有芦丁，其含量为 0.04%[19]。

2 药理作用

2.1 抑菌作用

肖靖萍等对马尾松松针提取液进行抑菌试验，发现马尾松对大肠杆菌、枯草芽孢杆菌等生长有抑制作用[20]。有文献报道松针的抑菌成分为胡椒酮、虎杖甙、甲基胡椒酚、花旗松素、土槿酸等[11]。

2.2 抗突变效应

孔志明等[21]对松针提取液抗突变效应进行比较研究，发现松针对环磷酰胺诱发小鼠骨髓细胞微核形成的致突变性有抑制作用。实验结果还提示，松针提取液在低剂量时不呈现致突变效应，但对小鼠灌喂或腹注达一定剂量时却有一定的致突变性。孔志明等[22]应用人体外周血微核试验及人体外周血 SCE 试验研究了松针提取物对环磷酰胺致突变作用的影响，结果表明，松针提取物与环磷酰胺共同作用时，能抑制环磷酰胺的致突变性，与微核率和 SCE 频率呈明显副相关。

2.3 降血脂作用

马尾松松针能轻身益气，这与现代医学的抗衰老、降血脂等有关。胡钧等[23]的研究发现，马尾松松针水提取液对蛋黄乳诱发的小鼠高脂血症和高脂饲料诱发的小鼠高脂血症有显著的调血脂作用，明显降低总胆固醇和低密度脂蛋白胆固醇，相对升高高密度脂蛋白胆固醇。王焰山[24]等对高脂血症造模成功的家兔进行松针治疗，发现松针提取液对高脂血症有较强的降脂作用。

2.4 抑制肿瘤作用

陈家英等[25]观察了松针提取液对小鼠移植性肿瘤 Heps、S_{180}实体瘤及免疫功能的影响，结果表明，松针提取液对小鼠移植性肿瘤有一定的作用，抑瘤率达 40% 以上，并有保护胸腺和脾脏萎缩的作用。陈毓强等[26]对马尾松叶乙醚溶剂提取物进行移植性肿瘤试验，发现其具有显著的抗癌活性，对 EAS、HepA、S_{180}的抑制率分别为61.29%、52.3%和50.52%。

2.5 镇痛抗炎作用

李丽芬等[27]研究了复方松针提取液对疼痛与非特异性炎症动物模型的作用，结果显示，该提取液对醋酸刺激和热刺激所致的疼痛有明显的抑制作用，能显著降低角叉菜胶所致的大鼠足跖肿胀程度，亦能明显抑制二甲苯所致耳壳炎症，还能抑制大鼠棉球肉芽肿的形成。李伟的研究表明，偃松挥发油对中枢神经系统有明显的抑制作用，可使小鼠安静、驯服，自主活动明显减少，甚至出现睡眠和麻醉状态，并能显著降低正常小鼠及酵母致热的大鼠体温，有解热镇痛作用[28]。姜秀莲的研究表明，松针挥发油具有抗炎活性[29]。

2.6 抗氧化作用

陈骁熠[30]研究了马尾松松针抗氧化特性，证实了马尾松中含有抗氧化物质，鉴定了松针抗氧化因子，并讨论了各抗氧化因子与松针抗氧化作用的协同作用。王焰山等[24]的研究也发现松针提取液有抗氧化作用。

2.7 治疗风寒痹症

田由兰[31]的研究表明，松针和醋蒸熨，可通过开泄腠理，扩张毛细血管，促进局部血液循环，使药物通过局部皮肤吸收而达到温经通络、散寒止痛的效果。

2.8 其他方面

松针制成的松叶合剂具有良好的镇咳、祛痰和平喘作用[32]；红松松针油能治疗上呼吸道感染；民间常用红松的针叶来治疗脱发[33]；陈术梅等的研究发现，高血压患者服用松针水煎液有良好的降血压效果[34]。

3 结语

综上所述，松针化学成分多且富含多种营养成分，药理活性广泛，据此可开发成天然保健食品和药品。目前市场上有松针酒、松针饮料和松花粉等[35-37]。由于松针资源丰富，因此松针的开发将有巨大的潜力。

参考文献

[1] 李萍，刘友平. 松针的研究进展［J］. 成都中医药大学学报，2001，24（3）：49－50.

[2] 郝强，哈成勇. 南方马尾松松针挥发油成分的气相色谱/质谱分析［J］. 分析

化学，2000，28（3）：300－302.

[3] 邢有权，谢静芝. 黑龙江松针油的研究［J］. 化学与粘合，1990，12（4）：218－220.

[4] 佟立君，吴晓春，牛生财，等. 红松松针挥发油的提取与组分分析［J］. 林业科技，1999，24（2）：14，31.

[5] 叶建仁，尚征贤，薛建明. 湿地松针叶中挥发油的化学组成［J］. 南京林业大学学报，1994，18（2）：60－64.

[6] 陈红梅，管月清，孙凌峰. 湿地松针叶挥发油化学成分研究［J］. 天然产物研究与开发，2001，13（3）：36－38.

[7] 回瑞华，高博静，孙志昆. 油松松针挥发油成分分析［J］. 吉林大学自然科学学报，1993，31（4）：114－118.

[8] 章光明，方丈珍，王新红，等. 厦门马尾松松针精油特征及其动态［J］. 厦门大学学报（自然科学版），2002，41（5）：584－588.

[9] 李萍，刘纬琦. 四川不同产地马尾松针叶挥发油成分的气－质分析［J］. 成都中医药大学学报，2002，25（2）：20－22.

[10] 程扶玖，邹运鼎. 松属植物松针化学成分的研究［J］. 西北植物学报，1990，10（8）：232－236.

[11] 胡丰林，陆瑞利. 松针的利用价值分析［J］. 生物学杂志，1996，14（2）：25－26.

[12] 范玉琳，任东波. 红松针叶中维生素 E 与 β－胡萝卜素含量测定［J］. 吉林农业大学学报，1990，12（1）：112－113.

[13] 李亚贤，周靖，袁长友. 杜松松针营养成分分析［J］. 牡丹江师范学院学报（自然科学版），2001，6（4）：21－22.

[14] 尹华，朱玲玲. 松花粉和松针中水溶性维生素的含量分析［J］. 浙江中医学院学报，1999，23（3）：60－61.

[15] 罗玉萍，姚容君，杨希楠，等. 从松针中提取混合氨基酸方法的研究［J］. 贵州大学学报（自然科学版），2001，18（1）：54－57.

[16] 吕丽爽. 天然抗氧化剂低聚原花青素的研究进展［J］. 食品科学，2002，23（2）：147－150.

[17] 毕跃峰，郑晓珂，刘宏民，等. 马尾松松针化学成分的研究［J］. 药学学报，2001，36（11）：832－835.

[18] 毕跃峰，郑晓珂，冯卫生，等. 马尾松松针中木酯素苷的分离与结构鉴定［J］. 药学学报，2002，37（8）：626－629.

[19] 朴奉花，贾梅林，陈志歆，等. 薄层扫描法测定红松针中芦丁的含量［J］. 黑龙江医药，1996，9（5）：258－260.

[20] 肖靖萍，任宇红. 松针抑菌作用的研究［J］. 食品科学，1994，15（2）：

52 – 54.
[21] 孔志明，徐玉军，乔全荣，等. 两种不同给药途径对松针提取液抗突变效应的比较研究 [J]. 南京大学学报，1995，31 (3)：411 – 414.
[22] 孔志明，乔全荣，徐玉军，等. 松针提取物拮抗环磷酰胺诱发人外周血淋巴细胞微核及 SCE 的研究 [J]. 癌变·畸变·突变，1995，7 (6)：349 – 351.
[23] 胡钧，吕圭源，李万里. 马尾松松针降血脂作用的研究 [J]. 浙江中医学院学报，1992，16 (3)：30 – 31.
[24] 王焰山，张自文，黄晓萍，等. 松针提取液对实验性高脂血症及脂质过氧化作用影响 [J]. 北京中医药大学学报，2001，24 (2)：35 – 36.
[25] 陈家英，钱红美，王梦. 松针提取液对小鼠移植性肿瘤及免疫功能的影响 [J]. 中医药研究，1999，15 (1)：31 – 32.
[26] 陈毓强，陈家璇，吴柄南. 青松叶化学成分与抗癌活性研究 [J]. 中药新药与临床药理，1997，8 (4)：219 – 220.
[27] 李丽芬，石扣兰，刘斌钰，等. 复方松叶提取液的镇痛抗炎作用的实验研究 [J]. 齐齐哈尔医学院学报，2001，22 (5)：489 – 490.
[28] 李伟，陈颖莉，王晓萍，等. 偃松叶挥发油药理作用的研究 [J]. 中国中药杂志，1991，16 (3)：172 – 175.
[29] 姜秀莲. 红松挥发油药理作用的研究 [J]. 中药通报，1988，13 (3)：39 – 41.
[30] 陈骁熠. 马尾松松针抗氧化特性的研究 [J]. 湖北农业科学，2003，(1)：78 – 80.
[31] 田由兰. 松针蒸熨治疗风寒痹症 [J]. 中医药学报，1999，25 (5)：24.
[32] 李丽芬，石扣兰，刘斌钰，等. 复方松叶合剂镇咳、祛痰和平喘的实验研究 [J]. 齐齐哈尔医学院学报，2001，22 (6)：609 – 610.
[33] 安玲芬. 松叶治脱发 27 例观察 [J]. 新疆中医药，2002，20 (2)：22.
[34] 陈术梅，刘勤. 民间验方鲜松针治疗高血压 8 例 [J]. 中国民族民间医药杂志，2001，49：84 – 85.
[35] 陈骁熠，陈玉书，刘慧娟. 松针蜜酒的研制 [J]. 保鲜与加工，2001，1 (6)：7 – 8.
[36] 蔡云升，王晓英，杨晓波. 松针保健饮料的研制 [J]. 食品工业. 1997，19 (2)：2 – 3.
[37] 陈倩. 保健型松针花粉饮料的研制 [J]. 甘肃农业大学学报，2000，35 (3)：315 – 319.

[作者：劳业兴、张冰若、苏薇薇，原文发表于《中药材》，2003 年第 26 卷第 9 期，第 681 – 683 页]

新会柑普茶高效液相色谱指纹图谱研究

[**摘要**] **目的：**建立新会柑普茶高效液相色谱指纹图谱，为新会柑普茶的质量评价提供依据。**方法：**以 C_{18} 色谱柱为分析柱，以甲醇 -0.1%磷酸溶液为流动相，梯度洗脱，检测波长 270 nm，流速 1.0 mL/min，柱温 30 ℃，对 19 批次新会柑普茶样品进行了指纹图谱分析研究。**结果：**建立了新会柑普茶高效液相色谱指纹图谱，确定了 6 个特征峰，并对其中 5 个特征峰进行了确证，分别为没食子酸、咖啡因、橙皮苷、川陈皮素、橘皮素。**结论：**建立的柑普茶高效液相色谱指纹图谱特征性和专属性强，方法快速、简便、可靠，为科学评价和有效控制新会柑普茶质量提供了依据。

新会柑普茶是由产于新会的茶枝柑（*Citrus reticulate* ‘Chachi’）鲜果皮的干品或其经陈化后的陈皮与普洱熟茶经过烘焙、陈化等工艺加工而成。它融合了柑皮的果香味和普洱茶陈香味，其滋味独特，茶性温和甘醇，老少皆宜，具有疏肝润肺、健脾[1]、消积化滞[1-2]、解酒[3]、减肥降脂[4-6]、抗氧化[2,7]等功效，深受消费者喜爱。近年来柑普茶产业迅速发展，茶企品牌不断增多，2016 年销售量达 5000 t。然而目前业内仍缺乏规范的质量控制方法，造成新会柑普茶质量参差不齐，不利于新会柑普茶在市场上的管理及推广。为此，本研究采用高效液相色谱法建立了新会柑普茶指纹图谱，为其质量控制提供依据。

1 材料

1.1 仪器

中药粉碎机（DMF-8A，浙江温岭市铭大药材机械设备有限公司）；万分之一电子分析天平（ME204，瑞士 Mettlertoledo 公司）；超纯水器（Simplicity，美国 Millipore 公司）；数控超声波清洗器（KQ500DE，昆山市超声仪器有限公司）；Ultimate 3000 DGLC 高效液相色谱仪（美国 Dionex 公司，LPG-3400SD 四元泵、WPS-3000SL 自动进样器、TCC3000-RS 柱温箱、DAD 检测器、Chromeleon 7.2 数据处理软件）；Agilent 1260 高效液相色谱仪（G1311B 四元泵、G1316A 柱温箱、

G1329B 进样器、G1315DDAD 检测器）；UFLC-Triple TOF-MS/MS 超快速高效液相色谱串联四极杆飞行时间质谱仪（LC-20AD-XR 二元泵，SIL-20AD-XR 自动进样器，CTO-20A 柱温箱，SPD-M20A PDA 检测器，日本岛津公司；Triple TOF 5600 plus，美国 AB SCIEX 公司）。色谱柱：Welch Ultimate XB-C_{18}（4.6 mm × 250 mm，5 μm，S. N. 211503512）、Agilent Zorbax Eclipse Plus C_{18}（4.6 mm × 250 mm，5 μm，S. N. USUXA04768）、Elite Hypersil ODS2(4.6 mm×250 mm，5 μm，S. N. E2618699)。

1.2 试药

甲醇（色谱纯，Honeywell，R5AG3H）；磷酸（色谱纯，阿拉丁，D1508038）；水为超纯水。咖啡因（批号：171215 - 200507，纯度：100%）、橙皮苷（批号：110721 - 201316，纯度：95.3%）、没食子酸（批号：110831 - 201204，纯度：89.9%）对照品（中国食品药品检定研究院）；川陈皮素（BCBR4395V）、橘皮素（WXBC2058V）（美国 Sigma 公司）。新会柑普茶来自江门市 5 家生产单位的 19 个批次，按其茶枝柑不同采摘时期可分为小青柑普茶（7 月中旬至 9 月）、花青柑普茶（9 月中旬至 10 月下旬）和大红柑普茶（10 月中旬至 12 月），见表 1。

表 1 样品来源

编号	生产日期	类型	生产单位
1	2016/08/03	小青柑普茶	社德陈皮茶业有限公司
2	2016/09/28	小青柑普茶	社德陈皮茶业有限公司
3	2016/08/20	小青柑普茶	冈州陈柑普茶有限公司
4	2016/08/30	小青柑普茶	冈州陈柑普茶有限公司
5	2016/09/01	小青柑普茶	茶之柑陈皮茶业有限公司
6	2016/07/28	小青柑普茶	丽宫国际食品有限公司
7	2016/08/01	小青柑普茶	泓达堂陈皮茶业有限公司
8	2016/11/01	花青柑普茶	社德陈皮茶业有限公司
9	2016/11/15	花青柑普茶	社德陈皮茶业有限公司
10	2016/11/06	花青柑普茶	冈州陈柑普茶有限公司
11	2016/12/10	花青柑普茶	冈州陈柑普茶有限公司
12	2016/12/12	大红柑普茶	社德陈皮茶业有限公司
13	2016/12/15	大红柑普茶	社德陈皮茶业有限公司
14	2016/12/02	大红柑普茶	冈州陈柑普茶有限公司
15	2016/08/30	大红柑普茶	冈州陈柑普茶有限公司
16	2016/12/01	大红柑普茶	茶之柑陈皮茶业有限公司
17	2016/11/18	大红柑普茶	丽宫国际食品有限公司
18	2016/12/08	大红柑普茶	丽宫国际食品有限公司
19	2016/12/01	大红柑普茶	泓达堂陈皮茶业有限公司

2 指纹图谱的建立

2.1 供试品溶液的制备

精密称取 0.5 g 试样（40 目），置锥形瓶中，精密加入 80% 甲醇溶液 100 mL，称定重量，超声处理（功率 250 W，频率 40 kHz）30 min，放置室温，用 80% 甲醇溶液补足减失的重量，滤过，取续滤液，即得。

2.2 对照品溶液的制备

取没食子酸、咖啡因、橙皮苷、川陈皮素、橘皮素对照品适量，精密称定，加 80% 甲醇制成每 1 mL 各含约 50 μg 的混合对照品溶液，即得。

2.3 色谱条件

色谱柱：Elite Hypersil ODS2（4.6 mm × 250 mm，5 μm）；洗脱条件：甲醇为流动相 A，以 0.1% 磷酸溶液为流动相 B，梯度洗脱程序为：0 ～ 25 min，5% ～ 50% A；25 ～ 35 min，50% ～ 90% A；35 ～ 40 min，90% A。每针样品进样量 10 μL，测定耗时 40 min，流速 1 mL/min，柱温 30 ℃，检测波长 270 nm。采用《中药色谱指纹图谱相似度评价系统（2012.1 版）》评价其相似度。

2.4 方法学考察

2.4.1 专属性试验 取“2.1 节”及“2.2 节”新会柑普茶供试品溶液（编号 1）、与该批次对应的普洱茶（5 年景迈宫廷春茶）及柑皮（2016 年新会小青柑柑皮）（均由社德陈皮茶业有限公司提供）供试品溶液、对照品溶液、空白溶剂（80% 甲醇），分别进样，用相同的色谱条件进行分析，结果表明专属性好，见图 1。

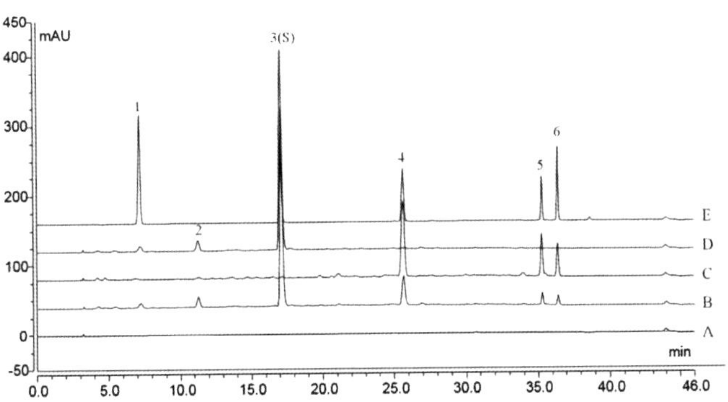

图 1 新会柑普茶指纹图谱专属性试验

A：空白溶剂；B：新会柑普茶；C：柑皮；D：普洱茶；E：混合对照品；1：没食子酸；3（S）：咖啡因；4：橙皮苷；5：川陈皮素；6：橘皮素。

2.4.2 精密度试验 取同一新会柑普茶供试品溶液（编号1），按“2.3节”色谱条件，于高效液相色谱仪上连续进样6次，记录色谱图。因3号峰峰面积大且稳定，故以3号峰为参照峰（S），计算其余5个特征峰的相对保留时间与相对峰面积，结果显示各特征峰的相对保留时间 *RSD* 为0.040%～0.20%，相对峰面积的 *RSD* 为0～1.3%，相似度均等于1.00，表明仪器精密度好。

2.4.3 稳定性试验 取同一新会柑普茶供试品溶液（编号1），分别在第0 h、2 h、4 h、6 h、8 h、12 h、24 h、48 h按“2.3节”色谱条件测定，记录色谱图。结果显示，各特征峰的相对保留时间 *RSD* 为0.04%～0.2%，相对峰面积的 *RSD* 为0.21%～1.2%，相似度均等于1.00，表明供试品溶液放置48 h内稳定。

2.4.4 重复性试验 取同一批新会柑普茶样品（编号1），平行6份，按“2.1节”方法制备，按“2.3节”色谱条件分别进样，记录色谱图。结果显示，各特征峰的相对保留时间 *RSD* 为0.060%～0.12%，相对峰面积的 *RSD* 为0～6.0%，相似度均等于1.00，表明方法重复性好。

2.4.5 中间精密度试验 取同一新会柑普茶供试品溶液（编号1），分别考察不同日期、不同分析人员、不同设备对精密度的影响。结果显示，不同日期、不同人员、不同设备间各特征峰的相对保留时间 *RSD* 为0.020%～1.3%，相对峰面积的 *RSD* 为1.3%～6.9%，相似度均等于1.00，该方法中间精密度好，随机变动因素不影响该方法精密度。

2.4.6 耐用性试验 取新会柑普茶供试品（编号1），分别使用Welch Ultimate XB－C_{18}（4.6 mm×250 mm，5 μm）、Agilent Zorbax Eclipse Plus C_{18}（4.6 mm×250 mm，5 μm）、Elite Hypersil ODS2（4.6 mm×250 mm，5 μm）3种型号的色谱柱，测定新会柑普茶的指纹图谱，记录色谱图。结果显示，各特征峰的相对保留时间 *RSD* 为1.0%～6.9%，相对峰面积的 *RSD* 为0～3.6%，相似度均等于1.00，表明该方法耐用性好。

2.5 样品测定及特征峰的确定

取表1中的新会柑普茶按“2.1节”方法处理，按“2.3节”色谱条件分别进样，记录色谱图。各批次样品叠加见图2，其中6个色谱峰能稳定重现，确定新会柑普茶中的特征峰为6个。通过《中药色谱指纹图谱相似度评价系统（2012.1版）》匹配生成对照指纹图谱，见图3。19批新会柑普茶与其共有模式的相似度分别为0.988、0.989、0.996、0.996、0.997、0.996、0.988、0.988、0.996、0.998、0.998、0.994、0.987、0.992、0.992、0.999、1.000、0.999、0.996。

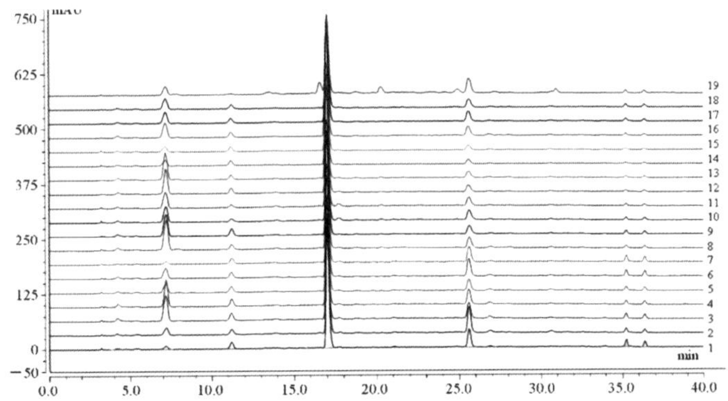

图 2　19 批柑普茶供试品指纹图谱 HPLC 图

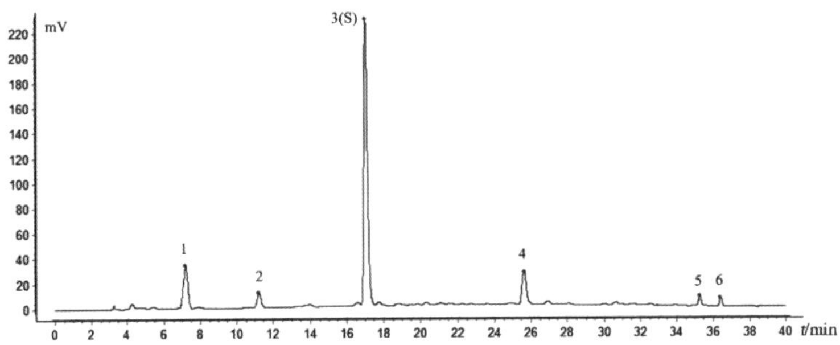

图 3　新会柑普茶指纹图谱共有模式

2.6　特征峰的确证

2.6.1　测定法　采用超快速高效液相色谱串联四极杆飞行时间质谱（UFLC-Triple TOF-MS/MS）技术对"2.1 节"及"2.2 节"柑普茶供试品溶液（编号 1）、对照品溶液、空白溶剂进行检测，色谱条件同"2.3 节"，分流进样。质谱条件：ESI 电喷雾离子源，离子源喷雾电压 5500 V，离子源气体 155 psi，离子源气体压力 255 psi，离子源温度 550 ℃，气帘气压力 35 psi，碰撞气压力 10 psi，扫描范围 m/z 50 ～ 2000，采用正离子模式进行检测。

2.6.2　特征峰指认　检测结果通过与对照品对照、碎片离子分析、保留时间及文献查阅[8-10]，确证与指认柑普茶指纹图谱中各特征峰所对应的化合物，见表 2、图 4，可确证 1 号峰为没食子酸，3 号峰为咖啡因，4 号峰为橙皮苷，5 号峰为川陈皮素，6 号峰为橘皮素。

表 2　柑普茶特征峰指认

No.	分子式	t_R/min	$[M+H]^+$/10^{-6}	主要裂解碎片	化合物	归属
1	$C_7H_6O_5$	7. 20	171. 0287 (−0. 5)	153. 1084 $[M+H-HO]^+$, 135. 0858 $[M+H-2H_2O]^+$, 125. 0994 $[M+H-HCOOH]^+$, 107. 0806 $[M+H-HCOOH-H_2O]^+$	没食子酸	普洱茶
2	$C_6H_{12}O_6$	11. 21	181. 0715 (4. 5)	163. 1566, 138. 1491, 110. 1418	未知	普洱茶
3	$C_8H_{10}N_4O_2$	17. 02	195. 0878 (0. 6)	138. 1484 $[M+H-C_2H_3NO]^+$, 110. 1045 $[M+H-C_2H_3NO-CO]^+$	咖啡因	普洱茶
4	$C_{28}H_{34}O_{15}$	25. 61	611. 1967 (−0. 6)	449. 3693 $[M+H-Rha]^+$, 303. 2454 $[M+H-Rha-Glc]^+$, 153. 1085 $[M+H-Rha-Glc-C_9H_{10}O_2]^+$	橙皮苷	茶枝柑
5	$C_{21}H_{22}O_8$	35. 25	403. 1398 (1. 7)	388. 1107 $[M+H-CH_3]^+$, 373. 2834 $[M+H-2CH_3]^+$, 358. 2539 $[M+H-3CH_3]^+$, 355. 2649 $[M+H-2CH_3-H_2O]^+$, 327. 2563 $[M+H-2CH_3-H_2O-CO]^+$	川陈皮素	茶枝柑
6	$C_{20}H_{20}O_7$	36. 37	373. 1289 (2)	358. 1013 $[M+H-CH_3]^+$, 343. 2592 $[M+H-2CH_3]^+$, 328. 0555 $[M+H-3CH_3]^+$	橘皮素	茶枝柑

注：Glc：葡萄糖；Rha：鼠李糖。

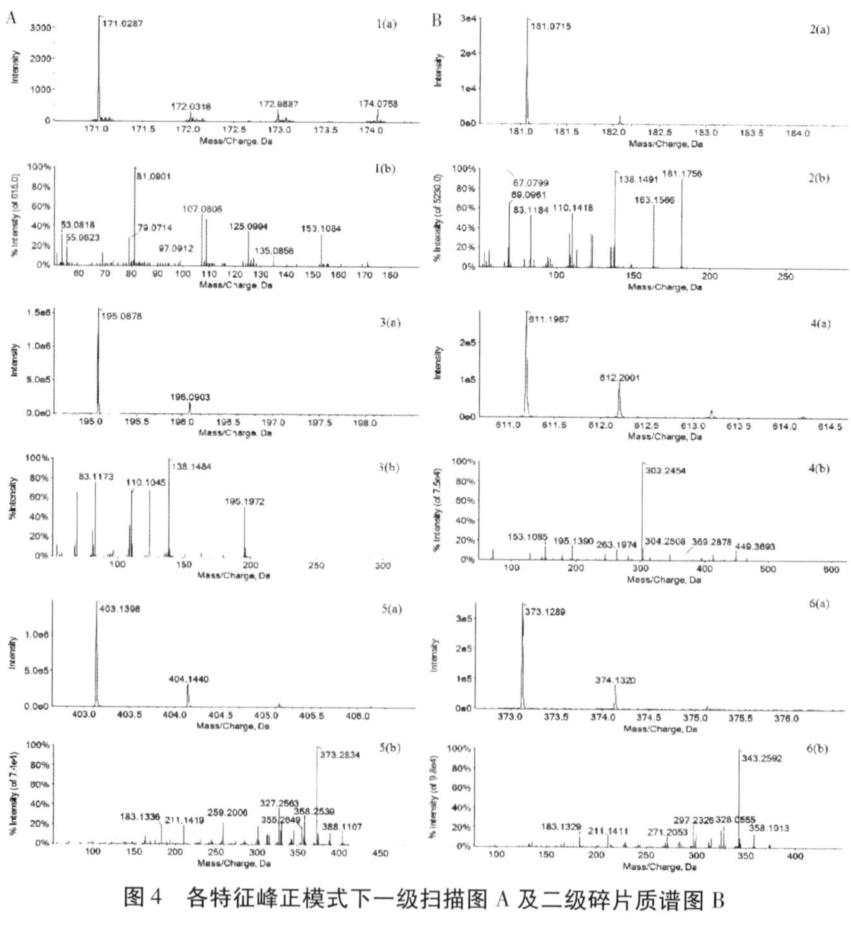

图 4　各特征峰正模式下一级扫描图 A 及二级碎片质谱图 B

3 讨论

考察不同提取溶剂对供试品溶液的影响，发现80%甲醇溶液对柑普茶样品各色谱峰的提取效率优于水与50%甲醇溶液。考察柱温对指纹图谱的影响，发现柱温为30℃时各色谱峰峰形较好。考察各色谱峰的紫外光谱（图5），发现大部分化合物在270 nm处有较大吸收，故确定指纹图谱的检测波长为270 nm。

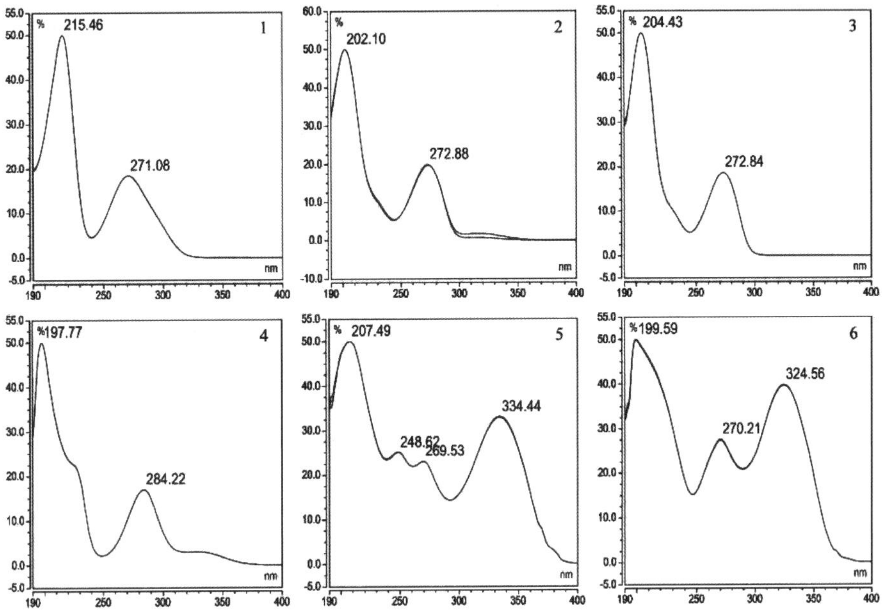

图5　各特征峰的紫外光谱图

市面上售卖的柑普茶因茶枝柑采摘时期不同而分为3种类型，我们对这3种类型的柑普茶均进行了分析，发现其化学特征相似度较高，表明新会柑普茶整体质量、各成分比例稳定一致。

本研究建立的指纹图谱有6个特征峰，其中5个特征峰确证为没食子酸、咖啡因、橙皮苷、川陈皮素、橘皮素，囊括了茶枝柑柑皮及普洱茶的主要成分，基本能反映柑普茶的整体质量，为科学评价和有效控制新会柑普茶质量提供了依据。

参考文献

[1] 罗琥捷，杨宜婷，区海燕，等．陈皮超临界 CO_2 萃取物对脾虚消瘦模型小鼠的实验研究［J］．中国民族民间医药，2013，22（5）：33－38．

[2] 李晓芳，张健康，王慧鸾，等．陈皮的研究进展［J］．江西中医药，2014，45

(3)：76－78.

[3] 张雄飞，竹剑平. 陈皮提取物对酒精肝的保护作用［J］. 当代医学，2008，11（143）：157－158.

[4] 郭韦韦，徐湘婷，罗绍忠，等. 普洱茶预防SD大鼠肥胖功效评价与研究［J］. 中华中医药学刊，2011，29（9）：1994－1996.

[5] GUO J，TAO H，CAO Y，et al. Prevention of obesity and type 2 diabetes with aged citrus peel（Chenpi）extract［J］. J Agric Food Chem，2016，64（10）：2053－2061.

[6] 熊昌云. 普洱茶降脂减肥功效及作用机理研究［D］. 杭州：浙江大学，2012.

[7] FEI T，FEI J，HUANG F，et al. The anti-aging and anti-oxidation effects of tea water extract in *Caenorhabditis elegans*.［J］. Exp Gerontol，2017，97（1）：89－96.

[8] 赵恂，杭太俊，王玉，等. 茶多酚的指纹图谱和主要成分的含量测定方法研究［J］. 药物分析杂志，2007，27（3）：389－394.

[9] LIU E H，ZHAO P，DUAN L，et al. Simultaneous determination of six bioactive flavonoids in *Citri Reticulatae Pericarpium* by rapid resolution liquid chromatography coupled with triple quadrupole electrospray tandem mass spectrometry［J］. Food Chem，2013，141（4）：3977－3983.

[10] ZENG X，SU W，BAI Y，et al. Urinary metabolite profiling of flavonoids in Chinese volunteers after consumption of orange juice by UFLC-Q-TOF-MS/MS［J］. J Chromatogr B，2017，1061（1）：79－88.

［作者：郑玉莹、郭芳、彭维、苏薇薇，原文发表于《中南药学》，2018年第16卷第6期，第721－725页］

第二部分　中成药研究

一、复方血栓通胶囊的研究

复方血栓通胶囊 HPLC 指纹图谱质量控制方法研究

[摘要] **目的：** 建立复方血栓通胶囊 HPLC 指纹图谱，为评价其质量提供依据。**方法：** 色谱柱为 Dionex Acclaim120 C_{18}（4.6 mm × 150 mm，3 μm）；以乙腈(A) -0.05%磷酸溶液(B)为流动相，梯度洗脱，洗脱程序：0～50 min (15%→34% A)，50～95 min（34%→75% A)；检测波长为 203 nm、270 nm；流速 1.0 mL/min；柱温 25 ℃。**结果：** 该指纹图谱确定了 42 个共有峰，可检出复方血栓通胶囊中 4 味药材；并采用 RRLC-MS/MS 及 HPLC-DAD 确证和指认了指纹图谱中 23 个化学成分。**结论：** 该方法操作简便、准确可靠、重复性好，为复方血栓通胶囊的质量控制提供了有效手段。

复方血栓通胶囊是由三七、丹参、黄芪、玄参组成的中药制剂，收载于 2010 年版《中国药典》（一部）[1]。其具有活血化瘀、益气养阴的功效，主要用于治疗血瘀兼气阴两虚证的视网膜静脉阻塞。其现有质量标准在“鉴别”项用薄层法鉴别了三七、黄芪，以 HPLC 鉴别了丹参、玄参，在“含量测定”项测定了三七皂苷类成分，未对丹参的水溶性有机酸类成分进行监控，而药效学实验表明，丹参的水溶性类成分为其活血化瘀的有效成分[2-3]，因此现有质量标准不能全面控制产品的质量。本团队建立了复方血栓通胶囊的指纹图谱质量控制方法，运用双波长检测，同时检出复方中的 4 味药材，而且检出了丹参的酚酸类成分，为更全面监控该制剂的质量提供了依据。

1 仪器与试药

1.1 药物与试剂

人参皂苷 Rg_1（批号：110703 - 201027）、人参皂苷 Rb_1（批号：110704 - 200921）、人参皂苷 Re（批号：110754 - 200822）、三七皂苷 R_1（批号：110745 - 200617）、隐丹参酮（批号：110852 - 200806）、丹参酮Ⅰ（批号：0867 - 200205）、丹参酮 $Ⅱ_A$（批号：110760 - 200518）、丹酚酸 B（批号：111562 - 200908）、迷迭

香酸（批号：111871－201102）、丹参素钠（批号：110855－200809）、原儿茶醛（批号：0810－200004）、哈巴俄苷（批号：111730－200604）对照品，三七（批号：120941－200807）、丹参（批号：120923－200610）、黄芪（蒙古黄芪，批号：120974－200609）、玄参（批号：121008－200505）对照药材均购自中国药品生物制品检定所；毛蕊异黄酮苷（批号：111006）、芒柄花苷（110930）、芒柄花素（批号：110816）对照品均购自上海融禾医药科技有限公司；10 批复方血栓通胶囊及各味药材阴性缺味的制剂均由广东众生药业股份有限公司提供。乙腈（美国 Burdick & Jackson）为色谱纯；甲醇（广东光华化学厂有限公司）为分析纯、磷酸（天津市科密欧化学试剂有限公司）、甲酸（瑞士 Fluka Analytical）为色谱纯；水为超纯水。

1.2 仪器

十万分之一电子分析天平（德国 Sartorius 公司，BP211D 型）；超纯水器（美国密理博 Millipore 公司，Simplicity）；旋转蒸发仪（德国 Laborota 公司，4001 型）；数控超声波清洗器（昆山超声仪器有限公司，KQ－250DE 型）；Ultimate 3000 DGLC 高效液相色谱仪（美国 Dionex 公司，DGP－3600SD 双三元泵、SRD－3600 脱气机、WPS－3000SL 自动进样器、TCC3000－RS 柱温箱、DAD 检测器、Chromeleon 6.8 数据处理软件）；Agilent 高效液相色谱－质谱联用仪（Agilent 1200 RRLC－6410 三重四级杆串联质谱仪）。

2 方法与结果

2.1 溶液的制备

2.1.1 对照品溶液的制备 取人参皂苷 Rg_1、人参皂苷 Rb_1、三七皂苷 R_1、丹参酮 $Ⅱ_A$、丹酚酸 B 对照品适量，精密称定，加 50% 甲醇制成每 1 mL 含人参皂苷 Rg_1 500 μg、人参皂苷 Rb_1 500 μg、三七皂苷 R_1 100 μg、丹参酮 $Ⅱ_A$ 20 μg、丹酚酸 B 80 μg 的混合对照品溶液。

2.1.2 供试品溶液的制备 取本品内容物适量，混匀，研细，取约 0.5 g，精密称定，置具塞锥形瓶中加入 70% 甲醇 20 mL，密塞，超声处理（功率 250 W，频率 40 kHz）30 min，滤过，将滤纸及滤渣置同一锥形瓶中，再加入甲醇 20 mL，超声处理（功率 250 W，频率 40 kHz）30 min，滤过，合并两次滤液，减压旋蒸至近干，50% 甲醇溶解，定量转移至 10 mL 量瓶，加 50% 甲醇至刻度，摇匀，用 0.22 μm的微孔滤膜滤过，取续滤液，即得复方血栓通胶囊供试品溶液。三七、黄芪、丹参、玄参 4 味药材按处方比例折算，称取粉末，分别制成单味药材供试品溶液，以及各阴性缺味的供试品溶液，同法处理。

2.2 色谱条件

Dionex Acclaim 120 C_{18}（4.6 mm×150 mm，3.0 μm）色谱柱；以乙腈为流动相A，以0.05%磷酸溶液为流动相B，按表1进行梯度洗脱，检测波长为203 nm、270 nm；柱温25 ℃；流速为1.0 mL/min；进样量为10 μL。理论板数按三七皂苷R_1计算应不低于10000。

表1　流动相洗脱梯度

时间/min	流动相A（%）	流动相B（%）
0～50	15→34	85→66
50～95	34→75	66→25

2.3 方法学考察

2.3.1　精密度试验　精密吸取同一混合对照品溶液10 μL，连续进样6次，记录203 nm和270 nm吸收波长下的HPLC图，各特征峰的保留时间*RSD*小于0.2%，各特征峰峰面积的*RSD*小于2%，表明仪器精密度好。

2.3.2　稳定性试验　按“2.1.2节”方法制备复方血栓通胶囊供试品溶液（批号：110401），分别在0 h、4 h、8 h、12 h、24 h、48 h进样分析，记录203 nm和270 nm吸收波长下的HPLC图，采用《中药色谱指纹图谱相似度评价系统》（2009版）进行评价，两个波长下的指纹图谱相似度均大于0.99，表明供试品溶液在放置48 h内稳定性好。

2.3.3　重复性试验　取同一批复方血栓通胶囊（批号：110401），按“供试品溶液的制备”方法平行操作，制备6份复方血栓通胶囊供试品溶液，分别进样分析，记录203 nm和270 nm吸收波长下的HPLC图，采用《中药色谱指纹图谱相似度评价系统》（2009版）进行评价，两个波长下的指纹图谱相似度均大于0.99，表明该方法重复性好。

2.4 复方血栓通指纹图谱的构建及相关技术参数

2.4.1　指纹图谱的构建　取10个批号的复方血栓通胶囊供试品溶液，按“2.2节”的色谱条件进行HPLC分析。通过《中药色谱指纹图谱相似度评价系统》（2009版）对10批复方血栓通胶囊HPLC指纹图谱进行评价，确定42个共有特征峰并获得共有模式（参照指纹图谱），见图1，其中标记“*”的为两个波长指纹图谱中共有的峰。

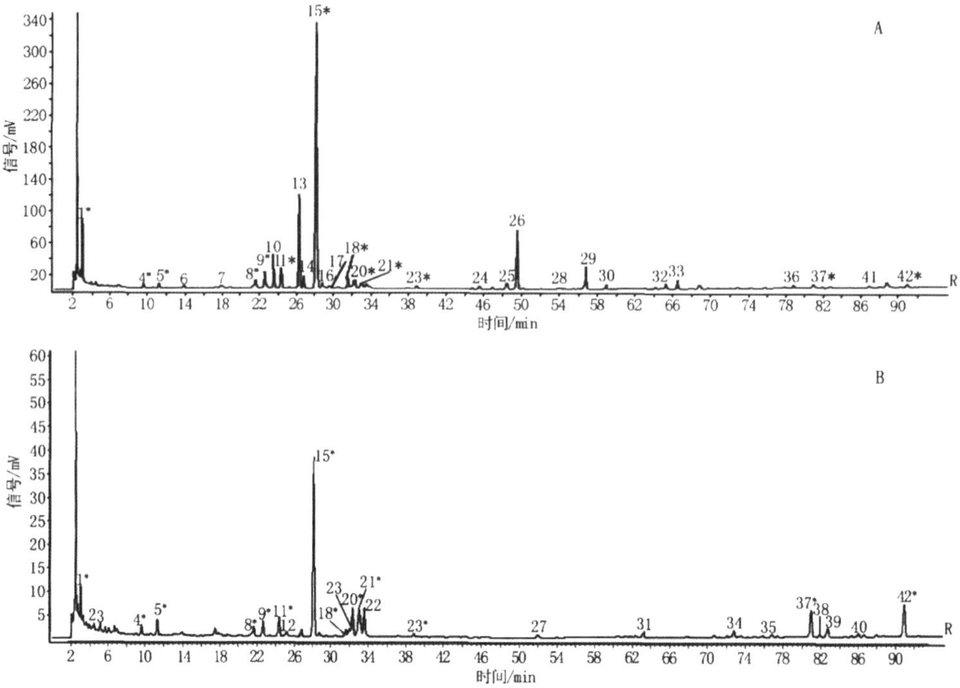

图1　复方血栓通胶囊 HPLC 指纹图谱（A：203 nm；B：270 nm）

1*:丹参素;3*:原儿茶醛;5*:毛蕊异黄酮苷;9*:迷迭香酸;10:三七皂苷 R_1;12:芒柄花苷;13:人参皂苷 Rg_1;14:人参皂苷 Re;15*:丹酚酸 B;22:哈巴俄苷;26:人参皂苷 Rb_1;27:芒柄花素;37*:隐丹参酮;38:丹参酮Ⅰ;42*:丹参酮Ⅱ$_A$。

2.4.2　成品与原料药材的相关性考察　分别精密吸取成品、单味药材及阴性缺味供试品溶液 10 μL，注入液相色谱仪，记录 203 和 270 nm 吸收波长下的 HPLC 图。通过对比分析，所构建的指纹图谱在 203 nm、270 nm 检测出 42 个共有色谱峰，归属三七的峰有 15 个，分别是 2、4*、10、13、14、24、25、26、29、30、32、33、36、38、41 号峰；归属丹参的峰有 16 个，分别是 1*、3、7、9*、11*、15*、16、18*、23*、31、34、35、37*、39、40、42* 号峰；归属黄芪的峰有 6 个，分别是 5*、12、17、19、27、28 号峰；归属玄参的峰有 3 个，分别是 6、8*、22 号峰。

2.4.3　色谱峰的定性分析

（1）对照品对照法：取毛蕊异黄酮苷、芒柄花苷、哈巴俄苷、芒柄花素、隐丹参酮、丹参酮Ⅱ$_A$、丹参酮Ⅰ对照品适量加入 50% 甲醇得混合对照品 A 溶液；取丹参素、原儿茶醛、迷迭香酸、丹酚酸 B 对照品适量加入 50% 甲醇得混合对照品 B 溶液；取三七皂苷 R_1、人参皂苷 Rg_1、人参皂苷 Re、人参皂苷 Rb_1 对照品适量加入 50% 甲醇得混合对照品 C 溶液。取混合对照品溶液 A、B、C 及复方血栓通供试品溶液适量，按“2.2 节”色谱条件进样分析，采集色谱图，根据色谱峰的保留时间定位以及化学成分的 DAD 光谱图信息对比，确定复方血栓通指纹图谱的 1*、3、5*、9*、10、12、13、14、15*、22、26、27、37*、38、42*号峰，分别为丹参素、原儿茶醛、毛蕊异黄酮苷、迷迭香酸、三七皂苷 R_1、芒柄花苷、人参皂苷 Rg_1、人参皂苷 Re、丹酚酸 B、哈巴俄苷、人参皂苷 Rb_1、芒柄花素、隐丹参酮、丹参酮Ⅰ、丹参酮 $Ⅱ_A$。

（2）RRLC-ESI-MS/MS 成分鉴别：采用 Dionex Acclaim 120 C_{18}（3.0 mm × 150 mm，3.0 μm）色谱柱，以乙腈为流动相 A，以 0.2% 甲酸溶液为流动相 B，按表 1 进行梯度洗脱，对复方血栓通胶囊指纹图谱色谱峰成分进行分析。ESI-MS/MS 参数：干燥氮气温度 350 ℃，流量 12 L/min，雾化气压力 35 psi；毛细管电压 4000 V；扫描质量范围 *m/z* 100 ～ 1200。由于复方血栓通胶囊中的化学成分、结构差别较大（酚酸类、黄酮类、环烯醚萜类、蒽醌类、皂苷类），故同时采用正、负离子模式进行扫描。通过质谱的分子离子峰、裂解碎片，结合紫外吸收光谱特征，相关文献[4-15]以及对照品对照，对胶囊中的色谱峰进行归属，确证 17 个化学成分，指认 6 个化学成分，结果见表 2。

表 2　复方血栓通胶囊化学成分归属

编号	化合物	保留时间/min	分子离子峰	主要碎片
1*	丹参素	3.0	$197[M-H]^-$	$179[M-H-OH]^-$, $135[M-H-CO]^-$, $73[-CH(OH)-COOH]^-$
3	原儿茶醛	5.6	$137[M-H]^-$	$119[M-H-H_2O]^-$, $108[M-H-CHO]^-$
5*	毛蕊异黄酮苷	11.3	$491[M+HCOO^-]^-$	$283[M-H-Glc]^-$, $241[M-H-Glc-CH_3-CO]^-$
7	紫草酸/丹酚酸 H	17.8	$537[M-H]^-$	$493[M-H-CO_2]^-$, $339[M-H-C_9H_{10}O_5]^-$, $295[M-H-CO_2-C_9H_{10}O_5]^-$
8*	安格洛苷 C	21.6	$784[M-H]^-$	$607[M-C_{10}H_9O_4]^-$, $590[M-C_{10}H_9O_3-OH]^-$, $177[-C_{10}H_9O_3]^-$
9*	迷迭香酸	22.6	$359[M-H]^-$	$197[M-H-C_9H_6O_3]^-$, $161[M-H-C_9H_{10}O_5]^-$
10	三七皂苷 R_1	23.6	$932[M-H]^-$	$800[M-H-Xyl]^-$, $638[M-H-Glc-Xyl]^-$
11*	丹酚酸 A	24.3	$493[M-H]^-$	$477[M-OH]^-$, $295[M-H-C_9H_{10}O_5]^-$
12	芒柄花苷	25.2	$475[M+HCOO^-]^-$	$268[M-H-Glc]^-$, $253[M-H-Glc-CH_3]^-$
13	人参皂苷 Rg_1	26.3	$846[M+HCOO^-]^-$	$800[M-H]^-$, $638[M-H-Glc]^-$, $476[M-H-2Glc]^-$
14	人参皂苷 Re	26.8	$946[M-H]^-$	$784[M-H-Glc]^-$, $638[M-H-Glc-Rha]^-$
15*	丹酚酸 B	28.1	$718[M-H]^-$	$520[M-H-C_9H_{10}O_5]^-$, $321[M-H-2C_9H_{10}O_5]^-$
16	9,10-二甲基氧紫檀烷-3-葡萄吡喃糖苷	29.5	$507[M+HCOO^-]^-$	$461[M-H]^-$, $299[M-H-Glc]^-$, $285[M-Glc-CH_3]^-$
19	毛蕊异黄酮	32.0	$283[M-H]^-$	$268[M-H-CH_3]^-$, $240[M-H-CH_3-CO]^-$
22	哈巴俄苷	33.6	$539[M+HCOO^-]^-$	$494[M-H]^-$, $345[M-H-C_9H_7O_2]^-$, $147[M-H-C_9H_7O-Glc-2OH]^-$

续上表

编号	化合物	保留时间/min	分子离子峰	主要碎片
26	人参皂苷 Rb_1	49.5	1107[M－H]⁻	945[M－H－Glc]⁻,783[M－H－2Glc]⁻,621[M－H－3Glc]⁻
27	芒柄花素	52.0	267[M－H]⁻	252[M－H－CH_3]⁻,223[M－H－CH_4－H_2O]⁻
29	人参皂苷 Rd	56.8	946[M－H]⁻	622[M－H－2Glc]⁻,460[M－H－3Glc]⁻
37*	隐丹参酮	80.9	335[M＋K]⁺	279[M＋H－H_2O]⁺,253[M＋H－C_2H_4－CH_3]⁺
38	人参炔三醇	81.9	277[M－H]⁻	260[M－H－OH]⁻,232[M－H－OH－C_2H_4]⁻
39	丹参酮 I	82.7	315[M＋K]⁺	277[M＋H]⁺,233[M－CH_3－CO]⁺
42*	丹参酮 $Ⅱ_A$	90.9	333[M＋K]⁺	277[M＋H－H_2O]⁺,249[M＋H－H_2O－CO]⁺
43[a]	黄芪甲苷	53.8	830[M＋HCOO⁻]⁻	784[M－H]⁻,622[M－H－Glc]⁻,534[M－H－Glc－AcOH－CO]⁻,446[M－H－Glc－2AcOH－2CO]⁻

3 讨论

本研究采用两步梯度洗脱，构建了复方血栓通胶囊 HPLC 指纹图谱，在 203 nm、270 nm 两个波长下共检测出 42 个共有色谱峰。203 nm 波长为末端吸收，可以检测成品中的皂苷类成分，但存在响应成分多、基线不够稳定的缺点；270 nm 波长下不同成分响应值较均匀，图谱信息量大。因此，两个波长结合起来的指纹图谱能同时检出复方血栓通胶囊中四味药材的主要药效成分，更能全面地反映成品的化学成分，弥补了原标准的不足，更全面地评价复方血栓通胶囊的质量。

采用 RRLC-ESI-MS/MS 及 HPLC-DAD 对复方血栓通胶囊图谱中的色谱峰进行分析，通过质谱的分子离子峰、裂解碎片，结合紫外吸收光谱特征，与对照品对照，鉴定出指纹图谱中 23 个化学成分：确证 17 个化学成分，分别为丹参素、原儿茶醛、毛蕊异黄酮苷、迷迭香酸、三七皂苷 R_1、芒柄花苷、人参皂苷 Rg_1、人参皂苷 Re、丹酚酸 B、毛蕊异黄酮、哈巴俄苷、人参皂苷 Rb_1、芒柄花素、黄芪甲苷、隐丹参酮、丹参酮 I 、丹参酮 $Ⅱ_A$；指认 6 个化学成分，分别为紫草酸/丹酚酸 H、安格洛苷 C、丹酚酸 A、9，10－二甲基氧紫檀烷-3－葡萄吡喃糖苷、人参皂苷 Rd、人参炔三醇。采用归一化法对 10 批成品指纹图谱中的共有特征峰进行统计，已知成分的色谱峰面积之和占共有色谱峰面积总和的 75% 以上，表明该研究结果较为全面地揭示了复方血栓通胶囊中的化学成分，为该制剂的质量控制及进一步的谱效学研究奠定了基础。

参考文献

[1] 国家药典委员会. 中华人民共和国药典 [M]. 一部. 北京：中国医药科技出版社，2010：909－910.

［2］杜冠华，张均田．丹参现代研究概况与进展（续一）［J］．医药导报，2004，23（6）：355－359．
［3］杜冠华，张均田．丹参水溶性有效成分－丹酚酸研究进展［J］．基础医学与临床，2000，20（5）：10－14．
［4］韩凤梅，张玲，蔡敏，等．三七药材皂苷类成分的电喷雾离子阱质谱特征图谱研究［J］．湖北大学学报，2006，28（2）：176－180．
［5］张海江，袁日琴，胡静雅．复方丹参片中三七皂苷成分组成的 SPE -HPLC-MS 法测定［J］．时珍国医国药，2011，22（9）：2174－2176．
［6］赵平，刘玉清，杨崇仁．三七根的微量成分（1）［J］．云南植物研究，1993，15（4）：409－412．
［7］陈勇，张玲，王世敏．丹参水溶性成分的电喷雾质谱行为及其特征图谱的初步研究［J］．分析化学，2004，32（11）：1421－1425．
［8］董昕，徐立，娄子洋．丹参药材中水溶性及脂溶性成分的电喷雾离子阱质谱研究［J］．中国药学杂志，2010，45（14）：1048－1054．
［9］刘劫，杨黄浩，黎先春，等．高效液相色谱－电喷雾飞行时间质谱分析丹参中的丹参酮类化合物［J］．质谱学报，2008，29（5）：261－267．
［10］戴海学，徐艳霞，刘蕴，等．隐丹参酮的电子电离和电喷雾电离质谱分析［J］．质谱学报，2006，27（4）：198－202．
［11］李锐，付铁军，元乔，等．膜荚黄芪与蒙古黄芪化学成分的高效液相色谱－质谱研究［J］．分析化学，2005，33（12）：1676－1680．
［12］宋纯清，郑志仁，刘涤，等．膜荚黄蔑中的紫檀烷和异黄烷化合物［J］．植物学报，1997，39（12）：1169－1171．
［13］覃红萍，鲁静，林瑞超，等．黄芪中异黄酮类成分的研究［J］．药物分析杂志，2009，29（5）：746－751．
［14］WU Q，YUAN Q，LIU E H，et al. Fragmentation study of iridoid glycosides and phenylpropanoid glyco-sides in Radix Scrophulariae by rapid resolution liquid chromatography with diode-array detection and electrospray ionization time-of-flight mass spectrometry［J］. Biomedical chromatography，2010，24（8）：808－819．
［15］张雯洁，刘玉青，李兴从，等．中药玄参的化学成分［J］．云南植物研究，1994，16（4）：407－412．

［作者：梁洁萍、刘忠政、彭维、苏薇薇，原文发表于《中药材》，2012 年第 35 卷第 11 期，第 1854－1858 页］

复方血栓通胶囊中 4 个有效成分的一测多评定量方法研究

[摘要] 建立复方血栓通胶囊中 4 个有效成分的一测多评定量方法。采用高效液相色谱法，以人参皂苷 Rg_1 为参照对照品，计算其与三七皂苷 R_1、人参皂苷 Re、人参皂苷 Rb_1 的相对校正因子，并进行含量计算，实现一测多评；同时采用外标法验证一测多评法的准确性。实验结果显示，校正因子重现性好，采用校正因子计算的含量值和外标法实测值之间没有显著性差异。故采用一测多评法同时测定复方血栓通胶囊中 4 个有效成分的含量，具有准确、简便、经济实用等优点，值得推广。

中药复方血栓通胶囊具有活血化瘀、益气养阴的功效，用于治疗血瘀兼气阴两虚证的视网膜静脉阻塞。现代药理研究[1-3]以及本团队[4]前期研究表明：三七皂苷类化合物（主要为三七皂苷 R_1、人参皂苷 Rg_1、人参皂苷 Re、人参皂苷 Rb_1）是复方血栓通胶囊发挥活血化瘀药效的主要物质基础。这种多成分、多功效的特点意味着控制单一成分难以全面控制其质量，需要建立简便易行的多成分同步分析的质量控制模式。为此，王智民等[5]提出了“一测多评”法，即利用中药有效成分间的相关关系，只测定一个成分，来实现多个成分的同步测定，近年来已有不少关于这方面的研究[6-8]。复方血栓通胶囊的质量标准收载于《中国药典》2010 年版一部[9]，“含量测定”项以高效液相色谱外标法测定了三七皂苷 R_1、人参皂苷 Rg_1、人参皂苷 Rb_1 的含量，外标法虽具有准确度高的优点，但必须有足够量、高纯度的化学对照品，应用中成本较高、方法较复杂。本研究建立的一测多评法，只需人参皂苷 Rg_1 对照品即可同时测定复方血栓通胶囊中三七皂苷 R_1、人参皂苷 Rg_1、人参皂苷 Re、人参皂苷 Rb_1 4 个有效成分的含量，具有准确、简便、经济实用等优点，现综述如下。

1 仪器与试药

10 万分之一电子分析天平（德国 Sartorius 公司，BP211D 型）；超纯水器（美国密理博 Millipore 公司，Simplicity）；旋转蒸发仪（德国 Laborota 公司，4001 型）；

数控超声波清洗器（昆山超声仪器有限公司，KQ-250DE型）；Ultimate 3000 DGLC高效液相色谱仪（美国Dionex公司，DGP-3600SD双三元泵、SRD-3600脱气机、WPS-3000SL自动进样器、TCC3000-RS柱温箱、DAD检测器、Chromeleon 6.8数据处理软件）；P680高效液相色谱仪（美国Dionex公司，ASI-100自动进样器、ATH-585柱温箱、P680四元梯度泵、Ultimate 3000 DAD检测器）。

三七皂苷 R_1（批号：110745-200617）、人参皂苷 Rg_1（批号：110703-201027）、人参皂苷 Rb_1（批号：110704-200921）、人参皂苷Re（批号：110754-200822）均购自中国药品生物制品检定所；10批复方血栓通胶囊由广东众生药业股份有限公司提供。

乙腈（美国Burdick & Jackson）为色谱纯；甲醇（广东光华化学厂有限公司）为分析纯、磷酸（天津市科密欧化学试剂有限公司）、甲酸（瑞士Fluka Analytical）为色谱纯；水为超纯水。

2 方法与结果

2.1 色谱条件

Dionex Acclaim® 120 C_{18}（3 μm，150 mm×4.6 mm）为色谱柱；以乙腈为流动相A，以0.05%磷酸溶液为流动相B，线性梯度洗脱0～60 min：A（15%→38%）；检测波长为203 nm；柱温25 ℃；流速为1.0 mL/min；进样量为10 μL。理论板数按三七皂苷 R_1 计不低于10000。混合对照品及样品色谱图见图1。

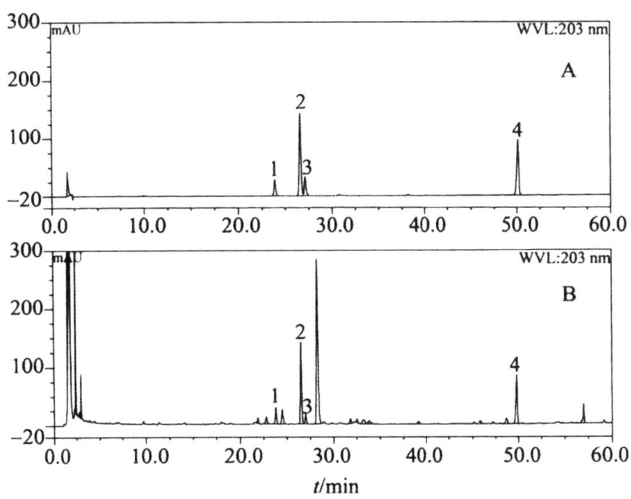

图1 复方血栓通的对照品（A）及样品（B）HPLC图

1：三七皂苷 R_1；2：人参皂苷 Rg_1；3：人参皂苷Re；4：人参皂苷 Rb_1。

2.2 对照品溶液的制备

精密称取人参皂苷 Rg_1 对照品、人参皂苷 Rb_1 对照品适量，置同一容量瓶中，加50%甲醇制成每1 mL含人参皂苷 Rg_1 0.982 mg、人参皂苷 Rb_1 0.918 mg 的混合对照品溶液；精密称取三七皂苷 R_1 对照品、人参皂苷 Re 对照品适量，加50%甲醇分别制成每1 mL含三七皂苷 R_1 0.984 mg、人参皂苷 Re 0.904 mg 的对照品溶液；精密量取上述人参皂苷 Rg_1、人参皂苷 Rb_1 混合对照品溶液5 mL，分别精密量取上述三七皂苷 R_1、人参皂苷 Re 对照品溶液各1 mL，置于10 mL量瓶中，加50%甲醇至刻度，混匀，即得。

2.3 供试品溶液的制备

取本品内容物适量，混匀，研细，取约0.5 g，精密称定，置具塞锥形瓶中加入70%甲醇20 mL，密塞，超声处理（功率250 W，频率40 kHz）30 min，滤过，将滤纸及滤渣置同一锥形瓶中，再加入甲醇20 mL，超声处理（功率250 W，频率40 kHz）30 min，滤过，合并两次滤液，减压旋蒸至近干，50%甲醇溶解，定量转移至10 mL量瓶，加50%甲醇至刻度，摇匀，用0.22 μm的微孔滤膜滤过，取续滤液，即得。

2.4 线性关系考察

精密吸取上述混合对照品溶液1 μL、5 μL、10 μL、15 μL、20 μL、25 μL，注入液相色谱仪，按"2.1节"色谱条件测定峰面积。以峰面积（y）为纵坐标，含量（x）为横坐标，进行回归分析，得三七皂苷 R_1、人参皂苷 Rg_1、人参皂苷 Re、人参皂苷 Rb_1 的标准曲线方程，见表1，各标准曲线在线性范围内线性良好。

表1 复方血栓通胶囊中4个成分的标准曲线

成分	回归方程	r	线性范围/10^{-2} μg
三七皂苷 R_1	$y=3088.8x-0.0016$	0.9999	9.84～246.00
人参皂苷 Rg_1	$y=3108.3x-0.2085$	0.9996	47.28～1182.08
人参皂苷 Re	$y=3730.9x-0.0478$	1.0000	8.03～200.70
人参皂苷 Rb_1	$y=2753x-0.0278$	0.9997	42.50～1062.58

2.5 校正因子计算

以人参皂苷 Rg_1 为内标，按一测多评法技术指南[10]中公式（1），分别计算三七皂苷 R、人参皂苷 Re、人参皂苷 Rb_1 的相对校正因子，结果见表2。

表2 复方血栓通胶囊中3种成分的相对校正因子

进样体积/μL	$f_{人参皂苷Rg_1/三七皂苷R_1}$	$f_{人参皂苷Rg_1/人参皂苷Re}$	$f_{人参皂苷Rg_1/人参皂苷Rb_1}$
1	1.007	0.840	1.119
5	0.997	0.834	1.110
10	0.986	0.829	1.107
15	0.959	0.834	1.089
20	1.015	0.846	1.145
25	1.005	0.827	1.121
Mean	0.995	0.835	1.115
RSD/%	2.02	0.84	1.66

2.6 方法学考察

2.6.1 精密度试验 精密吸取同一对照品溶液10 μL，按“2.1节”色谱条件，连续进样6次，记录峰面积，三七皂苷R_1、人参皂苷Rg_1、人参皂苷Re、人参皂苷Rb_1峰面积的*RSD%*分别为0.60%、0.4%、1.00%、1.77%。

2.6.2 稳定性试验 精密吸取同一供试品溶液10 μL，分别于配制后0 h、2 h、4 h、6 h、8 h、10 h、12 h、24 h、48 h进样分析，记录峰面积，三七皂苷R_1、人参皂苷Rg_1、人参皂苷Re、人参皂苷Rb_1峰面积的*RSD%*分别为1.05%、0.95%、0.90%、0.30%，表明样品在48 h内稳定。

2.6.3 重复性试验 取复方血栓通胶囊内容物（批次：110401）约0.5 g，共6份，精密称定，按“2.3节”方法制备供试品溶液，按“2.1节”色谱条件测定，测定三七皂苷R_1、人参皂苷Rg_1、人参皂苷Re、人参皂苷$Rb_1$4个成分的含量并计算质量分数的*RSD%*分别为0.75%、0.64%、0.74%、0.60%。

2.6.4 加样回收率 取复方血栓通胶囊内容物（批号：110401）约0.25 g，共6份，精密称定，分别按各成分在复方中的含量，精密加入与胶囊中含量相当的各对照品溶液适量，按“2.3节”方法制备供试品溶液，按“2.1节”色谱条件测定，计算加样回收率，三七皂苷R_1、人参皂苷Rg_1、人参皂苷Re、人参皂苷Rb_1的加样回收率分别为95.84%、100.71%、97.73%、95.75%，*RSD%*分别为0.52%、1.44%、3.02%、1.85%。

2.6.5 不同仪器及不同色谱柱考察 精密吸取“2.2节”混合对照品溶液5 μL、10 μL、15 μL，按“2.1节”色谱条件测定，依据一测多评法技术指南[10]中公式（1）分别计算三七皂苷R、人参皂苷Rg_1、人参皂苷Re、人参皂苷Rb_1的校正因子。分别考察2种高效液相色谱仪和3种色谱柱，所得的相对校正因子及其相对标准差见表3，结果表明，不同的仪器及不同的色谱柱所得的相对校正因子无显著性差异（表4、表5）。

表 3　不同仪器和色谱柱测得相对校正因子

仪器	色谱柱	相对校正因子		
		$f_{人参皂苷Rg_1/三七皂苷R_1}$	$f_{人参皂苷Rg_1/人参皂苷Re}$	$f_{人参皂苷Rg_1/人参皂苷Rb_1}$
Ultimate	Dionex Acclaim® 120 C_{18}	0.995	0.835	1.115
3000	Agilent Proshell 120 EC－C_{18}	0.974	0.811	1.121
DGLC	Ultimate XB－C_{18}	0.988	0.848	1.131
Dionex P680	Dionex Acclaimed® 120 C_{18}	0.959	0.807	1.111
	Mean	0.979	0.825	1.120
	RSD（%）	1.63	2.37	0.78

表 4　不同仪器和色谱柱测得相对保留时间

仪器	色谱柱	相对保留时间		
		$\Delta t_{R三七皂苷R_1-人参皂苷Rg_1}$	$\Delta t_{R人参皂苷Re-人参皂苷Rg_1}$	$\Delta t_{R人参皂苷Rb_1-人参皂苷Rg_1}$
Ultimate	Dionex Acclaim® 120 C_{18}	0.897	1.018	1.884
3000	Agilent Proshell 120 EC－C_{18}	0.900	1.018	1.874
DGLC	Ultimate XB－C_{18}	0.900	1.019	1.886
Dionex P680	Dionex Acclaim® 120 C_{18}	0.886	1.022	2.010
	Mean	0.896	1.019	1.914
	RSD（%）	0.74	0.19	3.37

表 5　外标法和一测多评法测定复方血栓通中 4 个成分含量的比较

批次	*w*(人参皂苷 Rg_1)	*w*(三七皂苷 R_1)		*w*(人参皂苷 Re)		*w*(人参皂苷 Rb_1)	
	外标法	外标法	一测多评法	外标法	一测多评法	外标法	一测多评法
110401	15.32	2.98	3.01	1.46	1.43	11.69	11.73
110817	13.74	2.69	2.72	1.50	1.46	10.91	10.94
110614	13.98	3.08	3.12	1.28	1.25	10.58	10.61
110610	13.22	2.67	2.70	1.49	1.45	10.16	10.19
110111	15.54	3.18	3.22	1.84	1.79	12.54	12.57
110535	13.04	2.45	2.48	1.62	1.58	10.02	10.05
110737	12.28	2.60	2.63	1.26	1.23	9.33	9.36
101207	10.50	1.99	2.01	1.35	1.32	8.51	8.53
110512	12.72	2.32	2.34	1.32	1.28	9.97	10.00
100606	11.45	2.14	2.16	1.20	1.17	9.19	9.21

2.7　待测组分色谱峰的定位

采用一测多评法技术指南[10]中保留时间差（Δt_R）的定位方法：测定内标物以及其余待测成分的相对保留时间，计算出内标物与其余待测物的保留时间差，再根据峰形、紫外吸收光谱等信息，就能够正确判断出目标峰的准确峰位置。实验结果见表4，各成分相对保留时间的 $RSD\% \leqslant 5\%$，因此认为利用 Δt_R 进行峰定位是合理、可行的。

2.8 一测多评法与外标法结果比较研究

分别精密吸取制备好的供试品溶液 10 μL，按“2.1 节”色谱条件测定。分别采用外标法和一测多评法计算复方血栓通胶囊中三七皂苷 R_1、人参皂苷 Re、人参皂苷 Rb_1 的含量，结果见表5，采用统计学 t 检验，对外标法和一测多评法计算得到的含量进行比较，$P>0.05$，表明两种方法所测得各成分含量不存在显著性差异，由此说明一测多评法可用于复方血栓通胶囊的多成分质量评价。

3 讨论

本研究构建了复方血栓通胶囊中4种有效成分一测多评的方法，经统计学检验，一测多评法与外标法所得结果之间无显著性差异，说明本研究建立的以人参皂苷 Rg_1 为参照对照品的一测多评法具有可行性，只需人参皂苷 Rg_1 对照品，就可进行4个成分同步测定，可替代外标测定法用于复方血栓通胶囊的质量分析。本研究建立的方法重复性、加样回收率好，与外标法相比具有简便、快速、检测成本低等优点，是适合中药特点多指标质量评价的新方法，为更全面评价复方血栓通的质量提供了科学依据。

参考文献

[1] 钟毅敏，于强，胡兆科. 复方血栓通胶囊在眼科临床中的应用［J］. 广东医学，2004，25（5）：487－488.

[2] 李冠烈. 三七的现代研究与进展（二）［J］. 世界中西医结合杂志，2008，3（10）：687－691.

[3] 杨志刚，陈阿琴，俞颂东，等. 三七皂苷药理作用研究进展［J］. 中国兽药杂志，2005，39（1）：33－37.

[4] 刘忠政，梁洁萍，聂怡初，等. 复方血栓通胶囊基于血液循环和凝血过程相关靶点的网络药理学研究［J］. 中山大学学报（自然科学版），2013，52（2）：97－100.

[5] 王智民，高慧敏，付雪涛，等.“一测多评”法中药质量评价模式方法学研究［J］. 中国中药杂志，2006，31（23）：1925－1928.

[6] 匡艳辉，朱晶晶，王智民，等. 一测多评法测定黄连中小檗碱、巴马汀、黄连碱、表小檗碱、药根碱含量［J］. 中国药学杂志，2009，44（5）：390－394.

[7] 彭维，王永刚，苏薇薇. HPLC法同时测定田基黄4个黄酮类成分含量［J］. 中药材，2011，34（8）：1229－1231.

[8] 张德培，罗源生，贺凡珍. 酒大黄中5种蒽醌类成分一测多评方法的建立［J］. 中药材，2012，35（4）：588－590.
[9] 国家药典委员会. 中华人民共和国药典［M］. 一部. 北京：中国医药科技出版社，2010：909－910.
[10] 王智民，钱忠直，张启伟，等. 一测多评法建立的技术指南［J］. 中国中药杂志，2011，36（6）：657－658.

［作者：梁洁萍、陈思、谢称石、彭维、苏薇薇，原文发表于《中山大学学报（自然科学版）》，2013年第52卷第5期，第123－126页］

复方血栓通胶囊基于血液循环和凝血过程相关靶点的网络药理学研究

［摘要］利用基于计算机分子对接的网络药理学方法，研究复方血栓通胶囊化学成分对血液循环和凝血过程相关靶点的作用，并得到了成分对靶点的作用网络图。研究表明，复方血栓通胶囊化学成分对 ACE、PDE 等多个靶点起作用。本研究为在分子水平上揭示复方血栓通胶囊治疗视网膜静脉阻塞的多靶点调控机制提供了依据。

视网膜静脉阻塞是一种致盲性眼病，发病率高。复方血栓通胶囊是由三七、黄芪、丹参、玄参组成的中药制剂，具有活血化瘀、益气养阴功效，对视网膜静脉阻塞患者具有改善视野和视网膜血液循环，减轻出血与局部炎症等症状的作用[1-3]。相关研究表明，视网膜静脉阻塞与血液循环和凝血过程有关[4]。有鉴于此，笔者采用网络药理学方法，研究复方血栓通胶囊化学成分对血液循环和凝血过程相关靶点的作用，为阐明复方血栓通胶囊治疗视网膜静脉阻塞的作用机制提供依据。

1 实验方法

1.1 复方血栓通胶囊的化学成分研究

文献[5]采用液相色谱－质谱联用技术，研究了复方血栓通胶囊的化学成分及其药材归属，具体如下：人参皂苷 Rb_1、人参皂苷 Re、人参皂苷 Rg_1、三七皂苷 R_1（归属于三七）；丹参素、丹参酮、丹参酮 $Ⅱ_A$、丹酚酸 A、丹酚酸 B、迷迭香酸、隐丹参酮、原儿茶醛（归属于丹参）；安格洛苷 C、哈巴俄苷（归属于玄参）；黄芪甲苷、芒柄花苷、毛蕊异黄酮苷（归属于黄芪）。

1.2 药效相关靶点的选择

视网膜静脉阻塞与血液循环和凝血过程等直接相关。因此，本研究选择与凝血过程（hemostasis）和血液循环（blood circulation）相关的已知三维结构的蛋白[6-7]

作为研究靶点。与凝血过程相关的靶点如下：ABL1、CALM3、CDK2、DOCK9、F10、F2、F7、FGA、FGG、GNAI1、GRB2、HRAS、ITGA2B、ITGAL、JAK2、KDM1A、KIF11、KIF18A、LCK、MAPK14、MMP1、PAPSS2、PDE3B、PDE5A、PDE9A、PDPK1、PIK3CG、PIK3R1、PLAU、PPIA、PRKACA、PROC、PTK2、PTPN1、RAB5A、RAP1A、SRC、TEK、WEE1；与血液循环相关的靶点如下：ACE、ACE2、ADH5、CAMK2D、DMPK、EPHX2、HDAC4、IL2、INS、JAK2、PDE5A、PEBP1、PIK3CG、PPARA、PPARG、REN、SRC、TEK。

1.3 网络药理学分析

本研究采用基于分子对接的网络药理学方法，首先绘制复方血栓通胶囊化学成分的分子结构式，并采用 MMFF94 力场进行三维结构优化，通过 OpenBabel 和 AutoDock Tool 将其转化成 pdbqt 格式，作为分子对接配体。从 scPDB 数据库选择高分辨率的结构（共355 个）作为分子对接受体。以 scPDB 记录的配体位置作为对接盒子的中心，对接盒子大小设置为 3 nm × 3 nm × 3 nm，使用 Autodock Vina 将受体与配体进行对接[8]。以与同一配体的结合能位于前 5% 的受体作为阳性结果，并通过 NetworkX 软件生成复方血栓通胶囊化学成分对靶点的作用图。

2 结果

分子对接结果表明：复方血栓通胶囊的化学成分对 17 个靶点起作用，化合物对靶点的作用如图 1 所示。表 1 列出了对 ACE、EPHX2、REN、ACE2、ADH5、PPARA、PPARG、DMPK 等血液循环相关的靶点具有较强作用的成分；表 2 列出了对 DE5A、KDM1A、PDE3B、PDE9A、ABL1、WEE1、MMP1、RAB5A、PDPK1、GNAI1 等凝血过程相关的靶点具有较强作用的成分。表 3 列出了复方血栓通胶囊化学成分的主要作用靶点。

3 讨论

如图 1 和表 1、表 3 所示，三七皂苷 R_1、人参皂苷 Re、人参皂苷 Rg_1、人参皂苷 Re 均对 ACE 具有较强作用，提示 ACE 可能是三七皂苷 R_1、人参皂苷 Re、人参皂苷 Rg_1、人参皂苷 Re 调节血液循环的主要作用靶点。这几种皂苷都归属于三七药材，与前期文献报道的三七提取物能抑制大鼠血清和和肺组织中 ACE 活性的结果是相吻合的[9]。ACE 是调节血压和微循环的重要靶点。ACE 基因异常是视网膜静脉阻塞的一个重要风险因素[10]。ACE 活性的增强能够加速血管紧张素 Ⅰ 分子中的组氨酸苯丙氨酸之间肽腱裂解，使其转化成具有强烈血管收缩效应的升压物质血管紧张素Ⅱ，同时降解缓激肽，从而造成血管收缩与血流阻塞，引起血压升高[11]。

高血压是引起视网膜静脉阻塞的危险因素[12]，复方血栓通胶囊可以通过对 ACE 靶点的作用而起到舒张血管、降低血压、改善微循环等作用。本研究表明，复方血栓通胶囊中与 ACE 结合能较强的成分主要为三七中的三七皂苷 R_1、人参皂苷 Re、人参皂苷 Rg_1、人参皂苷 Re 等，这为阐明复方血栓通胶囊的药理机制与作用靶点提供了明确的依据。

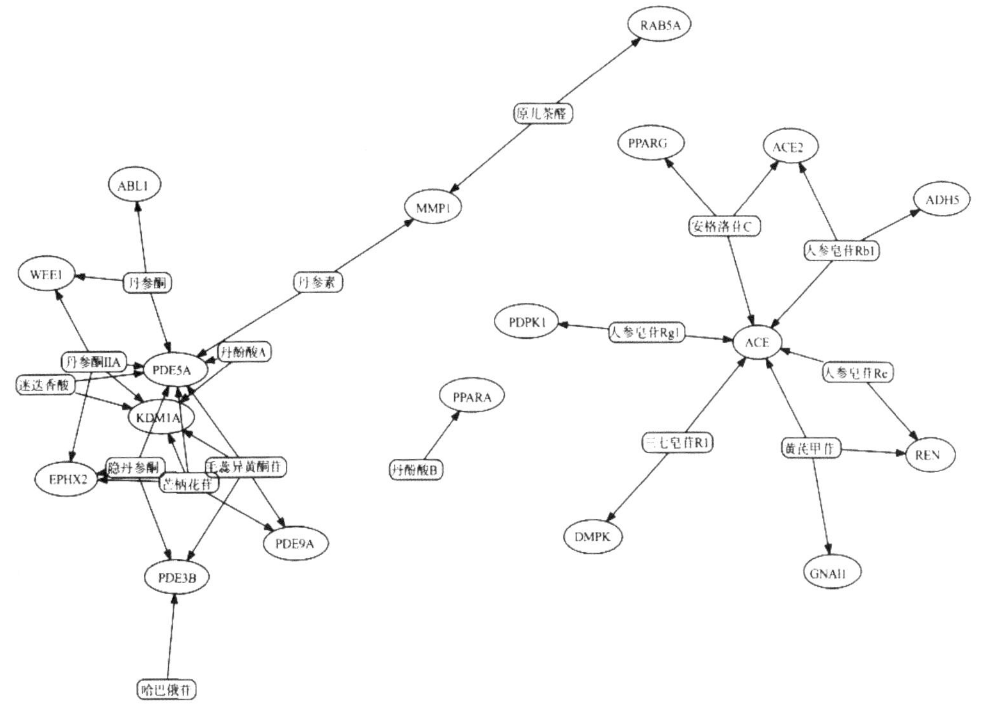

图 1　复方血栓通胶囊化学成分对靶点的作用网络图

表 1　复方血栓通胶囊中对血液循环靶点起作用的化学成分

靶点	对靶点起作用的化合物（括号中为结合能，4186.8 J/mol）
ACE	人参皂苷 Re（10.6）、黄芪甲苷（10.6）、人参皂苷 Rg_1（10.5）、安格洛苷 C（10.4）、人参皂苷 Rb_1（10.1）、三七皂苷 R_1（9.7）
EPHX2	隐丹参酮（11.4）、丹参酮 $Ⅱ_A$（11.1）、芒柄花苷（11.0）
REN	人参皂苷 Re（10.1）、黄芪甲苷（9.5）
ACE2	安格洛苷 C（10.9）、人参皂苷 Rb_1（9.4）
ADH5	人参皂苷 Rb_1（10.3）
PPARA	丹酚酸 B（10.9）
PPARG	安格洛苷 C（10.6）
DMPK	三七皂苷 R_1（9.2）

表 2 复方血栓通胶囊中对凝血过程靶点起作用的化合物

靶点	对靶点起作用的化合物（括号中为结合能，4186.8 J/mol）
PDE5A	丹参酮（12.6）、隐丹参酮（12.1）、丹参酮Ⅱ$_A$（12.0）、丹酚酸A（11.9）、芒柄花苷（10.7）、毛蕊异黄酮苷（10.6）、迷迭香酸（9.8）、丹参素（7.8）
KDM1A	芒柄花苷（11.1）、丹参酮Ⅱ$_A$（10.8）、毛蕊异黄酮苷（10.8）、丹酚酸A（10.8）、迷迭香酸（10.1）
PDE3B	隐丹参酮（10.6）、毛蕊异黄酮苷（10.3）、哈巴俄苷（10.1）
PDE9A	芒柄花苷（10.3）、毛蕊异黄酮苷（10.3）
ABL1	丹参酮（11.4）
WEE1	丹参酮Ⅱ$_A$（11.2）、丹参酮（11.2）
MMP1	丹参素（7.7）、原儿茶醛（6.7）
RAB5A	原儿茶醛（6.3）
PDPK1	人参皂苷Rg$_1$（9.6）
GNAI1	黄芪甲苷（9.5）

表 3 复方血栓通胶囊化学成分的主要作用靶点

化合物	靶点（括号中为结合能，4186.8 J/mol）
人参皂苷Rb$_1$	ADH5（10.3）、ACE（10.1）、ACE2（9.4）
人参皂苷Re	ACE（10.6）、REN（10.1）
人参皂苷Rg$_1$	ACE（10.5）、PDPK1（9.6）
三七皂苷R$_1$	ACE（9.7）、DMPK（9.2）
丹参素	PDE5A（7.8）、MMP1（7.7）
丹参酮	PDE5A（12.6）、ABL1（11.4）、WEE1（11.2）
丹参酮Ⅱ$_A$	PDE5A（12.0）、WEE1（11.2）、EPHX2（11.1）、KDM1A（10.8）
丹酚酸A	PDE5A（11.9）、KDM1A（10.8）
丹酚酸B	PPARA（10.9）
迷迭香酸	KDM1A（10.1）、PDE5A（9.8）
隐丹参酮	PDE5A（12.1）、EPHX2（11.4）、PDE3B（10.6）
原儿茶醛	MMP1（6.7）、RAB5A（6.3）
安格洛苷C	ACE2（10.9）、PPARG（10.6）、ACE（10.4）
哈巴俄苷	PDE3B（10.1）
黄芪甲苷	ACE（10.6）、REN（9.5）、GNAI1（9.5）
芒柄花苷	KDM1A（11.1）、EPHX2（11.0）、PDE5A（10.7）、PDE9A（10.3）
毛蕊异黄酮苷	KDM1A（10.8）、PDE5A（10.6）、PDE9A（10.3）、PDE3B（10.3）

血小板内cAMP能够抑制PAP、胶原和ADP等刺激引起的血小板聚集，PDE是调节细胞内cAMP浓度的重要蛋白，因而，PDE是筛选抗凝药物的主要靶点之一[13]。如图1和表2、表3所示，丹参中的丹参酮、隐丹参酮、丹参酮Ⅱ$_A$、丹酚

酸 A、迷迭香酸、丹参素以及黄芪中的毛蕊异黄酮苷和芒柄花苷都对 PDE5A 具有较强的结合作用。同时，隐丹参酮、黄芪中毛蕊异黄酮苷及玄参中的哈巴俄苷则与 PDE3B 具有较强结合作用。血小板聚集是血栓形成的重要步骤，PDE5A 是 cGMP 的选择性水解酶，它是血小板聚集过程和血管内皮细胞功能的重要调节基因[14-16]，是血管性疾病的重要靶点[17]。PDE5A 的抑制剂如枸橼酸西地那非等，可以提高细胞内 cGMP 含量，促进 NO 的合成与分泌，从而起到抑制血小板聚集、舒张血管平滑肌、降低血压等作用。PDE3B 同时具有水解 cAMP 和 cGMP 的活性。PDE3B 抑制剂可以减慢 cAMP 水解速率，提高血小板内 cAMP 含量，从而达到抑制血小板聚集的效果。因此，复方血栓通胶囊可以通过对 PDE 的抑制作用而阻止血栓形成，起到治疗眼底静脉栓塞的疗效。前期研究表明，丹参注射液能够显著抑制 ADP 与肾上腺素诱导的血小板聚集与五羟色胺的释放[18]。本研究发现，复方血栓通胶囊中对 PDE 靶点具有活性的成分除丹参中的丹参酮、隐丹参酮、丹参酮 $Ⅱ_A$、丹酚酸 A、迷迭香酸、丹参素外，还包括黄芪中的毛蕊异黄酮苷和芒柄花苷以及玄参中的哈巴俄苷。这将为后续深入研究复方血栓通胶囊的药理机制与作用靶点提供了方向。

循环系统及凝血功能的异常均是视网膜静脉阻塞的重要发病因素[19]。本研究表明，复方血栓通胶囊中多种成分对循环系统以及凝血功能的相关靶点均具有较强的作用，这从分子水平上解释了复方血栓通胶囊治疗视网膜静脉阻塞良好临床疗效的物质基础。

本研究使用计算机网络药理学方法对复方血栓通胶囊治疗视网膜静脉阻塞功效进行了作用靶点分析，预测了其主要作用靶点与主要活性物质；从分子水平上揭示了复方血栓通胶囊对 ACE 和 PDE 血液循环和凝血过程相关的多靶点调控机制，为阐明复方血栓通胶囊治疗视网膜静脉阻塞的作用机制提供了依据。

参考文献

[1] 梁先军，黄智. 复方血栓通胶囊治疗视网膜静脉阻塞 57 例 [J]. 广东医学，2003，24 (4)：378-380.

[2] 刘恒，刘爱民，高莉，等. 复方血栓通胶囊治疗视网膜静脉阻塞 60 例 [J]. 现代中西医结合杂志，2010，19 (12)：1497-1499.

[3] 张爱武，史艳艳. 复方血栓通胶囊治疗视网膜静脉阻塞 69 例 [J]. 陕西中医，2006，26 (9)：1082-1084.

[4] PRISCO D，MARCUCCI R. Retinal vein thrombosis：risk factors，pathogenesis and therapeutic approach [J]. Pathophysiol Haemost Thromb，2002，32 (5/6)：308-311.

[5] 梁洁萍，刘忠政，彭维，等. 复方血栓通胶囊 HPLC 指纹图谱质量控制方法研究 [J]. 中药材，2012，35 (11)：1854-1858.

[6] ASHBURNER M，BALL C A，BLAKE J A，et al. Gene ontology：tool for the

unification of biology [J]. Nat Genet, 2000, 25 (1): 25 - 29.
[7] KELLENBERGER E, MULLER P, SCHALON C, et al. sc-PDB: an annotated database of druggable binding sites from the protein data bank [J]. J Chem Inf Model, 2006, 46 (2): 717 - 727.
[8] TROTT O, OLSON A J. Auto dock vina: improving the speed and accuracy of docking with a new scoring function, efficient optimization, and multithreading [J]. J Comput Chem, 2010, 31 (2): 455 - 461.
[9] 曾青，陈吉球，黄勤，等. 三七总皂甙对血清及肺组织血管紧张素转换酶的影响 [J]. 广西医科大学学报，1998，15 (3): 36 - 37.
[10] GORI A M, MARCUCCI R, FATINI C, et al. Impaired fibrinolysis in retinal vein occlusion: a role for genetic determinants of PAI-1 levels [J]. Thromb Haemost, 2004, 92 (1): 54 - 60.
[11] 郭松铎，陶月玉，林尚楠. 心脏病学词典 [M]. 北京：中国医药科技出版社，1998：439.
[12] O'MAHONEY P R A. Retinal vein occlusion and traditional risk factors for atherosclerosis [J]. Arch Ophthalmol, 2008, 126 (5): 692.
[13] KAGAN V E, POLYANSKII N B, MURANOV K O, et al. Inhibition of platelet aggregation and of cAMP-dependent platelet cyclic nucleotide phosphodiesterase by 3-hydroxypyridine derivatives [J]. Biull Eksp Biol Med, 1984, 97 (4): 419 - 422.
[14] MAURICE D H, HASLAM R J. Molecular basis of the synergistic inhibition of platelet function by nitrovasodilators and activators of adenylate cyclase: inhibition of cyclic AMP breakdown by cyclic GMP [J]. Mol Pharmacol, 1990, 37 (5): 671 - 681.
[15] GUDMUNDSDóTTIR I J, MCROBBIE S J, ROBINSON S D, et al. Sildenafil potentiates nitric oxide mediated inhibition of human platelet aggregation [J]. Biochem Biophys Res Commun, 2005, 337 (1): 382 - 385.
[16] GEBSKA M A, STEVENSON B K, HEMNES A R, et al. Phosphodiesterase - 5A (PDE5A) is localized to the endothelial caveolae and modulates NOS3 activity [J]. Cardiovasc Res, 2011, 90 (2): 353 - 363.
[17] KASS D A, CHAMPION H C, BEAVO J A. Phosphodiesterase type 5: expanding roles in cardiovascular regulation [J]. Circ Res, 2007, 101 (11): 1084 - 1095.
[18] WANG Z, ROBERTS J M, GRANT P G. The effect of a medicinal Chinese herb on platelet function [J]. Thromb Haemost, 1982, 48 (3): 301 - 306.
[19] CĂLUGĂRU D. Risk factors in central retinal vein occlusion [J]. Oftalmologia, 2011, 55 (2): 27 - 37.

[作者：刘忠政、梁洁萍、聂怡初、刘宏、谢称石、程国华、苏薇薇，原文发表于《中山大学学报（自然科学版）》，2013 年第 52 卷第 2 期，第 97 - 100 页]

复方血栓通胶囊基于原料药材与药效相关联的组方规律研究

[**摘要**] 基于灰色关联分析方法，研究复方血栓通胶囊组方中各味药材与药效间的关联性，科学解释其组方配伍规律。在复方血栓通胶囊原有配方比例的基础上，利用均匀设计调整组方中各味药材含量比例，获得复方血栓通差异样品；并进行动物药效实验考察诸差异样品活血化瘀的药效，获得其药效学数据。在此基础上运用灰色关联分析方法，分析差异样品与药效的关联性。研究表明：三七为复方血栓通胶囊活血化瘀药效的主要贡献者，对改善微循环障碍、调节凝血功能、缓解毛细血管及微小静脉堵塞起到重要作用；黄芪、丹参、玄参3味药材可显著降低血液中红细胞间的聚集性，从而使血液运行顺畅，防止血液高凝状态出现。4味药材的作用各有特点又相互补充，合理发挥了其多靶点、多途径的调控作用。

复方血栓通胶囊系广东众生药业股份有限公司的拳头产品，于2001年被列为国家中药保护品种。复方血栓通胶囊由三七、黄芪、丹参、玄参4味药材组成，用于治疗血瘀兼气阴两虚证的视网膜静脉阻塞和稳定性劳累型心绞痛，临床疗效显著[1-4]。

中药复方的特色在于：通过多味药材的相互配合，实现对机体失衡状态的修正。然而，由于东西方文化的差异，对于中药复杂体系来说，传统的“君臣佐使”理论，尚未被西方医学界接受。目前，通过药效实验科学解释“君臣佐使”规律，尚处于发轫阶段。本研究基于灰色关联分析方法，研究复方血栓通胶囊组方中各味药材与药效间的关联性，科学解释其组方配伍规律，以期在中西医之间架起沟通的桥梁，具有理论意义和实用价值。

1 材料

1.1 实验动物

SPF级SD大鼠，雄性，130只，体质量180～220 g，由广东省医学实验动物中心提供，合格证号：SCXK－(粤)2008－0002。

1.2 药品与试剂

（1）药效实验：复方血栓通差异样品浸膏（批号：120523），由广东众生药业股份有限公司提供，用生理盐水分别配制成152 mg/mL的药液；0.1%盐酸肾上腺素注射液，规格1 mg/mL，上海禾丰制药有限公司，批号：20111109、20120315，用生理盐水稀释至0.4 mg/mL，现用现配；阿司匹林（Asp）肠溶片，吉林市鹿王制药公司，国药准字H22025784，批号：BTA7WH2；复方丹参滴丸（Fdd），天津天士力制药股份有限公司，国药准字Z10950111，批号：120201；氯化钠注射液(0.9%)，广东利泰制药股份有限公司，批号：11100852；广东科伦药业有限公司，批号：D12070311－2；二水合柠檬酸三钠，广州化学试剂厂，批号：20030904－1；水合氯醛（水合三氯乙醛），天津市科密欧化学试剂有限公司，批号：20111114。

（2）色谱部分：液相色谱所用试剂乙腈（Burdick & Jackson，Honeywell）、磷酸（天津市科密欧化学试剂有限公司）为色谱纯，水为超纯水，其余所用试剂为分析纯。

1.3 实验仪器

（1）药效实验：涡旋振荡器：Scientific Industries Vortex-Genie 2；十万分之一电子天平：Sartorius BP211D、ACCμLAB ALC－210.4；超低温冰箱：海尔BCD－568W；冷冻离心机：Eppendorf 5430R、TD5A－WS、TDL－5M；北京普利生LBY－NJ4血小板聚集仪；Sysmex CA－510全自动血凝分析仪；北京普利生LBY－N6B全自动自清洗血流变仪；北京普利生LBY－XC40全自动动态血沉测试仪。

（2）色谱部分：Ultimate 3000 DGLC高效液相色谱仪（美国Dionex公司，DGP－3600SD双三元泵、SRD－3600脱气机、WPS－3000SL自动进样器、TCC3000－RS柱温箱、DAD检测器、Chromeleon6.8数据处理软件）；十万分之一电子分析天平（德国Sartorius公司，BP211D型）；超纯水器（美国密理博Millipore公司，Simplicity）；旋转蒸发仪（德国Laborota公司，4001型）；数控超声波清洗器（昆山超声仪器有限公司，KQ－250DE型）；烧杯、锥形瓶、茄形瓶、滴管、移液管等玻璃仪器。色谱柱型号：Dionex Acclaim® 120 C_{18}（3 μm，150 mm×4.6 mm）。

1.4 实验环境

经中山大学生命科学学院动物伦理委员会批准饲养于中山大学海洋与中药实验室SPF级动物房，许可证号：SCXK－(粤)2009－0020。观察室温度20～23 ℃，相对湿度50%～65%，颗粒饲料，在实验动物适应新环境1周后开始实验，实验过程中采取适当的方法减轻对动物的伤害。

2 方法

2.1 差异样品的构建及指纹图谱分析

2.1.1 差异样品的制备 根据复方血栓通胶囊的处方组成，按照配方约束下四因素九水平的均匀设计[5]，调整 4 味药材的配比，在此基础上制备了 9 个差异样品[6]。

2.1.2 差异样品指纹图谱分析及聚类分析 分别取复方血栓通差异样品 1～9 号约 0.3 g，精密称定，置具塞锥形瓶中加 70% 的甲醇 20 mL，密塞，超声处理（功率 250 W，频率 40 kHz）30 min，滤过，将滤纸及残渣置同一锥形瓶中，再加入甲醇 20 mL，超声处理（功率 250 W，频率 40 kHz）30 min，滤过，合并两次滤液，减压回收溶剂至近干，加 50% 甲醇使溶解，定量转移至 10 mL 量瓶，加 50% 甲醇至刻度，摇匀，用 0.22 μm 的微孔滤膜滤过，取续滤液，即得差异样品供试品溶液。采用指纹图谱的构建方法[7-10]，对制备所得差异样品 1～9 号进行 HPLC 分析，并根据差异样品指纹图谱中 21 个已确证成分的共有峰峰面积，将其导入 SPSS 18.0 中进行聚类分析，聚类方法采用 Between-groups linkage，距离计算方法采用 Pearson correlation。

2.2 差异样品药效学实验

（1）实验分组及给药：SD 大鼠 130 只，随机分为 13 组，分别为空白对照组、急性血瘀模型组，阳性对照 Asp 给药组，阳性对照 Fdd 给药组，复方血栓通差异样品 1～9 组。阳性对照组 Asp 100 mg/(kg · d)，阳性对照组 Fdd 800 mg/(kg · d)，复方血栓通差异样品 1～9 组 1520 mg/(kg · d)。实验动物在饲养环境中适应 1 周后开始给药，每天灌胃给药 1 次，给药体积均为 10 mL/kg，空白对照组与模型组灌胃给予同体积生理盐水，连续给药 10 d。

（2）大鼠急性血瘀模型：末次给药后 30 min，除空白对照组外其余各组大鼠均皮下注射盐酸肾上腺素 0.8 mg/kg，空白组大鼠皮下注射等量生理盐水，过 2 h 后除空白对照组外其余各组大鼠均浸入 0～4 ℃冰水内进行冷刺激 5 min，2 h 后再次皮下注射等量盐酸肾上腺素 0.8 mg/kg[11-14]，处置后禁食 12 h 后各组进行灌胃给药，1 h 后每 100 g 体质量腹腔注射麻醉 10% 水合氯醛 0.35 mL，腹主动脉采血，枸橼酸钠 1 : 9 抗凝，血样处理及检测全部按照标准操作规程进行，所取血液全部用于血液流变和凝血功能相关药效指标检测[15-16]。

（3）大鼠血液药效指标检测：取 1.5 mL 抗凝血液放入 TDL-5M 冷冻离心机进行离心（2000 r/min，15 min，20 ℃）得血浆，一部分血浆放入 Sysmex CA-510 全自动血凝分析仪进行活化部分凝血活酶时间（APTT）、凝血酶原时间（PT）项目检测，一部分血浆放入北京普利生 LBY-N6B 全自动自清洗血流变仪进行毛细管血浆黏度（PV）检测；取 0.9 mL 抗凝血液放入北京普利生 LBY-N6B 全自动自清洗血流变仪进行全血黏度（WBV，150 s^{-1}）、红细胞聚集指数（EAI）及红细胞电泳指数（RCEI）检测；取 0.9 mL 抗凝血液放入 TDL－5M 冷冻离心机进行离心（2000 r/min，15 min，20 ℃）并放入北京普利生 LBY-XC40 全自动动态血沉测试仪进行红细胞压积检测；取 3.0 mL 抗凝血液放入 TDL－5M 冷冻离心机进行第一次离心（500 r/min，20 ℃，10 min）得富血小板血浆（PRP），取出富血小板血浆并将剩余部分再次离心（3000 r/min，20 ℃，10 min）得贫血小板血浆（PPP），5 μL ADP（300 μmol/L）用于诱导血小板聚集，300 μL PRP 与 300 μL PPP 放入北京普利生 LBY-NJ4 血小板聚集仪检测血小板最大聚集率（MPAR）。

（4）数据处理方法：所得计量资料均以 $\bar{x} \pm s$ 表示，采用 SPSS 18.0 进行单因素方差分析（ANOVA）及 dunnett 多重比较的方法进行数据分析，$P<0.05$ 或 $P<0.01$ 被认为具有统计学差异。

2.3 灰色关联分析[17-19]

在本研究中，各处理组药效指标的均值用以表征药效高低，为方便各种分析方法的计算，在进行药材含量－药效关联分析之前先对药效作用原始数据中的负向指标做正向化处理（取倒数）再用均值化方法进行无量纲化处理[20]。除了空白组外所有组动物都进行了造模处理，只受给药单一因素的影响。为直观显示 Asp、Fdd 及 9 组差异样品的药效强弱，定义模型组的 7 个药效指标值为参考数列，其余 Asp 组、Fdd 组及差异样品 1～9 组为比较数列，利用灰色关联分析方法计算比较数列与参考数列的灰色关联度，灰色关联度越高则认为与模型组相似度越高，则整体药效越差。

3 结果

3.1 差异样品指纹图谱分析及聚类分析

对差异样品的指纹图谱（图 1A、B）进行聚类分析，结果见图 1C。当聚类重新标定距离（rescaled distance cluster combine）为 5 时，9 批样品可分为 7 类：样品 2、3 为一类，样品 7、8 为一类，其余自成一类。

3.2 差异样品药效实验

3.2.1 WBV（150 s^{-1}） 实验结果表明：急性血瘀大鼠高切变率下 WBV 显著升高（$P<0.05$），而 Asp、Fdd、差异样品 1、2、3、4、5 组对大鼠 WBV 升高有显著抑制作用（$P<0.05$，$P<0.01$），其余各组与模型组比较无统计学差异（图2）。

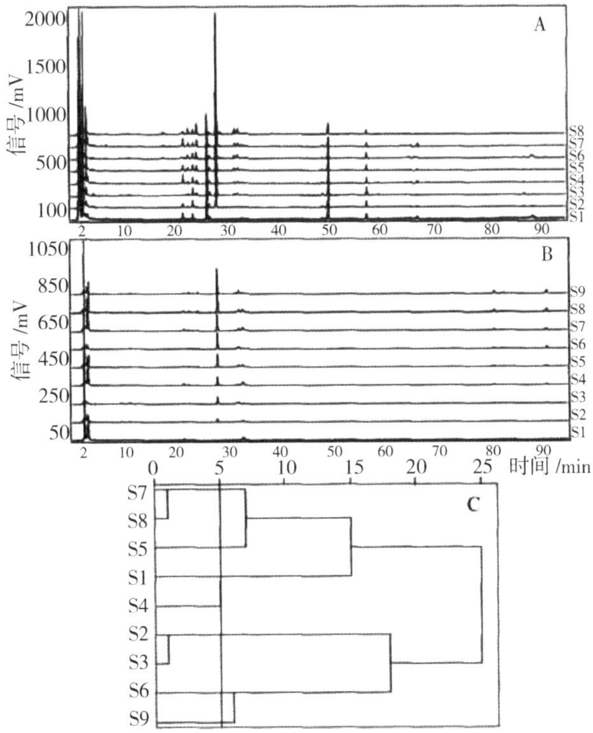

图 1　复方血栓通胶囊差异样品 HPLC 图谱

A：203 nm；B：270 nm；C：聚类分析结果。

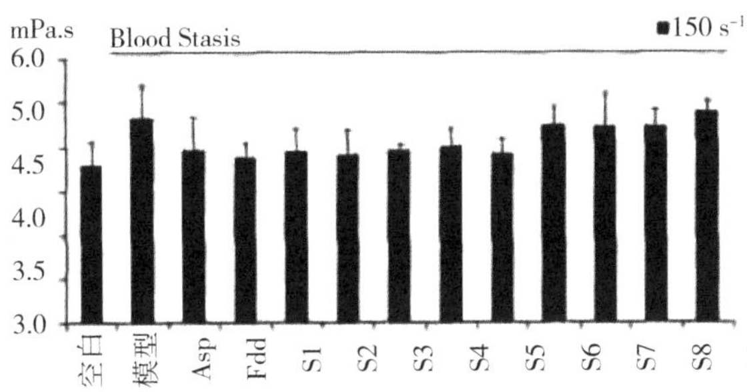

图 2　差异样品对 150 s^{-1} 切变率下全血黏度的改善作用

3.2.2　EAI、RCEI　实验结果表明：急性血瘀大鼠 EAI 显著升高（$P<0.01$），RCEI 显著降低（$P<0.01$）；而 Asp、Fdd、差异样品 1、2、3、4、5、6、8 组对 EAI 升高均有显著抑制作用（$P<0.05$），差异样品 2、4、5 对 RCEI 的降低有显著改善作用（$P<0.05$），其余各组与模型组比较无统计学差异（图 3）。

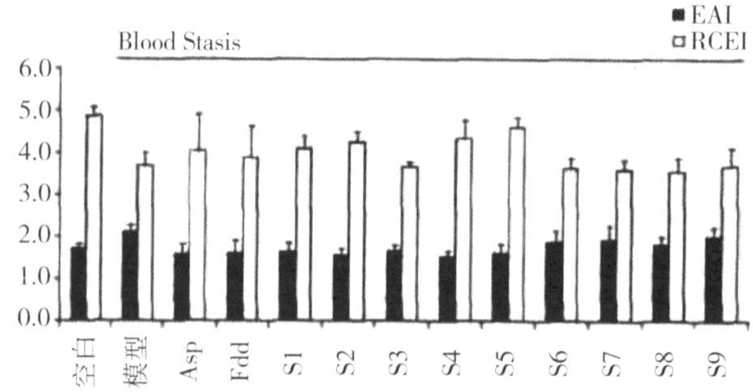

图3　差异样品对红细胞聚集、电泳指数的改善作用

3.2.3　PT、APTT　实验结果表明：急性血瘀大鼠 PT 显著降低（$P<0.01$）、APTT 显著降低（$P<0.05$），而各给药组中只有差异样品 3 组对 APTT 的降低有显著抑制作用（$P<0.05$），其余各组除了差异样品 7 组外对 PT、APTT 均有一定的提升作用，但与模型组比较无显著性差异（图 4、图 5）。

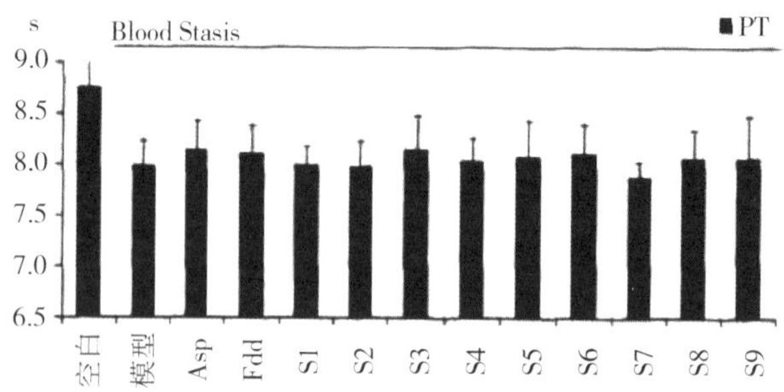

图4　差异样品对 PT 的改善作用

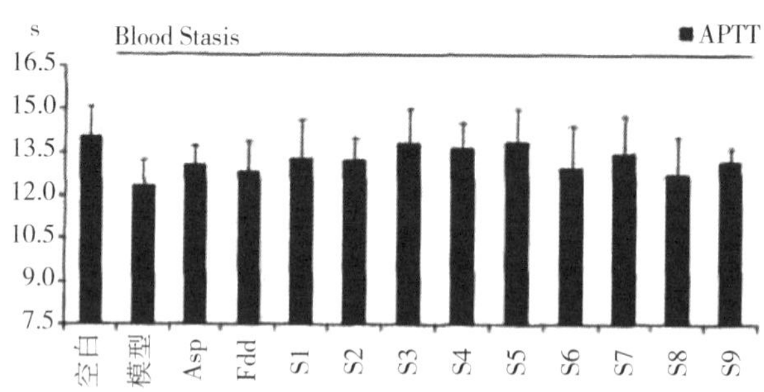

图5　差异样品对 APTT 的改善作用

3.2.4　MPAR、PV　实验结果表明：急性血瘀大鼠 PV 及 MPAR 均显著升高（$P<0.01$），而 Asp、差异样品 1、5 组对 MPAR 的升高有显著抑制作用（$P<0.01$），其余各组则均有一定的改善作用；Asp、Fdd、差异样品各组对 PV 的改善作用较弱，与模型组比较无统计学差异（图 6、图 7）。

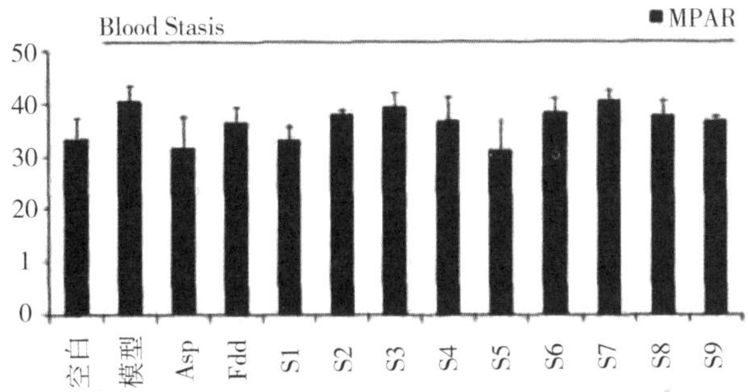

图 6　差异样品对血小板最大聚集率的影响

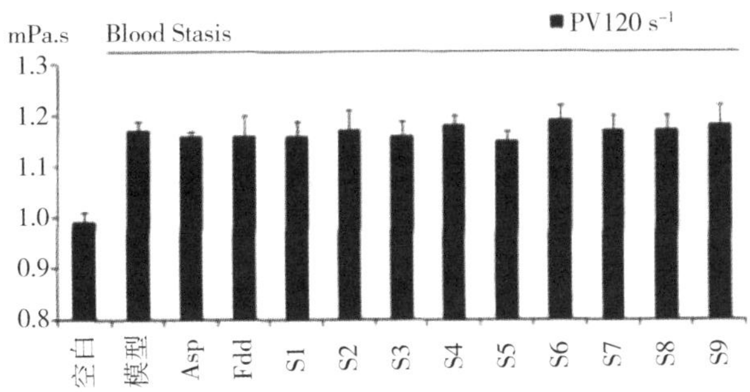

图 7　差异样品对血浆黏度（PV）的影响

3.3　灰色关联分析

差异样品药效比较的灰色关联分析结果见表 1。在验证了复方血栓通差异样品间具有药效差异后，进一步考察三七、黄芪、玄参、丹参 4 味药材对药效的贡献大小。以 4 味药材在差异样品中的含量为参考数列，以每个药效指标值在差异样品中的大小为比较数列，利用灰色关联分析方法计算比较数列与参考数列的灰色关联度，关联度越高则表明该药材药效贡献越大，计算结果见表 2。在明确了 4 味药材的药效贡献大小后，对每味药材与 7 个药效指标的关联度进行排序，从而进一步分析各味药材的主要药效作用靶点，计算结果见表 3。

表 1　复方血栓通差异样品各组与模型组灰色关联度（由左至右依次降低）

差异样品	S7	S6	S9	S8	S3	S4	S2	S1	S5
灰色关联度	0.8714	0.8590	0.8377	0.8364	0.8065	0.7850	0.7833	0.7762	0.7312

表 2　4 味药材与 7 个指标灰色关联度

药材	药效指标						
	WBV/(mPa. s)	PV/(mPa. s)	PT/s	APTT/s	MPAR	EAI	RCEI
三七	0. 8096	0. 7905	0. 8252	0. 8211	0. 7953	0. 8020	0. 8096
黄芪	0. 5607	0. 5784	0. 5510	0. 5474	0. 5723	0. 5721	0. 5607
玄参	0. 5875	0. 6023	0. 5874	0. 5941	0. 5882	0. 5960	0. 5875
丹参	0. 5896	0. 6204	0. 5791	0. 5702	0. 6037	0. 6093	0. 5896

表 3　4 味药材与 7 个药效指标灰色关联度排序结果（从上至下递减）

排序	三七	黄芪	玄参	丹参
1	PV	EAI	EAI	EAI
2	PT	RCEI	APTT	RCEI
3	APTT	WBC	RCEI	WBC
4	WBC	PV	WBC	PV
5	MPAR	APTT	PT	APTT
6	EAI	PT	PV	PT
7	RCEI	MPAR	MPAR	MPAR

4　讨论

Asp 为公认的有效抑制血小板聚集的药物，可有效缓解血液高凝状态，有证据显示 Asp 可减少心肌梗死、中风和血管性死亡的风险[21-22]。Fdd 可显著改善血液循环障碍，临床上常用于治疗冠心病、心绞痛[23]。本研究中，作为阳性药物，Asp 和 Fdd 分别显示了较好的活血化瘀疗效，其中 Asp 可显著改善全血黏度及血小板聚集率，Fdd 可显著改善全血黏度及红细胞聚集性，表明本实验药效模型适用于活血化瘀药物的筛选。

由于 4 味药材配比的不同，9 个复方血栓通差异样品的药效显示出明显的差异。由表 1 可知，药效作用强弱顺序由大到小为 S5 > S1 > S2 > S4 > S3 > S8 > S9 > S6 > S7，即 5 号差异样品药效作用最强，6～9 号样品药效较差。

从表 2 可知，三七药材与所有药效指标间的关联度均在 0. 8 左右，其余 3 味药材的关联度则在 0. 6 左右，三七对药效的贡献要远远高于其余 3 味药材，从而表明三七为组方中主要药效贡献者，是活血化瘀之要药。

药材与药效指标间关联度的排序能够直观显示药材主要作用于哪些药效指标，结合其临床意义则可揭示 4 味药材间的相互协调作用。表 3 提示，三七与 PV、PT、APTT、高切变率下 WBV 及血小板聚集率关联密切，表明三七可能对血液中红细胞变形性、血小板、血浆蛋白及凝血因子具有调节作用，其余 3 味药材均主要与 EAI 关联较大，表明这 3 味药材可能对血液中红细胞聚集性具有抑制作用，从而可有效抑制全血黏度的升高。

红细胞呈双凹圆盘形状，直径为7～8 μm，它可以通过比自己直径要小甚至小好几倍的微血管，这一特性对微循环具有重大意义。红细胞具有明显的变形能力及很好的弹性，若这种能力丧失，红细胞无法通过微小的毛细血管，极易导致微循环障碍，血液堵塞，黏度增高。高切变率下全血黏度表征血液中红细胞变形性的强弱[24]，三七可显著降低高切变率下的全血黏度，表明其对红细胞变形性具有很好的调节作用，从而可以增强微小血管的血液流动性，改善的微循环。由此可见，三七作为复方血栓通胶囊药效的主要贡献者，对其适应证之一的视网膜眼底静脉栓塞、眼底瘀血疗效有着举足轻重的作用。

PT表征外源性凝血系统功能，是监测口服抗凝剂的常用指标，APTT是内源性凝血系统较为简便、敏感的筛选试验。二者均与血液中凝血因子息息相关[25]。血小板功能的正常是血液通畅的必要条件之一，血小板聚集率升高是心血管疾病的重要致病因素之一[26]。血浆黏度的升高是由血液中大分子血浆蛋白紊乱引起，可引发血液产生高凝状态。凝血因子、血小板、血浆蛋白等是血液系统中的重要组成部分，三七与PV、PT、APTT及血小板聚集率关联密切，可推测三七在改善微循环的同时可在一定程度上修复血液系统，对非细胞结构成分具有一定的调节作用。

有证据显示，缺血性心脏病、心肌梗塞患者其红细胞聚集性显著增高。红细胞聚集程度增加，促使血液黏度增加，同时还可能引发其他血流变指标改变，导致血液阻力增大，血液流动性减弱，甚至使某些毛细血管、微小静脉堵塞，导致循环血液灌注量不足，组织或器官缺血、缺氧及酸性代谢产物增加，后果十分严重。红细胞聚集指数可表征血液中红细胞聚集性的强弱[24]。黄芪、丹参、玄参3味药材均与该药效指标密切相关，表明3味药材可显著降低红细胞聚集性，降低血液黏度，调节全身组织的血液流动性。由此可知复方血栓通胶囊中其余3味药材可增强三七对血液微循环障碍的改善作用，对其适应证之一的血瘀兼气阴两虚的稳定性劳累型心绞痛发挥较好的疗效。

综合上述分析，三七可显著改善微循环障碍，调节凝血功能，缓解毛细血管及微小静脉堵塞；黄芪、丹参、玄参3味药材可显著降低血液中红细胞间的聚集性，从而使血液运行顺畅，防止血液高凝状态出现。4味药材药效作用各有优势又相互补充，合理发挥了多靶点、多途径调控的作用。

传统中医理论认为，三七活血化瘀为君药，丹参为臣药，破瘀血、补新生血，加强君药之活血化瘀，黄芪之大补元气与玄参之滋阴合用治疗气阴两虚为佐药。本研究结果与传统中医理论不谋而合，以创新的思路与方法解释了复方血栓通胶囊组方配伍规律，为其他中药复方配伍的研究提供了范例。

参考文献

[1] 刘忠政，梁洁萍，聂怡初，等. 复方血栓通胶囊基于血液循环和凝血过程相关

靶点的网络药理学研究［J］. 中山大学学报（自然科学版），2013，52（2）：97－100.
［2］何善智. 复方血栓通胶囊的药理研究［J］. 广东医学，1997，18（1）：Ⅱ.
［3］邢玉微. 复方血栓通胶囊对糖尿病大鼠微血管保护作用及机制探讨［D］. 上海：第二军医大学，2010.
［4］张建浩，黄绪亮，黄海波，等. 复方血栓通滴丸对血瘀大鼠血液流变学及小鼠凝血时间的影响［J］. 中国药学杂志，2000，39（5）：350－352.
［5］方开泰. 均匀设计与均匀设计表［M］. 北京：科学出版社，1994.
［6］国家药典委员会. 中华人民共和国药典［M］. 一部. 北京：中国医药科技出版社，2010：909－910.
［7］梁洁萍，刘忠政，彭维，等. 复方血栓通胶囊 HPLC 指纹图谱质量控制方法研究［J］. 中药材，2012，35（11）：1854－1858.
［8］关倩怡，黄琳，彭维，等. 口炎清颗粒指纹图谱研究［J］. 中山大学学报（自然科学版），2011，50（1）：115－118.
［9］郑文燕，王晓东，彭维，等. 祛痰止咳颗粒指纹图谱研究［J］. 中山大学学报（自然科学版），2011，50（3）：98－101.
［10］梁洁萍，陈思，谢称石，等. 复方血栓通胶囊中 4 个有效成分的一测多评定量方法研究［J］. 中山大学学报（自然科学版），2013，52（5）：123－126.
［11］陈奇. 中药药理研究方法学［M］. 北京：人民卫生出版社，1993：564.
［12］纪文岩，刘英慧，高晓昕. 肾上腺素合冷刺激致血瘀模型大鼠血栓形成标志物变化的实验研究［J］. 世界中西医结合杂志，2010，5（9）：758－759.
［13］李伟霞，黄美艳，唐于平，等. 大鼠急性血瘀模型造模方法的研究与评价［J］. 中国药理学通报，2011，27（12）：1761－1765.
［14］LIU L，DUAN J A，TANG Y，et al. Taoren-Honghua herb pair and its main components promoting blood circμlation through influencing on hemorheology，plasma coagμlation and platelet aggregation［J］. J Ethnopharmacol，2012，139（2）：381－387.
［15］曹明山，张道华. 血液流变学检查的临床应用及注意事项［J］. 临床医药实践，2003，12（6）：474.
［16］李凤兰，程虎英，刘莹. 血液流变学标本采集的注意事项［J］. 全科护理，2009，7（2）：328.
［17］苏薇薇. 岭南特色中药指纹图谱质量控制关键技术研究［M］. 广州：广东科技出版社，2012：327－340.
［18］SONG Q，SHEPPERD M. Predicting software project effort：a grey relational analysis based method［J］. Expert systems with applications，2011，38（6）：7302－7316.

[19] KUO Y, YANG T, HUANG G W. The use of grey relational analysis in solving multiple attribute decision-making problems [J]. Computers & industrial engineering, 2008, 55 (1): 80 – 93.
[20] 刘新华. 因子分析中数据正向化处理的必要性及其软件实现 [J]. 重庆工学院学报 (自然科学版), 2009, 23 (9): 152 – 155.
[21] HENNEKENS C H, BURING J E. Aspirin in the primary prevention of cardiovascular disease [J]. Cardiology clinics, 1994, 12 (3): 443 – 450.
[22] MAREE A O, CURTIN R J, DOOLEY M, et al. Platelet response to low-dose enteric-coated aspirin in patients with stable cardiovascular disease [J]. Journal of the American College of Cardiology, 2005, 46 (7): 1258 – 1263.
[23] JIANG S M, FU Y, CHEN Y P, et al. Study on protective effects of traditional Chinese medical complex prescription on myocardial ischemia /reperfusion injury after coronary artery ligation in rats [J]. Chinese journal of integrated traditional and western medicine in intensive and critical care, 2005, 12 (6): 347 – 351.
[24] WEN Z, YAO W, XIE L, et al. Influence of neuraminidase on the characteristics of microrheology of red blood cells [J]. Clinical hemorheology and microcirculation, 2000, 23 (1): 51 – 57.
[25] BAJAJ S P, JOIST J H. Seminars in thrombosis and hemostasis [M]. New York: Stratton Intercontinental Medical Book Corporation, c1974 – 1999: 407 – 418.
[26] GACHET C, CAZENAVE J. ADP induced blood platelet activation: a review [J]. Nouvelle revue francaise dhématologie, 1991, 33 (5): 347.

[作者: 刘宏、谢称石、王永刚、李沛波、彭维、龙超峰、苏薇薇, 原文发表于《中山大学学报 (自然科学版)》, 2014 年第 53 卷第 2 期, 第 108 – 113 页]

复方血栓通胶囊对弥散性血管内凝血模型大鼠肝肾功能的影响

[摘要] 采用脂多糖LPS诱导的弥散性血管内凝血DIC模型，探讨复方血栓通胶囊对肝肾等器官的损伤以及血栓沉积的影响。结果表明：复方血栓通胶囊能够显著抑制DIC模型大鼠天冬氨酸氨基转移酶、丙氨酸氨基转移酶、尿素氮、肌酐的升高，显著抑制肝肾组织血栓的形成、出血以及炎性细胞的浸润。本研究为复方血栓通胶囊的临床合理用药提供了依据。

脂多糖（lipopolysaccharide，LPS）所诱导的弥散性血管内凝血（disseminated intravascular coagulation，DIC）大鼠模型，其主要病理生理表现为血管内广泛微血栓形成、凝血功能障碍、微循环衰竭、微血管病性溶血等[1]。DIC早期主要是血小板活化、聚集而形成血小板血栓，继而大量纤维蛋白沉积形成纤维蛋白血栓[2]。DIC后期由于广泛微血栓的形成，造成肾、肺、心、肝、脑等全身重要脏器的严重功能发生障碍，甚至出现多脏器功能衰竭，危及生命。

前期工作中，我们已经明确了复方血栓通胶囊在活血化瘀、氧化应激、能量代谢等方面的作用[3-4]，预测并验证了其抗血栓作用相关靶点及潜在通路[5]，弄清了其发挥作用的核心有效成分群[6]。由于复方血栓通胶囊成分复杂，其对机体肝肾组织是否会造成不良影响这一问题很有研究的必要。本研究基于LPS诱导的DIC大鼠模型，重点探讨复方血栓通胶囊对肝肾功能紊乱以及血栓沉积的影响，为其临床合理用药提供依据。

1 材料

1.1 动物

健康成年SD大鼠72只，SPF级，雄性，体质量150～200 g，由广东省医学实验动物中心提供，设施许可证号：SCXK（粤）2013－0002，实验动物质量合格证号：No. 44007200001486。

1.2 药品与试剂

复方血栓通胶囊（compound Xueshuantong capsule，CXC），批号：141205，由广东众生药业股份有限公司提供，实验前取胶囊内容物，用生理盐水分别配制成38 mg/mL、76 mg/mL、152 mg/mL的低、中、高剂量药液。低相对分子质量肝素钙注射液，批号：5157A，购于葛兰素史克有限公司，实验前量取0.1 mL，溶于2 mL生理盐水中，配成500 IU/mL的溶液。复方丹参滴丸，批号：121207，购于天士力制药集团有限公司，实验前称取12 g，溶于150 mL生理盐水中，配成80 mg/mL的溶液。LPS：来源于*Echerichia coli*，血清型号055：B5，购于Sigma公司，实验前称取LPS 60 mg，溶于30 mL生理盐水中，配成2 mg/mL的溶液。水合氯醛，批号：20141210，购于国药集团化学试剂有限公司，实验前称取0.3 g水合氯醛，用30 mL生理盐水配成10%水合氯醛溶液。

1.3 仪器

罗氏P800全自动生化检测仪，冷冻离心机（Eppendof，5430R），轮转式切片机（Leica，RMZ135），光学显微镜（Olympus，DSX110）。

2 方法

2.1 大鼠DIC模型的建立

分组及给药：72只大鼠在适应环境一周后，随机分为9组，每组8只：空白对照组、LPS造模组、LPS+复方血栓通胶囊380 mg/kg组（复方血栓通胶囊低剂量组）、LPS+复方血栓通胶囊760 mg/kg组（复方血栓通胶囊中剂量组）、LPS+复方血栓通胶囊1520 mg/kg组（复方血栓通胶囊高剂量组）、LPS+肝素500 IU/kg组、LPS+复方丹参滴丸800 mg/kg组。各组大鼠每天给药1次，LPS+肝素组大鼠尾静脉注射给药，其他各组大鼠灌胃给药，连续给药7 d，给药量为10 mL/kg。空白对照组、LPS模型组给予等体积生理盐水。

DIC模型的建立：大鼠实验前禁食过夜，自由摄水。实验当天清晨，各组大鼠（除空白组外）给药1 h后，尾静脉注射4 mg/kg的LPS建立大鼠DIC模型，空白组大鼠尾静脉注射等体积的生理盐水。各组大鼠在LPS注射4 h后每100 g体质量腹腔注射10%水合氯醛0.35 mL麻醉，下腔静脉采血并分离血清。

2.2 生化指标检测

大鼠麻醉后，下腔静脉取血并分离血清（3500 r/min，10 min，4 ℃），取

1000 μL采用罗氏 P800 全自动生化仪检测天冬氨酸氨基转移酶（Aspartic transaminase，AST）、丙氨酸氨基转移酶（Alanine aminotransferase，ALT）、尿素氮（Urea nitrogen，UN）、肌酐（Creatinine，CR）。

2.3 组织病理观察

大鼠采血后立即取肾、肝、肠系膜组织并用10%甲醛固定，24 h后经流水洗涤、梯度为70%、80%、90%、95%和无水酒精脱水、二甲苯透明、石蜡包埋，轮转式切片机制备4 μm切片，苏木精伊红（Hematoxylin-Eosin，HE）染色，在光学显微镜下观察肝肾组织的微血管中纤维蛋白微血栓形成状况。

3 结果

3.1 复方血栓通胶囊对肝脏生化指标的影响

ALT、AST主要分布在肝细胞内，其异常升高与肝细胞受损相关。由表1及图1可知，模型组ALT和AST显著升高，说明LPS导致肝细胞损伤。各给药组都能够显著抑制ALT和AST的升高，说明其可以抑制LPS引起的肝损伤。其中，复方血栓通胶囊呈现出剂量依赖效应，其高剂量效果优于复方丹参滴丸。肝脏是机体合成多种凝血因子的重要场所，其功能的紊乱会直接影响凝血纤溶系统的平衡。复方血栓通胶囊能够显著改善肝脏损伤，其对肝脏的保护作用，可间接解释其抗血栓作用。

表1 大鼠血浆中ALT、AST的水平

组别	ALT	AST
空白	23.38 ± 2.83	59.00 ± 10.10
LPS（4 mg/kg）	45.75 ± 4.95##	117.83 ± 9.43##
LPS + CXC（380 mg/kg）	32.33 ± 5.01**	99.00 ± 18.59*
LPS + CXC（760 mg/kg）	33.29 ± 5.62**	81.29 ± 17.23**
LPS + CXC（1520 mg/kg）	29.14 ± 6.07**	78.00 ± 24.15**
LPS + 肝素（500 IU/kg）	30.00 ± 7.48**	91.00 ± 14.07**
LPS + 复方丹参滴丸（800 mg/kg）	33.71 ± 4.27**	87.57 ± 14.77**

注：与空白组比较：##$P<0.01$；与模型组比较：*$P<0.05$，**$P<0.01$。

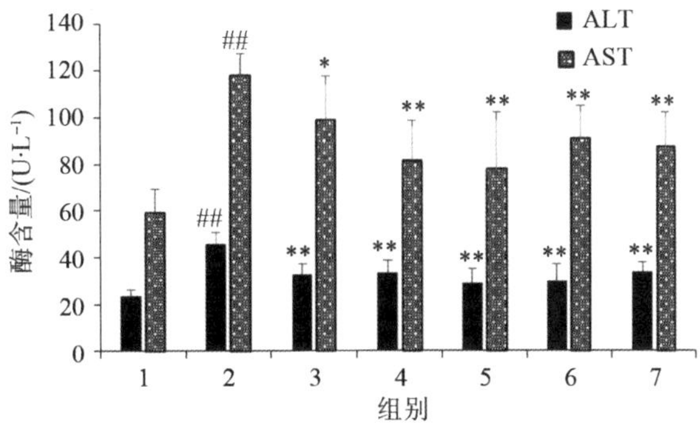

图 1　复方血栓通胶囊对 DIC 大鼠血浆中 ALT、AST 的影响

1：空白组；2：模型组；3：LPS + CXC（380 mg/kg）；4：LPS + CXC（760 mg/kg）；5：LPS + CXC（1520 mg/kg）；6：LPS + 肝素（500 IU/kg）；7：LPS + 复方丹参滴丸（800 mg/kg）；与空白组比较：##$P<0.01$；与模型组比较：*$P<0.05$，**$P<0.01$。

3.2　复方血栓通胶囊对肾脏生化指标的影响

血清中 CR、UN 含量可反映肾脏功能，其异常升高表征着肾脏清除废物能力的紊乱。由表 2 及图 2 可知，模型组 CR、UN 含量都显著提高，说明 LPS 导致肾脏功能损伤。各给药组都能够显著抑制 CR、UN 升高，表明其对肾脏损伤均具有改善作用。其中，复方血栓通胶囊的高剂量组效果最好，优于阳性药肝素和复方丹参滴丸。DIC 模型微血栓形成后，纤维蛋白降解产物增多，肾脏工作负荷加重，极易形成大量的微血栓沉积。复方血栓通胶囊能够有效改善肾脏功能紊乱，从而高效排出体内过量的代谢产物。

表 2　大鼠血浆中 UN、CR 的水平

组别	UN	CR
空白	2.17 ± 0.30	15.17 ± 3.06
LPS（4 mg/kg）	6.74 ± 1.84##	39.33 ± 11.86##
LPS + CXC（380 mg/kg）	5.92 ± 1.69	24.75 ± 2.99*
LPS + CXC（760 mg/kg）	4.62 ± 1.02**	23.83 ± 8.44*
LPS + CXC（1520 mg/kg）	3.75 ± 1.08**	18.17 ± 2.86**
LPS + 肝素（500 IU/kg）	4.82 ± 0.90*	15.80 ± 2.49**
LPS + 复方丹参滴丸（800 mg/kg）	5.41 ± 0.64*	23.57 ± 3.87**

注：与空白组比较：##$P<0.01$；与模型组比较：*$P<0.05$，**$P<0.01$。

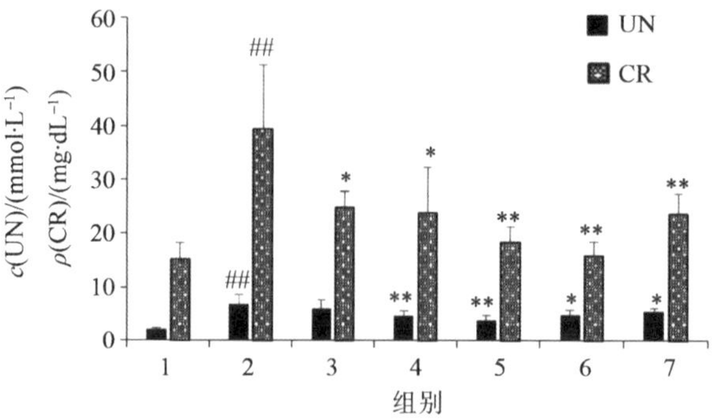

图 2　复方血栓通胶囊对 DIC 大鼠血浆中 UN、CR 的影响

1：空白组；2：模型组；3：LPS + CXC（380 mg/kg）；4：LPS + CXC（760 mg/kg）；5：LPS + CXC（1520 mg/kg）；6：LPS + 肝素（500 IU/kg）；7：LPS + 复方丹参滴丸（800 mg/kg）；与空白组比较：##$P<0.01$；与模型组比较：*$P<0.05$，**$P<0.01$。

3.3　复方血栓通胶囊对肝脏组织病理的影响

由图 3 所示，空白组大鼠肝细胞以中央静脉为中心，向四周呈放射状排列，形成规则的肝细胞索状结构。模型组大鼠经尾静脉注射 LPS 4 h 后，中央静脉有明显的淤血；肝细胞索间空隙有明显的扩张充血，伴随炎性细胞浸润；肝细胞出现水肿，并有部分坏死现象。阳性药肝素能够显著改善 DIC 大鼠的肝脏病理，肝细胞索排列规则，虽有少量炎性细胞浸润，但无明显的淤血和出血现象。复方丹参滴丸组大鼠血管内无明显淤血，但有明显的出血和炎性细胞浸润。复方血栓通胶囊低、

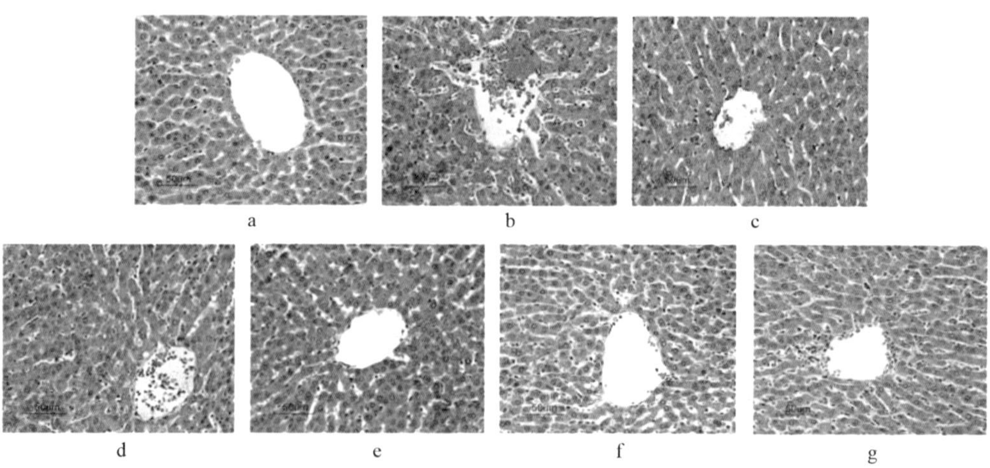

图 3　大鼠肝脏组织病理 HE 染色分析

a：空白组；b：模型组；c：LPS + 肝素（500 IU/kg）；d：LPS + CXC（380 mg/kg）；e：LPS + CXC（760 mg/kg）；f：LPS + CXC（1520 mg/kg）；g：LPS + 复方丹参滴丸（800 mg/kg）。

中、高剂量组大鼠血管内都无明显的淤血，且高剂量下效果最佳。复方血栓通胶囊低剂量组大鼠有明显的出血和炎性细胞浸润，中剂量组大鼠症状减轻，而高剂量组大鼠无明显的出血，且肝细胞结构排列整齐，其效果优于复方丹参滴丸，与肝素相当。上述结果表明，复方血栓通胶囊对 DIC 大鼠的肝脏病理具有显著的改善作用。

3.4 复方血栓通胶囊对肾脏组织病理的影响

由图 4 可以看出，空白组大鼠肾小球结构清晰，肾小管结构正常、排列整齐，未见扩张及萎缩。模型组大鼠经尾静脉注射 LPS 4 h 后，肾小球可见明显的血栓形成，部分肾小管扩张，且有明显的出血现象。阳性药肝素组大鼠虽有部分肾小管扩张，但肾小球内未见明显的淤血和出血。复方丹参滴丸对血栓形成有抑制作用，肾小球内未见血栓，但存在明显的出血现象。复方血栓通胶囊低剂量组大鼠有少量血栓存在，且有明显出血；中剂量组大鼠虽有少量出血，但无明显的血栓形成；高剂量组大鼠未见明显的血栓和出血现象。复方血栓通胶囊中剂量整体效果与复方丹参滴丸相当。上述结果表明，复方血栓通胶囊对于肾脏的血栓形成具有抑制作用，从而改善肾脏功能。

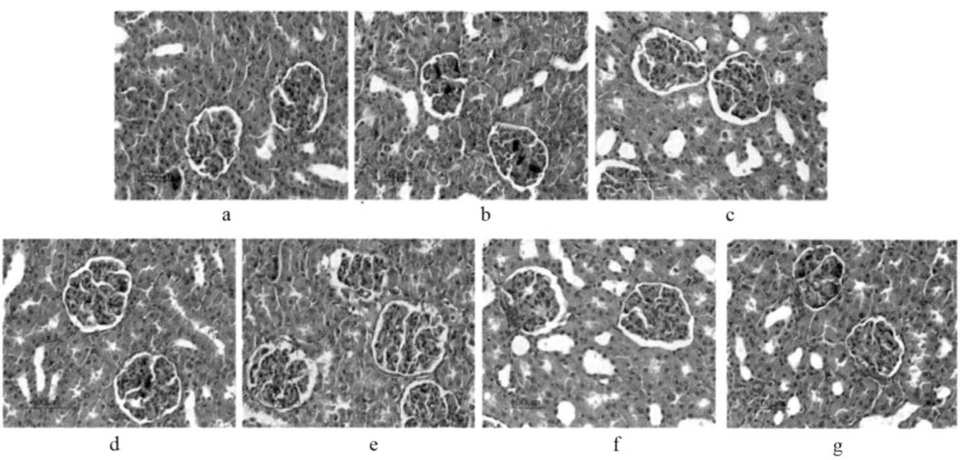

图 4 大鼠肾脏组织病理 HE 染色分析

a：空白组；b：模型组；c：LPS + 肝素（500 IU/kg）；d：LPS + CXC（380 mg/kg）；e：LPS + CXC（760 mg/kg）；f：LPS + CXC（1520 mg/kg）；g：LPS + 复方丹参滴丸（800 mg/kg）。

4 讨论

肝脏是人体内多种凝血因子生成的主要场所，在 13 种凝血因子中，纤维蛋白原、凝血酶原、凝血因子Ⅱ、Ⅴ、Ⅶ、Ⅸ、Ⅹ均在肝脏内合成[7]。正常的肝细胞能够合成抗凝物质，并清除激活的凝血因子和纤溶物质。因此，肝脏在凝血和抗凝血的平衡中发挥着重要的调节作用。LPS 诱导的 DIC 模型中，肝脏的清除功能发生障碍，导致活化的凝血因子上升、部分促凝物质上升、血清纤维蛋白降解产物浓度上升，从而形成了广泛的微血栓。在 DIC 模型后期，肝脏功能严重受损，凝血因子合成减少或合成的凝血因子异常，纤溶酶原与纤溶酶原激活物的抑制物合成减少，加之机体凝血因子的大量消耗，极易导致出血。本研究中，复方血栓通胶囊给药后，血清转氨酶 ALT、AST 显著降低，肝细胞损伤得到抑制，同时可观察到肝脏组织中血栓的形成、出血以及炎性细胞的浸润明显减少，明确了其对 DIC 模型大鼠的肝脏保护作用。

肾脏是人体的重要器官，其主要功能是排出体内多余的水分和废物。DIC 模型后期，机体会出现多脏器功能受损，其中肾脏最易受累[8]，这是由于广泛微血栓形成后，纤溶系统异常激活，纤维蛋白降解产物等增多，而这些代谢产物绝大部分通过肾小球滤过、肾小管分泌排出体外，因此造成了肾小球部位大量微血栓的沉积，最终导致肾脏功能严重受损。本研究中，复方血栓通胶囊给药后，血清 CR、UN 显著下降，肾脏的排泄功能得到改善，同时可观察到肾脏组织中未出现明显的瘀血现象，明确了其对 DIC 模型大鼠的肾脏保护作用。

中药的有效性、安全性是开展上市后质量与药效再评价工作的关键，二者同等重要、缺一不可。前期工作中，我们明确了复方血栓通胶囊的作用特点、靶点及潜在通路，找出了与其关联的核心活性成分群，验证了其有效性。本研究在此基础上，进一步考察复方血栓通胶囊对肝肾等器官的损伤以及血栓沉积的影响，明确了其对肝肾功能具有保护作用，为其临床用药的安全性提供了依据。

参考文献

[1] LEVI M, TOH C H, THACHIL J, et al. Guidelines for the diagnosis and management of disseminated intravascular coagulation. British Committee for Standards in Haematology [J]. British journal of haematology, 2009, 145 (1): 24 -33.

[2] WADA H, THACHIL J, NISIO M D, et al. Harmonized guidance for disseminated intravascular coagulation from the International Society on Thrombosis and Haemostasis and the current status of anticoagulant therapy in Japan: a rebuttal [J]. Journal of thrombosis & haemostasis, 2013, 11 (11): 2076 -2078.

[3] 刘宏，王永刚，吴忠，等. 复方中药品种基于多学科组合技术的研究 [J]. 中南药学，2015，13 (8): 785 -788.

[4] LIU H, ZHANG W J, LONG C F, et al. Protective effects of traditional Chinese herbal formula Compound Xueshuantong Capsule (CXC) on rats with blood circulation disorders [J]. Biotechnology & biotechnological equipment, 2017, 31 (4): 846 -854.

[5] SHENG S J, WANG J X, WANG L R, et al. Network pharmacology analyses of the antithrombotic pharmacological mechanism of Fufang Xueshuantong Capsule with experimental support using disseminated intravascular coagulation rats [J]. Journal of ethnopharmacology, 2014, 154 (3): 735 - 744.
[6] LIU H, LIANG J P, LI P B, et al. Core bioactive components promoting blood circulation in the Traditional Chinese Medicine Compound Xueshuantong Capsule (CXC) based on the relevance analysis between chemical HPLC fingerprint and *in vivo* biological effects [J]. PLoS one, 2014, 9 (11): e112675.
[7] CALVARUSO V, MAIMONE S, GATT A, et al. Coagulation and fibrosis in chronic liver disease [J]. Gut, 2008, 57 (12): 1722 - 1727.
[8] SOMASHEKHAR M, KADAMBA P S, WAKODKAR M. Chronic disseminated intravascular coagulation presenting as renal mass [J]. Journal of Indian Association of Pediatric Surgeons, 2008, 13 (4): 144 - 146.

[作者：刘宏、生书晶、苏薇薇，原文发表于《中山大学学报（自然科学版)》，2018 年第 57 卷第 6 期，第 97 - 102 页]

复方血栓通胶囊对弥散性血管内凝血模型大鼠炎症抑制作用及机制研究

[摘要] 目的： 研究复方血栓通胶囊对弥散性血管内凝血（DIC）模型大鼠血管内皮功能调节及炎症抑制的作用，并揭示其抑制炎症反应的作用机制。**方法：** 采用尾静脉注射脂多糖（LPS）诱导DIC大鼠模型，考察药物处理对模型大鼠体内内皮素-1（ET-1）、一氧化氮（NO）浓度及诱导型一氧化氮合酶（iNOS）活力的影响；考察药物处理对模型大鼠体内肿瘤坏死因子-α（TNF-α）、白介素-1β（IL-1β）、白介素-6（IL-6）、白介素-8（IL-8）、高敏C反应蛋白（hs-CRP）、人单核细胞趋化蛋白-1（MCP-1）浓度的影响，研究其与炎症相关NF-κB信号转导通路的关系。**结果：** DIC模型大鼠体内NO、ET-1浓度均显著提高，NO/ET-1比值显著降低，即LPS导致了血管内皮损伤。复方血栓通胶囊能够显著改善模型大鼠体内NO/ET-1，其机制与抑制iNOS活力相关；能够显著抑制模型大鼠体内TNF-α、IL-1β、IL-6、IL-8、MCP-1升高，其机制与抑制IκB-α的降解及p65的入核，即抑制NF-κB激活相关。**结论：** 复方血栓通胶囊能够改善血管内皮功能、抑制炎症反应，为进一步弄清其抗血栓、保护心血管的作用机制提供了依据。

复方血栓通胶囊是广东众生药业股份有限公司与中山大学眼科中心合作研制的复方中药制剂，具有活血化瘀、益气养阴的功效。复方血栓通胶囊由三七、丹参、黄芪和玄参4味药材组成，临床上主要用于血瘀兼气阴两虚证的视网膜静脉阻塞及稳定性劳累型心绞痛，自1996年上市以来，长期、大量的医疗实践和临床应用证实其对眼底及心血管疾病疗效显著[1-10]。前期研究中，我们采用指纹谱效学技术辨识了复方血栓通胶囊发挥活血化瘀疗效的活性成分群[11]，采用网络药理学技术预测了其对凝血、纤溶、血小板聚集、血管内皮等多个血栓疾病过程相关靶点具有调控作用[12]，采用大鼠气滞血瘀模型明确了其对血液流变、凝血功能、心肌酶谱具有改善作用[13]。

炎症与血栓具有互相促进的关系。炎症介质的产生将激活凝血系统，表现为生理性抗凝血机制下调和纤溶反应抑制等，加速血栓的形成，而血栓形成后又会导致炎症反应进一步扩大[14-15]。脂多糖（lipopolysaccharide，LPS）诱导的弥漫性血管内凝血（disseminated intravascular coagulation，DIC）模型[16]，其凝血反应主要由炎症诱发，为炎症性血栓模型。本研究采用大鼠 DIC 模型，考察复方血栓通胶囊对血管内皮功能及炎症反应的影响及作用机制，为进一步明确其抗血栓、保护心血管的作用提供依据。

1 材料

1.1 动物及饲养环境

成年 SD 大鼠 48 只，SPF 级，雄性，体质量 180～220 g，广东省医学实验动物中心提供，实验动物质量合格证号：SCXK（粤）2008－0002。经中山大学生命科学学院动物伦理委员会批准，饲养于中山大学海洋与中药实验室 SPF 级动物房。观察室温度 20～25 ℃，相对湿度 50%～65%。

1.2 试药

复方血栓通胶囊（规格：0.5 g/粒，批号：151201，广东众生药业股份有限公司，实验前用生理盐水分别配制为 38 mg/mL、76 mg/mL 和 152 mg/mL 3 个浓度的药液）；低分子量肝素钙注射液（速碧林）（葛兰素史克有限公司，批号：5157A，实验前量取 0.1 mL，溶于 2 mL 生理盐水中，配成 500 IU/mL 的溶液）；LPS（来源于 *Echerichia coli*，血清型号 055：B5，Sigma 公司，货号：L2880，实验前称取脂多糖 60 mg，溶于 30 mL 生理盐水中，配成 2 mg/mL 的溶液）；枸橼酸钠（批号：20160904－2，广州化学试剂厂，实验前用生理盐水配制成浓度为 32 mg/mL 的枸橼酸钠溶液）；水合氯醛（批号：20141210，国药集团化学试剂有限公司，实验前称取 0.3 g 水合氯醛，用 10 mL 生理盐水配成浓度为 30 mg/mL 的溶液）。

大鼠 TNF-α、IL－1β、IL－6、IL－8、MCP－1、ET－1 检测 ELISA 试剂盒（欣博盛生物技术有限公司）；诱导型一氧化氮合酶（iNOS）测试盒（南京建成生物工程研究所）；RIPA 蛋白提取试剂盒、BCA 蛋白测定试剂盒、兔抗 NF-κBp65 抗体、IκB-α 抗体以及 β-actin 抗体（碧云天生物技术研究所）；感光胶片（柯达 FF057）；SDS-PAGE 上样缓冲液、电泳液、硝酸纤维素膜、转膜液、Beyo-ECL 发光液等 Western 常用试剂耗材（碧云天生物技术研究所）。

1.3 仪器

冷冻离心机（Germany，Eppendof，5430R）；多功能酶标仪（Switzerland，TECAN，INFINITEM200）；电热恒温箱（Germany，Memmert，UFE400）；电泳仪（American，Bio-rad，1658001）；半干转印仪（American，Bio-rad，Trans-Blot SD）。

2 方法

2.1 造模方法

2.1.1 分组及给药 大鼠饲养1周后，随机数字表法分成以下6组，每组8只：空白对照组、LPS模型组、LPS+复方血栓通胶囊380 mg/kg组、LPS+复方血栓通胶囊760 mg/kg组、LPS+复方血栓通胶囊1520 mg/kg组、LPS+肝素500 IU/kg组。

复方血栓通胶囊灌胃给药剂量380 mg/kg为人体临床等效剂量。阳性对照药肝素尾静脉注射剂量500 IU/kg。各组大鼠每日灌胃给药一次，给药体积均为10 mL/kg。空白对照组、LPS模型组、阳性对照肝素组灌胃给予等体积生理盐水，连续给药7 d。

2.1.2 动物造模[16] 大鼠实验前禁食过夜，自由摄水。实验当日清晨LPS模型组、复方血栓通胶囊3个剂量组灌胃给药1 h后，尾静脉注射4 mg/kg的LPS诱导大鼠DIC模型；空白组尾静脉注射等体积的生理盐水，肝素组尾静脉注射肝素500 IU/kg 1 h后尾静脉注射4 mg/kg的LPS。各组大鼠在LPS注射4 h后腹腔注射10%水合氯醛（3.5 mL/kg）麻醉，下腔静脉采血，使用浓度为32 mg/kg柠檬酸钠溶液抗凝，抗凝剂与血液体积比为1∶9（*V/V*）。

2.2 大鼠血浆中炎症因子含量测定

按照ELISA试剂盒操作说明书，测定各组血浆中ET-1、TNF-α、IL-1β、IL-6、IL-8、MCP-1浓度：①空白孔加标准品及标本通用稀释液，其余相应孔中加标本或不同浓度标准品（100 μL/孔），封板后37 ℃孵育90 min；②每孔加入250 μL洗涤液洗板5次，每次静置1 min后弃去液体，吸水纸彻底拍干；③空白孔加生物素化抗体稀释液，其余孔加入生物素化抗体工作液（100 μL/孔），封板后37 ℃孵箱孵育60 min；④每孔加入250 μL洗涤液洗板5次，每次静置1 min后弃去液体，吸水纸彻底拍干；⑤空白孔加酶结合物稀释液，其余孔加入酶结合物工作液（100 μL/孔），封板后37 ℃孵育30 min；⑥每孔加入250 μL洗涤液洗板5次，每次静置1 min后弃去液体，吸水纸彻底拍干；⑦加入显色底物（TMB）100 μL/孔，避光37 ℃孵育15 min；⑧加入终止液100 μL/孔，混匀后即刻测量OD_{450}值。

2.3 NO及iNOS测定

按照试剂盒说明书操作：测定原理为iNOS催化L-Arg和分子氧反应生成NO，而NO化学性质活泼，在体内代谢很快转为NO^{2-}和NO^{3-}，而NO^{2-}又进一步转化为

NO^{3-}，所以利用硝酸还原酶特异性将 NO^{3-} 还原为 NO^{2-}，通过颜色深浅测定浓度的高低。

2.4 Western blot 测定 NF-κB 信号通路蛋白表达

取小鼠肝脏组织称重匀浆，BCA 法测定各组总蛋白。调节各组总蛋白至均一水平，加入 5×SDS-PAGE 上样缓冲液，沸水中煮 10 min，样品置于 -20 ℃保存。配制 SDS-PAGE 凝胶（10%分离胶，4%浓缩胶），蛋白上样量为 5 μL/孔，100 V 恒压跑 1 h，按照彩色预染蛋白 marker 指示的分子量位置切胶，100 V 冰浴恒压转膜 1 h。封闭液封闭 1 h，PBST 洗涤 3 次，每次 5 min；一抗（1∶1000）孵育 4 h，PBST 洗涤 3 次，每次 5 min；二抗（1∶1000）孵育 1 h，PBST 洗涤 3 次，每次 20 min。加入 ECL 发光液，于暗室内压片。曝光 10 s 至 3 min，胶片置于显影液中 1 min，清水中 1 min，定影液中 1 min 可得条带图，扫描入电脑进行分析。

2.5 数据处理方法

数据采用“均值±标准差”（$\bar{x} \pm s$）表示，采用 SPSS 20.0 进行单因素方差分析（ANOVA）及 t 检验分析，$P<0.05$ 认为差异具有统计学意义。

3 结果

3.1 复方血栓通胶囊对 DIC 模型大鼠 ET-1、NO 浓度及 iNOS 活力的影响

由图 1 可知，与空白对照组比较，DIC 模型组大鼠的 ET-1、NO 浓度及 iNOS 活力显著提高（$P<0.01$），表明 LPS 迅速诱导 iNOS 活力增强，导致 NO 作为一种炎性介质合成增加，引起炎症反应。此外，LPS 通过直接作用以及炎症的间接刺激，引起血管内皮损伤，导致 ET-1 合成增加。复方血栓通胶囊 3 个剂量均能够显著抑制 ET-1 的升高（$P<0.01$）、NO/ET-1 的降低（$P<0.05$，$P<0.01$），且呈剂量依赖性。复方血栓通胶囊中、高剂量组 iNOS 活力及 NO 浓度均显著降低（$P<0.05$，$P<0.01$），表明其通过抑制 iNOS 活力起到降低 NO 的产生及其细胞毒性的作用。与阳性药肝素相比，复方血栓通胶囊高剂量组对 ET-1 和 NO 的抑制作用更明显，但差异无统计学意义。

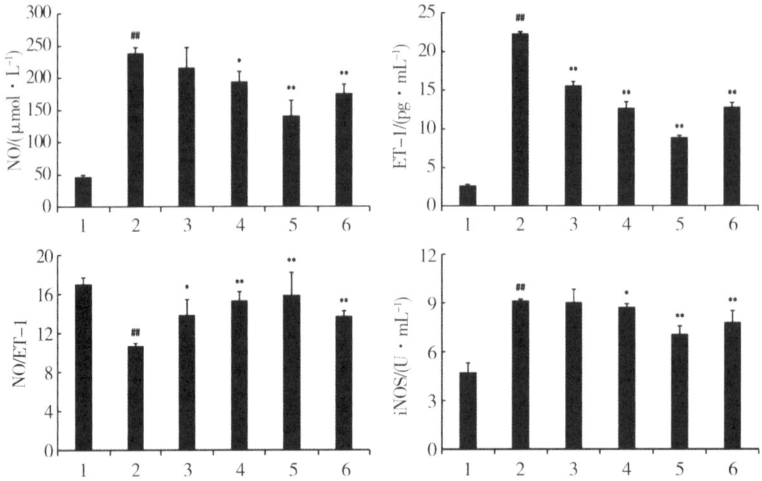

图1 大鼠血浆中 ET-1 浓度、NO 浓度、NO/ET-1 比值及 iNOS 活力（$n=8$）

1：空白对照组；2：模型组；3：LPS + 复方血栓通胶囊 380 mg/kg 组；4：LPS + 复方血栓通胶囊 760 mg/kg 组；5：LPS + 复方血栓通胶囊 1520 mg/kg 组；6：LPS + 肝素 500 IU/kg 组。与空白对照组比较，##$P<0.01$；与模型组比较，*$P<0.05$，**$P<0.01$。

3.2 复方血栓通胶囊对 DIC 模型大鼠炎症因子的影响

由图2可知，与空白对照组比较，DIC 模型组大鼠的 TNF-α、IL-1β、IL-6、IL-8、MCP-1、hs-CRP 浓度显著升高（$P<0.05$，$P<0.01$），表明 LPS 诱导了全身性急性炎症反应，致使炎症因子异常升高，进而造成血管组织损伤，诱发异常凝血反应。复方血栓通胶囊 3 个剂量均能够显著抑制 TNF-α、IL-6、IL-8、MCP-1 浓度（$P<0.01$）。复方血栓通胶囊中、高剂量组 IL-1β、hs-CRP 浓度显著降低（$P<0.01$，$P<0.05$）。其中，TNF-α、IL-8、MCP-1 浓度对复方血栓通胶囊呈剂量依赖关系，而 IL-6、IL-1β、hs-CRP 浓度量效关系不明显。复方血栓通胶囊高剂量与阳性药物肝素相比，对 IL-1β、IL-6、IL-8、hs-CRP 浓度的抑制作用相当，对 MCP-1 浓度的抑制作用更明显，但差异无统计学意义，对 TNF-α 浓度的抑制作用稍弱。上述结果表明，复方血栓通胶囊对 LPS 诱导的全身性急性炎症反应具有显著的抑制作用，进而抑制炎症引起的血管组织损伤，防止血液高凝状态及血栓产生。

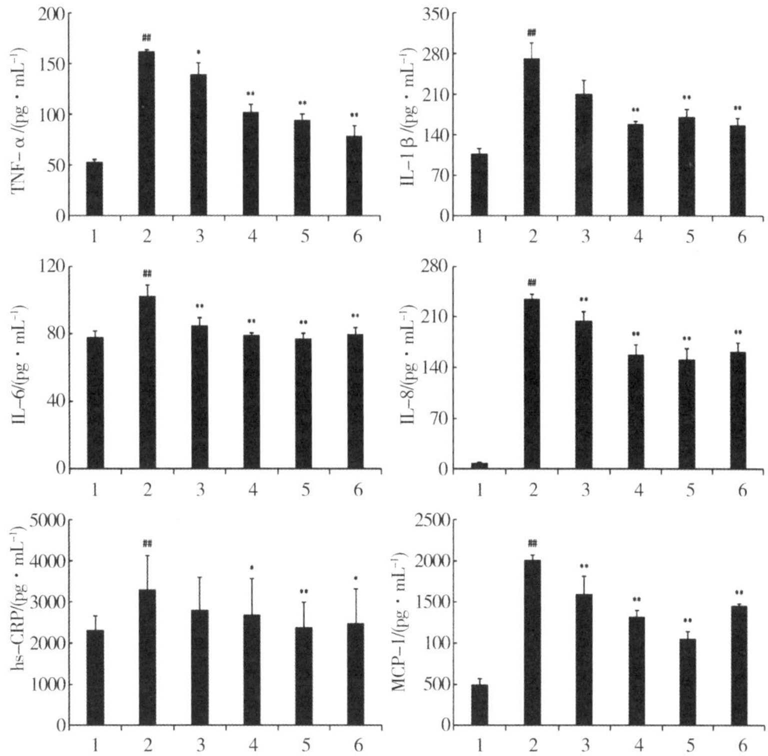

图 2　各组大鼠血浆中 TNF-α、IL-1β、IL-6、IL-8、MCP-1 及 hs-CRP 的浓度

1：空白对照组；2：模型组；3：LPS + 复方血栓通胶囊380 mg/kg组；4：LPS + 复方血栓通胶囊760 mg/kg 组；5：LPS + 复方血栓通胶囊 1520 mg/kg 组；6：LPS + 肝素 500 IU/kg 组。与空白对照组比较，##$P<0.01$；与模型组比较，* $P<0.05$，** $P<0.01$。

3.3　复方血栓通胶囊对 DIC 模型大鼠 NF-κB 信号通路的影响

由图 3 可见，各处理组间 β-actin 水平无显著性差异，提示各组上样量均一。模型组大鼠经 LPS 刺激后，胞浆内 IκB-α 及 p65 亚基含量与空白对照组相比明显下降，同时细胞核内 p65 含量与空白对照组相比明显升高，表明 LPS 刺激使胞浆内 IκB-α 降解及 p65 转移入核，启动了炎性因子的转录和表达。复方血栓通胶囊 3 个剂量组中，IκB-α 及胞浆中 p65 含量与模型组相比明显升高，核内 p65 含量与模型组相比明显降低，且存在剂量依赖关系，表明复方血栓通胶囊 3 个剂量均能够抑制 IκB-α 的降解及 p65 的转移入核，从而抑制 LPS 诱导的 NF-κB 通路激活。阳性药物肝素对抑制 IκB-α 的降解及 p65 的转移入核作用与复方血栓通胶囊高剂量相当。

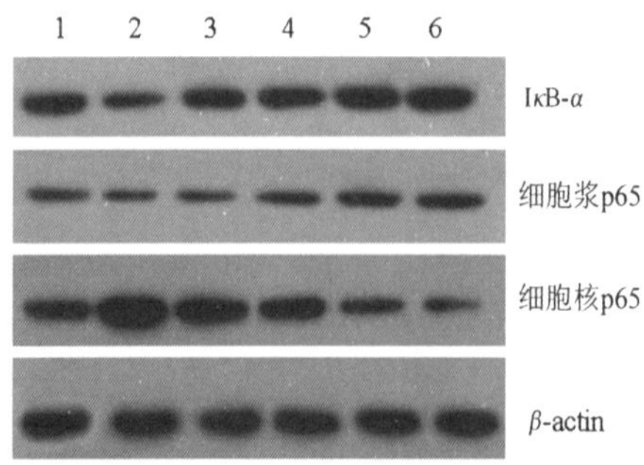

图3 复方血栓通胶囊对 DIC 模型大鼠 NF-κB 信号转导通路的影响

1：空白对照组；2：模型组；3：LPS + 复方血栓通胶囊380 mg/kg组；4：LPS + 复方血栓通胶囊760 mg/kg 组；5：LPS + 复方血栓通胶囊 1520 mg/kg 组；6：LPS + 肝素 500 IU/kg 组。

4 讨论

ET-1 是血管内皮分泌的血管收缩因子，LPS 刺激导致 ET-1 异常升高，使血管处于收缩状态，从而加剧血液高凝及血栓形成。NOS 存在 3 种亚型同工酶，包括神经元型一氧化氮合酶（nNOS）、内皮型一氧化氮合酶（eNOS）、iNOS。生理状态下，iNOS 表达量较低，NO 主要由 eNOS 合成。病理状态下，iNOS 被诱导过量表达，巨噬细胞、肥大细胞、中性粒细胞等许多细胞类型都能表达 iNOS，导致 NO 过量生成。过量的 NO 会对血管内皮细胞产生氧化毒性作用，并使血管通透性增加，从而加剧炎性细胞的浸润及炎性液体的渗出。ET-1 和 NO 是维持血管舒缩功能的重要活性物质，二者的比值更能够反映血管内皮的舒缩状态与功能改变。当二者出现异常变化，将引起血管内皮功能紊乱，引起血小板聚集、炎性细胞黏附、炎症反应产生，导致血栓形成及动脉斑块形成等血栓性疾病的发生[17-18]。

TNF-α 是一种单核前炎性细胞因子，能提高中性粒细胞的吞噬能力，刺激细胞脱颗粒和分泌 MPO，促进中性粒细胞黏附到内皮细胞上，引起机体局部炎症反应。IL-1β 是一种能激活多种免疫和炎症细胞的前炎性细胞因子，能增强细胞免疫和体液免疫介导的组织损伤过程，促进血管内皮白细胞黏附分子表达，趋化炎性细胞进入病变部位，其表达水平与炎症程度呈正相关。IL-6 由激活的巨噬细胞、淋巴细胞及上皮细胞分泌，能被 TNF-α 和 IL-1β 诱导产生，在急性炎症反应中的作用主要表现为对多种细胞的促炎作用和诱导产生急性反应蛋白。IL-8 是强力的中性粒细胞趋化和活化因子，在 IL-1β、TNF-α、外源性因子如 LPS 等刺激下合成和分泌，其主要生物学作用是趋化并激活中性粒细胞，目前认为，TNF-α、IL-1β 及 IL-6 诱发的炎症反应是通过诱导产生以 IL-8 为代表的趋化因子所介导。MCP-1 对单核、巨噬细胞具有特异性的趋化激活作用，参与炎症反应的发生发展过程。hs-CRP 是一种全身性炎症反应急性期的非特异性标志物，参与血栓形成及动脉硬化的病理过程，是体内重要的血管炎症因子之一，与心血管疾病密切相关。

LPS 作用于机体可激活靶细胞内多个信号通路，其中 TLR4/NF-κB 信号转导通路在炎症反应中起着重要作用。Toll 样受体（toll-like receptor，TLR）能特异性识别病原相关分子产生复杂的级联信号反应，其中 TLR4 为 LPS 信号转导的主要受体，广泛存在于细胞表面。LPS 在胞外与 TLR4 结合，TLR4 的胞内 TIR 区与衔接蛋白 MyD88 羧基端结合，MyD88 通过氨基端死亡域与 IRAK（包括 IRAK1、IRAK2 和 IRAK4）结合，激活 IRAK 自身磷酸化，获得游离的 IRAK 继而激活 TRAF6，TRAF6 可激活 IκB-α 激酶 IKKs，使得 IκB-α 磷酸化后被非特异性蛋白酶水解释放 NF-kB，RelA 蛋白的核定位信号暴露，活化的 NF-κB 迁移至核内，结合在对应的 κB 位点，启动促炎因子及炎性介质的转录、合成和分泌，介导细胞损伤，影响细胞增殖、分化及凋亡[19-21]。NF-κB 位于 LPS 所介导的 TLR 下游信号通路的枢纽位置。LPS 可通过激活 NF-κB，产生大量炎前趋化因子、炎性介导因子，如 TNF-α、IL-1β、IL-6 及 IL-8，使其表达增高，促进炎症反应的产生及发展。本研究中，复方血栓通胶囊能够抑制 IκB-α 的降解及 p65 的入核，即通过抑制 NF-κB 的激活起到炎症抑制作用，其对 TLR4/NF-κB 上游信号通路的影响及干预机制有待进一步研究。

前期研究已经证实复方血栓通胶囊对血液流变、凝血功能、心肌酶谱等反面具有改善作用，明确了其活血化瘀疗效。本研究考察复方血栓通胶囊对 DIC 模型大鼠血管内皮功能相关因子（ET-1、NO、iNOS）、炎症因子（TNF-α、IL-1β、IL-6、IL-8、MCP-1）以及 NF-κB 信号转导通路的影响。结果表明：复方血栓通胶囊能够显著改善 DIC 模型大鼠体内 NO/ET-1 比值，调节二者之间的平衡，其机制与抑制 iNOS 活力相关；能够显著抑制 DIC 模型大鼠体内 TNF-α、IL-1β、IL-6、IL-8 及 MCP-1 升高，其机制与抑制 IκB-α 的降解及 p65 的入核，即抑制 NF-κB 激活相关。复方血栓通胶囊在活血化瘀的同时，能够改善血管内皮损伤、抑制炎症反应，为进一步弄清其抗血栓、保护心血管的作用机制提供了依据。

参考文献

[1] 钟毅敏，于强，胡兆科．复方血栓通胶囊在眼科临床中的应用［J］．广东医学，2004，25（5）：487-488.

[2] 谭红梅，吴伟康，陈建萍，等．复方血栓通胶囊对实验性犬缺血心肌的保护作用［J］．中国中西医结合杂志，2002，20（S1）：241.

[3] 程依琏，李翔，罗谦，等．复方血栓通胶囊对青光眼术后视功能改善的作用［J］．广东医学，2007，28（1）：144.

[4] 梁先军，黄智．复方血栓通胶囊治疗视网膜静脉阻塞 57 例［J］．广东医学，2003，24（4）：378-378.

[5] 朱敏，何锦贤，李国培．复方血栓通胶囊治疗糖尿病视网膜病变的疗效观察

[J]. 广东医学, 2002, 23 (10): 1112.
[6] 张耀民. 复方血栓通胶囊治疗稳定型心绞痛的临床观察 [J]. 陕西中医, 2011, 32 (6): 664-665.
[7] 曾群英, 张育君, 罗致强. 复方血栓通胶囊治疗冠心病心绞痛临床疗效观察 [J]. 实用医学杂志, 1997, 13 (1): 13, 67-68.
[8] 严晋华, 朱延华, 夏旋, 等. 复方血栓通胶囊对糖尿病肾病大鼠的作用 [J]. 广东医学, 2012, 33 (18): 2711-2714.
[9] 聂勇胜, 文思, 刘静, 等. 复方血栓通胶囊抗血栓作用的实验研究 [J]. 中国实验方剂学杂志, 2014, 20 (8): 178-181.
[10] 张剑宇, 刘冬柏, 彭岚, 等. 复方血栓通胶囊对阿司匹林抵抗的作用 [J]. 广东医学, 2012, 33 (8): 1175-1176.
[11] LIU H, LIANG J P, LI P B, et al. Core bioactive components promoting blood circulation in the traditional Chinese medicine compound Xueshuantong capsule (CXC) based on the relevance analysis between chemical HPLC fingerprint and in vivo biological effects [J]. PLoS One, 2014, 9 (11): e112675.
[12] SHENG S J, WANG J X, WANG L R, et al. Network pharmacology analyses of the antithrombotic pharmacological mechanism of Fufang Xueshuantong Capsule with experimental support using disseminated intravascular coagulation rats [J]. J Ethnopharmacol, 2014, 154 (3): 735-744.
[13] LIU H, ZHANG W J, LONG C F, et al. Protective effects of traditional chinese herbal formula compound Xueshuantong capsule (CXC) on rats with blood circulation disorders [J]. Biotechnol Biotechnol Eq, 2017, 31 (4): 846-854.
[14] STROBL F F, ROMINGER A, WOLPERS S, et al. Impact of cardiovascular risk factors on vessel wall inflammation and calcified plaque burden differs across vascular beds: a PET-CT study [J]. Int J Cardiovasc Imaging, 2013, 29 (8): 1899-1908.
[15] NAGAREDDY P, SMYTH S S. Inflammation and thrombosis in cardiovascular disease [J]. Curr Opin Hematol, 2013, 20 (5): 457-463.
[16] SHENG S J, WANG J X, WANG L R, et al. Network pharmacology analyses of the antithrombotic pharmacological mechanism of Fufang Xueshuantong Capsule with experimental support using disseminated intravascular coagulation rats [J]. J Ethnopharmacol, 2014, 154 (3): 735-744.
[17] LEI J, VODOVOTZ Y, TZENG E, et al. Nitric oxide, a protective molecule in the cardiovascular system [J]. Nitric Oxide, 2013, 35 (4): 175-185.
[18] ALBERTINI M, BORROMEO V, MAZZOLA S, et al. Effects of endothelin. 1 (ET-1) and thrombin antagonism on cardiovascular and respiratory dysfunctions

during endotoxic shock in pig [J]. Prostag Leukotr Ess, 2003, 67 (6): 445 -451.

[19] 杨玉荣，佘锐萍，梁宏德. Toll-NF-κ B 信号途径及其介导的功能 [J]. 细胞生物学杂志，2007，29 (4): 483 -486.

[20] 袁静. 炎症通路 LPS-TLR4-NF-κ B 在 GDM 发病机制中作用的研究 [D]. 合肥：安徽医科大学，2016.

[21] WILKINS R, TUCCI M, BENGHUZZI H. Role of plant-derived antioxidants on NF-kb expression in LPS-stimulated macrophages-biomed 2011 [J]. Biomed Sci Instrum, 2011, 47: 222 -227.

［作者：刘宏、生书晶、李沛波、张伟健、陈滔彬、彭维、姚宏亮、苏薇薇，原文发表于《中南药学》，2019 年第 17 卷第 10 期，第 1617 -1621 页］

基于网络药理学解析复方血栓通胶囊改善微循环的作用机制

[摘要] 复方血栓通胶囊由三七、丹参、黄芪、玄参4味药材组成，具有活血化瘀、益气养阴的功效。本研究基于网络药理学技术，解析复方血栓通胶囊改善微循环的作用机制。通过Gene Cards、OMIM、TCMSP数据库、Venny平台以及文献检索，筛选复方血栓通胶囊改善微循环的活性成分及潜在作用靶点；利用String、Cytoscape，构建PPI网络并筛选核心基因；通过DAVID、Cytoscape，对潜在靶点进行GO、KEGG分析并构建成分-靶点-通路网络。结果筛选出复方血栓通胶囊改善微循环的活性成分41个，包括皂苷类、黄酮类、丹参酮类、丹酚酸类、环烯醚萜类以及苯丙素苷类成分；筛选出40个潜在作用靶点，核心靶点包括IL6、CCL2、ICAM1、EDN1、JUN、NOS3、PTGS2、VCAM1、MMP9和TNF；潜在作用靶点富集的前20条通路主要包括Fluid shear stress and atherosclerosis、HIF-1 signaling pathway等血管相关通路，Complement and coagulation cascades、TNF signaling pathway等免疫炎症相关通路，Neuroactive ligand-receptor interaction等神经活性相关通路以及AGE-RAGE signaling pathway in diabetic complications等糖尿病相关通路。本研究揭示了复方血栓通胶囊可能通过调控心血管、炎症免疫、神经活性的相关靶点与通路，影响血管形成、血管舒张、血管平滑肌增生及微循环血流量，从而发挥改善微循环的作用。

复方血栓通胶囊由三七、黄芪、丹参、玄参4味药材组成，系广东众生药业股份有限公司独家生产的名优中成药品种，具有活血化瘀、益气养阴的功效，临床上主治血瘀兼气阴两虚证的视网膜静脉阻塞及稳定性劳累型心绞痛[1]。研究表明，视网膜静脉阻塞[2]、急性心肌梗死[3]、动脉粥样硬化[4]等疾病与微循环障碍密切相关，复方血栓通胶囊改善微循环的作用靶点与机制尚不明晰。本文基于网络药理学技术，通过筛选微循环相关活性成分与作用靶点，构建药材-成分-靶点-通路综合网络，解析复方血栓通胶囊改善微循环障碍的作用机制。

1 实验方法

1.1 微循环障碍靶点获取

利用 Gene Cards （https://www. genecards. org） 和 OMIM （https://omim. org/） 数据库[5]，以“microcirculation”为关键词，选择“Relevance score≥4.0”的基因。同时搜索文献中与微循环障碍相关的基因，去除重复基因。

1.2 复方血栓通胶囊化学成分及作用靶点获取

利用中药系统药理数据库（TCMSP）（http://tcmspw. com/tcmsp. php） 数据库[6]，以“三七”“黄芪”“丹参”“玄参”为关键词，选择口服生物利用度（oral bioavailability，OB）≥30%、化合物类药性（drug-like，DL）≥0.18[7]的化学成分用于下一步分析。利用 TCMSP 数据库及参考文献获取各化学成分的作用靶点，并将所得靶点通过 UniProt 数据库（https://www. uniprot. org/）转化为基因名称。

1.3 活性成分及改善微循环靶点筛选

采用 Venny 平台（https://bioinfogp. cnb. csic. es/tools/venny/）将微循环相关靶点与复方血栓通胶囊作用靶点取交集，作为复方血栓通胶囊改善微循环障碍潜在作用靶点。与潜在作用靶点相关联的成分作为复方血栓通胶囊的活性成分。

1.4 蛋白相互作用（PPI）网络构建及核心基因筛选

将复方血栓通胶囊微循环潜在作用靶点导入 STRING （https://string-db. org/）[8]平台，蛋白种属选择“Homo sapiens”，最低相互作用得分选择中等置信度“medium confidence （0.4）”。将“TSV”格式数据导入 Cytoscape[9]，构建 PPI 网络，并利用“Network Analysis”的“Generate style from statistics”功能将 PPI 网络可视化。利用“cytoHubba”功能筛选核心基因。

1.5 生物功能与通路富集分析

利用 DAVID 数据库（https://david. ncifcrf. gov/）对潜在作用靶点进行 GO（gene ontology）功能分析，利用 Cytoscape 中“ClueGO、CluePedia”插件对潜在作用靶点进行 KEGG（kyoto encyclopedia of genes and genomes）信号通路分析[10]，并利用 GraphPad 软件将结果可视化。

1.6 活性成分 - 改善微循环靶点 - 通路网络构建

将复方血栓通胶囊活性成分、改善微循环潜在作用靶点、KEGG 通路导入

Cytoscape，构建活性成分－靶点－通路网络。其中，节点代表活性成分、基因或通路，连线代表生物分子的作用关系，以度值和介数作为评价节点在网络中重要性的参数。

2 结果

2.1 改善微循环靶点及活性成分筛选

通过 Gene Cards、OMIM 数据库及文献检索，共获取微循环相关靶点 187 个，利用 TCMSP 数据库及文献检索，共获取复方血栓通胶囊作用靶点 151 个。取二者靶点交集（图 1），筛选得到复方血栓通胶囊改善微循环的潜在作用靶点 40 个（表 1）、关联活性成分 41 个（表 2）。其中，归属三七的活性成分有 7 个，分别为人参皂苷 Rg_1、三七皂苷 R_1、三七素等皂苷类成分；归属丹参的有 20 个，为丹参酮 II_A、隐丹参酮等丹参酮类成分和迷迭香酸、丹酚酸 B、原紫草酸等酚酸类成分；归属黄芪的有 8 个，为芒柄花素、毛蕊异黄酮等黄酮类成分和黄芪甲苷等皂苷类成分；归属玄参的成分有 6 个，为哈巴俄苷等环烯醚萜类成分和安格洛苷 C 等苯丙素苷类成分。

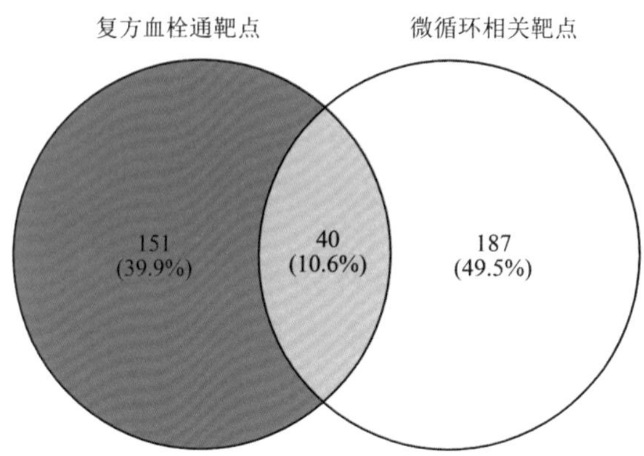

图 1 复方血栓通胶囊作用靶点与微循环靶点交集韦恩图

表 1 复方血栓通胶囊改善微循环潜在作用靶点

序号	靶点	靶点名称	关联化合物数
1	PTGS2	Prostaglandin G/H synthase 2	29
2	F2	Thrombin	14
3	DPP4	Dipeptidyl peptidase Ⅳ	11
4	PTGS1	Prostaglandin G/H synthase 1	10
5	ADRB2	Beta -2 adrenergic receptor	10
6	CA2	Carbonic anhydrase Ⅱ	10

续上表

序号	靶点	靶点名称	关联化合物数
7	JUN	Transcription factor AP-1	10
8	EDN1	Endothelin-1	10
9	NOS2	Nitric oxide synthase, inducible	9
10	TNF	Tumor necrosis factor	9
11	GABRA1	Gamma-aminobutyric acid receptor subunit alpha-1	8
12	IL6	Interleukin-6	8
13	ICAM1	Intercellular adhesion molecule 1	7
14	PPARG	Peroxisome proliferator activated receptor gamma	7
15	MMP9	Matrix metalloproteinase-9	7
16	TGFB1	Transforming growth factor β1	7
17	CHRM2	Muscarinic acetylcholine receptor M2	6
18	CCL2	C-C motif chemokine 2	6
19	STAT3	Signal transducer and activator of transcription 3	6
20	VCAM1	Vascular cell adhesion protein 1	6
21	NFKBIA	NF-kappa-B inhibitor alpha	6
22	TLR4	Toll-like receptor 4	6
23	NOS3	Nitric oxide synthesis, endothelial	5
24	F10	Coagulation factor Xa	5
25	SELE	E-selectin	5
26	MMP2	Matrix metalloproteinase 2	5
27	NFKB	NF-kappaB	5
28	MAOB	Amine oxidase [flavin-containing] B	4
29	SERPINE1	Plasminogen activator inhibitor-1	4
30	C3	Complement C3	3
31	MK14	Mitogen-activated protein kinase 14	3
32	NR3C1	Glucocorticoid receptor	3
33	THBD	Thrombopoietin	3
34	HIF1A	Hypoxia inducible factor 1α	3
35	MAOA	Amine oxidase [flavin-containing] A	2
36	C5	Complement C5	2
37	F7	Coagulation factor Ⅶ	2
38	VEGF	Vascular endothelial growth factor	2
39	KCNH2	Potassium voltage-gated channel subfamily H member 2	1
40	VEGFR	Vascular endothelial growth factor receptor	1

表 2　复方血栓通胶囊改善微循环活性成分

编号	化合物名称	归属药材	关联靶点数
C－1	精氨酸	黄芪	1
C－2	三七素	三七	3
C－3	焦谷氨酸	玄参	2
C－4	丹参素	丹参	3
C－5	色氨酸	黄芪	4
C－6	原儿茶醛	丹参	2
C－7	咖啡酸	丹参	5
C－8	对香豆酸	玄参	5
C－9	毛蕊异黄酮-7－O-β-D-葡萄糖苷	黄芪	1
C－10	毛蕊花苷	玄参	1
C－11	丹酚酸 D	丹参	1
C－12	原紫草酸	丹参	3
C－13	迷迭香酸	丹参	7
C－14	丹酚酸 A	丹参	2
C－15	芒柄花苷	黄芪	6
C－16	安格洛苷 C	玄参	4
C－17	三七皂苷 R1	三七	1
C－18	丹酚酸 B	丹参	3
C－19	9，10－二甲氧基紫檀烷-3－O-β-D-葡萄糖苷	黄芪	1
C－20	毛蕊异黄酮	黄芪	7
C－21	人参皂苷 Rg1	三七	4
C－22	人参皂苷 Re	三七	2
C－23	哈巴俄苷	玄参	5
C－24	丹酚酸 C	丹参	1
C－25	紫草酸乙酯	丹参	2
C－26	丹参酚醌Ⅱ	丹参	4
C－27	芒柄花素	黄芪	12
C－28	人参皂苷 Rf	三七	2
C－29	人参皂苷 Rb1	三七	2
C－30	黄芪甲苷Ⅳ	黄芪	3
C－31	人参皂苷 Rh1	三七	2
C－32	15，16－二氢丹参酮Ⅰ	丹参	4
C－33	Scrophuloside A4	玄参	11
C－34	丹参酸甲酯	丹参	4
C－35	人参炔三醇	丹参	1
C－36	隐丹参酮	丹参	9
C－37	丹参酮Ⅰ	丹参	5
C－38	1，2－二氢丹参醌Ⅰ	丹参	4
C－39	丹参酚醌Ⅰ	丹参	7
C－40	丹参酮 $Ⅱ_A$	丹参	8

2.2 蛋白互作网络构建（PPI）及核心基因筛选

利用 String 数据库、Cytoscape，构建 40 个复方血栓通胶囊微循环潜在作用靶点的 PPI 网络图（图 2），筛选出核心基因（图 3）为 IL6、CCL2、ICAM1、EDN1、JUN、NOS3、PTGS2、VCAM1、MMP9、TNF。结果提示这些靶点可能在复方血栓通胶囊改善微循环障碍的作用中发挥核心作用。

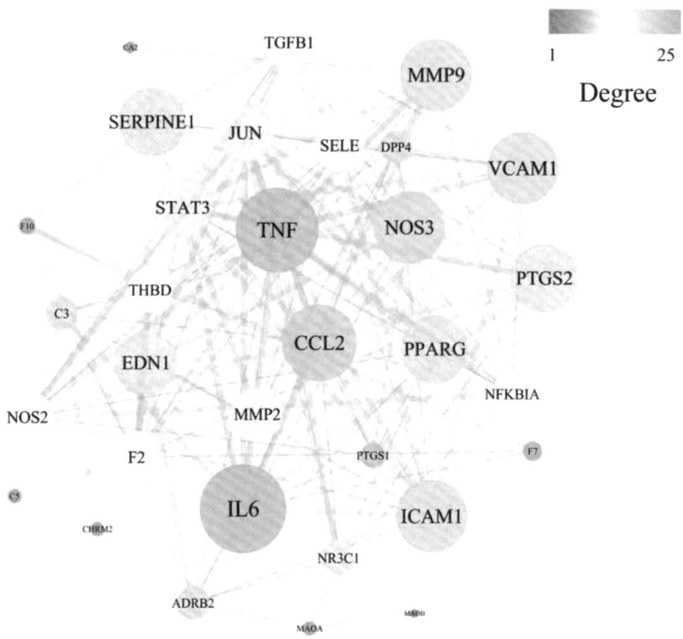

图 2　复方血栓通胶囊改善微循环潜在作用靶点互作网络

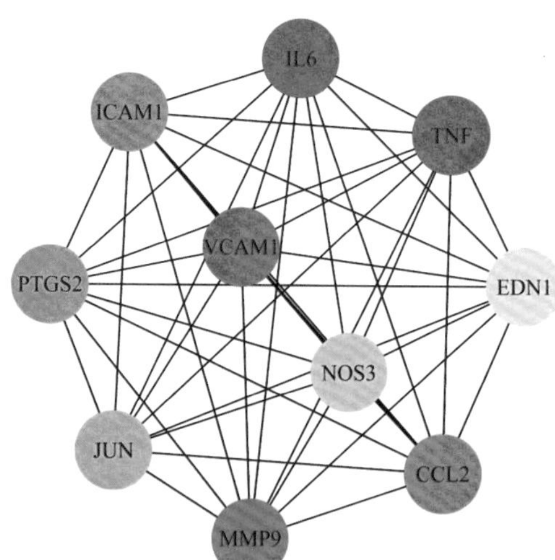

图 3　靶点互作网络中的核心基因

2.3 GO 功能富集分析

分别以生物过程（biological process，BP）、细胞组分（cellular components，CC）和分子功能（molecular function，MF）对复方血栓通胶囊微循环潜在作用靶点进行功能富集分析，列出显著性最高的 10 条（图 4 ~ 图 6）。结果表明，在生物过程方面，主要富集于 inflammatory response、lipopolysaccharide-mediated signaling pathway、response to hypoxia 等，涉及炎症反应、脂多糖信号通路、白细胞迁移、缺氧反应等；在细胞组分方面，主要富集于 extracellular space、external side of plasma membrane、blood microparticle 等，涉及细胞外间隙、质膜外层、细胞外基质、细胞连接、血液微粒等，可能主要通过作用于细胞表面或细胞间物质发挥作用；在分子功能方面，富集于 serine-type endopeptidase activity、heme binding、transmembrane signaling receptor activity 等方面，涉及丝氨酸型内肽酶活性、血红素结合、跨膜受体活性、一氧化氮合酶活性等。

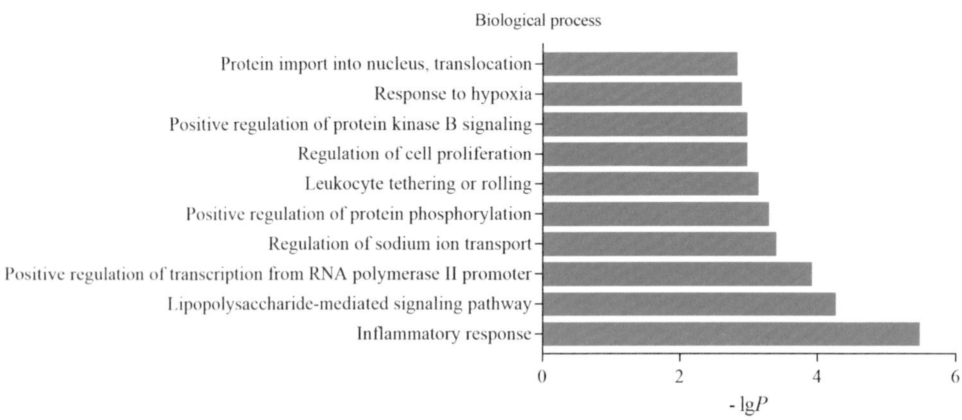

图 4　复方血栓通微循环潜在作用靶点的生物过程富集分析

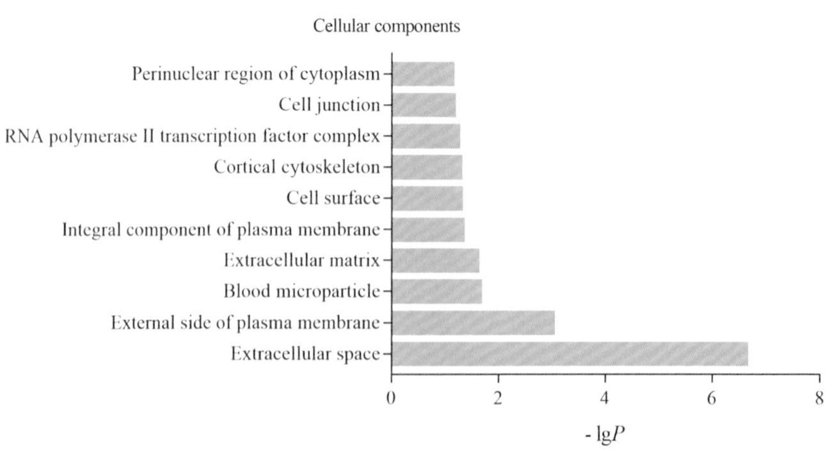

图 5　复方血栓通微循环潜在作用靶点的细胞组分富集分析

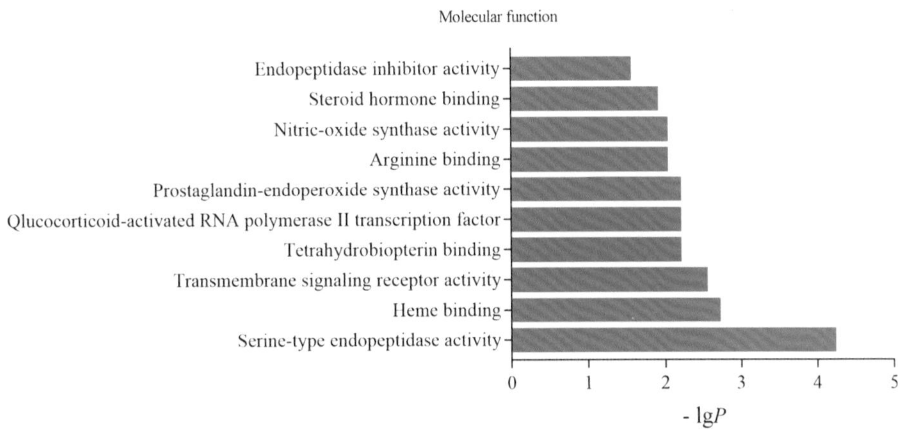

图6　复方血栓通微循环潜在作用靶点的分子功能富集分析

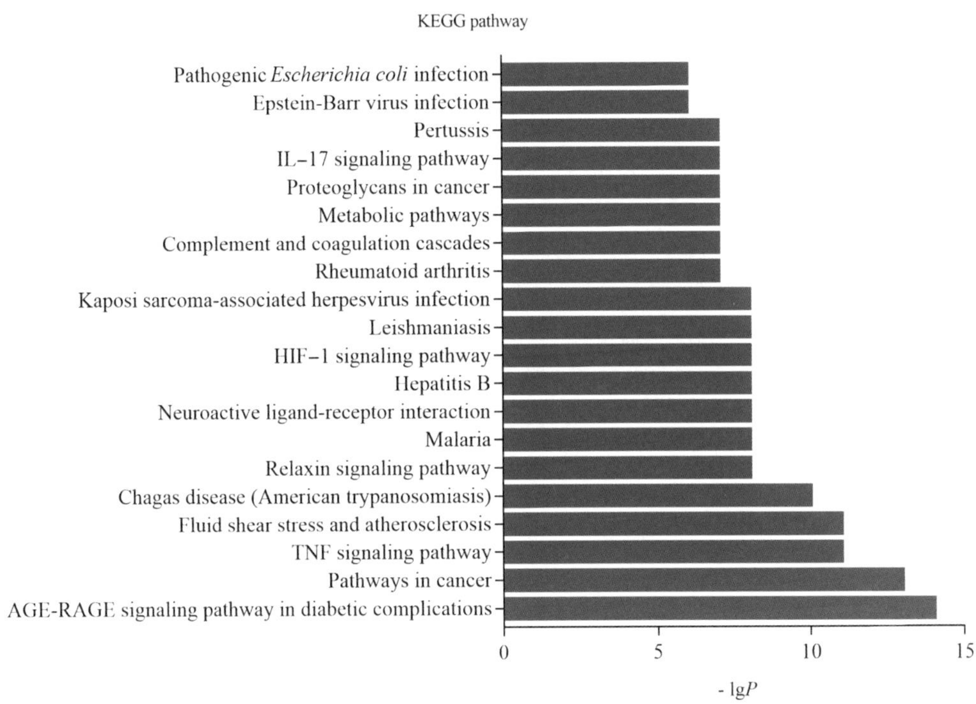

图7　复方血栓通胶囊微循环潜在作用靶点的 KEGG 通路结果图

2.4　KEGG 通路富集分析

对复方血栓通胶囊微循环潜在作用靶点进行 KEGG 通路分析，共富集到了 107 条通路，筛选富集靶点数排名前二十的通路（图 7）。结果表明，复方血栓通胶囊可作用于血管相关通路 fluid shear stress and atherosclerosis（血流剪切应力及动脉粥样硬化）、HIF－1 signaling pathway（缺氧诱导因子 1 信号通路）、relaxin signaling pathway（松弛素信号通路），通过调节血液流变、扩张血管、促进血管生成、增加微循环血流灌注等改善微循环障碍；也可作用于免疫炎症相关通路，如 Complement and coagulation cascades（补体与凝血级联反应）、TNF signaling pathway（肿瘤坏死因子信号通路）、IL－17 signaling pathway（白细胞介素 17 信号通路）；作用于神经活性相关通路 Neuroactive ligandreceptor interaction（神经活性配体－受体相互作用）以及糖尿病相关通路（AGE-RAGE signaling pathway in diabetic complications）。由此可见，复方血栓通胶囊改善微循环障碍，可能通过调节血液流变、扩张血管、促进血管生成、增加微循环血流灌注、调节炎症免疫、神经活性等方面的靶点及通路而实现。

2.5 活性成分－靶点－通路网络构建

将 41 个活性成分、40 个作用靶基因、富集靶点数排名前十的 KEGG 通路导入 Cytoscape，构建复方血栓通胶囊改善微循环活性成分－靶点－通路网络（图 8）。图 8 中，紫色菱形代表靶点，灰色三角为通路，圆形为活性成分（绿色的为三七成分，黄色的为丹参成分，蓝色的为黄芪成分，粉色的为玄参成分）。

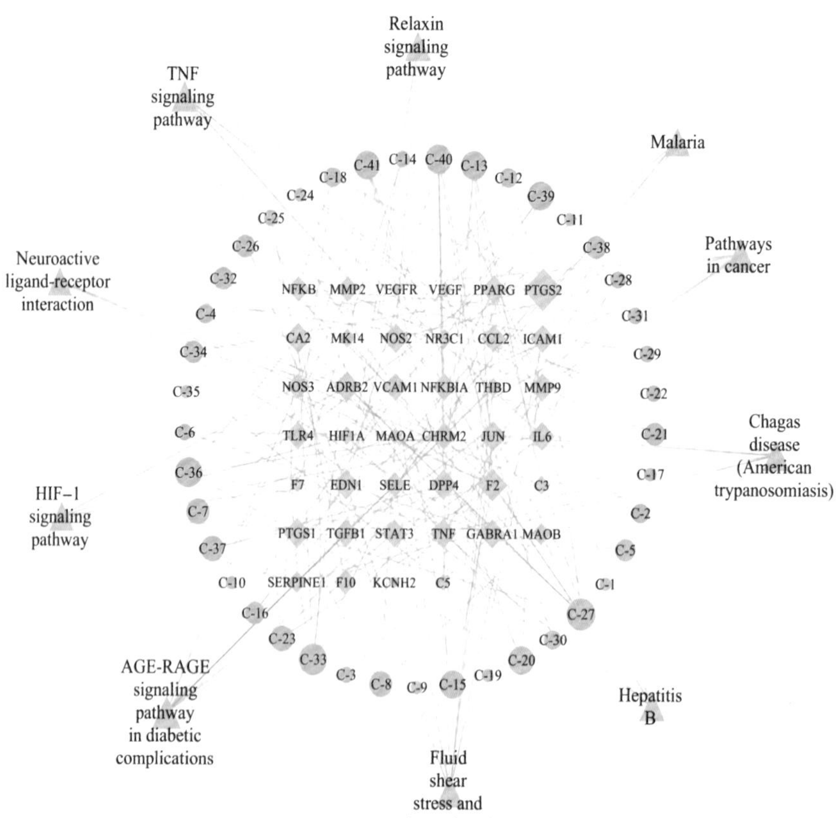

图 8 复方血栓通微循环相关活性成分－靶点－通路网络

3 讨论

微循环即微动脉和微静脉之间的血液循环，是机体进行血液和组织间物质交换的场所。当机体受到某些病理因素的刺激时，出现血管炎症和内皮功能异常，引起血液流速减慢或形成血栓，进而引发微循环障碍[11]。临床数据表明，微循环障碍是造成糖尿病[12]、胰腺炎[13]、脑损伤[14]、脓毒症[15]、心血管[16]等多种疾病的重要原因。已有研究表明，复方血栓通胶囊可显著增加血流灌注量，扩张血管，从而改善视网膜、心肌组织的微循环障碍[1, 17-18]。

本研究基于网络药理学，筛选出复方血栓通胶囊与改善微循环相关的41个活性成分，主要为人参皂苷 Rg_1、三七皂苷 R_1 等皂苷类成分，芒柄花素、毛蕊异黄酮等黄酮类成分，丹参酮 $Ⅱ_A$、隐丹参酮等丹参酮类成分，迷迭香酸、丹酚酸B等酚酸类成分，哈巴俄苷等环烯醚萜类成分，以及安格洛苷C等苯丙素苷类成分。筛选出复方血栓通胶囊与改善微循环相关的40个潜在作用靶点，其中IL6、CCL2、ICAM1、EDN1、JUN、NOS3、PTGS2、VCAM1、MMP9、TNF发挥了关键作用。

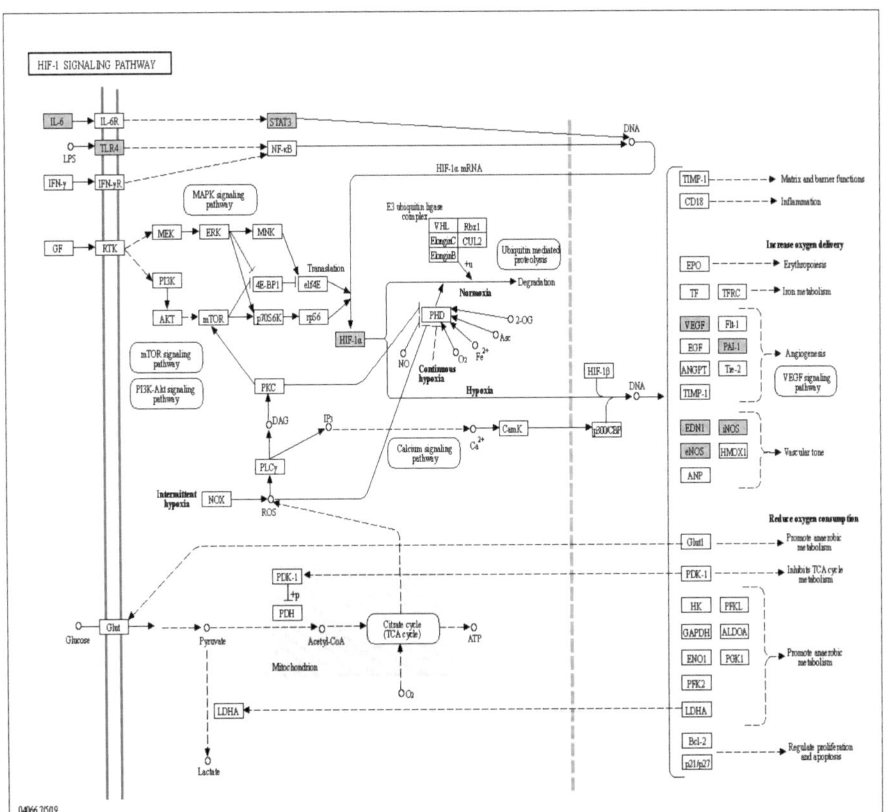

图9 推测的复方血栓通胶囊在HIF-1信号通路的作用

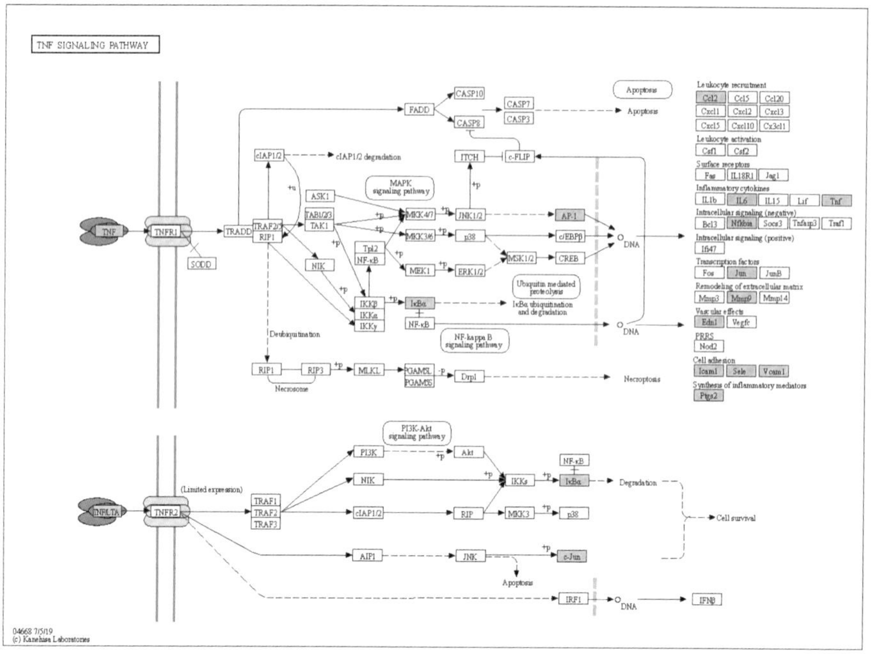

图 10　推测的复方血栓通胶囊对 TNF 信号通路的作用

复方血栓通胶囊微循环潜在作用靶点富集于心血管、免疫炎症、神经活性及糖尿病相关通路。在心血管通路方面，HIF-1 信号通路对微循环的建立有重要意义[19]，复方血栓通胶囊可直接调控 HIF 信号通路中的核心基因 HIF-1α（图 9），进而影响红细胞生成、血管形成、铁代谢、血管舒张等；也可调控下游血管内皮生长因子（VEGF）、纤溶酶原激活剂抑制剂-1（PAI-1），直接影响血管形成；以及调控内皮素（EDN-1）、一氧化氮合酶（iNOS、eNOS），调节血管舒张、血小板聚集以及血管平滑肌增生[20]。在炎症方面，微循环内皮细胞被激活后，细胞间黏附因子-1（ICAM-1）、肿瘤坏死因子（TNF-α）和趋化因子等被大量释放，引起白细胞聚集，同时影响血管通透性，形成微血管血栓[21]。复方血栓通胶囊可调控 TNF 信号通路等炎症相关通路（图 10），通过调控 TNF-α、IL-6、CCL2、MMP9、ICAM-1、VCAM-1、E-选择素等，调控炎症因子的释放、白细胞黏附、血管重构、细胞黏附等。在神经活性方面，交感神经通过支配微血管的平滑肌，调节血管收缩舒张及微循环的血流量[22-23]。复方血栓通胶囊可通过调节乙酰胆碱受体 2（CHRM2）、肾上腺素能受体（ADRB2）、糖皮质激素受体（NR3C1）、补体（C3、C5）等调控 Neuroactive ligand-receptor interaction 信号通路，从而影响微循环血流量。

综上所述，本研究揭示了复方血栓通胶囊可能通过调控心血管、炎症免疫、神经活性等相关靶点与通路，影响血管形成、血管舒张、血管平滑肌增生及微循环血流量，发挥改善微循环作用。这为其机制解析、临床用药提供了依据。

参考文献

[1] LIU H, LIANG J P, LI P B, et al. Core bioactive components promoting blood circulation in the traditional Chinese medicine compound Xueshuantong capsule (CXC) based on the relevance analysis between chemical HPLC fingerprint and *in vivo* biological effects [J]. PloS one, 2014, 9 (11): e112675.

[2] NOMA H, FUNATSU H, MIMURA T, et al. Perifoveal microcirculation in macular oedema with retinal vein occlusion [J]. Open ophthalmology journal, 2012, 6 (1): 63 -64.

[3] WHITE S K, HAUSENLOY D J, MOON J C. Imaging the myocardial microcirculation post-myocardial infarction [J]. Curr Heart Fail Rep, 2012, 9 (4): 282 -292.

[4] GROSZEK E, GRUNDY S M. The possible role of the arterial microcirculation in the pathogenesis of atherosclerosis [J]. Journal of chronic diseases, 1980, 33 (11/12): 679 -684.

[5] YUTAO W, XUE P, ANJU L. Study on the mechanism of artemisiae scopariae herba in the treatment of deep vein thrombosis based on network pharmacology [J]. traditional Chinese drug research and clinical pharmacology, 2019, 30 (12): 1464 -1473

[6] LUO Y, WANG Q, ZHANG Y. A systems pharmacology approach to decipher the mechanism of Danggui-shaoyaosan decoction for the treatment of neurodegenerative diseases [J]. Journal of ethnopharmacology, 2016, 178: 66 -81.

[7] RU J, LI P, WANG J, et al. TCMSP: a database of systems pharmacology for drug discovery from herbal medicines [J]. Journal of cheminformatics, 2014, 6 (1): 13.

[8] SZKLARCZYK D, FRANCESCHINI A, KUHN M, et al. The STRING database in 2011: functional interaction networks of proteins, globally integrated and scored [J]. Nucleic acids research, 2011, 39 (database issue): 561 -568.

[9] KOHL M, WIESE S, WARSCHEID B. Cytoscape: software for visualization and analysis of biological networks [J]. Methods Mol Biol, 2011, 696: 291 -303.

[10] 李泮霖，刘宏，廖弈秋，等. 基于网络药理学探讨丹红注射液成分 - 抗血栓靶点的相互作用 [J]. 中山大学学报 (自然科学版), 2018, 57 (4): 121 -127.

[11] 罗丽珊，孙嘉. 微循环障碍相关细胞信号通路的研究进展 [J]. 微循环学杂志, 2013, 23 (1): 77 -80.

[12] BROOKS B A, FRANJIC B, BAN C R, et al. Diastolic dysfunction and

abnormalities of the microcirculation in type 2 diabetes [J]. Diabetes obesity & metabolism, 2010, 10 (9): 739 -746.

[13] CUTHBERTSON C M, CHRISTOPHI C. Disturbances of the microcirculation in acute pancreatitis [J]. British journal of surgery, 2006, 93 (5): 518 -530

[14] MCHEDLISHVILI G. Role of cerebral microcirculation in secondary brain damage [M]. U S A: Springer, 1986.

[15] HAWIGER J, VEACH R A, ZIENKIEWICZ J. New paradigms in sepsis: from prevention to protection of failing microcirculation [J]. Journal of thrombosis & haemostasis, 2015, 13 (10): 1743 -1756.

[16] HOUBEN A J, ERINGA E C, JONK A M, et al. Perivascular fat and the microcirculation: relevance to insulin resistance, diabetes, and cardiovascular disease [J]. Current cardiovascular risk reports, 2012, 6 (1) : 80 -90.

[17] 郝改梅，王伟，毕力夫，等. 复方血栓通胶囊对糖尿病周围神经病变的影响 [J]. 陕西中医，2015，6：753 -755.

[18] 苏锦锋，杨凡，邓莉，等. 复方血栓通胶囊对冠心病患者 PCI 术后心肌微循环的影响 [J]. 现代中西医结合杂志，2019，28 (32)：3601 -3604.

[19] 朱婷娜，徐恩. 缺氧诱导因子 -1α 在脑缺血中的作用及其机制 [J]. 国际脑血管病杂志，2012，20 (4)：310 -314.

[20] BHM F, PERNOW A J. The importance of endothelin -1 for vascular dysfunction in cardiovascular disease [J]. Cardiovascular research, 2007, 76 (1): 8 -18.

[21] GRANGER D N. Inflammation and the microcirculation [J]. Minerva, 2010, 2 (1): 1 -87.

[22] 肖博文，曹维，赵香，等. 交感神经与脉络膜微循环障碍相关性的实验研究 [J]. 临床心身疾病杂志，2016，22 (z1)：41 -42.

[23] 瞿群威，王诗才，陈四海，等. 腰交感神经毁损术对股骨头缺血性坏死患者微循环和血管活性物质的作用 [J]. 微循环学杂志，2013，23 (2)：44 -46.

[作者：毕聪、吴灏、王永刚、彭维、苏薇薇、刘宏，原文发表于《中山大学学报（自然科学版)》，2022 年第 61 卷第 2 期，第 65 -75 页]

二、脑心通胶囊的研究

脑心通胶囊中全蝎的特异性 DNA 鉴别

［摘要］目的：建立正品全蝎（东亚钳蝎）的特异性 DNA 分子鉴别方法。**方法：**采用 DNA 条形码技术，基于线粒体细胞色素 c 氧化酶亚基Ⅰ（*CO*Ⅰ）基因序列，设计全蝎的特异性引物，对全蝎药材及含全蝎的中成药脑心通胶囊进行 PCR 扩增及测序，将获得的序列在 GenBank 数据库中应用 BLAST 进行结果判定，结果中相似性最高的序列对应物种为待测样品最接近的物种。**结果：**引物 SF1R1 和 SF2R4 均可特异性扩增东亚钳蝎的 DNA，产生大小为 250～260 bp的条带；且应用这两对引物均在脑心通胶囊中检测到东亚钳蝎，与胶囊所用投料药材一致。**结论：**基于 *CO*Ⅰ序列的 DNA 条形码技术可用于全蝎药材及脑心通胶囊中全蝎的鉴定，该方法准确、简便、具有高特异性和灵敏度，具有实际应用价值。

全蝎（Scorpio）来源为钳蝎科动物东亚钳蝎 *Mesobuthus martensii* Karsch（现行药典名为 *Buthus martensii* Karsch）的干燥体，功能主治肝风内动、痉挛抽搐、小儿惊风、中风口㖞、半身不遂、破伤风、风湿顽痹、偏正头痛、疮疡和瘰疬[1]。目前，我国共记录有蝎目中 5 科 12 属 54 种（和亚种），其中 4 属较丰富：琵蝎属（*Scorpiops* Peters）12 种，真蝎属（*Orthochirus* Karsch）11 种，正钳蝎属（*Mesobuthus* Vachon）9 种和豚蝎属（*Chaerilus* Simon）8 种[2]。但就全国全蝎药材资源调查结果来看，入药的蝎基本上仅东亚钳蝎一种，只是在宁夏和甘肃东北部地区有蒙条正钳蝎（*Mesobuthus eupeus mongolcus*）入药利用的报道[3]。市面上的全蝎“伪品”大多不是物种水平上的伪品，而是不符合《中国药典》规定的质量差的全蝎，它们大多质量重，腹部饱满，里面充斥着食物或泥沙等异物；又或是体表覆盖盐粒，含水量高[4]。

现行《中国药典》中全蝎的质量标准以性状和显微鉴别为主，依赖于鉴定人员的专业水平及主观判断，在全蝎物种水平的真伪鉴别方面存在局限性，特别是药材经加工粉碎制成中药制剂后，性状特征消失，难以进行鉴别。脑心通胶囊是由 16 味中药直接以散粉制药而得的中药复方制剂，主要用于治疗心肌梗死、心绞痛等心脑血管疾病[5-7]；全蝎是方中臣药之一。就脑心通胶囊而言，《中国药典》中仅规定了全蝎的显微鉴别项，专属性和准确性都不高。因此，在尚不能明确其他蝎类物种能否应用于临床的情况下，急需建立准确、方便的方法来确保全蝎的正品基原，加强对全蝎及含全蝎的中成药的监管与质量控制。

DNA 条形码技术是近年来国际上新兴发展起来的生物物种鉴定技术，该技术利用基因组中一段相对较短的、标准的 DNA 序列来进行物种鉴定[8]，因其简单、快速，具备高特异性等特点，已被广泛应用于动植物来源的中药材的鉴定[9-10]。但就全蝎的分子鉴定而言，鲜有报道。Jiang 等[11]基于线粒体细胞色素 c 氧化酶亚基 Ⅰ（cytochrome coxidase subunit Ⅰ，*CO* Ⅰ）基因设计了全蝎特异性引物，应用于全蝎浓缩颗粒中 DNA 的检测，所扩增的目的片段为 103 bp。而张龙霏[12]同样也以 *CO* Ⅰ基因作为 DNA 条形码检定中药制剂中的全蝎药材，所提取片段长度为 575 bp。当全蝎以细粉入药后，DNA 易降解为小片段，而对于含 16 味中药（其中有3 种动物药）的中药复方制剂脑心通胶囊来说，其成分组成复杂，全蝎含量低（3.24%），均对全蝎的分子鉴定提出了更高的要求，是前述研究报道的引物所不能及的。本研究基于 *CO* Ⅰ基因设计了扩增目的片段大小适中（250 bp 左右）的全蝎特异性引物，运用 DNA 条形码技术对单味全蝎药材以及脑心通胶囊中的全蝎进行正品基原的鉴定，以期进一步提高全蝎及含全蝎中成药的质量控制水平。

1 材料

1.1 仪器与试药

数显型恒温金属浴（美国 Labnet 公司），Nanodrop 2000C 超微量分光光度计（美国 Thermo Fisher Scientific 公司），96 孔热循环仪（新加坡 Applied Biosystems 公司），5430R 型多功能离心机（加拿大 Eppendorf 公司），JY600C 型电泳仪（北京君意华鑫科技有限公司），Gel Doc tm XR + 凝胶成像仪（美国 Bio-Rad 公司）。

组织/细胞基因组 DNA 快速提取试剂盒（货号：DL107-01）、广谱植物基因组 DNA 快速提取试剂盒（货号：DL116-01）、多功能 DNA 纯化回收试剂盒（货号：DH103-01）、蛋白酶 K（货号：SH405-01，20 mg/mL）、2.5 mmol/L dNTPs（货号：AP201-01）、Taq DNA Polymerase（内含 10 × PCR 缓冲液，25 mmol/L $MgCl_2$ 溶液，5 U/μL 的 TaqDNA 聚合酶，货号：AT101-12）、6 × RNA/DNA Loading buffer（货号：EL101-01）（北京博迈德基因技术有限公司），SYBR™ Safe DNA gel stain（货号：S33102）、GeneRuler 100 bp DNA Ladder（货号：SM0242）［赛默飞世尔科技（中国）有限公司］。

1.2 样品来源

本研究共收集市售全蝎药材 13 份，鉴定结果均为全蝎（东亚钳蝎）*Mesobuthus martensii*（表 1），其物种信息由广东省药品检验所鉴定并使用 *CO* Ⅰ 通用引物

（LCO1490：5′-GGTCAACAAATCATAAAGATATTGG-3′，HCO2198：5′-TAAACTTCAGGGT-GACCAAAAAATCA-3′）进行分子鉴定以核准。9 批脑心通胶囊（编号 NXT-1～NXT-9）由陕西步长制药有限公司提供。另根据 2015 年版《中国药典》中脑心通胶囊的制作工艺自制了缺全蝎的脑心通胶囊阴性样品制剂（编号：T4842）。全蝎对照药材（批号：121044-201104，中国食品药品检定研究院，规格：0.5 g/支，编号：T4839）。样品均保存于中山大学生命科学学院。

表 1　市售全蝎商品来源

样品编号	产地	来源
S1	陕西	陕西步长制药有限公司
S2	陕西	陕西步长制药有限公司
S3	陕西	陕西步长制药有限公司
S4	陕西	陕西步长制药有限公司
S5	陕西	陕西步长制药有限公司
S6	陕西	陕西步长制药有限公司
S7	河南	广州仁和堂大药房
S8	河北	广州正和药店
S9	山东	广东和翔制药有限公司
S10	山东	广东和翔制药有限公司
S11	山西	西安恒生堂制药有限公司
S12	河南	广州至信中药饮片有限公司
S13	甘肃	江西樟树市中药城顺康药材站

2　方法

2.1　DNA 提取

2.1.1　全蝎单味药材的 DNA 提取　取待测全蝎的肌肉组织 20～50 mg 于 1.5 mL灭菌离心管中，用消毒后的小剪刀将待测样品剪碎，按组织/细胞基因组 DNA 快速提取试剂盒说明书提取总 DNA。13 份全蝎商品及全蝎对照药材均按上述方法提取得总 DNA，-20 ℃保存备用。

2.1.2　脑心通胶囊的 DNA 提取　取约 50 mg 脑心通胶囊细粉到 1.5 mL 灭菌离心管，加入 400 μL 缓冲液 AP1（该缓冲液为广谱植物基因组 DNA 快速提取试剂盒中自带试剂）和 20 μL 蛋白酶 K，按广谱植物基因组 DNA 快速提取试剂盒说明书提取总 DNA。9 批脑心通胶囊、缺全蝎的脑心通胶囊阴性样品均按上述方法提取得总 DNA，并分别定量至浓度为（50.00±0.5）ng/μL，-20 ℃保存备用。

2.2　引物的设计

在 NCBI 的 GenBank 数据库中下载全蝎正品所属的 Mesobuthus 属下各物种的 *CO* Ⅰ片段，共计 63 条，登录号见表 2。运用 BioEdit v7.0.4 软件对这些序列进行排序、比对、分析后，基于全蝎正品与伪品之间的种间差异以及全蝎正品种内的保守性，设计了针对全蝎（东亚钳蝎）的特异性引物，其序列如表3所示［由北京六合华大基因科技有限公司（广州分公司）合成］。

表2 GenBank中全蝎 Mesobuthus 属下各物种的 *CO* Ⅰ序列列表

物种学名	GenBank登录号
Mesobuthus martensii	DQ340065.1、JF700145.1～JF700146.1、KC141981.1～KC142024.1
Mesobuthus caucasicus	AJ550693.1、AJ783606.1、AJ783514.1
Mesobuthus cyprius	AJ550699.1、AJ550698.1
Mesobuthus gibbosus	AJ716204.2、AJ783464.1、AJ550712.1
Mesobuthus eupeus	AJ550701.1、AJ550700.1、HM567377.1、HM567372.1、KC142025.1、HM567388.1、HM567338.1、HM567348.1

表3 全蝎特异性引物的信息

引物对	引物名称	序列(5′→3′)	扩增片段大小/bp
SF1R1	正向引物 *CO* Ⅰ MM F1	CAGGTTTATAATGTTGTGGTG	257
	反向引物 *CO* Ⅰ MM R1	GCCAAAGAAGAAGATAAAGGC	
SF2R4	正向引物 *CO* Ⅰ MM F2	TATTATAATTGGTGGATTTGGG	261
	反向引物 *CO* Ⅰ MM R4	AAAATTGAAGACACCCCAGCT	

2.3 PCR扩增

用“2.1节”全蝎单味药材DNA和脑心通胶囊DNA作为模板，分别进行PCR扩增。扩增总体系为15 μL，其中待鉴定的DNA模板0.5 μL（引物SF2R4所用DNA模板为1.0 μL），10×PCR缓冲液1.5 μL，25 mmol/L $MgCl_2$ 溶液1.5 μL，2.5 mmol/L dNTPs1.2 μL，10 μmol/L的特异性正向引物和10 μmol/L的特异性反向引物各0.75 μL，5 U/μL的Taq DNA聚合酶0.1 μL，加入ddH_2O补全体积；同时设置以ddH_2O为模板作为阴性对照，以全蝎对照药材为模板作为阳性对照。PCR扩增反应程序为：95 ℃ 3 min；95 ℃ 45 s，55 ℃ 45 s，72 ℃ 1 min，39个循环；72 ℃ 5 min。

2.4 琼脂糖凝胶电泳检测与测序

以琼脂糖制备凝胶，并加入SYBR™ Safe DNA gel stain染色。取5 μL PCR扩增产物与1 μL 6×RNA/DNA Loading buffer混合，于1.5%琼脂糖凝胶上进行点样，DNA Marker为GeneRuler 100 bp DNA Ladder。120 V条件下电泳20～30 min后，置凝胶成像系统观察。得到的单一明亮条带，切胶后经多功能DNA纯化回收试剂盒纯化后委托北京六合华大基因科技有限公司（广州分公司）测序。

2.5 结果鉴定

测得的序列去除引物和低质量区域后，将获得的序列在 GenBank 数据库中应用 BLAST（basic local alignment search tool）工具进行结果判定，结果中相似性最高的序列对应物种为待测样品最接近的物种。

3 结果与分析

3.1 全蝎单味药材的特异性鉴别

分别用引物 SF1R1 和 SF2R4 对 13 份全蝎商品的 DNA 进行 PCR 扩增，电泳检测结果见图 1。图 1A、B 中，引物 SF1R1 和 SF2R4 均可以有效扩增全蝎的 DNA，电泳结果多数呈现出大小为 250 ～ 260 bp 的明亮条带，仅样品 S2 和 S5 的条带较弱。且所有样品的 DNA 条带经纯化测序后，应用 BLAST 工具与 GenBank 数据库中序列进行匹配，与全蝎正品东亚钳蝎的相似度达 95% 以上，可鉴定为东亚钳蝎。

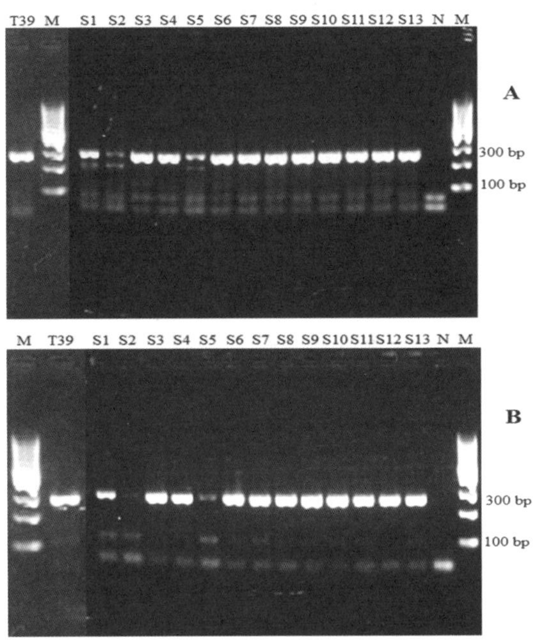

图 1 全蝎特异性引物 SF1R1（A）、SF2R4（B）对全蝎药材进行 PCR 的产物电泳检测图

M：DNA 分子量标记；S1 ～ S13：全蝎药材；N：空白对照；T39：全蝎对照药材。

全蝎样品 S2 和 S5 较为干燥，肌肉组织多数干枯，难以进行 DNA 提取，所得 DNA 浓度较低，故在 PCR 扩增产物的凝胶电泳图中对应的 DNA 条带较暗。但这两份全蝎样品测序所得序列经 BLAST 判别也鉴定为东亚钳蝎。这表明引物 SF1R1 和

SF2R4 可以对全蝎正品东亚钳蝎进行特异性鉴别，且一定程度上可以根据 DNA 提取质量及凝胶电泳图谱中条带的明亮程度对全蝎质量的优劣进行评价。

3.2 脑心通胶囊中全蝎药材的特异性鉴别

将引物 SF1R1 和 SF2R4 应用于脑心通胶囊中全蝎的检测（图 2A、B），均在 250 ～ 260 bp 出现明亮清晰的条带。将各条带切胶后纯化测序，所得序列经 BLAST 判别与 GenBank 数据库中相关序列进行匹配。结果显示，9 批脑心通胶囊所对应的序列最高匹配的物种为东亚钳蝎，相似度达 98% 以上。实验表明，脑心通胶囊中所用全蝎为正品东亚钳蝎，这与胶囊所用投料药材（S1 ～ S6）鉴定结果一致。

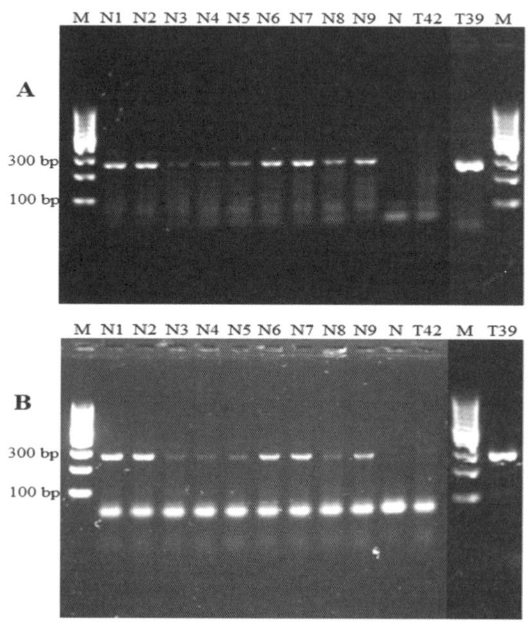

图 2　全蝎特异性引物 SF1R1（A）、SF2R4（B）对脑心通胶囊进行 PCR 的产物电泳检测图

M：DNA 分子量标记；N1 ～ N9：脑心通胶囊；N：空白对照；T42：缺全蝎的脑心通胶囊阴性样品；T39：全蝎对照药材。

此外，根据前述全蝎样品 S2 和 S5 的检测结果可知，该胶囊的全蝎投料药材中不乏过于干燥的药材，将其制成胶囊后，所得胶囊总 DNA 中相应全蝎的 DNA 质量较差，浓度较低，故而脑心通胶囊中部分批次（N3 ～ N5、N8）所检测到的全蝎 DNA 条带亮度相对较弱。因此，在实际应用时，引物 SF1R1 和 SF2R4 不但可以检测待测脑心通胶囊中是否含正品全蝎，而且可以根据凝胶电泳图谱中所得条带的明亮程度初步评价所含全蝎的质量。

3.3 脑心通胶囊中全蝎的特异性鉴别灵敏度实验

测定脑心通胶囊总 DNA 浓度后，母液均定量至（50.00 ± 0.5）ng/μL 作为标准浓度。然后分别进行 5 × 梯度稀释，一共 7 个梯度，即稀释 5^1、5^2、5^3、5^4、5^5、5^6、5^7 倍，稀释后对应的浓度分别为 10.0 ng/μL、2.0 ng/μL、0.4 ng/μL、0.08 ng/μL、0.016 ng/μL、3.2×10^{-3} ng/μL、6.4×10^{-4} ng/μL。用引物 SF1R1 和 SF2R4 对 9 批脑心通胶囊进行 PCR 扩增（每个批次重复 1 次），琼脂糖凝胶电泳检测结果见图 3 和图 4。从图中可知，同一对引物应用于 9 批脑心通胶囊的检测时，每批胶囊的可检测最低浓度各有不同。但综合 9 批脑心通胶囊的灵敏度实验结果来看，两对引物在应用于 S8 的检测时，其可检测最低浓度均是 9 批胶囊中最高的，为标准浓度 50 ng/μL；且在此标准浓度下，其他批次的脑心通胶囊也均可检测到相应的条带。因而在实际应用引物 SF1R1 和 SF2R4 检测脑心通胶囊中全蝎时，样品浓度达到 50 ng/μL 即可进行检测。由此说明，这两对特异性引物在应用于脑心通胶囊中全蝎药材的检测时，灵敏度较高。

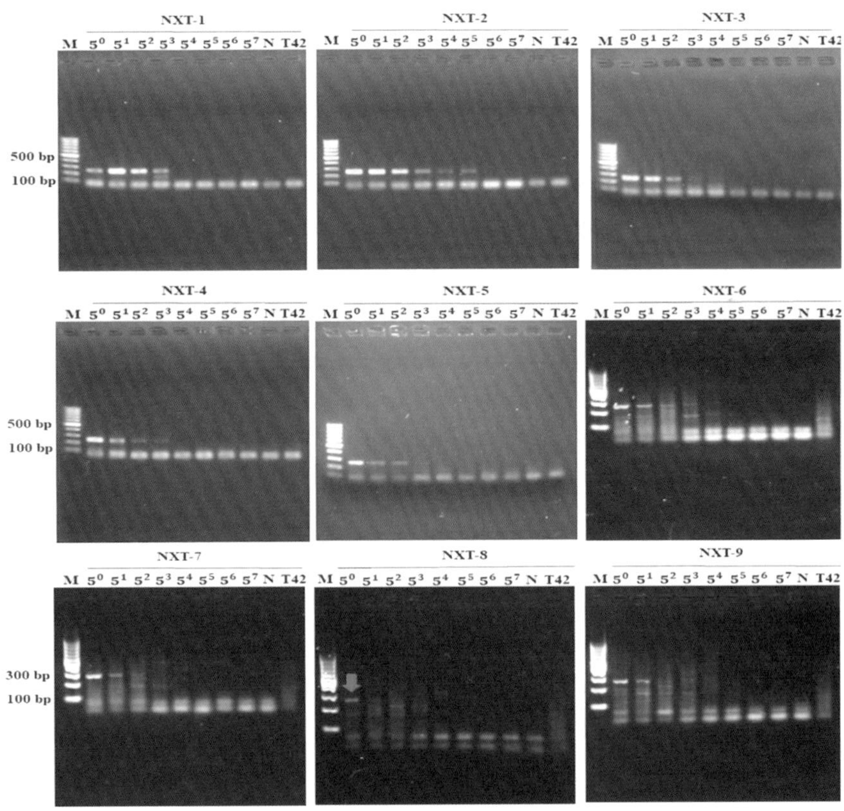

图 3　引物 SF1R1 对脑心通胶囊中全蝎鉴别的灵敏度试验

M：DNA 分子量标记；N：空白对照；T42：缺全蝎的脑心通胶囊阴性样品；5^0 ～ 5^7：不同稀释倍数。

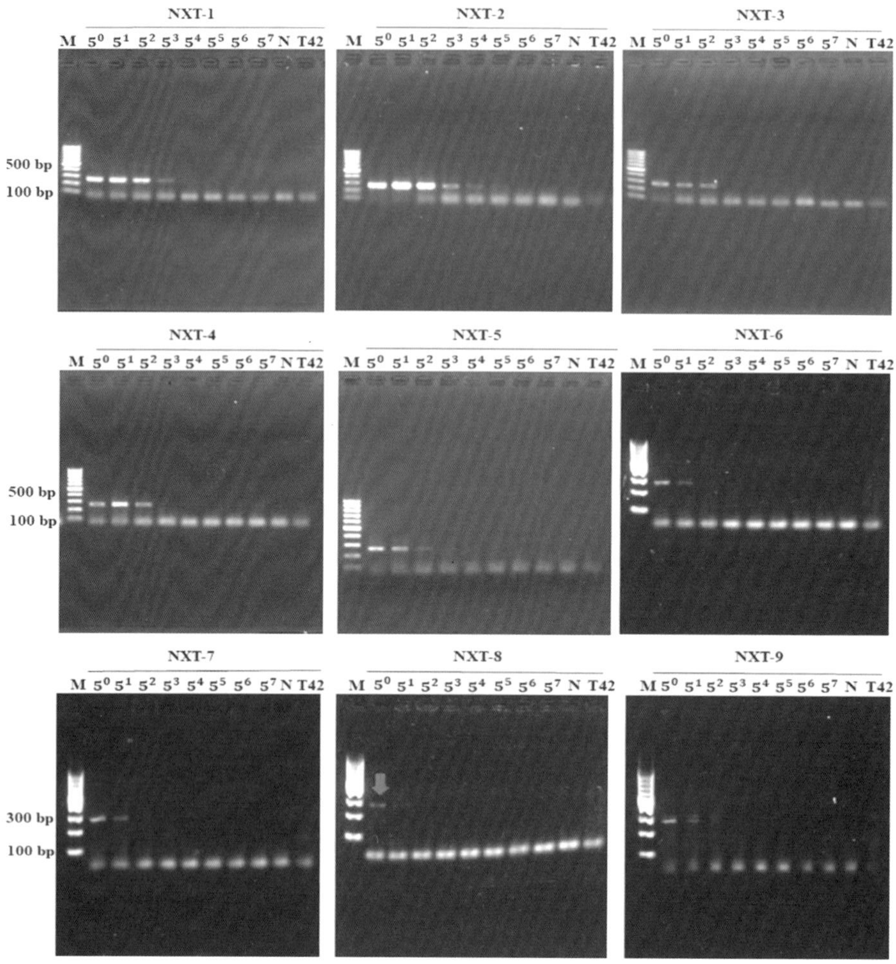

图 4　引物 SF2R4 对脑心通胶囊中全蝎鉴别的灵敏度试验

M：DNA 分子量标记；N：空白对照；T42：缺全蝎的脑心通胶囊阴性对照；$5^0 \sim 5^7$：不同稀释倍数。

4　讨论

对中药材进行准确的基原鉴定是保证其临床用药有效性和安全性的重要步骤。蝎类等动物药材缺乏特征成分，且多数以中成药形式入药，外部性状特征消失，组织细胞特征不明显，很难对其进行物种鉴定和质量控制[13]。DNA 条形码技术以 DNA 作为标记物，不受样品形态及材料部位的限制，具有客观、稳定、重复性强的特点，可弥补传统鉴定方法的不足，正在逐渐发展成为一种有效的鉴定手段。

待测样品的 DNA 质量在一定程度上影响了 DNA 条形码技术的使用[8]。在应用于中成药脑心通胶囊时，由于其组成成分复杂，含 13 种植物药（占比 83.30%）、

3 种动物药（全蝎 3.24%、地龙 6.73%、水蛭 6.73%）[1]，这对获得高质量的全蝎 DNA 提出了更高的要求。本研究采用植物 DNA 提取试剂盒加上蛋白酶 K 的组合方式进行脑心通胶囊的 DNA 提取，一方面获得了比较高质量的动物组分 DNA，灵敏度实验也表明在总 DNA 浓度为 50 ng/μL 时即可检定其中的全蝎 DNA；另一方面避免了大量植物次生代谢物的影响，操作也更为简便。

线粒体基因 *CO* Ⅰ 条形码因其能保证足够的变异，且容易被通用引物扩增[14]，现已成为鉴定动物类中药材的有效工具[8]。然而，在全蝎药材的生产、加工过程中，其成品或过于干燥，或较为潮湿，或经粉碎制备，其 DNA 均在一定程度降解为小片段，不易被 *CO* Ⅰ 的通用引物扩增出来（其扩增片段约为 650 bp）。且脑心通胶囊中所含其他 2 味动物药（地龙和水蛭）均可被 *CO* Ⅰ 基因的通用引物扩增，易对全蝎的鉴别产生干扰。故本研究基于 *CO* Ⅰ 基因设计了全蝎的特异性引物 SF1R1 和 SF2R4，其目的片段为 250 bp 左右，大小适中，成功地应用于全蝎药材及脑心通胶囊中全蝎的鉴别，也进一步证实了将 DNA 条形码技术应用于中成药原料药材鉴定的可行性，为全蝎药材及含全蝎的中成药的鉴别提供了新的技术手段。

参考文献

[1] 国家药典委员会. 中华人民共和国药典 [M]. 一部. 北京：中国医药科技出版社，2015：143，1379.

[2] 邸智勇. 中国蝎目分类区系与马氏正钳蝎部分功能基因分析 [D]. 武汉：武汉大学，2013.

[3] 孙栋. 中国蝎目分类与资源状况（螯肢亚门：蛛形纲）[D]. 保定：河北大学，2010.

[4] 吴先才，史胡桃. 全蝎真伪鉴别 [J]. 时珍国医国药，2001，12（4）：333.

[5] 郑晰，张永杰. 脑心通胶囊治疗稳定型心绞痛的临床效果 [J]. 中国医学导报，2016，13（32）：137－140.

[6] 钟飞，李伟，李艳红. 脑心通胶囊对心肌梗死二级预防的疗效观察 [J]. 中西医结合心脑血管病杂志，2014，12（4）：416－418.

[7] 杨柳，郭毅. 脑心通胶囊治疗短暂性缺血性脑发作的 Meta 分析 [J]. 中药药理与临床，2015，31（4）：202－207.

[8] 陈士林，姚辉，韩建萍，等. 中药材 DNA 条形码分子鉴定指导原则 [J]. 中国中药杂志，2013，38（2）：141－148.

[9] MING L I, CAO H, BUT P H, et al. Identification of herbalmedicinal materials using DNA barcodes [J]. J Syst Evol, 2011, 49 (3): 271－283.

[10] FAN Y, FEI D, HONG C, et al. DNA barcoding for the identification and authentication of animal species in traditional medicine [J]. Evid-Based Compl Alt, 2018: 1－18.

[11] JIANG L L, LO Y T, CHEN W T, et al. DNA authentication of animal-derived concentrated Chinese medicine granules [J]. J Pharmaceut Biomed, 2016, 129: 398 - 404.

[12] 张龙霏. 基于DNA条形码的中成药中动物药材的检定 [D]. 济南: 山东中医药大学, 2014.

[13] 张红印, 刘冬, 刘侗, 等. DNA条形码鉴定技术在动物类中药材鉴定领域的研究进展 [J]. 吉林中医药, 2017, 37 (4): 378 - 380.

[14] HEBERT P D, CYWINSKA A, BALL S L, et al. Biological identifications through DNA barcodes [J]. Proc R Soc Lond B, 2003, 270: 313 - 321.

[作者: 朱晓枭、胡恺恩、邵鹏柱、彭维、苏薇薇, 原文发表于《中南药学》, 2019年第17卷第12期, 第2015 - 2020页]

脑心通胶囊中水蛭的特异性 DNA 鉴别

[摘要] 建立正品水蛭（宽体金线蛭、日本医蛭）的 DNA 分子鉴别方法。基于线粒体细胞色素 *c* 氧化酶亚基 Ⅰ（*CO* Ⅰ）基因序列，分别设计了针对宽体金线蛭和日本医蛭的特异性引物，将其应用于水蛭药材正品、常见伪品菲牛蛭以及含水蛭的中成药脑心通胶囊的 PCR 技术检测。结果显示：单独使用引物 WF1R2 或 WF2R2 均可以特异性扩增宽体金线蛭的 DNA，产生大小为 200 bp 左右的条带；而引物 HF1R2 则可以特异性扩增日本医蛭，产生大小为 142 bp 的条带；这 3 对引物在伪品菲牛蛭中均无扩增条带。且用引物 WF1R2 和 WF2R2 均在脑心通胶囊中检测到宽体金线蛭，与胶囊所用投料药材一致。结果表明：这 3 对引物可以分别对宽体金线蛭和日本医蛭进行特异性鉴别，且无需测序；而引物 WF1R2 和 WF2R2 可直接用于脑心通胶囊中所用水蛭正品的监控。该 DNA 分子鉴定方法简便、准确，特异性强且灵敏度高，可作为对传统基原鉴定方法的补充，进一步提高水蛭药材及含水蛭的中成药脑心通胶囊的质量控制水平。

水蛭（Hirudo）来源为水蛭科动物蚂蟥（宽体金线蛭）*Whitmania pigra* Whitman、水蛭（日本医蛭）*Hirudo nipponica* Whitman 或柳叶蚂蟥（尖细金线蛭）*Whitmania acranulata* Whitman 的干燥全体；其功能主治破血通经、逐瘀消癥，主要用于治疗血瘀证[1]。近年来，由于江河污染以及人们对水蛭的滥捕滥捉，水蛭的野生资源日渐萎缩，目前多为人工养殖的水蛭商品。其中，养殖对象以宽体金线蛭为主，有少量的日本医蛭，尖细金线蛭极为罕见（目前市面上几乎没有）。此外，还有大规模养殖的伪品菲牛蛭 *Poecilobdella manillensis* Lesson[2]，严重影响了临床用药的安全性和有效性。因此，对水蛭的正品基原进行准确鉴定显得尤为必要。然而，传统的鉴别方法中，水蛭以性状和薄层鉴别为主[1]，专属性和特异性都不强。对于含有水蛭的中成药，水蛭的性状特征消失，传统的鉴别方法则更难以满足实际工作需求。

随着分子生物学的迅速发展，DNA 条形码分子鉴定技术应运而生，因其具备高特异性、简单快速等特点，被广泛应用于市售中药材的鉴定[3-4]。近年来，有许多研究探讨了应用线粒体细胞色素 c 氧化酶亚基 Ⅰ（*CO* Ⅰ）、内转录间隔区（ITS）、ITS2、12S rRNA 和 16S rRNA 等基因序列对蛭类动物进行分类鉴别的可能性[5-8]，结果表明，上述基因可以在不同程度上有效鉴定蛭类动物，以辨正伪。然而，这些研究均是采用上述基因的通用引物对水蛭药材、饮片或冻干体进行鉴别，对含水蛭的中成药中原料药材的分子鉴定（尤其是特异性鉴别）未见报道。

脑心通胶囊是由16味中药直接散粉制药而得的中药复方制剂，主要用于治疗心绞痛、心肌梗死等心脑血管疾病[9-11]；水蛭为方中臣药之一。本研究以水蛭正品宽体金线蛭、日本医蛭以及伪品菲牛蛭作为研究对象，基于*CO* Ⅰ基因设计了物种特异性引物，运用DNA分子鉴定技术对单味水蛭药材以及脑心通胶囊中的水蛭进行正品基原的鉴定，进一步提高了水蛭药材及含水蛭的中成药的质量控制水平。

1 材料与方法

1.1 材料

共收集市售水蛭商品22份（表1），其物种信息由广东省药品检验所鉴定并使用*CO* Ⅰ通用引物（LCO1490：5′-GGTCAACAAATCATAAAGATATTGG-3′，HCO2198：5′-TAAACTTCAGGGTGACCAAAAAATCA-3′）进行分子鉴定以核准。9批脑心通胶囊（编号NXT-1～NXT-9）由陕西步长制药有限公司提供。另根据2015年版《中国药典》（一部）中脑心通胶囊的制作工艺自制了缺水蛭的阴性对照药材（T4841）以及分别含日本医蛭和菲牛蛭的对照“脑心通胶囊”，分别编号NXT-12和NXT-18。样品均保存于中山大学生命科学学院。

1.2 仪器和试剂

数显型恒温金属浴（美国Labnet公司）；Nanodrop 2000C超微量分光光度计（美国Thermo Fisher Scientific公司）；96孔热循环仪（新加坡Applied Biosystems公司）；5430R型多功能离心机（加拿大Eppendorf公司）；JY600C型电泳仪（北京君意华鑫科技有限公司）；Gel Doc tm XR+凝胶成像仪（美国Bio-Rad公司）。

组织/细胞基因组DNA快速提取试剂盒（货号：DL107-01）；广谱植物基因组DNA快速提取试剂盒（货号：DL116-01）；多功能DNA纯化回收试剂盒（货号：DH103-01）；蛋白酶K（20 mg/mL，货号：SH405-01）；2.5 mmol/L dNTPs（货号：AP201-01）；Taq DNA Polymerase（内含10×PCR缓冲液，25 mmol/L $MgCl_2$溶液，5 U/μL的Taq DNA聚合酶，货号：AT101-12）；6×RNA/DNA Loading buffer（货号：EL101-01），均购自北京博迈德基因技术有限公司；SYBR™ Safe DNA gel stain（货号：S33102）和GeneRuler 100 bp DNA Ladder（货号：SM0242），均购自赛默飞世尔科技（中国）有限公司。

表1 市售水蛭商品信息

序号	鉴定结果	样品状态	产地	供应商
H1	宽体金线蛭 *Whitmania pigra* Whitman	干燥药材	山东	陕西步长制药有限公司
H2	宽体金线蛭 *Whitmania pigra* Whitman	干燥药材	山东	陕西步长制药有限公司
H3	宽体金线蛭 *Whitmania pigra* Whitman	干燥药材	山东	陕西步长制药有限公司
H4	宽体金线蛭 *Whitmania pigra* Whitman	干燥药材	山东	陕西步长制药有限公司
H5	宽体金线蛭 *Whitmania pigra* Whitman	干燥药材	山东	陕西步长制药有限公司
H6	宽体金线蛭 *Whitmania pigra* Whitman	干燥药材	山东	陕西步长制药有限公司
H7	宽体金线蛭 *Whitmania pigra* Whitman	干燥药材	山东	陕西步长制药有限公司
H8	宽体金线蛭 *Whitmania pigra* Whitman	动物冻干体	广东	广东连州养殖场
H9	宽体金线蛭 *Whitmania pigra* Whitman	干燥药材	江苏	广州大参林大药房
H10	宽体金线蛭 *Whitmania pigra* Whitman	干燥药材	江苏	西安恒生堂制药有限公司
H11	宽体金线蛭 *Whitmania pigra* Whitman	干燥药材	山东	广州至信中药饮片有限公司
H12	宽体金线蛭 *Whitmania pigra* Whitman	干燥药材	山东	康美药业股份有限公司
H13	日本医蛭 *Hirudo nipponica* Whitman	动物冻干体	湖北	荆州民康生物技术有限公司
H14	日本医蛭 *Hirudo nipponica* Whitman	动物冻干体	湖北	荆州民康生物技术有限公司
H15	日本医蛭 *Hirudo nipponica* Whitman	动物冻干体	湖北	荆州民康生物技术有限公司
H16	日本医蛭 *Hirudo nipponica* Whitman	动物冻干体	湖北	荆州民康生物技术有限公司
H17	日本医蛭 *Hirudo nipponica* Whitman	动物冻干体	湖北	荆州民康生物技术有限公司
H18	菲牛蛭 *Poecilobdella manillensis* Lesson	动物冻干体	湖北	荆州民康生物技术有限公司
H19	菲牛蛭 *Poecilobdella manillensis* Lesson	动物冻干体	湖北	荆州民康生物技术有限公司
H20	菲牛蛭 *Poecilobdella manillensis* Lesson	动物冻干体	湖北	荆州民康生物技术有限公司
H21	菲牛蛭 Poecilobdella manillensis Lesson	动物冻干体	湖北	荆州民康生物技术有限公司
H22	菲牛蛭 Poecilobdella manillensis Lesson	动物冻干体	湖北	荆州民康生物技术有限公司

1.3 DNA 提取

水蛭单味药材的 DNA 提取：取待测药材 20～50 mg 于灭菌后的 1.5 mL 离心管中，用消毒后的小剪刀将待测样品剪碎，按组织/细胞基因组 DNA 快速提取试剂盒说明书提取总 DNA。

脑心通胶囊的 DNA 提取：取约 50 mg 脑心通胶囊细粉到 1.5 mL 灭菌离心管，加入 400 μL 缓冲液 AP1（该缓冲液为广谱植物基因组 DNA 快速提取试剂盒中自带试剂）和 20 μL 蛋白酶 K，按广谱植物基因组 DNA 快速提取试剂盒说明书提取总 DNA。9 批脑心通胶囊、缺水蛭的脑心通胶囊对照药材和分别含日本医蛭、菲牛蛭的脑心通胶囊对照样品均按上述方法提取得总 DNA，并分别定量至（50.0 ± 0.5）ng/μL，存于 −20 ℃冰箱备用。

1.4 引物的设计

在 NCBI 的 GenBank 数据库中下载水蛭正品所属的 2 个科（Haemopidae 和 Hirudinidae）下各物种的 *CO* Ⅰ 片段，其中 Haemopidae 共计 17 条，Hirudinidae 共计

47 条，登录号见表2 和表3。运用 BioEdit v7. 0. 4 软件对这些序列进行排序、比对、分析，发现这 2 个科之间的差异较大，而属下的差异较小，故本实验针对 Haemopidae 和 Hirudinidae 水蛭正品与伪品之间的种间差异，分别设计了针对宽体金线蛭和日本医蛭的水蛭特异性引物，其序列如表 4 所示。由北京六合华大基因科技有限公司（广州分公司）合成。

表 2　GenBank 中水蛭 Haemopidae 科下各物种的 *CO* Ⅰ 序列列表

拉丁名	GenBank 登录号	拉丁名	GenBank 登录号
Whitmania pigra	EU304459. 1	*Haemopis sanguisuga*	AF462021. 1、KP663469. 1
Whitmania acranulata	KM655838. 1	*Haemopis terrestris*	AY786459. 1
Whitmania acranulata	KC688271. 1	*Haemopis caeca*	AY040702. 1
Haemopis marmorata	AF003270. 1、FJ897515. 1	*Haemopis elegans*	EF125042. 1
Haemopis kingi	KM611858. 1	*Haemopis grandis*	AY425447. 1
Haemopis lateromaculata	AF116028. 1	*Whitmania laevis*	KM655839. 1、KC688269. 1、KT693113. 1、KT693112. 1

表 3　GenBank 中水蛭 Hirudinidae 科下各物种的 *CO* Ⅰ 序列列表

拉丁名	GenBank 登录号	拉丁名	GenBank 登录号
Hirudo nipponia	AY763153. 1、AY63153. 1	*Macrobdella ditetra*	DQ097215. 1
Poecilobdella manillensis	KC688268. 1、GQ368747. 1、AY425449. 1、JN412848. 1、KX579976. 1、KX215710. 1	*Poecilobdella nanjingensis*	LC145741. 1、LC145739. 1
Hirudo orientalis	JN104648. 1	*Aliolimnatis africana*	AY425451. 1
Hirudo sulukii	KU216242. 1、KU216239. 1	*Aliolimnatis buntonensis*	GQ368740. 1
Hirudo verbana	EF446680. 1、AY763150. 1	*Aliolimnatis oligodonta*	GQ368739. 1
Hirudo troctina	AY763155. 1	*Asiaticobdella fenestrata*	GQ368741. 1
Hirudo medicinalis	FJ655036. 1、AY786458. 1	*Limnatis nilotica*	AY425452. 1
Macrobdella decora	AF003271. 1	*Myxobdella annandalei*	GU394014. 1
Aliolimnatis michaelseni	GQ368738. 1	*Myxobdella sinanensis*	LC192132. 1
Goddardobdella elegans	GQ368742. 1	*Oxyptychus braziliensis*	AY425455. 1
Hirudinaria bpling	JQ846012. 1	*Philobdella gracilis*	DQ097218. 1
Limnatis paluda	GQ368755. 1	*Pintobdella chiapasensis*	GU394015. 1
Limnobdella mexicana	GQ368757. 1	*Tyrannobdella rex*	GU394016. 1
Macrobdella diplotertia	DQ097223. 1	*Philobdella floridana*	DQ097219. 1、DQ097220. 1
Poecilobdella javanica	KT693110. 1、KJ551853. 1、JN412851. 1、GQ368745. 1	*Erpobdella octoculata*	HQ336344. 1、AF003274. 1、HM246599. 1、HM246555. 1

表 4 宽体金线蛭和日本医蛭的特异性引物

水蛭物种	引物对	引物	序列（5′→3′）	扩增片段大小/bp
宽体金线蛭（*W. pigra*）	WF1R2	正向引物 *CO* Ⅰ WP F1	TTGGTGGGTTTGGTAATTGAC	202
		反向引物 *CO* Ⅰ WP R2	GATGGGCCTGAATGAGATACG	
	WF2R2	正向引物 *CO* Ⅰ WP F2	TGGGTTTGGTAATTGACTC	198
		反向引物 *CO* Ⅰ WP R2	GATGGGCCTGAATGAGATACG	
日本医蛭（*H. nipponia*）	HF1R2	正向引物 *CO* Ⅰ HN F1	GCCATTAATAGTTGGAGCAG	142
		反向引物 *CO* Ⅰ HN R2	CGGATATAATGTTCATCCAGC	

1.5 PCR 扩增

用上述制备的水蛭单味药材 DNA 和脑心通胶囊 DNA 作为模板，分别进行 PCR 扩增。扩增总体系为15 μL，其中待鉴定的 DNA 模板 0.5 μL，10 × PCR 缓冲液 1.5 μL，25 mmol/L $MgCl_2$ 溶液 1.5 μL，2.5 mmol/L dNTPs 1.2 μL，10 μmol/L 的特异性正向引物和10 μmol/L 的特异性反向引物各0.75 μL，5 U/μL 的 Taq DNA 聚合酶 0.1 μL，ddH_2O 8.7 μL；同时设置以 ddH_2O 为模板作为阴性对照。PCR 扩增反应程序为：95 ℃ 3 min；95 ℃ 45 s，55 ℃ 45 s，72 ℃ 1 min，39 个循环；72 ℃ 5 min。

1.6 琼脂糖凝胶电泳检测

以琼脂糖制备凝胶，并加入 SYBR™ Safe DNA gel stain 染色。取 5 μL PCR 扩增产物与 1 μL 6 × RNA/DNA Loading buffer 混合，于 1.5% 琼脂糖凝胶上进行点样，DNA Marker 为 GeneRuler 100 bp DNA Ladder。120 V 条件下电泳 20～30 min 后，置凝胶成像系统观察。

2 结果与分析

2.1 水蛭单味药材的特异性鉴别

分别用引物 WF1R2、WF2R2 和 HF1R2 对 22 个水蛭商品的 DNA 进行 PCR 扩增，电泳检测结果见图 1。图 1A、B 中，引物 WF1R2 和 WF2R2 可以有效扩增宽体金线蛭 *W. pigra* 的 DNA，电泳结果呈现出大小为 200 bp 左右的明亮条带；而日本医蛭（*H. nipponica*）、伪品菲牛蛭（*P. manillensis*）和空白对照均无扩增条带。另外，引物 HF1R2 对日本医蛭产生特异性扩增，有明亮清晰的条带，大小约 140 bp，而其他样品均呈阴性，无扩增条带（图 1C）。此外，为验证所获得条带为目的基因，将特异性引物所得 DNA 条带切胶纯化、测序以进行分析。就引物 WF1R2 和 WF2R2 而言，所得序列较长，利用 BLAST（basic local alignment search tool）工具与

GenBank 数据库中相关序列进行搜索匹配。结果显示，两对引物所对应的序列最高匹配物种均为宽体金线蛭，相似度达 96.2% ~ 100%。而引物 HF1R2 所得序列较短，GenBank 数据库中有较多其他物种的干扰，故将该序列直接与 *CO* Ⅰ通用引物对相应日本医蛭所扩增的序列进行序列比对。由图 2 可知，引物 HF1R2 所得序列与相应位点上 *CO* Ⅰ通用引物所得日本医蛭的序列一致，该特异性引物所获得的条带为相应的目的基因（*CO* Ⅰ通用引物所得日本医蛭的序列全长 658 bp，图 2 仅截取 180 ~ 360 位点的序列片段）。上述实验结果表明，引物 WF1R2/WF2R2 和 HF1R2 分别对宽体金线蛭和日本医蛭具有良好的特异性。

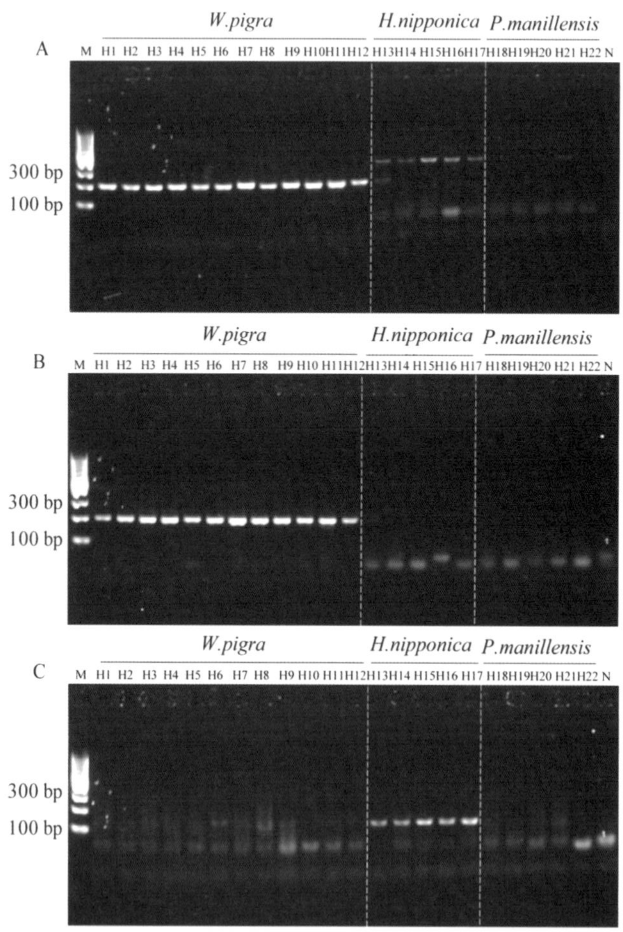

图 1　水蛭特异性引物 WF1R2（A）、WF2R2（B）和 HF1R2（C）对水蛭药材进行 PCR 的产物电泳检测图

M：DNA 相对分子质量标记；H1 ~ H22：水蛭药材；N：空白对照。

```
                                 ....|....| ....|....| ....|....| ....|....| ....|....| ....|....|
                                     185        195        205        215        225        235
H13-COI UNI-H. nipponica         TGGGTTTGGA AATTGATTAT TGCCATTAAT AGTTGGAGCA GTTGATATAT CATTTCCACG
                                              COI HN F1 ------------------------->
H13-HF1R2                        ---------- ---------- ---------- ---------- -TTGATATAT CATTTCCACG
H14-COI UNI-H. nipponica         TGGGTTTGGA AATTGATTAT TGCCATTAAT AGTTGGAGCA GTTGATATAT CATTTCCACG
H14-HF1R2                        ---------- ---------- ---------- ---------- -TTGATATAT CATTTCCACG
H15-COI UNI-H. nipponica         TGGGTTTGGA AATTGATTAT TGCCATTAAT AGTTGGAGCA GTTGATATAT CATTTCCACG
H15-HF1R2                        ---------- ---------- ---------- ---------- -TTGATATAT CATTTCCACG
H16-COI UNI-H. nipponica         TGGGTTTGGA AATTGATTAT TGCCATTAAT AGTTGGAGCA GTTGATATAT CATTTCCACG
H16-HF1R2                        ---------- ---------- ---------- ---------- -TTGATATAT CATTTCCACG
H17-COI UNI-H. nipponica         TGGGTTTGGA AATTGATTAT TGCCATTAAT AGTTGGAGCA GTTGATATAT CATTTCCACG
H17-HF1R2                        ---------- ---------- ---------- ---------- -TTGATATAT CATTTCCACG
Clustal Consensus                                                              ********* **********

                                 ....|....| ....|....| ....|....| ....|....| ....|....| ....|....|
                                     245        255        265        275        285        295
H13-COI UNI-H. nipponica         TCTTAATAAT CTAAGCTTTT GATTATTACC ACCATCTATA ATTATACTAC TAAGTTCCTC
H13-HF1R2                        TCTTAATAAT CTAAGCTTTT GATTATTACC ACCATCTATA ATTATACTAC TAAGTTCCTC
H14-COI UNI-H. nipponica         TCTTAATAAT CTAAGCTTTT GATTATTACC ACCATCTATA ATTATACTAC TAAGTTCCTC
H14-HF1R2                        TCTTAATAAT CTAAGCTTTT GATTATTACC ACCATCTATA ATTATACTAC TAAGTTCCTC
H15-COI UNI-H. nipponica         TCTTAATAAT CTAAGCTTTT GATTATTACC ACCATCTATA ATTATACTAC TAAGTTCCTC
H15-HF1R2                        TCTTAATAAT CTAAGCTTTT GATTATTACC ACCATCTATA ATTATACTAC TAAGTTCCTC
H16-COI UNI-H. nipponica         TCTTAATAAT CTAAGCTTTT GATTATTACC ACCATCTATA ATTATACTAC TAAGTTCCTC
H16-HF1R2                        TCTTAATAAT CTAAGCTTTT GATTATTACC ACCATCTATA ATTATACTAC TAAGTTCCTC
H17-COI UNI-H. nipponica         TCTTAATAAT CTAAGCTTTT GATTATTACC ACCATCTATA ATTATACTAC TAAGTTCCTC
H17-HF1R2                        TCTTAATAAT CTAAGCTTTT GATTATTACC ACCATCTATA ATTATACTAC TAAGTTCCTC
Clustal Consensus                ********** ********** ********** ********** ********** **********
                                 ....|....| ....|....| ....|....| ....|....| ....|....| ....|....|
                                     305        315        325        335        345        355
H13-COI UNI-H. nipponica         AATAATTGAA GGTGGTGTAG GAGCTGGATG AACATTATAT CCGCCATTAT CAGATTCAAT
                                                         <---------------------------- COI HN R2
H13-HF1R2                        AATAATTGAA GGTGGTGTAG GA-------- ---------- ---------- ----------
H14-COI UNI-H. nipponica         AATAATTGAA GGTGGTGTAG GAGCTGGATG AACATTATAT CCGCCATTAT CAGATTCAAT
H14-HF1R2                        AATAATTGAA GGTGGTGTAG GA-------- ---------- ---------- ----------
H15-COI UNI-H. nipponica         AATAATTGAA GGTGGTGTAG GAGCTGGATG AACATTATAT CCGCCATTAT CAGATTCAAT
H15-HF1R2                        AATAATTGAA GGTGGTGTAG GA-------- ---------- ---------- ----------
H16-COI UNI-H. nipponica         AATAATTGAA GGTGGTGTAG GAGCTGGATG AACATTATAT CCGCCATTAT CAGATTCAAT
H16-HF1R2                        AATAATTGAA GGTGGTGTAG GA-------- ---------- ---------- ----------
H17-COI UNI-H. nipponica         AATAATTGAA GGTGGTGTAG GAGCTGGATG AACATTATAT CCGCCATTAT CAGATTCAAT
H17-HF1R2                        AATAATTGAA GGTGGTGTAG GA-------- ---------- ---------- ----------
Clustal Consensus                ********** ********** **
```

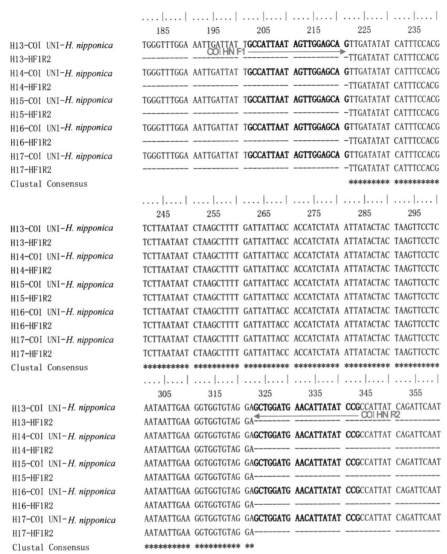

图 2　*CO* Ⅰ通用引物及水蛭特异性引物 HF1R2 对日本医蛭扩增所得序列对比

H13～H17：日本医蛭药材；*CO* Ⅰ UNI：*CO* 通用引物。

2.2　脑心通胶囊中水蛭药材的特异性鉴别

将引物 WF1R2 和 WF2R2 应用于脑心通胶囊中水蛭的检测（图 3A、B），均在 200 bp 左右大小时出现明亮清晰的条带。为验证是否为假阳性，将各条带切胶纯化、测序，并利用 BLAST 工具，与 GenBank 数据库中相关序列进行搜索匹配。结果显示，9 批脑心通胶囊所对应的序列最高匹配的物种为宽体金线蛭（*W. pigra*），相似度达 98%～99%。而在用引物 HF1R2 进行扩增时，脑心通胶囊中未检出明亮的条带（图 3C）。由此说明，脑心通胶囊中所用水蛭为宽体金线蛭，而不含日本医蛭，这与胶囊所用水蛭投料药材（H1～H7）鉴定结果一致。

为验证若有日本医蛭或菲牛蛭混入该胶囊中，这3对引物是否能检测出正品，本实验按照脑心通胶囊的制备工艺，自制了分别含日本医蛭和菲牛蛭的脑心通胶囊（NXT-12，NXT-18）。结果显示（图3），将引物HF1R2应用于NXT-12的检测时，出现了大小约140 bp的明亮条带，说明若该胶囊中含有另一药典收载的正品日本医蛭，引物HF1R2是可以将其鉴别出来的。而若胶囊中含有菲牛蛭，3对引物都不会扩增出条带，说明这3对引物用于脑心通胶囊中水蛭的鉴别具备特异性。

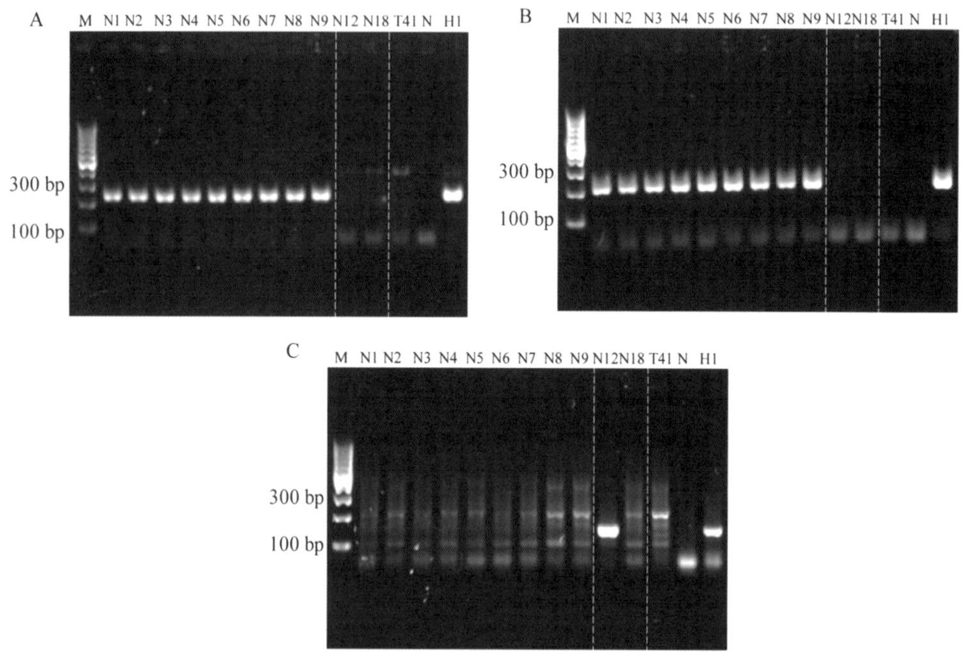

图3　水蛭特异性引物WF1R2（A）、WF2R2（B）和HF1R2（C）对脑心通胶囊进行PCR的产物电泳检测图

M：DNA相对分子质量标记；N1～N9：脑心通胶囊；N12：含日本医蛭的自制脑心通胶囊；N18：含菲牛蛭的自制脑心通胶囊；T41：缺水蛭的脑心通胶囊阴性对照；N：空白对照；H1：宽体金线蛭阳性对照；H13：日本医蛭阳性对照。

2.3　脑心通胶囊中水蛭的特异性鉴别灵敏度试验

测量脑心通胶囊总DNA质量浓度后，母液均定量至50.0±0.5 ng/μL作为标准质量浓度。然后分别以5倍梯度稀释，一共7个梯度，即分别稀释至质量浓度为10.0 ng/μL、2.0 ng/μL、0.4 ng/μL、0.8×10^{-1} ng/μL、1.6×10^{-2} ng/μL、3.2×10^{-3} ng/μL和6.4×10^{-4} ng/μL。用引物WF1R2、WF2R2和HF1R2对所有相应的脑心通胶囊进行PCR扩增（每个批次重复1次），琼脂糖凝胶电泳检测结果见图4～图6。

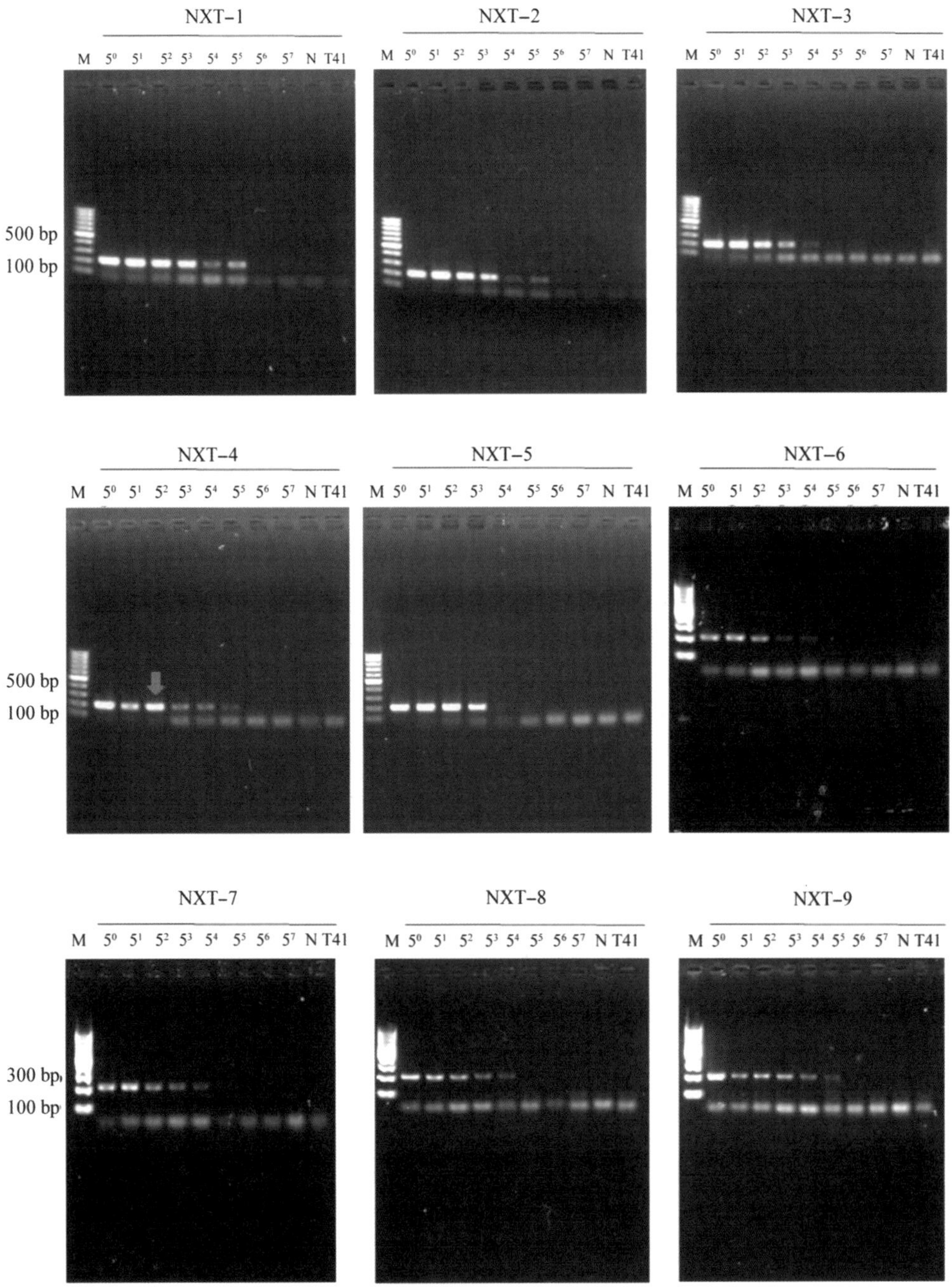

图 4　引物 WF1R2 对脑心通胶囊中水蛭鉴别的灵敏度检测

M：DNA 相对分子质量标记；N：空白对照；T41：缺水蛭的脑心通胶囊阴性对照；5^0 ～ 5^7：不同稀释倍数，分别对应 DNA 质量浓度为 50.0 ng/μL、10.0 ng/μL、2.0 ng/μL、0.4 ng/μL、0.8×10^{-1} ng/μL、1.6×10^{-2} ng/μL、3.2×10^{-3} ng/μL 和 6.4×10^{-4} ng/μL。

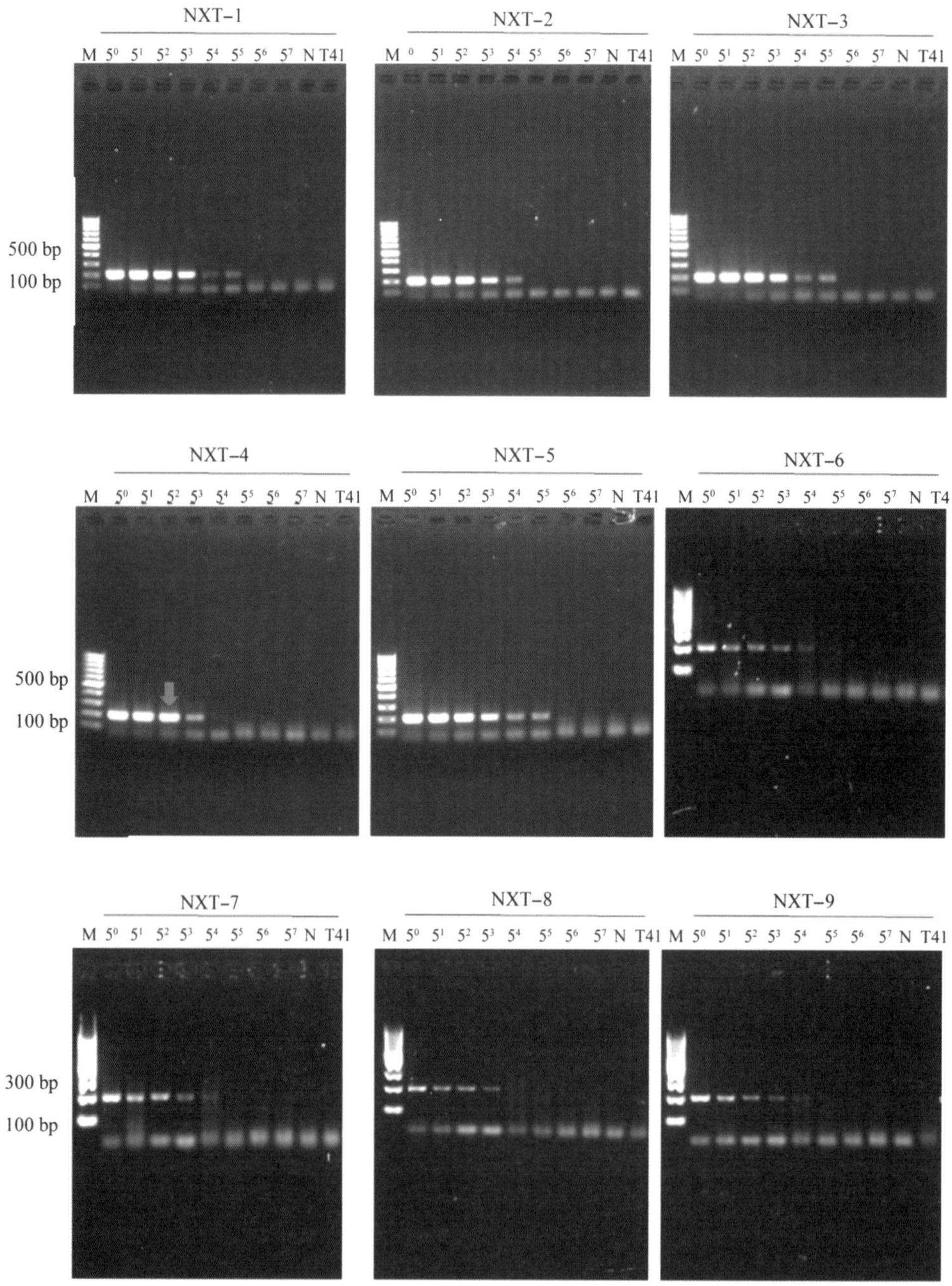

图 5　引物 WF2R2 对脑心通胶囊中水蛭鉴别的灵敏度检测

M：DNA 相对分子质量标记；N：空白对照；T41：缺水蛭的脑心通胶囊阴性对照；$5^0 \sim 5^7$：不同稀释倍数，分别对应 DNA 质量浓度为 50.0 ng/μL、10.0 ng/μL、2.0 ng/μL、0.4 ng/μL、0.8×10^{-1} ng/μL、1.6×10^{-2} ng/μL、3.2×10^{-3}和6.4×10^{-4} ng/μL。

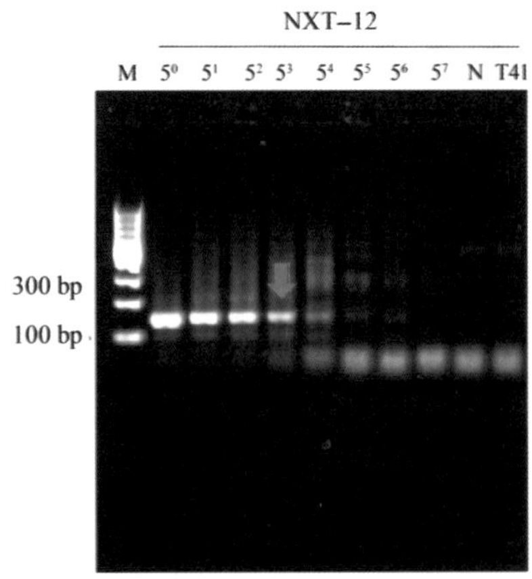

图 6 引物 HF1R2 对脑心通胶囊中水蛭鉴别的灵敏度检测

M：DNA 相对分子质量标记；N：空白对照；T41：缺水蛭的脑心通胶囊阴性对照；$5^0 \sim 5^7$：不同稀释倍数，分别对应 DNA 质量浓度为 50.0 ng/μL、10.0 ng/μL、2.0 ng/μL、0.4 ng/μL、0.8×10^{-1} ng/μL、1.6×10^{-2} ng/μL、3.2×10^{-3} 和 6.4×10^{-4} ng/μL。

3 讨论

基原鉴定是中药质量控制过程中最基础且最重要的一环。水蛭等动物类中药因其缺乏特征成分，且多数在加工过程中外部形态被破坏，组织细胞特征不明显，故很难对其进行物种鉴定和质量评价[12]。而当其以中成药形式入药，在含多味中药材的脑心通胶囊中对水蛭进行基原鉴定则难上加难，也少有人研究。DNA 分子鉴定技术以 DNA 作为标记物，不受外在形态的影响，具有特异性高、灵敏度好的特点。在 2015 年版《中国药典》（一部）中，正式收载了蕲蛇、乌梢蛇和川贝母的 DNA 分子鉴别方法及中药材 DNA 条形码分子鉴定指导原则[1]，标志着 DNA 分子鉴定方法成为继基原、性状、显微和薄层鉴别四大经典鉴别方法之后的第五大国家法定鉴别方法。

相较于其他线粒体基因，*CO* Ⅰ 基因包含的系统发育信号更为广泛[13]；且 GenBank 数据库中现存大量的水蛭 *CO* Ⅰ 基因序列可做参考，故本研究基于 *CO* Ⅰ 基因进行物种鉴定。此外，相较于他人的研究，本研究的不同之处在于，分别针对宽体金线蛭、日本医蛭设计了物种特异性引物以互相区分，而非采用 *CO* Ⅰ 的通用引物进行鉴别，原因有二：一是由于脑心通胶囊组成复杂，所含其他两味动物药（地龙和全蝎）均可被 *CO* Ⅰ 基因的通用引物扩增，易对水蛭的鉴别产生干扰；二是该胶囊中药材均经粉碎后入药，DNA 多有降解，而 *CO* Ⅰ 通用引物所得扩增片段较长（约 650 bp），不易在该胶囊中对水蛭进行扩增。研究结果显示，本研究所设计的这 3 对引物成功地应用于水蛭单味药材和脑心通胶囊中水蛭药材的鉴定。其中，引物 WF1R2 或 WF2R2 可以特异性鉴别宽体金线蛭，而引物 HF1R2 可以特异性鉴别日本医蛭；并且这 3 对引物均可以将水蛭正品与市场上常见的伪品菲牛蛭区分开。本实验采用 DNA 作为标记物，不受实验材料的整体性影响，具有专属性和特异性，且灵敏度高，弥补了传统的性状、显微鉴别等方法的不足，同时也进一步证实了将 DNA 分子鉴定技术应用于中成药中原料药材鉴定的可行性，可成为对水蛭药材或含水蛭的中成药进行鉴别的关键技术。

参考文献

[1] 国家药典委员会. 中华人民共和国药典 [M]. 一部. 北京：中国医药科技出版社，2015：83-84，1379.

[2] 刘飞，杨大坚. 中国水蛭人工养殖的现行模式调研 [J]. 世界科学技术——中医药现代化，2014，16 (10)：2170-2173.

[3] MING L I，CAO H，BUT P H，et al. Identification of herbal medicinal materials using DNA barcodes [J]. Journal of systematics and evolution，2011，49 (3)：271-283.

[4] FAN Y，FEI D，HONG C，et al. DNA barcoding for the identification and authentication of animal species in traditional medicine [J]. Evidence-based complementary and alternative medicine，2018，2018：1-18.

[5] 刘晓帆，刘春生，杨瑶珺，等. 基于 *CO* Ⅰ 基因的水蛭及其混伪品的 DNA 条形码研究 [J]. 北京中医药大学学报，2013，36 (1)：63-66.

[6] 徐云玲，聂晶. 水蛭及其近缘物种的 rDNA-ITS 序列分析 [J]. 中药材，2013，36 (6)：874-879.

[7] 刘飞，郭巧生，史红专，等. 蚂蟥和水蛭种间遗传变异和系统关系的 ITS 序列分析 [J]. 中国中药杂志，2011，36 (4)：414-419.

[8] 肖凌. 水蛭 DNA 鉴定、活性多肽分离及其作用机制的研究 [D]. 武汉：湖北中医药大学，2015.

[9] 郑晰，张永杰. 脑心通胶囊治疗稳定型心绞痛的临床效果 [J]. 中国医学导报，2016，13 (32)：137-140.

[10] 钟飞，李伟，李艳红. 脑心通胶囊对心肌梗死二级预防的疗效观察 [J]. 中西医结合心脑血管病杂志，2014，12 (4)：416-418.

[11] 杨柳，郭毅. 脑心通胶囊治疗短暂性缺血性脑发作的 Meta 分析 [J]. 中药药理与临床，2015，31 (4)：202-207.

[12] 王孟虎，许亮，康廷国，等. 动物类中药 DNA 条形码鉴定研究进展 [J]. 中国实验方剂学杂志，2016，22 (15)：227-234.

[13] HEBERT D N，CYWINSKA A，BALL L，et al. Biological identifications through DNA barcodes [J]. Proceedings of the royal society B：biological sciences，2003，270：313-321.

［作者：朱晓枭、胡恺恩、邵鹏柱、彭维、苏薇薇，原文发表于《中山大学学报（自然科学版）》，2020 年第 59 卷第 1 期，第 114-124 页］

基于纳升高效液相色谱－四极杆－静电场轨道阱超高分辨质谱技术研究脑心通胶囊中动物药蛋白质

［**摘要**］**目的**：建立脑心通胶囊中动物药的蛋白质类成分的分析方法。**方法**：以脑心通胶囊及其投料所用的地龙、水蛭、全蝎动物药材［分别对应通俗环毛蚓（*Metaphire vulgaris* Chen）、宽体金线蛭（*Whitmania pigra* Whitman）、东亚钳蝎（*Mesobuthus martensii* Karsch）］为研究对象，采用 SDS-PAGE 电泳技术分离脑心通胶囊及 3 味动物药材的总蛋白，并进行胶内酶解，同时对脑心通胶囊和全蝎药材的总蛋白进行直接酶解；利用纳升高效液相色谱－四极杆－静电场轨道阱超高分辨质谱技术研究脑心通胶囊中的蛋白质。采用 Proteome Discoverer 软件，检索环节动物门（Annelida. fasta）和节肢动物门（Arthropoda. fasta）蛋白质数据库以鉴定蛋白质。**结果**：在 9 批脑心通胶囊中有 5 个清晰的蛋白质条带稳定重现，其相对分子质量分别在 45 kDa、40 kDa、30 kDa、25 kDa、20 kDa 左右。在脑心通胶囊总蛋白中共鉴定到 28 个与动物药相关的蛋白质，这些蛋白质大多与细胞结构、能量代谢、物质运输有关。对胶囊 SDS-PAGE 中 5 个条带的蛋白质分别进行分析，各个条带中部分蛋白质可对应归属到 3 味动物药材；且新鉴定得到胍乙基磷酸丝氨酸激酶、甘油醛-3－磷酸脱氢酶等蛋白质，前者可能与抗凝血或溶栓活性有关。**结论**：本研究基于超高分辨质谱技术及蛋白质组学的研究方法用于脑心通胶囊中 3 种动物药的蛋白质分析，弥补了脑心通胶囊中蛋白类成分研究的空白，为阐明其动物药的物质基础以及进一步研究该胶囊药效与物质基础关联性提供了科学依据。

脑心通胶囊组方源于古方补阳还五汤，是由黄芪、丹参、当归、赤芍、川芎、桃仁、红花、醋乳香、醋没药、鸡血藤、牛膝、桂枝、桑枝、地龙、水蛭、全蝎 16 味中药直接以细粉制药而得。其功能主治益气活血、化瘀通络，用于气虚血滞、脉络瘀阻所致中风中经络、半身不遂、肢体麻木、口眼歪斜、舌强语謇、胸痹心痛、胸闷、心悸、气短、脑梗死、冠心病、心绞痛的治疗[1]。自 1993 年投入市场以来，多项现代医学研究表明，脑心通胶囊具有治疗稳定型心绞痛[2]、脑梗死[3]、短暂性脑缺血发作[4]、椎基底动脉供血不足[5]、颈动脉粥样硬化[6-7]等心脑血管疾病的临床疗效。

明确脑心通胶囊的物质基础是对其进行质量控制及药效研究的重要前提。目前已有的研究大多是针对脑心通胶囊中植物药的小分子物质，涉及该胶囊的指纹图谱[8]、含量测定[8-10]、全成分分析[11-12]、进入体内后原形和代谢物分析[13]等方面。而地龙、水蛭和全蝎3味动物药作为该胶囊组方中的臣药，其主要成分为蛋白质多肽类大分子物质，而这些大分子物质的分离、鉴定难度较大，尚缺乏特色的研究策略，使之成为解析脑心通胶囊中动物药物质基础的一大难题。

目前，对地龙、水蛭、全蝎蛋白类成分的研究报道主要集中于两方面：一是对总蛋白进行定量、相对分子质量分析或药理活性等相关研究[14-23]；二是在传统分离纯化技术的基础上，通过多维色谱等纯化得到单一组分，进行结构解析。迄今已发现48种地龙多肽类成分，并测定其相对分子质量、氨基酸序列等[24]。而对于全蝎而言，也有多项研究从其蝎毒中分离纯化得到多种多肽类物质[25-28]。质谱技术和蛋白质组学的发展，为开展动物药蛋白类成分的相关研究提供了新的思路和技术支持。基于自下而上（Bottom-up）质谱鉴定方法的"鸟枪法"（Shotgun）蛋白质组学研究策略因其灵敏度、分析通量更高，成为目前蛋白质组学的主流思路[29]。该策略采用母离子的精确质量和碎片离子的信息来确定肽段序列，用Mascot、SEQUEST等软件进行数据库检索，完成蛋白质多肽的鉴定。

近年来有少数学者对地龙、水蛭和全蝎相关物种进行蛋白质组学的研究，其中包括参环毛蚓 *Amynthas aspergillus* E. Perrier[30]、威廉环毛蚓 *Metaphire guillelmi* Michaelsen[31]、日本医蛭 *Hirudo nipponica* Whitman[32]和东亚钳蝎 *Mesobuthus martensii* Karsch[33-34]。前期研究显示，脑心通胶囊中地龙、水蛭、全蝎的投料药材分别为通俗环毛蚓 *Metaphire vulgaris* Chen（或威廉环毛蚓）[35]、宽体金线蛭 *Whitmania pigra* Whitman[36]、东亚钳蝎[37]，其中通俗环毛蚓和宽体金线蛭尚未有报道其蛋白质组学相关的研究。此外，已报道的研究对象均是新鲜的动物样品，而脑心通胶囊中的动物药是经过水煮（全蝎）、晾干、粉碎的中药材，其蛋白质组成与新鲜样品或有不同。本研究以脑心通胶囊及其投料所用的地龙、水蛭、全蝎等动物药材为研究对象，采用SDS-PAGE电泳技术分离其总蛋白，并进行胶内酶解，同时对脑心通胶囊和全蝎药材的总蛋白进行直接酶解；利用纳升高效液相色谱-四极杆-静电场轨道阱超高分辨质谱（nanoLC/Q exactive HF orbitrap UHR-MS）技术对蛋白质进行分离和分析，采用Proteome Discoverer软件检索相关蛋白质数据库进行蛋白质鉴定，以期明确脑心通胶囊中动物药的蛋白质类成分物质基础，推进脑心通胶囊药效与物质基础关联性的研究。

1 材料

1.1 仪器

T10 basic Homogenizer workcenter 匀浆器（德国IKA公司）；5430R型多功能离

心机（加拿大 Eppendorf 公司）；Mini-Protein 垂直电泳系统（美国 Bio-Rad 公司）；多孔超微量核酸蛋白分析仪（Epoch）（美国 BioTek 公司），Arium mini 超纯水器（美国 Sartorius 公司）；十万分之一电子分析天平（MS205DU，瑞士 Mettler Toledo 公司）；冻干机 ALPHA 1 -4 LD plus（德国 Marin Christ 公司）；Dionex Ultimate 3000（RSLC nano System）纳升液相色谱仪、Q Exactive HF 组合型四极杆 Orbitra 质谱仪、色谱柱 Acclaim PepMap RSLC（75 μm × 15 cm，nanoViper C_{18}，2 μm，10 nm）（美国 ThermoFisher Scientific 公司）。

1.2 试药

RIPA 裂解（强）（货号：P0013B）、BCA 蛋白浓度测定试剂盒（增强型）（货号：P0009）、5 × SDS-PAGE 蛋白上样缓冲液（货号：P0015L）、考马斯亮蓝超快染色液（货号：P0017F）（上海碧云天生物技术有限公司）。10% 丙烯酰胺快速免染制胶试剂盒（货号：1610183，Bio-Rad），10% 过硫酸铵（APS）（上海麦克林生化科技有限公司），TEMED（广州佳研生物科技有限公司，分析纯），预染彩色蛋白 Marker（货号：M221、M223，GenStar）；尿素（批号：20170601，广州化学试剂厂，分析纯），Tris 碱（货号：ST0711，Bomeibio），盐酸（批号：2019110108，广州化学试剂厂），丙酮（货号：SP13AR -4，广东市信洪贸易有限公司），三氟乙酸（TFA）（货号：T103195，阿拉丁），乙腈（批号：184866、181195，Fisher Chemical），Pierce Peptide Desalting Spin Columns（货号：89852，Thermofisher），碳酸氢铵（货号：F1924204，阿拉丁），甲醇（批号：100296，Honeywell），胰蛋白酶 Sequencing Grade Modified Trypsin（货号：V5111，Promega），二硫苏糖醇（DTT）（货号：D104860，阿拉丁），碘乙酸（IAA）（货号：I4386，Sigma），氢氧化钠（货号：P1338830，General-Reagent），甲酸（批号：179246，Fisher Scientific）。

1.3 样品

脑心通胶囊 9 批（批号：171275、171278、1712103、1712104、1712105、180478、180585、180655、180721，规格：0.4 g/粒），均来自陕西步长制药有限公司，编号 NXT -（1）～ NXT -（9）。脑心通胶囊中地龙、水蛭、全蝎对应的投料药材，以及水蛭、全蝎相应物种的动物冻干体，样品信息见表 1。其中，编号 P3、H6、S6、H8 等样品由广东省药品检验所饮片室李华鉴定，编号 S14 的全蝎样品由中国科学院北京基因组研究所石承民教授鉴定，且所有样品均使用线粒体细胞色素 *c* 氧化酶亚基 Ⅰ（cytochrome *c* oxidase subunitI，*CO* Ⅰ）的通用引物（LCO1490：5′ - GGTCAACAAATCATAAAGATATTGG - 3′，HCO2198：5′ - TAAACTTCAGGGTGACCAAAAAATCA - 3′）进行分子鉴定以核准。水蛭（蚂蝗）对照药材（批号：121061 - 201305，规格：3 g/瓶，样品编号 T4838）；全蝎对照药材（批号：121044 - 201104，规格：0.5 g/支，样品编号 T4839）（中国食品药品检验研究院，样品保存于中山大学生命科学学院）。

表1　地龙、水蛭及全蝎动物药样品

编号	样品	样品状态	产地	来源
P3	通俗环毛蚓（*Metaphire vulgaris*）	干燥药材	上海	陕西步长制药有限公司
H6	宽体金线蛭（*Whitmania pigra*）	干燥药材	山东	陕西步长制药有限公司
S6	东亚钳蝎（*Mesobuthus martensii*）	干燥药材	陕西	陕西步长制药有限公司
H8	宽体金线蛭（*Whitmania pigra*）	冷冻动物体	广东	广东省连州水蛭养殖场
S14	东亚钳蝎（*Mesobuthus martensii*）	冷冻动物体	河北	中国科学院动物研究所

2　方法

2.1　总蛋白的提取

各动物药材粉碎成细粉，分别取地龙、水蛭、全蝎药材细粉、脑心通胶囊内容物适量，按每20 mg样品加入200 μL RIPA裂解液的比例加入裂解液（RIPA裂解液在使用前加入PMSF，使PMSF的最终浓度为1 mmol/L）。涡旋振荡混匀后4 ℃放置30 min，其间每隔10 min涡旋振荡1次。冷冻动物取组织适量，按每20 mg样品加入200 μL RIPA裂解液的比例加入裂解液，在冰浴上进行匀浆至充分溶解，4 ℃放置30 min。上述样品充分裂解后，离心10 min（13000 r/min，4 ℃），取上清液。向上清液中缓慢加入4倍体积的－20 ℃预冷丙酮，置－20 ℃沉淀蛋白质过夜。取上述样品，离心15 min（13000 r/min，4 ℃），弃上清液。沉淀用4倍体积的－20 ℃预冷丙酮清洗2次，每次清洗后离心15 min（13000 r/min，4 ℃），弃上清液。沉淀在通风橱风干，去除残余丙酮。用UA Buffer（含8 mol/L尿酸和0.1 mol/L Tris-HCl，pH 8.5）复溶沉淀，BCA法测定。

2.2　SDS-PAGE电泳分析

用快速免染丙烯酰胺制胶试剂盒（分离胶质量浓度为10%）制备SDS-PAGE电泳凝胶。测定蛋白质样品质量浓度后，取适量蛋白质样品，加入5×SDS-PAGE蛋白上样缓冲液及一定量的PBS缓冲液，稀释蛋白质样品至质量浓度为1.25 μg/μL，混匀后100 ℃煮沸10 min。取样品上样，每孔20 μL。先在80 V电压下进行电泳，约10 min，当溴酚蓝染料浓缩成一条线且到达分离胶时，改用250 V电压进行电泳直至溴酚蓝指示剂到达距离凝胶底部约0.5 cm处时停止电泳，关闭电源。电泳结束后取出凝胶，用去离子水清洗，然后将其置于摇床上，加入考马斯亮蓝染色液染色约30 min。倒掉染色液后加入适量去离子水脱色，并适时更换去离子水，直至凝胶背景清晰，取出后拍照。

2.3 蛋白质酶解

2.3.1 蛋白质直接酶解 ①取适量丙酮沉淀后风干的蛋白质粉末，加入100 mmol/L AMBIC溶液（称取碳酸氢铵固体0.7906 g，加入超纯水90 mL和甲醇10 mL，充分溶解）200 μL，复溶后使用BCA法测定；取蛋白质100 μg，用AMBIC稀释至1 μg/μL。②加入200 mmol/L DTT溶液至其终质量浓度为5 mmol/L，置于30 ℃处理30 min。③加入200 mmol/L IAA溶液（称取IAA固体37.2 mg，加入100 mmol/L氢氧化钠溶液1 mL，充分溶解，现配现用）至其终质量浓度为25 mmol/L，黑暗环境（37 ℃）处理30 min。④按照1∶50的体积比加入1 μg/μL胰蛋白酶，37 ℃处理12～16 h。

2.3.2 蛋白质胶内酶解 用手术刀片切下SDS-PAGE电泳后凝胶中目标条带，分别进行胶内酶解，步骤如下：①脱色。将条带切成1 mm×1 mm×1 mm大小的小块，置于1.5 mL离心管中，每管加入脱色液（50 mmol/L碳酸氢铵/30%乙腈溶液）600 μL室温脱色，清洗至透明，去除上清液。期间每1～2 h更换一次脱色液以加快脱色。②干胶。每管加入乙腈300 μL，振摇至胶粒变白，吸去乙腈，挥干。③每管加入10 mmol/L DTT/50 mmol/L碳酸氢铵溶液300 μL，振荡混匀至胶块泡胀呈透明状，56 ℃放置1 h，随后弃上清液、重复步骤②。④每管加入60 mmol/L IAA/50 mmol/L碳酸氢铵溶液300 μL，避光振荡混匀至胶块泡胀呈透明状，暗处反应30 min，随后弃上清液、重复步骤②。⑤每管加入50 mmol/L碳酸氢铵溶液80 μL，再加入胰蛋白酶（1 μg/μL）2 μg，37 ℃酶解过夜。⑥每管加入0.1%甲酸乙腈溶液200 μL，振荡5 min，吸取上清液至干净的离心管中。⑦凝胶中再加入0.1%甲酸溶液30 μL，振荡5 min；再加入0.1%甲酸乙腈溶液200 μL，振荡5 min，吸取上清液。将2次上清液合并，用冻干机冻干。

2.4 液质联用分析

酶解后的蛋白质样品使用Pierce Peptide Desalting Spin Columns按其操作手册进行脱盐处理，脱盐后的肽段样品用冻干机冻干，每管肽段样品以0.1%甲酸溶液复溶，进行液质联用分析。

液相色谱为Dionex Ultimate 3000系统；色谱分析柱为Acclaim PepMap RSLC（75 μm × 15 cm，nanoViper C_{18}，2 μm，10 nm），预柱为Acclaim PepMap 100（75 μm×2 cm，nanoViper C_{18}，3 μm，10 nm）；流动相A为0.1%甲酸溶液，流动相B为80%乙腈溶液（含0.1%甲酸）。梯度洗脱程序：0～3 min，3% B；3～7 min，3%～8% B；7～51 min，8%～32% B；51～56 min，32%～99% B；56～60 min，99% B；60～60.1 min，99%～3% B；60.1～70 min，3% B，流速为400 mL/min；进样量为1 μL。Q Exactive HF组合型四极杆Orbitrap超高分辨质谱仪，正离子扫描方式，一级质谱扫描范围 m/z 350～1500，分辨率 6×10^4。Auto gain control（AGC）为 3×10^6，采用高能诱导裂解（HCD）方式裂解，归一化碰撞能量27%，采用FT采集二级质谱数据，分辨率 1.5×10^4，采用"Top Speed"算法进行数据依赖扫描，离子强度高于 5×10^6 的一级离子进行二级碎裂，动态排除时间为60 s。数据采集和处理使用Xcalibur 4.1软件。

2.5 蛋白质鉴定

得到的质谱数据导入Proteome Discoverer 2.2软件，采用Sequest HT算法对二级质谱进行处理，检索数据库UniProt（http://www.uniprot.org）环节动物门（Annelida.fasta，2019年11月24日下载）、节肢动物门（Arthropoda.fasta，2019年11月24日下载）；Sequest HT参数设置：酶切方式设置为Trypsin（full），最高允许2个漏切位点，最短肽段长度为6，母离子质量偏差为10 ppm，碎片离子的质量偏差为0.02 Da。半胱氨酸残基C端固定修饰+57.021 U，甲硫氨酸肽末端可变修饰+15.995 U，蛋白质末端可变修饰乙酰化+42.011 U。多肽匹配误差率使用Target-Decoy策略与正确和错误匹配的Percolator建模相结合来确定。使用由Percolator测定的0.01的 q 卡值在肽段匹配水平上过滤数据以控制错误。

3 结果与分析

3.1 SDS-PAGE电泳分析

将脑心通胶囊以及胶囊投料所用动物药对应的地龙、水蛭、全蝎单味药材，水蛭和全蝎的冷冻动物体等样品提取总蛋白，进行SDS-PAGE电泳分析，结果如图1所示（上样量为25 μg）。

就脑心通胶囊而言，出现5条较明显的蛋白质条带，相对分子质量分别在45 kDa、40 kDa、30 kDa、25 kDa、20 kDa左右，且这5个条带在9批脑心通胶囊的蛋白质SDS-PAGE电泳结果中均稳定重现（图2）。在水蛭类样品中，宽体金线蛭药材（H6）及其对照药材（T38）主要有2条蛋白质条带，分布在25～30 kDa，且对照药材的条带亮度较宽体金线蛭药材明亮；而冷冻的宽体金线蛭（H8）呈现出较多清晰的蛋白质条带，在高和低的相对分子质量区域都有分布，其中较明亮的条带在100 kDa、45 kDa左右，同时也包含H6、T38两个宽体金线蛭药材中呈现的2条蛋白质条带。在2015年版《中国药典》中[1]，水蛭药材是在捕捉动物体后，用沸水烫死，晒干或低温干燥而得。对比水蛭药材和冷冻的水蛭样品的蛋白质条带，可以推测二者蛋白质的差异可能与水蛭药材的加工方式有关。

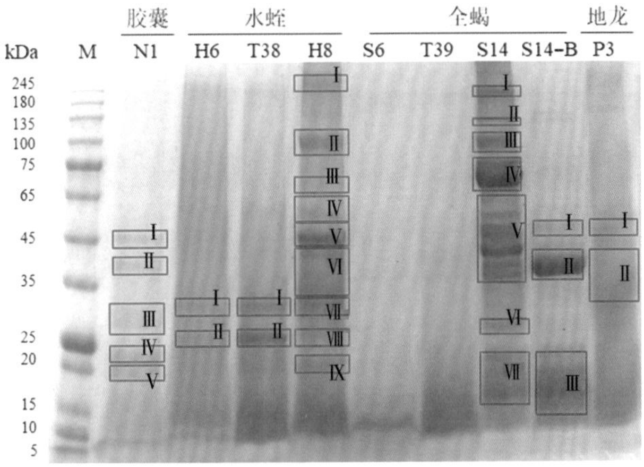

图 1　脑心通胶囊及单味动物药蛋白质的 SDS-PAGE 图

注：M：蛋白质分子量标准；N1：脑心通胶囊［NXT－(1)］；H6：宽体金线蛭药材；T38：宽体金线蛭对照药材；H8：宽体金线蛭冷冻动物体；S6：东亚钳蝎药材；T39：全蝎对照药材；S14：东亚钳蝎冷冻动物体；S14～S14－B：沸水煮后阴干；P3：通俗环毛蚓药材。

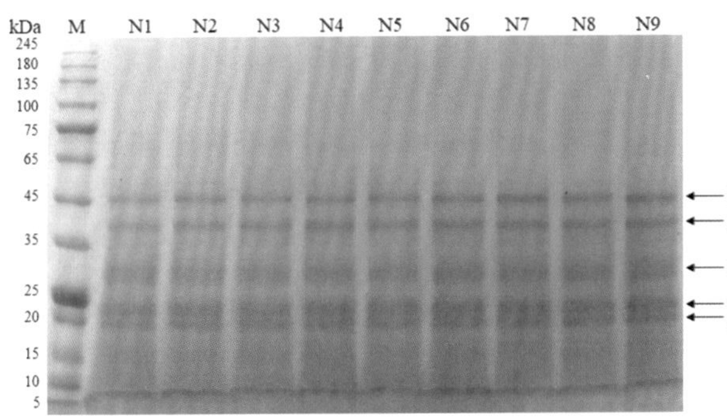

图 2　9 批脑心通胶囊蛋白质的 SDS-PAGE 图

在全蝎类样品中，全蝎药材（S6）和全蝎对照药材（T39）均没有明显的条带；而在全蝎冷冻样品（S14）中呈现出分布于高、低相对分子质量的多个清晰条带，其中较多的蛋白分布于 35～100 kDa，并以 65～75 kDa 的蛋白质条带最为明亮。全蝎药材是在捕捉动物体后，将其置沸水或沸盐水中，煮至全身僵硬后阴干所得。对于全蝎药材和全蝎冷冻样品之间极大的蛋白质差异，可能是因为药材加工工艺中，经过一定时间的高温煮制，极大地破坏了其所含的蛋白质。为了验证这一点，取部分冷冻全蝎样品按照 2015 年版《中国药典》上全蝎药材的加工方式进行沸水煮制、阴干，得样品 S14－B。从其蛋白质条带来看，相较于冷冻全蝎（S14）来说，S14－B 的蛋白质条带明显减少，其中以 35～40 kDa 的条带最为清晰明亮。由此可以看出，沸水煮制等加工过程会在很大程度上破坏全蝎所含蛋白质。

而在脑心通胶囊对应的投料药材通俗环毛蚓（P3）中，相对分子质量为45 kDa

以及 30～35 kDa 有 2 条较为清晰的条带。本实验暂未收集到通俗环毛蚓的基原动物，但与相关研究中地龙基原动物的蛋白 SDS-PAGE 结果[38]比较，通俗环毛蚓药材中蛋白质条带数目较少，虽然其药材加工工艺简单（将动物体剖开腹部去除内脏和泥沙，洗净，晒干或低温干燥），并没有经受高温处理，但或许其工艺不稳定或储存条件等也在一定程度上破坏了其中的蛋白质。

3.2 蛋白质鉴定

3.2.1 脑心通胶囊总蛋白的鉴定 UniProt（universal protein）是目前蛋白质信息最丰富、资源最广泛的免费数据库。以药典收载的地龙、水蛭、全蝎药材的各基原动物的拉丁名在 UniProt 中搜索，结果显示与地龙、水蛭和全蝎相关的蛋白质信息分别有 52 条、17 条和 216 条。考虑到物种的亲缘性以及数据库中蛋白质的丰富程度，在进行蛋白质鉴定时选择地龙、水蛭和全蝎所属的"门"下数据库，即地龙和水蛭所属环节动物门（Annelida）、全蝎所属节肢动物门（Arthropoda）。

取脑心通胶囊 NXT-(1) 的蛋白质粉末，按照"2.3.1 节"步骤进行酶解，得肽段后按"2.4 节"及"2.5 节"步骤进行液质分析和蛋白质鉴定。采用 Proteome Discoverer 2.2 软件检索 UniProt 中 Annelida 和 Arthropoda 的蛋白质数据库，分别匹配鉴定到 11、17 个蛋白质，结果见表 2、表 3。这 28 个蛋白质相对分子质量为 11.2～96.3 kDa，包含：参与细胞保护、协同免疫等生理过程的热休克蛋白（heat shock protein）[39]；对保持细胞形状、运动和胞内物质运输起到重要作用的微管蛋白（Tubulin）；在翻译时可促进多肽链延伸的延伸因子 1-α（elongation factor 1-α）；泛素蛋白（ubiquitin），其是蛋白质降解的标记，在 DNA 修复、基因转录调控和信号转导等生命活动中发挥重要作用[40]；钙调蛋白（calmodulin），这是生长、增殖和运动等关键过程的信号通路调节蛋白。

表 2 脑心通胶囊总蛋白与 UniProt 中环节动物门蛋白质数据库匹配鉴定结果

序号	UniProt ID	蛋白质名称	对应物种	相对分子质量/kDa	肽段数目	理论等电点	覆盖范围/%
1	T1FKM2	未经鉴定的蛋白	加州水蛭（*Helobdella robusta*）	96.3	1	5.78	1
2	A0A286Q4U2	ATP 合成酶 α 亚基	冰虫属物种（*Mesenchytraeus hydrius*）	59.6	3	9.22	6
3	A0A286Q4U7	ATP 合成酶 β 亚基	冰虫属物种（*Mesenchytraeus antaeus*）	56.7	1	6.20	2
4	A0A286Q4Z0	延伸因子 1-α	冰虫属物种（*Mesenchytraeus solifugus*）	51.4	2	9.13	4
5	A0A286Q4X5	微管蛋白 α 链	冰虫属物种（*Mesenchytraeus antaeus*）	50.1	1	5.06	3
6	Q2LDZ7	细胞质肌动蛋白	日本医蛭（*Hirudo medicinalis*）	42.4	4	5.39	14
7	T1FS97	未经鉴定的蛋白	加州水蛭（*Helobdella robusta*）	31.6	1	9.36	3
8	R7V9W7	未经鉴定的蛋白	海蠕虫（*Capitella teleta*）	16.8	2	4.22	19
9	T1EHB8	组蛋白 H2A	加州水蛭（*Helobdella robusta*）	14.4	1	10.87	6
10	Q2I6A1	泛素蛋白（片段）	赤子爱胜蚓（*Eisenia fetida*）	13.7	1	7.40	13
11	Q5MCH2	线粒体 ATP 合成酶 α 亚基（片段）	颚蛭科水蛭，鸭蛭（*Theromyzon tessulatum*）	11.2	2	9.41	26

表3　脑心通胶囊总蛋白与UniProt中节肢动物门蛋白质数据库匹配鉴定结果

序号	UniProt ID	蛋白质名称	对应物种	相对分子质量/kDa	肽段数目	理论等电点	覆盖范围/%
1	A0A3B0JR99	热休克蛋白83	管氏果蝇（*Drosophila guanche*）	81.8	1	5.05	1
2	A0A5E4MRQ3	热休克蛋白70 kD	雪松长足大蚜（*Cinara cedri*）	73.0	1	5.33	2
3	I3NNU7	ATP合成酶β亚基	斑节对虾（*Penaeus monodon*）	55.8	1	5.20	2
4	A0A131XWB5	微管蛋白α链（片段）	蓖子硬蜱（*Ixodes ricinus*）	50.3	1	5.10	3
5	A0A131XVH2	微管蛋白α链	蓖子硬蜱（*Ixodes ricinus*）	50.0	1	5.10	3
6	A0A3Q8T8U7	延伸因子1-α（片段）	蛀褐夜蛾属（*Busseola sp.*）	45.1	2	8.48	5
7	A0A0K8RCY6	微管蛋白β链	蓖子硬蜱（*Ixodes ricinus*）	45.1	1	5.97	3
8	A0A1A9UZH9	未经鉴定的蛋白	采采蝇（*Glossina austeni*）	41.5	1	4.68	4
9	B2XY29	肌动蛋白（片段）	暗钓鱼蜘蛛（*Dolomedes tenebrosus*）	40.0	5	5.99	16
10	N0DV32	肌球蛋白重链3型（片段）	斑节对虾（*Penaeus monodon*）	34.5	1	5.59	5
11	A0A481T074	40s核糖体蛋白（片段）	斑衣鱼（*Thermobia domestica*）	31.4	1	9.57	5
12	A0A5E4NNV1	未经鉴定的蛋白	雪松长足大蚜（*Cinara cedri*）	26.0	6	4.82	23
13	A0A0C5DQL2	精氨酸激酶（片段）	多彩袖蝶（*Heliconius hecuba*）	22.6	3	7.56	20
14	A0A1V9Y2C6	角质层蛋白10.9样（片段）	厉螨属物种（*Tropilaelaps mercedesae*）	18.0	1	7.47	7
15	A0A3B0J5N8	钙调蛋白	管氏果蝇（*Drosophila guanche*）	16.8	2	4.22	19
16	P08985	组蛋白H2A	黑腹果蝇（*Drosophila melanogaster*）	15.0	1	10.24	6
17	A0A0K8RQA6	推测的泛素蛋白/40s核糖体蛋白s27a结合体（片段）	蓖子硬蜱（*Ixodes ricinus*）	14.5	1	9.82	12

在这些蛋白质中，来自与地龙、水蛭和全蝎近缘物种的并不多，有1个泛素蛋白来自赤子爱胜蚓（*Eisenia fetida*），另外有3个蛋白质来自加州水蛭，包括2个未经鉴定的蛋白质和1个组蛋白；此外，还有1个细胞质肌动蛋白（cytoplasmic actin）来自日本医蛭（*H. nipponica*）。未鉴定到与全蝎近缘物种相关的蛋白质，这可能是因为全蝎药材在加工时经过沸水煮制等高温过程，极大地破坏了其所含蛋白质。而全蝎中的蛋白质是蝎毒的主要活性组分，也是全蝎毒性的主要来源。脑心通胶囊中未鉴定到与全蝎或其近缘物种相关的蛋白质，在一定程度上也说明该胶囊的安全性。

除了动物药之外，脑心通胶囊中其他13味植物药大部分是以根、茎、藤、树脂入药，蛋白类成分含量很低或几乎没有，但黄芪、赤芍、丹参、川芎和桃仁等药材有蛋白质相关的研究报道[41-45]，因而也搜索了UniProt中这5种药材所属的"科"下对应的蛋白质数据库，最终在赤芍对应的毛茛科Ranunculaceae蛋白质数据库（Ranunculaceae. fasta，2019年11月24日下载）中匹配鉴定到10个蛋白质（表4）。它们的相对分子质量为15.6～158.2 kDa，其中有2个是未经鉴定的蛋白质，也包含ATP合成酶、延伸因子1-α、肌动蛋白、组蛋白H2A等在环节动物门和节肢动物门物种中检索到的蛋白。此外，还有蛋白激酶（protein kinase）、核酮糖二磷酸羧化酶（ribulose bisphosphate carboxylase）、乙酰辅酶 A 羧化酶（acetyl-CoA carboxylase）等酶类。

表 4　脑心通胶囊总蛋白与 UniProt 中毛茛科蛋白质数据库匹配鉴定结果

序号	UniProt ID	蛋白质名称	对应物种	相对分子质量/kDa	肽段数目	理论等电点	覆盖范围/%
1	A0A2G5DFP0	蛋白激酶结构域蛋白	洛矶山耧斗菜（*Aquilegia coerulea*）	158.2	1	6.35	1
2	A0A2G5DWD2	未经鉴定的蛋白	洛矶山耧斗菜（*Aquilegia coerulea*）	70.5	1	5.00	2
3	A0A2G5DAE5	Aldedh 结构域蛋白	洛矶山耧斗菜（*Aquilegia coerulea*）	58.3	1	7.43	1
4	C6G1P7	二磷酸核酮糖羧化酶大链（片段）	金针小檗（*Berberis fortunei*）	51.3	1	6.43	2
5	A0A2G5E2K5	未经鉴定的蛋白	洛矶山耧斗菜（*Aquilegia coerulea*）	47.9	1	6.37	1
6	Q9T768	ATP 合成酶 α 亚基（片段）	黄根木（*Xanthorhiza simplicissima*）	45.2	2	7.36	5
7	D4NUX4	延伸因子 1-α（片段）	黑升麻（*Actaea racemosa*）	44.6	2	8.40	5
8	J9R4U0	肌动蛋白（片段）	夏侧金盏花（*Adonis aestivalis*）	37.0	2	5.85	8
9	A0A2G5F4W5	乙酰辅酶 a 羧化酶的生物素羟基载体蛋白	洛矶山耧斗菜（*Aquilegia coerulea*）	31.3	1	7.93	4
10	A0A2G5EB85	组蛋白 H2A	洛矶山耧斗菜（*Aquilegia coerulea*）	15.6	1	10.64	6

3.2.2　脑心通胶囊中蛋白质的动物药材归属　脑心通胶囊中，地龙、水蛭、全蝎单味药材等样品的蛋白质经 SDS-PAGE 电泳分离后得到了多组条带，将各条带按图 1 所示红框区域依次切割，按照"2.3.2 节"方法进行酶解；同时，取全蝎药材的蛋白质粉末，按照"2.3.1 节"方法进行酶解。取上述肽段样品，按照"2.4 节"及"2.5 节"进行液质分析和蛋白质鉴定。

采用 Proteome Discoverer 2.2 软件进行分析，地龙和水蛭类样品的蛋白质检索 UniProt 中的环节动物门 Annelida 蛋白质数据库，全蝎类样品的蛋白质检索节肢动物门 Arthropoda 蛋白质数据库，而脑心通胶囊的蛋白样品分别检索 Annelida 和 Arthropoda 这两个动物门下的蛋白质数据库。脑心通胶囊蛋白质的 SDS-PAGE 电泳结果中有 5 个蛋白质条带稳定重现，将这 5 个蛋白条带匹配鉴定到的蛋白质与地龙、水蛭、全蝎类样品中鉴定到的蛋白质进行比对，得出 5 个条带中蛋白质对应的药材归属，结果如表 5 ～ 表 7 所示；各蛋白质的二级质谱碎裂图如图 3 所示。

表 5　脑心通胶囊与地龙药材共有的蛋白质及其在 SDS-PAGE 图中的条带分布

UniProt ID	蛋白质名称	对应物种	相对分子质量/kDa	样品及条带分布	
				NXT	P3
I0E0A8	胍乙基磷酸丝氨酸激酶	线蚓属物种（*Enchytraeus sp. CD-2012*）	41.8	Ⅰ、Ⅱ、Ⅴ	Ⅰ、Ⅱ
A0A2I7YV73	肌动蛋白	赤子爱胜蚓（*Eisenia fetida*）	41.9	Ⅲ	Ⅱ

注：P3 为通俗环毛蚓药材。

表 6　脑心通胶囊与水蛭类样品共有的蛋白质及其在 SDS-PAGE 图中的条带分布

UniProt ID	蛋白质名称	对应物种	相对分子质量/kDa	样品及条带分布			
				NXT	H6	T38	H8
A0A286Q4Z0	延伸因子 1－α	冰虫属物种（*Mesenchytraeus solifugus*）	51.4	Ⅰ、Ⅲ	—	Ⅱ	—
Q2LDZ7	细胞质肌动蛋白	日本医蛭（*Hirudo medicinalis*）	42.4	Ⅰ、Ⅱ、Ⅳ、Ⅴ	Ⅰ、Ⅱ	Ⅰ、Ⅱ	Ⅶ、Ⅷ、Ⅸ
A0A2I7YV10	甘油醛-3－磷酸脱氢酶	赤子爱胜蚓（*Eisenia fetida*）	36.2	Ⅱ	—	Ⅰ、Ⅱ	—
A0A2I7YV73	肌动蛋白	赤子爱胜蚓（*Eisenia fetida*）	41.9	Ⅲ	—	—	Ⅰ、Ⅵ

注：H6 为宽体金线蛭药材，T38 为宽体金线蛭对照药材，H8 为宽体金线蛭冷冻动物体；“—”表示该蛋白条带下未检测到相应的蛋白质。

表 7　脑心通胶囊与全蝎类样品共有的蛋白质及其在 SDS-PAGE 图中的条带分布

UniProt ID	蛋白质名称	对应物种	相对分子质量/kDa	样品及条带分布				
				NXT	S6	T39	S14	S14-B
A0A1A9UUE4	未经鉴定的蛋白	采采蝇（*Glossina austeni*）	44.2	Ⅰ、Ⅲ、Ⅴ	√	—	Ⅰ、Ⅲ、Ⅳ、Ⅴ	—

注：S6 为全蝎药材，T39 为全蝎对照药材，S14 为全蝎冷冻动物体，S14－B 为全蝎冷冻动物体经沸水煮后阴干的样品；“—”表示该蛋白条带下未检测到相应的蛋白质，“√”表示在该样品下检测到相应的蛋白质。

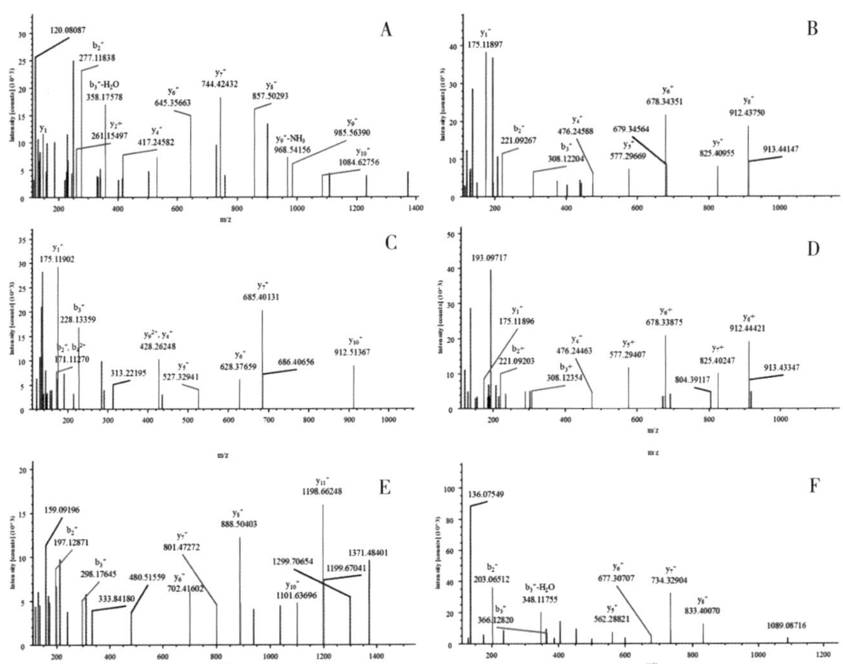

图 3　脑心通胶囊中 5 个条带与动物药共有蛋白质的部分二级质谱图

A：胍乙基磷酸丝氨酸激酶；B：肌动蛋白；C：延申因子 1－α；D：细胞质肌动蛋白；E：甘油醛－3－磷酸脱氢酶；F：未经鉴定的蛋白。

从表 5 ～ 表 7 可知，脑心通胶囊与地龙、水蛭、全蝎相关样品共有的蛋白质较少。分析脑心通胶囊 SDS-PAGE 图中 5 个条带鉴定到的蛋白质所对应的动物药材归属，其中，胶囊的条带Ⅰ中有 4 个蛋白质可分别归属到地龙、水蛭和全蝎药材，即①胍乙基磷酸丝氨酸激酶（lombricine kinase），具有结合、催化以及磷酸转移酶活性，参与丝氨酸、苏氨酸、甘氨酸的代谢，可能在凝血、免疫和纤溶方面起作用[46]，在通俗环毛蚓药材（P3）的条带Ⅰ、Ⅱ中也检测到该蛋白质；②延伸因子 1 – α，在宽体金线蛭对照药材（T38）的条带Ⅱ检测到该蛋白质；③来源于日本医蛭的细胞质肌动蛋白，在宽体金线蛭药材（H6）的条带Ⅰ、Ⅱ，宽体金线蛭对照药材的条带Ⅰ、Ⅱ以及宽体金线蛭冷冻动物体（H8）的条带Ⅶ、Ⅷ、Ⅸ中均检测到；④归属到全蝎药材的某一未经鉴定的蛋白，在全蝎药材（S6）和全蝎冷冻体（S14）的条带Ⅰ、Ⅲ、Ⅳ、Ⅴ中均检测到。

胶囊的条带Ⅱ中有 3 个蛋白质可分别归属到地龙和水蛭药材，即①归属到通俗环毛蚓药材的胍乙基磷酸丝氨酸激酶；②归属到宽体金线蛭的细胞质肌动蛋白；③甘油醛 – 3 – 磷酸脱氢酶（glyceraldehyde – 3 – phosphate dehydrogenase），参与糖酵解的关键酶[47]，在宽体金线蛭对照药材的条带Ⅰ、Ⅱ中均有检测到。

胶囊的条带Ⅲ中有 3 个蛋白质可分别归属到地龙、水蛭和全蝎药材，即①来源于赤子爱胜蚓的肌动蛋白，在通俗环毛蚓的条带Ⅱ、宽体金线蛭冷冻动物体的条带Ⅰ和Ⅵ中均有检测到；②归属到宽体金线蛭的延伸因子 1 – α；③归属到全蝎的某一未经鉴定的蛋白。

胶囊的条带Ⅳ中仅有 1 个细胞质肌动蛋白可归属到宽体金线蛭。

胶囊的条带Ⅴ中也有 3 个蛋白质可分别归属到地龙、水蛭和全蝎药材，即①归属到通俗环毛蚓的胍乙基磷酸丝氨酸激酶；②归属到宽体金线蛭的细胞质肌动蛋白；③归属到全蝎的某一未经鉴定的蛋白。

对比表 2 及表 3 中脑心通胶囊总蛋白鉴定结果，将胶囊 SDS-PAGE 中 5 个条带切胶后分别进行分析，鉴定到新的蛋白质，比如胍乙基磷酸丝氨酸激酶、甘油醛 – 3 – 磷酸脱氢酶。可能是因为直接将脑心通胶囊总蛋白进行酶解和分析时，其蛋白复杂多样，其中高丰度蛋白质可能会掩盖而影响部分低丰度蛋白的分离、数据采集和鉴定。而将蛋白质条带分区段分别进行胶内酶解和鉴定，则很有可能鉴定到低丰度的新的蛋白质。此外，本研究发现出现了多次“同一样品的不同相对分子量的蛋白质条带匹配鉴定到同一蛋白质”这一情况，表明在脑心通胶囊及动物药材中存在蛋白质降解。地龙、水蛭和全蝎药材的加工工艺或多或少都经受了高温，而不适的存储条件也可能会破坏蛋白质，使其降解，这也可以解释在对照药材或冷冻动物体中检测到的某些蛋白质，却未能在相应的动物药材中检测到这一现象。

脑心通胶囊是由 3 味动物药以及其他 13 味植物药的细粉直接制得，药材在加工（打粉）过程或储存时也会在一定程度上进一步破坏蛋白质，而蛋白质的降解过程和程度都尚不可控。因而在对比分析脑心通胶囊和 3 味动物药材的蛋白质时，从脑心通胶囊总蛋白的鉴定结果（表2、表3）以及地龙、水蛭、全蝎药材各条带中蛋白质的鉴定结果（表8～表10）可知，除了胶囊和单味药材共有的蛋白质之外，还存在在两种情况，即①部分蛋白质只在脑心通胶囊中检测到，而在单味药材中没有。比如，在脑心通胶囊中检测到组蛋白 H2A，而在3味动物药材中未检测到相关蛋白质。②部分蛋白质只在单味药材中鉴定到，而在脑心通胶囊中没有。比如，在通俗环毛蚓药材中鉴定到源于地龙近缘物种（*Metaphire hilgendorfi*）的内切葡聚糖酶（endoglucanase）、源于赤子爱胜蚓的纤溶蛋白酶1（fibrinolytic protease 1）和蚓激酶（lumbrokinase）片段；在宽体金线蛭药材中鉴定到源于北美水蛭（*Macrobdella decora*）的胞外珠蛋白（extracellular globin），而在脑心通胶囊中没有检测到前述相关的蛋白质。

表8 SDS-PAGE 图中通俗环毛蚓药材（P3）各条带中蛋白质鉴定结果

UniProt ID	蛋白质名称	所属物种对应物种	相对分子质量/kDa	理论等电点	覆盖范围/%	对应条带
T1ELH2	14-3-3 结构域蛋白	加州水蛭（*Helobdella robusta*）	29.3	4.97	3	P3－Ⅰ
R7U4J0	Aldedh 结构域蛋白	海蠕虫（*Capitella teleta*）	53.9	7.31	2	P3－Ⅰ
Q3I6Z6	体腔溶细胞因子样蛋白	粉正蚓（*Lumbricus rubellus*）	44.3	4.83	3	P3－Ⅰ
B9A7E3	内切葡聚糖酶	腔蚓属物种（*Metaphire hilgendorfi*）	49.6	4.84	5	P3－Ⅰ
A0A410RGX9	胞外珠蛋白（片段）	腔蚓属物种（*Metaphire hilgendorfi*）	20.2	6.52	4	P3－Ⅰ
A0A410RGZ1	胞外珠蛋白（片段）	赫伦蚓属物种（*Heronidrilus sp. FB-2019*）	18.1	7.61	8	P3－Ⅰ
C7SP17	果糖－二磷酸醛缩酶（片段）	寡毛纲物种（*Oligochaeta sp. MR-2009*）	21.5	5.41	5	P3－Ⅰ
O15991	胍乙基磷酸丝氨酸激酶	赤子爱胜蚓（*Eisenia fetida*）	41.8	7.87	3	P3－Ⅰ
I0E0A8	胍乙基磷酸丝氨酸激酶	线蚓属物种（*Enchytraeus sp. CD-2012*）	41.8	7.85	3	P3－Ⅰ
T1FMD2	未经鉴定的蛋白	加州水蛭（*Helobdella robusta*）	41.7	5.48	34	P3－Ⅰ
A0A223APW9	肌动蛋白（片段）	水龟水蛭（*Placobdella parasitica*）	28.5	5.24	25	P3－Ⅱ
A0A2I7YV73	肌动蛋白	赤子爱胜蚓（*Eisenia fetida*）	41.9	5.48	26	P3－Ⅱ
R7U4J0	Aldedh 结构域蛋白	海蠕虫（*Capitella teleta*）	53.9	7.31	2	P3－Ⅱ
Q3I6Z6	体腔溶细胞因子样蛋白	粉正蚓（*Lumbricus rubellus*）	44.3	4.83	3	P3－Ⅱ
A0A3B6UEQ6	β-甘露聚糖酶	赤子爱胜蚓（*Eisenia fetida*）	42.6	4.73	3	P3－Ⅱ
B9A7E3	内切葡聚糖酶	腔蚓属物种（*Metaphire hilgendorfi*）	49.6	4.84	2	P3－Ⅱ
A0A410RGK9	胞外珠蛋白（片段）	安徽远盲属物种（*Amynthas sp. FB-2019*）	20.7	6.95	13	P3－Ⅱ
A0A410RGX9	胞外珠蛋白（片段）	安徽远盲属物种（*Amynthas sp. FB-2019*）	20.2	6.52	4	P3－Ⅱ
A0A410RGZ1	胞外珠蛋白（片段）	赫伦蚓属物种（*Heronidrilus sp. FB-2019*）	18.1	7.61	8	P3－Ⅱ
Q1ZZB7	纤溶蛋白酶1	赤子爱胜蚓（*Eisenia fetida*）	24.9	4.98	5	P3－Ⅱ
E9KJL9	果糖－二磷酸醛缩酶（片段）	磷虫科物种（*Spiochaetopterus sp. THS-2011*）	17.2	5.88	13	P3－Ⅱ

续上表

UniProt ID	蛋白质名称	所属物种对应物种	相对分子质量/kDa	理论等电点	覆盖范围/%	对应条带
Q7JQD3	凝结蛋白－样蛋白1	陆正蚓（*Lumbricus terrestris*）	41.6	6.54	4	P3－Ⅱ
I0E0A8	胍乙基磷酸丝氨酸激酶	线蚓属物种（*Enchytraeus sp. CD-2012*）	41.8	7.85	3	P3－Ⅱ
A8ILP4	蚓激酶（片段）	赤子爱胜蚓（*Eisenia fetida*）	24.7	4.45	8	P3－Ⅱ
A0A2I7YV68	超氧化物歧化酶	赤子爱胜蚓（*Eisenia fetida*）	15.9	6.71	8	P3－Ⅱ
R7U6F3	未经鉴定的蛋白	海蠕虫（*Capitella teleta*）	75.8	6.57	2	P3－Ⅱ
T1FMD2	未经鉴定的蛋白	加州水蛭（*Helobdella robusta*）	41.7	5.48	26	P3－Ⅱ
T1G7N3	未经鉴定的蛋白	加州水蛭（*Helobdella robusta*）	56.9	5.43	4	P3－Ⅱ
T1G9B3	未经鉴定的蛋白	加州水蛭（*Helobdella robusta*）	32.4	6.70	6	P3－Ⅱ

表9　SDS-PAGE图中宽体金线蛭药材（H6）各条带中蛋白质鉴定结果

UniProt ID	蛋白质名称	所属物种对应物种	相对分子质量/kDa	理论等电点	覆盖范围/%	对应条带
A0A286Q4U7	ATP合成酶β亚基	冰虫属物种（*Mesenchytraeus antaeus*）	56.7	6.20	7	H6－Ⅰ
Q760Q2	胞外珠蛋白	北美水蛭（*Macrobdella decora*）	17.8	6.95	6	H6－Ⅰ
A0A286Q500	甘油醛－3－磷酸脱氢酶	冰虫属物种（*Mesenchytraeus hydrius*）	36.5	7.56	4	H6－Ⅰ
R7T7U8	未经鉴定的蛋白海	蠕虫（*Capitella teleta*）	36.8	6.86	3	H6－Ⅰ
T1EKJ6	未经鉴定的蛋白	加州水蛭（*Helobdella robusta*）	24.8	8.22	3	H6－Ⅰ
T1G9B3	未经鉴定的蛋白	加州水蛭（*Helobdella robusta*）	32.4	6.70	3	H6－Ⅰ
Q2LDZ7	细胞质肌动蛋白	日本医蛭（*Hirudo medicinalis*）	42.4	5.39	28	H6－Ⅱ

表10　全蝎药材（S6）蛋白质鉴定结果

UniProt ID	蛋白质名称	所属物种对应物种	相对分子质量/kDa	理论等电点	覆盖范围/%
E7CGC1	原肌球蛋白	斑节对虾（*Penaeus monodon*）	32.8	4.75	23
A0A481T074	40s核糖体蛋白S3a（片段）	斑马鱼（*Thermobia domestica*）	31.4	9.57	5
A0A0C5DQL2	精氨酸激酶（片段）	多彩袖蝶（*Heliconius hecuba*）	22.6	7.56	19
I3NNU7	ATP合成酶β亚基	斑节对虾（*Penaeus monodon*）	55.8	5.20	2
A0A3B0J5N8	钙调素	管氏果蝇（*Drosophila guanche*）	16.8	4.22	19
A0A1V9Y2C6	角质层蛋白10.9样（片段）	厉螨属物种（*Tropilaelaps mercedesae*）	18.0	7.47	7
A0A3Q8T8U7	延伸因子1－α（片段）	蛀褐夜蛾属（*Busseola sp. BURDG4362*）	45.1	8.48	2
A0A5E4MRQ3	热休克蛋白70 kD	雪松长足大蚜（*Cinara cedri*）	73.0	5.33	2
N0DV32	动力蛋白重链3型（片段）	斑节对虾（*Penaeus monodon*）	34.5	5.59	5
A0A0K8RQA6	推测的泛素蛋白/40s核糖体蛋白s27a结合体（片段）	蓖子硬蜱（*Ixodes ricinus*）	14.5	9.82	12
A0A131XVH2	微管蛋白α	链蓖子硬蜱（*Ixodes ricinus*）	50.0	5.10	3
A0A131XWB5	微管蛋白α链（片段）	蓖子硬蜱（*Ixodes ricinus*）	50.3	5.10	3

续上表

UniProt ID	蛋白质名称	所属物种对应物种	相对分子质量/kDa	理论等电点	覆盖范围/%
A0A0P4VUI7	微管蛋白 β 链	蝽属物种（*Rhodnius neglectus*）	50.5	4.93	3
A0A1A9UUE4	未经鉴定的蛋白	采采蝇（*Glossina austeni*）	44.2	6.32	17
A0A1A9UFL7	未经鉴定的蛋白	采采蝇（*Glossina austeni*）	41.8	5.48	19
A0A182QQI4	未经鉴定的蛋白	法拉按蚊（*Anopheles farauti*）	65.8	6.09	2
A0A1V9XMB2	未经鉴定的蛋白（片段）	厉螨属物种（*Tropilaelaps mercedesae*）	44.1	9.67	3

4 讨论

本研究以脑心通胶囊及其投料所用通俗环毛蚓、宽体金线蛭、东亚钳蝎 3 味动物药材为研究对象，采用 SDS-PAGE 电泳技术分离其总蛋白，在 9 批脑心通胶囊中有 5 个清晰的蛋白条带稳定重现，其相对分子质量分别在 45 kDa、40 kDa、30 kDa、25 kDa、20 kDa 左右。将脑心通胶囊和 3 味动物药相关样品的 SDS-PAGE 电泳条带切下进行胶内酶解，并对脑心通胶囊和全蝎药材的总蛋白进行直接酶解，利用 nanoLC/Q exactive HF orbitrap UHR-MS 研究脑心通胶囊和动物药材中的蛋白质，采用 Proteome Discoverer 软件，检索环节动物门（Annelida. fasta）和节肢动物门（Arthropoda. Fasta）蛋白质数据库，在脑心通胶囊总蛋白中共鉴定到 28 个与动物药相关的蛋白质；并对胶囊 SDS-PAGE 电泳图中 5 个条带所含蛋白质做了对应动物药材的归属分析。

本实验首次对脑心通胶囊中动物药的蛋白类成分进行研究分析，脑心通胶囊和单味动物药相关样品所鉴定到的蛋白质基本上都是相对分子质量在 10 kDa 以上的，暂未对 10 kDa 以下的组分进行分析。考虑到动物药材蛋白质降解的情况，脑心通胶囊中或许存在较多小分子量的短肽，后续可以通过超滤分离出 10 kDa 以下的组分再进行分析、鉴定。此外，目前蛋白质数据库中与地龙、水蛭和全蝎直接相关的序列信息还很少，对蛋白质的鉴定造成很大困难，因而所鉴定得到的可信度高的蛋白质数量有限。后续研究可通过转录组学来构建相关动物药的蛋白质数据库，供质谱二级碎片搜索和匹配使用，提高相关动物药蛋白质鉴定的丰富度和可信度。

参考文献

[1] 国家药典委员会. 中华人民共和国药典［M］. 一部. 北京：中国药医科技出版社，2015：37，78，83－84，122－123，143，372，1379－1380.

[2] 郑晰，张永杰. 步长脑心通胶囊治疗稳定型心绞痛的临床效果［J］. 中国医药导报，2016，13（32）：137－140.

[3] LIANG Q E，CAI Y F，CHEN R X，et al. The effect of Naoxintong capsule in the

treatment of patients with cerebral infarction and carotid atherosclerosis: a systematic review and meta - analysis of randomized trials [J]. Evid-Based Complement Alternat Med, 2018: 1 - 9.
[4] 杨柳，郭毅. 脑心通胶囊治疗短暂性缺血性脑发作的Meta分析 [J]. 中药药理与临床，2015，31 (4): 202 - 207.
[5] 王林青. 脑心通胶囊治疗椎 - 基底动脉供血不足100例 [J]. 光明中医，2011，26 (1): 87 - 88.
[6] 陈勇军，张平，罗焱，等. 脑心通胶囊对脑梗死患者颈动脉粥样硬化斑块和CRP及Hcy的影响 [J]. 辽宁中医杂志，2017，44 (9): 1920 - 1921.
[7] 钟飞，李伟，李艳红. 脑心通胶囊对心肌梗死二级预防的疗效观察 [J]. 中西医结合心脑血管病杂志，2014，12 (4): 416 - 418.
[8] 苏航，何剑波，侯沛红，等. 脑心通胶囊的HPLC指纹图谱研究及成分含量测定 [J]. 河北医药，2015，37 (5): 764.
[9] XU H Y, SHI Y, ZHANG Y Q, et al. Identification of key activconstituents of Buchang Naoxintong capsules with therapeutic effects against ischemic stroke by using an integrative pharmacology-based approach [J]. Mol Bio Syst, 2016, 12 (1): 233 - 245.
[10] LI J, BAI Y, BAI Y, et al. Pharmacokinetics of caffeic acid, ferulic acid, formononetin, cryptotanshinone, and tanshinone ⅡA after oal administration of Naoxintong capsule in rat by HPLC-MS/MS [J]. Evid-Based Complement Alternat Med, 2017: 1 - 12.
[11] MA X H, LYU B, LI P, et al. Identification of “multiple components-multiple targets-multiple pathways” associated with Naoxintong capsule in the treatment of heart diseases using UPLC/Q-TOF-MS and network pharmacology [J]. Evid-Based Complement Alternat Med, 2016: 1 - 15.
[12] WANG S S, XU H Y, MA Y, et al. Characterization and rapid identification of chemical constituents of Naoxintong capsules by UHPLC-linear ion trap/orbitrap mass spectrometry [J]. J Pharm Biomed Anal, 2015, 111: 104 - 118.
[13] HE Y, SU W W, CHEN T B, et al. Identification of prototype compounds and derived metabolites of naoxintong capsule in beagle dog urine and feces by UFLC-Q-TOFMS/MS [J]. J Pharmaceut Biomed, 2019, 176: 112806.
[14] 张兰娥，李清华，康白，等. 地龙蛋白肽的成分分析及对血管紧张素转化酶活力的影响 [J]. 天然产物研究与开发，2013，25 (12): 1740 - 1742.
[15] 吴文如，李薇，赖小平，等. 地龙药材蛋白质电泳鉴定的初步研究 [J]. 广东药学院学报，2011，27 (3): 267 - 270.

［16］吴庆，曹云娥，方海田，等．鲜地龙可溶性蛋白不同提取方法的比较［J］．中成药，2018，40（8）：1878－1882.
［17］段晓杰，罗世林，汪文琪，等．地龙提取液中蛋白质的稳定性研究［J］．中医药信息，2017，34（2）：31－33.
［18］马莉，马琳，欧阳罗丹，等．双向电泳分析水蛭酒炙前后差异蛋白表达［J］．中成药，2017，39（2）：360－365.
［19］程珊，汪波，肖凌，等．基于蛋白免疫印迹的水蛭抗凝活性成分研究［J］．世界科学技术－中医药现代化，2019，21（4）：657－661.
［20］马琳，马莉，欧阳罗丹，等．基于SDS-PAGE技术的不同水蛭炮制品中水溶性蛋白的差异性研究［J］．时珍国医国药，2016，27（6）：1379－1381.
［21］王晶娟，张贵君，李奇豫．全蝎蛋白药效组分的生物鉴定法研究［J］．中国实验方剂学杂志，2010，16（8）：94－95.
［22］王集会，高世杰，曲仕明．不同产地全蝎可溶性蛋白质含量比较研究［J］．山东中医杂志，2010，29（8）：564－565.
［23］高世杰，冯玉，王集会．全蝎可溶性蛋白质TRICINE-SDS-PAGE电泳法分离研究［J］．山东中医杂志，2013，32（3）：196－197.
［24］刘巧，毕启瑞，谭宁华．地龙蛋白多肽类成分的研究进展［J］．中草药，2019，50（1）：252－261.
［25］XU J，ZHANG X，GUO Z，et al. Orthogonal separation and identification of long-chain peptides from scorpion *Buthus martensii* Karsch venom by using two-dimensional mixedmode reversed phase-reversed phase chromatography coupled to tandem mass spectrometry［J］. The Analyst，2013，138（6）：1835.
［26］XU J，ZHANG X，GUO Z，et al. Short-chain peptides identification of scorpion *Buthus martensii* Karsch venom by employing high orthogonal 2D-HPLC system and tandem mass spectrometry［J］. Proteomics，2012，12（19－20）：3076－3084.
［27］WANG Y，WANG L，CUI Y，et al. Purification，characterization and functional expression of a new peptide with an analgesic effect from Chinese scorpion *Buthus martensii* Karsch（BmK AGP-SYPU1）［J］. Biomed Chromatogr，2011，25（7）：801－807.
［28］SHAO J，KANG N，LIU Y，et al. Purification and characterization of an analgesic peptide from *Buthus martensii* Karsch［J］. Biomed Chromatogr，2007，21（12）：1266－1271.
［29］辛萍，匡海学，李晓亮，等．蛋白质组学技术及其在中药作用机制研究中的应用［J］．中国中药杂志，2018，43（5）：904－912.
［30］董洪霜，张静娴，胡青，等．基于纳升高效液相色谱－四极杆－线性离子

阱－静电场轨道阱高分辨质谱技术研究广地龙中的蛋白质［J］. 中国中药杂志，2019，44（2）：324－331.
［31］WU Y L，MA Y N，HU S N，et al. Transcriptomic-proteomics-anticoagulant bioactivity integrated study of *Pheretima guillemi*［J］. J Ethnopharmacol，2019，243：112101.
［32］LU Z H，SHI P，YOU H J，et al. Transcriptomic analysis of the salivary gland of medicinal leech *Hirudo nipponia*［J］. PLoS One，2018，13（10）：e0205875.
［33］XU X B，DUAN Z G，DI Z Y，et al. Proteomic analysis of the venom from the scorpion *Mesobuthus martensii*［J/OL］. J Proteomics，2014. DOI：10.1016/j.jprot.2014.04.032.
［34］LUAN N，SHEN W，LIU J，et al. A combinational strategy upon RNA sequencing and peptidomics unravels a set of novel toxin peptides in scorpion *Mesobuthus martensii*［J］. Toxins，2016，8（10）：286.
［35］ZHU X X，WU H Y，SHAW P C，et al. Specific DNA identification of Pheretima in the Naoxintong capsule［J］. Chin Med，2019，14：41.
［36］朱晓枭，胡恺恩，邵鹏柱，等. 脑心通胶囊中水蛭的特异性 DNA 鉴别［J］. 中山大学学报（自然科学版），2020，59（1）：114－124.
［37］朱晓枭，胡恺恩，邵鹏柱，等. 脑心通胶囊中全蝎的特异性 DNA 鉴别［J］. 中南药学，2019，17（12）：2015－2020.
［38］吴文如，李薇，赖小平，等. 地龙药材蛋白质电泳鉴定的初步研究［J］. 广东药学院学报，2011，27（3）：267－270.
［39］钟文英，普雄明. 热休克蛋白的分子生物学研究进展［J］. 医学综述，2005，11（2）：148－150.
［40］黄新敏，张艳霞，万小荣. 泛素蛋白的研究进展［J］. 广东农业科学，2010，6（12）：191－195.
［41］胡杏丽. 黄芪糖蛋白的分离纯化、结构分析及免疫活性的研究［D］. 太原：山西大学，2013.
［42］陆小华，马骁，王建，等. 赤芍的化学成分和药理作用研究进展［J］. 中草药，2015，46（4）：595－602.
［43］方升平，王维香，雒小龙. 川芎多糖除蛋白方法研究［J］. 时珍国医国药，2009，20（9）：2176－2177.
［44］王涵，杨娜，谭静，等. 丹参化学成分、药理作用及临床应用的研究进展［J］. 特产研究，2018，40（1）：48－53.
［45］张波，谭峰，唐金强，等. 桃仁蛋白梯度聚丙烯酰胺凝胶电泳的研究［J］. 中草药，2003，34（4）：378－379.

[46] HEDSTROM L. Serine protease mechanism and specificity [J]. Chem Rev, 2003, 34 (6): 4501.
[47] 尚海旭，井然，贾弘禔，等. GAPDH 功能多样性 [J]. 生理科学进展, 2011, 30 (5): 483－486.

[作者：朱晓枭、彭维、吴灏、苏薇薇，原文发表于《中南药学》，2020 年第 18 卷第 10 期，第 1628－1638 页]

脑心通胶囊的物质基础及其改善代谢紊乱相关疾病作用及机制的研究进展

[**摘要**] 脑心通胶囊是由黄芪、丹参等16味中药组成的复方中药大品种，具有益气活血、化瘀通络的功效。临床上主要用于治疗心脑血管疾病，疗效确切。大量临床研究和基础研究均表明，脑心通胶囊具有抗血小板聚集、抗血栓、抗炎、抗动脉粥样硬化、改善代谢紊乱等广泛的药理作用。代谢紊乱是大部分心脑血管疾病的共同病理基础和危险因素，本文就脑心通胶囊物质基础及改善代谢紊乱相关疾病方面的研究进展做一综述，为揭示其科学内涵以及拓展临床应用提供新思路。

中医药被用于治疗代谢紊乱相关疾病已有超过2000年的历史。脑心通胶囊是经经典名方补阳还五汤加减、由16味中药组成的复方中药大品种，全方具有益气活血、化瘀通络之功，被广泛用于治疗心脑血管疾病。其中，黄芪为君药，益气活血；地龙、水蛭、全蝎为臣药，通经透络；当归、川芎、丹参等十味活血化瘀药为佐药，辅助疏通瘀阻；桑枝、桂枝、牛膝为使药，温经通脉[1]。代谢紊乱，特别是糖类、脂质代谢异常，是大部分心脑血管疾病、肝病、肾病和外周血管疾病的共同发病基础和危险因素。在超过20年的临床使用过程中，超过100万的心脑血管疾病患者服用过脑心通胶囊，脑心通胶囊在治疗动脉粥样硬化、脑卒中、冠心病等代谢紊乱所致疾病的过程中具有确切的疗效[2]。包括本研究团队在内的多个研究团队研究了脑心通胶囊的物质基础和药效作用机制，脑心通胶囊显示出抗血小板聚集、抗血栓、抗炎、抗动脉粥样硬化、改善代谢紊乱等广泛的药理作用，由于代谢紊乱是大部分心脑血管疾病的共同病理基础和危险因素，改善代谢紊乱可能是脑心通胶囊治疗心脑血管疾病作用的基础之一[3-5]。因此，本文就脑心通胶囊物质基础及改善代谢紊乱相关疾病作用的研究进展做一综述，为揭示其科学内涵以及拓宽临床应用提供新思路。

1 脑心通胶囊的物质基础

脑心通胶囊是由16味天然药材直接打粉混合而成，物质基础复杂，含有大量、不同类别的化学成分。多个研究团队采用液质联用技术研究了脑心通胶囊的全化学成分，在脑心通胶囊中共有约200个化学成分被鉴定，主要包括氨基酸类、小分子有机酸类、萜类、黄酮类等，其中含量较高的苦杏仁苷、芍药苷、丹酚酸B、丹参酮ⅡA、藁本内酯、没食子酸、羟基红花黄色素A、黄芪皂苷V等化学成分均被认为具有较高的生物活性[6-7]。在脑心通胶囊化学成分的定量分析方面，Wang等[8]使用液质联用技术在脑心通胶囊中同时定量分析了16种化学成分，为脑心通胶囊的质量控制提供了依据。同时，Li等[9]对脑心通胶囊的体内药代动力学进行了研究，给予正常大鼠灌胃脑心通胶囊后，大鼠血浆中5种主要物质（咖啡酸、阿魏酸、刺芒柄花素、隐丹参酮和丹参酮）的血药浓度曲线已被测定。本研究团队给予正常比格犬口服脑心通胶囊后，比格犬的粪便和尿液中共鉴定出36种药物原型成分和52种药物代谢成分[10]。药代动力学研究为脑心通胶囊的体内药效物质基础、毒性和药物相互作用研究打下了良好的基础；但脑心通胶囊含有大量的可吸收和难吸收成分，药代动力学行为十分复杂，其药效作用和体内吸收代谢情况不能仅用几种甚至几十种成分的简单叠加代表，还有待进一步研究。复方中药的药效物质基础往往非常复杂，对于其化学成分与药效作用之间关系的研究解释仍然较为困难。一些研究人员基于中医药整体的系统思路和“多成分-多靶标”的理论，采用网络药理学等方法研究脑心通胶囊的药效作用物质。Ma等[7]对脑心通胶囊中81种化学成分进行了分析，找到了23个潜在靶点和77条潜在通路，脑心通胶囊中主要有效成分为有机酸类、皂苷类和丹参酮类，归属黄芪的化学成分关联的靶点最多，一定程度上科学地解释了脑心通胶囊的组方配伍规律。Xu等[11]采用网络药理学方法计算出脑心通胶囊的核心活性成分群，并使用中风模型进行验证，脑心通胶囊中含量较高的苦杏仁苷和芍药苷被认为是其核心的活性成分。

2 脑心通胶囊的药理作用及其机制

2.1 改善代谢紊乱

多个团队的研究表明，脑心通胶囊通过“多成分-多靶点-多途径”模式起到改善代谢紊乱的药效。Yang等[12-13]研究了脑心通胶囊干预对db/db糖尿病小鼠模型的作用，发现脑心通胶囊可以抑制糖尿病视网膜病变和糖尿病肾病的发生和发展，并显著降低血清中空腹血糖、TC、LDL-C和极低密度脂蛋白水平，其改善代谢紊乱的体内分子机制主要有以下几个方面：其一，脑心通胶囊在肝脏中上调胰岛素受体、胰岛素受体底物1/2（insulin receptor substrate 1/2，IRS1/2）和磷酸化胰岛素受体底物1（phosphorylated IRS1，p-IRS1）的表达，激活PI3K/Akt通路，提高胰岛素敏感性；其二，脑心通胶囊在肝脏中上调纤维母细胞生长因子21（fibroblast growth factor 21，FGF21）、AMPKα/p-AMPKα和葡萄糖激酶（glucokinase，GCK）

的表达，在肌肉组织中上调葡萄糖转运蛋白4（glucose transporter4，GLUT4）的表达，促进了糖原生成、糖酵解和能量代谢；其三，脑心通胶囊还表现出一定的抗炎作用，抑制了视网膜中肿瘤坏死因子-α（tumor necrosis factor-α，TNF-α）、基质金属蛋白酶2（matrix metalloproteinase 2，MMP－2）、基质金属蛋白酶9（matrix metallopro，teinase 9，MMP－9）等炎症因子的表达，从而起到了对与慢性炎症密切相关的糖尿病等代谢紊乱相关疾病的保护作用。本团队也分别采用了长期高脂饮食诱导的脂代谢异常巴马小型猪模型和高脂饮食结合单次小剂量链脲佐菌素注射诱导的2型糖尿病大鼠模型深入研究了脑心通胶囊干预代谢紊乱的作用和机制。在脂代谢异常巴马小型猪模型中，脑心通胶囊改善了血脂谱和心肌酶谱等生化指标，并且影响了模型动物肠道菌群构成，显著地增加了 *Caproiciproducens*、*Sutterella*、*Erysipelot richaceae* 属的相对丰度，减少了 *Romboutsia* 属的相对丰度，说明脑心通胶囊对血脂水平的控制作用可能与其肠道菌群作用有关[4]。在2型糖尿病大鼠中，由于长期的糖脂代谢紊乱，模型动物已显示出明显的心血管疾病、高血压、糖尿病肾病等相关疾病的风险，脑心通胶囊干预能够缓解高血糖和高血脂、抗胰岛素抵抗、减轻炎症、治疗高血压、减少心肌损伤，显示出显著的对代谢紊乱相关疾病的保护作用。同时，肠道菌群测序和血清非靶向代谢组学研究结果表明，脑心通胶囊显著恢复了2型糖尿病大鼠中肠道菌群和血清代谢组的失调，在肠道菌群方面，脑心通胶囊显著提高了模型大鼠肠道菌群的丰富度和多样性，对多种肠道微生物的相对丰度具有恢复调节作用；在代谢组方面，花生四烯酸代谢、脂肪酸β－氧化、甘油磷脂代谢和氨基酸代谢等多条代谢通路被鉴定为脑心通胶囊改善代谢紊乱体内的重要作用通路[5]。以上研究有力地说明脑心通胶囊具有提高胰岛素敏感性、改善糖脂代谢的药效特点，并且脑心通胶囊能够调节肠道微生态、在体内调节多条代谢通路，从而以多靶点协同的方式实现其改善代谢紊乱相关疾病的药效，是治疗代谢紊乱和相关疾病的理想药物。

2.2 抗动脉粥样硬化

动脉粥样硬化是心肌梗死、中风等疾病的主要成因，其受累动脉病变从内膜开始，脂质沉积、钙质沉着等多种病变合并发生，导致动脉壁增厚变硬、血管腔狭窄，继发斑块出血、破裂和血栓形成，其发病机制复杂，一般认为炎症反应和血脂异常在其中起主要作用[14]。多个研究团队分别采用不同的动物模型对脑心通胶囊抗动脉粥样的药效及作用机制进行了研究。Yang 等[15]通过高脂饮食诱导的 $apoE^{-/-}$ 动脉粥样硬化小鼠模型，发现脑心通胶囊显示出抑制新生斑块产生和促进斑块稳定完整的作用，体现在脑心通胶囊不仅减少了斑块面积，在病变组织中增加了平滑肌细胞/胶原细胞比例，减少了纤维化、钙化的面积和巨噬细胞的聚积，提高了斑块的稳定性，预防斑块断裂和血栓的形成，减少严重心血管疾病的风险，其机制可能在于上调了动脉平滑肌细胞肌动蛋白22α（smooth muscle actin 22α，

SM22α）的表达，下调了 MMP－2、TNF-α、髓过氧化物酶（oxidative reaction catalyzer myeloperoxidase，MPO）、单核细胞/巨噬细胞分化标志物（monocyte/macrophage differentiation indicator and marker，MOMA）等炎症因子的表达。Yang 等[16]还通过该动物模型研究了脑心通胶囊与阿托伐他汀的联合用药效果，结果表明，脑心通胶囊与阿托伐他汀联用显示出比两种药物单独使用时更好的抗动脉粥样硬化作用，脑心通胶囊的联用减少了阿托伐他汀长期使用造成的肝脏炎症和肝损伤。此外，Zhao 等[17]通过高脂饮食诱导的 $LDLR^{-/-}$ 小鼠模型发现，脑心通胶囊通过抑制树突细胞形成、相关炎症因子产生起到抗动脉粥样硬化的作用。Zhong 等[18]在高脂饮食动脉粥样硬化兔子模型中，发现脑心通胶囊能够抑制诱导型一氧化氮合酶表达，进而起到保护血管内皮细胞的作用。随着动脉粥样硬化病变的发展，不稳定的斑块会破裂并形成血栓，堵塞血管，Li 等[19]通过角叉菜胶诱导的血栓小鼠实验发现，脑心通胶囊具有减少血栓生成作用以及抑制炎症作用。在人脐静脉内皮细胞（human umbilical vein endothelial cells，HUVECs）体外实验中，脑心通胶囊被证明可以抑制细胞炎症，减少脂多糖、氧化低密度脂蛋白等因素诱导的细胞死亡，揭示了其抗动脉粥样硬化、减少血栓形成的机制[19]。

2.3 改善心肌缺血作用

许多研究人员研究了脑心通胶囊对代谢紊乱、动脉粥样硬化等因素造成的缺血性心肌损伤的保护作用和分子机制。Wei 等[20]的研究表明，脑心通胶囊在血瘀大鼠模型中可以起到降低血黏和血小板聚集率，延长凝血时间的作用，说明脑心通胶囊对血液流变和血小板功能具有显著的改善作用，从而预防血栓的发生。Wang 等[21-22]在冠状动脉结扎诱导的急性心肌缺血再灌注大鼠模型中，证明脑心通胶囊可能是通过抑制 NLRP3 信号通路介导的炎症反应和促进 VEGF-α 和 eNOS 介导的新血管生成信号通路而显著地改善心肌缺血的程度和面积，说明脑心通胶囊具有抗心肌缺血和缺血再灌注损伤的作用。此外，Xu 等[23]以及 Yuan 等[24]的研究均表明，脑心通胶囊能够通过 PPARα/β 通路抑制氧化应激诱导的 H9c2 心肌细胞凋亡和自噬，提高 H9c2 心肌细胞的活力，说明脑心通胶囊可以减少氧化应激，具有抗心肌纤维化的作用。

本团队的研究表明，脑心通胶囊在急性血瘀大鼠模型中能够起到改善血小板聚集、提高抗氧化能力和抑制炎症反应的显著效果[25]。此外，本团队在高脂饮食结合力竭游泳诱导的慢性气虚血瘀大鼠模型中，对脑心通胶囊和抗血小板药物以及他汀类降脂药物进行了联合用药的相关研究，研究结果表明：脑心通胶囊、替格瑞洛联用与替格瑞洛单独使用相比，具有更好的改善脂质代谢作用；脑心通胶囊、阿托伐他汀联用与阿托伐他汀单独使用相比，具有更好的肝肾保护和抗炎作用[26]，提示脑心通胶囊与常用西药联用可能具有协同增效的作用。

2.4 神经保护作用

脑心通胶囊的神经保护作用主要体现在对脑组织缺血和再灌注损伤的保护作用。Xue 等[27]使用脑动脉栓塞手术诱导的脑缺血再灌注损伤小鼠模型研究了脑心通胶囊的神经保护作用，脑心通胶囊下调了 LOX－1、pERK1/2 和 NF-kB 的表达，减少了脑梗面积、积水面积等神经学指标，起到了保护缺血再灌注造成的脑损伤作用。Ma 等[28]使用糖氧剥夺/复氧诱导的神经损伤模型，发现脑心通胶囊能够通过 PI3K-Akt 信号通路保护神经元。Wang 等[29]使用脑缺血再灌注模型大鼠的脑微血管上皮细胞构建细胞损伤模型，发现脑心通胶囊能够显著改善氧化应激，减少细胞凋亡，并且与谷红注射液联用后效果更佳。Liu 等[30]和 Xu 等[31]利用代谢组学方法整体研究了脑心通胶囊对脑缺血再灌注损伤小鼠的影响，发现脑心通胶囊影响了氨基酸代谢、能量代谢、神经递质代谢、脂质代谢等多个代谢途径；Liu 等[32]采用非靶向蛋白质组和基因芯片技术研究了脑心通胶囊对大鼠脑缺血再灌注的作用，结果表明，MAPK 信号通路在脑心通胶囊神经保护药效中起重要作用，这些多组学研究为解释其相关机制提供了依据。

3 脑心通胶囊的临床研究

脑心通胶囊自 1993 年在中国获批生产上市以来，已被收录入《国家基本药物名录》和《中国药典》，超过 100 万的心脑血管疾病患者服用过脑心通胶囊。脑心通胶囊具有益气活血、化瘀通络的功效。众多临床研究表明脑心通胶囊在治疗脑梗死、颈动脉粥样硬化、冠心病等代谢紊乱所致心脑血管疾病方面疗效显著[2]。

3.1 脑梗死

脑梗死，也称缺血性脑卒中，是指因脑部血液供应障碍所导致的局限性脑组织缺血性病变，是最全世界常见脑血管疾病，造成的死亡占全球所有原因死亡的约 10%[33]。而颈动脉粥样硬化与脑梗死的发生密切相关，颈动脉粥样硬化发生、发展引起的血流动力学改变能够导致脑梗死的发生[34]。一项包括 11 项临床研究（1141 例病例）的、针对脑梗死和颈动脉粥样硬化的荟萃分析表明，与单纯的传统治疗方式相比，脑心通胶囊治疗结合传统治疗的方式显著改善了神经功能缺损评分（NIHSS score）、斑块面积、颈动脉内膜中层厚度（IMT）、总胆固醇（TC）、总甘油三酯（TG）、高密度脂蛋白（HDL-C）和低密度脂蛋白（LDL-C）的临床指标，且未见明显不良反应，说明脑心通胶囊对于脑梗死和颈动脉粥样硬化是一种有效、安全的治疗药物[35]。

3.2 冠心病

冠心病，即冠状动脉粥样硬化心脏病，是指冠状动脉血管发生动脉粥样硬化病变，导致供血不足，继而引起血管腔狭窄或阻塞，造成心肌缺血、缺氧或坏死而导致的心脏病，是最主要的心血管疾病类型[36]。在手术、介入治疗以外，药物治疗冠心病的主要作用首先是抗动脉粥样硬化、抗血小板聚集、抑制血栓形成、改善心肌缺血等，减少心肌梗死等急性危险心血管事件的发生风险和二次伤害[37]。在冠心病的实际治疗过程中，异物介入导致微血管的血管微栓塞也是手术介入疗法后影响患者长期生存预后的重要危险因素。多个临床实验也发现脑心通胶囊对急性心肌梗死后缺血再灌注具有明显保护作用。一项选取了104例急性心肌梗死患者的临床研究中，常规治疗基础上加服脑心通胶囊的实验组对比常规治疗组，心电图QRS积分、梗死面积和血浆内皮素水平明显降低，血流介导的血管舒张反应、硝酸甘油介导的血管舒张反应和血浆一氧化氮水平明显升高，内皮功能有明显改善[38]。现阶段指南中，一线抗血小板聚集的药物是阿司匹林和氯吡格雷联用。然而，氯吡格雷的药效作用一定程度上依赖于细胞色素P450酶（cytochrome P450）系统的代谢作用。在中国，相当一部分人具有*CYP2C19* ∗ 2基因多态性，这意味着他们代谢转化氯吡格雷能力较差，对其药效作用不敏感。前期临床研究发现，脑心通胶囊可以通过与氯吡格雷不同的作用机制起到抗血小板聚集作用，并且与氯吡格雷联用后效果更好[39-40]。在一项随机、双盲临床试验中，研究人员招募了具有*CYP2C19* ∗ 2基因突变的患者发现脑心通胶囊联用常规双联疗法后，显示出更好的抗血小板聚集效果，同时极大地降低了严重心血管事件的发生率[41]。在此基础上，该团队利用人肝微粒体和HepG2细胞，发现脑心通胶囊可以通过孕烷X受体（pregnane X receptor，PXR）提高CYP2C19的代谢能力，增加人对氯吡格雷的敏感性[42]。众多临床研究结果表明，脑心通胶囊治疗冠心病疗效确切，且与常用一线药物氯吡格雷和阿司匹林联用具有协同增效的优势。

3.3 其他代谢紊乱相关疾病

此外，在近年来的临床实践中，脑心通胶囊也经常被用于合并糖尿病、高脂血症的缺血性心脑血管疾病患者，显示出显著的缓解血脂异常、降血糖的作用。针对脑梗死和颈动脉粥样硬化的临床荟萃分析表明，脑心通胶囊显著性降低了患者的血清TG、TC和LDL-C水平，提示脑心通胶囊对脂质异常的改善可能是其心脑血管作用的基础[35]。另一项脑心通胶囊用于糖尿病合并心脑血管疾病的临床研究中，脑心通胶囊能够起到对内皮功能的保护作用[43]。这些临床数据表明，研究脑心通胶囊对代谢紊乱相关疾病的作用是揭示其机制的重要方向之一。

4 结语与展望

目前，众多学者已对脑心通胶囊的物质基础、药理作用及其机制进行了大量的研究。我们认为以下几个方面仍有待深入研究：

（1）物质基础方面。脑心通胶囊作为16味中药组成的复方中药大品种，物质基础非常复杂，目前其成分相关研究多集中在植物药，方中全蝎、地龙、水蛭等动物药以及乳香、没药等树脂药的研究尚待深入。

（2）药效作用机理方面。已有大量的基础研究揭示了脑心通胶囊的药效作用机制，主要聚焦在改善代谢紊乱、抗动脉粥样硬化、心血管保护和神经保护等方面，而且脑心通胶囊现有的作用机制研究多集中在体内的作用通路。脑心通胶囊为16味中药直接打粉制得，未经任何提取，含有膳食纤维等难溶出、难吸收的化学成分，这些成分越来越多地被认为可以通过调节肠道菌群等途径起到药效作用。目前关于脑心通胶囊对肠道的作用研究报道较少，本团队就脑心通胶囊对肠道微生态的作用及可能影响的代谢通路进行了研究，结果表明，脑心通胶囊改善代谢紊乱的机制在于，脑心通胶囊能够在体外改善肠道微生态、在体内调节多条代谢通路，从而通过多靶点协同改善代谢紊乱的药效。因此，我们认为在机理研究方面，除了深入挖掘体内的作用通路之外，脑心通胶囊通过肠道起效，包括对肠道微生态以及肠上受体、通路等的作用，也是将来值得深入探究的方向之一。

（3）临床方面脑心通胶囊主要应用于治疗脑梗死、冠心病等缺血性心脑血管疾病，疗效确切。目前，仍缺乏一项设计完整的多中心、大样本规模的长期随访的临床试验。总而言之，脑心通胶囊药物组方大，成分极其复杂，作用机理尚不完全明了，仍需进一步探究。

参考文献

[1] 赵涛，薛人珲，刘娜，等. 脑心通胶囊的组方分析 [J]. 光明中医，2012，27 (12)：2576－2578.

[2] LIU L T. Chinese experts consensus on clinical application of Naoxintong capsule [J]. Chinese journal of integrative medicine，2018，24 (3)：232－236.

[3] HAN J H，TAN H，DUAN Y J，et al. The cardioprotective properties and the involved mechanisms of Naoxintong capsule [J]. Pharmacological research，2019，141：409－417.

[4] ZHANG W J，SU W W，LI P B，et al. Naoxintong capsule inhibits the development of cardiovascular pathological changes in Bama minipig through improving gut microbiota [J]. Frontier in pharmacology，2019，10：1128.

[5] YAN Z H，WU H，ZHOU H K，et al. Integrated metabolomics and gut microbiome to the effects and mechanisms of Naoxintong capsule on type 2 diabetes in rats [J]. Scientific reports，2020，10 (1)：10829.

[6] WANG S S，XU H Y，MA Y，et al. Characterization and rapid identification of chemical constituents of Naoxintong capsules by UHPLC-linear ion trap/orbitrap mass spectrometry [J]. Journal of pharmaceutical & biomedical analysis，2015，111：

104 - 118.

[7] MA X H, LV B, LI P, et al. Identification of "multiple components-multiple targets - multiple pathways" associated with Naoxintong capsule in the treatment of heart diseases using UPLC/Q-TOF-MS and network pharmacology [J]. Evidence-based complementary and alternative medicine, 2016: 9468087.

[8] WANG H L, JIANG Y, DING M Y, et al. Simultaneous determination and qualitative analysis of six types of components in Naoxintong capsule by miniaturized matrix solid. Phase dispersion extraction coupled with ultra highperformance liquid chromatography with photodiode array detection and quadrupole time of flight mass spectrometry [J]. Journal of separation science, 2018, 41 (9): 2064 - 2084.

[9] LI J, BAI Y, BAI Y, et al. Pharmacokinetics of caffeic acid, ferulic acid, formononetin, cryptotanshinone, and tanshinone ⅡA after oral administration of Naoxintong capsule in rat by HPLC-MS/MS [J]. Evidence-based complementray and alternative medicine, 2017: 9057238.

[10] HE Y, SU W W, CHEN T B, et al. Identification of prototype compounds and derived metabolites of Naoxintong capsule in beagle dog urine and feces by UFLCQ-TOF-MS/MS [J]. Journal of pharmaceutical & biomedical analysis, 2019, 176: 112806.

[11] XU H Y, SHI Y, ZHANG Y Q, et al. Identification of key active constituents of Buchang Naoxintong capsules with therapeutic effects against ischemic stroke by using an integrative pharmacology-based approach [J]. Molecular bioSystems, 2016, 12 (1): 233 - 245.

[12] YANG S, LIU M Y, CHEN Y L, et al. Naoxintong capsules inhibit the development of diabetic nephropathy in db/db mice [J]. Scientific reports, 2018, 8 (1): 9158.

[13] LIU M Y, PAN Q, CHEN Y L, et al. Naoxintong inhibits the development of diabetic retinopathy in db/db mice [J]. Evidence-based complementary and alternative medicine, 2015: 242517.

[14] KOBIYAMA K, LEY K. Atherosclerosis [J]. Circulation research, 2018, 123 (10): 1118 - 1120.

[15] YANG X X, SUN L, LI YAN, et al. Naoxintong inhibits the advanced atherosclerosis and enhances the plaque stability in apolipoprotein E deficient mice [J]. Journal of cardiovascular pharmacology, 2016, 67 (3): 203 - 211.

[16] YANG X X, LI Y, SUN L, et al. Naoxintong enhances atorvastatin-induced plaque stability while ameliorating atorvastatin-induced hepatic inflammation [J]. Journal of cardiovascular pharmacology, 2017, 69 (1): 55 - 64.

[17] ZHAO J J, ZHU H, WANG S J, et al. Naoxintong protects against atherosclerosis through lipid-lowering and inhibiting maturation of dendritic cells in LDL receptor knockout mice fed a high-fat diet [J]. Current pharmaceutical design, 2013, 19 (33): 5891 -5896.

[18] ZHONG X N, WANG H H, LU Z Q, et al. Effects of Naoxintong on atherosclerosis and inducible nitric oxide synthase expression in atherosclerotic rabbit [J]. Chinese medicine journal, 2013, 126 (6): 1166 -1170.

[19] LI Q, CHEN Y, ZHAO D, et al. Naoxintong capsule inhibits carrageenan-induced thrombosis in mice [J]. Journal of cardiovascular pharmacology, 2018, 72 (1): 49 -59.

[20] 卫培峰，张三印，焦晨莉. 脑心通胶囊对大鼠急性“血瘀”证的血液流变性的影响 [J]. 中西医结合心脑血管病杂志，2003，8：463 -465.

[21] WANG Y Q, YAN X X, MI S L, et al. Naoxintong attenuates ischaemia/reperfusion injury through inhibiting NLRP3 inflammasome activation [J]. Journal of cellular and molecular medinine, 2017, 21 (1): 4 -12.

[22] WANG H, QIU L Z, MA Y K, et al. Naoxintong inhibits myocardial infarction injury by VEGF/eNOS signaling-mediated neovascularization [J]. Journal of ethnopharmacology, 2017, 209: 13 -23.

[23] XU H M, JIN J H, CHEN L, et al. Naoxintong/PPARα signaling inhibits H9c2 cell apoptosis and autophagy in response to oxidative stress [J]. Evidence-based complementary and alternative medicine, 2016: 4370381.

[24] YUAN S P, JIN J H, CHEN L, et al. Naoxintong/PPARγ signaling inhibits cardiac hypertrophy via activation of autophagy [J]. Evidence-based complementary and alternative medicine, 2017: 3801976.

[25] ZHANG W J, SU W W, LIN Q W, et al. Protective effects of Naoxintong capsule on rats with blood stasis syndrome [J]. Biotechnology & biotechnological equipment, 2020, 34 (1): 1077 -1086.

[26] ZHANG W J, SU W W, LIN Q W, et al. Protective effects of Naoxintong capsule alone and in combination with ticagrelor and atorvastatin in rats with Qi deficiency and blood stasis syndrome [J]. Pharmaceutical biology, 2020, 58 (1): 1006 -1022.

[27] XUE J, ZHANG X J, ZHANG C, et al. Protective effect of naoxintong against cerebral ischemia reperfusion injury in mice [J]. Journal of ethnopharmacology, 2016, 182: 181 -189.

[28] MA N Y, ZHAO P, ZHU J Q, et al. Naoxintong protects primary neurons from oxygen-glucose deprivation/reoxygenation induced injury through PI3K-Akt signaling

pathway [J]. Evidence-based complementary and alternative medicine, 2016: 5815946.

[29] WANG H Y, ZHOU H F, HE Y, et al. Protective effect of Naoxintong capsule combined with guhong injection on rat brain microvascular endothelial cells during cerebral ischemia-reperfusion injury [J]. Chinese journal of integrative medicine, 2021, 27 (10): 744 – 751.

[30] LIU M T, LIU X, WANG H P, et al. Metabolomics study on the effects of Buchang Naoxintong capsules for treating cerebral ischemia in rats using UPLC-Q/TOFMS [J]. Journal of Ethnopharmacology, 2016, 180: 1 – 11.

[31] XU J, LIU X, LUO L Y, et al. A metabonomics investigation into the therapeutic effects of Buchang Naoxintong capsules on reversing the amino acid-protein interaction network of cerebral ischemia [J]. Oxidative medicine and cellular longevity, 2019: 7258624.

[32] LIU X, WANG Q, CUI Y R, et al. Multiple protein and mRNA expression correlations in the rat cerebral cortex after ischemic injury and repair due to buchang naoxintong jiaonang (BNJ) intervention [J]. Biomedicine & pharmacotherapy, 2020: 109917.

[33] CAPRIO F Z, SOROND F A. Cerebrovascular disease: primary and secondary stroke prevention [J]. Medical clinics of north america, 2019, 103 (2): 295 – 308.

[34] WHAYNE T F Jr. Prevention of carotid artery atherosclerosis: what is the evidence? [J]. Angiology, 2017, 68 (8): 661 – 668.

[35] LIANG Q E, CAI Y F, CHEN R X, et al. The effect of Naoxintong capsule in the treatment of patients with cerebral infarction and carotid atherosclerosis: a systematic review and meta-analysis of randomized trials [J]. Evidence-based complementary and alternative medicine, 2018: 5892306.

[36] WIRTZ P H, VON KANEL R. Psychological stress, inflammation, and coronary heart disease [J]. Current cardiology reports, 2017, 19 (11): 111.

[37] LEOPOLD J A, LOSCALZO J. Emerging role of precision medicine in cardiovascular disease [J]. Circulation research, 2018, 122 (9): 1302 – 1315.

[38] 黎丽娴，陈立，赵焕佳，等. 脑心通胶囊对急性心肌梗死患者血管内皮功能及梗死面积的影响 [J]. 中国中西医结合杂志，2011，31 (12): 1615 – 1618.

[39] 陈达开，张怀勤，张建华. 脑心通对阿司匹林抗血小板治疗的干预作用 [J]. 中国中西医结合杂志，2008，28 (9): 843 – 846.

[40] CHEN H, ZHANG Y, WU X Y, et al. *In vitro* assessment of cytochrome P450

2C19 potential of Naoxintong [J]. Evidence-Based complementary and alternative medicine, 2012: 430262.

[41] CHEN H, YU G W, SUN H, et al. Comparison of adjunctive Naoxintong versus clopidogrel in volunteers with the CYP2C19 * 2 gene mutation accompanied with Qi deficiency and blood stasis constitution [J]. Evidence-based complementary and alternative medicine, 2011: 207034.

[42] SUN H, LOU X Y, WU X Y, et al. Up-regulation of CYP2C19 expression by BuChang Naoxintong via PXR activation in HepG2 cells [J]. PLoS One, 2016, 11 (7): e0160285.

[43] 沈富伟，曹娜，向建林，等. 脑心通胶囊治疗糖尿病合并颈动脉粥样硬化疗效观察 [J]. 四川中医，2018，36 (2): 210－212.

[作者：严曾豪、张伟健、吴灏、陈滔彬、何彦、苏薇薇，原文发表于《中山大学学报（自然科学版）》，2021 年第 60 卷第 3 期，第 12－18 页]

三、口炎清颗粒的研究

口炎清颗粒指纹图谱研究

[摘要] 采用HPLC法构建口炎清颗粒指纹图谱，用Dikma PLATISIL ODS色谱柱，以乙腈0.1%甲酸溶液为流动相，检测波长为254 nm。该指纹图谱有23个共有特征峰，确认了其中7个色谱峰的成分，分别为绿原酸、咖啡酸、木犀草苷、哈巴俄苷、肉桂酸、甘草酸铵、甘草苷。构建的指纹图谱操作简便，专属性强、重复性好，为该产品的质量监控提供了有效手段。

口炎清颗粒是由山银花、玄参、天冬、麦冬、甘草5味药组成的中药制剂（国家中药保护品种），具有清热养阴、解毒消肿的功效，用于治疗阴虚火旺所致的口腔溃疡[1]，药效确切[2]。本研究构建了口炎清颗粒的指纹图谱，为其质量监控提供了依据，有利于确保该产品质量的稳定和均一。

1 仪器与试药

Dionex P680型高效液相色谱仪（四元梯度泵、自动进样器、ATH-585柱温箱、PDA-100检测器及Chromeleon工作站，美国戴安公司）；BP211D电子分析天平（瑞士沙多利斯公司）；T660/H超声波清洗器（美国埃玛公司）。

绿原酸（批号：110753-200413）、咖啡酸（批号：110885-200102）、木犀草苷（批号：111720-200602）、哈巴俄苷（批号：111730-200604）、肉桂酸（批号：110786-200503）、甘草酸铵（批号：110731-200614）、甘草苷（批号：110610-200604）等对照品，均购自中国药品生物制品检定所；口炎清颗粒及其半成品由广州白云山和记黄埔中药有限公司提供。

乙腈（美国Burdick & Jackson）为色谱纯；甲醇（广东光华化学厂有限公司）、甲酸（天津市富宇精细化工有限公司）均为分析纯；水为超纯水。

2 方法与结果

2.1 溶液的制备

2.1.1 对照品溶液的制备　分别精密称取绿原酸、咖啡酸、木犀草苷、哈巴俄苷、肉桂酸、甘草苷、甘草酸铵对照品约 2 mg，置 10 mL 量瓶中，用甲醇溶解并定容至刻度，摇匀，制成每 1 mL 含绿原酸、咖啡酸、木犀草苷、哈巴俄苷、肉桂酸、甘草苷、甘草酸铵各 0.2 mg 的对照品溶液。

2.1.2 成品供试品溶液的制备 取口炎清颗粒 10 袋，研细，取约 10 g，精密称定，置具塞锥形瓶中，精密加入甲醇 50 mL，密塞，称定质量，超声处理（功率 360 W，频率 35 kHz）30 min，放冷，再称定质量，用甲醇补足减失的质量，摇匀，滤过，精密量取续滤液 10 mL，减压回收溶剂至干，残渣加水约 5 mL 溶解，定量转移至固相萃取小柱（填料：C_{18}，规格：6 mL，500 mg），加水 15 mL 分次淋洗，淋洗液弃去，再用甲醇 15 mL 分次洗脱，收集洗脱液，回收溶剂至干，残渣定量加入甲醇 2 mL，使完全溶解，用 0.45 μm 微孔滤膜滤过，作为成品供试品溶液。

2.1.3 药材供试品溶液的制备 分别取药材粗粉，山银花 1 g、玄参 0.8 g、甘草 0.5 g，精密称定，分别置于圆底烧瓶中，加入 50% 乙醇 50 mL，回流提取 2 h，滤过，滤液减压浓缩至干，残渣加水约 5 mL 溶解，定量转移至 SPE 固相萃取小柱（填料：C_{18}，规格：6 mL，500 mg），加水 15 mL 分次淋洗，淋洗液弃去，再用甲醇 15 mL 分次洗脱，收集洗脱液，回收溶剂至干，残渣用少量甲醇溶解，定容至 10 mL，用 0.45 μm 的微孔滤膜滤过，作为药材供试品溶液。

2.1.4 阴性供试品溶液的制备 分别取缺山银花、缺玄参、缺甘草的阴性样品适量，按“2.1.2 节”的方法操作。

2.2 色谱条件

Dikma PLATISIL ODS（250 mm × 4.6 mm，5 μm）色谱柱；以乙腈为流动相 A，以 0.1% 甲酸溶液为流动相 B，梯度洗脱：0 ～ 15 min，B（98→90）；15 ～ 120 min，B（90 → 59）；120 ～ 125 min，B（59 → 59）；流速：0.8 mL/min；检测波长：254 nm；柱温：25 ℃。理论塔板数以绿原酸计算不低于 4000。

3 方法学考察

3.1 精密度试验

按“成品供试品溶液的制备”方法制备口炎清颗粒供试品溶液，连续进样 6 次，记录 HPLC 色谱图，以保留时间 28 min 峰面积较大、较稳定的 2 号色谱峰（绿原酸）作为参照峰，计算各特征峰相对保留时间和相对峰面积的 *RSD*。结果相对保留时间的 *RSD* 为 0.05% ～ 0.20%，相对峰面积的 *RSD* 为 0.48% ～ 1.78%；采用《中药色谱指纹图谱相似度评价系统 2004A 版》进行评价，相似度大于 0.999，表明精密度好。

3.2 稳定性考察

按“供试品溶液的制备”方法制备口炎清颗粒供试品溶液，分别在0 h、3 h、6 h、9 h、12 h、24 h、48 h进样分析，记录HPLC色谱图，以绿原酸色谱峰作为参照峰，计算各特征峰相对保留时间和相对峰面积的*RSD*。结果相对保留时间的*RSD*为0.05%～0.44%，相对峰面积的*RSD*为0.38%～1.93%；采用《中药色谱指纹图谱相似度评价系统2004A版》进行评价，相似度大于0.999，表明供试品溶液在放置48 h内稳定性良好。

3.3 重复性试验

取同一批口炎清颗粒，按“成品供试品溶液的制备”方法平行操作，制备6份口炎清颗粒供试品溶液，分别进样分析，记录HPLC色谱图，以绿原酸色谱峰作为参照峰，计算各特征峰相对保留时间和相对峰面积的*RSD*。结果相对保留时间的*RSD*为0.09%～0.34%，相对峰面积的*RSD*为0.19%～2.04%；采用《中药色谱指纹图谱相似度评价系统2004A版》进行评价，相似度大于0.980，表明重复性好。

4 口炎清颗粒指纹图谱的构建及相关技术参数

4.1 指纹图谱的构建

取10个批号的口炎清颗粒供试品溶液，按“2.2节”色谱条件进行HPLC分析，记录色谱图，见图1。10批口炎清颗粒共检测到23个共有特征峰，通过《中药色谱指纹图谱相似度评价系统2004A版》对10批口炎清颗粒高效液相指纹图谱进行评价，获得共有模式（参照指纹图谱），见图2。

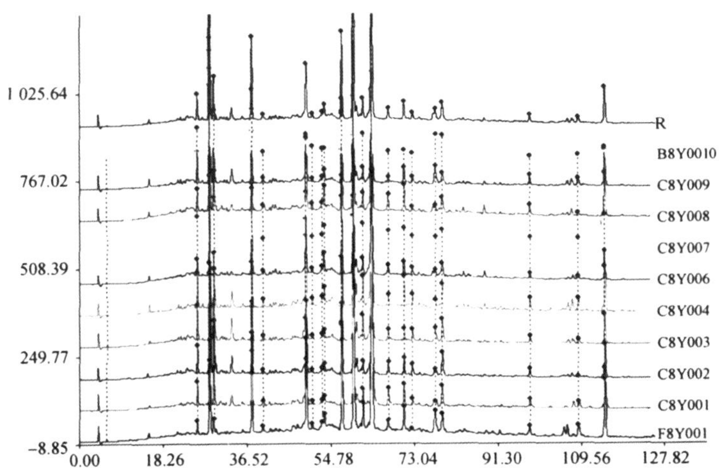

图1 10批口炎清颗粒HPLC指纹图谱

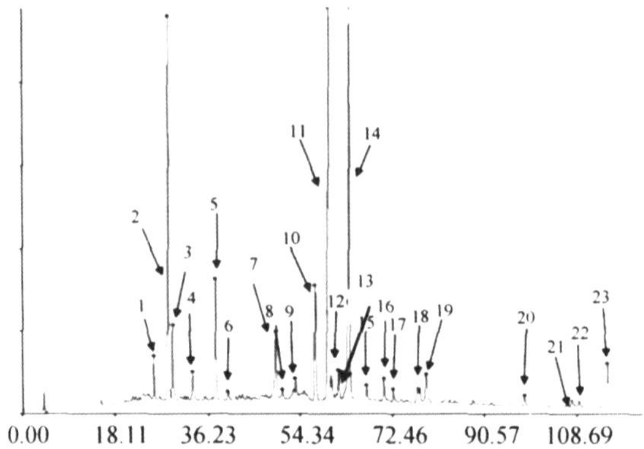

图 2　口炎清颗粒 HPLC 参照指纹图谱

4.2　10 批口炎清颗粒指纹图谱比较

10 批口炎清颗粒相似度系数均大于 0.90，证明口炎清颗粒的生产工艺稳定，产品的均一性好。

4.3　共有峰的标定及归属

分别精密吸取药材及阴性供试品溶液，注入液相色谱仪，采集色谱图。通过保留时间及 PDA 光谱对比，确定口炎清颗粒 23 个共有特征峰中，归属于山银花的色谱峰有 12 个，归属于玄参的色谱峰有 4 个，归属于甘草的色谱峰有 8 个，其中 18 号峰为玄参与甘草共有，见图 3 ～ 图 5。取对照品溶液，按“2.2 节”色谱条件进样分析，根据保留时间定性，采用 PDA 光谱对比，确定 2、4、7、9、18、19、23 号峰分别为绿原酸、咖啡酸、甘草酸铵、木犀草苷、哈巴俄苷、肉桂酸、甘草苷，结果见图 6。

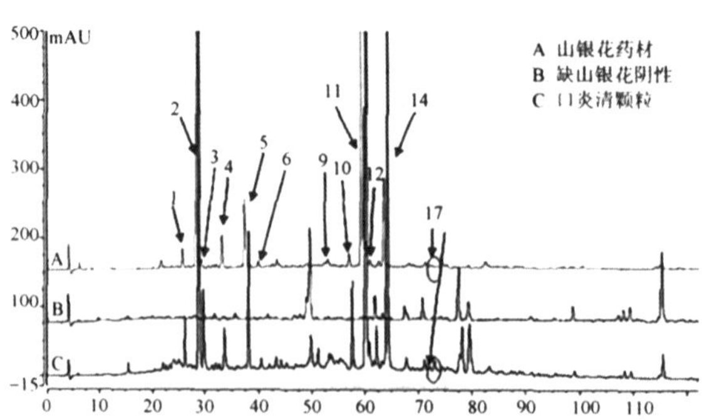

图 3　口炎清颗粒指纹图谱、山银花药材色谱图及缺山银花阴性色谱图

A：山银花药材色谱图；B：缺山银花阴性色谱图；C：口炎清颗粒指纹图谱。

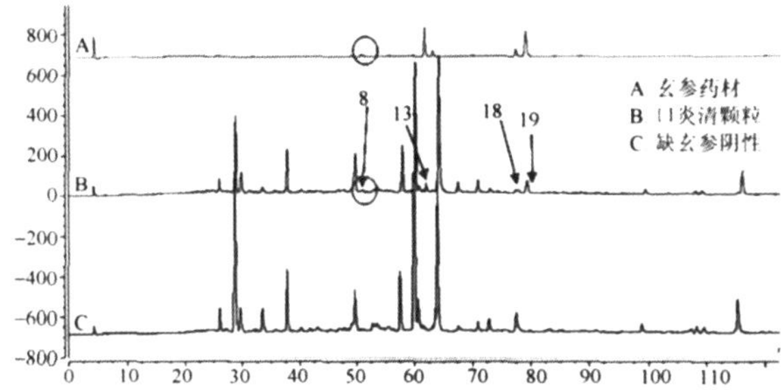

图 4　口炎清颗粒指纹图谱、玄参药材色谱图及缺玄参阴性色谱图

A：玄参药材色谱图；B：口炎清颗粒指纹图谱；C：缺玄参阴性色谱图。

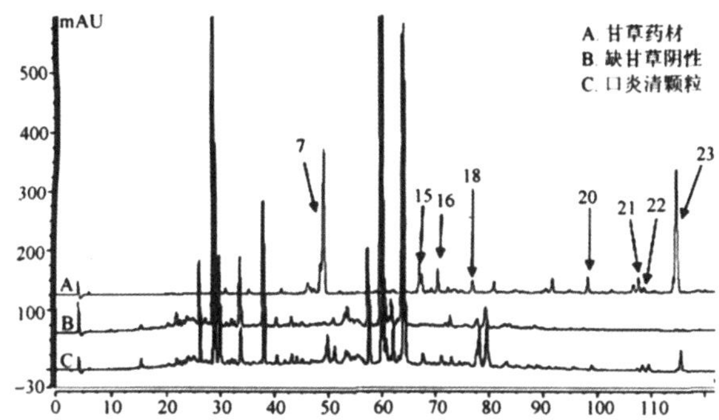

图 5　口炎清颗粒指纹图谱、甘草药材色谱图及缺甘草阴性色谱图

A：甘草药材色谱图；B：缺甘草阴性色谱图；C：口炎清颗粒指纹图谱。

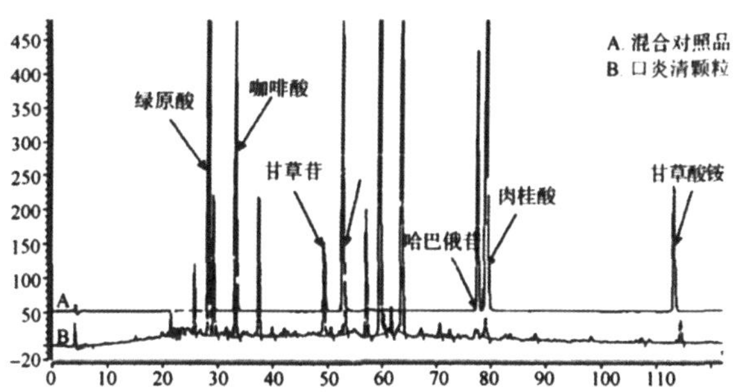

图 6　口炎清颗粒指纹图谱及混合对照品色谱图

A：混合对照品色谱图；B：口炎清颗粒指纹图谱。

5　讨论

（1）口炎清颗粒含有机酸、环烯醚萜、多羟基黄酮等成分[3-5]，这些成分易溶于水，在色谱柱上不被保留，导致出峰时间太快。因此，选择流动相时，在水相中加入0.1%甲酸，可有效控制出峰时间，使指纹图谱各色谱峰分离效果良好。

（2）采用二极管阵列检测器（PDA），考察了200～400 nm范围波长的图谱，分别在波长254 nm、278 nm、290 nm、355 nm、208 nm测试样品[6-8]，254 nm能涵盖绝大多数的峰，基线平稳，分离度良好。虽然绿原酸、咖啡酸、甘草苷在此紫外吸收较低，但其在口炎清颗粒中的含量大，仍能被检出，最终综合考虑选用254 nm作为检测波长。

（3）通过对照品加入法及PDA光谱定性，分别确证了绿原酸、咖啡酸、木犀草苷、哈巴俄苷、肉桂酸、甘草酸铵、甘草苷7个已知成分的色谱峰。本研究构建的指纹图谱，操作简便，专属性强、重复性好，为该产品的质量监控提供了有效手段，有利于确保产品质量的稳定、均一。

参考文献

[1] 国家药典委员会. 中华人民共和国药典［M］. 一部. 北京：化学工业出版社，2005：334.

[2] 李忠思，张小娜，梁永，等. 口炎清药效学研究［J］. 中药新药与临床药理，1999，10（4）：216－217.

[3] 柴兴云，李萍，唐力英. 山银花化学成分研究［J］. 中国中药杂志，2004，29（9）：865－866.

[4] 赵国玲，刘佳佳，林丹，等. 金银花化学成分及药理研究进展［J］. 中成药，2002，24（12）：973－976.

[5] 师怡，许晖，阙慧卿，等. 玄参化学成分的药理作用和分析方法［J］. 海峡药学，2006，18（4）：58－60.

[6] 张宇平，黄可龙. 高效液相色谱法同时测定金银花中5种有机酸［J］. 分析试验室，2007，26（7）：68－69.

[7] 刘承伟，毕志明，祝艳斐，等. 玄参中4种主要活性成分的HPLC定量分析［J］. 中国药学杂志，2007，42（21）：1614－1616.

[8] 吴昭晖，罗佳波，游文玮. 甘草药材HPLC指纹图谱研究［J］. 中草药，2005，36（12）：1868－1872.

［作者：关倩怡、黄琳、彭维、王德勤、苏薇薇，原文发表于《中山大学学报（自然科学版）》，2011年第50卷第1期，第115－118页］

口炎清颗粒发挥抗炎药效的组方配伍规律研究

[摘要] 依据口炎清颗粒各味药材的处方组成比例，采用均匀设计方法构建其具有不同药材投料比例的差异样品；通过药效学研究获得诸差异样品的抗炎活性数据；运用灰色关联分析方法研究口炎清颗粒差异样品药材含量与药效间的关联性，明确各味药材对抗炎活性的药效贡献及其主次关系：山银花为发挥抗炎药效的主要贡献者，与TNF-α、IL-8、IL-6和IL-1β 4个药效指标间的关联度远远大于其余4味药材；玄参、天冬、麦冬3味药材与IL-6和IL-1β指标关联密切，与调节多种炎症细胞的增殖、分化及迁移，以及促进白细胞迁移和黏附分子表达、引起炎症介质的释放相关；甘草与TNF-α指标关联密切，与诱导IL-1、IL-6等细胞因子及炎性介质的产生、促进炎细胞向病变组织移行相关；玄参、天冬、麦冬、甘草4味药材通过相互补充，起到增强山银花抗炎药效的作用。

口炎清颗粒是由山银花、玄参、麦冬、天冬、甘草5味药材组成的复方，具有滋阴清热、解毒消肿的功效，临床用于治疗阴虚火旺型口腔炎症疾病[1-3]，收录在《国家基本药物目录》(2012年版)。众所周知，中医理论的精髓在于整体性、用药的辩证和君臣佐使组方。中药复方的特色在于多味药材间的相互配合，然而对于传统的“君臣佐使”理论，绝大部分的中药复方仍缺乏科学实验的支撑，无法被西方医学界所接受。因此，通过药效实验科学解释“君臣佐使”规律，是一件很有意义的工作[4]。本研究采用灰色关联分析方法，研究了口炎清颗粒组方中的原料药材与抗炎药效间的关联性，明确了各味药材的药效贡献及其主次关系，科学解释了其组方配伍规律；同时为其他中药复方的组方规律研究提供了范例，对于中药的国际化具有积极意义。

1 材料

1.1 实验药品与试剂

口炎清差异样品浸膏11批（批号：20140815），由广州白云山和记黄埔中药有限公司提供；牛黄解毒片（北京同仁堂科技发展股份有限公司制药厂，批号：13121398）；地塞米松（中国药品生物制品检定所，批号：100129 - 201105）；香烟（椰树牌，广东中烟工业有限公司）；MTT（Sigma，M2128 - 1G）；TNF-α、IL - 8、IL - 6、IL - 1β ELISA 试剂盒（武汉优尔生公司）；RPMI - 1640 培养基（Hyclone）；乙腈（质谱纯，Fisher Scientific）；甲酸（质谱纯，Fluka）；甲醇（质谱纯，Fisher Scientific）；超纯水。

1.2 实验仪器

净化工作台（苏州净化安泰技术有限公司，HT147840 型）；CO_2 培养箱（FORMA Seris，303792 - 6714 型）；多孔超微量核酸蛋白分析仪（Botek）；数控超声波清洗器（昆山超声仪器有限公司，KQ - 250DE 型）；超纯水器（Millipore Simplicity）；烘箱（Memmert UFB400）；超低温冰箱（海尔 BCD - 568W）；十万分之一电子天平（Sartorius BP211D）；冷冻离心机（Eppendorf 5430R）；系列精密移液器（Eppendorf）。

2 方法

2.1 差异样品的制备

根据口炎清颗粒的处方组成比例，按照配方约束下 5 因素 11 水平的均匀设计[5]，调整 5 味药材的配比，在此基础上制备 11 个口炎清差异样品 S1 ～ S11。其中山银花范围为 16% ～ 36%，玄参 0 ～ 42%，麦冬 0 ～ 42%，天冬 0 ～ 42%，甘草 0 ～ 22%。

2.2 药物细胞毒性实验

2.2.1 细胞培养 HOK 细胞（人口腔黏膜角化细胞），购自广州吉妮欧生物科技有限公司。培养于 RPMI - 1640 完全培养基（含 10% 胎牛血清，青霉素 100 U/mL，链霉素 100 μg/mL，pH 7.2），在 37 ℃、5% CO_2 培养箱中。

2.2.2 香烟烟雾提取物的制备[6-7] 将 2 支燃烧的椰树牌香烟烟雾用装有 10 mL的 RPMI - 1640 培养基（无血清）的 50 mL 注射器连续抽吸 6 次，每次 50 mL，共 300 mL；摇动使其充分溶解，经 0.22 μm 微孔膜过滤后，得到 100% 体积分数的 CSE 溶液，用 RPMI - 1640 培养基（无血清）稀释到需要的体积分数后加入细胞，使 CSE 终体积分数为 1%、2%、3%、4%、5%、10%、15%、20%，30 min内用于实验。

2.2.3 药物配制及分组 各药物用 RPMI - 1640 培养基（无血清）配制，口炎清 1 ～ 11 号差异样品（S1 ～ S11）质量浓度为 55.6 μg/mL；地塞米松（Dex）

终浓度为1 μmol/L、10 μmol/L、100 μmol/L、1000 μmol/L；牛黄解毒片（NP）终质量浓度为10 μg/mL、100 μg/mL、1000 μg/mL，经0.22 μm微孔膜过滤后使用。

2.2.4 细胞毒性实验 用完全培养基调整细胞密度为5×10^4个/mL，并铺96孔板，每孔100 μL，24 h贴壁后除去培养基，加入200 μL不同组受试药物，空白对照组加入等量的RPMI－1640培养基（无血清），置于含5% CO_2、37 ℃培养箱中培养24 h后，按MTT方法进行测试。

2.2.5 数据分析方法 所得计量资料以“均值±标准差”（$\bar{x} \pm s$）表示。采用SPSS 19.0软件，运用单因素方差分析（ANOVA）和T检验方法进行分析。

2.3 差异样品药效学实验

药效实验分为15组：空白对照组，模型组（5% CSE），阳性对照Dex组（1 μmol/L），阳性对照NP组（10 μg/mL），以及口炎清差异样品1～11组（55.6 μg/mL）。

用完全培养基调整细胞密度为4×10^5个/mL，并铺24孔板，每孔0.5 mL，24 h贴壁后换成RPMI－1640培养基（无血清），继续培养一晚上；然后分别加入Dex、NP、口炎清差异样品，空白对照组和模型组给予等量无血清培养基，于5% CO_2、37 ℃培养箱培养；1 h后各组（除空白对照组外）加入终体积分数5%的CSE，空白对照组给予等量的无血清培养基，继续孵育24 h；最后取细胞上清液，采用ELISA法检测TNF-α、IL－8、IL－6、IL－1β含量。

2.4 灰色关联分析[8-9]

在本研究中，实验处理组药效指标的均值用以表征药效高低。在进行药材含量与药效的关联分析之前，对药效作用原始数据中的负向指标做正向化处理（取倒数）[10]，然后再用均值化方法进行无量纲化处理。在此基础上，将模型组的4个药效参数值定义为参考数列，给药组（Dex、NP、S1～S11）定义为比较数列，利用灰色关联分析方法计算比较数列与参考数列间的灰色关联度，灰色关联度越高则认为与模型组相似度越高，即整体药效越差；利用灰色关联分析方法计算11批差异样品中各味药材的含量差异与每个药效指标的药效结果的灰色关联度，其大小与药材对药效的贡献呈正相关。

3 结果

3.1 不同含量药物的细胞毒性考察

CSE的范围在1%～5%时，细胞存活率在90%以上，与空白组比较无显著影响，在10%以上时，细胞存活率显著降低（$P < 0.01$）。NP质量浓度在10～

100 μg/mL时，细胞存活率无显著变化；达到 1000 μg/mL 时，存活率显著下降。Dex 组浓度在 1 ～ 100 μmol/L 时，细胞存活率与空白组比较无显著影响，在 1000 μmol/L时细胞存活率显著降低。口炎清差异样品在 55.6 μg/mL 的质量浓度下，S1 ～ S11 组对细胞的存活率均无显著影响。

根据细胞毒性实验结果，采用以下条件进行"2.3 节"实验：CSE 终体积分数为 5%；牛黄解毒片（NP）终质量浓度为 10 μg/mL；地塞米松（Dex）终浓度为 1 μmol/L；口炎清差异样品（S1 ～ S11）终质量浓度为 55.6 μg/mL。

3.2 细胞急性炎症的改善

3.2.1 促炎因子 TNF-α 含量　实验结果（图 1）表明，模型组 TNF-α 含量显著升高（$P<0.01$），给药处理后，NP、Dex、差异样品 1、4、5、6 和 11，均对 TNF-α 升高有显著抑制作用（$P<0.01$，$P<0.05$）。

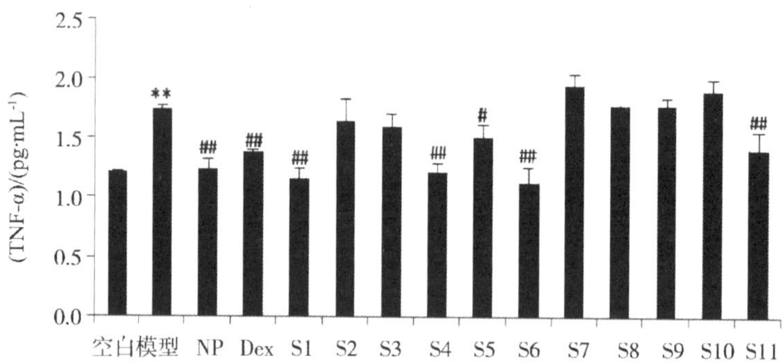

图 1　差异样品对 TNF-α 的影响

与空白对照组比较，$^{**}P<0.01$；与模型组比较，$^{\#}P<0.05$，$^{\#\#}P<0.01$。

3.2.2 促炎因子 IL－8 含量　实验结果（图 2）表明，模型组 IL－8 含量显著升高（$P<0.01$），给药处理后，NP、Dex、差异样品 5 和 6，均对 IL－8 升高有显著抑制作用（$P<0.01$，$P<0.05$）。

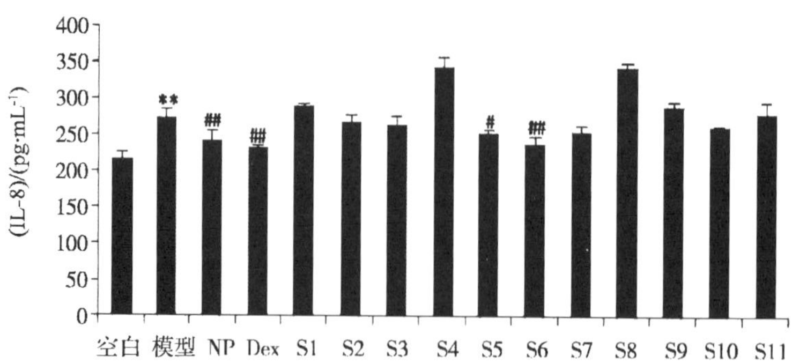

图 2　差异样品对 IL－8 的影响

与空白对照组比较，$^{**}P<0.01$；与模型组比较，$^{\#}P<0.05$，$^{\#\#}P<0.01$。

3.2.3 促炎因子 IL-6 含量 实验结果（图3）表明，模型组 IL-6 含量显著升高（$P<0.01$），给药处理后，Dex、差异样品 1、2、4、5、6、8、9、10 和 11，均对 IL-6 升高有显著抑制作用（$P<0.01$，$P<0.05$）。

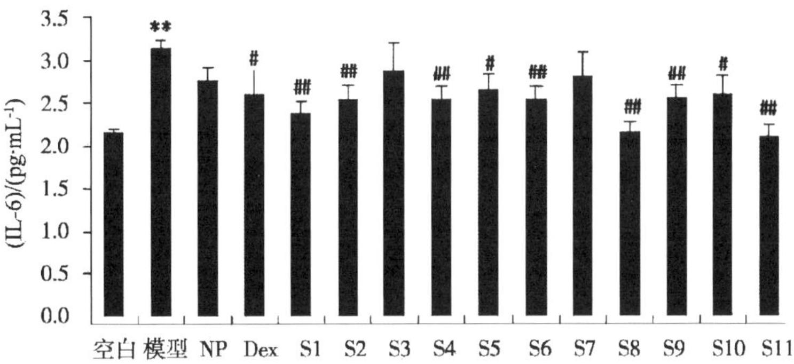

图3 差异样品对 IL-6 的影响

与空白对照组比较，$^{**}P<0.01$；与模型组比较，$^{\#}P<0.05$，$^{\#\#}P<0.01$。

3.2.4 促炎因子 IL-1β 的含量 实验结果（图4）表明，模型组 IL-1β 含量显著升高（$P<0.01$），给药处理后，NP、Dex、差异样品 3、4、5、6、8、9、10 和 11，均对 IL-1β 升高有显著抑制作用（$P<0.01$）。

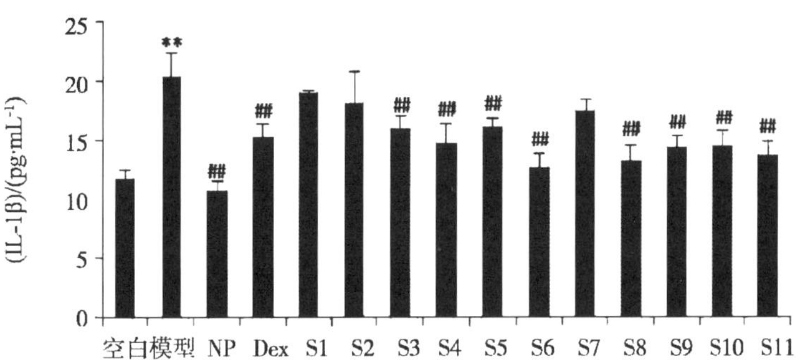

图4 差异样品对 IL-1β 的影响

与空白对照组比较，$^{**}P<0.01$；与模型组比较，$^{\#\#}P<0.01$。

3.3 药材与药效间灰色关联分析

实验处理组与模型组间的灰色关联度计算结果见表1。结果表明，所有处理组药效作用的强弱依次为 S6 > NP > S4 > S11 > Dex > S8 > S1 > S5 > S10 > S9 > S7 > S3 > S2。

表1 实验处理组与模型组间的灰色关联分析结果

组别	S2	S3	S7	S9	S10	S5	S1	S8	Dex	S11	S4	NP	S6
灰色关联度	0.8341	0.8102	0.8084	0.7770	0.7498	0.7314	0.7051	0.6530	0.6475	0.6472	0.5937	0.5933	0.5628

各味药材与抗炎药效指标间的灰色关联度计算结果见表2。计算结果表明，山银花与TNF-α、IL-8、IL-6和IL-1β 4个药效指标间的关联度远远大于其余4味药材，为发挥抗炎药效的主要贡献者，体现了其在配伍中的君药地位；玄参、天冬、麦冬3味药材与IL-6和IL-1β指标关联密切，与调节多种炎症细胞的增殖、分化及迁移，以及促进白细胞迁移和黏附分子表达、引起炎症介质的释放相关；甘草与TNF-α指标关联密切，与诱导IL-1、IL-6等细胞因子及炎性介质的产生、促进炎细胞向病变组织移行相关；玄参、天冬、麦冬、甘草4味药材通过相互补充，起到增强山银花抗炎药效的作用。

表2 差异样品各味药材与药效指标的灰关联分析结果

灰色关联度	IL-1β	IL-6	IL-8	TNF-α
山银花	0.6906	0.7153	0.6902	0.8040
玄参	0.5749	0.5730	0.4975	0.5202
天冬	0.5779	0.5748	0.4978	0.5712
麦冬	0.5442	0.5582	0.5007	0.5566
甘草	0.5412	0.5509	0.5040	0.6190

综上，总结出口炎清颗粒中各味药材对抗炎活性的药效贡献及其主次关系如图5所示。

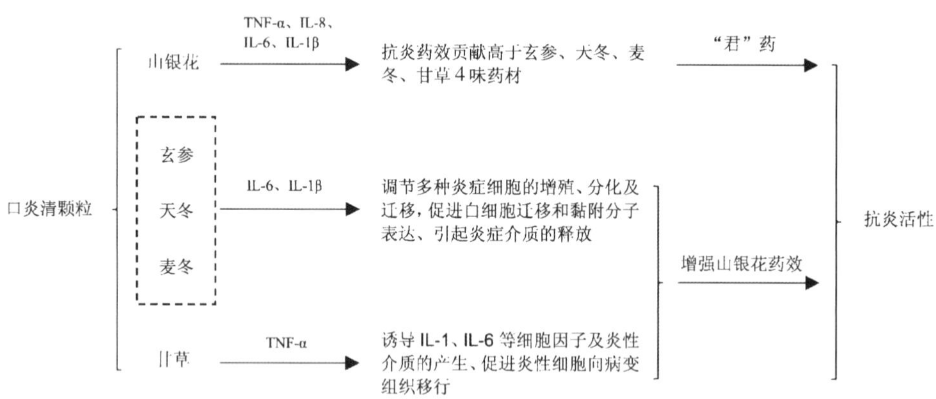

图5 口炎清颗粒各味药材对抗炎活性的药效贡献及其主次关系

4 讨论

TNF-α、IL-8、IL-6和IL-1β是参与炎症反应的重要介质，可促进炎性反应进程。在许多炎性反应性疾病、免疫性疾病的发生和发展中起着重要作用。许多资料表明，口腔炎症疾病，包括复发性口腔溃疡（ROU）、口腔黏膜炎（OM）、口腔扁平苔癣（OLP）等的发病过程中涉及多种细胞因子分泌紊乱，如 TNF-α、IL－8、IL－6、IL－1β 的产生增加等[11－15]。TNF-α 可诱导 IL－1、IL－6 等细胞因子以及多种炎性介质的产生，促进炎细胞向病变组织移行。IL－8 有强烈的趋化作用，可激活和趋化中性粒细胞，以及趋化淋巴细胞和嗜碱性粒细胞等。IL－6 调节多种炎症细胞的增殖、分化及迁移。IL－1β 可促进白细胞迁移和黏附分子表达，引起炎症介质的释放等[16－22]。

差异样品 S6 为口炎清颗粒原配方比例，药效作用为最强（表 1）；差异样品 S1、S5、S7、S11 缺少 1 味药材，药效作用居中；差异样品 S2、S3、S9、S10 中有 2 味药材含量偏低，药效作用较差。可见，口炎清颗粒中各味药材均对药效有贡献，缺一不可，而且配伍比例越接近原配伍比例，药效作用越强。

本研究结果表明，口炎清颗粒中 5 味药材相互辅佐，通过多靶点的协同作用共同发挥良好的抗炎药效。

参考文献

[1] 李忠思，张小娜. 口炎清药效学研究［J］. 中药新药与临床药理，1999，10（4）：216－217.

[2] 苏薇薇. 岭南特色中药指纹图谱质量控制关键技术研究［M］. 广州：广东科技出版社，2012.

[3] 关倩怡，黄琳，彭维，等. 口炎清颗粒指纹图谱研究［J］. 中山大学学报（自然科学版），2011，50（1）：115－118.

[4] 刘宏，谢称石，王永刚，等. 复方血栓通胶囊基于原料药材与药效相关联的组方规律研究［J］. 中山大学学报（自然科学版），2014，53（2）：108－113.

[5] 方开泰. 均匀设计与均匀设计表［M］. 北京：科学出版社，1994.

[6] YANG S R，CHIDA A S，BAUTER M R，et al. Cigarette smoke induces proinflammatory cytokine release by activation of NF-κB and posttranslational modifications of histone deacetylase in macrophages［J］. American journal of physiology-lung cellular and molecular physiology，2006，291（1）：L46－L57.

[7] NAKAMURA Y，ROMBERGER D J，TATE L，et al. Cigarette smoke inhibits lung fibroblast proliferation and chemotaxis［J］. American journal of respiratory and critical care medicine，1995，151（5）：1497－1503.

[8] SONG Q，SHEPPERD M. Predicting software project effort：a grey relational analysis based method［J］. Expert systems with applications，2011，38（6），7302－7316.

[9] KUO Y，YANG T，HUANG G W. The use of grey relational analysis in solving mμltiple attribute decision-making problems［J］. Computers & industrial engineering，2008，55（1）：80－93.

[10] 刘新华. 因子分析中数据正向化处理的必要性及其软件实现 [J]. 重庆工学院学报（自然科学）, 2009, 23 (9): 152 -155.

[11] SCULLY C, PORTER S. Oral mucosal disease: recurrent aphthous stomatitis [J]. British journal of oral and maxillofacial surgery, 2008, 46 (3): 198 -206.

[12] RHODUS N L, CHENG B, BOWLES W, et al. Proinflammatory cytokine levels in saliva before and after treatment of (erosive) oral lichen planus with dexamethasone [J]. Oral diseases, 2006, 12 (2): 112 -116.

[13] XAVIER G M, SÁ A R, GUIMARÃES A L S, et al. Investigation of functional gene polymorphisms interleukin -1β, interleukin -6, interleukin -10 and tumor necrosis factor in individuals with oral lichen planus [J]. Journal of oral pathology & medicine, 2007, 36 (8): 476 -481.

[14] GUPTA P, ASHOK L, NAIK S R. Assessment of serum interleukin -8 as a sensitive serological marker in monitoring the therapeutic effect of levamisole in recurrent aphthous ulcers: a randomized control study [J]. Indian journal of dental research, 2014, 25 (3): 284 -289.

[15] TOBITA T, IZUMI K, FEINBERG S E. Development of an *in vitro* model for radiation-induced effects on oral keratinocytes [J]. International journal of oral and maxillofacial surgery, 2010, 39 (4): 364 -370.

[16] 阮萍. 口腔扁平苔藓与细胞因子的关系研究进展 [J]. 临床口腔医学杂志, 2003, 19 (4): 250 -252.

[17] 张燕, 刘文娟, 王弘轶, 等. 复发性口腔溃疡免疫病因学相关研究 [J]. 现代免疫学, 2012, 32 (5): 434 -437.

[18] GUIMARÁES A L S, CORREIA-SILVA J F, SÁ A R, et al. Investigation of functional gene polymorphisms IL -1β, IL -6, IL -10 and TNF-α in individuals with recurrent aphthous stomatitis [J]. Archives of oral biology, 2007, 52 (3): 268 -272.

[19] LEGERT K G, TSILINGARIDIS G, REMBERGER M, et al. The relationship between oral mucositis and levels of pro-inflammatory cytokines in serum and in gingival crevicular fluid in allogeneic stem cell recipients [J]. Supportive care in cancer, 2014: 1 -9.

[20] PANG G, COUCH L, BATEY R, et al. GM -CSF, IL -1α, IL -β, IL -6, IL -8, IL -10, ICAM -1 and VCAM -1 gene expression and cytokine production in human duodenal fibroblasts stimulated with lipopolysaccharide, IL -1α and TNF-α [J]. Clinical & experimental immunology, 1994, 96 (3): 437 -443.

[21] KIMBERLIN D W, WILLIS S A, MCCRACKEN Jr G H, et al. Protein synthesis-dependent induction of interleukin -1β by lipopolysaccharide is inhibited by

dexamethasone via mRNA destabilization in human astroglial cells [J]. Journal of clinical immunology, 1995, 15 (4): 199 - 204.
[22] 汤毅珊, 王宁生, 张银卿. 雄黄及含雄黄复方对炎症介质 IL - 1β, IL - 6, TNF-α 和 NO 的影响 [J]. 中药药理与临床, 2007, 23 (5): 107 - 110.

[作者: 郑艳芳、李楚源、刘宏、王德勤、彭维、吴忠、苏薇薇, 原文发表于《中山大学学报(自然科学版)》, 2016 年第 55 卷第 3 期, 第 145 - 150 页]

口炎清颗粒对大鼠阴虚火旺型口腔溃疡的改善作用

[摘要] 口炎清颗粒是治疗口腔炎症的名优中成药，具有滋阴清热、解毒消肿的功效。基于中医理论的病证结合思想，通过注射三碘甲状腺原氨酸并结合苯酚灼烧刺激，建立阴虚火旺型口腔溃疡动物模型；在此基础上，通过生化指标检测、病理组织观察，研究口炎清颗粒在减少组织损伤、促进溃疡愈合方面的改善作用；为其临床用药提供了依据。

口炎清颗粒是治疗口腔炎症的名优中成药，2002 年被列为国家中药保护品种（ZYB20720022230）；2012 年收入《国家基本药物目录》；2017 年收入《国家医疗保险药品目录》，为甲类医保产品。口炎清颗粒由山银花、玄参、麦冬、天冬、甘草组成，具有滋阴清热、解毒消肿的功效，对治疗复发性口腔溃疡、口腔黏膜炎、口腔扁平苔藓等疾病，临床疗效显著[1-4]。本文基于中医理论的病证结合思想，通过注射三碘甲状腺原氨酸并结合苯酚灼烧刺激，建立阴虚火旺型口腔溃疡动物模型；在此基础上，通过生化指标检测、病理组织观察，研究口炎清颗粒在减少组织损伤、促进溃疡愈合方面的改善作用。本文为中药现代化研究提供了一种新动物模型；同时进一步明确了口炎清颗粒的作用特点，为指导其临床用药提供了依据。

1 材料

1.1 动物

SD 雄性大鼠 48 只，SPF 级，体质量 120 ～ 150 g，由广东省医学实验动物中心提供，许可证号：SCXK（粤）2013 - 0002。

1.2 仪器

麻醉机（MATRX），数控超声波清洗器（昆山超声仪器有限公司，KQ - 250DE），电子分析天平（Sartorius），电子体温计（欧姆龙，MC - 347），冰箱（Siemens），塑料细管（长 6 cm、内径约 5 mm）。

1.3 药品、试剂

口炎清流膏（广州白云山和记黄埔中药有限公司，批号：J3M009），用蒸馏水分别配制成26.1 mg/mL、78.3 mg/mL和234.9 mg/mL；牛黄解毒片（北京同仁堂科技发展股份有限公司，批号：15121398），用蒸馏水配制成7.3 mg/mL；氢氧化钠（天津市福晨化学试剂厂，批号：20151028）；三碘甲状腺原氨酸（百灵威科技有限公司，批号：L720N03），先用0.1 mol/L NaOH溶液（生理盐水稀释）1 mL溶解后，再用生理盐水配制成100 μg/mL；苯酚（广州化学试剂厂，批号：20150503－1），蒸馏水稀释至90%；异氟烷（河北九派制药股份有限公司，批号：130601）；BCA蛋白浓度测定试剂盒（碧云天生物技术研究所），超氧化物歧化酶（SOD）测试盒、一氧化氮合成酶（NOS）测试盒、丙二醛（MDA）测定试剂盒、谷胱甘肽－过氧化物酶（GSH-Px）试剂盒（南京建成生物工程研究所）。

1.4 环境

饲养于中山大学生命科学学院中药与海洋药物实验室，许可证号：SCXK－（粤）2009－0020。实验室洁净度SPF级，温度20～23 ℃，相对湿度50%～65%。在实验动物适应新环境1周后开始实验。

2 方法

2.1 试剂配制

口炎清流膏，用蒸馏水分别配制成50 mg/mL、150 mg/mL和450 mg/mL；牛黄解毒片（NP），用蒸馏水配制成14 mg/mL；三碘甲状腺原氨酸（T3），用0.1 mol/L NaOH溶液溶解，再用生理盐水配制成100 μg/mL；苯酚用蒸馏水稀释至90%；水合氯醛用生理盐水配制至10%。

2.2 建立阴虚火旺型口腔溃疡模型

大鼠随机分成空白对照组、阴虚火旺型口腔溃疡模型组，口炎清低、中、高剂量组，NP组，每组8只。除空白组大鼠外，其余各组大鼠皮下注射三碘甲状腺原氨酸（剂量100 μg/kg，体积1 mL/kg），空白组大鼠皮下注射等体积生理盐水，连续注射14 d；随后各组大鼠（除空白组外）经异氟烷麻醉，暴露左右两侧颊囊；将棉球置于塑料细管（长6 cm、内径约5 mm）底部并与管口平齐，滴加90%苯酚直至刚好可以浸透棉球；将塑料细管棉球端平放在大鼠两侧颊膜上灼烧30 s，可见直径约5 mm的白色损伤，24 h后观察。造模同时进行灌胃给药。口炎清低剂量为500 mg/(kg · d)，口炎清中剂量为1500 mg/(kg · d)，口炎清高剂量为

4500 mg/(kg · d)，NP 剂量为 140 mg/(kg · d)，连续 21 d。空白组和模型组给予等体积生理盐水。其中，口炎清低剂量和 NP 剂量为人体临床等效剂量。

2.3 指标检测

2.3.1 阴虚火旺检测指标　一般状态：每日观察记录毛色变化、大小便及情绪激惹情况等；体质量：每日上午饲喂前称量；摄食量/饮水量：每日上午注射后称量每笼剩余食物量和水量，平均摄食量 = 总摄食量/每笼大鼠数量，平均饮水量 = 总饮水量/每笼大鼠数量；体温：每日下午用电子体温计测肛温。

2.3.2 口腔溃疡检测指标　口腔溃疡情况：口腔溃疡造模 24 h 后，大鼠每日经异氟烷麻醉，观察其溃疡的范围、颜色、愈合情况；组织病理观察：末次给药 1 h 后，每组随机选取 2 只大鼠，经 10% 水合氯醛腹腔过量注射处死后，暴露大鼠左右颊囊，切取 6 mm × 4 mm 深达黏膜下层的黏膜组织，经无菌生理盐水冲洗后，置于 10% 福尔马林固定，24 h 后将标本进行石蜡包埋，制作切片后，进行组织病理观察；生化指标检测：末次给药 1 h 后，各组大鼠用 10% 水合氯醛腹腔过量注射处死，取下口腔黏膜组织，生理盐水漂洗，滤纸拭干后称量，制备 10% 组织匀浆（组织/生理盐水：1/9，*V/V*），离心（4 ℃，2500 r/min，10 min），取上清液分装，-80 ℃冷藏，按照试剂盒说明书测定上清液的 SOD、MDA、GSH-Px、NOS。

2.4 数据处理

数据采用“均值 ± 标准差”（$\bar{x} \pm s$）表示，运用 SPSS 20.0 进行单因素方差分析（ANOVA）和 *T* 检验分析，*P* 值小于 0.05 或 0.01 认为有显著性差异。

3 结果

3.1 阴虚火旺型口腔溃疡大鼠模型的建立

3.1.1 阴虚火旺造模　由表 1 所示，模型组大鼠摄食量和饮水量均大于空白组，分别反映食欲亢进和口干咽燥的特征；体质量显著低于空白组（$P < 0.01$），反映形体消瘦的特征；体温显著高于空白组（$P < 0.01$），反映五心烦热的特征。

表 1　模型组大鼠的体质量、体温、摄食量和饮水量变化

组别	体质量 D1/g	体质量 D14/g	体温 D1/℃	体温 D14/℃	摄食量 D14/g	饮水量 D14/g
空白	280.00 ± 10.68	330.25 ± 12.52	36.86 ± 0.35	36.40 ± 0.48	28.70	61.6
模型	274.63 ± 15.31	282.75 ± 16.69**	37.08 ± 0.26	37.80 ± 0.42**	37.5	88.8

注：与空白对照组比较，**$P < 0.01$。D1 为开始造模第 1 天；D14 为开始造模第 14 天。

3.1.2 口腔溃疡造模　由图 1 所示，模型组大鼠口腔黏膜经 90% 苯酚灼烧，

24 h 后出现内径约 5 mm 的圆形溃疡，表面有坏死组织或黄白色伪膜覆盖，表明口腔溃疡形成。

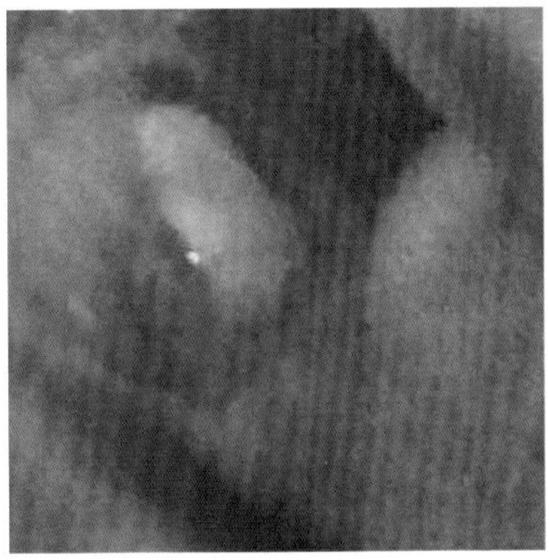

图 1　模型组大鼠口腔溃疡的形成

3.2　口炎清颗粒对阴虚火旺型口腔溃疡大鼠的改善作用

3.2.1　**口腔溃疡面积变化**　采用 Image-Pro Plus 6.0 软件计算口腔溃疡面积，结果如表 2、图 2 所示。在口腔溃疡形成的第 1 天，各组大鼠溃疡面积均无显著性差异（$P>0.05$）；在口腔溃疡形成的第 7 天，与模型组相比，口炎清低、中、高剂量和 NP 组大鼠的口腔溃疡面积显著缩小（$P<0.01$，$P<0.05$），表明口炎清给药后可加速溃疡愈合。

表 2　各组大鼠口腔溃疡的面积变化

面积/mm^2	模型	KYQG 低剂量	KYQG 中剂量	KYQG 高剂量	NP
D1	13.67 ± 0.77	13.43 ± 0.55	13.40 ± 0.67	13.55 ± 0.83	14.12 ± 1.66
D14	4.53 ± 3.21	1.54 ± 2.19##	1.42 ± 2.19##	1.34 ± 1.75##	2.36 ± 2.50#

注：与模型组比较，#$P<0.05$；##$P<0.01$。D1 为开始给药第 1 天；D14 为开始给药第 14 天。

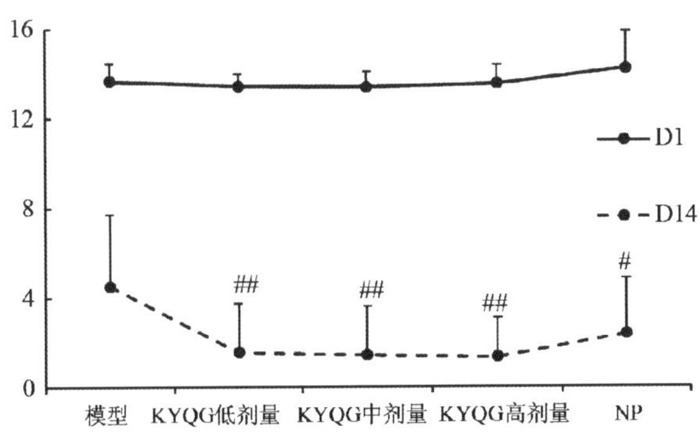

图 2　各组大鼠口腔溃疡的面积变化

3.2.2 口腔溃疡愈合情况 由表3所示，模型组大鼠在口腔溃疡形成第6天才开始出现愈合，而口炎清低、中、高剂量及NP组大鼠在第5天就开始出现愈合；在口腔溃疡形成的第7天，口炎清低、中、高剂量组的愈合率为62.5%，NP组的愈合率为50.0%，均明显高于模型组的愈合率（18.8%），表明口炎清给药后可缩短口腔溃疡病程，加快愈合速度。

表3 各组大鼠给药后口腔溃疡愈合情况

组别	溃疡数	D5 愈合数	D6 愈合数	D7 愈合数	总愈合数	总愈合率/%
模型	16	0	1	2	3	18.8
KYQG 低剂量	16	1	4	5	10	62.5
KYQG 中剂量	16	1	4	5	10	62.5
KYQG 高剂量	16	1	6	3	10	62.5
NP	16	1	4	3	8	50.0

3.2.3 口腔黏膜组织病理观察 由图3所示，在口腔溃疡形成第7天，空白组：黏膜上皮结构完整，无炎症细胞浸润；模型组：黏膜上皮结构破坏，肉芽组织增生，仍有炎症细胞浸润；口炎清低、中、高3个剂量组：上皮结构完整性逐渐恢复并增厚，炎症细胞明显减少，肉芽组织、新生毛细血管增生；NP组：上皮结构完整性逐渐恢复并增厚，炎症细胞明显减少，肉芽组织增生。结果表明口炎清给药后可促进黏膜上皮结构的修复，减少炎症细胞浸润，促进溃疡愈合。

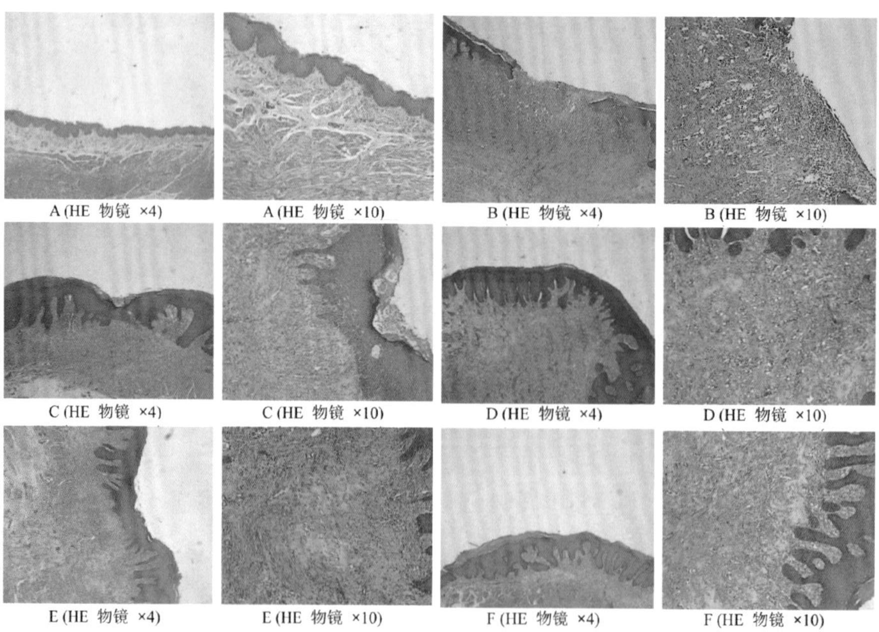

图3 各组大鼠口腔黏膜组织病理观察

A：空白组；B：模型组；C：NP组；D：口炎清低剂量组；E：口炎清中剂量组；F：口炎清高剂量组。

3.2.4 **口腔黏膜生化指标检测** 由表4所示，模型组大鼠的SOD、MDA、GSH-Px、NOS均发生显著变化，氧自由基的清除发生障碍，口腔组织出现损伤。在口腔溃疡的第7天，口炎清低、中、高剂量给药均能显著提升与清除自由基相关的SOD、GSH-Px活性，显著降低与自由基相互作用的MDA含量、NOS活性，且呈现一定的剂量依赖关系；NP给药对上述4个指标均有显著改善作用。结果表明，口炎清给药后能够清除口腔组织中过量的自由基，调节氧化应激能力，起到减少组织损伤的作用。

表4 各组大鼠的SOD、MDA、GSH-Px、NOS变化

组别	SOD/($U \cdot mg^{-1}$)	MDA/($nmol \cdot mg^{-1}$)	GSH-Px/($1 \cdot mg^{-1}$)	NOS/($U \cdot mg^{-1}$)
空白	111.61 ±18.11	1.63 ±0.19	74.41 ±7.00	0.28 ±0.06
模型	71.40 ±9.21**	2.03 ±0.26*	63.15 ±6.51*	0.51 ±0.11**
KYQG低剂量	93.73 ±8.46##	1.75 ±0.28	72.53 ±5.14##	0.30 ±0.05##
KYQG中剂量	93.94 ±4.38##	1.64 ±0.29#	73.03 ±4.81##	0.29 ±0.10##
KYQG高剂量	124.02 ±12.97##	1.54 ±0.22##	75.58 ±3.67##	0.26 ±0.03##
NP	109.78 ±7.49##	1.55 ±0.25##	75.72 ±3.05##	0.33 ±0.08##

注：表中数据为每毫克蛋白的变化量。与空白对照组比较，$^*P<0.05$，$^{**}P<0.01$；与模型组比较，$^{\#}P<0.05$，$^{\#\#}P<0.01$。

4 讨论

病证结合的动物模型符合临床实际，是中医药研究的重要技术手段。本研究结合阴虚火旺造模法和口腔溃疡造模法[5]，建立了阴虚火旺型口腔溃疡大鼠模型。模型大鼠出现饮水与摄食增多、体温升高，体质量增长缓慢，情绪激动等表现，模拟口干咽燥、食欲亢进、五心烦热、形体消瘦、烦躁易怒等临床指征[6]，在此基础上，通过苯酚诱导口腔溃疡形成，该动物模型具有实质创新。

口腔炎症疾病与多种因素有关，其中氧自由基的清除是可能的发病机制。当机体受到外在因素刺激时，自由基的产生与清除功能失衡，过量自由基造成组织损伤而引起病变[7]。SOD、GSH-Px是体内清除自由基的重要物质[8-9]，具有抗氧化能力，能够显著降低过量自由基带来的组织损伤。MDA是自由基作用于脂质发生过氧化反应所形成的氧化终产物，可间接表征组织的损伤程度。NOS可以分泌产生具有多种功能的介质，参与机体组织细胞损伤和增殖，其中NO可通过与自由基相互作用，导致组织损伤[10]。口炎清颗粒给药处理后，可显著提升SOD、GSH-Px活性，降低MDA含量、NOS活性，提示其可能通过调节组织的氧化应激系统，抑制脂质过氧化及NO产生，从而起到减少组织损伤的作用。此外，口腔黏膜组织病理

观察结果表明，口炎清颗粒能够促进口腔黏膜上皮结构的修复，减少炎症细胞浸润，有效促进口腔溃疡伤口愈合，缩短溃疡病程。

综上所述，口炎清颗粒在口腔炎症疾病的治疗中，既能调节口腔组织局部的氧化应激能力，减少组织损伤，又能修复口腔黏膜上皮结构，促进伤口愈合，发挥多靶点、多途径的综合作用。

参考文献

[1] 张一凡. 口炎清颗粒用于治疗口腔黏膜病的系统评价与 Meta 分析 [D]. 广州：广东药学院，2015.

[2] 苏薇薇. 岭南特色中药指纹图谱质量控制关键技术研究 [M]. 广州：广东科技出版社，2012：145－175.

[3] LIU H, ZHENG Y F, LI C Y, et al. Discovery of anti-inflammatory ingredients in Chinese herbal formula Kouyanqing granule based on relevance analysis between chemical characters and biological effects [J]. Scientific reports, 2015, 5: 18080. DOI:10.1038/srep18080.

[4] 郑艳芳，李楚源，刘宏，等. 口炎清颗粒发挥抗炎药效的组方配伍规律研究 [J]. 中山大学学报（自然科学版），2016，55（3）：145－150.

[5] 董亮，何永志，王远亮，等. 超氧化物歧化酶（SOD）的应用研究进展 [J]. 中国农业科技导报，2013，15（5）：53－58.

[6] 苗明三，徐玉茵，刘会丽. 口腔溃疡动物模型研究进展 [J]. 中医药学刊，2006，24（9）：1636－1637.

[7] 贺玉伟，柴程芝，寇俊萍，等. 甲状腺素诱导小鼠模型表观指征变化与阴虚火旺证的相关性研究 [J]. 实验动物科学，2013，30（2）：1－6.

[8] 杨明聪，范小平，王春. 低频超声对大鼠颊囊黏膜溃疡组织 SOD、MDA 含量的影响 [J]. 重庆医学，2012，41（26）：2711－2713.

[9] ARIKAN S, DURUSOY C, AKALIN N, et al. Oxidant/antioxidant status in recurrent aphthous stomatitis [J]. Oral diseases, 2009, 15 (7): 512－515.

[10] 步革，李楠，马文斌，等. 血清 NO 及 NOS 在雷公藤多苷治疗复发性口疮的疗效评价中的应用 [J]. 临床和实验医学杂志，2006，5（6）：692－693.

[作者：刘宏、郑艳芳、李楚源、王德勤、彭维、姚宏亮、苏薇薇，原文发表于《中山大学学报（自然科学版）》，2018 年第 57 卷第 2 期，第 131－136 页]

四、丹红注射液的研究

丹红注射液原料药材与成品化学成分相关性研究

［摘要］**目的：**研究丹红注射液与其原料药材核心成分间的相关性，为丹红注射液生产全过程的质量控制提供参考。**方法：**选取 3 批丹红注射液原料药材、中间体、成品，采用高效液相色谱法（HPLC）检测 8 种核心成分含量，并计算转移率。**结果：**8 种成分从原料药材到丹红注射液中的转移率如下：丹参素 87. 76%、原儿茶醛 152. 3%、迷迭香酸 20. 71%、紫草酸 2. 296%、丹酚酸 B 1. 451%、对香豆酸 125. 5%，丹酚酸 A 与丹酚酸 D 为生产过程中转化生成的新成分。**结论：**本研究对丹红注射液的生产以及质量控制具有指导意义。

丹红注射液为丹参和红花 2 味药材组成的中药注射剂，具有活血化瘀、通脉舒络的功效，临床上主要用于治疗瘀血闭阻所致的胸痹及中风[1-2]。丹红注射液中主要含有酚酸类、丹参酮类、黄酮类等化学成分[3]，具有保护血管内皮、抗炎、抗动脉粥样硬化等活性[4-6]。丹红注射液在生产过程中，经过了药材煎煮、醇沉、碱沉等工艺步骤，成分必然会发生变化。本研究在前期指纹谱效学研究成果的基础上[7]，筛选出 8 个影响丹红注射液质量与药效的核心成分，探讨其在丹红注射液与原料药材间的相关性，找出生产过程中的质量传递规律，从而为产品的生产以及质量控制提供参考。

1 材料

1.1 仪器

中药粉碎机（DMF-8A，浙江温岭市铭大药材机械设备有限公司）；十万分之一电子分析天平（MS205DU，瑞士 Mettlertoledo 公司）；超纯水器（Simplicity，美国密理博 Millipore 公司）；恒温水浴锅（HWS24 型，上海一恒科技有限公司）；Ultimate 3000 DGLC 高效液相色谱仪（美国 Dionex 公司，DGP-3600SD 双三元泵、SRD-3600 脱气机、WPS-3000SL 自动进样器、TCC3000-RS 柱温箱、DAD 检测器、Chromeleon7. 2 数据处理软件）。

1.2 试药

丹参素（批号：151001）、原儿茶醛（批号：151001）、紫草酸（批号：151004）、丹酚酸 B（CAS 号：121521－90－2）、对香豆酸（批号：151001）、丹酚酸 D（CAS 号：142994－47－8）、丹酚酸 A（批号：151017）对照品，均购自上海远慕生物科技有限公司，纯度≥98%；迷迭香酸（纯度：98.5%，批号：111871－201505）、羟基红花黄色素 A（纯度：92.5%，批号：111637－201207）对照品（中国食品药品检定研究院）。3 批次丹红注射液及对应原料药材、中间体、批号见表 1；另有一批次丹红注射液（批号：17071057，用于方法学验证）。乙腈、三氟乙酸（色谱纯），乙酸乙酯、冰醋酸、甲醇（分析纯），超纯水。

表 1　3 批次丹红注射液及对应原料药材、中间体

生产批次	丹参药材	红花药材	中间体	丹红注射液
第 1 批	160901	160802	1609062	16091059
第 2 批	160902	160901	1609086	16101017
第 3 批	160903	160901	1610022	16101040

2 方法

2.1 色谱条件

色谱柱：Welch Ultimate XB-C_{18}（4.6 mm×250 mm，5 μm）；流动相 A：乙腈，流动相 B：0.05% 三氟乙酸溶液，按表 2 进行梯度洗脱；检测波长：288 nm；流速：0.8 mL/min；柱温为 40 ℃；进样量：10 μL。

表 2　流动相梯度洗脱程序

时间/min	流动相 A/%	流动相 B/%
0～65	2→30	98→70
65～75	30	70
75～76	30→2	70→98

2.2 对照品溶液配制

分别精密称取丹参素、原儿茶醛、对香豆酸、丹酚酸 D、迷迭香酸、紫草酸、丹酚酸 B、丹酚酸 A 对照品适量至棕色量瓶中，加入甲醇溶解定容，制得对照品母液。精密移取上述对照品母液适量至棕色量瓶中，加 0.2% 冰乙酸的 10% 甲醇溶解并定容至刻度，制成每 1 mL 含 463.2 μg 丹参素、70.07 μg 原儿茶醛、12.02 μg 对

香豆酸、61.80 μg 丹酚酸 D、80.22 μg 迷迭香酸、21.04 μg 紫草酸、189.0 μg 丹酚酸 B、186.5 μg 丹酚酸 A 的混合对照品溶液。

2.3 供试品溶液配制

2.3.1 丹红注射液供试品溶液 精密量取 2 mL 注射液，置 5 mL 量瓶中，加 0.2% 冰乙酸的 10% 甲醇溶液稀释至刻度，摇匀，即得。

2.3.2 丹参药材供试品溶液 称取丹参药材 2.0 g（将药材剪成不超过 5 mm 的段状），置回流瓶中，精密加水 50 mL，称定重量，置水浴锅上回流 2 h，加水补足减失的重量，混匀过滤，取续滤液 5 mL 置 10 mL 量瓶中，加水至刻度，摇匀，即得。

2.3.3 红花药材供试品溶液 称取红花粉末（过三号筛）约 1 g，置 150 mL 回流瓶中，加水 50 mL，称定重量，在沸水浴中回流 4 h，取出，放至室温，再称定重量，用水补足减失重量，摇匀，滤过，精密量取续滤液 25 mL，用乙酸乙酯 25 mL振摇提取 2 次，合并乙酸乙酯液，蒸干，残渣加 10% 甲醇溶解并转移至 10 mL量瓶中，加 10% 甲醇稀释至刻度，摇匀，即得。

2.3.4 中间体溶液 各称取中间体 A 0.65 g、中间体 B 0.32 g、中间体 C 0.32 g，分别置 25 mL 量瓶中，加 0.2% 冰乙酸的 10% 甲醇溶液稀释至刻度，摇匀，即得。

3 结果

3.1 方法学验证

3.1.1 专属性 分别精密吸取“2.2 节”混合对照品溶液、“2.3 节”供试品溶液与空白溶剂（0.2% 冰乙酸的 10% 甲醇溶液）10 μL，按“2.1 节”色谱条件测定，记录色谱峰，见图 1。结果表明，供试品待测成分的保留时间与对照品溶液的保留时间一致，且无其他成分干扰，空白溶剂在待测成分保留时间处无相应特征峰，表明方法专属性好。

3.1.2 线性关系考察 精密吸取“2.2 节”混合对照品溶液 1 μL、2 μL、5 μL、10 μL、15 μL、20 μL，按“2.1 节”色谱条件进样测定，每个浓度进样 2 次。以峰面积积分值 A 对各成分对照品的进样量 C 进行回归分析，结果见表 3。

3.1.3 精密度 精密吸取“2.2 节”混合对照品溶液 10 μL，按“2.1 节”色谱条件，于高效液相色谱仪上连续进样 6 次，记录峰面积，经计算，丹参素、原儿茶醛、对香豆酸、丹酚酸 D、迷迭香酸、紫草酸、丹酚酸 B、丹酚酸 A 峰面积的 *RSD* 分别为 0.06%、0.08%、0.06%、0.12%、0.13%、0.58%、0.13%、0.33%，表明该方法精密度好。

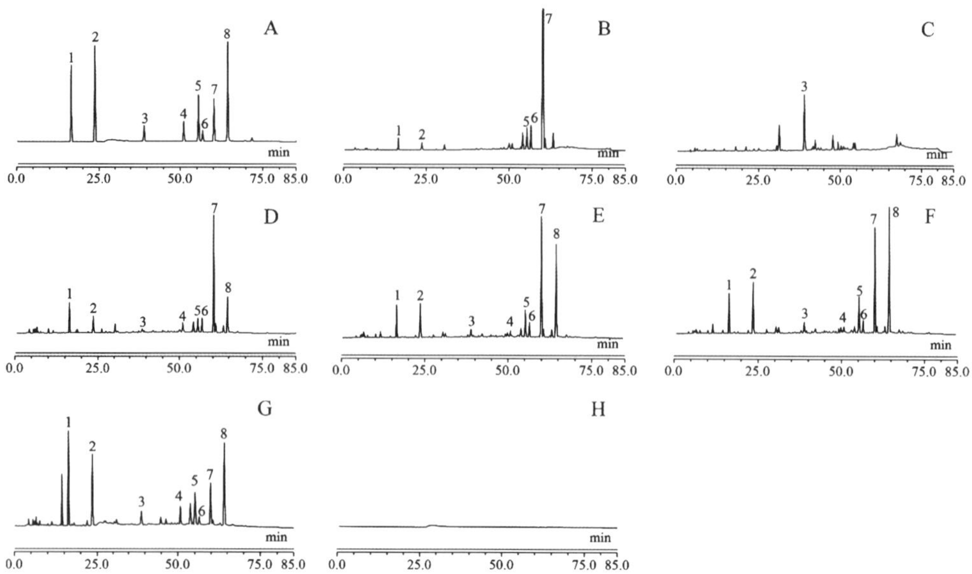

图1　对照品（A）、丹参药材（B）、红花药材（C）、中间体A（D）、
中间体B（E）、中间体C（F）、丹红注射液（G）及空白溶剂（H）的色谱图

1：丹参素；2：原儿茶醛；3：对香豆酸；4：丹酚酸D；5：迷迭香酸；6：紫草酸；7：丹酚酸B；8：丹酚酸A。

表3　线性关系考察

成分	回归方程	r	线性范围/μg
丹参素	$A=8.252C-0.045$	1.000	0.4632～9.264
原儿茶醛	$A=88.430C-0.520$	1.000	0.0701～1.401
对香豆酸	$A=97.854C-0.074$	1.000	0.0120～0.2405
丹酚酸D	$A=20.004C-0.173$	1.000	0.0618～1.236
迷迭香酸	$A=38.989C-0.245$	1.000	0.0802～1.604
紫草酸	$A=33.829C-0.156$	1.000	0.0210～0.4208
丹酚酸B	$A=14.817C-0.494$	1.000	0.1890～3.780
丹酚酸A	$A=32.084C+0.815$	0.999	0.1865～3.730

3.1.4　重复性　取同一批丹红注射液（批号：17071057），平行6份，按“2.3.1节”方法进行处理后，按“2.1节”色谱条件分别进样，记录峰面积，并计算各成分含量及*RSD*。结果丹参素、原儿茶醛、对香豆酸、丹酚酸D、迷迭香酸、紫草酸、丹酚酸B、丹酚酸A的平均含量分别为1.30 mg/g、0.130 mg/g、0.031 mg/g、0.159 mg/g、0.159 mg/g、0.046 mg/g、0.497 mg/g、0.524 mg/g，6份样品含量的*RSD*分别为0.98%、1.0%、1.1%、1.0%、1.0%、1.3%、1.0%、1.9%。

3.1.5　稳定性　取丹红注射液（批号：17071057），按“2.3.1节”方法进行处理，制得供试品溶液，室温下放置，按“2.1 节”色谱条件分别在 0 h、3 h、6 h、9 h、12 h、24 h、51 h 各进样 10 μL，记录峰面积。结果丹参素、原儿茶醛、对香豆酸、丹酚酸 D、迷迭香酸、紫草酸、丹酚酸 B、丹酚酸 A 的峰面积 *RSD* 分别为 0.99%、0.37%、2.0%、2.1%、0.11%、1.5%、0.21%、1.9%，表明供试品溶液在 51 h 内稳定性好。

3.1.6 加样回收试验 精密量取 1 mL 丹红注射液（批号：17071057）置 5 mL量瓶中，共 9 份，分别精密加入低、中、高浓度的混合对照品，加 0.2% 冰乙酸的 10% 甲醇溶液稀释至刻度，摇匀，制得供试品溶液。按“2.1 节”色谱条件测定。计算得丹参素、原儿茶醛、对香豆酸、丹酚酸 D、迷迭香酸、紫草酸、丹酚酸 B、丹酚酸 A 平均加样回收率为 93.7%、87.62%、101.9%、98.4%、94.0%、91.2%、98.3%、100.6%，*RSD* 分别为 1.1%、1.3%、1.9%、1.6%、1.7%、3.7%、1.7%、5.6%。

3.2 样品含量测定及转移率

取 3 个不同生产批次的药材、中间体、丹红注射液，按“2.3 节”方法进行处理后，按“2.1 节”色谱条件测定，采用外标法计算丹参素、原儿茶醛、对香豆酸、丹酚酸 D、迷迭香酸、紫草酸、丹酚酸 B、丹酚酸 A 含量，根据生产过程的药材投料量与中间体得膏率，计算中间体与丹红注射液各成分的生药量，并计算 3 批样品中丹参素、原儿茶醛、迷迭香酸、紫草酸、丹酚酸 B 和对香豆酸在中间体与丹红注射液中的转移率均值和 *RSD*，结果见表 4 ～表 7。

$$\text{转移率（\%）}=100\%\times\frac{\text{中间体或注射液含量（mg/g 生药）}}{\text{药材含量（mg/g 生药）}}$$

表 4 第 1 批样品含量测定结果（mg/g 生药）

样品	指标	丹参素	原儿茶醛	迷迭香酸	紫草酸	丹酚酸 B	对香豆酸	丹酚酸 D	丹酚酸 A
丹参药材	含量	2.250	0.1715	1.715	2.983	48.13	—	—	—
红花药材	含量	—	—	—	—	—	0.1451	—	—
中间体 A	含量	4.641	0.3885	0.9290	1.536	15.10	0.7525	1.739	3.547
	转移率/%	206.3	226.60	54.17	51.50	31.39	518.8	—	—
中间体 B	含量	2.295	0.3468	0.7900	0.6654	6.670	0.6200	0.505	4.415
	转移率/%	102.0	202.2	46.06	22.31	13.86	427.5	—	—
中间体 C	含量	1.662	0.2961	0.6744	0.3608	3.591	0.5022	0.2982	3.837
	转移率/%	73.88	172.7	39.32	12.10	7.460	346.2	—	—
成品	含量	1.782	0.2231	0.3189	0.0668	0.6381	0.2810	0.4808	0.4261
	转移率/%	79.20	130.1	18.60	2.240	1.330	193.8	—	—

表 5　第 2 批样品含量测定结果（mg/g 生药）

样品	指标	丹参素	原儿茶醛	迷迭香酸	紫草酸	丹酚酸 B	对香豆酸	丹酚酸 D	丹酚酸 A
丹参药材	含量	2. 244	0. 1331	1. 572	3. 327	45. 55	—	—	—
红花药材	含量	—	—	—	—	—	0. 4213	—	—
中间体 A	含量	5. 348	0. 468	1. 204	1. 885	18. 36	1. 015	2. 205	6. 39
	转移率/%	238. 3	351. 7	76. 59	56. 66	40. 32	240. 9	—	—
中间体 B	含量	2. 776	0. 4457	1. 001	0. 7836	7. 898	0. 6947	0. 7943	4. 934
	转移率/%	123. 7	335. 0	63. 69	23. 55	17. 34	164. 9	—	—
中间体 C	含量	1. 896	0. 3596	0. 7768	0. 4091	4. 089	0. 6884	0. 3637	5. 081
	转移率/%	84. 50	270. 3	49. 43	12. 30	8. 980	163. 4	—	—
成品	含量	1. 939	0. 2402	0. 3323	0. 0700	0. 6569	0. 3440	0. 5271	0. 6327
	转移率/%	86. 39	180. 5	21. 15	2. 100	1. 440	81. 66	—	—

表 6　第 3 批样品含量测定结果（mg/g 生药）

样品	指标	丹参素	原儿茶醛	迷迭香酸	紫草酸	丹酚酸 B	对香豆酸	丹酚酸 D	丹酚酸 A
丹参药材	含量	1. 846	0. 148	1. 385	2. 377	38. 16	—	—	—
红花药材	含量	—	—	—	—	—	0. 3021	—	—
中间体 A	含量	5. 406	0. 4938	1. 19	1. 827	18. 23	0. 9813	2. 512	5. 76
	转移率/%	292. 90	333. 80	85. 90	76. 88	47. 78	324. 8	—	—
中间体 B	含量	2. 281	0. 3766	0. 8121	0. 6342	6. 36	0. 6794	0. 777	4. 826
	转移率/%	123. 6	254. 5	58. 63	26. 68	16. 67	224. 9	—	—
中间体 C	含量	1. 640	0. 3309	0. 6769	0. 3197	3. 283	0. 5775	0. 4277	3. 820
	转移率/%	88. 86	223. 7	48. 87	13. 45	8. 600	191. 2	—	—
成品	含量	1. 803	0. 2162	0. 3101	0. 0605	0. 6053	0. 3050	0. 5191	0. 7260
	转移率/%	97. 70	146. 14	22. 39	2. 550	1. 590	101. 0	—	—

表 7　3 批样品成分的转移率平均值及 *RSD*

样品	指标	丹参素	原儿茶醛	迷迭香酸	紫草酸	丹酚酸 B	对香豆酸
中间体 A	均值/%	245. 8	304. 0	72. 22	61. 68	39. 83	361. 5
	RSD/%	17. 83	22. 26	22. 58	21. 75	20. 61	39. 43
中间体 B	均值/%	116. 4	263. 9	56. 13	24. 18	15. 96	272. 4
	RSD/%	8. 26	17. 95	11. 96	6. 89	8. 76	37. 94
中间体 C	均值/%	82. 42	222. 2	45. 88	12. 61	8. 348	233. 6
	RSD/%	6. 90	14. 86	9. 52	4. 41	7. 08	32. 15
成品	均值/%	87. 76	152. 3	20. 71	2. 296	1. 451	125. 5
	RSD/%	7. 55	12. 38	6. 80	7. 26	6. 20	36. 29

4　讨论

本研究首次同时检测了丹红注射液中 8 种影响质量与药效的核心成分，并探讨了其在药材、中间体、成品中的含量变化规律。发现在丹红注射液的生产工艺过程中，药材中某些成分含量会增加或下降，同时也会产生新的成分，如丹酚酸 A 与丹酚酸 D，二者均为酚酸类成分在生产过程中转化而来。

丹红注射液在生产中经过如下工艺流程：丹参与红花混合，加水煎煮后过滤并浓缩（中间体 A），采用乙醇沉淀，过滤并减压浓缩（中间体 B），再次进行乙醇沉淀，过滤并减压浓缩（中间体 C），碱沉后，高温灭菌，密封。其中，从药材到中间体 A 的过程中，因加热煎煮浓缩，丹酚酸 B 受热易分解为丹参素、原儿茶醛、紫草酸、丹酚酸 A、丹酚酸 D、丹酚酸 H、丹酚酸 I 等多种成分[8]（图 2），紫草酸进一步分解为丹参素、原儿茶醛和对香豆酸，故中间体 A 的丹参素和原儿茶醛转移率均大于 100%，且丹酚酸 B 损耗最大。

从中间体 A 到 B 为第一次醇沉，该过程中各成分含量均降低，可能原因是丹酚酸类成分在碱性环境中不稳定[9]，丹酚酸 B、紫草酸等大分子量的成分分解为丹参素、原儿茶醛等小分子量成分，丹参素在碱性条件下又发生自解[10]，生成有色醌类成分。从中间体 B 到 C 的第二次醇沉过程中，各成分含量也降低，但降低的幅度普遍高于第一次醇沉，说明第一次醇沉损耗大于第二次醇沉，因此第一次醇沉为控制有效成分损耗的关键步骤[11]。中间体 C 到注射液过程为碱沉、去醇及灭菌，该过程中兼具碱性和高温环境，因此丹酚酸 B 受热分解为紫草酸、迷迭香酸、丹参素等成分，紫草酸等又进一步分解为丹参素，导致丹参素的含量增加，其他成分含量均降低。该过程成分间变化最大，酚酸类成分的损耗也最大。可见，酚酸类成分在高温和碱性条件下不稳定，易发生转化分解。因此生产环境的温度和 pH 对酚酸类成分的转移率与保留率影响较大[12]。

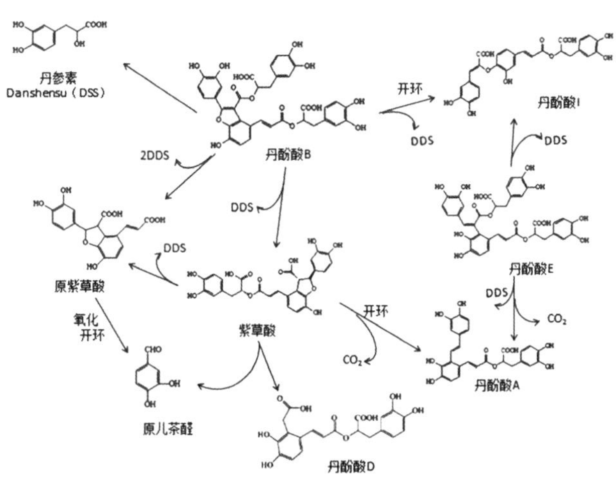

图 2　酚酸类成分间的相互转化图

本研究明确了丹红注射液生产过程中核心成分的质量传递规律，可通过检测药材成分含量推测成品成分含量，进而能够通过药材质量控制成品质量，这对丹红注射液的生产以及质量控制具有指导意义。

参考文献

[1] 赵涛，赵步长，伍海勤，等. 丹红注射液治疗气滞血瘀证的研究进展 [J]. 中医临床研究，2014，6 (27)：39 –41.

[2] 龙彩云，袁锋. 丹红注射液治疗脑梗死的临床疗效观察 [J]. 中南药学，2008，6 (6)：758 –760.

[3] 付婵，罗娟敏，王义明，等. 多波长高效液相色谱法同时测定丹红注射液中7种成分含量 [J]. 中国新药杂志，2012，21 (23)：2817 –2820.

[4] 赵娜，郭治昕，赵雪，等. 丹参的化学成分与药理作用 [J]. 现代药物与临床，2007，22 (4)：155 –160.

[5] 杨志福，梅其炳，蒋永培. 红花有效成分及药理作用 [J]. 西北药学杂志，2001，16 (3)：131 –133.

[6] 赵涛，赵步长，伍海勤，等. 丹红注射液处方组分的心脑血管药理研究进展 [J]. 中医临床研究，2014，6 (24)：47 –49.

[7] LI P，SU W，YUN S，et al. Toward a scientific understanding of the effectiveness，material basis and prescription compatibility of a Chinese herbal formula Dan-hong injection [J]. Sci Rep，2017，7：46266.

[8] 黄世超，瞿海斌. 丹酚酸B稳定性研究进展 [J]. 中国现代应用药学，2015，32 (5)：644 –648.

[9] 黄红霞. 丹参注射剂生产全程质量控制技术研究 [D]. 杭州：浙江大学，2013.

[10] 毛声俊，侯世祥. 丹参素在加温加速条件下的含量变化规律研究 [J]. 中国中药杂志，2003，28 (3)：220 –222.

[11] 王珊珊. 丹参制剂醇沉工艺的机理研究 [D]. 杭州：浙江大学，2012.

[12] 黄和清. 丹参注射液生产工艺研究 [D]. 上海：上海交通大学，2013.

[作者：毕聪、李泮霖、张伟健、刘宏、易京、彭维、赵超、苏薇薇，原文发表于《中南药学》，2018年第16卷第4期，第433 –437页]

丹红注射液中丹参、红花不同配比与药效的相关性研究

［摘要］**目的：**研究丹红注射液中丹参、红花不同配比与药效的相关性，阐明药材的贡献、主次及相互作用。**方法：**在丹红注射液原处方丹参、红花配伍比例的基础上，构建丹参、红花不同配比的差异样品；比较各差异样品活血化瘀药效的差别；运用灰色关联分析、析因分析等方法，研究丹参、红花不同配比与药效间的相关性，依据二者的交互作用阐明丹参、红花对药效的贡献。**结果：**丹参为主要药效贡献者，与红细胞聚集性、血小板聚集密切相关；红花则在调节凝血功能方面发挥作用；丹参、红花间存在显著的交互作用且在原处方比例下整体药效最佳。**结论：**丹红注射液中丹参、红花药材配伍科学合理。

丹红注射液系由步长制药集团独家生产的中药大品种，临床上主要用于冠心病、心绞痛、心肌梗死，瘀血型肺心病，缺血性脑病、脑血栓等心脑血管疾病[1]，已在多篇专家共识和教材中收录并推荐使用[2-4]。丹红注射液由丹参、红花 2 味药组成，二者配伍见于多种治疗心脑血管疾病的中成药。二药皆入心、肝经，相辅祛瘀生新，除邪不伤正，共奏活血祛瘀、通脉疏络、安神宁心之功。本文构建丹红注射液具有不同药材投料比例的差异样品并考察其活血化瘀药效，在此基础上综合运用灰色关联分析、析因分析等方法研究丹参、红花的药材投料变化与药效间的关联性，阐明二者的交互作用并分析各自的药效贡献，从而基于实验数据科学解析其组方的内涵。本文为其他中药复方的组方规律研究提供了范例，对于中药的国际化具有积极意义。

1 材料

1.1 动物

SPF 级 SD 大鼠 130 只，体质量 220 ～ 240 g，购自广东省医学实验动物中心，合格证号：SCXK -（粤）2013 - 0002。

1.2 仪器

旋转蒸发器（上海亚荣生化仪器厂，RE -5205/RE -2000B）；电动搅拌仪（上

海标本模型厂)；电子分析天平（Sartorius)；压力蒸汽灭菌器（威高)；超低温冰箱（海尔 BCD-568W)；冷冻离心机（Eppendorf 5430R)；血小板聚集仪、全自动血凝分析仪、全自动自清洗血流变仪、全自动动态血沉测试仪（北京普利生)。

1.3 试药

丹参（山东蒙沂，批号：141103)、红花（新疆铁厂沟镇，批号：141101)（菏泽步长制药有限公司)；灯盏细辛注射液（规格：10 mL/支，云南生物谷药业股份有限公司，批号：20131240)；烟酸占替诺注射液［规格：2 mL/0.3 g，宝利化（南京）制药有限公司，批号：20131101］；盐酸肾上腺素注射液（规格：1 mL/1 mg，天津药业集团新郑股份有限公司，批号：140228)；枸橼酸钠（广州化学试剂厂)；水合氯醛（天津市科密欧化学试剂有限公司)；注射用水（现配现用)。

1.4 环境

经中山大学生命科学学院动物伦理委员会批准饲养于中山大学海洋与中药实验室 SPF 级动物房。观察室温度 20～25 ℃，相对湿度 50%～65%。

2 方法

2.1 丹红注射液差异样品的制备

丹参、红花投料比例见表 1，其中 S3 为原处方比例。二者加水煎煮 2 次，每次 1 h，合并煎液，滤过，滤液浓缩至相对密度为 1.20～1.30（65 ℃）的清膏，放冷，加乙醇使含醇量达 75%～80%，冷藏，取上清液，回收乙醇并浓缩至相对密度为 1.20～1.30（65 ℃）的清膏，放冷，加乙醇使含醇量达 80%～85%，冷藏，取上清液，加入约为投料量 1% 的活性炭，搅拌 30 min，静置，滤过，滤液回收乙醇至无醇味，加注射用水至 400 mL，搅匀，加热煮沸 40～50 min，冷藏，滤过，滤液浓缩至 400 mL 的 1/3，冷藏，滤过，滤液用 NaOH 溶液调节 pH 至 6.5～7.5，加热煮沸 40～50 min，加入约为药液量 0.5% 的活性炭，搅匀，药液温度降至50 ℃，静置，滤过，滤液经超滤后，加入约为药液量 0.5% 的活性炭，滤过，滤液加注射用水至 400 mL，调节 pH 至 6.5～7.5，滤过，灌封，灭菌，制备得到 9 组差异样品各 400 mL。

2.2 分组及给药

大鼠随机分为 13 组，每组 10 只。即空白对照组、急性血瘀模型组、灯盏细辛组［DZXX，4.4 mL/(kg · d)］、烟酸占替诺组［YSZTN，3.2 mL/(kg · d)］，差异样品 S1～S9 组［3.0 mL/(kg · d)］。实验在动物适应环境 1 周后开始。各给药组均采用肌肉注射法，空白对照组和模型组肌肉注射等体积生理盐水，每日给药 1 次，连续给药 10 d。

表 1　丹红注射液差异样品的药材投料比例

组别	丹参/g	红花/g	丹参：红花
S1	400	0	100：0
S2	350	50	7：1
S3	300	100	3：1
S4	250	150	5：3
S5	200	200	1：1
S6	150	250	3：5
S7	100	300	1：3
S8	50	350	1：7
S9	0	400	0：100

2.3　大鼠急性血瘀模型建立[5-7]

末次给药后 30 min，除空白组外，其余各组大鼠均皮下注射盐酸肾上腺素 0.8 mg/kg，过 2 h 后，除空白组外，其他各组大鼠均浸入 0～4 ℃冰水中进行冷刺激 5 min，2 h 后再次皮下注射等量盐酸肾上腺素 0.8 mg/kg，禁食 12 h，各组再次给药，1 h 后 10% 水合氯醛 0.35 mL/100 g 腹腔注射麻醉，腹主动脉取血，枸橼酸钠 1：9 抗凝，血样处理及检测全部按照标准规程进行，所取血液用于血流变、凝血功能相关药效指标检测。

2.4　大鼠血液药效指标检测[8]

取 1.5 mL 抗凝血液，放入 TDL－5M 冷冻离心机进行离心（2000 r/min，15 min，20 ℃）得血浆。一部分血浆放入 Sysmex CA－510 全自动血凝分析仪，进行活化部分凝血活酶时间（APTT）、凝血酶原时间（PT）及纤维蛋白原（Fbg）项目检测；另一部分血浆放入北京普利生 LBY－N6B 全自动自清洗血流变仪，进行毛细管血浆黏度（PV）检测；取 0.9 mL 抗凝血液放入北京普利生 LBY－N6B 全自动自清洗血流变仪进行全血黏度（WBV）及红细胞聚集、电泳、刚性指数检测；取 0.9 mL抗凝血液放入 TDL－5M 冷冻离心机进行离心（2000 r/min，15 min，20 ℃），放入北京普利生 LBY－XC40 全自动动态血沉测试仪，进行红细胞压积检测；取 3.0 mL抗凝血液放入 TDL－5M 冷冻离心机进行第一次离心（500 r/min，20 ℃，10 min）得富血小板血浆（PRP），取出 PRP 并将剩余部分再次离心（3000 r/min，20 ℃，10 min）得贫血小板血浆（PPP），5 μL 二磷酸腺苷（ADP）(300 μmol/L）用于诱导血小板聚集，300 μL PRP 与 300 μL PPP，放入北京普利生 LBY－NJ4 血小板聚集仪，检测血小板最大聚集率（MPAR）。

2.5 药材与药效关联分析[9-12]

（1）灰色关联分析：以各差异样品组的全部药效指标值为比较数列，以模型组的全部药效数据为参考数列，计算各比较数列与参考数列间的灰色关联度（*P* 取 0.5），关联度越高则药效越差，反之药效越强。

（2）析因分析：以丹参、红花 2 味药材为 2 个因素，分析不同配比的差异样品间的药材交互作用，如表 2 所示。以各药效指标的组内均值对应药效强弱，进行各药效指标的正向化[13]与无量纲化处理（均值化方法），如表 3 所示。

将上述无量纲化数据导入 SPSS 19.0，通过 Analyze-General Linear Model-Univariate-Full Factorial Analysis 方法实现。

表 2 丹参、红花的析因分析设计

		红花	
		2	1
丹参	1	S2～S8	S1
	2	S9	模型组

注：1. 有；2. 没有。

表 3 差异样品药效数据的无量纲化处理

无量纲	S1	S2	S3	S4	S5	S6	S7	S8	S9	模型
MPAR	1.0432	1.0276	0.9658	0.8642	0.8286	1.1950	0.8920	0.9422	0.9333	0.7893
PT	1.0040	1.0114	1.0114	0.9998	0.9934	0.9838	1.0072	0.9934	0.9955	0.9786
APTT	0.9361	0.9507	0.9945	0.9714	1.0612	1.0298	0.9523	1.0390	1.0651	0.8206
WBV（$5s^{-1}$）	1.0408	1.0653	1.0478	1.0065	1.0455	0.9249	1.0241	0.9603	0.8846	0.9224
WBV（$30s^{-1}$）	1.0165	1.0374	1.0737	1.0150	1.0298	0.9598	1.0121	0.9431	0.9126	0.9395
WBV（$50s^{-1}$）	1.0208	1.0453	1.0690	1.0140	1.0242	0.9613	1.0123	0.9420	0.9111	0.9341
WBV（$150s^{-1}$）	1.0169	1.0211	1.0320	1.0298	1.0342	0.9680	1.0105	0.9566	0.9308	0.9464
WBV（$200s^{-1}$）	1.0135	1.0317	1.0481	1.0271	1.0271	0.9708	0.9917	0.9508	0.9392	0.9472
PV	0.9595	0.9912	0.9912	0.9995	1.0079	0.9995	0.9831	1.0251	1.0429	0.9813
EAI	1.0240	1.0452	1.0240	1.0310	1.0137	0.9266	1.0171	0.9744	0.9440	0.9788
ERI	1.0491	1.0611	1.0491	1.0759	0.9994	0.9444	0.9701	0.9219	0.9146	0.7749
EEI	1.0042	1.0925	1.0313	1.0228	0.9596	0.9432	0.9962	0.9962	0.9541	0.9985

2.6 数据处理方法

所得计量资料均以“均值 ± 标准差”（$\bar{x} \pm s$）表示，采用 SPSS 19.0 进行单因素方差分析（ANOVA）及 *t* 检验。

3 结果

3.1 丹红注射液差异样品的活血化瘀药效

3.1.1 全血黏度（5 s^{-1}、30 s^{-1}、50 s^{-1}、150 s^{-1}、200 s^{-1}） 结果表明：与空白组相比，模型组在5个切变率下全血黏度均极显著升高（$P<0.01$）；丹红注射液差异样品与模型组相比，全血黏度均有不同程度的改变，其中S3样品在5个切变率下均显示显著作用（$P<0.05$，表4）。

表4 全血黏度的改善作用（切变率5 s^{-1}、30 s^{-1}、50 s^{-1}、150 s^{-1}、200 s^{-1}，mPa · s，$n=10$）

样品	WBV（5 s^{-1}）	WBV（30 s^{-1}）	WBV（50 s^{-1}）	WBV（150 s^{-1}）	WBV（200 s^{-1}）
空白	10.28 ±0.46	5.76 ±0.21	5.09 ±0.23	4.15 ±0.22	4.03 ±0.26
模型	14.30 ±0.85##	7.25 ±0.47##	6.32 ±0.39##	4.98 ±0.28##	4.76 ±0.25##
S1	13.48 ±2.20	6.94 ±0.77	5.98 ±0.59	4.76 ±0.28	4.55 ±0.26
S2	13.39 ±2.01	6.57 ±0.74*	5.71 ±0.61*	4.69 ±0.33	4.4 ±0.36
S3	13.17 ±1.99*	6.80 ±0.68*	5.84 ±0.54*	4.74 ±0.32*	4.47 ±0.24*
S4	13.94 ±2.37	6.95 ±0.69	6.02 ±0.54	4.70 ±0.33	4.49 ±0.36*
S5	13.42 ±1.98	6.85 ±0.80	5.96 ±0.66	4.68 ±0.40	4.49 ±0.37
S6	15.17 ±1.19	7.35 ±0.44	6.35 ±0.39	5.00 ±0.34	4.75 ±0.33
S7	13.70 ±1.43	6.97 ±0.52	6.03 ±0.39	4.79 ±0.22	4.65 ±0.16
S8	14.61 ±1.55	7.48 ±0.66	6.48 ±0.59	5.06 ±0.40	4.85 ±0.39
S9	15.86 ±0.62	7.73 ±0.25	6.70 ±0.20	5.20 ±0.20	4.91 ±0.18

注：与模型组相比，*$P<0.05$；与空白组相比，##$P<0.01$。

3.1.2 红细胞聚集、电泳、刚性指数 结果表明：与空白组相比，模型组红细胞聚集（EAI）、电泳（EEI）、刚性和变形指数（ERI）指标均极显著升高（$P<0.01$）；丹红注射液原组方S3组与模型组相比，ERI极显著降低（$P<0.01$）、EEI显著降低（$P<0.05$）。其他各差异样品显示不同程度的改变（表5）。

3.1.3 凝血功能、血小板聚集率 结果表明：与空白组相比，模型组APTT极显著降低（$P<0.01$），PT显著降低（$P<0.05$），MPAR极显著升高（$P<0.01$）。差异样品与模型组相比，PT、APTT、MPAR均有不同程度的改变（表6）。

3.2 丹参、红花药材与药效的相关性分析

差异样品S2～S8的丹参、红花主效应、二者的交互效应结果见图1。S2～S8样品中丹参、红花间均存在显著的交互作用（$P<0.05$，$P<0.01$）。根据估计边际均值，除去S6、S8样品，红花对丹参的药效起到促进作用，其中以S2、S3样品尤为明显。此外，当丹参含量占优时，两味药材的药效优于单味丹参药材的药效。由此可知，丹参对发挥药效起到主导作用，红花起到促进作用。给药组与模型组间的

灰色关联度计算结果见表 7。S3、S2、S4、S1 样品药效较强，S7、S8、S9 样品药效较差。结合交互作用分析结果，可见当丹参含量占优时，药材间交互作用明显，利于处方发挥整体药效。其中，原处方比例的 S3 样品药效最优，体现了丹参、红花间显著的交互作用，证实了丹红注射液原处方比例的科学合理性。

表 5　红细胞聚集、电泳、刚性指数的改善作用（$n=10$）

组别	EAI	EEI	ERI
空白	2.49 ±0.09	3.9 ±0.38	3.92 ±0.14
模型	2.97 ±0.19##	4.73 ±0.32##	5.92 ±0.45##
S1	2.95 ±0.36	4.95 ±0.91	4.36 ±0.61**
S2	2.95 ±0.22	4.82 ±0.53	4.42 ±0.3**
S3	2.89 ±0.35	4.55 ±0.37*	4.37 ±0.3**
S4	2.93 ±0.14	4.86 ±0.62	4.31 ±0.33**
S5	2.98 ±0.26	5.18 ±0.47*	4.64 ±0.27**
S6	3.26 ±0.15	5.27 ±0.36*	4.91 ±0.63*
S7	2.97 ±0.22	4.99 ±0.24	4.78 ±0.18**
S8	3.1 ±0.19	4.99 ±0.46	5.03 ±0.52*
S9	3.2 ±0.17	5.21 ±0.49*	5.07 ±0.6*

注：与模型组相比，*$P<0.05$，**$P<0.01$；与空白组相比，##$P<0.01$。

表 6　凝血功能、血小板聚集率的改善作用（$n=10$）

组别	PT/s	APTT/s	MPAR
空白	9.8 ±0.44	13.96 ±1.32	38.57 ±6.14
模型	9.24 ±0.32#	10.36 ±1.47##	57.72 ±15.3##
S1	9.46 ±0.56*	12.2 ±1.9*	31.8 ±10.66**
S2	9.53 ±0.44*	12.96 ±2.16**	46.2 ±13.59
S3	9.53 ±0.47*	12.39 ±1.17*	43.42 ±9.65*
S4	9.42 ±0.65	12.66 ±1.35*	51.63 ±9.73
S5	9.36 ±0.38	13.83 ±0.81**	53.85 ±12.82
S6	9.27 ±0.33	13.42 ±3.11**	37.34 ±14.98**
S7	9.49 ±0.81*	12.41 ±1.62*	50.02 ±13.46
S8	9.36 ±0.39	13.54 ±2.01**	50.12 ±13.13
S9	9.38 ±0.43	13.88 ±1.45**	47.81 ±8.85

注：与模型组相比，*$P<0.05$，**$P<0.01$；与空白组相比，#$P<0.05$，##$P<0.01$。

表 7　灰色关联度计算结果

样品	灰色关联度
S3	0.7215
S2	0.7652
YSZTN	0.7698
S4	0.7944
S1	0.7955
S5	0.8017
S6	0.8039
DZXX	0.8054
S8	0.8168
S7	0.8461
S9	0.8664

药材与药效指标间的灰色关联度及其排序见表 8 和表 9。丹参与全部药效指标间的关联度均值为 64.1%，而红花的关联度均值为 57.48%，表明丹参为处方中的主药。丹参与 PT、WBV、MPAR 关联密切，提示其可能在降低血液黏度、抑制血小板聚集方面发挥重要药效作用。红花与 PV、PT、APTT 关联密切，提示其可对调节凝血功能具有药效贡献。结合药效指标的临床意义，研究结果揭示了丹红注射液中丹参、红花各自的药效贡献及其相互补充关系，为其发挥多途径、多靶点的综合疗效提供依据（图 1）。

表 8　丹参、红花与药效指标间灰色关联度

指标	丹参	红花
MPAR	0.6474	0.5721
PT	0.6382	0.5835
APTT	0.6153	0.5825
WBV（5 s^{-1}）	0.6488	0.5710
WBV（30 s^{-1}）	0.6471	0.5730
WBV（50 s^{-1}）	0.6463	0.5724
WBV（150 s^{-1}）	0.6449	0.5766
WBV（200 s^{-1}）	0.6476	0.5740
PV	0.6316	0.5876
EAI	0.6375	0.5748
ERI	0.6601	0.5615
EEI	0.6329	0.5646
关联度均值	0.6410	0.5748

表 9　丹参、红花与药效指标间灰色关联度排序

丹参指标	灰色关联度排序	红花指标	灰色关联度排序
ERI	0.6601	PV	0.5876
WBV（5 s^{-1}）	0.6488	PT	0.5835
WBV（200 s^{-1}）	0.6476	APTT	0.5825
MPAR	0.6474	WBV（150 s^{-1}）	0.5766
WBV（30 s^{-1}）	0.6471	EAI	0.5748
WBV（50 s^{-1}）	0.6463	WBV（200 s^{-1}）	0.5740
WBV（150 s^{-1}）	0.6449	WBV（30 s^{-1}）	0.5730
PT	0.6382	WBV 50（s^{-1}）	0.5724
EAI	0.6375	MPAR	0.5721
EEI	0.6329	WBV（5 s^{-1}）	0.5710
PV	0.6316	EEI	0.5646
APTT	0.6153	ERI	0.5615

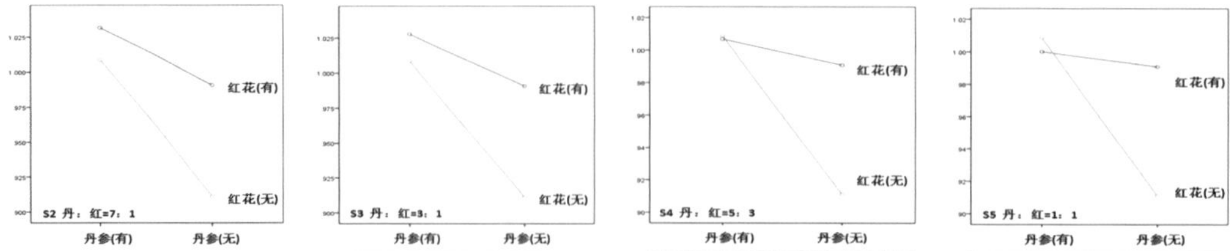

S2	F	.Sig
丹参	25.448	.000
红花	14.119	.000
丹参*红花	4.274	.044

S3	F	.Sig
丹参	26.671	.000
红花	14.510	.000
丹参*红花	5.403	.024

S4	F	.Sig
丹参	17.987	.000
红花	8.540	.005
丹参*红花	9.284	.004

S5	F	.Sig
丹参	14.667	.000
红花	6.573	.014
丹参*红花	10.026	.003

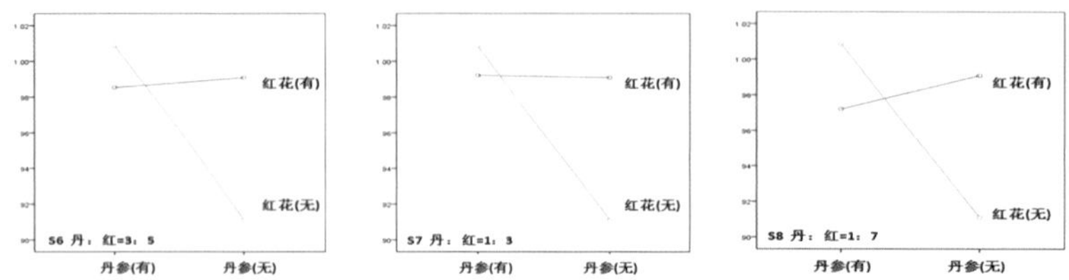

S6	F	.Sig
丹参	8.392	.006
红花	3.189	.080
丹参*红花	10.517	.002

S7	F	.Sig
丹参	14.634	.000
红花	6.048	.018
丹参*红花	13.869	.001

S8	F	.Sig
丹参	8.522	.005
红花	2.592	.114
丹参*红花	18.631	.000

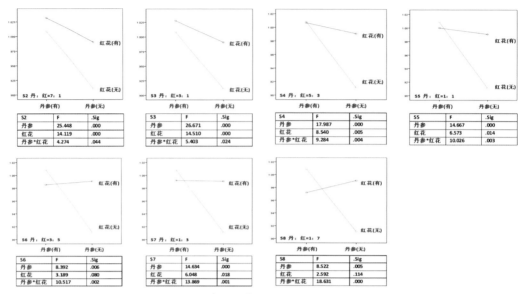

图1　丹参、红花间交互作用分析结果

4　讨论

丹参、红花配伍多见于多种治疗心脑血管疾病的中成药。20世纪70年代研制的冠心二号，便以丹参配伍红花治疗血瘀证。传统中医理论认为，丹参－红花是著名的活血药对，二药皆入心、肝经，相辅祛瘀生新，除邪不伤正，两药合用共奏活血祛瘀、通脉疏络、安神宁心之功。丹参－红花药对历经几千年的临床实践，仍沿用至今。本研究基于科学实验数据，明确了不同配伍比例的丹参、红花药材间均存在交互作用，丹参对药效起主导作用，红花则起到促进作用。当丹参含量占优时，整体药效及药材间的交互作用均增强。有研究考察中药复方2477方，其中丹参、红花配伍比例为1∶1者占20.8%，2∶1者占45.8%，3∶1者占31.2%，其他占2.2%[14-15]，这与本研究结果相吻合。此外，本研究证实了丹红注射液原处方比例样品药效突出，药材间交互作用明显，表明其组方配伍科学合理。

参考文献

[1] 王硕，何俗非，翟静波，等．丹红注射液药理作用及临床应用研究进展［J］．中国中医药信息杂志，2014，21（3）：128－131．

[2] 安冬青，吴宗贵．动脉粥样硬化中西医结合诊疗专家共识［J］．中国全科医学，2017，20（5）：507－511．

[3] 中国医师协会中西医结合医师分会等．急性心肌梗死中西医结合诊疗专家共识

[J]. 中国中西医结合杂志，2014，34（4）：389－395.
[4] 刘红旭. 经皮冠状动脉介入治疗（PCI）围手术期心肌损伤中医诊疗专家共识解读[J]. 世界中医药，2016，11（3）：377－380.
[5] LIU H，LIANG J，LI P，et al. Core bioactive components promoting blood circulation in the traditional Chinese medicine compound Xueshuantong capsule（CXC）based on the relevance analysis between chemical HPLC fingerprint and in vivo biological effects[J]. PLoS one，2014，9（11）：e112675.
[6] LIU L，DUAN J A，TANG Y，et al. Taoren-Honghua herb pair and its main components promoting blood circulation through influencing on hemorheology，plasma coagulation and platelet aggregation[J]. J Ethnopharmacol，2012，139（2）：381－387.
[7] LIU H，PENG Y Y，LIANG F Y，et al. Protective effects of traditional Chinese medicine formula Naoshuantong capsule on haemorheology and cerebral energy metabolism disorders in rats with blood stasis[J]. Biotechnol Biotec Eq，2014，28（1）：140－146.
[8] LIU H，ZHANG W，LONG C，et al. Protective effects of traditional Chinese herbal formula compound Xueshuantong capsule（CXC）on rats with blood circulation disorders[J]. Biotechnol Biotec Eq，2017，31（4）：1－9.
[9] 刘宏，谢称石，王永刚，等. 复方血栓通胶囊基于原料药材与药效相关联的组方规律研究[J]. 中山大学学报（自然科学版），2014，53（2）：108－113.
[10] 郑艳芳，李楚源，刘宏，等. 口炎清颗粒发挥抗炎药效的组方配伍规律研究[J]. 中山大学学报（自然科学版），2016，55（3）：145－150.
[11] SONG Q，SHEPPERD M. Predicting software project effort：a grey relational analysis based method[J]. Expert Syst Appl，2011，38（6）：7302－7316.
[12] LIU H，ZHENG Y，LI C，et al. Discovery of anti-inflammatory ingredients in Chinese herbal formula Kouyanqing granule based on relevance analysis between chemical characters and biological effects[J]. Sci Rep，2015，5：18080.
[13] 刘新华. 因子分析中数据正向化处理的必要性及其软件实现[J]. 重庆工学院学报：自然科学，2009，23（9）：152－155.
[14] 郭增平. 丹参等十味活血化瘀药四性的文献研究[D]. 济南：山东中医药大学，2008.
[15] 贾璞. 基于"良"关系的丹参－红花药对效应物质研究[D]. 西安：西北大学，2013.

[作者：刘宏、廖茵茵、张伟健、李泮霖、赵超、彭维、姚宏亮、苏薇薇，原文发表于《中南药学》，2018 年第 16 卷第 4 期，第 438－442 页]

基于网络药理学探讨丹红注射液成分 - 抗血栓靶点的相互作用

［摘要］采用 Surflex-Dock 分子对接方法，探讨丹红注射液化学成分与抗血栓靶点间的相互作用，利用 Cyto-scape 软件构建丹红注射液活性成分 - 抗血栓靶点网络，并通过 ClueGO 插件对靶点涉及的信号通路进行分析。丹红注射液中有 60 个成分与 106 个抗血栓作用靶点间存在 2028 条关联。其中，丹红注射液成分与 F2、F13A、SERPINC1、PGH2、ACE、REN、PLAU 和 PROC 等靶点密切相关，这些靶点涉及凝血、纤溶、内皮功能、血管收缩舒张等多方面的信号通路；与抗血栓靶点关联较多的成分为丹酚酸类。这为进一步阐明丹红注射液多成分、多靶点分子作用机制提供了依据。

丹红注射液由丹参、红花 2 味药组成，具有活血化瘀、通脉舒络的功效，临床上用于瘀血闭阻所致的胸痹及中风，冠心病、心绞痛、心肌梗塞，瘀血型肺心病，缺血性脑病、脑血栓。由其功能主治可以看出，抗血栓作用是丹红注射液发挥药效的关键。现代研究表明，在激光诱导的大鼠动脉血栓模型[1]和大鼠急性血瘀模型[2]中，丹红注射液均显示出很好的抗血栓、溶栓作用；对其相关的药理作用机制，也进行了一些初步探讨[3-4]。但是，目前的研究仍仅关注单个或少数几个指标及蛋白的变化，未能对其多成分多靶点作用机制进行解释。

网络药理学技术整合了化学、医学、生物数据，使用计算模拟建立药理学性质预测模型，为阐明中药复方制剂多成分、多靶点作用机制及其相应的药效物质基础提供了一种可行的方法[5]。本研究采用 Surflex-Dock 分子对接方法，研究丹红注射液化学成分与抗血栓靶点间的相互作用，并建立其化学成分 - 靶点网络，为阐明丹红注射液抗血栓作用的分子机制提供依据。本研究对于丰富丹红注射液的科学内涵，指导其临床用药具有实际意义。

1 方法

1.1 化学成分

前期已采用 UFLC-PDA-Triple TOF-MS/MS 技术[2]，确证及指证了丹红注射液中的 82 个化学成分，并明确了各成分的药材归属。通过检索 NCBI PubChem 数据库（http：//www. ncbi. nlm. nih. gov/pccompound）及 Chemical Book 数据库（http：//www. chemicalbook. com），获得各化学成分的分子结构，其结构文件均储存为 mol 格式，作为分子对接的配体。

1.2 抗血栓作用相关靶点数据库

前期已建立了抗血栓作用相关靶点数据库[6]，该数据库由 115 个候选蛋白质靶点组成，其 X 射线晶体结构从 RCSB Protein Data Bank（http：//www. pdb. org/）中下载，作为分子对接的受体。

1.3 分子对接

采用计算机模拟分子对接方法，以蛋白质－配体复合物的晶体结构为中心，参考缺省参数进行各化学成分与各候选蛋白靶点的分子模拟对接。以 Surflex-Dock 预测的分子受体和配体的最佳对接姿态的结合能作为评价参数，将与每个分子配体（各化学成分）结合能大于 6 的分子受体（各候选蛋白靶点）作为阳性结果（潜在靶点），用于构建成分－靶点网络[6]。

1.4 网络的构建与分析

利用 Cytoscape 3. 3. 0 软件（http：//www. cytoscape. org/）对计算结果进行可视化处理，构建成分－靶点网络。应用 Cytoscape 软件中的 ClueGO 插件，对丹红注射液抗血栓作用相关靶点进行 KEGG 信号通路分析，设定 $P<0.05$。

2 结果

2.1 丹红注射液成分与抗血栓作用相关靶点分子对接结果

将丹红注射液 82 个化学成分，分别与抗血栓相关靶点数据库中的 115 个蛋白靶点进行分子对接，结果表明：丹红注射液中有 60 个成分与 106 个抗血栓作用靶点间存在 2028 条关联（表 1、表 2），使用 Cytoscape 软件进行可视化处理，构建了成分－靶点网络图（图 1）。

从表 1 可以看出，在与丹红注射液成分有关联的潜在靶点中，与血栓形成关联密切的重要靶点排名均很靠前，包括 F2（凝血因子Ⅱ）、REN（肾素）、F13A（凝血因子ⅩⅢa）、PROC（蛋白 C－凝血因子Ⅴa 及Ⅷa 抑制剂）、PGH2（前列腺素 G/H 合酶 2）、ACE（血管紧张素转化酶）、PLAU（尿激酶型纤溶酶原激活物）和 SERPINC1（抗凝血酶）等，这些靶点分别涉及凝血、纤溶系统以及血管生成、收缩舒张等多个系统，提示这些靶点是丹红注射液的主要药效靶点。

表 1　丹红注射液的潜在抗血栓作用靶点（关联化合物数≥35）

编号	靶点	关联化合物个数
1	CDK	51
2	GSK3	45
3	PDE5A	45
4	REN	45
5	F2	43
6	HMGCR	43
7	PROC	43
8	F13A	42
9	MP2K	42
10	FOLH1	41
11	MK10	41
12	PDE4D	41
13	ACE	37
14	PDE4B	37
15	PGH2	36
16	PLAU	36
17	DPP4	35
18	SERPINC1	35

从表 2 可以看出，丹红注射液中丹酚酸类成分与大多数血栓靶点均有较好的结合，表明丹酚酸类是丹红注射液抗血栓作用的主要药效物质基础。

表 2　丹红注射液的抗血栓活性成分

化合物编号	化合物名称	关联靶点个数
52	丹酚酸 H，Salvianolic acid H	84
70	丹酚酸 A，Salvianolic acid A	75
50	丹酚酸 K，Salvianolic acid K	70
61	迷迭香酸，Rosmarinic acid	70
73	异丹酚酸 A，Isosalvianolic acid A	69
55	异红花苷，Isocarthamin	68
56	丹酚酸 D，Salvianolic acid D	67
53	丹酚酸 I，Salvianolic acid I	65
65	丹酚酸 E，Salvianolic acid E	63
76	丹酚酸 C，Salvianolic acid C	63
67	紫草酸乙酯，Ethyl lithospermate	60
62	紫草酸，Lithospermic acid	59
59	紫草酸甲酯，Monomethyl lithospermate	58
69	迷迭香酸甲酯，Romarinic acid methyl ester	57
66	丹酚酸 B，Salvianolic acid B	56

续上表

化合物编号	化合物名称	关联靶点个数
36	槲皮素－二葡萄糖苷，Quercetin-di-O-glucoside	52
46	6－羟基山柰酚－二葡萄糖苷，6－Hydroxykaempferol-di-O-glucoside	50
51	山柰酚－二葡萄糖苷，Kaempferol-di-O-glucoside	49
31	6－羟基山柰酚－三葡萄糖苷，6－Hydroxykaempferol-tri-O-glucoside	48
58	丹酚酸G，Salvianolic acid G	47
54	异迷迭香酸苷，Salviaflaside	47
27	香豆酸－O－六碳糖苷，Coumaric acid-O-hexoside	46
74	异丹酚酸C，Isosalvianolic acid C	44
77	Phenanthro［1，2－b］furan－10，11-dione，1，2，6，7，8，9－hexahydro－6-hydroxy－1，6－dimethyl-	43
57	山柰酚－O－芸香糖苷，Kaempferol-O-rutinoside	41
20	色氨酸，Tryptophane	41
26	咖啡酸－O－六碳糖苷，Caffic acid-O-hexoside	38
68	丹酚酸L，Salvianolic acid L	37
60	Cartormin	37
25	原紫草酸，Prolithospermic acid	36
21	3，4－二羟基苯基丙酸，3，4－Dihydroxybenzenepropionic acid	33
2	腺嘌呤，Adenine	32
16	丹参素，Danshensu	27
78	17－羟基隐丹参酮，17－Hydroxycryptotanshinone	26
81	3－羟基隐丹参酮，3－Hydroxycryptotanshinone	25
28	羟基红花黄色素A，Hydroxysafflor yellow A	23
32	当药苷，Sweroside	23
9	龙船花苷，Ixoroside	22
23	腺苷，Adenosine	21
64	紫丁香苷，Syringin	21
30	莫诺苷，Morroniside	15
19	新绿原酸，Neochlorogenic acid	14
33	长寿花糖苷，Roseoside	14
63	9″－Methyl lithospermate B	14
71	绿原酸，Chlorogenic acid	12
29	丹参二醇A，Tanshindiol A	10
24	丹参素甲酯，Danshensu methyl ester	8
6	咖啡酸，Caffeic acid	7
12	4－（2－Carboxyethenyl）－2－（3，4－dihydroxyphenyl）－2，3－dihydro－7－hydroxy－3－methylester，［2α，3β，4(E)－3-benzofurancarboxylic acid	6
13	阿魏酸，Ferulic acid	6
14	丹参二醇B，Tanshindiol B	6
17	琥珀酸，Succinic acid	5
11	对羟基苯甲酸葡萄糖苷，p-Hydroxybenzonic acid-O-glucoside	4

续上表

化合物编号	化合物名称	关联靶点个数
44	5－羟甲基糠醛，5－Hydroxymethyl furfural	4
22	苯丙氨酸，Phenylalanine	3
3	没食子酸，Gallic acid	2
18	原儿茶酸，Protocatechuic acid	2
38	香草酸，Vanillic acid	1
40	原儿茶醛，Protocatechualdehyde	1
41	对香豆酸，p-Coumaric acid	1

注：化合物编号与文献[2]一致。

同时，通过 ClueGO 插件对丹红注射液抗血栓作用靶点涉及的 KEGG 信号通路进行分析，结果如图 2 所示。从图 2 可以看出，丹红注射液抗血栓作用靶点主要富集于 complement and coagulation cascades、cAMP signaling pathway、calcium signaling pathway、fluid shear stress and atherosclerosis、renin-angiotensin system 信号通路等。

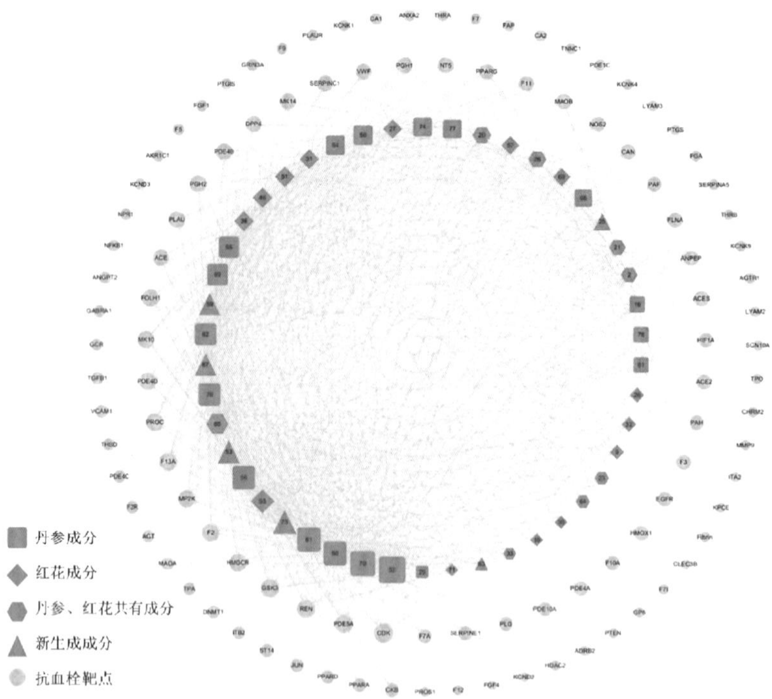

图 1　丹红注射液成分－抗血栓作用相关靶点网络图（化合物编号对应的化合物名称见表 2）

2.2　丹红注射液指纹图谱色谱峰的靶点分析

前期我们构建了丹红注射液生物活性指纹图谱[2]，包括 13 个主要色谱峰，分别为 5－羟甲基糠醛（1）、丹参素（2）、原儿茶醛（3）、羟基红花黄色素 A（4）、对香豆酸（5）、丹酚酸H（6）、丹酚酸I（7）、丹酚酸D（8）、紫草酸甲酯（9）、迷迭香酸（10）、紫草酸（11）、丹酚酸B（12）、丹酚酸A（13）。因此，对这13个色谱峰的相关靶点作进一步分析（图3）。

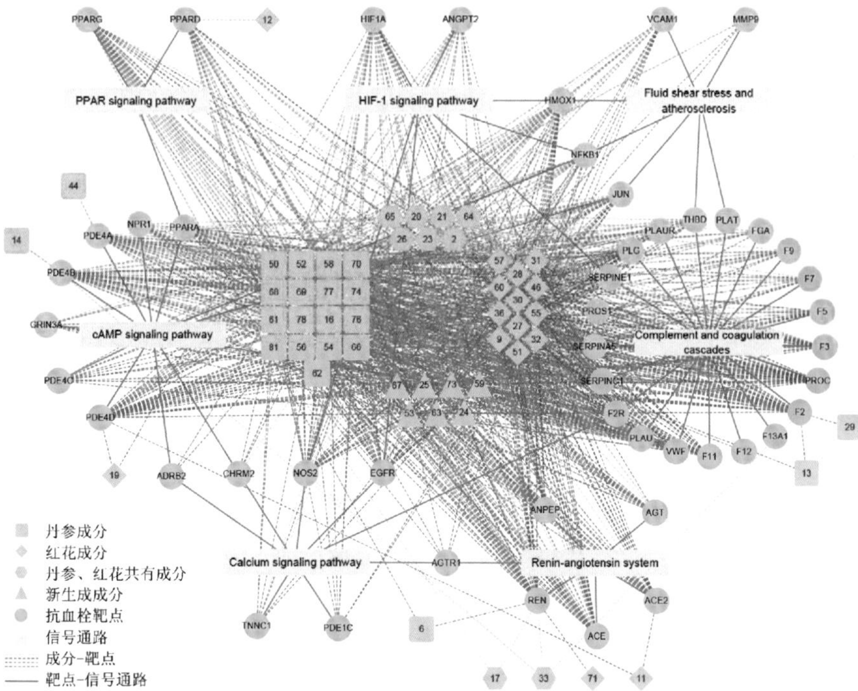

图2　丹红注射液抗血栓作用的成分－靶点－信号通路网络图（化合物编号对应的化合物名称见表2）

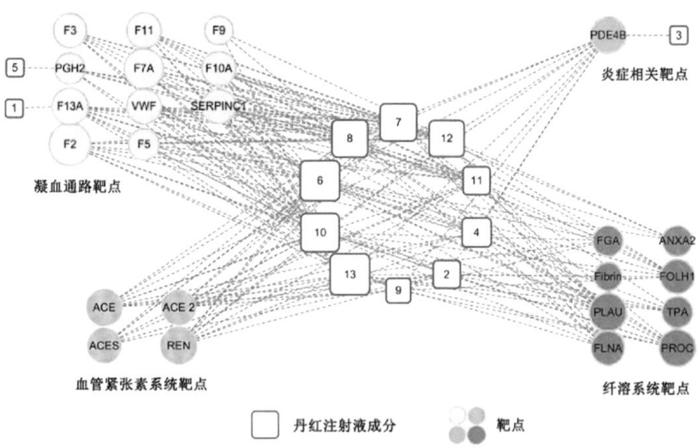

图3　丹红注射液13个指纹图谱色谱峰的靶点分析

1：5－羟甲基糠醛；2：丹参素；3：原儿茶醛；4：羟基红花黄色素A；5：对香豆酸；6：丹酚酸H；7：丹酚酸I；8：丹酚酸D；9：紫草酸甲酯；10：迷迭香酸；11：紫草酸；12：丹酚酸B；13：丹酚酸A。

结果表明，13 个色谱峰与凝血、纤溶系统以及血管生成、收缩舒张等多个系统的靶点具有相互关联。关联靶点较多的成分为丹酚酸 A（13）、迷迭香酸（10）、丹酚酸 H（6）、丹酚酸 I（7）、丹酚酸 D（8）、丹酚酸 B（12）；而 5 - 羟甲基糠醛（1）、原儿茶醛（3）、对香豆酸（5）关联靶点个数较少，说明其对抗血栓药效贡献较小。

3 讨论

通过本研究，得知 106 个蛋白靶点与 60 个丹红成分间存在 2028 个相互作用。其中，F2、F13A、SERPINC1、PGH2、ACE、REN、PLAU 和 PROC 是已知与血栓形成密切相关，且与丹红注射液化学成分有较强结合的靶点；在抗血栓活性成分中，丹酚酸类成分占主导地位。

F2、F13A 同为凝血因子，通过外源性和内源性凝血途径的级联传递介导凝血酶原复合物的形成、凝血酶原的转变以及最终的凝血过程和血栓形成；其中 F2 在整个过程中发挥着核心作用[7]。SERPINC1 是血浆中最重要的抗凝物质之一，可抑制 50%～60% 的凝血酶和凝血因子Ⅶa、Ⅸa、Ⅹa、Ⅺ、Ⅻa 的激活，从而阻止血液凝固。PGH2 可以影响花生四烯酸诱导的血小板聚集和血栓形成[8]。除了上述凝血和抗凝系统的关键靶点，丹红注射液抗血栓作用的主要靶点还包括肾素 - 血管紧张素系统中的 REN 和 ACE，与血压的稳定和调节直接相关[9]。研究表明，ACE 作为 RAS 系统最主要的成员，除介导血管平滑肌细胞收缩引起血压升高外，还介导血管壁的慢性炎症反应，进而参与动脉粥样硬化的发生与发展[10]。此外，丹红注射液还与纤溶系统的 PLAU 和 PROC 靶点关联密切。PLAU 作为纤溶酶原的激活剂，通过激活 PLG（纤溶酶原）为纤溶酶发挥溶栓作用。PROC 可同时作用于抗凝系统及纤溶系统，其被激活后，在磷脂和 Ca^{2+} 存在时，可灭活 FⅤa、FⅧa；阻碍 FⅩa 与血小板上的磷脂结合，削弱 FⅩa 对凝血酶原的激活作用；刺激纤溶酶原激活物释放，增强纤溶酶活性，促进纤维蛋白溶解[11]。

靶点信号通路分析结果显示，丹红注射液活性成分相关的作用靶点主要参与 complement and coagulation cascades、cAMP signaling pathway、calcium signaling pathway、fluid shear stress and atherosclerosis、renin-angiotensin system 等信号通路。这些通路涉及凝血功能、内皮功能、血管收缩舒张等多个方面，共同维护机体血液循环系统的动态平衡，抑制血栓形成或出血[12]。丹红注射液同一成分或不同成分同时作用于多个通路的靶点，也体现了中成药多成分、多靶点、综合调控的作用特点。中药成分复杂，单个成分在体内的浓度往往达不到其有效浓度[13]，但在动物实验及临床中，又可观察到较好的疗效。本研究中，丹红注射液多个成分同时与凝血通路中的不同靶点相互作用，可能由此引发凝血级联效应而发挥药效。整体药效的发挥到底是由于不同成分间的相互协同、加和还是拮抗所致，尚有待进一步研究。

在丹红注射液指纹图谱13个主要色谱峰中，丹参素（2）、羟基红花黄色素A（4）、对香豆酸（5）、丹酚酸I（7）、丹酚酸D（8）、紫草酸甲酯（9）、迷迭香酸（10）、紫草酸（11）、丹酚酸B（12）、丹酚酸A（13）为核心活性成分群[2]。本研究中，网络药理学结果表明，丹酚酸A（13）、迷迭香酸（10）、丹酚酸H（6）、丹酚酸I（7）、丹酚酸D（8）、丹酚酸B（12）关联靶点较多。2种方法获得的丹红活血化瘀活性成分基本一致，可以相互印证。本研究为进一步阐明丹红注射液多成分、多靶点分子作用机制提供了依据。

参考文献

[1] ZHAO T C, CHANG L Y, ZHANG B, et al. Specific combination of salvianolic acids as core active ingredients of Danhong injection for treatment of arterial thrombosis and its derived dry gangrene [J]. Frontiers in pharmacology, 2017, 8: 361.

[2] LI P L, SU W W, YUN S, et al. Toward a scientific understanding of the effectiveness, material basis and prescription compatibility of a Chinese herbal formula Dan-hong injection [J]. Scientific reports, 2017, 7: 46266.

[3] 范红晶，李敏，万海同，等. 丹红注射液抗血栓药理作用的研究进展 [J]. 中国中医急症，2015，24（12）：2160－2164.

[4] 常连瀛，朱彦，高秀梅. 丹红注射液抗血栓作用研究进展 [J]. 天津中医药大学学报，2013，32（4）：246－249.

[5] LI S, ZHANG B. Traditional Chinese medicine network pharmacology: theory, methodology and application [J]. Chinese journal of natural medicines, 2013, 11 (2): 110－20.

[6] SHENG S J, WANG J X, WANG L R, et al. Network pharmacology analyses of the antithrombotic pharmacological mechanism of Fufang Xueshuantong capsule with experimental support using disseminated intravascular coagulation rats [J]. Journal of ethnopharmacology, 2014, 154: 735－744.

[7] TATSUMI K, OHASHI K, TAMINISHI S, et al. Effects on coagulation factor production following primary hepatomitogen-induced direct hyperplasia [J]. World journal of gastroenterology, 2009, 15 (42): 5307－5315.

[8] 赵树铭. 前列腺素合酶－2的研究进展 [J]. 国外医学临床生物化学与检验学分册，1998，19（3）：103－106.

[9] PEREIRA R M, SANTOS R A S, DIAS F L C, et al. Renin-angiotensin system in the pathogenesis of liverfibrosis [J]. World journal of gastroenterology, 2009, 15 (21): 2579－2586.

[10] 王峥峥.“由瘀至虚”证慢性心衰大鼠表征与肾素-血管紧张素系统相关性研究［D］. 北京：北京中医药大学，2014.

[11] 林雪娟，陈群，莫传伟，等. 心病血瘀证与纤溶系统活性的相关性［J］. 中华中医药杂志，2009，24（7）：867-869.

[12] 毛江洪，汪青山，钮心怡，等. 临床血液流变学的研究现状［J］. 中国优生与遗传杂志，2013，21（5）：148-151.

[13] LI X X，DU F F，JIA W W，et al. Simultaneous determination of eight Danshen polyphenols in rat plasma and its application to a comparative pharmacokinetic study of Danhong injection and Danshen injection［J］. Journal of separation science，2017，40（7）：1470-1481.

［作者：李泮霖、刘宏、廖弈秋、李沛波、姚宏亮、苏薇薇，原文发表于《中山大学学报（自然科学版）》，2018年第57卷第4期，第121-127页］

五、参芪扶正注射液的研究

参芪扶正注射液中杂质 5 - 羟甲基糠醛的监控方法研究

[摘要] **目的：** 构建参芪扶正注射液中杂质 5 - 羟甲基糠醛的含量监控方法。**方法：** 采用高效液相色谱法，色谱柱为依利特 Hypersil BDS C_{18} 柱（250 mm × 4.6 mm，5 μm），柱温 25 ℃；以甲醇 - 水（5∶95）为流动相，流速为 1.0 mL/min；检测波长为 284 nm。**结果：** 5 - 羟甲基糠醛在 14.048 ～ 140.48 ng 范围内与峰面积呈良好线性关系，$r = 1.0000$；平均加样回收率为 99.40%，*RSD* 为 1.62%；所检测的三批参芪扶正注射液中杂质 5 - 羟甲基糠醛的含量均低于 5 μg/mL。**结论：** 该方法简便快速，准确可靠，重现性好，是监控参芪扶正注射液中杂质 5 - 羟甲基糠醛含量的有效方法。

参芪扶正注射液具有益气扶正、提高机体免疫力等作用，已成为临床上辅助治疗各类肿瘤的常用药物。临床研究表明，参芪扶正注射液与抗肿瘤药物联合使用，有增效减毒的功效[1]。

参芪扶正注射液的原料药材为党参、黄芪，二者均含有糖类、糖苷类成分，并且党参含糖量较高，故本品在生产过程中会不可避免地产生 5 - 羟甲基糠醛。但目前参芪扶正注射液的质量标准尚未监控 5 - 羟甲基糠醛。为此，笔者构建了参芪扶正注射液中杂质 5 - 羟甲基糠醛的含量监控方法，现综述如下。

1 仪器与材料

1.1 仪器

十万分之一电子分析天平（德国 Sartorius 公司，BP211D）；Simplicity 超纯水器（美国密理博 Millipore 公司）；Dionex 高效液相色谱仪及 Chromeleon 色谱工作站（美国戴安公司，ASI - 100 自动进样器、ATH - 585 柱温箱、P680 四元梯度泵、PDA - 100 检测器）；紫外分光光度计（北京普析通用仪器有限公司，型号 TU - 1901）。

1.2 材料

甲醇为色谱纯（美国 B&J 公司），水为超纯水；其余试剂均为分析纯。5 – 羟甲基糠醛对照品（批号：111626 – 200906）购自中国药品生物制品检定所。参芪扶正注射液（批号：1001028、1001029、1001030）由丽珠医药集团利民制药厂提供。

2 方法与结果

2.1 色谱条件与系统适应性

依利特 Hypersil BDS C_{18}（250 mm × 4.6 mm，5 μm）色谱柱，柱温 25 ℃；以甲醇 – 水（5∶95）为流动相，流速为 1.0 mL/min；检测波长为 284 nm；进样量：10 μL。结果表明，供试品溶液中 5 – 羟甲基糠醛与其他组分达到很好的分离，无干扰峰的存在。

2.2 对照品溶液的制备

精密称定 5 – 羟甲基糠醛对照品 8.78 mg，置 25 mL 量瓶中，加 80% 甲醇溶解并稀释至刻度，摇匀，精密吸取 1.0 mL，置 50 mL 量瓶中，加蒸馏水稀释至刻度，摇匀，得浓度为 7.024 μg/mL 的对照品溶液。

2.3 供试品溶液的制备

取参芪扶正注射液经微孔滤膜（0.45 μm）滤过，取续滤液，即得。

2.4 线性及范围

精密吸取对照品溶液 2 μL、5 μL、10 μL、15 μL、20 μL 注入液相色谱仪测定，以 5 – 羟甲基糠醛峰面积为纵坐标 Y，以进样量 X（ng）为横坐标，绘制标准曲线，得线性回归方程为：$Y = 0.1422X - 0.0408$（$r = 1.0000$）。结果表明，5 – 羟甲基糠醛在 14.048 ～ 140.48 ng 进样范围内线性关系良好。

2.5 精密度试验

精密吸取 5 – 羟甲基糠醛对照品溶液 10 μL，连续进样 6 次，记录峰面积。结果 5 – 羟甲基糠醛峰面积的 *RSD* 为 0.83%，表明仪器精密度好。

2.6 稳定性试验

取参芪扶正注射液供试品溶液（批号：1001030），分别于制备后的 0 h、2 h、4 h、6 h、8 h、10 h 进样分析，记录峰面积。结果 5 – 羟甲基糠醛峰面积的 *RSD* 为

1.79%，表明供试品溶液在10 h内稳定。

2.7 重复性试验

取同一批次（批号：1001030）的参芪扶正注射液样品6份，按“2.3节”方法制备供试品溶液，分别进样分析。结果5－羟甲基糠醛峰面积*RSD*为0.50%，表明该方法重复性好。

2.8 加样回收率试验

取同一批参芪扶正注射液（批号：1001030）样品6份，分别精密加入适量对照品，按“2.3节”方法制备供试品溶液，测定，计算加样回收率。结果5－羟甲基糠醛的加样回收率在97.01%～101.46%之间，平均回收率为99.40%，*RSD*为1.62%。

2.9 样品测定

取供试品溶液，在上述色谱条件下测定，结果见表1。

表1 参芪扶正注射液中5－羟甲基糠醛的含量

批号	5－羟甲基糠醛含量/（$\mu g \cdot mL^{-1}$）
1001028	4.944
1001029	4.633
1001030	4.396

3 讨论

（1）5－羟甲基糠醛是己糖（如葡萄糖、果糖等单糖，或多糖、苷类经水解形成的单糖）在高温或酸性条件下脱水产生的一种醛类化合物，可进一步分解为乙酰丙酸和甲酸，或聚合使溶液变色。5－羟甲基糠醛本身及其降解产物都可能导致药物不良反应的发生。据报道[2-4]，5－羟甲基糠醛能够使正常细胞内谷胱甘肽活性受到一定程度的影响；能与人体蛋白质结合产生蓄积中毒；对人体横纹肌和内脏有毒副作用；能直接导致结肠小囊异常生长的产生；具有神经毒性及一定的致癌作用。所以，对中药制剂中5－羟甲基糠醛的含量进行监控很有必要。

（2）目前，市售的不少中药注射剂中的5－羟甲基糠醛含量较高，如生脉注射液中5－羟甲基糠醛含量为10.66～169.64 μg/mL[5]，脉络宁注射液中的5－羟甲基糠醛含量为75～205 μg/mL[6]，刺五加注射液中的5－羟甲基糠醛含量为11.13～126.60 μg/mL[7]。相比之下，三批参芪扶正注射液中5－羟甲基糠醛的含量均低于5 μg/mL，说明参芪扶正注射液的制备工艺合理。一般情况下，溶液的pH为

5～6时，5-羟甲基糠醛的含量最低[8]，这与本品4.5～6.5的pH范围比较相符；当灭菌温度超过120 ℃、时间超过30 min时，则5-羟甲基糠醛的生成量增加，反应发生聚合，溶液开始变色[9]，而参芪扶正注射液的灭菌方法是100 ℃下灭菌30 min，较为适宜。

参考文献

[1] 陆益，陆益线．参芪扶正注射液的药理作用和临床应用［J］．时珍国医国药，2006，17（10）：2083-2085.

[2] 傅紫琴，王明艳，蔡宝昌．5-羟甲基糠醛（5-HMF）在中药中的研究现状探讨［J］．中华中医药学刊，2008，26（3）：508-510.

[3] 耿放，王喜军．5-羟甲基-2-糠醛（5-HMF）在中药复方中的研究现状及相关药效探讨［J］．世界科学技术—中医药现代化，2005，7（6）：52-57.

[4] 周成勇，张宝秀．影响葡萄糖注射液中5-HMF含量的因素［J］．长治医学院学报，1997，11（1）：6-7.

[5] 徐世霞．HPLC法测定生脉注射液中5-羟甲基糠醛的含量［J］．中国民族民间医药，2011，18（14）：36-37.

[6] 吴晓燕，汪晶，郭青，等．脉络宁注射液中5-羟甲基糠醛、绿原酸和咖啡酸的含量测定及安全性分析［J］．中国药学杂志，2010，45（21）：1667-1670.

[7] 艾则孜·穆合买提，贺玖明，孙江浩，等．中药注射液中5-羟甲基糠醛含量测定的LC-MS/MS分析方法研究［J］．药物分析杂志，2010，30（7）：1195-1198.

[8] 易伟，陈赛红．注射用水、pH值、降温法对配制葡萄糖注射液中5-羟甲基糖醛生成的影响［J］．广东医学院学报，2003，21（5）：505-506.

[9] 何伍，凌霄．含葡萄糖注射液中5-羟甲基糠醛限度的检测方法［J］．中国医药工业杂志，2008，39（1）：47-49.

［作者：童欣、王锦旭、曹晖、苏薇薇，原文发表于《中药材》，2012年第35卷第6期，第997-998页］

参芪扶正注射液大分子物质研究

［摘要］**目的：** 建立参芪扶正注射液大分子物质的检测方法，为评价其安全性提供依据。**方法：** 采用超滤离心法分离参芪扶正注射液样品，采用MALDI-TOF-MS检测大分子物质，同时进行豚鼠全身主动过敏试验，根据大分子物质检测结果及过敏反应情况，分析二者之间的相关性。**结果：** 参芪扶正注射液中间体存在分子量3800～4000 Da的大分子物质（植物蛋白与多糖），这些大分子物质会引起豚鼠过敏反应。经过生产过程的逐步除杂，大分子物质在参芪扶正注射液成品中已完全去除。**结论：** 本研究建立了对参芪扶正注射液样品中大分子物质进行检测的方法，具有简便、实用等优点。

中药注射剂存在化学成分复杂、质量标准欠缺等问题[1]，对注射剂的纯净度、安全性有一定的影响，其安全性问题引起了全社会的广泛关注[2]。中药注射剂的原料决定了成品中可能会含有蛋白质、多糖、鞣质等大分子杂质，这是产生过敏性反应的主要原因[3]。因此，建立有害大分子物质的监控方法，对于保证中药注射剂的安全性很有必要。

参芪扶正注射液原料中既含有皂苷类、黄酮类、寡糖类等有效成分[4]，也含有异性蛋白、植物多糖等大分子物质，这些大分子物质如果不能在生产过程中去除干净，有可能引起不良反应。有鉴于此，本研究建立了参芪扶正注射液大分子物质的检测方法，现综述如下。

1 仪器与材料

1.1 仪器与试剂

UltraFlex Ⅲ MALDI-TOF 质谱仪（德国 Bruker 公司）；5430R 高速离心机（德国 Eppendorf 公司）；TU－1901 紫外–可见光分光光度仪（北京普析通用仪器有限责任公司）；Mk3 酶标仪（美国 Thermo 公司）；Ultra－15 MWCO 3000 超滤离心管（美国 Millipore 公司）；P0010 BCA 蛋白浓度测定试剂盒（上海碧云天生物技术有限公

司)；卵蛋白（质量分数98%，美国 Sigma 公司，货号 A5503)；葡萄糖（分析纯，广东光华化学厂，批号 20050602)；硫酸（分析纯，广州化学试剂厂，批号 20100501)；蒽酮（分析纯，上海化学试剂采购供应运输化工厂)。

1.2 实验动物

Hartley 豚鼠：购自广州中医药大学实验动物中心，动物许可证号 SCXK（粤）2008－0002。

1.3 实验样品

参芪扶正注射液中间体：参芪提取物（SQ01)、参芪提取物过滤前样品（SQ02)、参芪提取物过滤后样品（SQ02－1)、参芪提取物过滤浓缩液（SQ02－2)；参芪扶正注射液成品（SQZSY－1)；上述样品均由丽珠集团利民制药厂提供。

2 方法与结果

2.1 超滤离心分离

分别吸取各批参芪扶正注射液样品及中间体样品各 10 mL，于 3000 Da 超滤离心管中，5000 r/min 离心，至上层截留液体积为约 200 μL，往上层截留液加入超纯水 5 mL，用移液枪吹打混匀后，离心至上层截留液体积约 200 μL，重复加水 8～10 次，每次 2 mL，每次加水后都要充分混匀再离心，直至下层洗出部分用 Molish 反应检测阴性，以确保不干扰大分子物质部分的检测。收集上层截留液，定容至 10 mL，待测。

2.2 大分子物质的 MALDI-TOF 质谱检测

对"2.1 节"中样品上层截留液，采用 MALDI-TOF 质谱法[5]进行分析。实验条件：基质为 0.1% TFA（三氟乙酸）－ACN（乙腈）＝7∶3 溶剂所配制的饱和 CHCA（α－氰基－4－羟基－肉桂酸）溶液，激光波长 355 nm 的紫外激光，频率 200 Hz，反射器电压 26.3 kV，离子源电压为 25.0 kV。结果表明：超滤离心分离后，各批中间体的截留液中含有大分子物质，其分子量在 3800～4000 Da（图 1～图 4)；而成品的截留液则不含有大分子物质（图 5)。这说明在生产过程中，经过逐步除杂，已经把大分子物质去除干净。

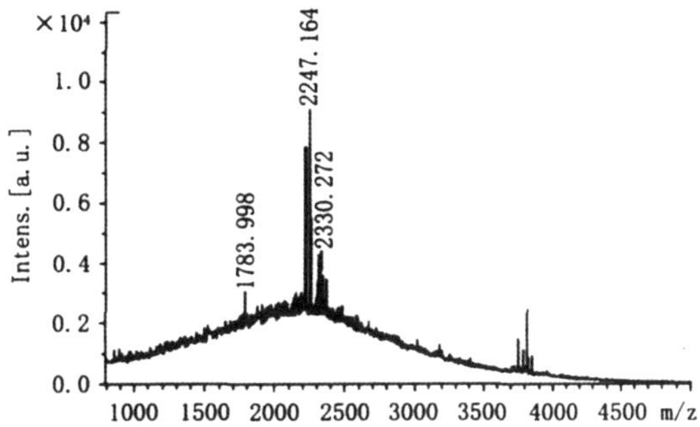

图 1　参芪扶正注射液中间体（**SQ01**）超滤离心截留部分质谱图

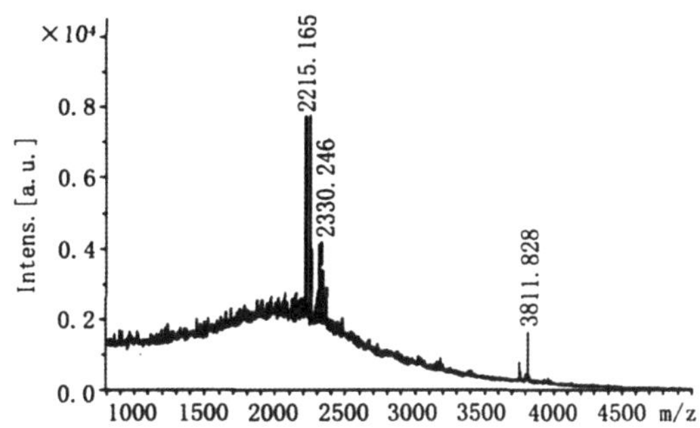

图 2　参芪扶正注射液中间体（**SQ02**）超滤离心截留部分质谱图

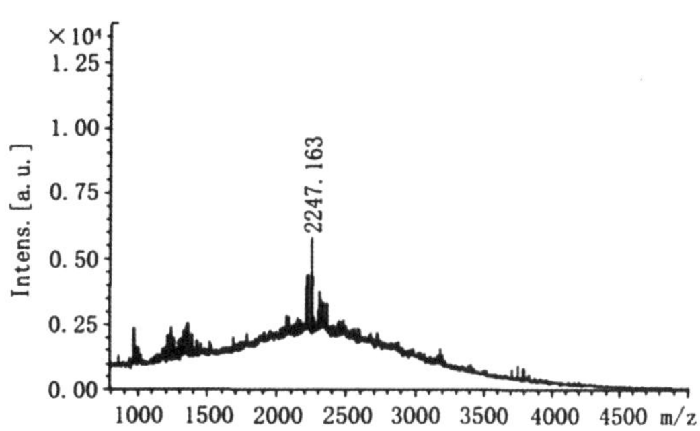

图 3　参芪扶正注射液中间体（**SQ02 -1**）超滤离心截留部分质谱图

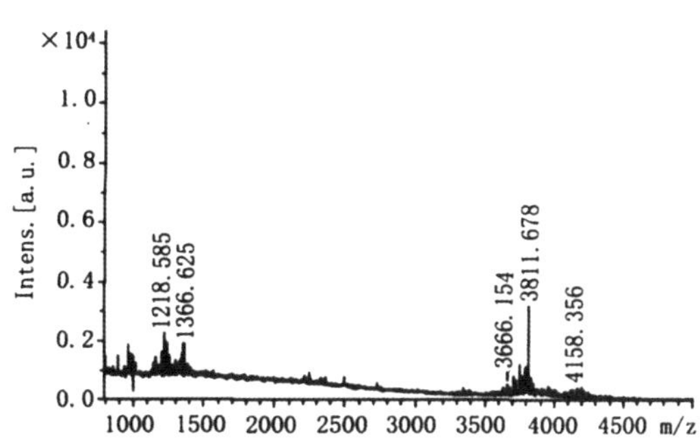

图 4　参芪扶正注射液中间体（**SQ02 -2**）超滤离心截留部分质谱图

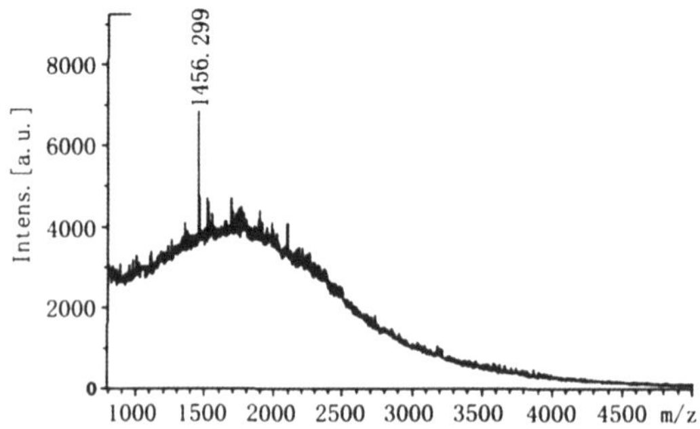

图5　参芪扶正注射液成品（SQZSY-1）超滤离心截留部分质谱图

2.3　大分子物质的定性分析

在参芪扶正注射液处方中，可能存在大分子物质是植物蛋白和多糖，采用BCA反应和Molish反应分别检测这2种物质在超滤离心分离前后的存在情况。结果表明：参芪扶正注射液各批中间体样品的超滤上层物质仍呈阳性反应，说明其中存在大分子糖类及蛋白质；而成品超滤上层截留液则未检出，说明成品中所含的糖类和蛋白质已是分子量在3000 Da以下的小分子物质（表1）。

表1　超滤上层截留液中多糖及蛋白定性分析结果

样品	蛋白质（BCA法）	多糖（Molish法）
中间体（SQ01）	+	+
中间体（SQ02）	+	+
中间体（SQ02-1）	+（少量）	+（少量）
中间体（SQ02-2）	+	+
成品（SQZSY-1）	-	-

2.4　大分子物质定量检测

2.4.1　大分子糖类含量测定　采用硫酸-蒽酮法检测各批样品超滤离心分离后的上层物质，考察其中大分子糖类的存在情况。

（1）对照品溶液的配制：称取干燥至恒重的无水葡萄糖0.01004 g，置100 mL量瓶中，加蒸馏水溶解并稀释至刻度，摇匀，制成每1 mL含无水葡萄糖约0.1 mg的溶液。

（2）供试品溶液的制备：取10 mL各批样品，超滤离心并水洗后，上层液体用超纯水定容至10 mL，精密吸取0.2 mL于具塞试管中，加水至2.0 mL，按标准曲线制作方法测定吸光度。

（3）标准曲线：精密吸取标准溶液0 mL、0.2 mL、0.4 mL、0.6 mL、0.8 mL、

1.0 mL、1.2 mL，置具塞试管内，分别加水至 2.0 mL。加入新鲜配制的蒽酮试剂 8.0 mL，沸水浴加热 10 min，迅速置于冰水浴冷却 10 min 后，以首管为空白，于 625 nm 处测定其光吸收值。以浓度（mg/mL）为横坐标，吸光度为纵坐标绘制标准曲线，在葡萄糖浓度分别为 0.01 mg/mL、0.02 mg/mL、0.03 mg/mL、0.04 mg/mL、0.05 mg/mL、0.06 mg/mL 时，测得的吸光度分别为 0.084、0.196、0.316、0.433、0.542、0.644，通过最小二乘法算得回归方程 $y = 11.018x - 0.0141$，$r = 0.9992$。葡萄糖浓度在 10～60 μg/mL 范围内，线性关系良好。

（4）仪器精密度试验：精密量取标准品溶液 1.0 mL，依法测定吸光度，平行测定 6 次，*RSD* 为 0.63%，表明精密度好。

（5）重复性试验：取中间体样品（SQ02 -2）共 6 份，按照供试品溶液的制备方法操作，依法测定吸光度，*RSD* 为 1.74%，表明重复性好。

（6）样品测定：取各批样品，按照供试品溶液制备方法操作，依法测定，结果见表 2。

表 2　大分子糖类含量测定结果

样品	中间体（SQ01）	中间体（SQ02）	中间体（SQ02 -1）	中间体（SQ02 -2）	成品（SQZSY -1）
多糖含量/（$mg \cdot mL^{-1}$）	0.588	0.536	0.217	0.541	未检出

2.4.2　蛋白含量测定　采用 BCA 试剂盒检测各批样品超滤离心分离后的上层物质，考察其中大分子蛋白质的存在情况。

（1）标准溶液配制：精密吸取 0.5 mg/mL 标准品 BSA 蛋白溶液 0 μL、1 μL、2 μL、4 μL、8 μL、12 μL、16 μL、20 μL 于 96 孔板内，加纯水稀释至 20 μL。

（2）供试品溶液测定方法：精密吸取 10 mL 样品超滤离心并水洗后，将上层液体用超纯水定容至 10 mL。

（3）检测方法：加 200 μL BCA 工作液，37 ℃放置 25 min，在波长 570 nm 处测定吸光度 *A*。以吸光度为纵坐标，样品蛋白质浓度为横坐标，当蛋白质浓度为 0 mg/mL、0.025 mg/mL、0.05 mg/mL、0.1 mg/mL、0.2 mg/mL、0.3 mg/mL、0.4 mg/mL、0.5 mg/mL 时，吸光度分别为 0.077、0.097、0.125、0.178、0.249、0.326、0.423、0.514，以最小二乘法计算得标准曲线 $y = 0.8586x + 0.0796$，$r = 0.9990$。样品大分子蛋白含量测定结果见表 3。

表 3　大分子蛋白含量测定结果

样品	中间体（SQ01）	中间体（SQ02）	中间体（SQ02 -1）	中间体（SQ02 -2）	成品（SQZSY -1）
蛋白含量/（$mg \cdot mL^{-1}$）	0.613	0.570	0.094	0.459	未检出

检测结果表明：在各批中间体样品中，存在一定量的大分子糖类和蛋白质；在生产工艺过程中，这些大分子物质被逐步去除，在成品中已完全除尽（未检出）。

2.5 豚鼠过敏反应

根据2010年版《中国药典》附录XI K对各批样品进行过敏试验，以分析大分子物质与过敏反应的相关性。取体质量250～350 g的健康豚鼠，分为阴性对照组、阳性对照组以及各批中间体样品（SQ01、SQ02、SQ02－2）试验组、参芪扶正注射液成品组，样品均按照人与动物给药剂量换算方法换算配制而成。每鼠隔日分4次腹腔注射相应药液0.5 mL进行致敏，末次致敏后第13天，由静脉注射相应药液1.0 mL，观察静脉注射后30 min内受试豚鼠有无过敏反应发生，结果见表4。

试验结果表明：各批含有大分子物质的中间体均引起过敏反应，而不含大分子物质的参芪扶正注射液成品则无过敏反应，说明大分子物质的存在是引起过敏反应的原因。中间体样品中大分子糖类和蛋白质类含量均在0.5 mg/mL左右，引起的过敏反应较弱，主要是竖毛、发抖、骚鼻、喷嚏、呼吸急促等反应，在20 min左右恢复正常，属于过敏反应弱阳性或阳性；与2 mg/mL卵蛋白组引起的很快死亡的极强阳性反应相比有比较明显差距。

表4 过敏反应试验结果

受试药物	大分子存在情况	过敏反应情况
生理盐水	不存在	阴性
2 mg /mL卵蛋白溶液	卵蛋白：2 mg /mL	极强阳性
中间体（SQ01）	多糖0.588 mg/mL、蛋白0.613 mg/mL	弱阳性－阳性
中间体（SQ02）	多糖0.536 mg/mL、蛋白0.570 mg/mL	弱阳性－阳性
中间体（SQ02－2）	多糖0.541 mg/mL、蛋白0.459 mg/mL	弱阳性－阳性
参芪扶正注射液成品（SQZSY－1）	未检出	阴性

通过超滤离心后再用Molish反应及BCA反应检测大分子物质的灵敏度可达微克级，远低于会引起豚鼠过敏反应的剂量，故只要样品依法检测，结果显示不含大分子糖类及蛋白质，即可认为该样品质量合格，不会引起过敏反应。

3 讨论

本研究建立了一种简便的可用于参芪扶正注射液大分子物质的分离与检测的方法，监控了参芪扶正注射液生产过程中大分子物质的存在情况，在生产过程形成的中间体中，含有分子量在3800～4000 Da的大分子物质，经过生产过程的逐步除杂，成品中已完全去除。这对产品质量控制具有重要意义，对其他注射液中大分子杂质的限量检查亦有借鉴作用。

在豚鼠过敏试验中，引起过敏反应的几批样品中大分子蛋白和多糖总含量约

1 mg/mL，灵敏度属于毫克级。本研究建立的检测方法，对于大分子多糖和蛋白检测限均可达 1 μg/mL，远远高于豚鼠方法的灵敏度。若本方法未检出大分子多糖和蛋白，即可认为该样品不会引起过敏反应。

参考文献

[1] 刘杰. 中药注射剂的不良反应原因与防范措施 [J]. 中国现代药物应用，2010，14 (10)：93 -94.

[2] 张力，冯巧巧，杨晓晖. 中药注射剂不合理使用相关不良事件案例分析与探讨 [J]. 中国药物警戒，2009，6 (10)：598 -602.

[3] 刘洪强. 中药注射剂不良反应原因分析 [J]. 中国现代药物应用，2010，4 (11)：137 -138.

[4] 陶德胜，曹晖，李乃卿. 数字化中药探索 [M]. 香港：世界医药出版社，2007：256.

[5] 陈海霞，高文远. 基质辅助激光解吸电离 - 飞行时间质谱在糖类化合物研究中的应用 [J]. 质谱学报，2005，26 (2)：108 -114.

［作者：林锋、王永刚、曹晖、苏薇薇，原文发表于《中药材》，2012 年第 35 卷第 7 期，第 1161 -1164 页］

六、脑栓通胶囊的研究

脑栓通胶囊高效液相色谱指纹图谱质量控制方法研究

[**摘要**] **目的**：建立脑栓通胶囊 HPLC 指纹图谱，用于脑栓通胶囊质量控制。**方法**：分别构建脑栓通胶囊 HPLC 指纹图谱 A 和 HPLC 指纹图谱 B，共同检出复方中的全部 5 味药材成分。采用 2 种样品前处理方法（超声提取、超声提取后液液萃取纯化）制备脑栓通胶囊供试品溶液，使用 Ultimate AQ－C_{18}（150 mm×4.6 mm，3 μm）色谱柱进行色谱分离。指纹图谱 A 色谱条件如下：以乙腈(A)－四氢呋喃(B)－0.05% 磷酸溶液（C）为流动相，检测波长在 0～53 min为 254 nm，于 53 min 后将波长切换为 275 nm，柱温 20 ℃，流速 1.1 mL/min；指纹图谱 B 色谱条件如下：以乙腈(A)－0.05% 磷酸溶液(B)为流动相，检测波长 390 nm，柱温 25 ℃，流速 1.0 mL/min。**结果**：脑栓通胶囊指纹图谱 A（可检出蒲黄、赤芍、天麻、漏芦 4 味药材）确定了 27 个共有峰，通过对照品对照、快速液相－三重串联四级杆质谱（RRLC/MS/MS）鉴定了其中 10 个色谱峰的化学成分；脑栓通胶囊指纹图谱 B（可检出郁金药材）确定了 5 个共有峰，鉴定了其中 1 个色谱峰的化学成分。**结论**：该方法具有良好的可行性、稳定性和重现性，为脑栓通胶囊的质量控制提供了科学依据。

脑栓通胶囊是由蒲黄、赤芍、郁金、天麻、漏芦 5 味药材组成的中药复方制剂，具有活血通络、祛风化痰的功效，适用于脑血管病如脑血栓形成和脑出血患者，即中医辨证之中风、中经络，属于风痰瘀血，痹阻脉络型。脑栓通胶囊现行质量标准为国家食品药品监督管理局国家药品标准（标准号：YBZ07652004－2008Z），其“鉴别”项以蒲黄对照药材、天麻素对照品、芍药苷对照品、漏芦对照药材为对照，对脑栓通胶囊进行薄层色谱鉴别；“含量测定”项以芍药苷为对照品，用高效液相色谱法对脑栓通胶囊中的芍药苷含量进行测定。该标准操作繁琐，且没有对郁金进行检测；单一测定方法给出信息少，没有对 5 味药材中的化学成分进行全面、系统的检测。目前，指纹图谱已成为中药质量控制的有效手段[1-10]，但尚未见脑栓通胶囊质量研究的相关报道。鉴于此，笔者首次建立了脑栓通胶囊高效液相色谱指纹图谱，考虑脑栓通胶囊中化学成分的复杂性和极性差异，本研究建立了不同极性成分的指纹图谱，即脑栓通胶囊指纹图谱 A 和指纹图谱 B，可通过 2 个指纹图谱中共有峰的有无及特征，有效地全面监控半成品和成品的质量，监控生产工艺的稳定性，保证其质量的稳定、均一、可控，现综述如下。

1 仪器与试药

Ultimate 3000 DGLC 高效液相色谱仪（DGP -3600SD 双三元泵、SRD -3600 脱气机、WPS - 3000SL 自动进样器、TCC3000 - RS 柱温箱、DAD 检测器及 Chromeleon6. 8 数据处理软件，美国 Dionex 公司）；1200SL RRLC -6410 QQQ 液相 - 质谱联用仪（美国 Agilent 公司）；BP211D 十万分之一电子分析天平（瑞士 Sartorius 公司）；KQ -250DE 型数控超声波清洗器（昆山超声仪器有限公司）；4001 型旋转蒸发仪（德国 Laborota 公司）；Simplicity SIMS00000 超纯水器（美国 Millipore 公司）。

香蒲新苷（批号：111573，纯度≥ 98.0%）、异鼠李素-3-O -新橙皮苷（批号：111571，纯度≥ 98.0%）、芍药苷（批号：110736 - 201035，纯度以 96.5% 计）、天麻素（批号：110807，纯度≥ 98.0%）、β -蜕皮甾酮（批号：111638，纯度≥ 98.0%）(中国药品生物制品检定所)；脑栓通胶囊（批号：101201296、110302292、110603288、110604169、110701127、110702272、110703279、110704279、110801305、100501，规格：0.4 g/粒，广东华南药业集团有限公司）。药材样品［广东广弘药材有限公司，由中山大学彭维主任药师鉴定，蒲黄样品鉴定为香蒲科植物水烛香蒲 *Typha angustifolia* L. 的干燥花粉，赤芍样品鉴定为毛茛科植物芍药 *Paeonia lactiflora* Pall. 的干燥根，郁金样品鉴定为姜科植物温郁金 *Curcuma wenyujin* Y. H. Chen et C. Ling 的干燥块根，天麻样品鉴定为兰科植物天麻 *Gastrodia elata* Bl. 的干燥块茎，漏芦样品鉴定为菊科植物祁州漏芦 *Rhaponticum uniflorum*（L.）DC. 的干燥根］；阴性样品（广东华南药业集团有限公司）。乙腈、四氢呋喃（色谱纯，B & J 公司），甲酸（色谱纯，Sigma 公司），磷酸（色谱纯，天津市科密欧化学试剂有限公司），甲醇（分析纯，广东光华科技股份有限公司），水为超纯水。

2 方法与结果

2.1 溶液的制备

2.1.1 对照品溶液的制备　取香蒲新苷、异鼠李素-3 -O -新橙皮苷、芍药苷、天麻素、β -蜕皮甾酮对照品适量，精密称定，加 30% 甲醇制成每 1 mL 各含 0.1 mg 的混合溶液，即得。

2.1.2 成品供试品溶液的制备　取本品内容物适量，混匀，取约 2.5 g，精密称定，置具塞锥形瓶中，精密加入甲醇50 mL，密塞，称定重量，超声处理（功率250 W，频率40 kHz）30 min，放冷，再称定重量，用甲醇补足减失的重量，摇匀，滤过。① 精密量取续滤液20 mL，减压回收溶剂至干，残渣加30%甲醇溶解并转移至10 mL量瓶中，加30%甲醇稀释至刻度，摇匀，离心，取上清液，用0.45 μm微孔滤膜滤过，取续滤液，作为成品供试品溶液A；② 精密量取续滤液20 mL，减压回收溶剂至干，残渣加50%三氯甲烷25 mL振摇提取，分取水层，再用三氯甲烷25 mL振摇提取，合并三氯甲烷提取液，回收三氯甲烷至干，残渣定量加入甲醇2 mL，使完全溶解，离心，取上清液，用0.45 μm微孔滤膜滤过，取续滤液，作为成品供试品溶液B。

2.1.3 药材供试品溶液的制备 取蒲黄药材粗粉5.56 g、赤芍药材粗粉3.97 g、郁金药材粗粉3.19 g、天麻药材粗粉1.59g、漏芦药材粗粉2.38 g，分别按生产工艺的制法提取后，溶液减压蒸干，精密加入甲醇50 mL，密塞，称定重量，超声处理（功率250 W，频率40 kHz）30 min，放冷，再称定重量，用甲醇补足减失的重量，摇匀，滤过，精密量取续滤液20 mL，减压回收溶剂至干，残渣加30%甲醇溶解并转移至10 mL量瓶中，加30%甲醇稀释至刻度，摇匀，离心，取上清液，用0.45 μm微孔滤膜滤过，作为药材供试品溶液A，备用。另取郁金药材粗粉3.19 g，精密称定，按生产工艺的制法提取后，溶液减压蒸干，精密加入甲醇50 mL，密塞，称定重量，超声处理（功率250 W，频率40 kHz）30 min，放冷，再称定重量，用甲醇补足减失的重量，摇匀，滤过，精密量取续滤液20 mL，减压回收溶剂至干，残渣加50%三氯甲烷25 mL振摇提取，分取水层，再用三氯甲烷25 mL振摇提取，合并三氯甲烷提取液，回收三氯甲烷至干，残渣定量加入甲醇2 mL，使完全溶解，离心，取上清液，用0.45 μm微孔滤膜滤过，作为药材供试品溶液B，备用。

2.1.4 阴性供试品溶液的制备 分别取缺蒲黄阴性样品1.67 g、缺赤芍阴性样品1.91 g、缺郁金阴性样品2.02 g、缺天麻阴性样品2.26 g、缺漏芦阴性样品2.14 g、按"2.1.2节"供试品溶液A制备方法操作，即得。另取缺郁金阴性样品2.02 g，按"2.1.2节"供试品溶液B制备方法操作，即得。

2.2 色谱条件

2.2.1 供试品溶液A分析条件 色谱柱：Ultimate AQ－C_{18}（4.6 mm×150 mm，3 μm）；流动相：乙腈(A)－四氢呋喃(B)－0.05%磷酸溶液(C)；梯度洗脱：0～70 min（2%～20% A，0～10% B）；检测波长：0～53 min为254 nm，于53 min后将波长切换为275 nm；流速：1.1 mL/min；柱温：20 ℃；进样量：10 μL。理论塔板数按芍药苷峰计算应大于等于6000。

2.2.2 供试品溶液B分析条件 色谱柱：Ultimate AQ－C_{18}（4.6 mm×150 mm，3 μm）；流动相：乙腈（A）－0.05%磷酸溶液（B）；梯度洗脱：0～

5 min（30% ～ 55% A）；5 ～ 20 min（55% A）；检测波长：390 nm；流速：1.0 mL/min；柱温：25 ℃；进样量：10 μL。理论板数按去甲氧基姜黄素峰计算大于等于3000。

2.3 方法学考察

2.3.1 精密度试验 按“2.1.2节”方法制备脑栓通胶囊供试品溶液（批号：101201296），连续进样6次，记录HPLC色谱图，采用《中药色谱指纹图谱相似度评价系统》(2009版)进行评价，指纹图谱A和指纹图谱B的相似度均大于0.99，表明仪器精密度好。

2.3.2 稳定性考察 按“2.1.2节”方法制备脑栓通胶囊供试品溶液（批号：101201296），分别在0 h、2 h、4 h、8 h、12 h、24 h、48 h进样分析，记录HPLC色谱图，采用《中药色谱指纹图谱相似度评价系统》(2009版)进行评价，指纹图谱A的相似度大于0.99，指纹图谱B的相似度大于0.999，表明供试品溶液在48 h内稳定。

2.3.3 重复性试验 取同一批脑栓通胶囊（批号：101201296），按“2.1.2节”方法制备脑栓通胶囊供试品溶液，平行6份，分别进样分析，记录HPLC色谱图，采用《中药色谱指纹图谱相似度评价系统》（2009版）进行评价，指纹图谱A的相似度大于0.99，指纹图谱B的相似度大于0.92，表明方法重现性好。

2.4 脑栓通胶囊指纹图谱的构建及相关技术参数

2.4.1 指纹图谱的构建 取10个批号的脑栓通胶囊供试品溶液，按“2.2节”色谱条件进行HPLC分析，用《中药色谱指纹图谱相似度评价系统》(2009版)对10批脑栓通胶囊高效液相指纹图谱进行评价。脑栓通胶囊指纹图谱A确定27个共有特征峰并获得共有模式（对照指纹图谱），见图1，结果表明，10批脑栓通胶囊指纹图谱A的相似度均大于0.85（图2及表1）；脑栓通胶囊指纹图谱B确定5个共有特征峰并获得共有模式（对照指纹图谱），见图3，结果表明，10批脑栓通胶囊指纹图谱B的相似度均大于0.85（图4及表2）。实验证明，脑栓通胶囊的生产工艺稳定，产品的均一性较好。

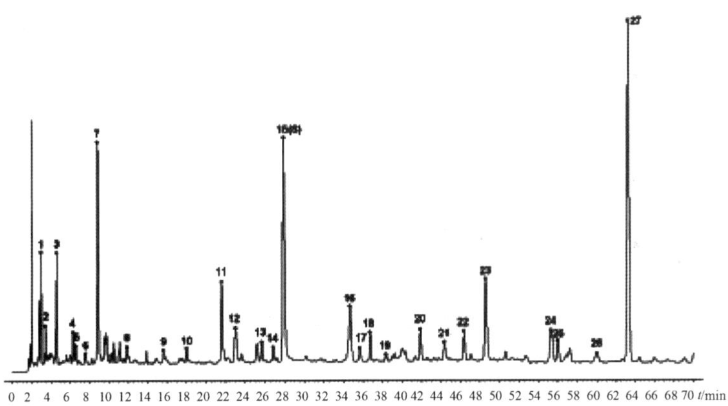

图1 脑栓通胶囊HPLC对照指纹图谱A

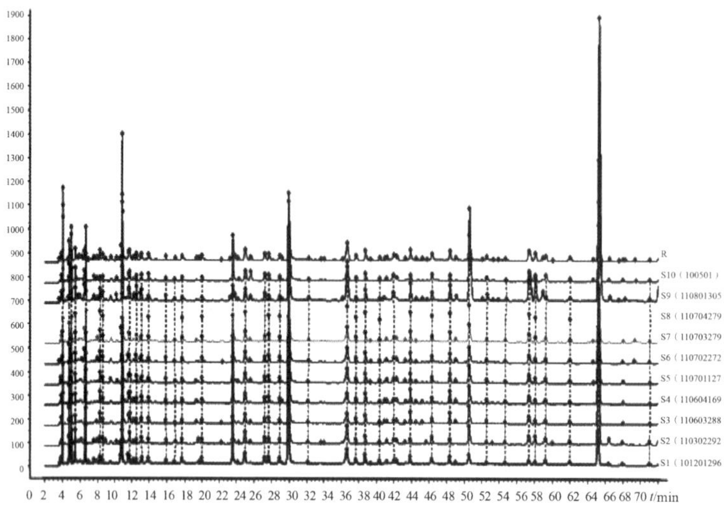

图 2　10 批脑栓通胶囊指纹图谱 A 相似度评价结果

表 1　10 批脑栓通胶囊指纹图谱 A 相似度评价

批号	相似度
101201296	0.874
110302292	0.991
110603288	0.993
110604169	0.990
110701127	0.996
110702272	0.982
110703279	0.978
110704279	0.996
110801305	0.938
100501	0.974

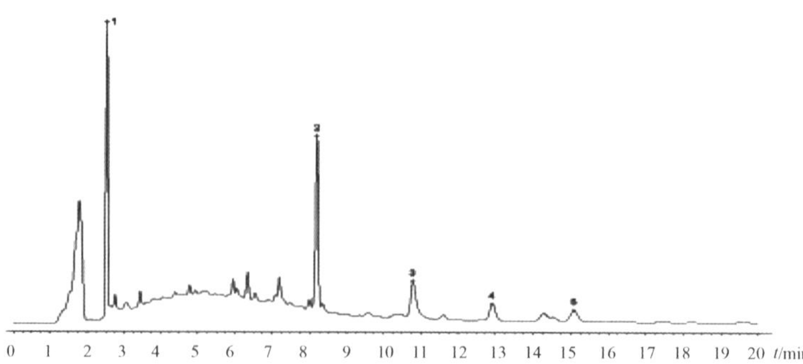

图 3　脑栓通胶囊 HPLC 对照指纹图谱 B

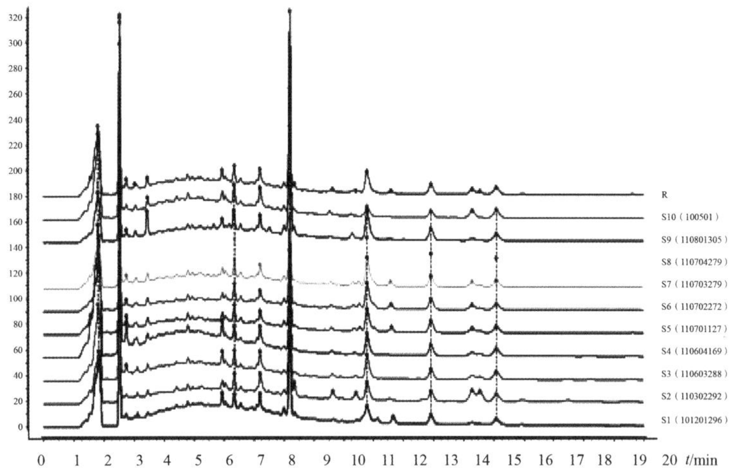

图 4　10 批脑栓通胶囊指纹图谱 B 相似度评价结果

表 2　10 批脑栓通胶囊指纹图谱 B 相似度评价

批号	相似度
101201296	0.994
110302292	0.906
110603288	0.988
110604169	0.960
110701127	0.996
110702272	0.986
110703279	0.947
110704279	0.988
110801305	0.857
100501	0.988

2.4.2　成品与原料药材的相关性考察　分别精密吸取单味药材及阴性缺味供试品溶液，注入液相色谱仪，采集色谱图。通过对比分析，所构建的脑栓通胶囊指纹图谱 A 共检测出 27 个共有色谱峰，归属于蒲黄的峰有 5 个，分别是 1、3、12、20、22 号峰；归属于赤芍的峰有 10 个，分别是 5、7、11、15、16、21、23、24、25、27 号峰；归属于天麻的峰有 1 个，即 6 号峰；归属于漏芦的峰有 6 个，分别是 10、13、14、18、19、26 号峰；归属于郁金的峰有 1 个，即 9 号峰；不归属于任何药材的共煎成分色谱峰有 4 个，分别是 2、4、8、17 号峰；所构建的脑栓通胶囊指纹图谱 B 共检测出 5 个共有色谱峰，归属于郁金的峰有 1 个，即 5 号峰。

2.4.3　色谱峰的定性分析

（1）对照品对照法。分别精密吸取混合对照品及成品供试品溶液 A，注入液相色谱仪，按“2.2 节”色谱条件分析，采集色谱图，根据色谱峰的保留时间定位以及化学成分的 PDA 光谱图信息对比，确定 6 号峰、15 号峰、18 号峰、20 号峰、22

号峰分别为天麻素、芍药苷、β-蜕皮甾酮、香蒲新苷、异鼠李素-3-O-新橙皮苷，结果见图5。

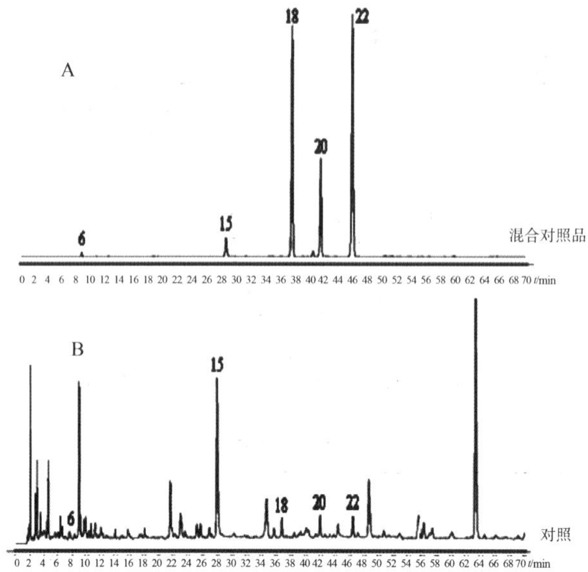

图5　混合对照品图（A）与对照指纹图谱（B）

6：天麻素；15：芍药苷；18：β-蜕皮甾酮；20：香蒲新苷；22：异鼠李素-3-O-新橙皮苷

（2）LC-ESI-MS/MS成分鉴别。采用Ultimate XB-C_{18}（3.0 mm×150 mm，3 μm）色谱柱，分别以乙腈-四氢呋喃-0.1%甲酸溶液和乙腈-0.1%甲酸溶液作为流动相，检测脑栓通胶囊指纹图谱A和指纹图谱B（图5），对脑栓通胶囊色谱成分进行分析。ESI-MS/MS参数：干燥氮气温度350 ℃，流量12.0 L/min，雾化气压力35 psi，毛细管电压4000 V，扫描质量范围m/z 100～1000。制剂中含有黄酮及其苷类、芍药单萜苷类、酚类、甾酮类等化合物，故采用了正负离子2种模式扫描，结合样品的正负离子谱，完整地分析样品中的化学成分。参考相关文献[11-17]，通过质谱中分子离子峰和碎片离子峰的分子量匹配、保留时间匹配等信息比较，鉴定了脑栓通胶囊指纹图谱A中10个色谱峰的化学成分，结果见表3和表4；鉴定了脑栓通胶囊指纹图谱B中1个色谱峰的化学成分，结果见表5。

表3　脑栓通胶囊指纹图谱A化学成分质谱归属（正离子模式）

色谱峰	化学成分	相对分子质量（MW）	准分子离子峰 $[M+H]^+$/(m/z)	主要碎片离子（MS/MS）/(m/z)
13	筋骨草素C	480	481	463.2、319.3
18	β-蜕皮甾酮	480	481	462.9、370.7、303.4

表 4　脑栓通胶囊指纹图谱 A 化学成分质谱归属（负离子模式）

色谱峰	化学成分	相对分子质量(MW)	准分子离子峰 $[M-H]^-/(m/z)$	主要碎片离子 (MS/MS)/(m/z)
6	天麻素	286	331[M+HCOO]⁻	284.8、122.9、105.1
7	没食子酸	170	169	125.1、97.3、69.0
11	氧化芍药苷	496	495	465.2、333.0、165.1、137.0
15	芍药苷	480	525[M+HCOO]⁻	326.9、164.9、121.2
20	香蒲新苷	770	769	314.1
21	没食子酰基芍药苷/没食子酰基芍药内酯苷或其异构体	632	631	508.9、313.0
22	异鼠李素-3-O-新橙皮苷	624	623	314.0、284.5
25	苯甲酰氧芍药苷	600	599	165.1、136.6、120.9

表 5　脑栓通胶囊指纹图谱 B 化学成分质谱归属（正离子模式）

色谱峰	化学成分	相对分子质量(MW)	准分子离子峰 $[M+H]^+/(m/z)$	主要碎片离子 (MS/MS)/(m/z)
2	去甲氧基姜黄素	339	338	245.4、188.8、147.3、144.7
18	β-蜕皮甾酮	480	481	462.9、370.7、303.4

3　讨论

脑栓通胶囊指纹图谱的构建存在以下难点：脑栓通胶囊的生产过程中，赤芍、郁金 2 味药材采用醇提工艺，蒲黄、天麻、漏芦 3 味药材采用水提醇沉工艺，故其成品中成分既有脂溶性成分又有水溶性成分，成分复杂，极性相差大，难以在一个流动相系统同时检出制剂中的药材成分。因此，本研究分别建立脑栓通胶囊指纹图谱 A（可检出蒲黄、赤芍、天麻、漏芦 4 味药材）和脑栓通胶囊指纹图谱 B（可检出郁金药材），共同检出复方中的全部 5 味药材成分。

采用归一化法对 10 批成品供试品指纹图谱 A 进行分析，结果表明，共有峰总面积占总峰面积的 83.7%～91.9%。脑栓通胶囊指纹图谱 A 运用在线检测波长切换技术在 254/275 nm 的波长处进行串联检测，有助于从整体上得到较高响应的色谱峰，所鉴定的化学物质种类能反映制剂中蒲黄、赤芍、天麻、漏芦 4 味药材；脑栓通胶囊指纹图谱 B 通过样品萃取纯化的方式，旨在检出制剂中的郁金药材，与指纹图谱 A 相互补充，更加全面、系统地监控成品质量。

本研究建立的指纹图谱具有良好的可行性、稳定性和重现性，可以全面监控原料药材、半成品和成品的质量，通过色谱指纹特征相似程度的比较，评价优劣、考察稳定性和一致性，弥补了现行质量控制方法的不足。且在此基础上，可以开展指纹图谱信息与药效活性信息的相关性研究，进而阐明产品的内在化学成分与制剂疗效的相关性。

参考文献

[1] 孙国祥，雒翠霞，任培培，等. 中药指纹图谱学体系的构建 [J]. 中南药学，2007，5 (1)：69 - 73.

[2] 孙国祥，胡玥珊，智雪枝. 用复杂性科学原理揭示中药指纹图谱的本质特征 [J]. 中南药学，2008，6 (5)：600 - 605.

[3] 孙国祥，宋杨，毕雨萌，等. 色谱指纹图谱全定性相似度和全定量相似度质控体系研究 [J]. 中南药学，2012，10 (11)：847 - 850.

[4] 贺凡珍，童欣，刘孟华，等. 萹蓄高效液相色谱指纹图谱研究 [J]. 中南药学，2012，10 (10)：773 - 775.

[5] 陈思，彭维，范罗嫡，等. 清毒安肾胶囊高效液相指纹图谱质量控制方法研究 [J]. 中南药学，2012，10 (11)：847 - 850.

[6] 孙国祥，宋宇晴. 基于 HPLC 指纹图谱的系统指纹定量法评估复方丹参滴丸质量 [J]. 中南药学，2009，7 (4)：297 - 300.

[7] 孙国祥，智雪枝. 用 HPLC 指纹图谱对复方甘草片实施全质量控制研究 [J]. 中南药学，2008，6 (3)：349 - 355.

[8] 孙国祥，王真. 用 HPLC 指纹图谱宏观全定性全定量评价天麻质量 [J]. 中南药学，2009，7 (3)：216 - 219.

[9] 汤芳玲，蔡光明，袁波，等. 小叶黑柴胡超高效液相色谱指纹图谱研究 [J]. 中南药学，2010，8 (3)：230 - 234.

[10] 朱诗塔，雷鹏，李新中，等. 掌叶大黄不同炮制品指纹图谱与其止血作用的灰关联度分析 [J]. 中南药学，2009，7 (1)：55 - 58.

[11] STEVENS J F, REED R L, MORRE J T. Characterization of phytoecdysteroid glycosides in meadowfoam (limnanthes alba) seed meal by positive and negative ion LC-MS/MS [J]. J Agric Food Chem, 2008, 56 (11): 3945 - 3952.

[12] LIN L C, CHEN Y F, LEE W C, et al. Pharmacokinetics of gastrodin and its metabolite p-hydroxybenzyl alcohol in rat blood, brain and bile by microdialysis coupled to LC-MS/MS [J]. J Pharm Biomed Anal, 2008, 48 (3): 909 - 917.

[13] 沈陶冶，张国兵，吕佳妮，等. 内蒙古赤芍化学成分的 HPLC-DAD/ESI-MS 分析 [J]. 药物分析杂志，2008，28 (2)：256 - 259.

[14] 李秀玲，肖红斌，胡皆汉，等. 液相色谱/质谱/质谱联用鉴定赤芍中的一种新化合物 [J]. 分析化学研究简报，2003，3：329 - 331.

[15] TAO W, YANG N, DUAN J, et al. Simultaneous determination of eleven major

flavonoids in the pollen of typha angustifolia by HPLC-PDA-MS [J]. Phytochem Anal, 2001, 22 (5): 455-461.
[16] 冯超. 赤芍与白芍的药代动力学研究与化学成分的液质联用分析 [D]. 石家庄: 河北医科大学, 2010.
[17] 李伟, 肖红斌, 王龙星, 等. 高效液相色谱-串联质谱法分析姜黄中微量的姜黄素类化合物 [J]. 色谱, 2009, 27 (3): 264-269.

[作者: 陈思、谢称石、刘忠政、彭维、苏薇薇, 原文发表于《中南药学》, 2013 年第 11 卷第 6 期, 第 457-461 页]

脑栓通胶囊有效成分含量测定方法研究

[摘要] 为完善脑栓通胶囊的质量标准，全面监控其质量，采用 HPLC 法建立测定其中香蒲新苷、异鼠李素-3-O-新橙皮苷、芍药苷、β-蜕皮甾酮的含量测定方法。对12批次药品中4个有效成分含量的研究，表明本法具有准确、简便、经济实用等优点，可同时测定君药蒲黄中的香蒲新苷、异鼠李素-3-O-新橙皮苷，臣药赤芍和漏芦中的芍药苷、β-蜕皮甾酮含量，为控制该药质量提供了新方法。

脑栓通胶囊由蒲黄、赤芍、郁金、天麻和漏芦5味药材组成，具有活血通络、祛风化痰的功效，用于风痰瘀血痹阻脉络引起的缺血性中风病、中经络急性期和恢复期。其中君药蒲黄活血化瘀、通达血脉；赤芍凉血行血，祛瘀破积；郁金行气解郁，清气化痰、解气血痰火之郁遏，与赤芍共为臣药；天麻息风止痉、通络化痰；漏芦清解郁热、祛瘀通脉，与天麻共为佐药；全方共奏活血通络、祛风化痰的作用。脑栓通胶囊现行质量标准"鉴别"项采用薄层色谱鉴别了蒲黄、漏芦、天麻中的天麻素、赤芍中的芍药苷；"含量测定"项采用高效液相色谱法仅对其中的芍药苷含量进行定量，未建立处方中君药蒲黄的黄酮有效成分香蒲新苷和异鼠李素-3-O-新橙皮苷[1]、臣药漏芦中的有效成分β-蜕皮甾酮的定量方法[2]。本研究在所构建的指纹图谱的基础上[3]，采用 HPLC 法测定脑栓通胶囊中香蒲新苷、异鼠李素-3-O-新橙皮苷、芍药苷、β-蜕皮甾酮的含量，完善了其质量控制标准，现综述如下。

1 仪器与试药

Ultimate 3000 DGLC 高效液相色谱仪（美国戴安公司，DGP-3600SD 双三元泵、SRD-3600 脱气机、WPS-3000SL 自动进样器、TCC3000-RS 柱温箱、DAD 检测器、Chromeleon6.8 数据处理软件）；Agilent 1200 Infinity 超高效液相色谱仪（四元泵、脱气机、自动进样器、柱温箱、UV 检测器）；BP211D 电子分析天平（德国沙多利斯公司）；KQ-250DE 数控超声波清洗器（昆山超声仪器有限公司）；色谱柱：Ultimate AQ-C_{18}（3 μm，150 mm×4.6 mm）；Inertsil ODS-3（3.5 μm，

150 mm × 4.6 mm）；Venusil MP C_{18}（3 μm，150 mm × 4.6 mm）。

香蒲新苷（供含量测定用，批号：111573－200402）；异鼠李素－3－O－新橙皮苷（供含量测定用，批号：111571－200604）；芍药苷（供含量测定用，批号：110736－201136）；β－蜕皮甾酮（供含量测定用，批号：111638－200402）；均由中国药品生物制品检定所提供。脑栓通胶囊由广东华南药业集团有限公司提供。

乙腈（色谱纯，B & J 公司）、四氢呋喃（色谱纯，B & J 公司）、甲醇（色谱纯，B & J 公司）、磷酸（色谱纯，天津市科密欧化学试剂有限公司），水为超纯水。

2 方法与结果

2.1 色谱条件

以十八烷基硅烷键合硅胶为填充剂（柱长为150 mm，内径为4.6 mm，粒径为3 μm）；线性梯度洗脱时间0～70 min，流动相A：乙腈1.7%→20%，流动相B：四氢呋喃0.2%→10%，流动相C：0.05%磷酸溶液98.1%→70%，检测波长为254 nm；柱温为20 ℃；流速为1.1 mL/min；理论板数按芍药苷峰计算应不低于6000。

2.2 样品溶液的制备

2.2.1 混合对照品溶液的制备 分别精密称取香蒲新苷、异鼠李素－3－O－新橙皮苷、芍药苷、β－蜕皮甾酮对照品适量，加30%甲醇配制成每1 mL各含有2.95 mg、36.8 mg、26.2 mg和52.2 mg的混合对照品溶液，备用。

2.2.2 供试品溶液的制备 取本品内容物适量，混匀，取约2.5 g，精密称定，置具塞锥形瓶中，精密加入甲醇50 mL，密塞，称定重量，超声处理（功率250 W，频率40 kHz）30 min，放冷，再称量，用甲醇补足减失的质量，摇匀，滤过，精密量取续滤液20 mL，减压回收溶剂至干，残渣加30%甲醇溶解并转移至10 mL量瓶中，加30%甲醇稀释至刻度，摇匀，离心，取上清液，用0.45 μm微孔滤膜滤过，取续滤液，即得。

2.3 检测波长的选择

吸取混合对照品溶液10 μL注入液相色谱仪，在190～300 nm扫描分离的各色谱峰的DAD光谱图。以流动相为溶剂，香蒲新苷、异鼠李素－3－O－新橙皮苷的最大紫外吸收波长为254 nm；β－蜕皮甾酮的最大紫外吸收波长为250 nm；芍药苷的最大紫外吸收波长为233 nm；故选择254 nm为检测波长。

2.4 专属性试验

分别吸取混合对照品溶液、供试品溶液各10 μL注入液相色谱仪，按相应色谱条件记录色谱图，结果表明专属性好（图1）。

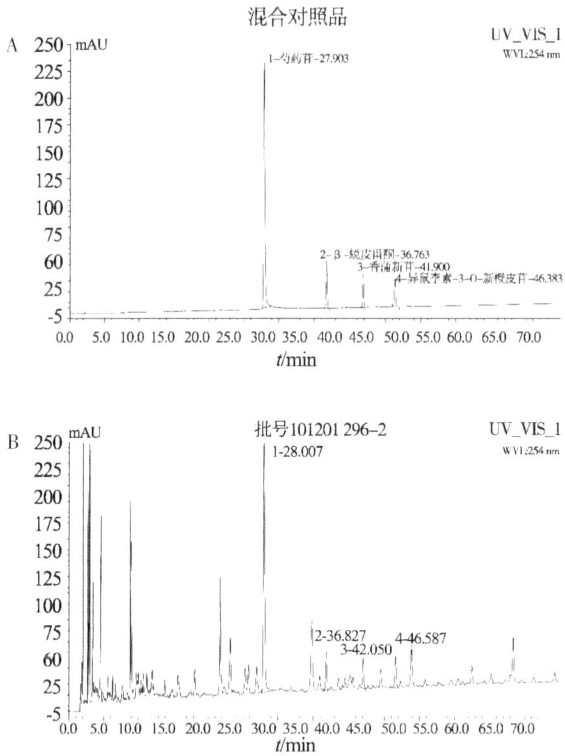

图1　专属性试验 HPLC 图

A：混合对照品（1：芍药苷；2：β-蜕皮甾酮；3：香蒲新苷；4：异鼠李素-3-O-新橙皮苷）；B：脑栓通胶囊。

2.5　方法学考察

2.5.1　线性范围　精密吸取上述混合对照品溶液各 1 μL、2 μL、5 μL、10 μL、15 μL、20 μL 进样分析，以进样量 x（μg）对峰面积积分值 y 进行线性回归，得香蒲新苷、异鼠李素-3-O-新橙皮苷、芍药苷、β-蜕皮甾酮的线性回归方程及范围，见表1，各标准曲线在线性范围内线性良好。

表1　脑栓通胶囊中4种有效成分的线性及范围

成分	回归方程	R	线性范围/10^{-2} μg
香蒲新苷	$y=166.0x-0.031$	1.0000	3.68～73.6
异鼠李素-3-O-新橙皮苷	$y=225.4x-0.027$	1.0000	2.62～52.4
芍药苷	$y=21.09x+0.696$	0.9995	283.2～5664
β-蜕皮甾酮	$y=157.7x-0.034$	1.0000	5.22～104.4

2.5.2 精密度试验 精密吸取混合对照品溶液 10 μL，连续进样 6 次，记录各待测峰的峰面积，香蒲新苷、异鼠李素-3-O-新橙皮苷、芍药苷、β-蜕皮甾酮的 *RSD* 分别为 0.34%、0.21%、1.13% 和 0.50%，表明精密度好。

2.5.3 稳定性试验 取同一份供试品溶液，在制备后的 0 h、2 h、4 h、6 h、8 h、12 h、24 h、48 h 进样分析，记录各待测峰的峰面积积分值。结果显示香蒲新苷、异鼠李素-3-O-新橙皮苷、芍药苷、β-蜕皮甾酮的 *RSD* 分别为 0.41%、0.58%、0.33%、0.85%，表明 48 h 内供试品溶液稳定性好。

2.5.4 重复性试验 取同一批脑栓通胶囊内容物（批号：101201），按"2.2.2 节"制备 6 份供试品溶液，分别进样，记录各待测峰的峰面积积分值。结果显示：香蒲新苷、异鼠李素-3-O-新橙皮苷、芍药苷、β-蜕皮甾酮的平均质量分数分别为：0.3748 mg/g、0.3229 mg/g、29.46 mg/g、0.4284 mg/g，*RSD* 分别为 1.73%、0.92%、0.96%、0.92%。

2.5.5 加样回收率 取同一批已知含量的本品内容物粉末约 1.25 g，精密称定，平行 6 份，分别精密加入一定量的混合对照品溶液，按"2.2.2 节"项下方法制备供试品溶液，测定并计算各成分的加样回收率及 *RSD*，结果显示，香蒲新苷、异鼠李素-3-O-新橙皮苷、芍药苷、β-蜕皮甾酮的加样回收率分别为 100.94%、95.73%、99.17%、96.63%，*RSD* 分别为 1.79%、1.90%、1.88%、1.99%。

2.5.6 测定结果 分别取 12 批脑栓通胶囊，依法测定。采用外标法测定和计算本品中香蒲新苷、异鼠李素-3-O-新橙皮苷、芍药苷、β-蜕皮甾酮的含量，结果见表 2。

表 2 12 批脑栓通胶囊中 4 个有效成分的含量测定结果（mg/粒）

批号	香蒲新苷	异鼠李素-3-O-新橙皮苷	芍药苷	β-蜕皮甾酮
100302	0.084	0.082	13.499	0.155
100501	0.092	0.084	16.568	0.137
101201	0.152	0.131	11.973	0.174
110603	0.233	0.190	12.276	0.177
110604	0.256	0.206	11.947	0.192
110701	0.175	0.145	13.691	0.181
110702	0.178	0.147	13.499	0.178
110703	0.196	0.166	13.712	0.192
110704	0.169	0.136	13.680	0.185
110801	0.341	0.252	15.053	0.228
130201	0.308	0.283	16.872	0.253
130202	0.352	0.272	18.993	0.290

3 讨论

（1）笔者通过方法学验证、方法耐用性、系统适应性考察，对脑栓通胶囊中4种有效成分含量测定的方法进行了研究。结果表明：采用3种不同填料的色谱柱、2种不同型号的仪器测定，4种有效成分与杂质均达到基线分离，含量测定结果 *RSD%* 小于3%；笔者建立的同时测定异鼠李素-3-O-新橙皮苷、香蒲新苷、芍药苷、β-蜕皮甾酮的定量方法，专属性、耐用性、重复性好，准确度高，为更全面评价脑栓通的质量提供了更简便、科学的方法。

（2）采用HPLC法测定不同时期生产的12批脑栓通胶囊中4个有效成分的含量。结果表明：成品中有效成分的含量与药材质量相关性较高，相同批次投料药材生产的成品，各有效成分含量变异较小。

（3）参照文献[4]，曾以芍药苷或香蒲新苷为对照品建立一测多评的测定方法。结果表明：使用不同仪器测定时，母核结构相同的化合物相对校正因子重现性良好，母核结构不同的化合物相对校正因子变异较大，一测多评法可应用于母核结构相同的化合物异鼠李素-3-O-新橙皮苷与香蒲新苷的测定。

参考文献

[1] 范可武，徐文豪. 蒲黄的化学及药理研究概况［J］. 中草药，1996，27(11)：693-696.

[2] 布日额，东格尔道尔吉，其其格玛. 漏芦属植物化学成分及生物活性研究进展［J］. 中国民族民间医药杂志，2004，70：291-294.

[3] 陈思，谢称石，刘忠政，等. 脑栓通胶囊高效液相色谱指纹图谱质量控制方法研究［J］. 中南药学，2013，11 (6)：457-461.

[4] 梁洁萍，陈思，谢称石，等. 复方血栓通胶囊中4个有效成分的一测多评定量方法研究［J］. 中山大学学报（自然科学版），2013，52 (5)：123-126.

［作者：彭维、苏薇薇、谢称石、陈思、严凤仙，原文发表于《中山大学学报（自然科学版）》，2015年第54卷第2期，第89-91页］

七、银杏叶提取物注射液的研究

银杏叶提取物注射液质量再评价研究

[**摘要**] **目的**：以银杏叶提取物注射液为研究载体，开展质量再评价研究，提高其质量控制水平。**方法**：采用 HPLC-DAD-ELSD 串联技术，以 Agilent zorbax SB C_{18}（4.6 mm×250 mm，5 μm）为色谱柱；以乙腈-四氢呋喃-0.1%甲酸溶液为流动相梯度洗脱，柱温 25 ℃，流速 1.0 mL · min^{-1}；DAD 检测波长 254 nm；ELSD N_2 压力 3.5 bar，漂移管温度 50 ℃，增益值 11。**结果**：构建了银杏叶提取物注射液的 HPLC-DAD-ELSD 指纹图谱，将其水溶性成分、黄酮类成分和内酯类成分反映在一张色谱图上；采用对照品对照及 UFLC-Triple TOF-DAD-MS/MS 鉴定，确认和指认了指纹图谱 25 个共有峰中的 20 个成分，已知成分峰面积之和占共有峰总峰面积的 90%以上。**结论**：本研究提升了银杏叶提取物注射液的质量控制水平，具有推广应用价值。

中药注射剂是我国特有的剂型，具有药效迅速、生物利用度高等优点，目前已广泛运用于临床。但中药注射剂成分复杂，临床应用风险相对较高。国家食品药品监督管理局早在 2000 年就颁布了《中药注射剂指纹图谱研究的技术要求》，要求所有中药注射剂均需建立指纹图谱，但目前中药指纹图谱水平参差不齐[1-6]。因此，有必要对中药注射剂进行深入研究，通过质量再评价，建立高水准的指纹图谱质量控制技术。

本研究以银杏叶提取物注射液为研究载体，开展质量再评价研究。银杏叶提取物注射液是悦康药业集团有限公司的拳头产品，该产品内控标准的指纹图谱检查项存在如下不足：①仅使用紫外检测，水溶性成分、内酯类成分是其重要的药效成分，未能在指纹图谱中得到反映；②指纹图谱提供的化学信息不足，共有峰较少，不足以全面系统地反映其化学成分；③缺乏对共有色谱峰的成分指认分析。本研究则采用 HPLC-DAD-ELSD 串联技术，将银杏叶提取物注射液中的水溶性成分、黄酮类成分和内酯类成分反映在一张色谱图上，得到的信息更为全面；采用化学对照品对照及 UFLC-Triple TOF-DAD-MS/MS 鉴定，确认和指认了指纹图谱 25 个共有峰中的 20 个成分。该方法快速简便、重现性好、适用性强，能全面、准确地反映银杏叶提取物注射液的内在质量，具有推广应用价值。

1 仪器与试药

Ultimate 3000 DGLC 高效液相色谱仪（DGP－3600SD 双三元泵、SRD－3600 脱气机、WPS－30000SL 自动进样器、TCC3000－RS 柱温箱、DAD 检测器，美国戴安公司）；蒸发光检测器（SEDEX75 型，法国 Sedere 公司）；十万分之一电子天平（BP211D 型，德国 Satouriou 公司）；超纯水器（美国 Millipore 公司）；色谱柱：Agilent zorbax SB C_{18}（4.6 mm×250 mm，5 μm）。

乙腈（色谱纯，Fisher Scientific 公司）；四氢呋喃（色谱纯，Buedick & Jackson 公司）；甲酸（Sigma 公司）。

原儿茶酸（批号：10809－201205）、芦丁（批号：110862－201310）、银杏内酯 A（批号：110863－201209）、银杏内酯 B（批号：100080－200707）（中国食品药品检定研究院，供含量测定用）。银杏叶提取物注射液（批号：05121203、05121204、05121205、05121206、05121207、05121208、05121209、05121108、05121109、051211010，规格：5 mL/17.5 mg，悦康药业集团有限公司）。

2 方法与结果

2.1 溶液的制备

2.1.1 对照品溶液的制备　取原儿茶酸、芦丁、银杏内酯 A、银杏内酯 B 对照品适量，加甲醇制成每 1 mL 含原儿茶酸、芦丁、银杏内酯 A、银杏内酯 B 各 1 mg的混合对照品溶液。

2.1.2 供试品溶液的制备　取银杏叶提取物注射液，用0.22 μm 微孔滤膜滤过，取续滤液，即得。

2.2 色谱条件

以乙腈为流动相 A，四氢呋喃为流动相 B，0.1% 甲酸水溶液为流动相 C，按表 1 进行梯度洗脱；柱温 25 ℃；流速 1.0 mL/min；采用 DAD 串联 ELSD 进行采集，DAD 检测波长 254 nm；ELSD N2 压力 3.5 bar，漂移管温度为 50 ℃，增益值 11；进样量 10 μL。

2.3 指纹图谱方法学考察

2.3.1 精密度试验　取同一份银杏叶提取物注射液（批号：05121209），连续进样 6 次，记录指纹谱图（图 1），采用中药色谱指纹图谱相似度评价软件（2009 版）进行评价，相似度均大于 0.99（表 2 和表 3），表明仪器精密度好。

表 1　液相色谱流动相梯度洗脱条件

时间/min	乙腈（A）/%	四氢呋喃（B）/%	0.1%甲酸（C）/%
0～27	10→28	0	90→72
27～27.1	28→1	0→15	72→84
27.1～40	1→25	15	84→60

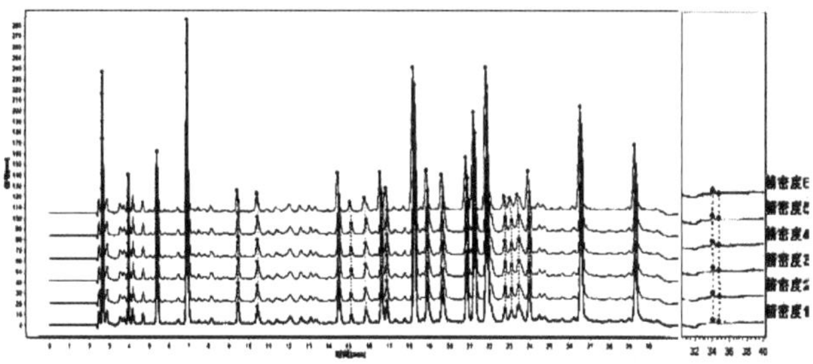

图 1　精密度试验结果

表 2　精密度（DAD 检测）相似度评价结果

精密度	精密度相似度					
	1	2	3	4	5	6
1	1.000	1.000	1.000	1.000	1.000	1.000
2	1.000	1.000	1.000	1.000	1.000	1.000
3	1.000	1.000	1.000	1.000	1.000	1.000
4	1.000	1.000	1.000	1.000	1.000	1.000
5	1.000	1.000	1.000	1.000	1.000	1.000
6	1.000	1.000	1.000	1.000	1.000	1.000

表 3　精密度（ELSD 检测）相似度评价结果

精密度	精密度相似度					
	1	2	3	4	5	6
1	1.000	0.999	1.000	0.999	1.000	1.000
2	0.999	1.000	0.999	1.000	0.999	0.999
3	1.000	0.998	1.000	1.000	0.999	1.000
4	0.999	1.000	1.000	1.000	0.999	0.999
5	0.999	0.999	0.999	0.999	1.000	1.000
6	1.000	0.999	1.000	0.999	1.000	1.000

2.3.2　重复性试验　取同一批银杏叶提取物注射液（批号：05121209），分别制备 6 份供试品溶液进样测定，记录指纹谱图（图 2）。采用中药色谱指纹图谱相似度评价软件（2009 版）进行评价，相似度均大于 0.99（表 4 和表 5），表明方法重复性好。

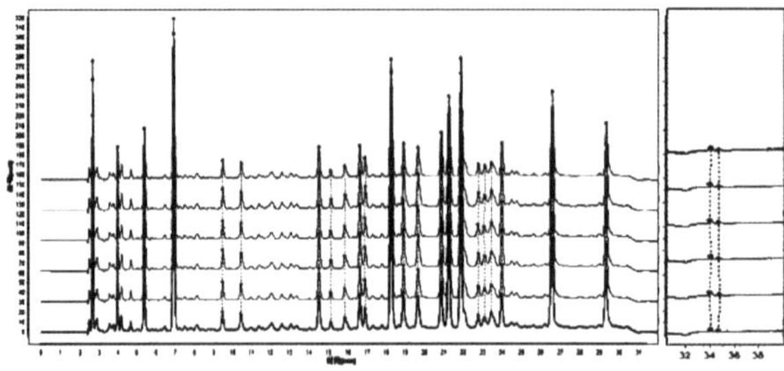

图 2　重复性试验结果

表 4　重复性（DAD 检测）相似度评价结果

重复性	重复性试验相似度					
	1	2	3	4	5	6
1	1.000	1.000	1.000	1.000	1.000	1.000
2	1.000	1.000	1.000	1.000	1.000	1.000
3	1.000	1.000	1.000	1.000	1.000	1.000
4	1.000	1.000	1.000	1.000	1.000	1.000
5	1.000	1.000	1.000	1.000	1.000	1.000
6	1.000	1.000	1.000	1.000	1.000	1.000

表 5　重复性（ELSD 检测）相似度评价结果

重复性	重复性试验相似度					
	1	2	3	4	5	6
1	1.000	0.999	1.000	1.000	1.000	1.000
2	0.999	1.000	0.999	0.999	0.999	0.999
3	1.000	0.999	1.000	1.000	1.000	1.000
4	1.000	0.999	1.000	1.000	1.000	1.000
5	1.000	0.999	1.000	1.000	1.000	1.000
6	1.000	0.999	1.000	1.000	1.000	1.000

2.3.3　中间精密度试验　取同一批银杏叶提取物注射液（批号：05121209），分别在不同分析日期、不同分析人员变动因素下，制备供试品溶液进样分析，记录指纹图谱（图 3 和图 4）。采用中药色谱指纹图谱相似度评价软件（2009 版）进行评价，相似度均大于 0.99（表 6 ～ 表 9），表明中间精密度好。

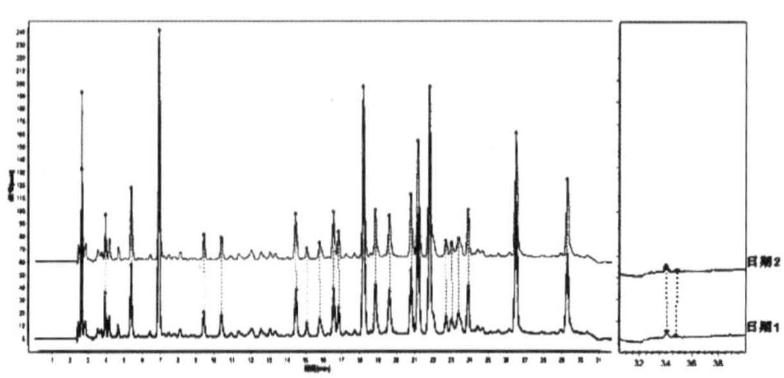

图 3　中间精密度试验结果（不同分析日期）

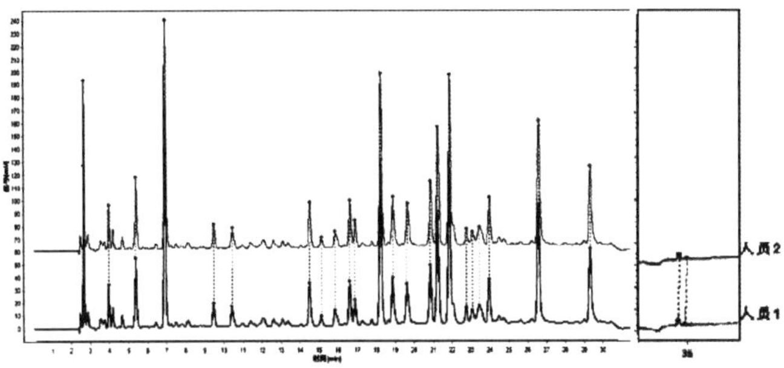

图4　中间精密度试验结果（不同分析人员）

表6　中间精密度（不同分析日期，DAD 检测）相似度评价结果

分析日期	中间精密度相似度	
	1	2
1	1.000	1.000
2	1.000	1.000

表7　中间精密度（不同分析日期，ELSD 检测）相似度评价结果

分析日期	中间精密度相似度	
	1	2
1	1.000	0.998
2	0.998	1.000

表8　中间精密度（不同分析人员，DAD 检测）相似度评价结果

分析人员	中间精密度相似度	
	1	2
1	1.000	1.000
2	1.000	1.000

表9　中间精密度（不同分析人员，ELSD 检测）相似度评价结果

分析人员	中间精密度相似度	
	1	2
1	1.000	0.999
2	0.999	1.000

2.4　指纹图谱的建立

将10批银杏叶提取物注射液按“2.1节”方法制备供试品溶液，进样测定，记录色谱图（图5）。采用中药色谱指纹图谱相似度评价软件（2009版）生成对照指纹图谱（图6），并计算相似度，供试品指纹图谱与对照指纹图谱的相似度均不低于0.99。

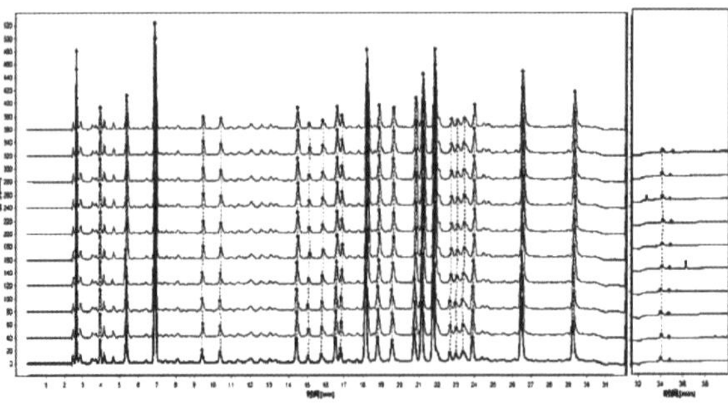

图 5　10 批银杏叶提取物注射液指纹图谱检测结果

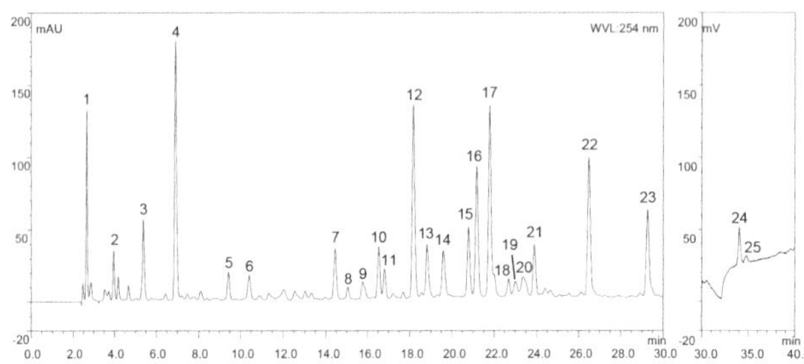

图 6　银杏叶提取物注射液的 HPLC-DAD-ELSD 对照指纹图谱

2.5　指纹图谱色谱峰指认

通过将混合对照品与样品共有峰保留时间和紫外吸收光谱图进行对照，确证了指纹图谱中的 4 个共有峰：4 号峰为原儿茶酸、12 号峰为芦丁、24 号峰为银杏内酯 A、25 号峰为银杏内酯 B。通过比对 UFLC-Triple TOF-DAD-MS/MS 与 HPLC-DAD-ELSD 图谱中各峰的保留时间、紫外吸收光谱图，结合各峰所对应化合物的质谱裂解规律，指证了 16 个共有峰（表 10）。共确证和指证了 HPLC-DAD-ELSD 指纹图谱 25 个共有峰中的 20 个，各化合物的结构如图 7 所示，已知成分峰面积之和占共有峰总峰面积的 90% 以上。

3　讨论

3.1　指纹图谱的优化

银杏叶提取物中公认的有效成分为黄酮苷和萜类内酯[7-8]，此外近年的研究发现，其中的多糖、烷基酚酸、有机酸等水溶性化合物，也可能是重要药效成分[9-10]。已报道的银杏叶提取物注射液指纹图谱多采用紫外检测器或二极管阵列检测器，在黄酮类成分最大吸收波长下（360 nm），对其黄酮苷类成分进行监测[7,11]；或采用蒸发光散射检测器，建立银杏叶内酯类成分的指纹图谱[12-13]。也有研究采用 HPLC-DAD-MS-MS 法，建立了银杏叶提取物黄酮和内酯类成分的多维指纹图谱[14]，但仍缺乏对色谱峰的指认及水溶性成分的检测。同时，在已报道的指纹图谱中，大部分色谱峰的化学成分尚不明确，提供的化学信息不足。本研究采用 HPLC-DAD-ELSD 串联技术，在 DAD 254 nm 检测波长下，同时检测银杏叶提取物注射液中的水溶性成分和黄酮类成分；通过串联蒸发光散射检测器，使没有紫外吸收的内酯类成分也能在指纹谱图上得到反映；最终使水溶性成分、黄酮类成分和内酯类成分能够反映在一张色谱图上；同时确认和指认了指纹图谱 25 个共有峰中的 20 个成分，提供的化学信息充分、全面，具有推广应用价值。

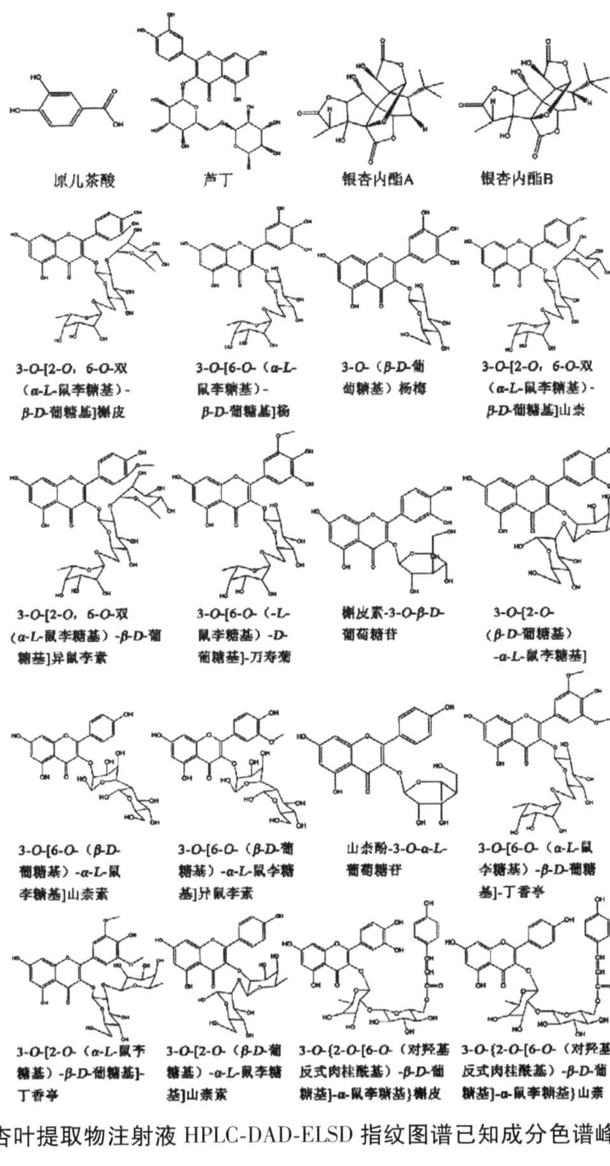

图 7 银杏叶提取物注射液 HPLC-DAD-ELSD 指纹图谱已知成分色谱峰的化学结构

表 10 银杏叶提取物注射液 HPLC-DAD-ELSD 指纹图谱色谱峰归属

峰号	化合物	质谱裂解碎片
7	3-O-[2-O, 6-O-双（α-L-鼠李糖基）-β-D-葡糖基] 槲皮素	757.2112 [M+H]⁺, 611.1533 [M+H-rha]⁺, 465.0792 [M+H-2rha]⁺, 303.0462 [M+H-2rha-glu]⁺
8	3-O-[6-O-(α-L-鼠李糖基)-β-D-葡糖基] 杨梅素	627.1537 [M+H]⁺, 319.0444 [M+H-rha-glu]⁺
9	3-O-(β-D-葡萄糖基) 杨梅素	481.0925 [M+H]⁺, 319.0415 [M+H-glu]⁺
10	3-O-[2-O, 6-O-双（α-L-鼠李糖基）-β-D-葡糖基] 山柰素	741.2166 [M+H]⁺, 595.1570 [M+H-rha]⁺, 449.1016 [M+H-2rha]⁺, 287.0511 [M+H-2rha-glu]⁺
11	3-O-[2-O, 6-O-双（α-L-鼠李糖基）-β-D-葡糖基] 异鼠李素	771.2255 [M+H]⁺, 625.1682 [M+H-rha]⁺, 479.1124 [M+H-2rha]⁺, 317.0616 [M+H-2rha-glu]⁺
13	3-O-[6-O-(-L-鼠李糖基)-D-葡糖基]-万寿菊素	641.1639 [M+H]⁺, 333.0557 [M+H-glu-rha]⁺
14	槲皮素-3-O-β-D-葡萄糖苷	465.0976 [M+H]⁺, 303.0465 [M+H-glu]⁺
15	3-O-[2-O-(β-D-葡糖基)-α-L-鼠李糖基] 槲皮素	611.1527 [M+H]⁺, 449.1025 [M+H-glu]⁺, 303.0463 [M+H-rha-glu]⁺
16	3-O-[6-O-(β-D-葡糖基)-α-L-鼠李糖基] 山柰素	595.1593 [M+H]⁺, 449.1017 [M+H-rha]⁺, 287.0517 [M+H-rha-glu]⁺
17	3-O-[6-O-(β-D-葡糖基)-α-L-鼠李糖基] 异鼠李素	625.1699 [M+H]⁺, 479.1108 [M+H-rha]⁺, 317.0614 [M+H-rha-glu]⁺
18	山柰酚-3-O-α-L-葡萄糖苷	449.1029 [M+H]⁺, 287.0511 [M+H-glu]⁺
19	3-O-[6-O-(α-L-鼠李糖基)-β-D-葡糖基]-丁香亭	655.1872 [M+H]⁺, 347.0706 [M+H-rha-glu]⁺
20	3-O-[2-O-(α-L-鼠李糖基)-β-D-葡糖基]-丁香亭	655.1794 [M+H]⁺, 509.1794 [M+H-rha]⁺, 347.0717 [M+H-rha-glu]⁺
21	3-O-[2-O-(β-D-葡糖基)-α-L-鼠李糖基] 山柰素	595.1575 [M+H]⁺, 433.1075 [M+H-glu]⁺, 287.0526 [M+H-rha-glu]⁺
22	3-O-{2-O-[6-O-(对羟基反式肉桂酰基)-β-D-葡糖基]-α-鼠李糖基} 槲皮素	757.1873 [M+H]⁺, 449.1025 [M+H-rha-glu]⁺
23	3-O-{2-O-[6-O-(对羟基反式肉桂酰基)-β-D-葡糖基]-α-鼠李糖基} 山柰素	741.1916 [M+H]⁺, 433.1075 [M+H-rha-glu]⁺

3.2 紫外检测波长的选择

银杏叶提取物注射液中主要含有水溶性成分、黄酮类成分和内酯类成分，为了能在一张色谱图上同时反映这三类成分，分别考察 254 nm、360 nm、209 nm 检测波长下的紫外吸收情况。如图 8 所示，选择 209 nm 作为检测波长时，因末端吸收造成基线不稳；选择 360 nm 作为检测波长时，黄酮类成分均有较好的响应，但缺乏水溶性成分的信息；选择 254 nm 作为检测波长时，不仅黄酮类成分有较好的响应，同时能反映部分水溶性成分的信息。故最终选择检测波长为 254 nm。

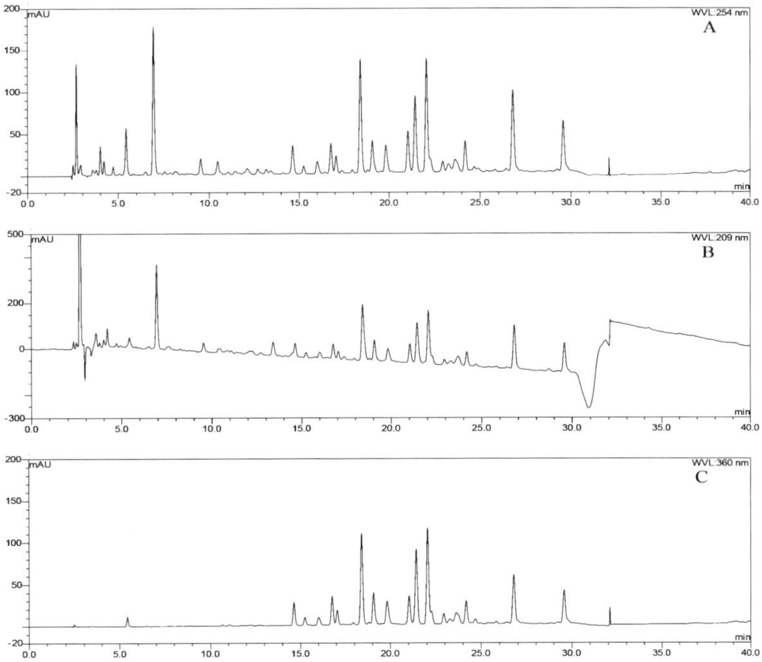

图 8　不同检测波长的比较

A：254 nm；B：209 nm；C：360 nm。

3.3　柱温的选择

降低温度可增大分离度，但出峰慢、柱效低。反之，升高温度时选择性较差，但出峰快、柱效高。在其他色谱条件不变的情况下，考察柱温为 25 ℃、30 ℃、35 ℃时各色谱峰的分离情况。结果表明：DAD 色谱图（水溶性和黄酮类成分）受柱温影响不大，各峰均能达到良好分离；而 ELSD 色谱图（内酯类成分）受柱温影响较大（图 9），当柱温为 25 ℃时，银杏内酯 A 和银杏内酯 B 分离度较好，因此选择柱温为 25 ℃。

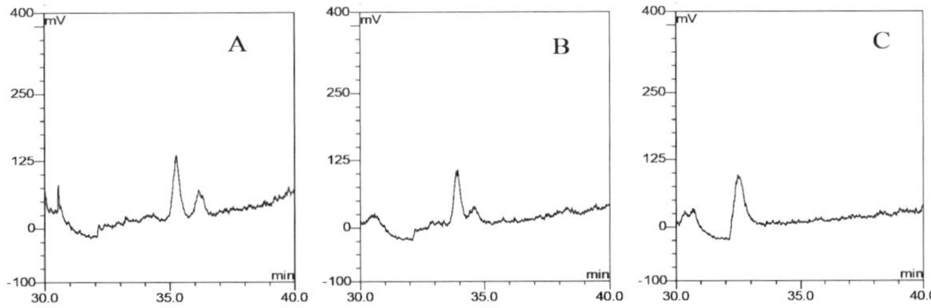

图 9　不同柱温下色谱峰分离情况比较（ELSD）

A：25 ℃；B：30 ℃；C：35 ℃。

3.4 流速的选择

流速主要影响色谱峰的分离度。在色谱峰达到分离的情况下，增大流速可以缩短保留时间。在其他色谱条件不变的情况下，考察流速为0.8 mL/min、1.0 mL/min、1.2 mL/min时各色谱峰的分离情况。结果表明：DAD色谱图（水溶性和黄酮类成分）受流速影响不大，各峰均能达到良好分离；ELSD色谱图（内酯类成分）受流速影响较大，当流速为1.0 mL/min时，银杏内酯A和银杏内酯B分离度较好，因此选择流速为1.0 mL/min。

3.5 ELSD增益Gain值的选择

增益值增大可增加成分的响应，但同时也增大了基线波动。考察增益值为10、11、12时各色谱峰的分离情况。结果表明（图10）：当增益值为10时，基线平稳，但色谱峰的响应较低；当增益值为12时，虽然响应较高但噪音也大；当增益值为11时，基线相对平稳且色谱峰相应适中，故选择ELSD增益Gain值为11。

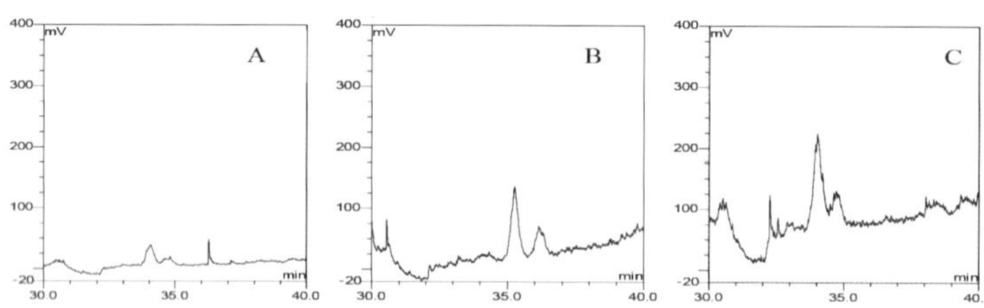

图10 不同增益Gain值的选择

A：Gain＝10；B：Gain＝11；C：Gain＝12。

3.6 ELSD漂移管温度选择

本研究中使用的SESEX ELSD属于低温性蒸发光散色检测器，漂移管温度可低于溶剂沸点的温度。温度降低时，挥发形成的颗粒越大，ELSD的响应值就越高；但温度过低时，由于部分流动相没有蒸发，会导致检测噪音增大。利用银杏内酯A对照品溶液考察漂移管温度为40 ℃、50 ℃、60 ℃时色谱峰的响应值。结果表明：漂移管温度为40 ℃、50 ℃、60 ℃时，银杏内酯A的峰面积分别为50.7597、57.8472、50.7976；当漂移管温度为50 ℃时，银杏内酯A的峰面积最大，响应最优。故选择的漂移管温度为50 ℃。

另外，在本研究中发现，27 min时流动相中加入四氢呋喃，对银杏内酯A和银杏内酯B的分离有重要作用。未加入四氢呋喃时，银杏内酯A与银杏内酯B合并成一个色谱峰，无法分离；而在黄酮类成分出峰完全后加入四氢呋喃，既不会对之前出峰的黄酮类成分造成影响，又能有效分离银杏内酯A和银杏内酯B。

本研究构建了银杏叶提取物注射液的HPLC-DAD-ELSD串联指纹图谱。所建立的方法准确可靠、简单高效，能全面反映银杏叶提取物注射液的内在质量。本研究通过开展银杏叶提取物注射液质量再评价研究，有效提高了银杏叶提取物注射液的质量控制水平，具有推广应用价值。

参考文献

[1] 苏薇薇. 岭南特色中药指纹图谱质量控制关键技术研究 [M]. 广州: 广东科技出版社, 2012.

[2] 陈思, 彭维, 范罗嫡, 等. 清毒安肾胶囊高效液相色谱指纹图谱质量控制方法研究 [J]. 中南药学, 2012, 10 (11): 847 - 850.

[3] 陈思, 谢称石, 刘忠政, 等. 脑栓通胶囊高效液相色谱指纹图谱质量控制方法研究 [J]. 中南药学, 2013, 11 (6): 457 - 461.

[4] 梁洁萍, 刘忠政, 彭维, 等. 复方血栓通胶囊 HPLC 指纹图谱质量控制方法研究 [J]. 中药材, 2012, 35 (11): 1854 - 1858.

[5] 贺凡珍, 童欣, 刘孟华, 等. 萹蓄高效液相色谱指纹图谱研究 [J]. 中南药学, 2012, 10 (10): 773 - 775.

[6] 贺凡珍, 彭维, 邹威, 等. 前列安栓高效液相色谱指纹图谱质量控制方法研究 [J]. 中南药学, 2012, 10 (12): 911 - 914.

[7] 游松, 王亮, 蒋雅红, 等. 银杏叶注射剂指纹图谱的研究 [J]. 中草药, 2002, 33 (3): 26 - 28.

[8] 赵一懿, 陈有根, 郭洪祝, 等. 注射用银杏叶提取物中黄酮苷类化学成分研究 [J]. 中草药, 2013, 44 (15): 2027 - 2034.

[9] 陈西娟, 王成章, 叶建中. 银杏叶化学成分及其应用研究进展 [J]. 生物质化学工程, 2008, 42 (4): 57 - 62.

[10] 夏晓晖, 张宇, 郗砚彬, 等. 银杏叶化学成分研究进展 [J]. 中国实验方剂学杂志, 2009, 15 (9): 100 - 104.

[11] 王京辉, 杜小伟, 王萌萌, 等. 舒血宁注射液、银杏叶提取物及银杏叶指纹图谱研究 [J]. 药物分析杂志, 2008, 28 (7): 1026 - 1030.

[12] 陆晓峰, 彭国平, 金灯萍. 银杏叶内酯成分的指纹图谱研究 [J]. 天然产物研究与开发, 2005, 17 (4): 460 - 462.

[13] 陈凡. 银杏叶提取物的 HPLC - DAD - ELSD 指纹图谱研究 [J]. 药物分析杂志, 2011, 31 (3): 534 - 538.

[14] 马欣, 孙毓庆. 银杏叶提取物的多维指纹图谱研究 [J]. 色谱, 2003, 21 (6): 562 - 567.

[作者: 黄昕、李泮霖、刘宏、彭维、吴忠、苏薇薇, 原文发表于《中南药学》, 2016 年第 14 卷第 11 期, 第 1153 - 1158 页]

银杏叶提取物注射液药效再评价研究

[摘要] 目的：开展银杏叶提取物注射液药效再评价研究。**方法：**建立大鼠急性血瘀模型，观察血液流变学及凝血功能等指标；采用双光子活体成像技术，对小鼠脑血管闭塞－溶栓过程进行实时监测。**结果：**银杏叶提取物注射液在血液流变性、凝血功能、血管内皮功能、炎症应答及氧化应激等方面具有调控作用；能够促进脑部微血管栓塞部位的血液流动，加快栓块溶解。**结论：**银杏叶提取物注射液可有效防治脑部和周围血流循环障碍。

银杏叶为银杏科植物银杏 *Ginkgo biloba* L. 的干燥叶，自古以来具有重要的药用价值。国内众多制药企业开发了不同种类的银杏叶产品，其质量、药效参差不齐。银杏叶提取物注射液是悦康药业集团有限公司的拳头产品，每支含有银杏叶提取物 17.5 mg，其中含银杏黄酮苷 4.2 mg；主要用于脑部、周围血流循环障碍。本团队以银杏叶提取物注射液为研究载体，针对其临床适应证开展药效再评价研究，现综述如下。

1　材料

1.1　仪器

Leica SP5II MP 双光子显微镜（DM6000CFS，Leica）；多孔超微量核酸蛋白分析仪（Epoch）；SYSMEX CA510 全自动血凝分析仪（SYSMEX 株式会社）；LBY－N6B 全自动自清洗血液流变仪、LBY－XC 全自动动态血沉测试仪（北京普利生仪器有限公司）；台式高速冷冻离心机（5430R，德国 Eppendorf 公司）。

1.2　试药

银杏叶提取物注射液［规格：5 mL：17.5 mg（银杏叶提取物），批号：05121108，悦康药业集团有限公司］；灯盏细辛注射液（规格：10 mL/支，云南生物谷药业有限公司，批号：20131030）；烟酸占替诺注射液［规格：2 mL：300 mg，宝利化（南京）制药有限公司，批号：20140215］；盐酸肾上腺素注射液（Adr）

[规格：1 mL：1 mg，批号：140412，远大医药（中国）有限公司]；FITC 荧光剂（Sigma 公司，批号：SLBB6384V）；水合氯醛（批号：20111114，天津市科密宏化学试剂有限公司）；凝血酶原时间测定试剂（批号：545548，SIEMENS）；小鼠组胺酶联免疫试剂盒（武汉 CUSABIO 生物工程有限公司，批号：CSB－E07043m）；大鼠内皮素-1(ET－1)酶联免疫检测试剂盒、大鼠超敏 C 反应蛋白（hs-CRP）酶联免疫检测试剂盒（南京建成生物工程研究所）；总超氧化物歧化酶（SOD）活性检测试剂盒（WST－8)(碧云天生物技术研究所)。

1.3 动物

SPF 级 SD 大鼠 70 只，雌雄各半，体质量 200～300 g［实验动物质量合格证号：No. 44007200011485、No. 44007200014146，饲养于中山大学生命科学学院中药与海洋药物实验室屏障级动物房，许可证号：SYXK(粤)2014－0020］。成年雄性 KM 小鼠 6 只，SPF 级，雄性，体质量 20～40 g［实验动物质量合格证号 No. 44007200008225，饲养于广东省中山大学（北校区）实验动物中心 IVC 动物房，许可证号：SYXK（粤）2012－0081］。上述实验动物均购自广东省医学实验动物中心，生产许可证号：SCXK（粤）2013－0002。实验在动物适应环境 1 周后进行，过程中采取适当的方法减轻对动物的伤害。

2 方法

2.1 急性大鼠血瘀模型的建立与药效指标检测

SD 大鼠 70 只随机分为空白组、模型组、灯盏细辛注射液阳性对照组（7.2 mL/kg)、烟酸占替诺注射液阳性对照组（324 mg/kg)、银杏叶提取物注射液低剂量组（6.3 mg/kg，相当于人体临床等效剂量)、中剂量组（12.6 mg/kg)、高剂量组（25.2 mg/kg)，每组 10 只，雌雄各半。连续腹腔注射给药 7 d，空白组和模型组分别给予等体积生理盐水。第 7 d 给药 1 h 后，除空白组外，其余各组大鼠皮下注射盐酸肾上腺素注射液（Adr)(0.8 mg/kg)，2 h 后置于冰水浴（0～2 ℃）中 4 min，于 2 h 后再次皮下注射等剂量 Adr[1－4]，禁食不禁水 12 h，10% 水合氯醛（0.35 mL/100 g）麻醉，腹主动脉取血。2 mL 血液用肝素钠抗凝，2 mL 血液用 3.2% 枸橼酸钠 1∶9 抗凝，分别检测血液流变学和凝血功能。2 mL 血液用 EDTA-K_2 抗凝，摇匀、静置，4 ℃离心（5000 r/min，5 min)，取上层血浆，－20 ℃保存。3 mL 血液置于添加促凝剂采血管中，摇匀、静置，4 ℃离心（5000 r/min，5 min)，取上层血清，－20 ℃保存。于检测前取血浆样本，按照测试盒说明书检测 ET－1，考察大鼠的血管内皮功能；于检测前取血清样本，按照试剂盒说明书检测 hs-CRP、SOD 活性，考察大鼠机体的炎症应答与氧化应激情况。

2.2 小鼠脑部微血管定点栓塞造模与闭塞－溶栓监测

小鼠经4.2%水合氯醛（1.0 mL/100 g）麻醉，剔除覆盖在头骨上的筋膜，暴露头骨，选取合适区域，用牙科打磨机小心按圆形轮廓打磨待观察区域头骨，待头骨边缘呈半透明状态后轻轻按压头骨，观察到其边缘软化即可，随后将定制铝合金头板（中间露出待观察区域头骨）以AB胶粘于骨窗上方，尾静脉注射0.2 mL FITC荧光剂后，置于双光子显微镜下。在普光显微镜下找到合适直径的血管进行观察。之后切换至荧光显微镜，910 nm激发波长进行荧光成像，提高激光透过率，于选定血管内皮聚焦5～15 s，造成脑部微血管定点栓塞。待观察到血栓稳定后给小鼠腹腔注射银杏叶提取物注射液（给药组：1.75 mg/100 g）及等体积生理盐水（模型组），并于10 min、30 min后再次观察。上机结束后取下头板，缝合小鼠头皮，继续饲养并给药至第5天，并选取第3天、第5天再次手术上机观察造模血管。

2.3 统计学处理

数据采用“平均值±标准差”（$\bar{x} \pm s$）表示，组间差异比较采用SPSS 19.0软件t检验及单因素方差分析（ANOVA）方法，$P<0.05$或$P<0.01$表示差异具有统计学意义。

3 结果

3.1 大鼠急性血瘀模型的改善

3.1.1 *血液流变、凝血功能* 由表1可知，银杏叶提取物注射液在高剂量下能够显著降低大鼠血液黏度、抑制红细胞间聚集性、延长凝血酶原时间（$P<0.05$），提示其能够改善血液循环障碍，防止血栓形成和血管栓塞。

表1 银杏叶提取物注射液对血液流变及凝血功能的改善作用（$n=10$）

组别	剂量	全血还原黏度			红细胞电泳指数	凝血酶原时间/s
		5 s^{-1}/MPas	50 s^{-1}/MPas	200 $^{-1}$/MPas		
空白组	等体积生理盐水	19.53±4.03	6.91±1.11	4.47±0.51	5.68±0.56	10.43±1.07
模型组	等体积生理盐水	27.53±5.7$^{\#}$	8.38±1.35$^{\#}$	5.67±0.33$^{\#}$	6.96±0.63$^{\#}$	9.65±0.21$^{\#}$
灯盏细辛组	7.2 mL/kg	22.01±2.80*	7.13±0.43*	5.05±0.32*	5.86±0.36*	10.41±0.70*
烟酸占替诺组	324 mL/kg	21.79±2.72*	7.20±0.60	5.33±0.44	5.62±0.30*	11.18±1.19*
EGBLI低剂量组	6.3 mL/kg	28.11±4.82	8.71±1.12	5.41±0.35	6.71±0.60	10.00±0.54
EGBLI中剂量组	12.6 mL/kg	26.26±5.30	8.33±1.31	5.39±0.32	6.70±0.70	10.26±0.53
EGBLI高剂量组	25.2 mL/kg	21.69±1.54*	6.77±0.35*	4.93±0.42*	5.85±0.45*	10.43±0.49*

注：与空白组比较，$^{\#}P<0.05$；与模型组比较，$^{*}P<0.05$。

3.1.2 氧化应激、炎症反应及血管内皮功能　由表 2 可知，银杏叶提取物注射液低、中、高剂量均可显著提升大鼠血清 SOD 酶活性，降低 hs-CRP 浓度及 ET-1浓度，提示其对模型大鼠的氧化应激、炎症反应及血管内皮功能具有调控作用。

表 2　银杏叶提取物注射液对氧化应激、炎症反应及血管内皮功能的调节（$n=10$）

组别	剂量	超氧化物歧化酶/IU	超敏 C 反应蛋白/mg · L^{-1}	内皮素-1/ng · mL^{-1}
空白组	等体积生理盐水	2.36 ± 0.11	0.94 ± 0.27	78.98 ± 6.42
模型组	等体积生理盐水	1.72 ± 0.11$^{\#}$	1.26 ± 0.21$^{\#\#}$	90.50 ± 14.21$^{\#\#}$
灯盏细辛组	7.2 mL/kg	2.70 ± 0.19**	0.92 ± 0.27**	89.94 ± 8.54
烟酸占替诺组	324 mg/kg	1.72 ± 0.14	0.95 ± 0.32**	89.69 ± 9.31
EGBLI 低剂量组	6.3 mg/kg	2.80 ± 0.22**	0.99 ± 0.23*	79.65 ± 7.95*
EGBLI 中剂量组	12.6 mg/kg	2.86 ± 0.34**	0.89 ± 0.16**	72.85 ± 7.62**
EGBLI 高剂量组	25.2 mg/kg	3.30 ± 0.76**	0.91 ± 0.15**	72.43 ± 8.04**

注：与空白组比较，$^{\#}P<0.05$，$^{\#\#}P<0.01$；与模型组比较，$^{*}P<0.05$，$^{**}P<0.01$。

3.2 小鼠脑血管溶栓实时监测

如图 1 所示，银杏叶提取物注射液可显著抑制血栓形成，减缓血栓导致的凝血瀑布现象，持续给药可促进血栓部位血管修复。图 2 中血液流速检测发现，模型组造模前、造模后 10 min、30 min 血流速分别为 4.6 μm/ms、1.7 μm/ms 及 0.7 μm/ms，银杏叶提取物注射液组流速则分别为 5.1 μm/ms、2.3 μm/ms 及 2.6 μm/ms，提示银杏叶提取物注射液可维持血液流速，维持血栓造模部位的血流量。

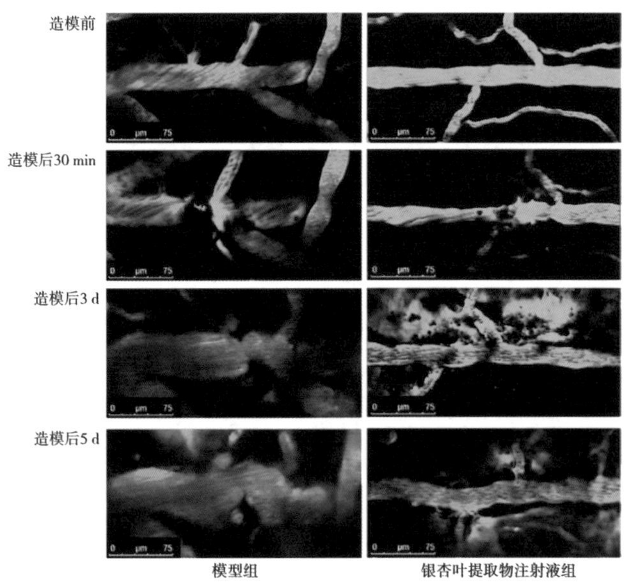

图 1　银杏叶提取物注射液给药 30 min、3 d、5 d 的溶栓情况

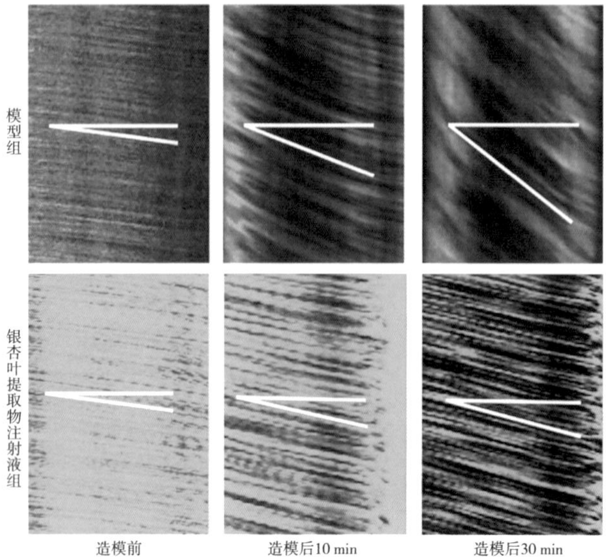

图 2　栓塞血管附近的血流速度监测

4　讨论

血瘀证是一个与血液循环障碍相关的病理过程，其中一个表现为血液流变学异常，一般具有血液"浓、黏、凝、聚"的倾向。"浓"是指血液的浓度增高，表现为血球压积增加，血浆蛋白、血脂等浓度增高；"黏"是指血液黏稠，表现为全血或血浆比黏度增加；"凝"是指血液的凝固性增加，表现为血浆纤维蛋白原增加，凝血速度加快；"聚"是指血细胞聚集性增加，表现为血细胞和血小板在血浆中电泳缓慢，红细胞沉降率加快等。由于上述变化，血瘀证患者的血液运行不畅，易导致血栓形成，造成血管栓塞。本研究中，银杏叶提取物注射液在高剂量下能够显著降低大鼠血液黏度，抑制红细胞间聚集性，延长凝血酶原时间，从而改善血液循环障碍，防止血栓形成和血管栓塞。

活性氧包括羟自由基、过氧化氢和超氧化物自由基阴离子，它们是机体出现氧化应激的诱因。氧化应激是指机体内高活性氧化性物质产生过多或消除减少，导致氧化物质在体内蓄积，造成机体慢性损伤的过程。许多疾病与氧化应激密切相关，例如心血管疾病、肝损伤、急性和慢性肾损伤以及癌症[5-8]。很多研究显示，中药具有抗氧化活性，尤其是中药的酚类化合物和黄酮成分，它们因具有清除自由基的能力而表现出优异的抗氧化活性。本研究中，银杏叶提取物注射液低、中、高剂量均可显著提升 SOD 活性，表明其具有良好的抗氧化能力，可能与其含有的酚酸类及黄酮类成分有关。

hs-CRP 是机体受到微生物入侵或组织损伤等炎症性刺激时肝细胞合成的急性时相反应蛋白，在炎症开始数小时 C 反应蛋白（CRP）急剧升高。内皮细胞具有调节血管阻力、代谢激素、调节炎症反应等多种性质和功能，内皮功能障碍可引起炎症反应[9-10]。本研究中，寒冷刺激可能引起冻伤，冻伤则导致炎症反应；此外，大鼠的内皮功能障碍也可加剧炎症反应。给药后，银杏叶提取物注射液低、中、高剂量均可显著降低大鼠血清 hs-CRP 浓度，提示可发挥一定的炎症抑制作用。

内皮功能障碍是指内皮细胞系统发生可逆性变化，可由血液动力学异常、脂肪氧化、细胞因子和细菌产物所诱发。ET-1 是由内皮细胞分泌的 21-氨基酸多肽，能有效地收缩血管，是衡量内皮功能的重要生物学指标[10]。本研究中，由于寒冷刺激和剧烈运动激活大鼠体内交感神经系统，大鼠体内的血液动力学发生异常变化和血管收缩，皮下注射盐酸肾上腺素亦可加剧这些异常变化。给药后，银杏叶提取物注射液低、中、高剂量均可显著降低 ET-1 浓度，提示其对于血管内皮功能具有一定的调节作用。

双光子显微镜结合了激光扫描共聚焦显微镜和双光子激发技术，它的问世很好地突破了传统研究方法的局限性，是目前国际上神经科学研究的最前沿技术之一。由于双光子使用可见光或近红外光作为激发光源，穿透能力强，并且对活体细胞和组织的光损伤小，因此特别适用于长时间的活体观察和研究，应用于活体研究脑血管病具有很多优势[11-12]。对比传统脑血栓动物模型，如线栓法、血栓法或其他物理、化学法导致的脑血栓模型，双光子激光可直接定点作用于脑部血管，精准损伤血管内皮细胞，激活凝血瀑布，最终导致血栓形成乃至血管闭塞。该方法建立的脑血栓模型，无外源刺激物参与，更接近临床疾病中的血栓形成。本研究中，银杏叶提取物注射液可抑制因血管内皮损伤造成的血栓形成，促进脑血液流动。此外，对于已产生血栓的血管部位，银杏叶注射液提取物可促进血栓的清除及受损血管的修复，提示银杏叶注射液提取物对脑循环代谢的改善作用。

综上所述，在外周血液循环障碍方面，银杏叶提取物注射液对血液流变、凝血功能、血管内皮功能、炎症应答及氧化应激等具有调控作用；在改善脑部血液循环方面，银杏叶提取物注射液能促进脑血液流动、加快血栓的清除及受损血管的修复。

参考文献

[1] LI H X, HAN S Y, WANG X W, et al. Effect of the carthamins yellow from *Carthamus tinctorius* L. on hemorheological disorders of blood stasis in rats [J]. Food Chem Toxicol, 2009, 47 (8): 1797-1802.

[2] LIU H, LIANG J P, LI P B, et al. Core bioactive components promoting blood circulation in the traditional Chinese medicine compound Xueshuantong capsule (CXC) based on the relevance analysis between chemical HPLC fingerprint and *in vivo* biological effects [J]. PLoS one, 2014, 9 (11): e112675.

[3] LIU L, DUAN J A, TANG Y, et al. Taoren-Honghua herb pair and its main

components promoting blood circulation through influencing on hemorheology, plasma coagulation and platelet aggregation [J]. J Ethnopharmacol, 2012, 139 (2): 381 - 387.
[4] LIU H, PENG Y Y, LIANG F Y, et al. Protective effects of traditional Chinese medicine formula Naoshuantong capsule on haemorheology and cerebral energy metabolism disorders in rats with blood stasis [J]. Biotechnol Biotec EQ, 2014, 28 (1): 140 - 146.
[5] MITSUYAMA S. Role of oxidative stress in angiotensin II induced heart failure [J]. Nihon Rinsho, 2007, 65 (Suppl 4): 243 - 250.
[6] CASTELAO J E, GAGO-DOMINGUEZ M. Risk factors for cardiovascular disease in women: relationship to lipid peroxidation and oxidative stress [J]. Med Hypotheses, 2008, 71 (1): 39 - 44.
[7] KEEFFE E B. Digestive diseases and sciences-past, present, and future [J]. Digest Dis Sci, 2009, 54 (1): 1 - 4.
[8] ISHII N. Role of oxidative stress from mitochondria on aging and cancer [J]. Cornea, 2007, 26 (1): 3 - 9.
[9] 马晓娟, 殷惠军, 陈可冀. 血瘀证与炎症相关性的研究进展 [J]. 中国中西医结合杂志, 2007, 7 (27): 669 - 672.
[10] VINAY K, ABUL K, ASTER J C, et al. Robbins basic pathology [M]. 8th. Elsevier medicine, 2007: 33 - 34, 341 - 343.
[11] HELMCHEN F, DENK W. Deep tissue two-photon microscopy [J]. Nature methods, 2005, 2 (12): 932 - 940.
[12] TIAN G F, TAKANO T, LIN H C, et al. Imaging of cortical astrocytes using 2-photon laser scanning microscopy in the intact mouse brain [J]. Adv Drug Deliv Rev, 2006, 58 (7): 773 - 787.

[作者: 谭莉萍、廖弈秋、刘宏、李泮霖、黄昕、吴忠、彭维、苏薇薇, 原文发表于《中南药学》, 2016 年第 14 卷第 11 期, 第 1159 - 1162 页]

基于 UFLC-Triple TOF-MS/MS 技术的银杏叶提取物注射液化学物质基础研究

[摘要] **目的**：采用超快速高效液相色谱串联四级飞行时间质谱（UFLC-Triple TOF-MS/MS），对银杏叶提取物注射液的化学成分进行系统研究。**方法**：采用 Agilent zorbax SB C_{18} 色谱柱（3 mm×150 mm，3.5 μm），以含 0.1% 甲酸的乙腈和 0.1% 甲酸溶液为流动相梯度洗脱，流速 0.3 mL/min；采用高分辨三重四极杆飞行时间质谱，分别在正、负离子模式下进行检测。**结果**：通过与对照品对照，确证了 18 个化合物，通过准确分子量和裂解碎片分析，指证了 39 个化合物，共 57 个化合物；其中包括 21 个水溶性成分、30 个黄酮类成分和 6 个内酯类成分。**结论**：本研究全面系统地揭示了银杏叶提取物注射液的化学物质基础，为提升银杏叶提取物注射液质量评价体系、阐明其药效物质提供了依据。

银杏叶提取物注射液是悦康药业集团有限公司的“拳头”产品，临床上用于改善脑部及周围血流循环障碍。中药的化学物质是其发挥药效的基础，因此对银杏叶提取物注射液的化学物质进行系统分析很有必要。

新一代超高效液相色谱串联四级杆飞行时间质谱技术（UFLC-Triple TOF-MS/MS），简化了样品前处理过程，能够更完整地保留中药的化学信息，有助于全面系统地分析中药所含的化学成分[1-4]。本研究应用 UFLC-Triple TOF-MS/MS 技术，对银杏叶提取物注射液中的化学成分进行在线分离和鉴定，阐明其化学物质基础，为提升银杏叶提取物注射液质量评价体系、阐明其药效物质提供了依据。本研究具有理论意义和实用价值。

1 仪器与试药

超快速高效液相色谱仪（LC-20AD-XR 二元泵，SIL-20AD-XR 自动进样器，CTO-20A 柱温箱，日本岛津公司）；四级杆-飞行时间质谱仪（Triple TOF5600$^+$，美国 AB SCIEX 公司）；精密移液器（德国 Eppendorf 公司）；超纯水器（美国 Millipore 公司）。

乙腈（色谱纯，美国 Fisher Scientific 公司）；甲酸（Sigma 公司）。银杏叶提取物注射液（批号：05121208，悦康药业集团有限公司）。原儿茶酸（批号：110809－201205）、咖啡酸（批号：110885－200102）、阿魏酸（批号：110773－201313）、芦丁（批号：100080－200707）、槲皮素（批号：100081－200907）、山柰素（批号：110861－200606）、异鼠李素（批号：110860－201109）、穗花双黄酮（批号：111902－201102）、银杏内酯 A（批号：110862－201310）、银杏内酯 B（批号：110863－201209）、银杏内酯 C（批号：110864－201307）、苯丙氨酸（批号：111615－200301）对照品（中国食品药品检定研究院，供含量测定用）；黄尿酸对照品（批号：D120804，美国 Sigma 公司，供含量测定用）；银杏双黄酮对照品（批号：121114，成都普菲德生物技术有限公司，供含量测定用）；银杏内酯 J 对照品（批号：13082016，上海同田生物技术股份有限公司，供含量测定用）；亮氨酸（批号：140624）、脯氨酸（批号：140624）对照品（上海江莱生物科技有限公司，供含量测定用）。

2 方法与结果

2.1 溶液的制备

取各对照品适量，加 80% 甲醇制成混合对照品溶液。取银杏叶提取物注射液，用 0.22 μm 微孔滤膜滤过，取续滤液，即为供试品溶液。

2.2 分析条件

液相色谱条件：以 Agilent zorbax SB C_{18}（3 mm × 150 mm，3.5 μm）为色谱柱；柱温 40 ℃；以含 0.1% 甲酸的乙腈为流动相 A，以 0.1% 甲酸溶液为流动相 B，按表 1 梯度洗脱；流速 0.3 mL/min；进样量 10 μL。

质谱条件：ESI 电喷雾源，离子喷雾电压 5500 V，离子源载气 55 psi，气帘气 35 psi，离子源温度 550 ℃，碰撞气体压力 10 psi。分别采用正、负离子模式进行检测。

表 1 流动相洗脱梯度

时间/min	流动相 A/%	流动相 B/%
0～60	10～36	90～64
60～61	36～100	64～0
61～66	100	0
66～67	100～10	0～90
67～75	10	90

2.3 化合物鉴定

样品分别在正离子模式和负离子模式下进行一级和二级扫描。银杏叶提取物注射液和混合对照品溶液的总离子流图见图 1 和图 2。通过与对照品对照，确证了 18 个化合物；通过准确分子量和裂解碎片分析，指证了 39 个化合物；共 57 个化合物（表 2）[5-36]，包括 21 种水溶性成分、30 种黄酮类和 6 种内酯类化合物。

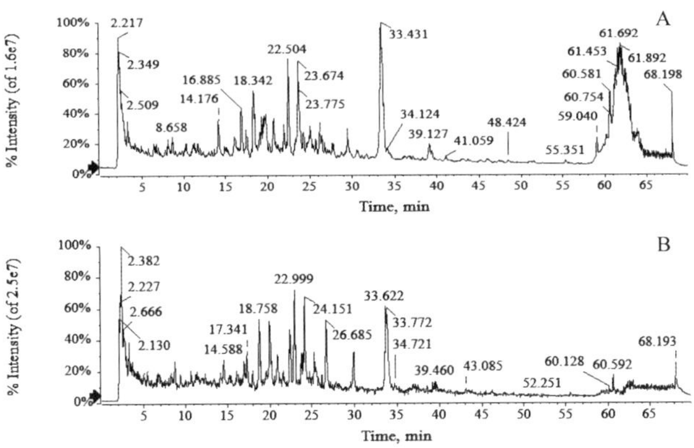

图 1 银杏叶提取物注射液正模式（A）及负模式（B）总离子流图

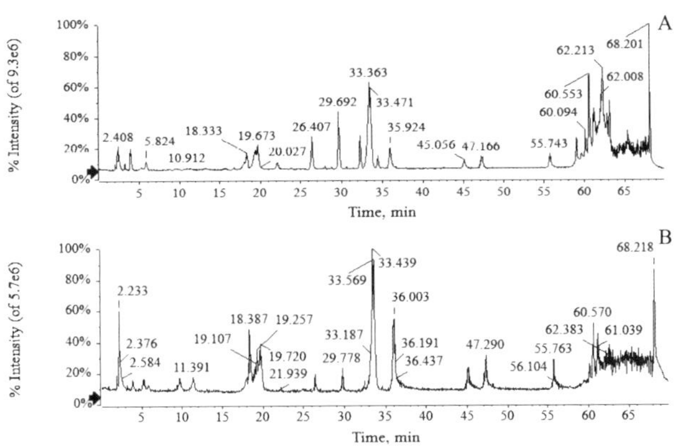

图 2 混合对照品溶液正模式（A）及负模式（B）总离子流图

表 2 银杏叶提取物注射液化学成分

序号	保留时间/min	结构式	$[M+H]^+$	$[M+H]^-$	正离子模式下二级碎片	负离子模式下二级碎片	化合物
1	2.38	$C_6H_{12}O_6$		179.0561		161.0466$[M\text{-}H\text{-}H_2O]^-$ 131.0351$[M\text{-}H\text{-}H_2O\text{-}CH_2O]^-$	己糖[5-6]
2	2.55	$C_5H_9NO_2$	116.0706		98.0619$[M+H\text{-}H_2O]^+$, 70.0677$[M+H\text{-}HCOOH]^+$		脯氨酸*
3	2.62	$C_{10}C_{13}N_5O_4$	268.1044		136.0602$[M+H\text{-}ribose]^+$, 119.0354$[M+H\text{-}ribose\text{-}NH_3]^+$		腺苷[7]

续上表

序号	保留时间/min	结构式	[M+H]$^+$	[M+H]$^-$	正离子模式下二级碎片	负离子模式下二级碎片	化合物
4	2.63	$C_5H_5N_5$	136.0618	134.0472	119.0352[M+H-NH_3]$^+$，92.0253[M+H-NH_3-HCN]$^+$		腺嘌呤[8]
5	2.66	$C_{10}C_{13}N_5O_5$	284.0990		152.0302[M+H-ribose]$^+$，135.0305[M+H-ribose-NH_3]$^+$		鸟苷[9]
6	2.66	$C_6H_5NO_2$	124.0392		106.0316[M+H-H_2O]$^+$，80.0505[M+H-CO_2]$^+$		烟酸[10-11]
7	2.76	$C_5H_7NO_3$	130.0499	128.0353	84.0456[M+H-HCOOH]$^+$，56.0526[M+H-HCOOH-CO]$^+$		焦谷氨酸[12-14]
8	3.28	$C_6C_{13}NO_2$	132.1019	130.0874	86.0977[M+H-HCOOH]$^+$，69.0720[M+H-HCOOH-NH_3]$^+$		亮氨酸*
9	3.47	$C_7H_6O_5$	171.0283	169.0142	153.0181[M+H-H_2O]$^+$，127.0392[M+H-CO_2]$^+$	125.0248[M-H-CO_2]$^-$	没食子酸[15-16]
10	3.64	$C_5H_4O_3$	113.0230		95.0144[M+H-H_2O]$^+$，67.0203[M+H-H_2O-CO]$^+$		2-呋喃甲酸[17]
11	3.88	$C_8H_8O_4$	169.0494		151.0390[M+H-H_2O]$^+$，123.0432[M+H-H_2O-CO]$^+$，93.0343[M+H-2CO_2]$^+$		香草酸[18-19]
12	3.97	$C_9H_{11}NO_2$	166.0853	164.0717	120.0806[M+H-HCOOH]$^+$，103.0547[M+H-HCOOH-NH_3]$^+$	147.04805[M-H-NH_3]$^-$，103.0550[M-H-NH_3-CO_2]$^-$	苯丙氨酸[20-21]
13	4.21	$C_{10}H_7NO_4$	206.0432	204.0302	160.0379[M+H-H_2O-CO]$^+$，132.0434[M+H-H_2O-C_2O_2]$^+$		黄尿酸*
14	4.54	$C_9H_{10}O_5$	199.0591		181.0490[M+H-H_2O]$^+$，155.0761[M+H-CO_2]$^+$，137.0214[M+H-CO_2-H_2O]$^+$		丁香酸[22]
15	5.47	$C_7H_6O_4$	155.0339	153.0193	137.0237[M+H-H_2O]$^+$，109.0291[M+H-H_2O-CO]$^+$，93.0344[M+H-H_2O-CO_2]$^+$	91.0210[M-H-H_2O-CO_2]$^-$	原儿茶酸（3，4-二羟基苯甲酸）*
16	6.43	$C_{10}H_{10}O_4$	195.0649	193.0506	177.0549[M+H-H_2O]$^+$，149.0592[M+H-H_2O-CO]$^+$	149.0457[M-H-CO_2]$^-$	阿魏酸*
17	6.68	$C_{10}H_7NO_3$	190.0495	188.0353	172.0393[M+H-H_2O]$^+$，144.0442[M+H-H_2O-CO]$^+$，116.0498[M+H-H_2O-2CO]$^+$	144.0466[M-H-CO_2]$^-$	犬尿喹啉酸[23-24]
18	8.10	$C_9H_8O_3$	165.0544	163.0401	147.0436[M+H-H_2O]$^+$，119.0517[M-H-CO_2]$^-$	119.0491[M+H-HCOOH]$^+$	对香豆酸[23,25]
19	10.01	$C_9H_8O_4$	181.0486	179.0350	163.0380[M+H-H_2O]$^+$，145.0288[M+H-2H_2O]$^+$，135.0435[M+H-H_2O-CO]$^+$	135.0643[M-H-CO_2]–	咖啡酸[23,26]
20	10.28	$C_8H_8O_3$	153.0546		121.0282[M+H-CO]$^+$，107.0493[M+H-C_2H_6O]$^+$		香草醛[27]
21	14.23	$C_{27}H_{30}O_{17}$	627.1556	625.1442	319.0448[M+H-rha-glu]$^+$		3-O-[6-O-(鼠李糖基)-葡萄糖基]杨梅素[28-30]
22	14.17	$C_{33}H_{40}O_{20}$	757.2190	755.2090	611.1597[M+H-rha]$^+$，465.1021[M+H-2rha]$^+$，303.0500[M+H-2rha-glu]$^+$		3-O-[2-O，6-O-双(鼠李糖基)-β-D-葡萄糖基]槲皮素[28-29,31]
23	14.88	$C_{21}H_{20}O_{13}$	481.0979	479.0857	319.0455[M+H-glu]$^+$	317.0335[M-H-glu]$^-$	杨梅素3-O-葡萄糖苷[28-30]
24	16.08	$C_{15}H_{18}O_8$	327.1077		309.0984[M+H-H_2O]$^+$，291.0858[M+H-2H_2O]$^+$，263.0981[M+H-H_2O-CO]$^+$		葡萄糖基香豆酸[32]

续上表

序号	保留时间/min	结构式	[M+H]$^+$	[M+H]$^-$	正离子模式下二级碎片	负离子模式下二级碎片	化合物
25	16.33	$C_{42}H_{46}O_{23}$	919.2511	917.2438	757.1965[M+H-glu]$^+$, 611.1571[M+H-glu-rha]$^+$, 465.1025[M+H-glu-2rha]$^+$, 303.0512[M+H-2glu-2rha]$^+$	609.1556[M-H-glu-rha]$^-$	3-O-{2-O-[6-O-(葡萄糖基-羟基反式肉桂酰基)-葡萄糖基]-α-鼠李糖基}槲皮素[28-30]
26	16.89	$C_{33}H_{40}O_{19}$	741.2166	739.2161	595.1570[M+H-rha]$^+$, 449.1016[M+H-2rha]$^+$, 287.0511[M+H-2rha-glu]$^+$		3-O-[2-O，6-O-双(鼠李糖基)-葡萄糖基]山柰素[28-29,31]
27	17.53	$C_{34}H_{42}O_{20}$	771.2349	769.2275	625.1783[M+H-rha]$^+$, 479.1194[M+H-2rha]$^+$, 317.0664[M+H-2rha-glu]$^+$		3-O-[2-O，6-O-双(鼠李糖基)-β-D-葡萄糖基]异鼠李素[29-30]
28	18.33	$C_{27}H_{30}O_{16}$	611.1605	609.1513	465.1027[M+H-rha]$^+$, 303.0502[M+H-rha-glu]$^+$	301.0377[M-H-rha-glu]$^-$	芦丁*
29	19.01	$C_{42}H_{46}O_{22}$	903.2552	901.2505	741.2028[M+H-glu]$^+$, 595.1641[M+H-glu-rha]$^+$, 449.1070[M+H-2rha-glu]$^+$, 287.0557[M+H-2rha-2glu]$^+$	593.1596[M-H-glu-rha]$^-$	3-O-{2-O-[6-O-(葡萄糖基-羟基反式肉桂酰基)-葡萄糖基]-鼠李糖基}山柰素[29,31]
30	19.51	$C_{28}H_{32}O_{17}$	641.1717	639.1622	495.1122[M+H-rha]$^+$, 333.0607[M+H-glu-rha]$^+$	331.0488[M-H-glu-rha]$^-$	3-O-[6-O-(-鼠李糖基)-葡萄糖基]-万寿菊素[30-31]
31	19.67	$C_{21}H_{20}O_{12}$	465.1029		303.0469[M+H-glu]$^+$		槲皮素3-O-葡萄糖苷[28-29]
32	19.89	$C_{20}H_{24}O_{10}$	425.1448		407.1357[M+H-H_2O]$^+$, 363.1649[M+H-H_2O-CO_2]$^+$		银杏内酯J*
33	20.70	$C_{20}H_{24}O_{11}$	441.1392	439.1277	423.1929[M+H-H_2O]$^+$, 405.1186[M+H-2H_2O]$^+$, 395.1134[M+H-C_2H_6O]$^+$	383.1368[M-H-2CO]$^-$, 365.1270[M-H-2CO-H_2O]$^-$, 321.1372[M-H-2CO-H_2O-CO_2]$^-$	银杏内酯C*
34	21.79	$C_{27}H_{30}O_{16}$	611.1613	609.1519	449.0125[M+H-glu]$^+$, 303.0463[M+H-rha-glu]$^+$	301.0395[M-H-rha-glu]$^-$	3-O-[2-O-(葡萄糖基)-鼠李糖基]槲皮素[31-32]
35	22.50	$C_{27}H_{30}O_{15}$	595.1658	593.1567	449.1080[M+H-rha]$^+$, 287.0552[M+H-rha-glu]$^+$	285.0419[M-H-rha-glu]$^-$	3-O-[6-O-(鼠李糖基)-葡萄糖基]-山柰素[29,31,33]
36	23.69	$C_{28}H_{32}O_{16}$	625.1761	623.1678	479.1108[M+H-rha]$^+$, 317.0651[M+H-rha-glu]$^+$	315.0545[M-H-rha-glu]$^-$	3-O-[6-O-(鼠李糖基)-葡萄糖基]-异鼠李素[29,31]
37	23.69	$C_{22}H_{22}O_{12}$	479.1180	477.1092	317.0645[M+H-glu]$^+$		异鼠李素3-O-葡萄糖苷[31,33]
38	24.30	$C_{29}H_{3}4O_{17}$	655.1872		347.0706[M+H-rha-glu]$^+$		3-O-[6-O-(鼠李糖基)-葡萄糖基]-丁香亭[29-30]
39	25.41	$C_{21}H_{20}O_{11}$	449.1082	447.0969	287.0549[M+H-glu]$^+$	285.0427[M-H-glu]$^-$	山柰酚3-O-葡萄糖苷[29,33]
40	25.51	$C_{21}H_{20}O_{10}$	433.1131	431.1022	271.0599[M+H-glu]$^+$		芹菜素7-O-葡萄糖苷[29,33]
41	25.73	$C_{29}H_{34}O_{17}$	655.1871	653.1796	509.1290[M+H-rha]$^+$, 347.0768[M+H-rha-glu]$^+$	345.0567[M-H-rha-glu]$^-$	3-O-[2-O-(鼠李糖基)-葡萄糖基]-丁香亭[29-31]
42	26.24	$C_{27}H_{3}0O_{15}$	595.1661	593.1583	433.1088[M+H-glu]$^+$, 287.0546[M+H-rha-glu]$^+$	285.0434[M-H-rha-glu]$^-$	3-O-[2-O-(葡萄糖基)-鼠李糖基]山柰素[28-29,31]
43	27.82	$C_{17}H_{14}O_8$	347.0764	345.0667	153.0179[RDA]		丁香黄素[29,33]

续上表

序号	保留时间/min	结构式	[M+H]⁺	[M+H]⁻	正离子模式下二级碎片	负离子模式下二级碎片	化合物
44	29.48	$C_{21}H_{22}O_9$	419.1337		401.1297[M+H-H_2O]⁺,257.0812[M+H-glu]⁺		甘草苷[28-29]
45	29.50	$C_{39}H_{32}O_{16}$	757.2006		449.1098[M+H-rha-glu]⁺,303.0517[$C_{15}H_{10}O_7$+H]⁺		3-O-{2-O-[6-O-(对羟基反式肉桂酰基)-葡萄糖基]-α-鼠李糖基}槲皮素[29-31]
46	33.39	$C_{20}H_{24}O_9$	409.1499	407.1390	391.1396[M+H-H_2O]⁺,373.1075[M+H-2H_2O]⁺,355.1200[M+H-3H_2O]⁺,345.1345[M+H-2H_2O-CO]⁺,327.1250[M+H-3H_2O-CO]⁺	379.1469[M-H-CO]⁻,351.1503[M-H-2CO]⁻	银杏内酯A*
47	33.56	$C_{20}H_{24}O_{10}$	425.1448	423.1347	407.1368[M+H-H_2O]⁺,389.1262[M+H-2H_2O]⁺,371.1154[M+H-3H_2O]⁺,361.1304[M+H-2H_2O-CO]⁺,343.1201[M+H-3H_2O-CO]⁺		银杏内酯B*
48	33.42	$C_{39}H_{32}O_{15}$	741.1897		433.1068[M+H-rha-glu]⁺,287.0516[$C_{15}H_{10}O_6$+H]⁺		3-O-{2-O-[6-O-(对羟基反式肉桂酰基)-葡萄糖基]-鼠李糖基}山柰素异构体[29-31]
49	36.40	$C_{15}H_{10}O_7$	303.0510	301.0391	285.0404[M+H-H_2O]⁺,153.0188[RDA]	273.0433[M-H-CO]⁻,153.0188[RDA]	槲皮素*
50	39.14	$C_{20}H_{22}O_9$	407.1342		389.1255[M+H-H_2O]⁺,361.1292[M+H-H_2O-CO]⁺,343.1186[M+H-2H_2O-CO]⁺,325.1103[M+H-3H_2O-CO]⁺		银杏内酯K[34-35]
51	40.06	$C_{20}H_{22}O_8$	391.1399		373.1286[M+H-H_2O]⁺,345.1335[M+H-H_2O-CO]⁺,327.1264[M+H-2H_2O-CO]⁺		银杏内酯M[34-35]
52	43.64	$C_{15}H_{10}O_5$	271.0616	269.0495	153.0914[RDA]		芹菜素*
53	45.33	$C_{15}H_{10}O_6$	287.0513	285.0448	153.0161[RDA]	229.0537[M-H-2CO]⁻	山柰酚*
54	47.53	$C_{16}H_{12}O_7$	317.0672	315.0549	257.0457[M+H-CH_3OH-CO]⁺,153.0188[RDA]	255.0336[M-H-CH_3OH-CO]⁻,151.0554[RDA]	异鼠李素*
55	55.77	$C_{30}H_{18}O_{10}$	539.1001	537.0924		417.0676[M-H-C_8H_8O]⁻	穗花杉双黄酮*
56	60.12	$C_{31}H_{20}O_{10}$	553.1142	551.1086		519.0813[M-H-CH_3OH]⁻	去甲银杏双黄酮[29,36]
57	61.11	$C_{32}H_{22}O_{10}$	567.1312	565.1246		533.0710[M-H-CH_3OH]⁻	银杏双黄酮*

注：*表示与对照品对照。

2.3.1 水溶性成分 银杏叶提取物注射液的水溶性成分（化合物1～20、24）主要包括糖类、氨基酸和有机酸类化合物。化合物1根据其精确分子量、质谱行为及文献报道的银杏叶中所含单糖种类，推测其为已糖，具体可能为葡萄糖、果糖、甘露糖或半乳糖[37]。氨基酸类成分在质谱检测中通常出现丢失 H_2O、NH_3、HCOOH 而产生的碎片离子峰，有机酸类成分常出现丢失 H_2O、CO、CO_2 而产生的碎片离子峰，分别以化合物12苯丙氨酸（图3）、化合物13黄尿酸（图4）正模式下的裂解途径为例进行说明。

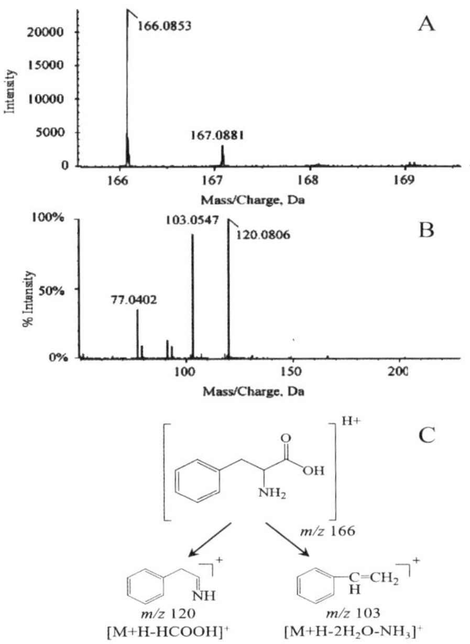

图 3　化合物 12（苯丙氨酸）正模式下一级质谱图（A）、二级质谱图（B）及裂解途径（C）

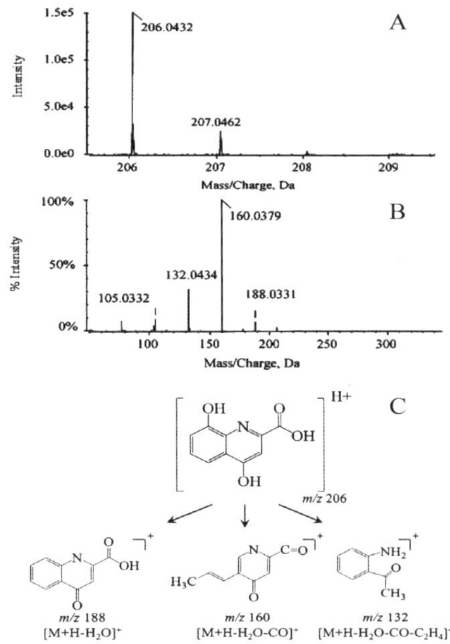

图 4　化合物 13（黄尿酸）正模式下一级质谱图（A）、二级质谱图（B）及裂解途径（C）

2.3.2　黄酮类成分　银杏叶提取物注射液中检测到的黄酮类成分（化合物 21～23、25～31、34～45、48、49、52～57）主要是以槲皮素、山柰素、异鼠李素为苷元，连接不同的糖形成的单糖苷、二糖苷和三糖苷。根据银杏叶已报道的化学成分，大多数糖基为葡萄糖和鼠李糖，且与苷元的 3－羟基连接[29]。本研究中检测到的黄酮苷类成分常出现丢失 *m/z* 146、162 的糖基团而生成的碎片，黄酮苷元则主要是以 RDA 裂解方式裂解，分别以化合物 26 3－O－[2－O,6－O－双(鼠李糖基)－葡萄糖基]山柰素（图 5）、化合物 53 山柰酚（图 6）正模式下的裂解方式为例进行说明。此外，还检测到银杏双黄酮类成分，因其分子中含有 1 个甲氧基而易出现丢失一分子 CH_3OH 产生的碎片离子峰。

2.3.3　内酯类成分　银杏提取物注射液中的内酯类化合物（化合物 32、33、46、47、50、51）均属于萜类化合物，又称为银杏萜内酯，包括倍半萜内酯和二萜内酯两类。该类成分常出现丢失 H_2O 和 CO 而产生的碎片离子峰。例如，化合物 46 银杏内酯 A 的二级质谱中，出现了准分子离子峰丢失一分子 H_2O（*m/z* 391.1396）、两分子 H_2O（*m/z* 373.1075）、三分子 H_2O（*m/z* 355.1200）以及同时丢失两分子 H_2O 和一分子 CO（*m/z* 345.1345）的碎片离子峰。

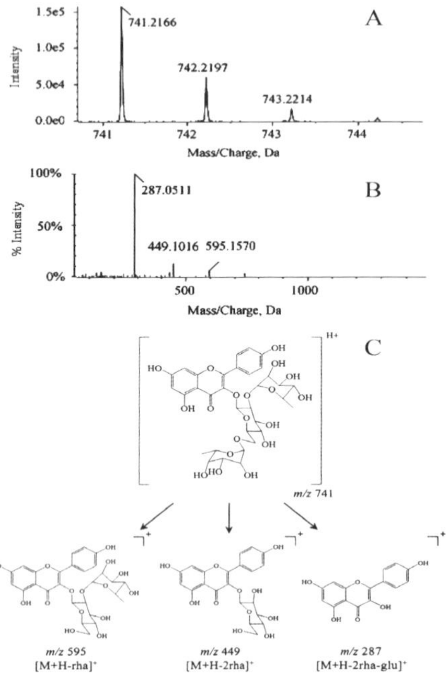

图 5　化合物 26（山柰素）正模式下一级质谱图（A）、二级质谱图（B）及裂解途径（C）

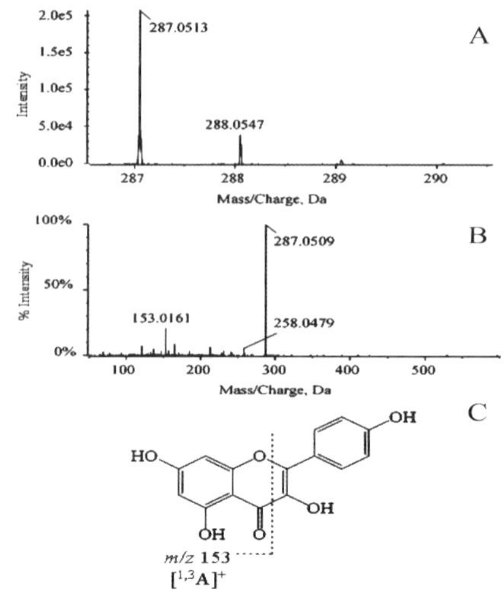

图 6　化合物 53（山柰酚）正模式下一级质谱图（A）、二级质谱图（B）及裂解途径（C）

3　讨论

银杏叶提取物注射液中的水溶性成分主要为糖类、氨基酸和有机酸类化合物。目前关于其水溶性成分的报道较少，但该类成分被发现具有重要的药效作用[29,37]，因此在银杏叶提取物进一步的质量标准及药效物质研究中应加以考虑。黄酮类成分是银杏叶提取物注射液中治疗心脑血管疾病、高血脂、高血压等疾病的主要功效成分[28,33,37]，主要为以槲皮素、山柰素、异鼠李素为苷元的黄酮苷。银杏内酯类化合物是银杏叶中治疗神经系统疾病的一类重要的活性成分[38]。

本研究采用的 UFLC-Triple TOF-MS/MS 技术，能够直接、快速地分析银杏叶提取物中的各类化学成分，尤其是分析检测难度较大、但可能具有药效作用的水溶性成分，全面阐明了银杏叶提取物注射液的化学物质基础。本研究为建立科学合理、有效可行的银杏叶提取物注射液质量评价标准提供了依据，同时也为阐明其药效物质提供了基础。

参考文献

[1] LI P L, LIU M H, HU J H, et al. Systematic chemical profiling of *Citrus grandis*

'Tomentosa' by ultra-fast liquid chromatography/diode-array detector/quadrupole time-offlight tandem mass spectrometry [J]. J Pharmaceut Biomed, 2014, 90: 167-179.

[2] LI P L, SU W W, XIE C S, et al. Rapid identification and simultaneous quantification of multiple constituents in Nao-Shuan-Tong capsule by ultra-fast liquid chromatography/diode-array detector/quadrupole time-of-flight tandem mass spectrometry [J]. J Chromatogr Sci, 2015, 53 (6): 886-897.

[3] QIAN Q, LI S L, SUN E, et al. Metabolite profiles of icariin in rat plasma by ultra-fast liquid chromatography coupled to triple-quadrupole/time-of-flight mass spectrometry [J]. J Pharmaceut Biomed, 2012, 66: 392-398.

[4] 黄昕，张超，周翠兰，等. 基于UFLC-Q-TOF-MS/MS技术的盐酸克林霉素棕榈酸酯分散片杂质的研究 [J]. 中山大学学报（自然科学版），2014, 53 (4): 101-106.

[5] 王浩，刘艳琴，杨红梅，等. 液相色谱-质谱联用技术测定无糖食品中果糖、葡萄糖、蔗糖、麦芽糖和乳糖 [J]. 分析化学，2010, 38 (6): 873-876.

[6] 王玲，王英武，陈刚，等. 电喷雾-串联四极杆-飞行时间质谱法测定药物的葡萄糖醛酸结合物 [J]. 质谱学报，2002, 23 (2): 93-95.

[7] 谢显珍，黄兰芳，王小玉. 液相色谱-电喷雾离子化-质谱测定蛹虫草子实体中腺苷含量 [J]. 光谱实验室，2009, 26 (3): 631-634.

[8] 金米聪，陈晓红，李小平，等. HPLC/APCI/MS法测定水果中6-苄基腺嘌呤 [J]. 分析仪器，2005, 3: 29-31.

[9] 宋玉玲，汪海林. 超高效液相色谱-串联质谱法测定氧化损伤标志物8-羟基脱氧鸟苷 [J]. 色谱，2010, 28 (12): 1123-1127.

[10] 范忠，刘惠民，谢复炜，等. LC-MS/MS法测定吸烟者和被动吸烟者尿液中的烟碱及其代谢物 [J]. 烟草科技，2008, 9: 39-44.

[11] 刘飞，陈永煊，游飞明，等. UPLC-MS/MS同时测定茶叶中7种烟碱类杀虫剂 [J]. 食品研究与开发，2012, 33 (4): 144-146.

[12] 王一红，冯家力，潘振球，等. 液相色谱-质谱/质谱联用技术分析18种游离氨基酸 [J]. 中国卫生检验杂志，2006, 16 (2): 161-163.

[13] 赵中杰，刘建国. 银杏和银杏叶中氨基酸的含量测定 [J]. 北京中医药大学学报，1991, 4: 41-42.

[14] 孔晓荣. 银杏叶中氨基酸的含量测定 [J]. 氨基酸和生物资源，1996, 4: 25-27.

[15] 赵光，李珺，杜雪静. 液相色谱-质谱联用法测定牡丹皮中没食子酸的含量 [J]. 中国医学装备，2013, 12: 8-10.

[16] SONG R, XU L, ZHANG Z, et al. Determination of gallic acid in rat plasma by

LC-MS-MS [J]. Chromatographia, 2010, 71 (11-12): 1107-1111.
[17] 孙道兴, 高华. 制备2-呋喃甲酸的新方法 [J]. 青岛大学学报（工程技术版）, 2001, 16: 60-61.
[18] 王瑜杰, 张丽, 丁安伟. GC-MS法测定灵芝孢子油中5种有机酸的含量 [J]. 南京中医药大学学报, 2009, 25 (2): 136-139.
[19] 罗年翠, 王川, 钱大玮, 等. UPLC-MS-MS同时测定比格犬血浆中阿魏酸、香草酸、芍药苷和芍药内酯苷的含量及其药代动力学研究 [J]. 中国实验方剂学杂志, 2013, 19 (14): 168-173.
[20] VAN BEEK T A. Chemical analysis of *Ginkgo biloba* leaves and extracts [J]. J Chromatogr A, 2002, 967 (1): 21-55.
[21] 赵利琴, 张小平, 张朝凤. 金荞麦乙酸乙酯萃取物化学成分的分离鉴定 [J]. 食品科学, 2011, 19 (32): 16-22.
[22] 王文清, 张飞, 方建国, 等. 反相高效液相色谱法测定大青叶中邻氨基苯甲酸与丁香酸的含量 [J]. 医药导报, 2006, 25 (5): 456-457.
[23] 陈晶. 银杏叶, 银杏叶提取物及其注射液中化学成分及酚酸含量的研究 [D]. 北京: 北京中医药大学, 2013.
[24] 乔洪翔, 吴健, 何厚洪, 等. HPLC测定银杏叶制剂中6-羟基犬尿喹啉酸的含量 [J]. 中国现代应用药学, 2014, 31 (10): 1225-1227.
[25] 龚金炎, 吴晓琴, 夏道宗, 等. RP-HPLC法测定竹叶提取物中黄酮类和酚酸类成分 [J]. 中草药, 2010, 41 (1): 63-65.
[26] 许海棠, 徐远金. HPLC/MS测定蒲公英颗粒中绿原酸、咖啡酸和阿魏酸的含量 [J]. 化学通报网络版, 2008, 6: 415-419.
[27] 孙皓, 刘薇, 曾建国, 等. GC-MS分析不同产地香荚兰商品荚乙醇提取物化学成分差异及其香草醛的测定 [J]. 中草药, 2013, 44 (8): 955-959.
[28] HASLER A, STICHER O, MEIER B. Identification and determination of the flavonoids from *Ginkgo biloba* by high-performance liquid chromatography [J]. J Chromatogr A, 1992, 605 (92): 41-48.
[29] 夏晓晖, 张宇, 郗砚彬, 等. 银杏叶化学成分研究进展 [J]. 中国实验方剂学杂志, 2009, 15 (9): 100-104.
[30] VICTOIRE C, HAAG-BERRURIER M, LOBSTEIN-GUTH A, et al. Isolation of flavonol glycosides from *Ginkgo biloba* leaves [J]. Planta Medica, 1988, 174 (3): 245-247.
[31] PIETTA P, MAURI P, BRUNO A, et al. Identification of flavonoids from *Ginkgo biloba* L., *Anthemis nobilis* L. and *Equisetum arvense* L. by high-performance liquid chromatography with diode-array UV detection [J]. J Chromatogr A, 1991, 553 (1): 223-231.

[32] 吴新华，王凯，任卓英，等. UPLC-ESI-MS/MS 法快速测定烟草中几种潜香物质 [J]. 香料香精化妆品，2010，1：1 – 5.
[33] 唐于平，王颖，楼凤昌，等. 银杏叶中的黄酮醇苷类成分 [J]. 药学学报，2000，35 (5)：363 – 366.
[34] 沈涛，高彦慧，娄红祥. LC-MS/MS 快速测定不同采摘时间银杏叶中银杏内酯和白果内酯的含量 [J]. 中国药学杂志，2008，43 (5)：380 – 383.
[35] 王颖，盛龙生，楼凤昌，等. 银杏内酯提取物中微量成分的 LC/DAD/ESI/MS 分析及结构鉴定 [J]. 药学学报，2001，36 (8)：606 – 608.
[36] 李冰，胡高升，胡玲玲，等. 银杏叶中双黄酮成分的提取与测定 [J]. 中草药，2014，17 (45)：2552 – 2555.
[37] 陈西娟，王成章，叶建中. 银杏叶化学成分及其应用研究进展 [J]. 生物质化学工程，2008，42 (4)：57 – 62.
[38] 李海龙，李红. 银杏叶提取物的神经保护机制的研究进展 [J]. 中医药导报，2007，13 (7)：111 – 112.

[作者：李泮霖、黄昕、云莎、彭维、吴忠、苏薇薇，原文发表于《中南药学》，2017 年第 15 卷第 5 期，第 573 – 579 页]

八、红核妇洁洗液的研究

基于网络药理学探讨红核妇洁洗液抗炎活性成分和作用机制

[**摘要**] **目的**：探索红核妇洁洗液抗炎的活性成分及作用机制，为红核妇洁洗液的临床应用提供科学依据。**方法**：通过 Swiss Target Prediction 基于结构相似性预测红核妇洁洗液中化合物的靶点，再与 CTD 和 TCMSP 数据库检索的靶点整合去重，得到红核妇洁洗液化学成分的靶蛋白或靶标基因，使用 DisGeNET 数据库进行炎症疾病靶点的筛选，运用 Venn Diagram 将二者整合，得到交集靶点；通过 Cytoscape 软件构建可视化药材－活性成分－交集靶点网络，并进行拓扑分析。对交集靶点进行 GO 富集分析和 KEGG 通路富集分析，预测红核妇洁洗液抗炎的作用机制。**结果**：网络拓扑分析筛选得到 143 个交集靶点，关键靶点涉及 CYP19A1、PARP1、IDO1、JAK2、ALPL、ALOX5、NOS2、EGFR、CDK5、PTGS2、HSP90AA1、CHRNB2、CHRNA4、NOS3 和 NAT 等。GO 富集分析得到 645 个条目，主要涉及炎症反应、对脂多糖的反应和缺氧反应等。KEGG 通路分析主要涉及肿瘤坏死因子（TNF）信号通路、缺氧诱导因子 1（HIF－1）信号通路和 Toll 样受体（TLR）信号通路等。**结论**：红核妇洁洗液中的活性成分能通过多靶点多通路调节机体免疫功能，改善氧化应激和缺氧反应，减轻炎症反应，促进患者的康复。

红核妇洁洗液是以山楂核为原料，经高温干馏制得的妇科外用洗剂，具有杀虫止痒、解毒祛湿的功效。现代药理学研究表明，红核妇洁洗液对琼脂致小鼠肉芽肿增生和二甲苯致小鼠耳肿胀均具有良好的抑制作用，具有减轻炎症反应的功效，临床上主要用于各种原因引起的女性阴道炎[1-2]。本团队前期研究阐明了红核妇洁洗液的物质组成，但对其药效关键物质有待进一步发掘[3-4]。

中药网络药理学从医学和化学等角度系统探讨了药物与疾病间的关联性，并运用计算机预测药物的药理学模型，构建“药物－靶点－疾病”网络，揭示药物的作用机制，为中药多成分、多靶点和多途径的复杂作用机制提供新的研究方向[5-6]。目前已有多个数据库可提供中药成分和作用靶点等信息，在中药药理学研究和中医药现代化方面发挥了良好的作用。本研究采用网络药理学方法研究红核妇洁洗液抗炎的活性成分和机制，为红核妇洁洗液的临床应用提供科学依据。

1 方法

1.1 化学成分的收集

本团队前期基于气相色谱－质谱联用（GC-MS）对红核妇洁洗液进行了化学物质基础的研究，共确证和指认了92个化合物，其中酚类化合物26个、醛酮类化合物24个、醇醚类化合物13个、有机酸类及其酯类化合物11个、呋喃及其他含氧杂环类化合物11个、其他化合物7个，明确了红核妇洁洗液的化学组成[3-4]。

1.2 交集靶点的确定及药材－活性成分－交集靶点网络的构建

通过 Swiss Target Prediction（http://www.swisstargetprediction.ch/）基于结构相似性预测化合物的靶点，再结合 CTD（https://ctdbase.org/）和 TCMSP（http://tcmspw.com/）检索活性化合物的靶蛋白或靶标基因，借助 Drugbank（https://www.drugbank.ca/）和 Uniprot（https://www.uniprot.org/）等数据库查阅靶蛋白对应的基因名。以 inflammation 为关键词在 DisGeNET（http://www.disgenet.org/）数据库中搜索炎症相关的靶点。将红核妇洁洗液的药物成分靶点与 DisGeNET 数据库中获得的疾病靶点进行对应，获得交集靶点，并绘制 Venn 图。根据交集靶点结果，筛选与交集靶点对应的功效成分后，运用 Cytoscape 3.7.2 构建可视化的药材－活性成分－交集靶点网络，并分析网络的拓扑特征。

1.3 交集靶点功能富集分析和通路富集分析

为进一步解析上述筛选出的靶基因的功能，预测红核妇洁洗液的作用机制，将筛选得到的交集靶点导入 DAVID v6.7 数据库（https://david.ncifcrf.gov/）并限定物种为人（Homo sapiens），进行 GO 功能富集分析及 KEGG 信号通路富集分析。

2 结果

2.1 化学成分的收集及交集靶点的筛选

通过 CTD 和 TCMSP 数据库和靶点预测共搜集到红核妇洁洗液成分作用的潜在靶点1056个，通过 DisGeNET 数据库查询现有报道抗炎作用靶点共467个，二者整合后得到交集靶点143个（图1），视为红核妇洁洗液抗炎的预测靶点，通过 Cytoscape 分析，明确了与预测靶点相关的活性成分共84个，其中酚类化合物24个、醛酮类化合物24个、醇醚类化合物11个、有机酸类及其酯类化合物10个、呋喃及其他含氧杂环类化合物8个、其他化合物7个，用于后续网络构建。

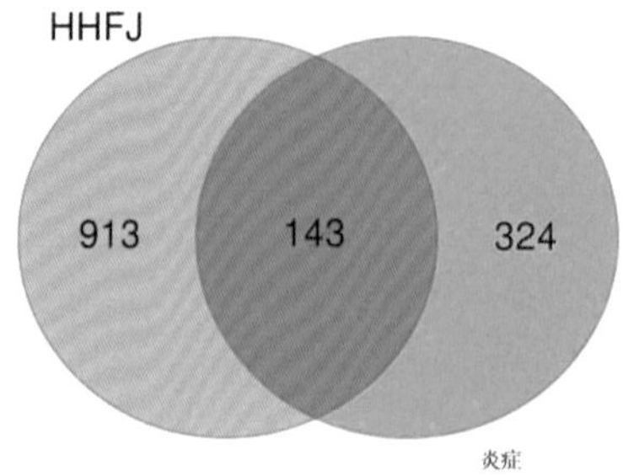

图 1　红核妇洁洗液成分潜在靶点与炎症靶点 Venn 图

2.2　交集靶点筛选和药材 - 成分 - 交集靶点网络分析

利用 Cytoscape 建立的药材 - 成分 - 交集靶点网络见图 2。由图 2 可知，该网络共有 227 个节点（84 个成分，143 个交集靶点），1392 条边。在 143 个交集靶点中，Degree 值前 15 的靶点为 CYP19A1、PARP1、IDO1、JAK2、ALPL、ALOX5、NOS2、EGFR、CDK5、PTGS2、HSP90AA1、CHRNB2、CHRNA4、NOS3 和 NAT1。Degree 值前 5 的成分是 eugenol（丁香酚）、2 - methoxy - 4 -（1 - propenyl）- phenol（异丁香酚）、2 - methyl - 1H-benzimidazole（2 - 甲基苯并咪唑）、2 - methoxy-phenol（愈创木酚）和 coniferyl aldehyde（松柏醛）。

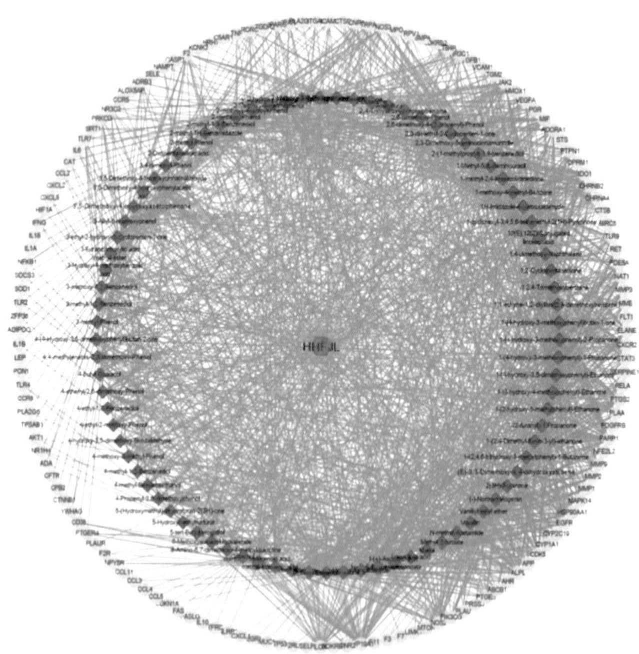

图 2　药材 - 成分 - 交集靶点网络图

注：紫色六边形代表药材，红色正方形代表活性成分，蓝色圆代表成分作用的交集靶点；图形的大小代表了节点的 Degree 值。

2.3 交集靶点通路分析

运用 DAVID 平台的 GO 富集分析和 KEGG 通路分析功能，对红核妇洁洗液中的 143 个交集靶点进行研究。通过 GO 富集分析确定了 645 个 GO 条目（$P<0.05$）。由图 3 可知，生物过程相关的条目有 522 个(81%)，主要涉及炎症反应、对脂多糖

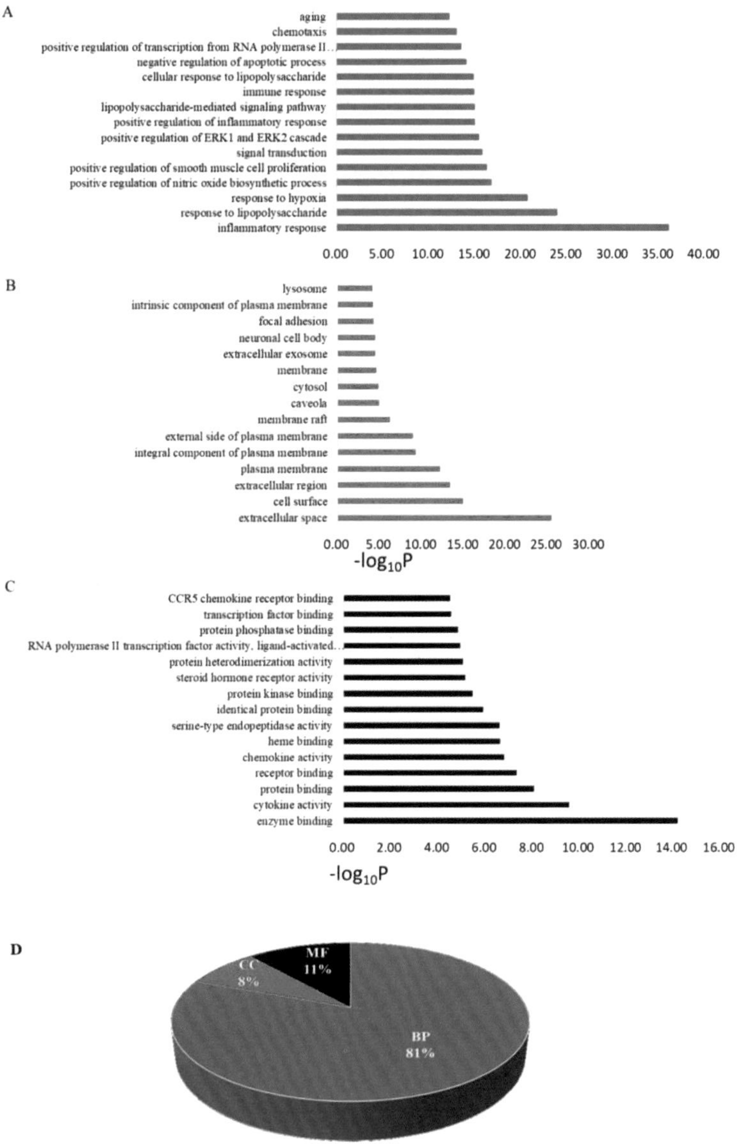

图 3 红核妇洁洗液交集靶点 GO 富集分析结果

A：生物过程（BP）富集程度前 15 的条目；B：细胞组成（CC）富集程度前 15 的条目；C：分子功能（MF）富集程度前 15 的条目；D：GO 分析条目数量占比。

的反应、缺氧反应、一氧化氮生物合成过程的正向调控、平滑肌细胞增殖的正向调控、细胞信号转导、ERK1 和 ERK2 级联反应的正向调节、炎症反应的正向调节、脂多糖介导的信号通路和免疫应答等方面；分子功能相关的条目有 72 个(11%)，主要涉及酶结合、细胞因子活性、蛋白结合、受体结合、趋化因子活性、血红素结合、丝氨酸型内肽酶活性、相同的蛋白结合、蛋白激酶绑定和类固醇激素受体活性等方面；细胞组成相关的条目有 51 个(8%)，主要涉及细胞外空间、细胞表面、细胞外区域、细胞质膜、质膜组成部分、质膜外侧、膜筏、细胞膜小窝、细胞基质和细胞膜等方面。通过 KEGG 通路分析共筛选到 107 条通路（筛选 $P<0.05$ 的通路，P 值越小，富集程度越高）。图 4 为列举的前 25 条相关通路，主要包括肿瘤坏死因子（TNF）信号通路、缺氧诱导因子 1（HIF－1）信号通路、NOD 样受体信号通路、Toll 样受体（TLR）信号通路和细胞因子之间的相互作用等。

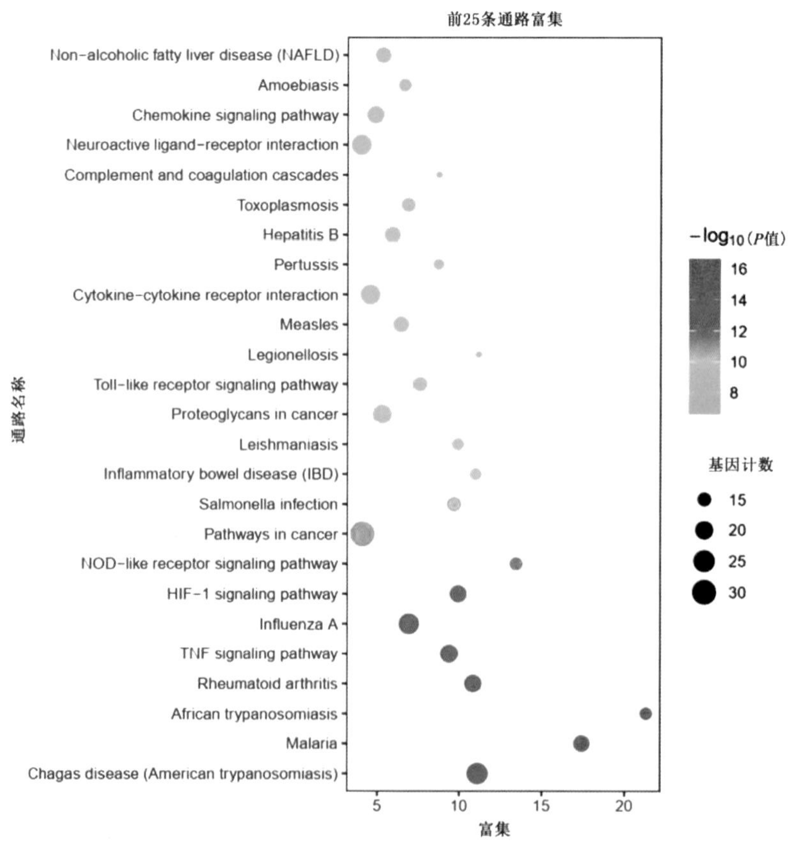

图 4　红核妇洁洗液交集靶点 KEGG 通路富集分析结果

3 讨论

红核妇洁洗液是以山楂核为原料制成的外用洗液，具有抗炎效果好、毒副作用小的特点，是妇科临床常见的抗菌消炎药之一。现阶段研究表明，红核妇洁洗液对于多种致病菌具有良好的抑制作用，与临床效果相一致，然而其抗炎机制方面的研究却较为少见。

本研究采用网络药理学对红核妇洁洗液中的化学成分进行研究，系统分析了红核妇洁洗液的92个化合物。其中，有72个化合物至少与10个以上的靶点相关，分值从高到低排序的化合物依次为丁香酚、异丁香酚、2－甲基苯并咪唑和愈创木酚等，其中排名最高的是丁香酚，与49个靶点相关。丁香酚是一种从植物精油中提取得到的酚类化合物，具有抗炎、抗氧化、抗菌和抗肿瘤等多种生物活性，多项研究表明，丁香酚可以改善LPS和汽车尾气等引起的肺损伤，降低IL－6等炎症因子水平；还可以通过作用于MAPKs和AKT/IκBα信号通路，抑制一氧化氮合酶的表达，降低巨噬细胞的NO水平，发挥抗炎的作用[7－9]。异丁香酚是丁香酚的异构体，Kaur等[10]发现异丁香酚能抑制COX－2和iNOS的表达，降低PGE2和NO水平，缓解弗氏试剂引起的大鼠关节炎症状；还能减弱LPS对小鼠腹膜巨噬细胞的刺激，减少TNF-α的含量，发挥抗炎作用。Johansson等[11]对麦芽提取物进行研究，发现愈创木酚具有缓解橄榄油诱发的小鼠足垫炎症的功效。Akram等[12]运用细胞模型和动物模型对松柏醛的抗炎活性进行研究，结果表明松柏醛能抑制JAK2-STAT1-iNOS信号通路，降低NO水平，还能缓解角叉菜胶引起的大鼠足部水肿和佛波醇肉豆蔻酸酯引起的小鼠耳部水肿，具有良好的抗炎功效。由此可见，红核妇洁洗液中的丁香酚、异丁香酚和愈创木酚等在动物实验和细胞水平上均表现出良好的抗炎作用。

在“成分－靶点网络图”分析过程中，红核妇洁洗液预测的143个靶点中，有55个靶点与至少10个以上的化合物相关，占38.46%，分值从高到低排序的靶点依次为CYP19A1、PARP1、IDO1、JAK2和ALPL等。CYP19A1是细胞色素P450家族中的一员，具有催化雌激素等类固醇激素生成的作用，多项研究表明，LPS刺激引起的炎症与CYP19A1的表达存在相关性[13－14]。此外，Qin等[15]发现CYP19A1的表达与TNF-α的分泌也存在一定的联系。IDO1是一种色氨酸分解酶，可以抑制适应性T细胞的免疫应答，诸多研究表明，抑制IDO1的表达可以减轻炎症反应[16－18]。Ho等[19]对IDO1的抗炎机制进行研究，发现被TNF-α等炎症因子活化的IDO1可以促进AhR水平的提升，激活巨噬细胞和单核细胞，加重炎症反应。JAK2是酪氨酸蛋白激酶家族中的成员，可激活JAK/STAT通路，在细胞增殖、分化和凋亡等信号传导过程中发挥关键作用。Chen 等[20]对蛙皮素刺激的大鼠胰腺细胞进行研究，发现阻断 JAK2/STAT3 信号通路可导致 IL－6 和 TGF－1 水平降低，减少细胞死亡。与此同时，多项研究表明，JAK2/STAT3 信号通路还可以促进巨噬细胞极化，加重炎症反应[21－23]。红核妇洁洗液可作用于 CYP19A1、IDO1 和 JAK2 等靶点，发挥抗炎作用。

通过生物功能富集分析和 KEGG 信号通路分析，发现红核妇洁洗液涉及多项生物过程和信号通路，尤其是炎症反应、TNF 信号通路和缺氧反应等，在抗炎过程中起到重要的作用。TNF 是与炎症反应密切相关的细胞因子家族，活化的 TNFR 可以促进 IL－1、IL－6 和 IL－10 等炎症因子的释放，还能激活 MAPK-JNK 和 NF-κB 等多条信号通路，活化与机体炎症相关的 5－脂氧合酶和磷脂酶 A2 等多个蛋白，加重机体的炎症反应[24]。诸多研究发现药物可通过作用于 TNF 信号通路和 LPS 信号通路等，下调 IL－1β、IL－6 和 TNF-α 炎症因子水平，减轻机体炎症反应，促进康复[25－26]。HIF－1 常在低氧、生长因子和癌基因等因素的刺激下完成活化，也可被活化的 Akt 激活，维持组织和细胞的内环境稳定，使细胞适应缺氧状态。活化后的 HIF－1α 增加巨噬细胞迁移抑制因子的分泌，促进巨噬细胞的聚集和侵袭；激活 PD－L1 等配体，促进 B 细胞的成熟和 T 细胞的活化；调节细胞因子的表达，促进炎症性淋巴管中淋巴管再生；促进炎症条件下树突状细胞的成熟[27－28]。有研究发现，药物可以通过抑制 HIF－1 途径，改善缺氧条件和氧化应激下诱导的细胞炎症，改善机体功能[29－30]。因此，红核妇洁洗液可从减少炎症因子分泌、改善氧化应激和促进免疫功能等方面加速炎症的消退，促进患者康复。

综上所述，红核妇洁洗液中的活性成分群不仅可通过多靶点多通路减轻炎症反应，还能调节机体免疫功能，改善氧化应激和缺氧反应，促进患者的康复。本研究阐明了红核妇洁洗液抗炎的活性成分及作用机制，为红核妇洁洗液的临床应用提供了科学依据。

参考文献

[1] 厉彦翔，梅龙，卢朝辉，等. 红核妇洁洗液抗炎、止痒及抗菌作用研究 [J]. 西北药学杂志，2015，30 (3)：260－264.

[2] 王鹤，韩学学，郎桂清，等. 红核妇洁洗液联合硝呋太尔制霉素阴道软胶囊治疗妊娠期霉菌性阴道炎的疗效观察 [J]. 中国医院用药评价与分析，2015，15 (3)：306－308.

[3] 饶鸿宇，朱承科，彭维，等. 红核妇洁洗液化学物质基础研究 [J]. 药学研究，2020，39 (3)：133－137.

[4] RAO H，LI P，WU H，et al. Simultaneous determination of six compounds in

destructive distillation extracts of *Hawthorn Seed* by GC-MS and evaluation of their antimicrobial activity [J]. Molecules, 2019, 24 (23): 4328.

[5] 李泮霖，苏薇薇. 网络药理学在中药研究中的最新应用进展 [J]. 中草药, 2016, 47 (16): 2938 -2942.

[6] 李泮霖，刘宏，廖弈秋，等. 基于网络药理学探讨丹红注射液成分 - 抗血栓靶点的相互作用 [J]. 中山大学学报（自然科学版），2018, 57 (4): 121 - 127.

[7] SOMAIYA M, SUMAYYA S, SHAFEEQUE A, et al. Cinnamaldehyde and eugenol attenuates collagen induced arthritis via reduction of free radicals and pro-inflammatory cytokines [J]. Phytomedicine, 2019, 53: 70 -78.

[8] BAHAA A T, HAKAM A, WESAM A, et al. Eugenol ameliorates insulin resistance, oxidative stress and inflammation in high fat-dietstreptozotocin-induced diabetic rat [J]. Life Sci, 2019, 216: 183 -188.

[9] JOICE N B, CARLOS S B, RENAN O S, et al. An overview on the anti-inflammatory potential and antioxidant profile of eugenol [J]. Oxid Med Cell Longev, 2018: 3957262.

[10] KAUR G, SULTANA S. Evaluation of antiarthritic activity of isoeugenol in adjuvant induced arthritis in murine model [J]. Food Chem Toxicol, 2012, 50 (8): 2689 -2695.

[11] JOHANSSON E, LANGE S, OSHALIM M, et al. Anti-inflammatory substances in wheat malt inducing antisecretory factor [J]. Plant Food Hum Nutr, 2019, 74 (4): 489 -494.

[12] AKRAM M, KIM K A, KIM E S, et al. Selective inhibition of JAK2 /STAT1 signaling and iNOS expression mediates the anti-inflammatory effects of coniferyl aldehyde [J]. Chem Biol Interact, 2016, 256: 102 -110.

[13] LEI L, GE J, ZHAO H, et al. Role of endoplasmic reticulum stress in lipopolysaccharide-inhibited mouse granulosa cell estradiol production [J]. J Reprod Develop, 2019, 65 (5): 459 -465.

[14] MONIKA V, PAYAL R, SUNITA, et al. Curcumin primed exosomes reverses LPS-induced pro-inflammatory gene expression in buffalo granulosa cells [J]. J Cell Biochem, 2018, 119 (2): 1488 -1500.

[15] QIN L, XIE Y, ZHANG X, et al. ETA-mediated anti-TNF-α therapy ameliorates the phenotype of PCOS model induced by letrozole [J]. PLoS One, 2019, 14 (6): e0217495.

[16] OGBECHI J, CLANCHY F I, HUANG Y S, et al. IDO activation, inflammation and musculoskeletal disease [J]. Exp Gerontol, 2020, 131: 110820.

[17] GUO G, SUN L, YANG L, et al. IDO1 depletion induces an anti inflammatory response in macrophages in mice with chronic viral myocarditis [J]. Cell cycle, 2019, 18 (20): 2598 – 2613.

[18] MARIA J F, KONSTANTINOS A P, ROLAND B, et al. Activation of the regulatory T-cell indoleamine 2,3-dioxygenase axis reduces vascular inflammation and atherosclerosis in hyperlipidemic mice [J]. Front Immunol, 2018, 9: 950.

[19] HO C C, LEE H L, CHEN C Y, et al. Involvement of the cytokine IDO1 AhR loop in zinc oxide nanoparticle induced acute pulmonary inflammation [J]. Nanotoxicology, 2017, 11 (3): 360 – 370.

[20] CHEN W D, ZHANG J L, WANG X Y, et al. The JAK2STAT3 signaling pathway is required for inflammation and cell death induced by cerulein in AR42J cells [J]. Eur Rev Med Pharmaco, 2019, 23 (4): 1770 – 1777.

[21] CUI J, ZHANG F, CAO W, et al. Erythropoietin alleviates hyperglycaemia-associated inflammation by regulating macrophage polarization via the JAK2STAT3 signalling pathway [J]. Mol Immunol, 2018, 101: 221 – 228.

[22] CHEN J, LEI S, LI T, et al. CTRP9 induces iNOS expression through JAK2STAT3 pathway in Raw 264.7 and peritoneal macrophages [J]. Biochem Biophys Res Co, 2020, 523 (1): 98 – 104.

[23] LI R, HONG P, ZHENG X. β-carotene attenuates lipopolysaccharide-induced inflammation via inhibition of the NF-κB, JAK2STAT3 and JNKp38 MAPK signaling pathways in macrophages [J]. Anim Sci J, 2019, 90 (1): 140 – 148.

[24] CHU C Q. How much have we learnt about the TNF family of cytokines? [J]. Cytokine, 2018, 101: 1 – 3.

[25] LI Y H, ZHOU W H, TAO Y, et al. The Galectin – 9 /Tim – 3 pathway is involved in the regulation of NK cell function at the maternal-fetal interface in early pregnancy [J]. Cell Mol Immunol, 2016, 13 (1): 73 – 81.

[26] NIKET Y, HARISH C. Modulation of alveolar macrophage innate response in proinflammatory, prooxidant, and infection-models by mint extract and chemical constituents: role of MAPKs [J]. Immunobiology, 2018, 223 (1): 49 – 56.

[27] ASIS P, ANANDA G, VICTOR N, et al. HIF transcription factors, inflammation, and immunity [J]. Immunity, 2014, 41 (4): 518 – 528.

[28] KUPPUSAMY B. HIF – 1 at the crossroads of hypoxia, inflammation, and cancer

[J]. Int J cancer, 2016, 138 (5): 1058 – 1066.
[29] HUANG X, HE Z, JIANG X, et al. Folic acid represses hypoxia-induced inflammation in THP-1 cells through inhibition of the PI3KAktHIF-1α pathway [J]. PLoS One, 2016, 11 (3): e0151553.
[30] HE C, ZHANG W, LI S, et al. Edaravone improves septic cardiac function by inducing an HIF – 1α/HO – 1 Pathway [J]. Oxid Med Cell Longev, 2018: 5216383.

[作者：饶鸿宇、李沛波、谌攀、何彦、苏薇薇，原文发表于《药学研究》，2021 年第 40 卷第 1 期，第 9 – 15 页]

基于网络药理学探讨红核妇洁洗液抗感染的作用机制

[摘要] 采用网络药理学方法，分析红核妇洁洗液在抗感染过程中发挥功效的潜在靶点和通路，为红核妇洁洗液的机制研究提供参考。检索 DisGeNET 数据库获得感染性疾病相关靶点，运用 TCMSP、Swiss Target Prediction 和 CTD 数据库检索得到红核妇洁洗液中 92 个化合物的潜在靶标，将二者整合去重，得到与抗感染相关的交集靶点合计 143 个。通过 Cytoscape 对药材–活性成分–交集靶点网络进行分析，并研究该网络的拓扑结构，明确红核妇洁洗液抗感染的关键化合物和潜在作用靶标，主要涉及 PARP1、PTGS1、ESR1、IDO1、NOS2、ALOX5、EGFR、PTGS2、HDAC6 和 JAK1 等。将交集靶点导入 David 数据库进行分析，发现红核妇洁洗液抗感染的潜在通路主要涉及脂多糖介导的信号通路、TNF 信号通路、TLR 信号通路和 NF-kappa B 信号通路等。红核妇洁洗液中的活性成分能通过多靶点多通路抑制病原菌入侵和繁殖，调节机体免疫应答，减少氧化应激和抑制炎症反应，从而发挥抗感染的作用。

阴道感染，常表现为分泌物异常、瘙痒和异味等，是临床最常见的妇科疾病之一，对女性生活质量造成了严重影响。目前，临床治疗仍以抗生素为主，然而抗生素的长期应用增强了细菌的耐药性，容易诱导耐药菌的出现，另外大量使用抗生素还会破坏阴道菌群平衡，导致疾病反复。传统中药经过长期的临床实践遴选，具有不良反应小、耐药率低等优势，具有良好的开发前景，但由于其作用机制尚不明确，限制了其应用。

红核妇洁洗液收录于《新药转正标准中药第 33 册》，是用山楂核制得的外用洗剂，多项研究表明，其对白色念珠菌等生殖道致病菌有良好的杀灭功效，可用于各种原因引起的女性阴道感染，还能用于预防产后感染和会阴伤口的消毒等[1-5]。本团队已研究了红核妇洁洗液的化学成分，发现了包括 2，6-二甲氧基苯酚在内的多个具有良好抑菌活性的酚类化合物，但其发挥抗感染作用的机制仍有待研究[6-8]。

中药网络药理学整合了医学、化学和生物学在内的多方面数据，运用计算机技术建立预测模型，可以从分子、细胞、组织等多个层面预测药物的作用机制，更好地揭示中药的整体作用，为多组分中药的药效作用机制研究提供了新的方向[9-12]。本研究基于网络药理学方法，探讨了红核妇洁洗液预防和治疗感染性疾病的作用机制，为红核妇洁洗液的应用提供了技术支撑。

1 方法

1.1 化学成分的收集

基于气相色谱－质谱联用（GC-MS）技术，本团队已对红核妇洁洗液的物质组成进行了系统的研究，共确证和指认了包括酚类和醛酮类等在内的92个化合物，其中多个酚类化合物展现出了良好的抗菌活性，揭示了红核妇洁洗液的化学成分[6-7]。

1.2 交集靶点的确定及药材－活性成分－交集靶点网络的构建

在DisGeNET（http://www.disgenet.org/）中探索关键词infection，得到与感染性疾病相关的靶基因名，同时将红核妇洁洗液所有化合物的结构导入TCMSP（http://tcmspw.com/）、Swiss Target Prediction（http://www.swisstargetprediction.ch/）和CTD（https://ctdbase.org/），明确红核妇洁洗液的全部潜在靶标基因[8]。搜集二者的交集数据，并制作维恩图，明确红核妇洁洗液发挥抗感染功效的潜在靶基因。再运用Cytoscape 3.7.2对上述相关的靶点和对应化合物进行网络可视化处理，并分析相应的网络特征。

1.3 交集靶点通路分析和功能分析

为进一步挖掘上述基因的功能，将所得的"交集靶点"导入DAVID v6.7（https://david.ncifcrf.gov/），选定研究目标为人种（Homo Sapiens），分析其通路信息（Kyoto encyclopedia of genes and genomes，KEGG分析）和生物学功能（gene ontology，GO分析），阐明红核妇洁洗液的作用机制[8]。

2 结果

2.1 成分收集和靶点筛选

从DisGeNET数据库共搜到491个抗感染相关的靶点，与搜集到的1056个红核妇洁洗液潜在作用靶点整合后，得到红核妇洁洗液抗感染的相关靶点143个（图1），用于后续网络构建。

2.2 网络分析

运用Cytoscape构建药材－成分－靶点网络并进行拓扑分析，该网络共有227个节点（84个成分，143个交集靶点），1170条边（图2）。在这些靶点中，Degree排名前15的靶点为PARP1、PTGS1、ESR1、IDO1、NOS2、ALOX5、EGFR、

PTGS2、HDAC6、JAK1、PTPRC、PIK3CA、TLR9、MIF 和 PTPN22，为红核妇洁洗液潜在的作用靶点。Degree 排名前 5 的成分是 eugenol（丁香酚）、2 -methoxy -4 -（1 -propenyl）-phenol（异丁香酚）、2 -methoxy-phenol（愈创木酚）、catechol（邻苯二酚）和 3 -methyl -1，2 -benzenediol（3 -甲氧基邻苯二酚），是红核妇洁洗液发挥功效的潜在化合物。

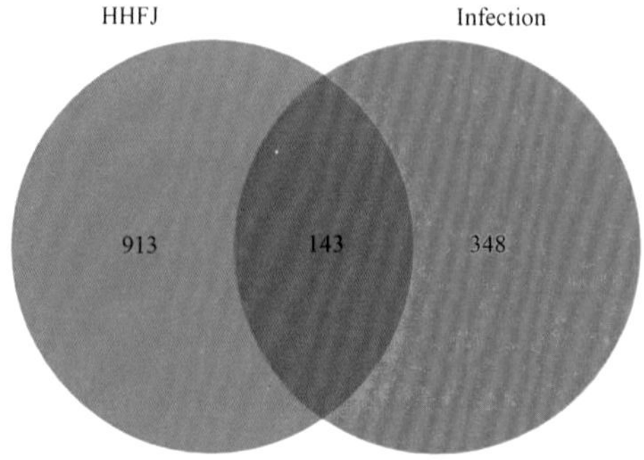

图 1　红核妇洁洗液成分潜在靶点与感染性疾病靶点 Venn 图

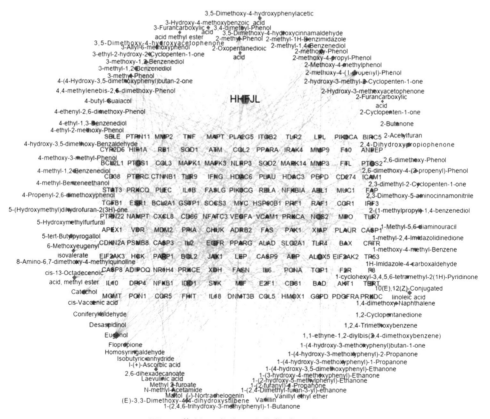

图 2　药材 - 成分 - 交集靶点网络图

2.3 交集靶点通路分析和功能分析

由图3可见，KEGG分析（$P<0.05$）共筛选出包括TNF信号通路、TLR信号通路、NF-kappa B信号通路和NOD-like受体信号通路等在内的的信号通路合计107条（P越小，富集程度越高）。GO功能分析则关联到715个条目（$P<0.05$），其中涉及脂多糖介导的信号通路、凋亡过程负调控、炎症反应、缺氧反应等生物过程的条目有570个，与酶结合、蛋白质结合、转录因子结合等分子功能的条目有93个，与细胞质基质、细胞外空间、细胞表面等细胞组成相关的条目有52个（图4）。

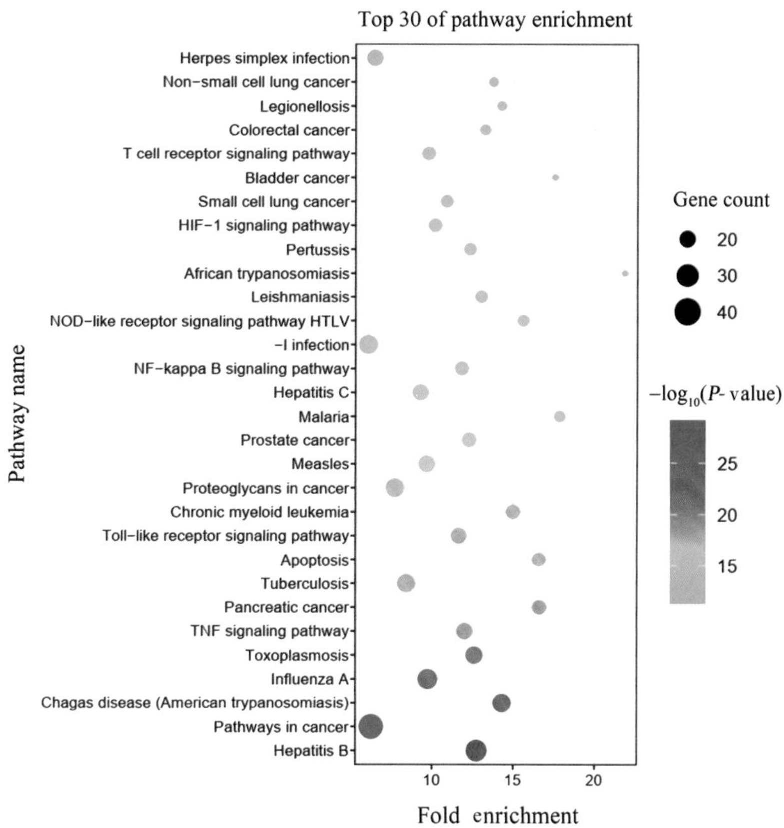

图3 红核妇洁洗液交集靶点KEGG通路富集分析结果

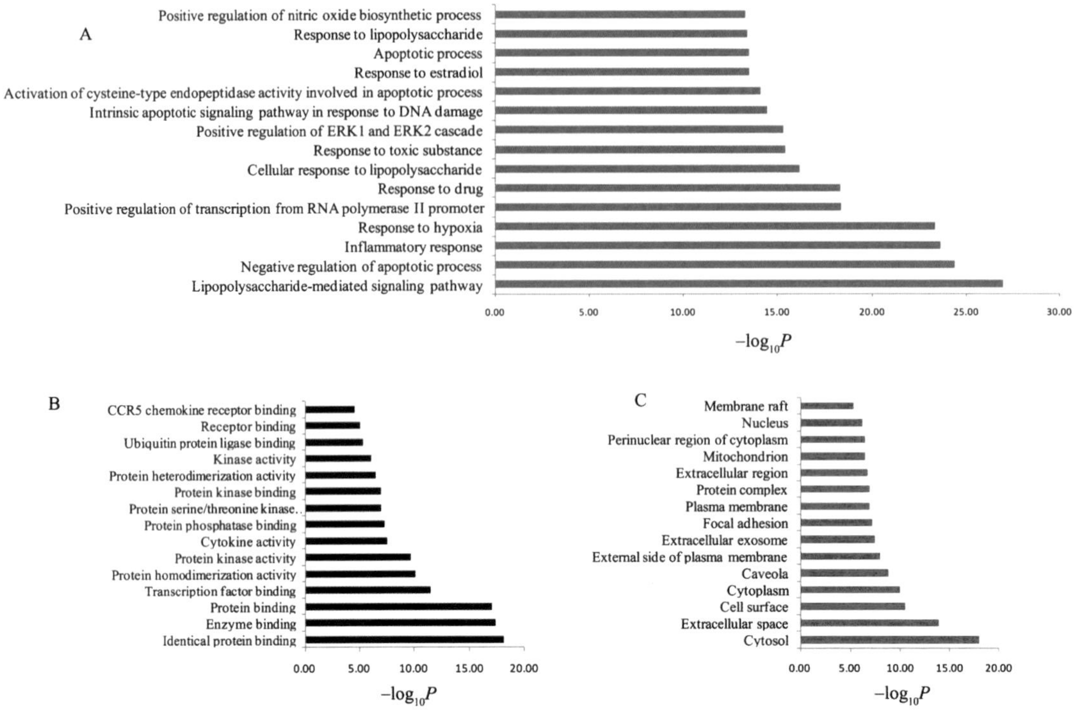

图 4　红核妇洁洗液交集靶点 GO 富集分析结果

A：生物过程(BP)富集程度前 15 的条目；B：分子功能(MF)富集程度前 15 的条目；C：细胞组成(CC)富集程度前 15 的条目。

3　讨论

纵观人类疾病的发展史，感染性疾病是造成人类流行病的主要原因之一。随着青霉素等抗生素的不断使用，抗菌药物在预防和治疗感染性疾病时扮演着十分重要的角色。然而随着抗菌药物的广泛应用，细菌耐药趋势日趋严峻，部分菌株的耐药率已超过 60%，甚至出现了对多种抗生素都具有耐药性的“超级细菌”，给公共医疗系统造成了巨大的负担[13]。传统中药经过长期的临床实践遴选，具有扎实的临床应用基础，但其体外抑菌能力距离现代医学界定的抗感染药物的标准尚存在差距。由此可见，传统的最小抑菌浓度评价体系在评估中药抗感染功效时存在局限性，必须运用更加合理的评判体系去分析中药的抗感染功效。

多项临床研究发现，红核妇洁洗液可用于治疗需氧菌性阴道炎、霉菌性阴道炎、非特异性阴道炎和阴道瘙痒等多种妇科感染性疾病[2-3]。体外研究数据则表明，红核妇洁洗液原液能抑制红色毛癣菌、犬小孢子菌和念珠菌等多种皮肤浅表真菌的生长，同时红核妇洁洗液中的 2，6－二甲氧基苯酚和 5－叔丁基邻苯三酚等物质可以有效杀灭阴道加德纳氏菌、大肠杆菌和白色念珠菌等生殖道致病菌[4-6]。由此可见，红核妇洁洗液可抑制多种微生物生长，有利于感染性疾病的治疗和伤口消毒。

本研究采用网络药理学解析了红核妇洁洗液抗感染的有效成分，发现在92个化合物中，包括愈创木酚、2，6-二甲氧基苯酚和5-叔丁基邻苯三酚等在内的64个化合物均与10个以上靶点相关，其中排名最高的是丁香酚，与55个靶点相关。丁香酚可作用于细胞质膜表面，影响细胞膜的通透性和流通性，导致致病菌与宿主细胞的黏附减少、降低病原菌的致病性，还能影响细胞内容物的转运，促进钾离子和ATP的流失；此外，丁香酚还能激活细胞内的活性氧，诱导氧化应激，促使细菌和真菌的凋亡[14-15]。Patrícia 等[16]对酚类化合物的抗菌活性进行了系统的研究，发现愈创木酚对铜绿假单胞菌、金黄色葡萄球菌和大肠杆菌等均展现出了良好的抑制作用。Yang 等[17]的研究发现，2，6-二甲氧基苯酚具有良好的抗菌和抗氧化活性，可应用于灭菌制剂的开发。杨梅等[18]运用DPPH实验研究艾叶燃烧物的抗氧化活性，结果表明，5-叔丁基邻苯三酚具有良好的清除自由基的能力。由此可见，红核妇洁洗液中的丁香酚、愈创木酚和2，6-二甲氧基苯酚等在对抗病原菌入侵、抑制病原菌生长和清除体内自由基等方面发挥了良好的功效，可以减轻机体的感染症状。

在“成分-靶点”研究中，发现了红核妇洁洗液的潜在作用靶点中有43个靶点与至少10个以上化合物相关，占30.07%，评分高低依次为PARP1、PTGS1、ESR1和IDO1等。PRAP，是一种与DNA损伤和细胞凋亡密切相关的DNA修复酶，诸多研究表明，PARP1在病毒与宿主细胞结合过程中发挥着重要的作用[19-20]。此外，Wang 等[21]发现PARP1还可以抑制IRF1的转录，影响Jurkat细胞对感染的免疫应答。PTGS是催化前列腺素合成的关键酶之一，大量研究表明，PTGS1（又名COX1）在机体炎症反应和免疫调节过程中扮演着十分重要的角色[22-24]。ESR1可介导雌激素反应，有研究发现ESR1的激活与ZIKV病毒的复制和登革热病毒诱导的细胞自噬具有一定的相关性[25-26]。此外，Laura 等[27]发现ESR1还可以促进中性粒细胞迁移至阴道腔，对抗白色念珠菌等致病菌的入侵，降低阴道感染的风险。Noa 等[28]对沙眼衣原体感染进行研究，发现IDO1可调节机体免疫反应，且该调节作用不受干扰素分泌的影响。红核妇洁洗液可从抑制细菌、病毒感染和调节机体免疫功能等途径改善机体状态，发挥抗感染的作用。

在对红核妇洁洗液作用的靶基因分析过程中，发现包括脂多糖信号通路、NF-kappa B信号通路、炎症反应和缺氧反应在内的多个信号通路和生物过程可能与红核妇洁洗液的抗感染治疗密不可分。脂多糖是组成革兰氏阴性菌细胞壁的重要成分之一，可激活TLR4信号通路，诱导免疫应答，促进下游的NF-κB和IRF3等多条信号通路的活化，加重机体的氧化应激和炎症反应[29]。TNF是与炎症反应密切相关的细胞因子家族，活化的TNFR可以促进IL-1、IL-6和IL-10等细胞因子的释放，还能激活与细胞凋亡相关的 MAPK-JNK 和 NF-κB 等多条信号通路，活化与机体炎症相关的磷脂酶 A2 和 5-脂氧合酶等多个蛋白，加重机体的炎症反应[30]。有研究表明，药物和细胞可通过作用于 LPS 信号通路和 TNF 信号通路等，降低 TNF-α、IL-1β 和 IL-6 等细胞因子的含量，减轻炎症反应，促进机体的恢复[31-33]。与此同时，Yu 等[34]发现能量代谢异常可影响巨噬细胞分化，加重机体感染症状。此外，Arnab 等[35]指出白色念珠菌等病原菌可通过调节局部免疫，适应缺氧环境，完成定植，增加感染复发的风险。而红核妇洁洗液可通过减轻炎症反应和氧化应激，改善细胞缺氧状况，促进感染患者的痊愈。

综上所述，红核妇洁洗液不仅可通过多靶点多通路抑制病原菌的入侵和繁殖，还能调节机体的免疫系统，抑制炎症反应，改善缺氧反应等造成的氧化应激损伤，促进感染症状的消退和患者的痊愈。本研究解析了红核妇洁洗液的作用靶点和信号通路，为红核妇洁洗液在治疗感染性疾病方面的应用提供了科学依据。

参考文献

[1] 熊英，黄服喜. 红核妇洁洗液含量测定方法的改进 [J]. 中国药品标准，2005，6 (5)：54-55.

[2] 王鹤，韩学学，郎桂清，等. 红核妇洁洗液联合硝呋太尔制霉素阴道软胶囊治疗妊娠期霉菌性阴道炎的疗效观察 [J]. 中国医院用药评价与分析，2015，15 (3)：306-308.

[3] 李秀兰，杨铭越，齐晓玲. 红核妇洁洗液预防阴式手术切口感染的临床观察 [J]. 现代中西医结合杂志，2010，19 (32)：4130-4131.

[4] 梅龙，林蓉，卢朝辉. 红核妇洁洗液体外抗菌实验研究 [J]. 中国妇产科临床杂志，2014，15 (2)：145-147.

[5] 靳真，姚凤，商晨旭，等. 红核妇洁洗液对白念珠菌生物膜及浅部真菌体外作用研究 [J]. 中国临床药理学杂志，2017，33 (16)：1556-1560.

[6] RAO H, LI P, WU H, et al. Simultaneous determination of six compounds in destructive distillation extracts of hawthorn seed by GC-MS and evaluation of their antimicrobial activity [J]. Molecules, 2019, 24 (23): 4328.

[7] 饶鸿宇，朱承科，彭维，等. 红核妇洁洗液化学物质基础研究 [J]. 药学研究，2020，39 (3)：133-137.

[8] 饶鸿宇，李沛波，谌攀，等. 基于网络药理学探讨红核妇洁洗液抗炎的活性成分和作用机制 [J]. 药学研究，2021，40 (1)：9-15.

[9] 刘忠政，梁洁萍，聂怡初，等. 复方血栓通胶囊基于血液循环和凝血过程相关靶点的网络药理学研究 [J]. 中山大学学报（自然科学版），2013，52 (2)：97-100.

[10] 李泮霖，苏薇薇. 网络药理学在中药研究中的最新应用进展 [J]. 中草药，

2016, 47 (16): 2938 - 2942.
[11] 李泮霖, 刘宏, 廖弈秋, 等. 基于网络药理学探讨丹红注射液成分 - 抗血栓靶点的相互作用 [J]. 中山大学学报 (自然科学版), 2018, 57 (4): 121 - 127.
[12] 刘梓燊, 杨国旺. 基于网络药理学分析"黄芪-白术"治疗肺癌的作用机制 [J]. 中山大学学报 (自然科学版), 2020, 59 (5): 134 - 143.
[13] 程锦泉, 刘少础. 超级细菌的警示与滥用抗生素潜在公共卫生问题 [J]. 中国公共卫生, 2010, 26 (12): 1521 - 1522.
[14] ANNA M, RAMONA B, ERIKA C, et al. Antimicrobial activity of eugenol and essential oils containing eugenol: a mechanistic viewpoint [J]. Critical reviews in microbiology, 2017, 43 (6): 668 - 689.
[15] RIMPLE B, SHEIKH S, NEELOFAR K, et al. Proton pumping ATPase mediated fungicidal activity of two essential oil components [J]. Journal of basic microbiology, 2012, 52 (5): 504 - 512.
[16] PATRíCIA F, LUCIANA A, PATRíCIA C, et al. Semisynthetic phenol derivatives obtained from natural phenols: antimicrobial activity and molecular properties [J]. Journal of agricultural and food chemistry, 2018, 66 (1): 323 - 330.
[17] YANG J, YANG C, LIANG M, et. al. Chemical composition, antioxidant, and antibacterial activity of wood vinegar from Litchi chinensis, Molecules 2016, 21, 1150.
[18] 杨梅, 江丹, 易筠, 等. 艾叶燃烧物清除自由基作用的观察 [J]. 中国针灸, 2009, 29 (7): 547 - 549.
[19] LISET W, ALISHA M, JAD M, et al. Poly-ADP ribosyl polymerase 1 (PARP1) regulates influenza a virus polymerase [J]. Advances in virology, 2019, 18: 1 - 11.
[20] SHOU Q Y, FU H Y, HUANG X P, et al. PARP - 1 controls NK cell recruitment to the site of viral infection [J]. JCI insight, 2019, 4 (12): e121291.
[21] WANG C, DU M, HUANG D, et al. Inhibition of PARP1 increases IRF - dependent gene transcription in Jurkat cells [J]. Current medical science, 2019, 39 (3): 356 - 362.
[22] NATALIA B L, VICTOR S, ELENA G M, et al. NSAID-induced reactions: classification, prevalence, impact, and management strategies [J]. Journal of asthma and allergy, 2019, 12: 217 - 233.
[23] GIMENEZ G, BELAUNZARáN M L, MAGALH K G, et al. Involvement of TLR6 in the induction of COX-2, PGE2 and IL - 10 in macrophages by lipids from virulent S2P and attenuated R1A Babesia bovis strains [J]. Veterinary parasitology, 2016, 223: 127 - 132.
[24] NIMA H, HOSSEIN B B. Association of human papillomavirus infection and inflammation in cervical cancer [J]. Pathogens and disease, 2019, 77 (5): ftz048.

[25] GORKA L, SANDRA V M, EVANDRO R W, et al. A structure-informed Atlas of human-virus interactions [J]. Cell, 2019, 178 (6): 1526 - 1541.

[26] NAGESWAR R, RANJEET D, PANKAJ T, et al. Mycophenolic acid (MPA) modulates host cellular autophagy progression in sub genomic dengue virus - 2 replicon cells [J]. Microbial pathogenesis, 2019, 137: 103762.

[27] LAURA S M, RAúL C F, ENRIQUE M, et al. Estrogen receptor-alpha (ESR1) governs the lower female reproductive tract vulnerability to Candida albicans [J]. Frontiers in immunology, 2018, 9: 1033.

[28] NOA Z, WILHELMINA M, KUONG T, et al. High expression of IDO1 and TGF-β1 during recurrence and post infection clearance with Chlamydia trachomatis, are independent of host IFN-γ response [J]. BMC infectious diseases, 2019, 19 (1): 218.

[29] ROCHA D M, CALDAS A P, OLIVEIRA L L, et al. Saturated fatty acids trigger TLR4 - mediated inflammatory response [J]. Atherosclerosis, 2016, 244: 211 - 215.

[30] CHU C Q. How much have we learnt about the TNF family of cytokines? [J]. Cytokine, 2018, 101: 1 - 3.

[31] NIKET Y, HARISH C. Modulation of alveolar macrophage innate response in proinflammatory, prooxidant, and infection-models by mint extract and chemical constituents: role of MAPKs [J]. Immunobiology, 2018, 223 (1): 49 - 56.

[32] LI Y H, ZHOU W H, TAO Y, et al. The Galectin-9/Tim-3 pathway is involved in the regulation of NK cell function at the maternal-fetal interface in early pregnancy [J]. Cellular & molecular immunology, 2016, 13 (1): 73 - 81.

[33] HONG L, QIAN Z, LE W, et al. OM85-BV induced the productions of IL - 1β, IL - 6, and TNF-α via TLR4 - and TLR2 - mediated ERK1/2/NF-κB pathway in RAW264. 7 cells [J]. Journal of interferon & cytokine research, 2014, 34 (7): 526 - 536.

[34] YU Q, WANG Y F, DONG L, et al. Regulations of glycolytic activities on macrophages functions in tumor and infectious inflammation [J]. Frontiers in cellular and infection microbiology, 2020, 10: 287.

[35] ARNAB P, GABRIELA M A, JUDITH M B, et al. Hypoxia promotes immune evasion by triggering β-glucan masking on the Candida albicans cell surface via mitochondrial and cAMP-protein kinase a signaling [J]. mBio, 2018, 9 (6): e01318 - 18.

[作者：饶鸿宇、李沛波、谌攀、史志恒、苏薇薇，原文发表于《中山大学学报（自然科学版）》，2022 年第 61 卷第 3 期，第 21 - 27 页]

九、补肺活血胶囊的研究

补肺活血胶囊中毛蕊异黄酮葡萄糖苷、毛蕊异黄酮的测定方法

[**摘要**] 采用 HPLC 构建测定补肺活血胶囊中毛蕊异黄酮葡萄糖苷和毛蕊异黄酮的方法。以 Hitachi High-Tech C_{18}（5 μm，4.6 mm × 250 mm）为色谱柱，以乙腈 - 0.2% 甲酸溶液为流动相，梯度洗脱，检测波长为 260 nm，色谱柱温度为 25 ℃，流速为 0.8 mL/min。经方法学验证，毛蕊异黄酮葡萄糖苷、毛蕊异黄酮分别在 0.0225 ～ 0.9018 μg（R^2 = 1）、0.0075 ～ 0.2990 μg（R^2 = 1）范围内线性关系良好，二者的平均回收率分别为 93.97%（*RSD* = 3.46%）、90.04%（*RSD* = 3.25%）。结果表明，本研究所建立的方法简单、快捷，适用于补肺活血胶囊中毛蕊异黄酮葡萄糖苷和毛蕊异黄酮的测定。

中药补肺活血胶囊具有益气活血、补肺固肾的功效，用于肺心病（缓解期）属气虚血瘀证，症见咳嗽气促、咳喘胸闷、心悸气短、肢冷乏力、腰膝酸软、口唇紫绀、舌淡苔白或舌紫暗等[1]。方中黄芪为君药，入肺脾二经，益肺健脾，补脾肺肾之气，是补气要药。补肺活血胶囊中黄芪发挥药效的物质基础为毛蕊异黄酮葡萄糖苷、毛蕊异黄酮，本研究建立 HPLC 法同时测定这两种成分，为更好地监控补肺活血胶囊的质量提供了依据。

1　实验材料

1.1　实验药品与试剂

毛蕊异黄酮（成都普菲德生物技术有限公司，151208）、毛蕊异黄酮葡萄糖苷（中国食品药品检定研究院，111920 - 201505）；4 批补肺活血胶囊及黄芪阴性样品均由广东雷允上药业有限公司提供。甲醇（天津大茂化学试剂厂，批号：20160316、20160817、20160901，分析纯）、乙腈（Honeywell，批号：Q4TA1H，色谱级）；甲酸（阿拉丁，批号：D1502086，色谱级）；水为超纯水。

1.2 实验仪器

十万分之一电子分析天平（MS205DU，瑞士 Mettler Toledo 公司）；万分之一电子分析天平（ME204，瑞士 Mettler toledo 公司）；超纯水器（Simplicity，美国密理博 Millipore 公司）；数控超声波清洗器（KQ500DE，昆山市超声仪器有限公司）；电热恒温水浴锅（HWS24，上海一恒科技有限公司）；旋转蒸发仪（SB－1200 水浴锅，N－1100）；Ultimate 3000 DGLC 高效液相色谱仪（美国 Dionex 公司，DGP－3600SD 双三元泵、SRD－3600 脱气机、WPS－3000SL 自动进样器、TCC3000－RS 柱温箱、DAD 检测器、Chromeleon6.8 数据处理软件）。

2 方法与结果

2.1 溶液的制备

2.1.1 对照品溶液的制备 分别取毛蕊异黄酮葡萄糖苷、毛蕊异黄酮对照品适量，精密称定，加50% 甲醇制成每1 mL 含毛蕊异黄酮葡萄糖苷30 μg、毛蕊异黄酮20 μg 的混合溶液。

2.1.2 供试品溶液的制备 取补肺活血胶囊内容物，研细，取约1.2 g，精密称定，置具塞锥形瓶中，精密加入甲醇50 mL，称定质量，加热回流1 h，放冷，再称定质量，用甲醇补足减失的质量，摇匀，滤过，精密量取续滤液25 mL，回收溶剂至干，残渣加50% 甲醇溶解，转移至5 mL 量瓶中，加50% 甲醇至刻度，摇匀，即得补肺活血胶囊供试品溶液。

2.1.3 黄芪阴性对照溶液的制备 取黄芪阴性样品，同"2.1.2 节"操作。

2.2 色谱条件

Hitachi High-Tech C_{18}（4.6 mm × 250 mm，5 μm，No. 27H5I－024）色谱柱：以乙腈为流动相 A，以0.2% 甲酸溶液为流动相 B，梯度洗脱：0～25 min，16% A，84% B；25～65 min，16%～42% A，84%～58% B。检测波长260 nm；柱温25 ℃；流速0.8 mL/min；进样量10 μL。理论板数按毛蕊异黄酮葡萄糖苷计算不低于13000。混合对照品、黄芪阴性对照、样品色谱图见图1。由图1可知，毛蕊异黄酮葡萄糖苷和毛蕊异黄酮的出峰位置上无其他物质的干扰。

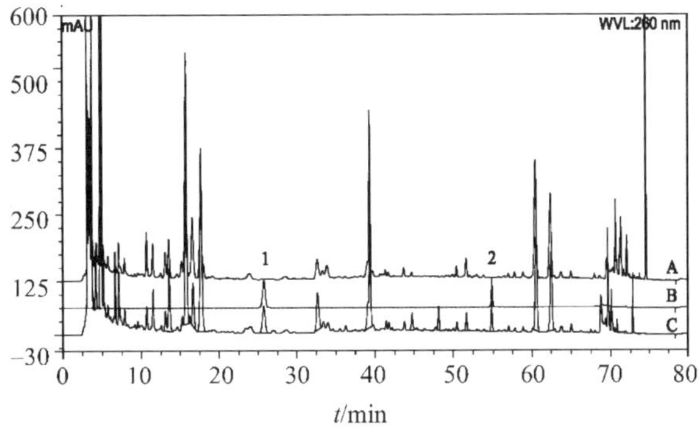

图 1　黄芪阴性对照（A）、混合对照品（B）、补肺活血胶囊样品（C）HPLC 图谱

1：毛蕊异黄酮葡萄糖苷；2：毛蕊异黄酮

2.3　方法学考察

2.3.1　线性关系考察　分别精密吸取混合对照品溶液 0.5 μL、1 μL、2 μL、5 μL、10 μL、15 μL、20 μL 注入液相色谱仪，按“2.2 节”色谱条件分析，对峰面积进行测定，绘制标准曲线，以峰面积积分值 A 对进样量 C 进行回归分析。毛蕊异黄酮葡萄糖苷回归方程为：$A = 47.456C - 0.1418$（$R^2 = 1$），表明毛蕊异黄酮葡萄糖苷在 0.0225 ～0.9018 μg 范围内，浓度与峰面积呈良好线性关系；毛蕊异黄酮回归方程为：$A = 68.324C - 0.0638$（$R^2 = 1$），表明毛蕊异黄酮在 0.0075 ～0.2990 μg 范围内，浓度与峰面积呈良好线性关系。线性关系数据见表 1 和表 2。

表 1　毛蕊异黄酮葡萄糖苷线性及范围

序号	1	2	3	4	5	6	7
进样量 C/μg	0.02254	0.04509	0.09018	0.22540	0.45090	0.67640	0.90180
峰面积 A/mAU	0.9643	1.9950	4.1194	10.5328	21.2524	31.9650	42.6564

表 2　毛蕊异黄酮线性及范围

序号	1	2	3	4	5	6	7
进样量 C/μg	0.00748	0.01495	0.02990	0.07475	0.14950	0.22420	0.29900
峰面积 A/mAU	0.4622	0.9570	1.9721	5.0341	10.1471	15.2583	20.3664

2.3.2　精密度试验　精密吸取同一混合对照品溶液 10 μL，按“2.2 节”色谱条件，连续进样 6 次，记录峰面积。毛蕊异黄酮葡萄糖苷峰面积的 RSD 为 0.34%，毛蕊异黄酮峰面积的 RSD 为 0.32%，表明该方法精密度好。

2.3.3　重复性试验　取补肺活血胶囊内容物（批号：150035），按“2.1.2 节”方法平行制备 6 份补肺活血胶囊供试品溶液，按“2.2 节”色谱条件测定，记录峰面积。毛蕊异黄酮葡萄糖苷峰面积的 *RSD* 为 2.40%；毛蕊异黄酮峰面积的 *RSD* 为 2.43%，表明该方法重复性好。

2.3.4　稳定性试验　取补肺活血胶囊内容物（批号：150035），按“2.1.2 节”方法制备供试品溶液，分别于 0 h、2 h、4 h、6 h、8 h、12 h、24 h、48 h 进样 10 μL，测定峰面积。毛蕊异黄酮葡萄糖苷峰面积的 *RSD* 为 0.29%；毛蕊异黄酮峰面积的 *RSD* 为 0.30%，表明供试品溶液在 48 h 内稳定。

2.3.5　加样回收率试验　取补肺活血胶囊内容物（批号：150035）约 0.6 g 共 9 份，精密称定，分别精密加入低、中、高浓度的对照品，按“2.1.2 节”方法制备供试品溶液，按“2.2 节”色谱条件测定，计算加样回收率。毛蕊异黄酮葡萄糖苷的回收率为 93.87%，*RSD* 为 3.46%；毛蕊异黄酮的回收率为 90.04%，*RSD* 为 3.25%（表 3 和表 4）。

表 3　毛蕊异黄酮葡萄糖苷加样回收率试验结果

序号	称样量/g	原有量/mg	加入量/mg	测得量/mg	加样回收率/%	平均值/%	*RSD*/%
1	0.6045	0.2227	0.1107	0.3228	90.42		
2	0.6001	0.2211	0.1107	0.3300	98.37		
3	0.6041	0.2226	0.1107	0.3333	100.00		
4	0.6027	0.2220	0.2214	0.4316	94.67		
5	0.6043	0.2226	0.2214	0.4283	92.91	93.87	3.46
6	0.6030	0.2221	0.2214	0.4257	91.96		
7	0.6027	0.2220	0.3321	0.5260	91.54		
8	0.6019	0.2217	0.3321	0.5303	92.92		
9	0.6020	0.2218	0.3321	0.5276	92.08		

表 4　毛蕊异黄酮加样回收率试验结果

序号	称样量/g	原有量/mg	加入量/mg	测得量/mg	加样回收率/%	平均值/%	*RSD*/%
1	0.6045	0.0760	0.0373	0.1094	89.54		
2	0.6001	0.0755	0.0373	0.1116	96.78		
3	0.6041	0.0760	0.0373	0.1104	92.23		
4	0.6027	0.0758	0.0746	0.1432	90.35		
5	0.6043	0.0760	0.0746	0.1426	89.28	90.04	3.25
6	0.6030	0.0759	0.0746	0.1414	87.80		
7	0.6027	0.0758	0.1118	0.1733	87.21		
8	0.6019	0.0757	0.1118	0.1751	89.01		
9	0.6020	0.0757	0.1118	0.1744	88.28		

2.4　样品测定

取补肺活血胶囊样品，按照“2.1.2 节”方法制备供试品溶液。分别精密吸取对照品溶液、供试品溶液，按外标法计算样品中毛蕊异黄酮葡萄糖苷和毛蕊异黄酮的含量，结果见表5。

表5　样品含量测定结果（mg/粒）

批号	毛蕊异黄酮葡萄糖苷	毛蕊异黄酮	毛蕊异黄酮葡萄糖苷 + 毛蕊异黄酮
160905	0.1478	0.2608	0.4086
161008	0.1424	0.2915	0.4339
161010	0.2768	0.2001	0.4769
161012	0.2539	0.2364	0.4903

3　讨论

依据含量测定结果，不同批次的补肺活血胶囊中毛蕊异黄酮葡萄糖苷和毛蕊异黄酮含量的总和相差不大，但含量的比例不一样。造成这种差异的原因为：①不同产地黄芪中毛蕊异黄酮葡萄糖苷的含量具有明显差异[2-5]；②在补肺活血胶囊生产过程中，毛蕊异黄酮葡萄糖苷易受热脱去葡萄糖转变为毛蕊异黄酮。因此，同时测定补肺活血胶囊中这两种成分才有实际意义，这在国内尚未有文献报道。本研究建立了一种 HPLC 法同时检测这两种成分的方法，具有操作简单，重复性、加样回收率好等优点，为全面监控补肺活血胶囊质量、完善其质量标准提供了科学依据。

参考文献

[1] 国家药典委员会. 中华人民共和国药典［M］. 一部. 北京：中国医药科技出版社，2015：1000－1001.

[2] 石子仪，鲍忠，姜勇，等. 不同来源黄芪药材中毛蕊异黄酮葡萄糖苷和芒柄花素的定量分析［J］. 中国中药杂志，2007，32（9）：779－783.

[3] 姚雪莲，裴彩云，王宗权. 不同产地、不同采收期黄芪药材及饮片中毛蕊异黄酮葡萄糖苷及芒柄花素含量测定［J］. 药物分析杂志，2012，32（5）：797－805.

[4] 刘晓庆，李军，薛恒跃，等. 不同来源、不同等级黄芪饮片中毛蕊异黄酮葡萄糖苷含量分析［J］. 药物分析杂志，2013，33（5）：874－880.

[5] 刘杨，包华音，王晓燕. 不同产地黄芪药材中毛蕊异黄酮葡萄糖苷的定量分析［J］. 现代中药研究与实践，2014，28（3）：8－10.

［作者：唐清、朱晓枭、郑玉莹、关敏怡、彭维、苏薇薇，原文发表于《中山大学学报（自然科学版）》，2017年第56卷第6期，第123－127页］

基于网络药理学探讨补肺活血胶囊用于重症肺炎患者康复期治疗的关键成分和作用机制

[摘要] 运用网络药理学技术探究补肺活血胶囊用于重症肺炎患者康复期治疗的关键成分及作用机制，为补肺活血胶囊促进肺炎患者康复提供依据。使用 TCMSP 和 CTD 数据库检索补肺活血胶囊中化合物的作用靶点，再与 Swiss Target Prediction 数据库预测的潜在作用靶点进行整合，得到补肺活血胶囊成分的全部潜在靶基因。运用 String 数据库进行蛋白互作分析（PPI），筛选出补肺活血胶囊的核心靶点，找到对应的化合物，并构建药材－关键成分－核心靶点网络。采用 David 数据库对核心靶点进行研究，明确补肺活血胶囊的作用机制。共搜集到补肺活血胶囊作用的靶点 1102 个，筛选得到核心靶点 215 个，主要涉及 AKT1、MAPK3、VEGFA、CASP3 和 EGFR 等。KEGG 通路富集得到 TNF、Tcell receptor、Rap1、PI3K-Akt、HIF－1 和 FoxO 等相关信号通路，为补肺活血胶囊促进肺炎患者康复的潜在靶标通路。补肺活血胶囊通过多靶点多通路抑制机体炎症，缓解患者的肺纤维化程度，有效地促进肺炎患者的康复。

重症肺炎是由细菌和病毒等侵袭肺部组织所引起的感染性疾病，常伴有呼吸困难和多器官功能障碍等并发症，为临床危重症。经积极抢救治疗后，重症肺炎患者的死亡率有所降低，但仍存在呼吸道损伤和免疫功能未完全恢复等问题，严重降低了他们的生活质量，因此重症肺炎康复期的治疗十分重要。2018 年，由中国康复医学会等机构制定的《中国呼吸重症康复治疗技术专家共识》将中医传统康复疗法纳入呼吸重症康复治疗当中，该指南指出针对部分患者出现的脾肺气虚或脾肾两虚等症状，可进行中医辨证论治[1]。

由补骨脂、赤芍和黄芪制成的补肺活血胶囊被广泛应用于慢性阻塞性肺疾病、支气管哮喘和肺纤维化等气虚血瘀证的治疗，临床疗效显著。2020 年，针对全国蔓延的新型冠状病毒肺炎，安徽、贵州和北京等地先后将补肺活血胶囊纳入中医药诊疗方案，用于新冠肺炎患者康复期的治疗，缓解患者肺脾气虚的症状，加速患者康复[2]。本团队前期针对补肺活血胶囊的化学组成进行了研究，系统阐述了其物质组成和药材归属，为其药效作用机制的研究奠定了良好的基础[3-5]。中药网络药理学运用计算机技术，对疾病、药物和靶点进行关联，可以揭示药物对机体多层面的影响，为阐明中药复方的整体作用机制提供了新的研究思路[6]。本研究首次采用网络药理学技术对肺炎患者康复后期使用补肺活血胶囊进行干预的药效作用机制进行研究，为补肺活血胶囊促进肺炎患者的痊愈提供了科学依据。

1 方法

1.1 补肺活血胶囊化学成分收集

基于 UFLC-Triple TOF MS/MS 技术，本团队已对补肺活血胶囊的化学组成进行了研究，共指认了包括同分异构体在内的 44 个化合物，其中 23 个来自补骨脂，13 个来自赤芍，11 个来自黄芪，揭示了补肺活血胶囊的物质组成和成分归属[4]。

1.2 核心靶点的指认及药材 - 关键成分 - 核心靶点网络的构建

运用 TCMSP（http://tcmspw. com/）和 CTD（https://ctdbase. org/）数据库检索补肺活血胶囊化学成分作用的靶点，并通过 Uniprot（https://www. uniprot. org/）和 Drugbank（https://www. drugbank. ca/）等数据库将其中的蛋白靶点转化成与人相关的基因靶点，再将未检索到靶标的化合物导入 Swiss Target Prediction（http://www. swisstargetprediction. ch/）对其进行作用靶点的预测，同时对搜集到的所有靶基因进行整合。将整理后的数据导入 String（https://string-db. org/）数据库，选定研究目标为人种（homo sapiens），进行蛋白互作分析（PPI），并对结果开展网络拓扑结构分析，找出补肺活血胶囊作用的核心靶基因[7]。将所得结果导入 Cytoscape 3. 7. 2 进行可视化分析，构建药材 - 关键成分 - 核心靶点网络图，并研究其结构特征。

1.3 核心靶点功能富集分析和通路分析

为进一步探究补肺活血胶囊的作用机制，本研究基于 DAVID v6. 7 数据库（https://david. ncifcrf. gov/）对上述核心靶基因进行研究，将物种限定为人种，分析其生物学功能（gene ontology，GO 分析）和通路信息（kyoto encyclopedia of genes and genomes，KEGG 分析）[7]。

2 结果

2.1 化学成分的收集及核心靶点的筛选

共搜集到补肺活血胶囊成分作用的靶点共 1102 个，经 PPI 分析（图 1），得到核心靶点 215 个，涉及关键成分共 42 个（其中 10 个来自黄芪，13 个来自赤芍，22 个来自补骨脂），用于网络构建。

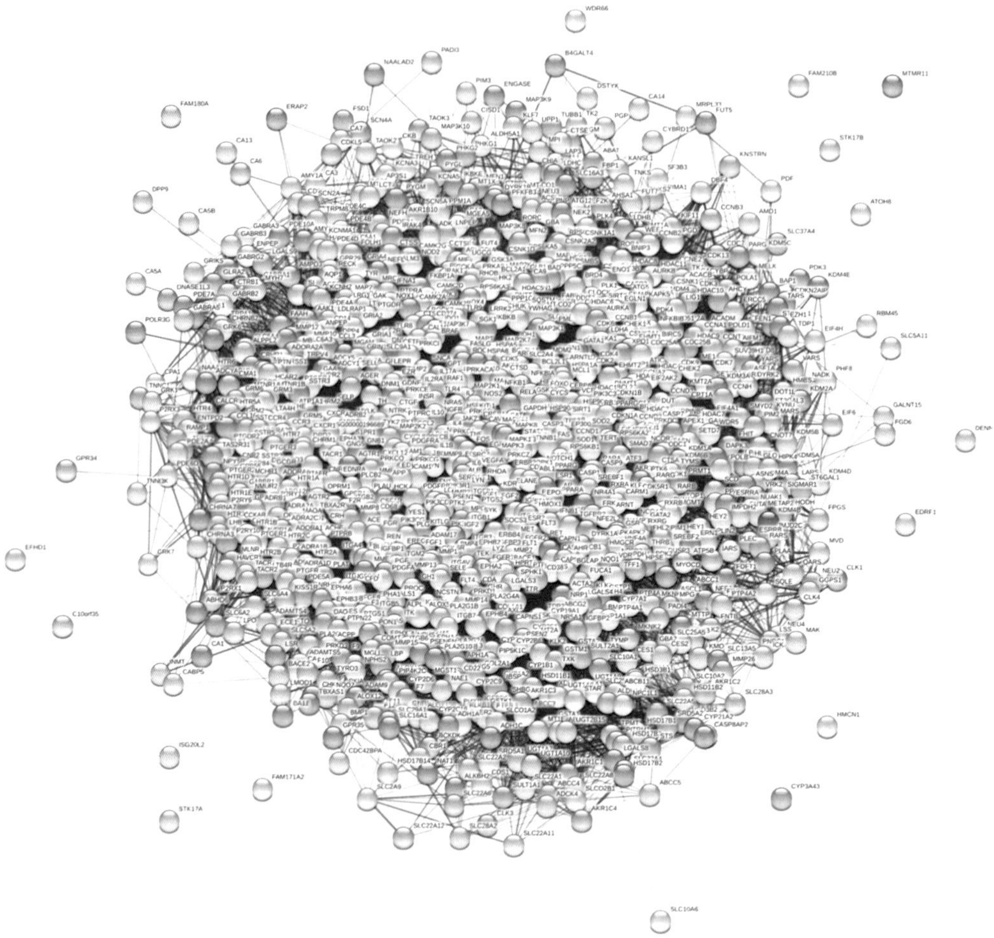

图 1　1102 个靶点的 PPI 网络图

2.2　核心靶点的指认及药材 - 关键成分 - 核心靶点网络分析

由 Cytoscape 建立的药材 - 关键成分 - 核心靶点网络图共包括 262 个节点（3 味药材，44 个化合物，215 个核心靶点）和 10206 条边（图 2）。在这 44 个化合物中，Degree 评分前 5 的成分为 Puerarin（葛根素）、Daidzein（大豆黄酮）、Ellagic acid（鞣花酸）、Gallic acid（没食子酸）和 Procyanidin B2（原花青素 B2），是补肺活血胶囊发挥功效的关键化合物；Degree 评分前 15 的核心靶点是 AKT1、MAPK3、VEGFA、CASP3、EGFR、GAPDH、INS、TP53、SRC、ALB、IL6、TNF、MAPK1、STAT3 和 MAPK8，为补肺活血胶囊潜在的作用靶点。

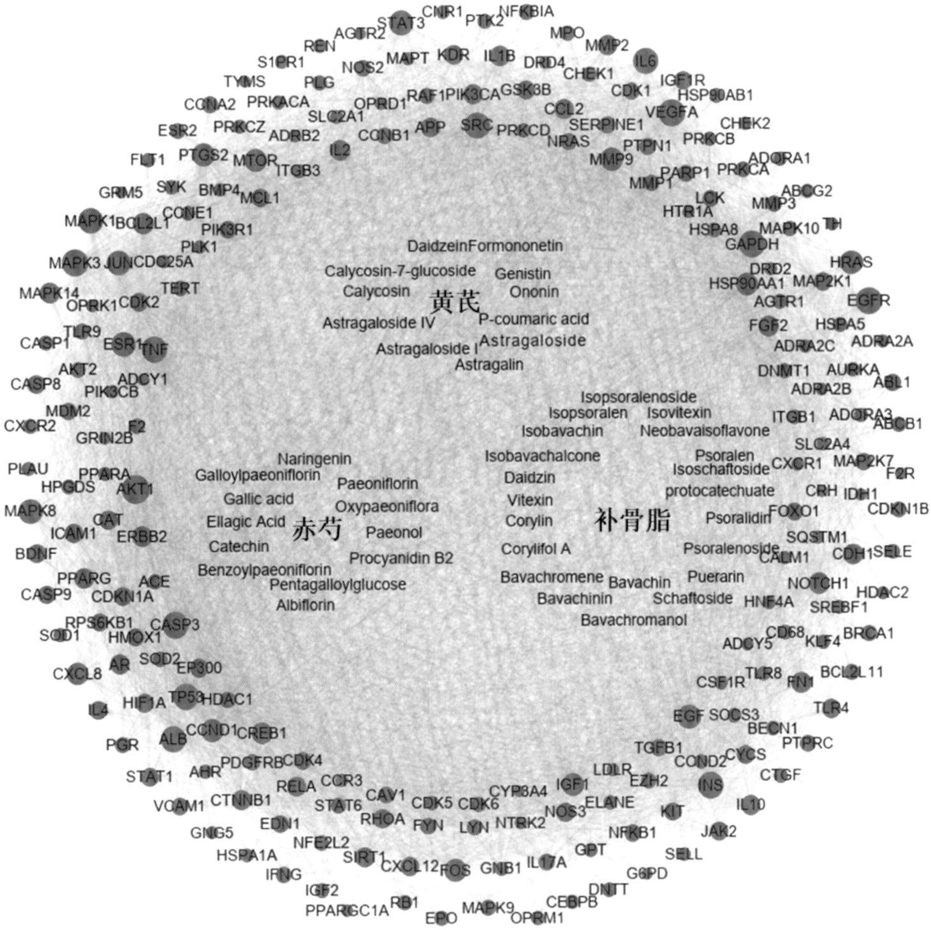

图 2　药材 – 成分 – 核心靶点网络图

绿色六边形代表药材，红色圆代表成分作用的核心靶点，

蓝色正方形代表关键成分，图形的大小代表了节点的 Degree 值。

2.3　核心靶点生物学功能分析和通路分析

GO 分析共确定了 1058 个条目（图 3），包括与药物反应、凋亡过程负调控和细胞增殖的正调控等方面相关的生物过程相关条目 811 个（77%），与酶结合、蛋白质结合和蛋白激酶绑定等方面相关的分子功能条目 153 个（14%），与主要细胞质、细胞质膜和细胞核浆等方面相关的细胞组成条目 94 个（9%）。KEGG 分析共筛选出 $P<0.05$ 的通路 143 条（P 值越小，富集程度越高），其中 T cell receptor signaling pathway、TNF signaling pathway 和 Rap1 signaling pathway 等与炎症免疫调控密切相关，HIF –1 signaling pathway 和 PI3K-Akt signaling pathway 等与肺纤维化调控密切相关，Hepatitis B 和 Influenza A 通路等与病毒性疾病密切相关，是补肺活血胶

囊发挥功效的潜在作用通路（图4）。

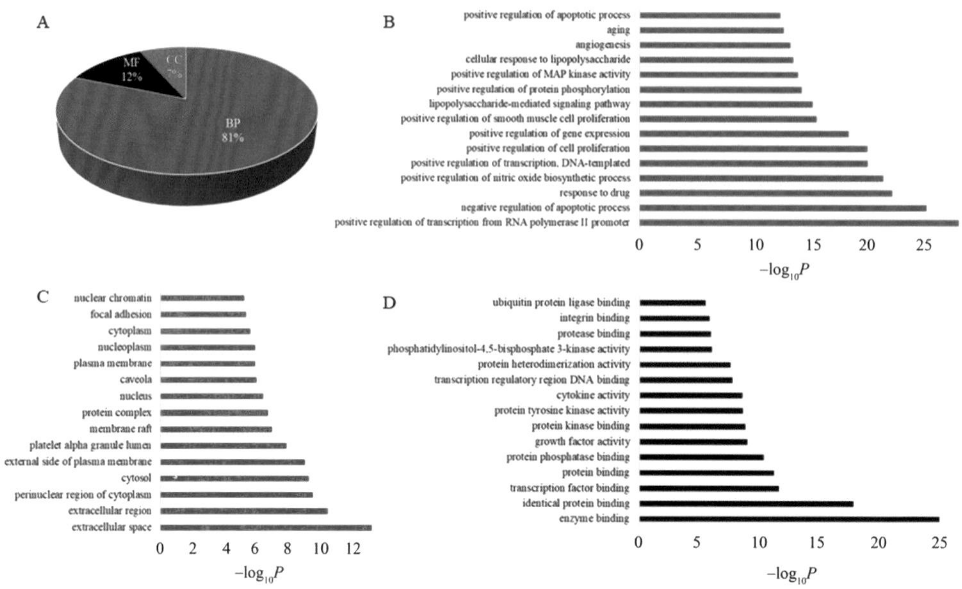

图3　补肺活血胶囊核心靶点GO富集分析结果

A：GO分析条目数量占比；B：生物过程（BP）富集程度前15的条目；

C：细胞组成（CC）富集程度前15的条目；D：分子功能（MF）富集程度前15的条目。

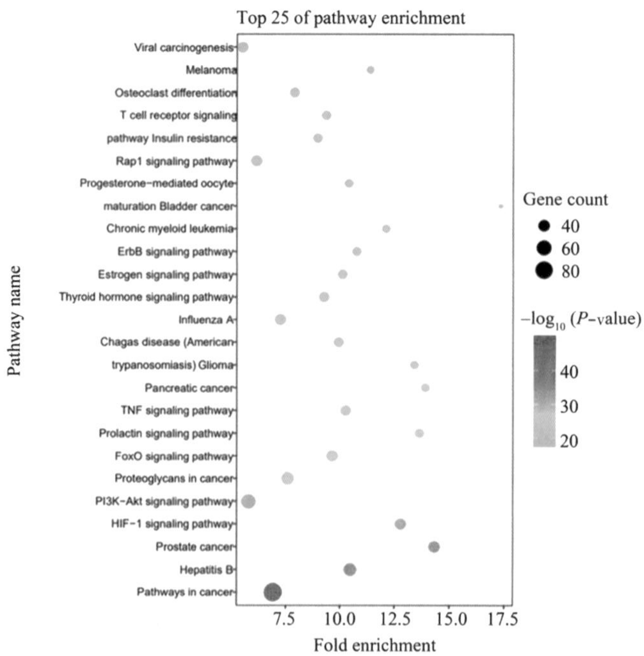

图4　补肺活血胶囊核心靶点KEGG通路富集分析结果

3 讨论

重症肺炎是由于肺部炎症恶化引起器官功能障碍的呼吸系统急危重症，具有极高的死亡率。临床上重症肺炎患者体内起初表现为炎症细胞的增多和弥漫性肺泡损伤。随着病情的发展，逐渐出现肺泡上皮细胞的损伤和肺间质的纤维化，影响呼吸道的通气换气功能，进而导致低氧血症，引发生理功能紊乱和代谢异常等。此外，随着大量炎性介质释放入血，会诱发免疫级联反应，使患者多器官功能衰竭，导致死亡。因此，重症肺炎患者的治疗常通过改善通气和建立有效体内循环以维持患者生命体征，其中呼吸机辅助通气和有创机械通气是重症肺炎抢救过程中最有效方法之一。有研究指出，该疗法会引发呼吸机所致肺损伤和肺纤维化等并发症[8-9]。因此，在重症肺炎患者的康复期，还需要进行相应的康复治疗，预防患者肺功能退化，提高患者的生存质量[10]。

由补骨脂、赤芍和黄芪制成的补肺活血胶囊主要含有黄酮、酚酸、单萜、香豆素和皂苷等多种化合物，现已广泛用于临床呼吸道疾病的治疗。《安徽省新型冠状病毒肺炎中医药治疗专家共识（试行）》指出，针对部分肺部炎症吸收不良或存在肺部机化的新冠肺炎患者，可随证使用补肺活血胶囊，加速患者康复[2]。敬岳等[11-12]的研究表明，补肺活血胶囊不仅能降低由 PM2.5 引起的肺纤维化小鼠的炎症因子的水平，改善肺组织炎性损伤，还可以抑制细颗粒物悬液引起的小鼠肺部损伤，降低角质细胞生长因子的含量，减少肺组织纤维样变。也有临床研究表明，补肺活血胶囊还可提升煤工尘肺患者的肺功能水平，改善临床症状和血气指标[13-14]。综上所述，补肺活血胶囊具有减轻患者肺部炎症反应、改善患者体征的功效，有利于患者的康复。本文深入探究了补肺活血胶囊中的活性化合物，并基于网络药理学对其作用机制进行分析，发现补肺活血胶囊中发挥药效的主要物质为葛根素、大豆黄酮、原花青素 B_2、鞣花酸和没食子酸等。葛根素、大豆黄酮和原花青素 B_2 均为黄酮类化合物，能够降低炎症因子的表达，发挥抗炎和抗氧化的功效，治疗 LPS 引起的小鼠急性肺损伤[15-17]。Hu 等[18]发现，葛根素还可以调节 TGF-β1/Smad3 通路，缓解肺纤维化的形成，治疗婴儿急性呼吸窘迫综合征。此外，Lee 等[19]的研究指出，大豆黄酮能影响黏液素的释放，可用于改善新冠肺炎患者痰少而黏的症状。鞣花酸和没食子酸均为酚酸类化合物，含有大量的酚羟基，可以降低细胞内的 ROS 水平，减弱细胞的氧化应激损伤，发挥抗氧化和抗炎的作用；研究发现，它们还能缓解博来霉素引起的大鼠肺纤维化，发挥肺保护作用[20-21]。由此可见，补肺活血胶囊中的葛根素、大豆黄酮、鞣花酸和没食子酸等关键成分在呼吸系统疾病中具有多种生物学活性，有效促进了新冠肺炎患者的康复。

清除炎症因子和阻断细胞因子风暴一直是救治肺炎危重症患者的重要措施之一。即使在恢复期，肺炎患者仍存在明显的“免疫-炎症”失衡。本研究发现，补肺活血胶囊对 TNF、T Cell Receptor（TCR）和 Rap1 等与炎症相关的通路具有一定的影响，可发挥促进肺炎患者康复的作用。TNF 是与炎症反应密切相关的细胞因子家族，可与细胞膜表面的 TNFR1 和 TNFR2 结合完成活化，激活与细胞凋亡相关的 MAPK-JNK 和 NF-κB 等多条信号通路以及与机体炎症相关的磷脂酶 A2 和 5－脂氧合酶等多个蛋白。同时，活化的 TNFR 还能刺激 IL－1、IL－6 和 IL－10 等细胞因子的释放，进一步加重机体的炎症反应[22]。TCR 可被特异性抗原及多种细胞因子所激活，从而诱导 $CD4^+$ T 细胞分化增多，促进 IL－2 等细胞因子的释放；也可上调钙蛋白酶活性，进一步促进 IL－4 和 IL－7 的水解；还能激活蛋白酪氨酸磷酸酶、细胞因子信号转导抑制因子和信号转导及转录激活蛋白抑制剂（STAT）等，抑制细胞因子反应[23]。Rap1 受上游信号 cAMP 刺激时，可与 GTP 结合，使细胞粘连收紧，促进内皮细胞屏障功能的修复，阻断炎症反应；还可减少 ICAM1 的生成，抑制白细胞的黏附和迁移，减轻机体的炎症反应[24]。此外，Cai 等[25]发现 Rap1 的低表达可以降低巨噬细胞中 TNF-α 和 IL-1β 的表达，抑制细胞因子的生成。

肺纤维化是一种伴有成纤维细胞大量增殖的慢性进展性肺疾病，具有潜伏期长、起病隐匿的特点。张丽霞等[26]的研究指出，弥漫性间质肺纤维化是 SARS 肺炎患者治愈后出现的发病率最高的后遗症之一。钟飞扬等[27]对 30 例新冠肺炎患者的胸部影像学资料进行分析，指出新冠肺炎患者早期就存在以肺部磨玻璃影或实变为主要特征的多发性病灶，可能会诱发肺纤维化的形成，极大地阻碍患者的康复。因此，在重症肺炎患者康复过程中避免肺纤维化的产生成为临床治疗过程中不可避免的难题之一。本文发现，补肺活血胶囊可作用于 PI3K-Akt、HIF－1 和 FoxO 等与肺纤维化相关的通路，预防重症肺炎患者康复期可能出现的肺纤维化等后遗症。PI3K 可被酪氨酸激酶受体和细胞因子受体等多种细胞膜受体激活，参与细胞增殖和肺损伤调节[28]。Xie 等[29]对 LPS 诱导的小鼠肺纤维化进行研究，发现 PI3K-Akt 可通过调控下游的 mTOR 蛋白激酶，抑制自噬的发生，缓解肺成纤维细胞的凋亡，加速肺纤维化的形成。HIF－1 常在低氧、生长因子和癌基因等因素的刺激下完成活化，也可被活化的 Akt 激活，维持组织和细胞的内环境稳定，使细胞适应缺氧状态。同时，诸多研究表明，过度活化的 HIF－1 会导致肺泡表面活性物质生成不足，形成缺氧环境，加重肺损伤，更会促进肺泡上皮细胞的分化，加速肺纤维化的形成[30－31]。FoxO 是 Akt 激酶的靶蛋白之一，在细胞的氧化应激、增殖分化和细胞凋亡过程中扮演着非常重要的角色[32]。Artham 等[33]发现，FoxO1/3a 的低表达可加重 LPS 诱导的小鼠肺水肿，该作用机制与其影响内皮细胞基质溶素 1 的表达有关。Im 等[34]的研究表明，FoxO3a 的低表达可下调肺纤维化患者体内成纤维细胞的自噬，从而对 Ⅰ 型胶原基质诱导的细胞凋亡产生抵抗，助力肺纤维化。

综上所述，补肺活血胶囊中的关键成分群可通过多靶点多通路抑制机体炎症，降低患者肺纤维化出现的可能性，加速患者的康复。本研究阐明了补肺活血胶囊促进重症肺炎患者康复的关键成分及作用机制，为补肺活血胶囊的临床应用提供了依据。

参考文献

[1] 中国康复医学会重症康复专业委员会呼吸重症康复学组，中国老年保健医学研究会老龄健康服务与标准化分会，《中国老年保健医学》杂志编辑委员会，等. 中国呼吸重症康复治疗技术专家共识 [J]. 中国老年保健医学，2018，16 (5)：3 - 11.

[2] 安徽省中医药学会. 安徽省新型冠状病毒肺炎中医药治疗专家共识 [EB/OL]. [2020 - 02 - 17]. http://ahszyyxh.cn/news/shownews.php? lang = cn&id = 431.

[3] 唐清，朱晓枭，郑玉莹，等. 补肺活血胶囊中毛蕊异黄酮葡萄糖苷、毛蕊异黄酮的测定方法 [J]. 中山大学学报（自然科学版），2017，56 (6)：123 - 127.

[4] 唐清，朱晓枭，郑玉莹，等. 补肺活血胶囊高效液相色谱指纹图谱研究 [J]. 中南药学，2018，16 (9)：1200 - 1204.

[5] 唐清，郑玉莹，关敏怡，等. 基于 UFLC-Triple TOF MS/ MS 技术的补肺活血胶囊化学物质基础研究 [J]. 中南药学，2018，16 (12)：1677 - 1683.

[6] 李泮霖，苏薇薇. 网络药理学在中药研究中的最新应用进展 [J]. 中草药，2016，47 (16)：2938 - 2942.

[7] 饶鸿宇，李沛波，谌攀，等. 基于网络药理学探讨红核妇洁洗液抗炎的活性成分和作用机制 [J]. 药学研究，2021，40 (1)：9 - 15.

[8] JASON H T B, BRADFORD J S. Ventilator-induced lung injury and lung mechanics [J]. Annals of translational medicine, 2018, 6 (19): 378.

[9] NURIA E C, JOHN G L, MATTEO P, et al. Mechanical ventilation-associated lung fibrosis in acute respiratory distress syndrome: a significant contributor to poor outcome [J]. Anesthesiology, 2014, 121 (1): 189 - 198.

[10] ROBERT K L, CHRISTOPHER R M, RADHA K, et al. ICU early physical rehabilitation programs: financial modeling of cost savings [J]. Critical care medicine, 2013, 41 (3): 717 - 724.

[11] 敬岳，唐诗环，金津，等. 补肺活血胶囊对颗粒物致小鼠肺纤维化样变的影响 [J]. 世界中西医结合杂志，2017，12 (6)：774 - 778.

[12] 敬岳，金津，唐诗环，等. 中药补肺活血胶囊对细颗粒物所致小鼠肺损伤修复的影响 [J]. 中国中医基础医学杂志，2019，25 (2)：171 - 174.

[13] 孙世永. 补肺活血胶囊联合汉防己甲素片治疗煤工尘肺病人疗效观察 [J]. 中医临床研究，2019，11 (31)：17 - 19.

[14] 于向艳，耿立梅，侯悦悦，等. 综合外治疗法联合补肺活血胶囊对支气管哮喘慢性持续期患者炎症因子及临床疗效的影响 [J]. 中国新药杂志，2019，28 (9)：1094 - 1098.

[15] WANG X, YAN J, XU X, et al. Puerarin prevents LPS-induced acute lung injury via inhibiting inflammatory response [J]. Microbial pathogenesis, 2018, 118: 170-176.
[16] FENG G, SUN B, LI T Z. Daidzein attenuates lipopolysaccharide-induced acute lung injury via toll-like receptor 4/NF-kappa B pathway [J]. International immunopharmacology, 2015, 26 (2): 392-400.
[17] JIANG Y, YANG W, GUI S. Procyanidin B_2 protects rats from paraquat-induced acute lung injury by inhibiting NLRP3 inflammasome activation [J]. Immunobiology, 2018, 223 (10): 555-561.
[18] HU X, HUANG X. Alleviation of inflammatory response of pulmonary fibrosis in acute respiratory distress syndrome by puerarin via transforming growth factor (TGF-β1) [J]. Medical science monitor, 2019, 25: 6523-6531.
[19] LEE H J, LEE S Y, LEE M N, et al. Daidzein regulates secretion, production and gene expression of mucin from airway epithelial cells stimulated by proinflammatory factor and growth factor [J]. Pulmonary pharmacology and therapeutics, 2011, 24 (1): 128-132.
[20] SABA, KHAN S, PARVEZ S, et al. Ellagic acid attenuates bleomycin and cyclophosphamide-induced pulmonary toxicity in Wistar rats [J]. Food and chemical toxicology, 2013, 58: 210-219.
[21] NIKBAKHT J, HEMMATI A A, ARZI A, et al. Protective effect of gallic acid against bleomycin-induced pulmonary fibrosis in rats [J]. Pharmacological reports, 2015, 67 (6): 1061-1067.
[22] CHU C Q. How much have we learnt about the TNF family of cytokines? [J]. Cytokine, 2018, 101: 1-3.
[23] HUANG W, AUGUST A. The signaling symphony: T cell receptor tunes cytokine-mediated T cell differentiation [J]. Journal of leukocyte biology, 2015, 97 (3): 477-485.
[24] BIRUKOVA A A, MENG F, TIAN Y, et al. Prostacyclin post-treatment improves LPS-induced acute lung injury and endothelial barrier recovery via rap1 [J]. Biochimica et biophysica acta, 2015, 1852 (5): 778-791.
[25] CAI Y, SUKHOVA G K, WONG H K, et al. Rap1 induces cytokine production in pro-inflammatory macrophages through NFκB signaling and is highly expressed in human atherosclerotic lesions [J]. Cell cycle, 2015, 14 (22): 3580-3592.
[26] 张丽霞，张淑文. SARS 恢复期肺纤维化中西医结合诊治的研究 [J]. 中国中西医结合急救杂志, 2004, 11 (5): 268-270.
[27] 钟飞扬，张寒菲，王彬宸，等. 新型冠状病毒肺炎的 CT 影像学表现 [J].

武汉大学学报（医学版），2020，41（3）：345－348.
[28] MIAO H，YU Z，FEI X，et al. Role of PI3K/Akt/NF-κB and GSK-3β pathways in the rat model of cardiopulmonary bypass-related lung injury [J]. Biomedicine & pharmacotherapy，2018，106：747－754.
[29] XIE T，XU Q，WAN H，et al. Lipopolysaccharide promotes lung fibroblast proliferation through autophagy inhibition via activation of the PI3K-Akt-mTOR pathway [J]. Laboratory investigation，2019，99（5）：625－633.
[30] 马爱平，高云周，兰文斌，等. PI3K/Akt/HIF-1α 信号通路在博来霉素诱导小鼠肺纤维化中的作用机制研究 [J]. 中国呼吸与危重监护杂志，2016，15（1）：34－38.
[31] ZHU Y，TAN J，XIE H，et al. HIF－1α regulates EMT via the snail and β-catenin pathways in paraquat poisoning-induced early pulmonary fibrosis [J]. Journal of cellular and molecular medicine，2016，20（4）：688－697.
[32] IGNACIO N S，CONSTANZA N S，FERNANDA S O，et al. Transforming growth factor-beta and forkhead box O transcription factors as cardiac fibroblast regulators [J]. BioScience Trends，2017，11（2）：154－162.
[33] ARTHAM S，GAO F，VERMA A，et al. Endothelial stromelysin1 regulation by the forkhead box-O transcription factors is crucial in the exudative phase of acute lung injury [J]. Pharmacological research，2019，141：249－263.
[34] IM J，HERGERT P，NHO R S. Reduced FoxO3a expression causes low autophagy in idiopathic pulmonary fibrosis fibroblasts on collagen matrices [J]. American journal of physiology-lung cellular and molecular physiology，2015，309（6）：L552－561.

［作者：饶鸿宇、谌攀、李沛波、关敏怡、苏薇薇，原文发表于《中山大学学报（自然科学版）》，2021 年第 60 卷第 4 期，第 42－49 页］

十、田基黄注射液的研究

田基黄注射液 HPLC 指纹图谱研究

［摘要］本研究构建了田基黄注射液 HPLC 指纹图谱，利用指纹特征可全面监控田基黄注射液的质量。

田基黄注射液系用藤黄科金丝桃属植物田基黄 *Hypercum japonicum* Thunb. 经提取制成的灭菌水溶液。本研究采用 HPLC 法构建了田基黄注射液的指纹图谱，现综述如下。

1 样品

田基黄注射液生产厂家及批号见表 1。将田基黄注射液用 0.45 μm 滤膜过滤，作为供试品溶液。

表 1　样品生产厂家与批号

样品批号	生产厂家
010904	河南龟山药业有限公司
020323	江苏康普药业有限公司
0208151	江苏康普药业有限公司
0208161	江西众鑫药业有限公司
020703	江西众鑫药业有限公司
020702	江西众鑫药业有限公司
011101	江苏安格药业有限公司
021201	江苏安格药业有限公司
030103	江苏安格药业有限公司

2 仪器与色谱条件

仪器：Agilent 1100 液相色谱仪；色谱柱：Lichrospher RP-C18e（250 mm × 4.0 mm，5 μm）；流动相：以乙腈（B）-0.05 mol/L 磷酸二氢钾缓冲液（磷酸调 pH 3.0）（A）为流动相，二元线性梯度洗脱：0 min （A：96%，B：4%）→100 min

（A：73%，B：27%）；流速：1.0 mL/min；柱温：室温；检测波长：300 nm。

3 方法学考察

3.1 精密度试验

取同一供试品溶液（批号：030103，江苏安格药业有限公司），连续进样 5 次，每次 10 μL，结果匹配度均在 0.97 以上，表明精密度好（图 1）。

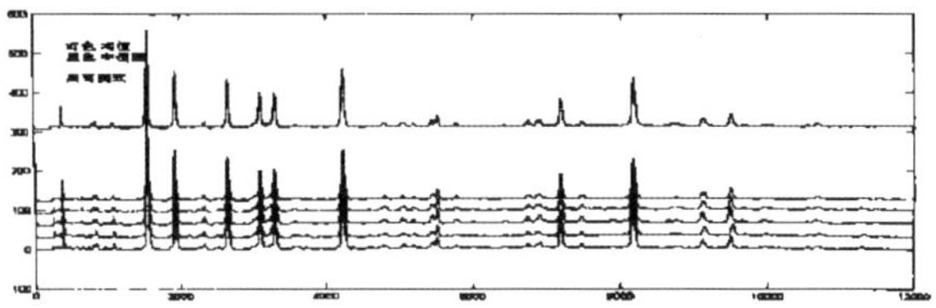

图 1 精密度试验匹配度评价结果

3.2 稳定性试验

取同一供试品溶液（批号：030103，江苏安格药业有限公司），分别在 0 h、6 h、12 h、24 h、48 h 进样 10 μL，将所得色谱图进行匹配度比较，结果匹配度均在 0.98 以上，表明稳定性好（图 2）。

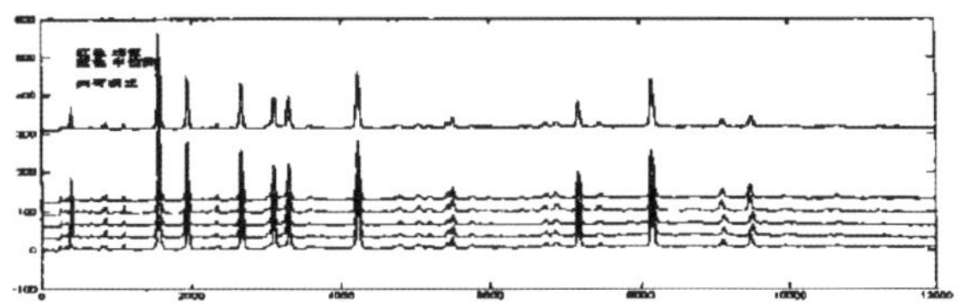

图 2 稳定性试验匹配度评价结果

3.3 重复性试验

取同一批号田基黄注射液样品（批号：030103，江苏安格药业有限公司）5 份，分别用 0.45 μm 滤膜过滤，分别进样 10 μL，将所得色谱图进行匹配度比较，结果匹配度均在 0.98 以上，表明重复性好（图 3）。

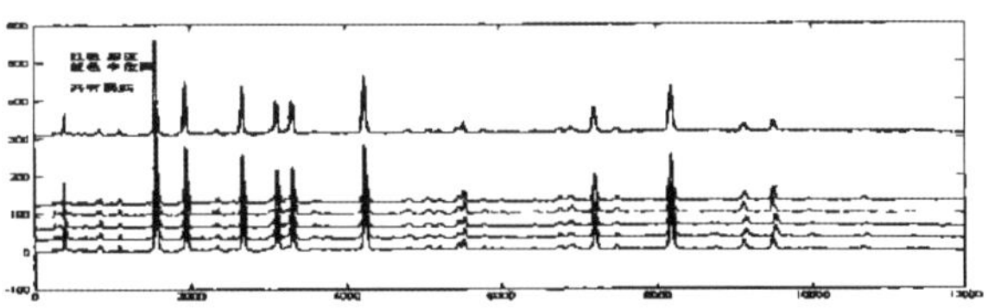

图 3 重复性试验匹配度评价结果

4　田基黄注射液指纹图谱的构建

4.1　色谱分析

取各厂家生产的田基黄注射液，用0.45 μm滤膜过滤，分别进样10 μL，记录色谱图并导出数据，进行匹配度评价，结果见表2。

表2　田基黄注射液匹配度评价结果

样品批号	匹配度	样品批号	匹配度
010904	0.9253	020702	0.9226
020323	0.9366	011101	0.9102
0208151	0.9237	021201	0.9182
0208161	0.9373	030103	0.9183
020703	0.9662		

4.2　参照指纹图谱的确立

经过匹配度软件的分析比较，确定批号030103田基黄注射液（江苏安格药业有限公司）指纹图谱为田基黄注射液参照指纹图谱（图4）。通过对各厂家提供的田基黄注射液指纹图谱匹配度的比较，确定田基黄注射液的指纹图谱与参照指纹图谱（或共有模式）比较，匹配度应不得低于0.90。

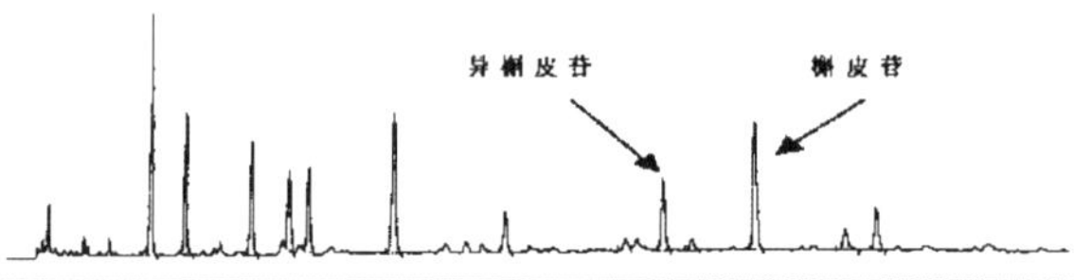

图4　田基黄注射液参照指纹图谱

5　讨论

中药指纹图谱研究是近年来中药质量研究的一个亮点，也是中药现代化的一个重要组成部分[1]。中华人民共和国药典委员会于2002年启动了“74种中药注射剂指纹图谱研究”专项，我们承担了“田基黄注射液指纹图谱研究”的任务（药典业发2002年第196号文），本研究正是在这样的背景下进行的。田基黄注射液是治疗急慢性重症肝炎的良药，本研究构建了田基黄注射液HPLC指纹图谱，获得了其指纹特征，利用指纹特征可全面监控田基黄注射液的质量，保证其稳定、均一、可控，为该制剂打入国际市场提供了技术支撑。

参考文献

[1] 王永刚，吴忠，魏凤环，等. 中药指纹图谱研究的现状与未来［J］. 中药材，2003，26（11）：820－825.

［作者：吴忠、杨立伟、王永刚、苏薇薇，原文发表于《中药材》，2004 年第 27 卷第 6 期，第 441－442 页］

利用指纹图谱技术监控田基黄注射液的生产过程

［摘要］ 采用指纹图谱技术监控了田基黄注射液的生产过程，找出了生产过程中需严格控制的步骤，以保证成品质量的稳定性，本研究具有实用价值。

我们在研究田基黄注射液指纹图谱时发现：不同厂家生产的田基黄注射液指纹图谱有差异。造成这种差异的主要因素有两个：一是投料药材的来源不同；二是生产工艺存在差异。对第一个因素，可通过药材指纹图谱的控制加以解决；对第二个因素，可利用指纹图谱跟踪工艺寻找敏感步骤，然后对敏感步骤进行严格的控制加以解决。基于上述想法，笔者采用指纹图谱技术对田基黄注射液生产工艺的全过程进行了监控，找出了若干敏感步骤，通过对敏感步骤的严格控制可保证成品质量的稳定性。

1　方法

按田基黄注射液的生产工艺（图1）制备样品，在工艺的每个步骤取样并制成相应浓度的溶液（称为中间体溶液），按文献[1]所述方法和条件进行 HPLC 分析，得各中间体的色谱图。

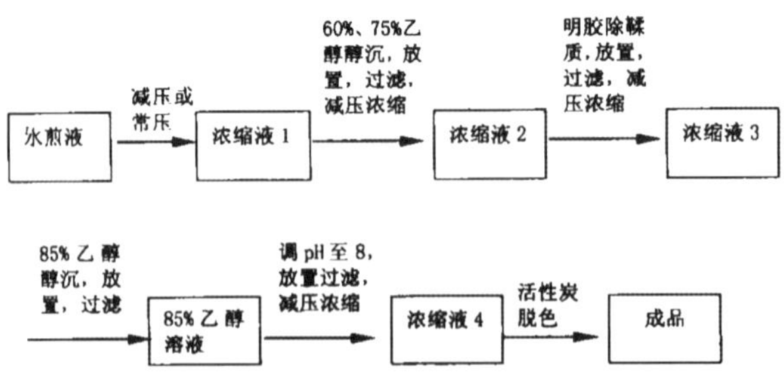

图1　田基黄注射液生产工艺流程

2 结果

（1）生产工艺中的常压浓缩对出现在 45 ～ 80 min 间的各成分有明显影响（如图 2 中小方框所示），此过程属于敏感步骤，为保证成品质量的一致性，应在生产中改常压浓缩为减压浓缩，严格控制生产过程。

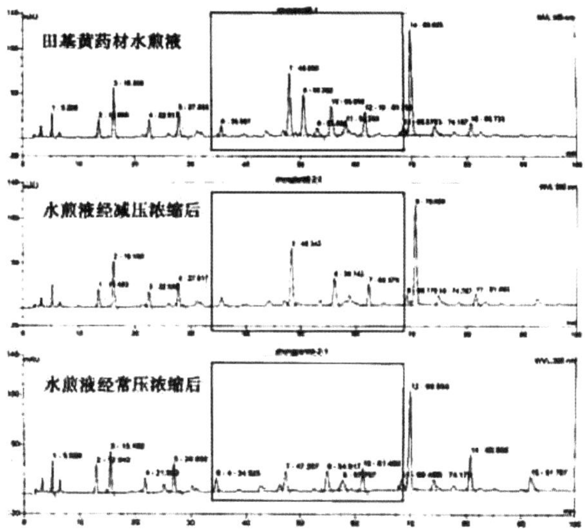

图 2　浓缩对各成分的影响

（2）60%、75% 乙醇醇沉前后各成分的变化不明显，此过程不属于敏感步骤（图 3）。

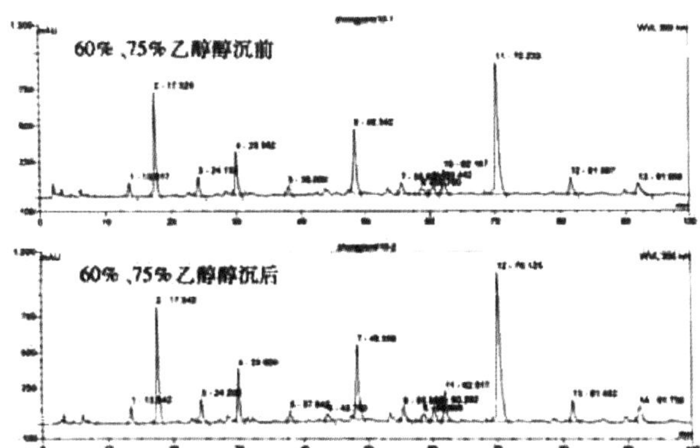

图 3　60%、75% 乙醇醇沉的影响

（3）明胶除鞣质前后各成分的变化不明显，此过程不属于敏感步骤（图 4）。

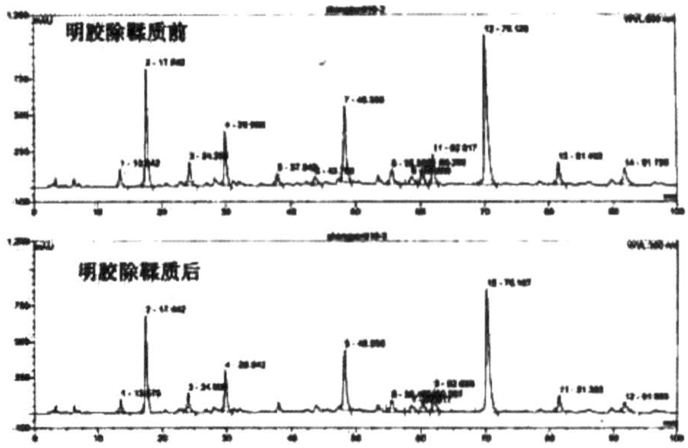

图 4　明胶除鞣质的影响

（4）85% 乙醇醇沉前后各成分的变化不明显，此过程不属于敏感步骤（图 5）。

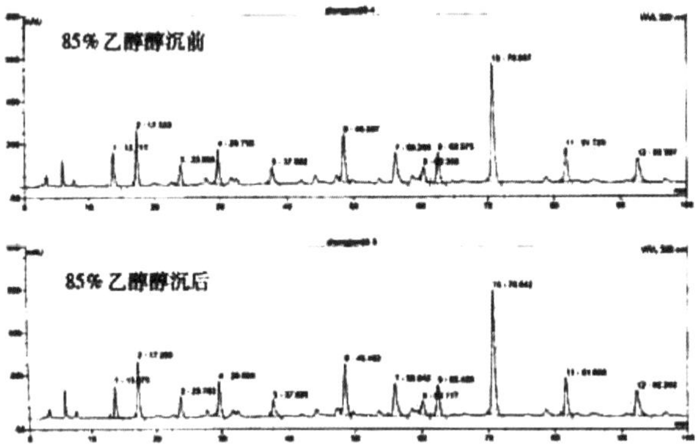

图 5　85% 乙醇醇沉影响

（5）碱性醇沉前后一些成分有明显变化，此过程属于敏感步骤（图 6），生产过程应严格控制 pH、醇沉时间等因素。

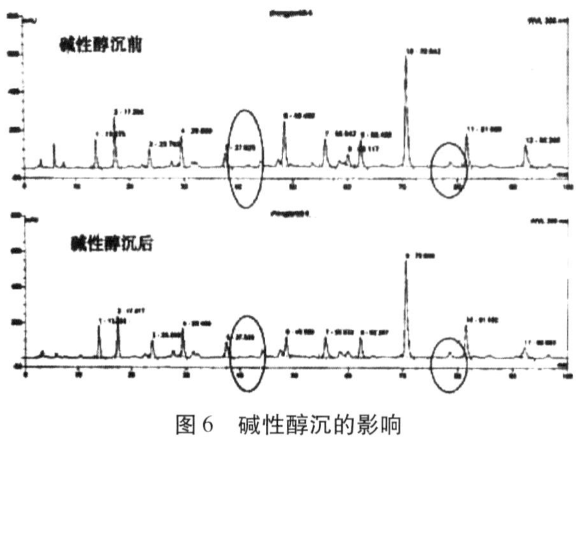

图 6　碱性醇沉的影响

（6）活性炭脱色前后一些成分有明显变化，此过程属于敏感步骤（图7），生产过程应严格控制。

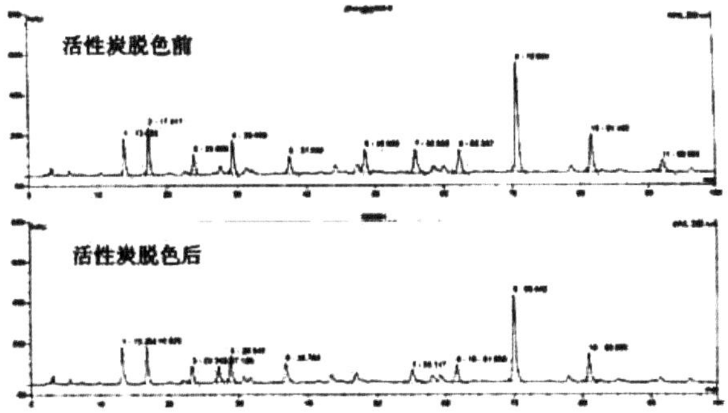

图7 活性炭脱色的影响

3 讨论

（1）田基黄注射液的生产工艺复杂，为了保证成品质量的一致性，应该对生产过程中的敏感步骤严格控制，只有这样才能使本品质量的稳定性得到保证。

（2）采用指纹图谱技术监控田基黄注射液的生产过程，能全面、直观地反映产品中各化学成分的变化趋势。根据这些变化趋势，有针对性地对生产工艺中的敏感步骤进行严格控制，可使生产过程更加科学、合理，为产品质量的一致性提供了保证，增加了产品的科技含量，提高了其市场竞争力。

参考文献

[1] 吴忠，杨立伟，王永刚，等. 田基黄注射液 HPLC 指纹图谱研究［J］. 中药材，2004，27（6）：441－442.

［作者：苏薇薇、杨立伟、王永刚，原文发表于《中药材》，2004 年第 27 卷第 9 期，第 672－673 页］

十一、健骨注射液的研究

一测多评法同时测定健骨注射液中 3 种黄酮类成分的含量

[摘要] **目的：**建立同时测定健骨注射液中 3 种黄酮类成分含量的一测多评法。**方法：**采用高效液相色谱，以夏佛塔苷为内标，测定其与维采宁 -2、维采宁 -3 的相对校正因子，计算含量，并用外标法进行验证。**结果：**各相对校正因子重复性好，一测多评法测定结果与外标法测定结果无显著差异。**结论：**一测多评法操作简便、结果准确，可用于健骨注射液的质量评价。

健骨注射液是由壮药特色药战骨制成的中药注射剂，具有活血散瘀、强筋健骨的功效。现代药理研究表明，黄酮类化合物是健骨注射液主要活性成分[1-3]。有关健骨注射液定量测定方面的研究目前尚无文献报道。

近年来一测多评法被广泛应用于中药质量评价，它是利用中药有效成分之间的内在函数和比例关系，通过测定一种成分（对照品易得、价廉者）而实现多种成分（对照品难得、昂贵者）的同步测定，是适合中药特点的多指标质量评价模式[4-6]。笔者参照文献[7-11]，采用一测多评法同时测定健骨注射液中 3 种黄酮类成分夏佛塔苷、维采宁 -2 和维采宁 -3 的含量，为健骨注射液质量控制提供了全新的方法。

1 仪器与试药

1.1 仪器

Ultimate 3000 DGLC 高效液相色谱仪（美国 Dionex 公司，DGP -3600SD 双三元泵、SRD - 3600 脱气机、WPS - 3000SL 自动进样器、TCC - 3000RS 柱温箱、DAD -3000 检测器、Chromeleon 7.2 数据处理软件）；HITACHI Chromaster 5430 高效液相色谱仪（CM5110 四元泵、CM ORG 脱气机、CM5310 柱温箱、CM5210 进样器、CM5430 DAD 检测器）；色谱柱：Welch Ultimate XB - C_{18}（4.6 mm × 250 mm，5 μm），Agilent ZORBAX Eclipse C_{18}（4.6 mm × 250 mm，5 μm），Hitachi LaChrom C_{18}（4.6 mm × 250 mm，5 μm）；十万分之一电子分析天平（MS205DU，瑞士 Mettler toledo 公司）；超纯水器（Simplicity，美国密理博 Millipore 公司）；数控超声

波清洗器（KQ250DE，昆山市超声仪器有限公司）。

1.2 试药

夏佛塔苷（中国食品药品检定研究院，批号：1119－201302，纯度：92.5%）；维采宁－2（Sigma，批号：03980585，纯度：94.28%）；维采宁－3（上海诗丹德标准技术服务有限公司，批号：4953，纯度：98.7%）；健骨注射液（广西南宁百会药业集团有限公司，批号：1507001、1603003、1608002、1611001、1611002、TDe－0210002、TDo－0211002、XL－0211002、1309006、1703003，规格：2 mL/支）；苯甲醇和聚山梨酯80（广西南宁百会药业集团有限公司）。乙腈（Honeywell，QAFA1H，色谱级）；冰乙酸（阿拉丁，E1519047，色谱级）；水为超纯水。

2 方法与结果

2.1 溶液的制备

2.1.1 对照品溶液的制备　取夏佛塔苷、维采宁－2、维采宁－3对照品适量，精密称定，加20%乙腈，超声处理（功率250 W，频率40 kHz，温度50 ℃）1 h使完全溶解，制成每1 mL含0.1214 mg夏佛塔苷、含0.1656 mg维采宁－2、含0.0652 mg维采宁－3的混合对照品溶液。

2.1.2 供试品溶液的制备　精密量取本品1 mL，置10 mL量瓶中，加20%乙腈定容至刻度，摇匀，滤过，取续滤液，即得。

2.1.3 阴性样品溶液的制备　取苯甲醇和聚山梨酯80各0.1 mL，置10 mL量瓶中，加20%乙腈定容至刻度，摇匀，滤过，取续滤液，即得。

2.2 色谱条件

色谱柱为Welch Ultimate XB－C_{18}（4.6 mm×250 mm，5 μm）；流动相为乙腈（A）－0.3%冰乙酸溶液（B），梯度洗脱（0～70 min：10%→20% A）；柱温：30 ℃；流速1.0 mL/min；检测波长340 nm；进样量10 μL。

2.3 方法学考察

2.3.1 专属性试验　精密吸取“2.1节”的混合对照品溶液、供试品溶液、阴性样品溶液及空白溶剂（乙腈）各10 μL，在“2.2节”色谱条件下分别进样。结果显示，供试品溶液色谱中呈现与对照品保留时间相同的色谱峰；夏佛塔苷、维采宁－2、维采宁－3与其相邻色谱峰的分离度均大于1.5，拖尾因子在0.95～1.01，理论板数以夏佛塔苷计大于10000，空白溶剂和阴性样品在相应位置处未见色谱峰，方法专属性好。混合对照品、阴性样品和样品HPLC图见图1。

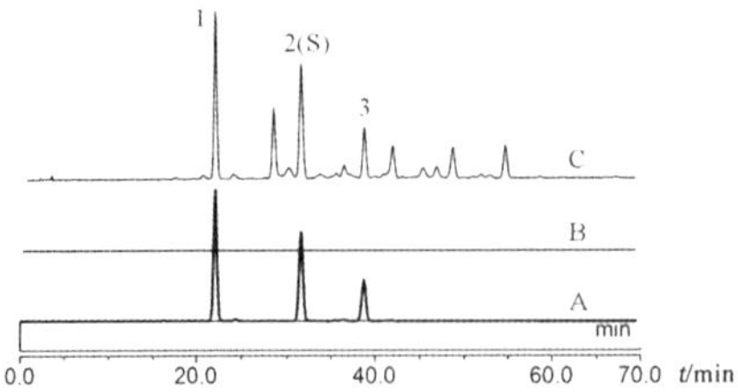

图1　混合对照品（A）、阴性样品（B）和样品（C）的 HPLC 图

1：维采宁-2；2（S）：夏佛塔苷；3：维采宁-3。

2.3.2　线性关系考察　分别精密吸取"2.1.1 节"混合对照品溶液 2 μL、5 μL、10 μL、15 μL、20 μL、25 μL、30 μL 注入液相色谱仪中，按"2.2 节"色谱条件进行分析，测定峰面积，绘制标准曲线，以峰面积积分值 A 对进样量 C 进行回归分析。维采宁-2 回归方程为：$A=24.102C-0.2267$（$r=1.000$）；夏佛塔苷回归方程为：$A=26.153C-0.1487$（$r=1.000$）；维采宁-3 回归方程为：$A=24.218C-0.0863$（$r=1.000$）。结果表明，维采宁-2 在 0.3312～4.968 μg，夏佛塔苷在 0.2428～3.642 μg，维采宁-3 在 0.1304～1.955 μg 时，进样量与峰面积呈良好的线性关系。

2.3.3　精密度试验　精密吸取同一混合对照品溶液 10 μL，按"2.2 节"色谱条件连续进样 6 次，记录峰面积。维采宁-2 峰面积的 RSD 为 0.41%，夏佛塔苷峰面积的 RSD 为 0.36%，维采宁-3 峰面积的 RSD 为 0.45%，表明该方法精密度好。

2.3.4　重复性试验　取同一批样品（批号：1611001），按"2.1.2 节"方法平行制备 6 份供试品溶液，按"2.2 节"色谱条件测定，计算各成分的含量，结果供试品中维采宁-2、夏佛塔苷、维采宁-3 的平均含量分别为 1.72 mg/mL、1.32 mg/mL和 0.615 mg/mL，RSD 依次为 0.60%、0.64% 和 0.63%，表明该方法重复性好。

2.3.5　稳定性试验　取同一供试品溶液（批号：1611001），分别于制备后 0 h、3 h、6 h、9 h、12 h、24 h、48 h、72 h 按"2.2 节"色谱条件进样 10 μL，测得维采宁-2、夏佛塔苷、维采宁-3 峰面积的 RSD 分别为 1.2%、1.4%、3.3%，表明供试品溶液在 72 h 内稳定。

2.3.6　加样回收试验　精密吸取已测定的供试品（批号：1611001）9 份，每份 0.5 mL，分别加入高、中、低浓度的混合对照品溶液，按"2.1.2 节"方法制备样品溶液，按"2.2 节"色谱条件测定，计算加样回收率。结果维采宁-2、夏佛塔苷和维采宁-3 的回收率在 93.6%～101.9%，RSD 均小于 3.9%。

2.3.7　耐用性考察　取同一供试品溶液（批号：1611001），分别使用 Welch Ultimate XB-C_{18}（4.6 mm×250 mm，5 μm）、Agilent ZORBAX Eclipse C_{18}（4.6×

250 mm，5 μm）、Hitachi LaChrom C_{18}（4.6 mm×250 mm，5 μm）3种型号的色谱柱，按“2.2节”色谱条件测定，考察色谱行为的变化。结果表明，3种型号的色谱柱所测得的维采宁-2、夏佛塔苷、维采宁-3平均含量 *RSD* 依次为1.0%、0.76%、1.3%，表明该方法的耐用性好。

2.4 相对校正因子的确定

2.4.1 待测组分相对校正因子的计算　取“2.1.1节”混合对照品溶液，进样2 μL、5 μL、10 μL、15 μL、20 μL、30 μL，以夏佛塔苷为内参物，分别计算维采宁-2、维采宁-3的相对校正因子，结果见表1。

表1　维采宁-2与维采宁-3相对校正因子

进样体积/μL	$f_{s/a}$	$f_{s/b}$
2	1.089	1.080
5	1.088	1.079
10	1.087	1.082
15	1.084	1.082
20	1.086	1.081
30	1.086	1.080
平均值	1.087	1.081
RSD/%	0.16	0.11

注：*s*/*a*=夏佛塔苷/维采宁-2；*s*/*b*=夏佛塔苷/维采宁-3。

2.4.2 相对校正因子重现性考察　采用Dionex Ultimate 3000 DGLC高效液相色谱仪分别考察了3种不同品牌的色谱柱Welch Ultimate XB-C_{18}、Agilent ZORBAX Eclipse C18、Hitachi LaChrom C_{18}；采用Welch Ultimate XB-C_{18}分别考察了Dionex Ultimate 3000 DGLC高效液相色谱系统、HITACHI Chromaster 5430高效液相色谱系统对相对校正因子的影响，结果各成分的相对校正因子重现性良好（*RSD*＜0.50%），见表2。

表2　相对校正因子重现性考察

仪器	色谱柱	$f_{s/a}$	$f_{s/b}$
DIONEX	Welch	1.087	1.082
	Agilent	1.087	1.078
	Hitachi	1.082	1.076
HITACHI	Welch	1.090	1.080
平均值		1.086	1.079
RSD/%		0.30	0.21

注：*s*/*a*=夏佛塔苷/维采宁-2；*s*/*b*=夏佛塔苷/维采宁-3。

2.4.3 相对校正因子的确定　根据《一测多评法建立的技术指南》[12]，综合影响校正因子的因素，主要是不同仪器、不同色谱柱影响较大，取重现性考察获得的平均值，最终确定维采宁 -2 相对校正因子为 1.09，维采宁 -3 相对校正因子为 1.08。

2.5 待测色谱峰的定位

通过计算在不同色谱仪器或不同色谱柱中各待测成分色谱峰与夏佛塔苷色谱峰的相对保留时间，对各待测成分进行定位。结果表明相对保留时间的波动较小。其 *RSD* 均小于2.0%，结果见表3。

表3 维采宁 -2 与维采宁 -3 相对保留时间

仪器	色谱柱	相对保留时间	
		维采宁 -2	维采宁 -3
Dionex	welch	0.701	1.22
	Agilent	0.681	1.25
	Hitachi	0.700	1.23
HITACHI	welch	0.707	1.22
平均值		0.697	1.23
RSD/%		1.6	1.2

2.6 一测多评法与外标法的比较

取健骨注射液样品10批，按照“2.1.2”项下方法制备供试品溶液。分别精密吸取对照品溶液和供试品溶液各10 μL，按“2.2”项下色谱条件测定，采用外标法和一测多评法分别对健骨注射液中夏佛塔苷、维采宁 -2 和维采宁 -3 进行含量测定，结果见表4。

表4 一测多评法与外标法测定结果比较

批号	夏佛塔苷/ (mg · mL⁻¹)	维采宁 -2/ (mg · mL⁻¹)			维采宁 -3/ (mg · mL⁻¹)		
		外标法	一测多评法	*RAD* /%	外标法	一测多评法	*RAD* /%
1507001	1.42	1.96	1.95	0.256	0.602	0.602	0.000
1603003	1.06	1.30	1.30	0.000	0.547	0.548	0.091
1608002	1.42	1.84	1.84	0.000	0.612	0.612	0.000
1611001	1.31	1.72	1.70	0.585	0.618	0.616	0.162
1611002	1.64	2.06	2.07	0.242	0.666	0.666	0.000
TDe-0210002	1.64	2.51	2.50	0.200	0.938	0.936	0.107
TDo-0211002	0.93	1.18	1.18	0.000	0.510	0.509	0.098
XL-0211002	0.87	1.34	1.35	0.372	0.623	0.622	0.080
1309006	0.95	1.24	1.24	0.000	0.394	0.395	0.127
1703003	1.33	1.78	1.78	0.000	0.420	0.422	0.238

常规的外标法实测值与一测多评法计算的含量 *RAD* < 1.0%，经统计学 *t* 检验，

$P>0.05$，表明两种方法测得结果差异无统计学意义。由此说明，一测多评法在健骨注射液的多指标成分质量评价中应用是可行的。

3 讨论

3.1 内参物的选择

本研究在维采宁-2和维采宁-3对照品获得困难（中国食品药品检定研究院没有出售）的情况下，选用廉价易得且性质稳定的夏佛塔苷为内标，测定夏佛塔苷与维采宁-2、维采宁-3的相对校正因子，并计算其含量，实现了一测多评。

3.2 相对校正因子的的重现性

本研究考察了不同色谱柱、不同仪器对相对校正因子的影响，结果相对校正因子重复性好，表明在缺少对照品的情况下，利用一测多评法对健骨注射液进行质量控制是可行的，为健骨注射液质量标准提高提供了可靠的方法，值得推广应用。

参考文献

[1] 潘洪平，陈英，荆树汉，等. 复方黄毛豆腐柴搽剂抗软组织损伤及抗炎止痛的实验研究［J］. 中国医院药学杂志，2007，27（7）：861-864.

[2] 潘洪平，荆树汉. 黄毛豆腐柴化学成分、药理研究及临床应用进展［J］. 广西医学，2002，24（3）：365-367.

[3] 王智民，高慧敏，付雪涛，等. “一测多评”法中药质量评价模式方法学研究［J］. 中国中药杂志，2006，31（23）：1925-1928.

[4] 唐安福，李思，王银娟，等. 一测多评法在中药化学成分分析中的应用及其研究进展［J］. 中南药学，2014，12（2）：144-147.

[5] 杨洋，黄良永，朱美玲，等. 一测多评法在《中国药典》2015年版中的应用［J］. 中南药学，2017，15（12）：1738-1741.

[6] 黄琼，陈丽芬，林翠梧，等. 药用植物战骨中黄酮类化学成分及抗氧化作用研究［J］. 时珍国医国药，2009，20（11）：2706-2708.

[7] 韦记青，石天松，蒋运生，等. 壮药战骨综合研究分析［J］. 时珍国医国药，2009，20（4）：965-966.

[8] 戴春燕，陈光英，朱国元，等. 战骨茎的化学成分研究［J］. 中草药，2007，38（1）：34-35.

[9] 李小燕，杨立芳，邓光辉，等. 壮药战骨高效液相色谱指纹图谱的研究［J］. 时珍国医国药，2007，18（2）：287-290.

[10] 江志霞，李海玲，邓亚利. 战骨药材及其复方制剂的指纹图谱分析及牡荆素

含量测定［J］. 天然产物研究与开发，2015，27（4）：621－625.
［11］王智民，钱忠直，张启伟，等. 一测多评法建立的技术指南［J］. 中国中药杂志，2011，36（6）：657－658.

［作者：梁玉婷、王静宇、苏薇薇、幸林广、吴忠、林桥辉、彭维，原文发表于《中南药学》，2019 年第 17 卷第 2 期，第 233－236 页］

健骨注射液指纹图谱及有效成分的传递

[摘要] 采用高效液相色谱法构建了健骨注射液的指纹图谱，研究投料药材、中间体与成品的相关性及有效成分的传递规律。所建立的方法简单、快捷，适用于健骨注射液生产过程质量监控。

健骨注射液是由壮药特色药战骨制成的中药单方制剂，具有活血散瘀、强筋健骨、驱风止痛的功效[1]；临床上用于治疗膝关节骨性关节炎、急性腰扭伤、神经根型颈椎病[2-4]。中药制剂化学成分复杂，单一成分定量测定难以全面控制成品质量。指纹图谱具有“整体性”和“模糊性”特点，能系统反映中药的整体特征，已被广泛用于中药质量评价[5-6]，中药注射剂标准提高和再评价工作也强调了指纹图谱的重要性[7]。本研究采用高效液相色谱法对健骨注射液进行指纹图谱研究，通过比较原料药材、中间体、成品指纹图谱的差别，监控生产工艺的稳定性，并探讨成品有效成分与原料药材有效成分间的相关性，找出生产过程中的质量传递规律，全面监控产品的质量，具有实际应用价值。

1 仪器与试药

1.1 仪器

Ultimate 3000 DGLC 高效液相色谱仪（美国 Dionex 公司，DGP－3600 SD 双三元泵、SRD－3600 脱气机、WPS－3000 SL 自动进样器、TCC－3000 RS 柱温箱、DAD－3000 检测器、Chromeleon 7.2 数据处理软件）；Triple TOF 5600 液相－质谱联用仪（美国 AB SCIEX 公司）；中药粉碎机（YB－400A 型，永康市速锋工贸有限公司）；十万分之一电子分析天平（MS205DU，瑞士 Mettler toledo 公司）；超纯水器（Simplicity，美国密理博 Millipore 公司）；数控超声波清洗器（KQ250DE，昆山市超声仪器有限公司）。

1.2 试药

乙腈（Honeywell，QAFA1H，色谱级）；冰乙酸（阿拉丁，E1519047，色谱级）；甲醇（天津市大茂化学试剂厂，20170503－2，分析纯）；甲酸为质谱纯；水为超纯水。夏佛塔苷（中国食品药品检定研究院，批号：1119－201302，纯度：92.5%）；维采宁－2（Sigma，批号：03980585，纯度：94.28%）；维采宁－3（上海诗丹德标准技术服务有限公司，批号：4953，纯度：98.7%）；阴性对照由广西南宁百会药业集团有限公司提供。15 批次健骨注射液及对应原料药材、中间体的批号见表1；另有一批次健骨注射液（批号：1608002，用于方法学验证）。

表1　15 批次健骨注射液及对应原料药材、中间体

批号	战骨药材	中间体	健骨注射液
01	20150325	1607001	1608002
02	20150512	1703004	1703003
03	TDO－0211002	TDO－0211002	TDO－021100
04	TDO－0307010	TDO－0307010	TDO－0307010
05	TDO－0305008	TDO－0305008	TDO－0305008
06	TDO－0306009	TDO－0306009	TDO－0306009
07	TDE－0211003	TDE－0211003	TDE－0211003
08	XL0211002	XL0211002	XL0211002
09	XL0302004	XL0302004	XL0302004
10	XL0303005	XL0303005	XL0303005
11	20150325	—	1507001
12	20150325	—	1603003
13	20150325	—	1608001
14	20150325	—	1611001
15	20150325	—	1611002

2　方法与结果

2.1　溶液的制备

2.1.1　参照物溶液的制备　取夏佛塔苷、维采宁－2、维采宁－3 对照品适量，精密称定，加 20% 乙腈超声处理（功率 250 W，频率 40 kHz，温度 50 ℃）1 h 使完全溶解，制成每 1 mL 含 0.121 mg 的夏佛塔苷、含 0.166 mg 的维采宁－2、含 0.065 mg 的维采宁－3 混合溶液，即得。

2.1.2　供试品溶液的制备　精密量取健骨注射液 1 mL，置 10 mL 容量瓶中，加 20% 乙腈定容至刻度，摇匀，滤过，取续滤液，即得。

2.1.3　中间体溶液的制备　精密量取 0.1 mL，置 10 mL 容量瓶中，加 20% 乙腈定容至刻度，摇匀，滤过，取续滤液，即得。

2.1.4　战骨药材溶液的制备　取战骨饮片粉末（过三号筛）约 1.5 g，精密加入 80% 甲醇 25 mL，称量，静置 30 min，再超声处理 1 h，放冷，用 80% 甲醇补足减失的质量，摇匀，滤过，取续滤液，即得。

2.1.5　阴性对照溶液的制备　取苯甲醇和聚山梨酯 80 各 0.1 mL，置 10 mL 容量瓶中，加 20% 乙腈定容至刻度，摇匀，滤过，取续滤液，即得。

2.2 色谱条件

Welch C_{18}（4.6 mm×250 mm，5 μm）色谱柱；流动相为乙腈（A）-0.3%冰乙酸溶液（B），梯度洗脱（0～70 min：10%→20% A，90%→80% B）；柱温：30 ℃；流速为1.0 mL/min，检测波长为340 nm，进样量为10 μL。采用《中药色谱指纹图谱相似度评价系统（2012.1版）》评价其相似度。

2.3 方法学考察

2.3.1 专属性试验 取健骨注射液、阴性对照、空白溶剂、中间体及战骨药材分别按“2.1节”方法制备，在“2.2节”色谱条件分别测定，结果各色谱峰均不受溶剂及辅料影响，表明其专属性好（图1）。

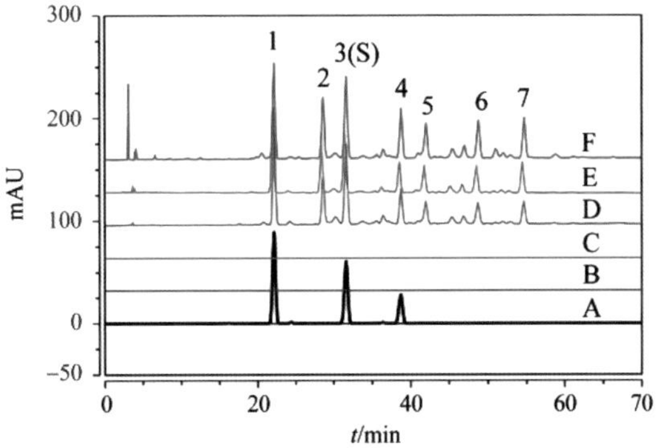

图1 健骨注射液指纹图谱专属性试验

A：混合对照品；B：空白溶剂-20%乙腈；C：阴性对照；D：健骨注射液；E：中间体；F：战骨药材；1：维采宁-2；3（S）：夏佛塔苷；4：维采宁-3。

2.3.2 精密度试验 取同一供试品溶液（批号：1608002），在“2.2节”色谱条件连续进样6次，以3号峰为参照峰，计算其余6个共有峰的相对保留时间与相对峰面积。结果显示，共有峰的相对保留时间 *RSD* 为0.03%～0.07%，相对峰面积 *RSD* 为0.13%～0.95%，相似度均大于0.99，表明仪器精密度好。

2.3.3 重复性试验 取同一批样品（批号：1608002），平行6份，按“2.1.2节”方法制备，在“2.2节”色谱条件分别进样，记录色谱图。结果显示，各共有峰的相对保留时间 *RSD* 为0.04%～0.07%，相对峰面积 *RSD* 为0.17%～1.26%，相似度均大于0.98，表明该方法重复性好。

2.3.4 稳定性试验 取同一供试品溶液（批号：1608002），在“2.1节”条件下于0 h、3 h、6 h、9 h、12 h、24 h、48 h和72 h测定，记录色谱图。结果显示，各共有峰的相对保留时间 *RSD* 为0.03%～0.11%，相对峰面积 *RSD* 为0.20%～1.94%，相似度均大于0.96，表明供试品溶液在72 h内稳定。

2.3.5 耐用性试验 取健骨注射液供试品溶液（批号：1608002），分别使用 Welch Ultimate XB-C_{18}（4.6 mm × 250 mm，5 μm）、Agilent ZORBAX Eclipse C_{18}（4.6 mm×250 mm，5 μm）、Hitachi LaChrom C_{18}（4.6 mm×250 mm，5 μm）3 种型号的色谱柱，测定健骨注射液指纹图谱，记录色谱图。结果显示，各共有峰的相对保留时间 *RSD* 为 0.56%～2.42%，相对峰面积 *RSD* 为 0.12%～4.67%，相似度均大于 0.95，表明该方法耐用性好。

2.4 指纹图谱的建立与相关技术参数

2.4.1 指纹图谱的建立 取 10 批健骨注射液、中间体、原料药材按“2.1.2 节”方法制备供试品溶液，在“2.2 节”色谱条件分别进样，通过《中药色谱指纹图谱相似度评价系统（2012 年版）》对 10 个批次指纹图谱进行评价。7 个色谱峰为各批次所共有，因此确定这 7 个峰为共有峰；10 批所测健骨注射液、中间体、原料药材指纹图谱的相似度均在 0.92 以上，见表 2。

表 2 10 批健骨注射液、中间体、原料药材指纹图谱与共有模式的相似度评价结果

样品	01	02	03	04	05	06	07	08	09	10
健骨注射液	0.965	0.931	0.995	0.966	0.997	0.990	0.985	0.998	0.996	0.994
中间体	0.967	0.935	0.993	0.961	0.995	0.992	0.962	0.998	0.996	0.991
原料药材	0.978	0.922	0.984	0.981	0.989	0.990	0.957	0.999	0.989	0.976

2.4.2 成品与原料药的相关性考察 通过《中药色谱指纹图谱相似度评价系统（2012 年版）》对 10 批成品、中间体、原料药材指纹图谱共有模式进行评价，结果其相似度均大于 0.98，表明成品、中间体、原料药材相关性良好，健骨注射液生产工艺稳定，见图 2。

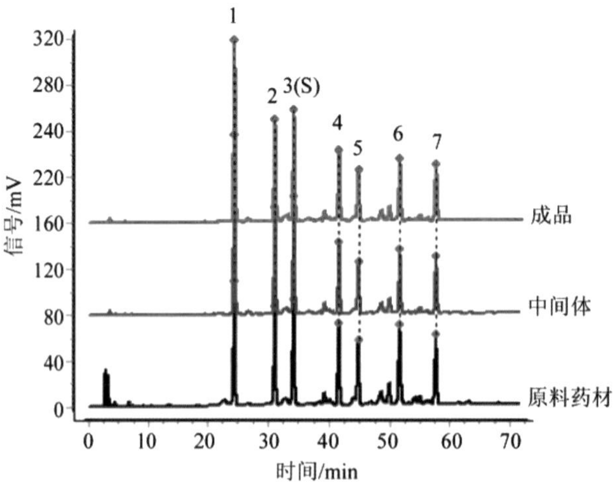

图 2 10 批原料药材、中间体、成品指纹图谱共有模式

峰 1：维采宁 -2；峰 3（S）：夏佛塔苷；峰 4：维采宁 -3。

2.4.3 成品指纹图谱检测 另取11～15批健骨注射液按“2.1.2节”方法制备供试品溶液，在“2.2节”色谱条件分别进样，以上述10批健骨注射液所建立的共有模式为对照指纹图谱，通过《中药色谱指纹图谱相似度评价系统（2012年版）》对5批新生产的健骨注射液进行评价，结果相似度均大于0.95。见表3、表4。

表3 10批原料药材、中间体、成品指纹图谱共有模式的相似度评价

样品	原料药材	中间体	成品
原料药材	1.000	0.985	0.980
中间体	0.985	1.000	0.999
成品	0.980	0.999	1.000

表4 5批健骨注射液指纹图谱相似度评价

序号	11	12	13	14	15
相似度	0.953	0.975	0.965	0.970	0.958

2.5 共有特征峰的确证和指认

2.5.1 对照品对照法 分别精密吸取混合对照品及成品供试品溶液，注入液相色谱仪，按“2.2节”色谱条件分析，采集色谱图，根据色谱峰的保留时间定位以及化学成分的PDA光谱图信息对比，确定1号峰、3号峰、4号峰分别为维采宁-2、夏佛塔苷、维采宁-3，结果见图1。

2.5.2 UFLC-Triple-TOF-MS/MS成分鉴别 同参考文献[8]。检测结果通过质谱中分子离子峰和碎片离子峰的相对分子质量匹配、保留时间匹配等信息与参考文献[8]对比，鉴定了健骨注射液指纹图谱中其余4个色谱峰的化学成分，2号峰、5号峰、6号峰、7号峰分别为异夏佛塔苷[8]、Apigenin 6，8-di-Carabinoside[8]、芹菜素-6-C-α-L-阿拉伯糖-8-C-β-D-木糖苷[8]、芹菜素-6-C-β-D-木糖-8-C-α-L-阿拉伯糖苷[8]，质谱总离子流图见图3。

2.6 原料药材与成品有效成分传递分析

2.6.1 对照品溶液的制备 同“2.1.1节”参照物溶液的制备。

2.6.2 样品含量测定及转移率 取10个不同批次的健骨注射液、中间体、原料药材，按“2.1节”制备方法进行处理后，按“2.2节”色谱条件测定，分别计算维采宁-2、夏佛塔苷和维采宁-3的含量。再根据生产过程中药材投料量与成品得率，计算10批原料药材中这3种成分在健骨注射液中转移率。结果见表5。

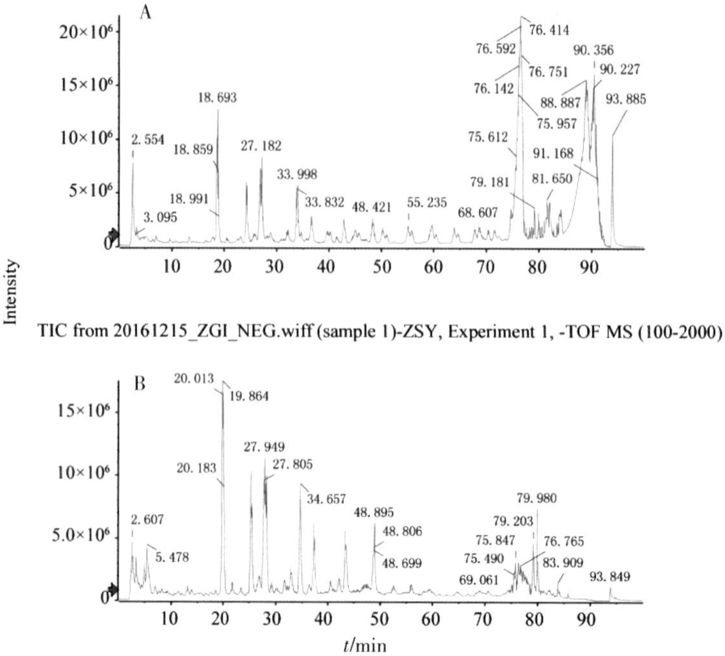

图 3　健骨注射液正模式（A）和负模式（B）总离子流图

表 5　总含量在战骨药材、中间体、注射液的相关性研究

序号	有效成分	战骨药材	中间体		成品	
		w/(mg·g^{-1})	w/(mg·g^{-1})	药材到中间体转移率/%	w/(mg·g^{-1})	药材到成品转移率/%
01	夏佛塔苷	2. 24	0. 708	—	0. 568	—
	维采宁-2	2. 23	0. 817	—	0. 736	—
	维采宁-3	1. 33	0. 311	—	0. 245	—
	总计	5. 80	1. 836	31. 66	1. 549	26. 71
02	夏佛塔苷	3. 06	0. 642	—	0. 532	—
	维采宁-2	2. 41	0. 790	—	0. 712	—
	维采宁-3	1. 07	0. 230	—	0. 169	—
	总计	6. 54	1. 662	24. 26	1. 413	20. 63
03	夏佛塔苷	1. 64	0. 439	—	0. 372	—
	维采宁-2	1. 41	0. 502	—	0. 472	—
	维采宁-3	0. 934	0. 219	—	0. 204	—
	总计	3. 98	1. 160	29. 12	1. 048	26. 31
04	夏佛塔苷	1. 69	0. 420	—	0. 248	—
	维采宁-2	2. 32	0. 692	—	0. 689	—
	维采宁-3	1. 23	0. 255	—	0. 244	—
	总计	5. 24	1. 367	26. 09	1. 181	22. 54
05	夏佛塔苷	2. 75	0. 727	—	0. 620	—
	维采宁-2	2. 72	0. 976	—	0. 830	—
	维采宁-3	1. 66	0. 420	—	0. 361	—
	总计	7. 13	2. 113	29. 78	1. 811	25. 40

续上表

序号	有效成分	战骨药材	中间体		成品	
		w/(mg·g⁻¹)	w/(mg·g⁻¹)	药材到中间体转移率/%	w/(mg·g⁻¹)	药材到成品转移率/%
06	夏佛塔苷	3.07	1.10	—	1.070	—
	维采宁-2	5.27	1.63	—	1.593	—
	维采宁-3	4.61	1.02	—	0.973	—
	总计	12.95	3.75	28.96	3.646	28.08
07	夏佛塔苷	2.04	0.668	—	0.680	—
	维采宁-2	1.62	0.713	—	0.606	—
	维采宁-3	0.919	0.250	—	0.241	—
	总计	4.58	1.631	35.62	1.527	33.35
08	夏佛塔苷	1.26	0.311	—	0.184	—
	维采宁-2	1.45	0.420	—	0.477	—
	维采宁-3	1.06	0.210	—	0.219	—
	总计	3.77	0.941	24.96	0.880	23.34
09	夏佛塔苷	1.32	0.243	—	0.216	—
	维采宁-2	1.24	0.331	—	0.296	—
	维采宁-3	0.851	0.170	—	0.138	—
	总计	3.41	0.744	21.81	0.650	19.06
10	夏佛塔苷	0.734	0.241	—	0.240	—
	维采宁-2	0.604	0.299	—	0.307	—
	维采宁-3	0.384	0.126	—	0.123	—
	总计	1.722	0.666	38.68	0.670	38.91
药材平均总含量/(mg·g⁻¹)		5.54	平均转移率/%	29.09	平均转移率/%	26.43
SD/%		3.07	*SD*/%	5.21	*SD*/%	5.96
(药材平均总含量±*SD*)/(mg·g⁻¹)		2.47～8.61	(平均转移率±*SD*)/%	23.88～34.3	(平均转移率±*SD*)/%	20.47～32.39

3 讨论

本研究首次建立了健骨注射液指纹图谱，战骨药材、中间体、健骨注射液具有良好相关性，说明产品生产工艺稳定，所建立的指纹图谱可以全面监控原料药材、中间体和成品的质量。

本研究在构建指纹图谱的基础上，同时检测了健骨注射液中3种有效成分，考察它们在药材、中间体、成品中的含量变化情况，并探讨了生产过程中有效成分的质量传递规律。结果表明：从药材到中间体的提取，对健骨注射液有效成分的含量影响较大；在生产工艺稳定的情况下，投料药材的质量与成品的质量呈正相关，依据注射液中每克生药中有效成分的含量（mg）=药材中每克生药中有效成分的含量（mg）×转移率（%），可通过药材成分含量推测成品有效成分含量。

中药的有效成分从原料药材到中间体的传递规律，反映了中药生产中的关键工艺环节，如提取溶剂的选择，提取时间及温度的设定等参数，对于生产优质中药产品具有积极意义。本研究揭示了有效成分从战骨药材到成品的传递规律，为健骨注射液的投料药材、生产过程及质量控制提供了指导，同时也为其他中药提供了参考。

参考文献

[1] 中华人民共和国药典委员会. 中华人民共和国卫生部药品标准：中药成方制剂（第14册）[S]. 1997：138-139.

[2] 王海全，黄有荣，覃学流. 健骨注射液穴位注射治疗膝关节骨性关节炎40例[J]. 广西中医药大学学报，2011，14（2）：23-24.

[3] 陈宙，郝林端，钟文. 健骨注射液痛点注射治疗急性腰扭伤的临床观察[J]. 广东医学院学报，2016，34（3）：295-297.

[4] 王红梅，陈俊亭，戚思华. 健骨注射液颈椎旁神经阻滞联合牵引治疗神经根型颈椎病的临床观察[J]. 哈尔滨医科大学学报，2013，47（4）：382-383.

[5] 孙国祥，闫波，侯志飞，等. 中药色谱指纹图谱评价方法研究进展[J]. 中南药学，2015，9（7）：673-681.

[6] 郑文燕，王晓东，彭维，等. 祛痰止咳颗粒指纹图谱研究[J]. 中山大学学报（自然科学版），2011，50（3）：98-101.

[7] 聂黎行，石上梅，翟为民，等. 指纹图谱技术在中药注射剂标准提高中的应用[J]. 中成药，2015，37（3）：607-611.

[8] 梁玉婷，王静宇，苏薇薇，等. 基于UFLC-Triple TOFMS/MS的壮药战骨化学成分分析[J]. 中南药学，2018，16（10）：1369-1373.

［作者：梁玉婷、王静宇、苏薇薇、幸林广、姚宏亮、林桥辉、彭维，原文发表于《中山大学学报（自然科学版）》，2019年第58卷第4期，第53-59页］

十二、复方扭肚藤胶囊的研究

复方扭肚藤胶囊镇痛、抗炎作用的实验研究

［摘要］**目的：**研究复方扭肚藤胶囊的镇痛、抗炎作用。**方法：**采用小鼠扭体法观察复方扭肚藤胶囊的镇痛作用；采用二甲苯致小鼠耳郭肿胀法、角叉菜胶致大鼠足跖肿胀法和醋酸致小鼠毛细血管通透性增高法观察复方扭肚藤胶囊的抗炎作用。**结果：**复方扭肚藤胶囊能显著抑制醋酸所致的小鼠扭体反应；能明显抑制二甲苯所致的小鼠耳郭肿胀和角叉菜胶所致的大鼠足跖肿胀及炎性组织中 PGE_2 的生成，同时对醋酸所致小鼠毛细血管通透性增高具有显著抑制作用。**结论：**复方扭肚藤胶囊具有明显镇痛、抗炎作用。

复方扭肚藤胶囊是中山大学研制的中药新药，该药是由扭肚藤、火炭母、救必应 3 味中药组成的复方制剂，笔者对其镇痛、抗炎作用进行了研究，现综述如下。

1 材料和方法

1.1 药物及试剂

复方扭肚藤胶囊：由中山大学华南创新中药研究开发与技术服务中心提供；阿司匹林片：河北石家庄制药集团生产，批号：041114；乌拉坦：国药集团化学试剂有限公司生产，批号：E60521；二甲苯：广东光华化学有限公司生产，批号：20050218；角叉菜胶：购自美国 Sigma 公司，批号：59C－0328。

1.2 动物

昆明种小鼠，体质量 20～24 g，清洁级，由第一军医大学实验动物中心提供，动物合格证号：2004A063 号；SD 大鼠，雄性，体质量 150～180 g，清洁级，由中山大学实验动物中心提供，动物合格证号：粤检证字 2003A070。

1.3 方法

1.3.1 对醋酸所致小鼠扭体反应的影响[1] 取昆明种小鼠 60 只，雌雄各

半，随机分为空白对照组，复方扭肚藤胶囊低、中、高剂量组，阳性对照药物（阿司匹林）组，共5组，每组12只，实验前小鼠禁食不禁水12 h，然后各组小鼠按0.1 mL/10 g体重灌胃给药，1次/d，共7 d，其中空白对照组给予等体积蒸馏水。末次给药30 min后，每只小鼠腹腔注射0.6%醋酸溶液0.2 mL，记录小鼠30 min内扭体反应次数（以小鼠出现腹部内凹、躯干与后肢伸张，臀部高起为扭体反应），计算镇痛率。

1.3.2 对二甲苯致小鼠耳廓肿胀的影响[1] 取昆明种小鼠60只，随机分为空白对照组，模型对照组，复方扭肚藤胶囊低、中、高剂量组，阳性对照药物（阿司匹林）组，共6组，每组10只，实验前小鼠禁食不禁水12 h，然后各组小鼠按0.1 mL/10 g体重灌胃给药，1次/d，共7 d，其中空白对照组和模型对照组给予等体积蒸馏水。末次给药30 min后，除空白对照组外，其余各组小鼠于右耳正反两面涂上二甲苯50 μL致炎，1 h后脱颈椎处死动物，用直径9 mm打孔器冲下左耳和右耳同一部位的圆片，于分析天平上称重，以两耳片重差值为炎症肿胀度。

1.3.3 对角叉菜胶致大鼠足跖肿胀及炎症组织中PGE_2的影响[1-2] 取雄性SD大鼠50只，随机分为空白对照组，复方扭肚藤胶囊低、中、高剂量组，阳性对照药物（阿司匹林）组，共5组，每组10只，实验前大鼠禁食不禁水12 h，然后各组大鼠按1 mL/100 g体质量灌胃给药，1次/d，共7 d，其中空白对照组给予等体积蒸馏水。末次给药1 h后，先按容积测定方法测量各鼠右踝关节以下容积，然后于各鼠右后足跖皮下注射1%角叉菜胶0.1 mL致炎，分别于致炎后1 h、2 h、3 h、4 h时，按原法测量右踝关节以下容积。测完后，颈椎脱臼处死大鼠，于踝关节上0.5 cm处剪下炎性肿胀足称重，并将以上剪下的致炎足剥皮，剪碎放入5 mL生理盐水中浸泡1 h后，离心，取上清液0.1 mL，加0.5 mol/L KOH－甲醇溶液2 mL，在50 ℃下异构化20 min，用甲醇稀释至5 mL，于278 nm处测定吸光度（*OD*）值，*OD*值的大小即反映PGE_2的含量。

1.3.4 对醋酸致小鼠毛细血管通透性增高的影响[3] 取昆明种小鼠50只，随机分为空白对照组，复方扭肚藤胶囊低、中、高剂量组，阳性对照药物（阿司匹林）组，共5组，每组10只，实验前小鼠禁食不禁水12 h，然后各组小鼠按0.1 mL/10 g体重灌胃给药，1次/d，共7 d，其中空白对照组给予等体积蒸馏水。末次给药后1 h，各组小鼠尾静脉注射0.5%伊文思蓝生理盐水溶液0.1 mL/10 g，随即腹腔注射0.6%醋酸0.1 mL/10 g，20 min后断头放血处死小鼠，腹腔注射6 mL生理盐水，轻揉腹部，收集腹腔洗出液，1000 r/min离心5 min，取上清液于590 nm处测*OD*值。

1.4 统计学处理

实验数据以“均值±标准差”$\bar{x} \pm s$表示，采用SPSS统计软件进行统计学处理。

2 结果

2.1 复方扭肚藤胶囊对醋酸所致小鼠扭体反应的影响

由表1可见，复方扭肚藤胶囊低、中、高剂量组小鼠的扭体次数与空白对照组比较，差异具有统计学意义（$P<0.01$ 或 $P<0.05$），说明复方扭肚藤胶囊能够减少醋酸所致的小鼠扭体反应，提示复方扭肚藤胶囊具有明显镇痛作用。

表1 复方扭肚藤胶囊对醋酸所致小鼠扭体反应影响（$\bar{x}\pm s$，$n=12$）

组别	给药剂量	扭体次数/次	抑制率/%
空白对照组	—	29.1±5.7	—
复方扭肚藤胶囊低剂量组	0.36 g生药/kg	18.1±8.3*	37.8
复方扭肚藤胶囊中剂量组	0.72 g生药/kg	13.8±3.4**	52.6
复方扭肚藤胶囊高剂量组	1.44 g生药/kg	10.6±3.8**	63.6
阿司匹林组	0.2 g/kg	8.8±2.3**	69.8

与空白对照组比较：*$P<0.05$，**$P<0.01$。

2.2 复方扭肚藤胶囊对二甲苯致小鼠耳郭肿胀的影响

由表2可见，复方扭肚藤胶囊中、高剂量组的耳重差与模型对照组比较，差异具有统计学意义（$P<0.01$），说明复方扭肚藤胶囊能抑制二甲苯所致的小鼠耳郭肿胀，提示复方扭肚藤胶囊对急性炎性肿胀具有抑制作用。

表2 复方扭肚藤胶囊对二甲苯致小鼠耳郭肿胀的影响（$\bar{x}\pm s$，$n=10$）

组别	给药剂量	左耳重/mg	右耳重/mg	重量差
空白对照组	—	20.24±2.67	20.98±5.01	0.71±0.31
模型对照组	—	21.32±4.12	38.01±7.34	16.86±5.33##
复方扭肚藤胶囊低剂量组	0.36g生药/kg	21.35±3.76	34.79±4.67	13.12±5.27
复方扭肚藤胶囊中剂量组	0.72g生药/kg	19.89±3.26	28.65±3.65	8.58±2.34**
复方扭肚藤胶囊高剂量组	1.44g生药/kg	19.37±3.87	27.29±6.43	7.55±2.72**
阿司匹林组	0.2g/kg	20.57±2.89	25.68±4.69	5.23±1.67**

与模型对照组比较：**$P<0.01$；与空白对照组比较：##$P<0.01$。

2.3 复方扭肚藤胶囊对角叉菜胶致大鼠足跖肿胀及炎症组织中 PGE_2 含量的影响

由表3可见，中、高剂量复方扭肚藤胶囊对角叉菜胶致炎后1 h、2 h、3 h、

4 h时大鼠的足跖肿胀及炎症组织中 PGE_2 含量增加均具有明显的抑制作用（$P<0.05$ 或 $P<0.01$），提示复方扭肚藤胶囊对急性炎性肿胀具有显著抑制作用。

表3　复方扭肚藤胶囊对角叉菜胶致大鼠足跖肿胀及炎症组织中 PGE_2 含量的影响（$\bar{x}\pm s$，$n=10$）

组别	给药剂量	*OD* 值	肿胀率/%			
			1 h	2 h	3 h	4 h
空白对照组	—	2.35±0.52	37.87±5.36	50.35±10.11	58.93±9.02	71.97±13.68
复方扭肚藤胶囊低剂量组	0.25 g 生药/kg	2.24±0.46	31.46±6.99	43.87±10.25	50.24±9.03	59.37±19.35
复方扭肚藤胶囊中剂量组	0.50g 生药/kg	1.76±0.23*	27.43±5.31*	33.26±4.57*	34.65±8.74**	37.69±7.34**
复方扭肚藤胶囊高剂量组	1.00g 生药/kg	1.51±0.28**	24.30±3.89**	29.21±7.01**	29.80±6.59**	33.75±7.65**
阿司匹林组	0.2g/kg	1.41±0.31**	22.87±4.43**	24.37±6.01**	30.77±7.01**	30.46±9.03**

与空白对照组比较：* $P<0.05$，** $P<0.01$。

2.4　复方扭肚藤胶囊对醋酸致小鼠毛细血管通透性增高的影响

由表4可见，复方扭肚藤胶囊低、中、高剂量腹腔洗出液的 *OD* 值与空白对照组比较，差异具有统计学意义（$P<0.05$ 或 $P<0.01$），说明复方扭肚藤胶囊组能够明显抑制醋酸致小鼠毛细血管通透性增高，提示复方扭肚藤胶囊对炎性过程中毛细血管通透性增高具有一定的抑制作用。

表4　复方扭肚藤胶囊对醋酸致小鼠毛细血管通透性增高的影响（$\bar{x}\pm s$，$n=10$）

组别	给药剂量	*OD* 值
空白对照组	—	0.346±0.043
复方扭肚藤胶囊低剂量组	0.36g 生药/kg	0.207±0.051*
复方扭肚藤胶囊中剂量组	0.72g 生药/kg	0.158±0.029**
复方扭肚藤胶囊高剂量组	1.44g 生药/kg	0.129±0.023**
阿司匹林组	0.2 g/kg	0.116±0.021**

注：同表4。

3　讨论

实验结果表明，复方扭肚藤胶囊能够显著抑制醋酸所致的小鼠扭体反应，可显著抑制炎症的水肿和渗出，且能降低局部炎症组织中 PGE_2 含量。这提示复方扭肚藤胶囊具有显著的镇痛和抗炎作用，且其抗炎机制之一可能与减少炎症组织中 PGE_2 合成有关。本研究为其临床应用提供了实验依据。

参考文献

[1] 徐叔云，卞如濂，陈修. 药理实验方法学［M］. 北京：人民卫生出版社，

2003：882，911－914.
[2] 邢建峰，孙建宁，侯家玉，等. 异亚丙基莽草酸抗炎作用的研究［J］. 中国药学杂志，2006，41（24）：1861－1863.
[3] 陈奇. 中药药理实验方法学［M］. 北京：人民卫生出版社，1994：71－72.

［作者：李沛波、王永刚、彭维、苏薇薇，原文发表于《中药材》，2008年第31卷第1期，第118－120页］

复方扭肚藤胶囊对实验性腹泻的影响

[摘要] 利用3种动物腹泻模型，研究复方扭肚藤胶囊对各种腹泻的止泻作用。为其临床应用提供实验依据。

复方扭肚藤胶囊是中山大学在验方基础上研制的中药新药，该药系由岭南特色中药扭肚藤、火炭母、石榴皮3味中药组成的复方制剂，这3味中药在民间均常用来治疗腹泻、痢疾。为研究该新药的止泻作用，笔者根据急性胃肠炎腹泻的病理机制，选用大黄致腹泻（大肠性腹泻模型）、蓖麻油致腹泻（小肠性腹泻模型）、细菌性腹泻3种动物腹泻模型，对其止泻作用进行了研究，现综述如下。

1 材料

1.1 药物及试剂

复方扭肚藤胶囊由中山大学华南创新中药研究开发与技术服务中心提供。制法：将药材扭肚藤、火炭母、石榴皮（经本院彭维主任药师鉴定为木犀科植物扭肚藤 *Jasminum amplexicaule* Buch. Ham 的枝叶、蓼科植物火炭母 *Polygonum chinense* L. 的枝叶、石榴科植物石榴 *Punica granatum* L. 的干燥果皮）热浸14 h，加18倍量水煎煮3次，每次1 h，滤过，滤液中加入乙醇至5%，经陶瓷膜微滤，将微滤液用有机膜进行超滤，收集超滤液，浓缩至浸膏，于浸膏中加入适量糊精，混匀，干燥，粉碎，过筛，加入适量硬脂酸镁，混匀，装入0号胶囊制成胶囊剂，每粒胶囊含生药4.59 g；以指标性成分东莨菪素与槲皮苷的含量为质控指标。

复方地芬诺酯片：河北赛克药业有限公司生产，批号060402。盐酸小檗碱片：广东华南药业有限公司，批号061102。蓖麻油：通辽市通华蓖麻化工有限责任公司生产。大黄：购于广州市清平药材市场，由本院彭维主任药师鉴定为蓼科植物药用大黄 *Rheum officinale* Baill. 的干燥根及根茎。

1.2 动物

昆明种小鼠，体质量20～22 g，SPF级，由广东省医学实验动物中心提供，动物合格证号：粤监证字2006A018。

1.3 菌种

致病性大肠杆菌 O_{111}，由中山大学中山医学院微生物教研室提供，使用时稀释成不同浓度，菌量计数采用比浊法。

2 方法

2.1 对大黄致小鼠腹泻的影响[1]

取小鼠 60 只，随机分为 5 组，即空白对照组，阳性药对照（复方地芬诺酯片）组，复方扭肚藤胶囊低、中、高剂量组，每组 12 只。各组小鼠灌胃给药，每天 1 次，共 7 d，其中复方扭肚藤胶囊低、中、高剂量组的给药剂量分别为（生药）0.36 g/kg、0.72 g/kg、1.44 g/kg，复方地芬诺酯片的给药剂量为 2.5 mg/kg，空白对照组给等体积蒸馏水。末次给药后 30 min，每只小鼠灌胃给予 100% 大黄水提液 0.04 mL/g 体质量，单个放置在垫有滤纸的 15 cm × 25 cm 塑料笼内，每隔 1 h 换垫纸，观察小鼠腹泻潜伏期（从给予大黄至出现腹泻的时间）以及 6 h 内的腹泻次数。

2.2 对蓖麻油所致小鼠腹泻的影响[1]

取小鼠 60 只，分组和给药同“2.1 节”操作。末次给药后 30 min，每只小鼠灌胃给予蓖麻油 0.01 mL/g，单个放置在垫有滤纸的 15 cm × 25 cm 塑料笼内，每隔 1 h 换垫纸，观察小鼠腹泻潜伏期以及 6 h 内的腹泻次数。

2.3 对细菌性小鼠腹泻的影响[2]

取小鼠 60 只，随机分为 5 组，即空白对照组，阳性药对照（盐酸小檗碱片）组，复方扭肚藤胶囊低、中、高剂量组，每组 12 只。各组小鼠灌胃给药，每天 1 次，共 7 d。复方扭肚藤胶囊低、中、高剂量组的给药剂量分别为（生药）0.36 g/kg、0.72 g/kg、1.44 g/kg，阳性药对照（盐酸小檗碱片）组的给药剂量为 160 mg/kg，空白对照组给等体积蒸馏水。末次给药后 30 min，每只小鼠腹腔注射 2.5 亿致病性大肠杆菌 O_{111}，然后单个放置在垫有滤纸的 15 cm × 25 cm 塑料笼内，每隔 1 h 换垫纸，观察小鼠的腹泻潜伏期以及 10 h 内的腹泻次数。

3 结果

3.1 复方扭肚藤胶囊对大黄所致小鼠腹泻的影响

由表 1 可见，复方扭肚藤胶囊低、中、高剂量组的大黄所致小鼠腹泻潜伏期及腹泻次数与空白对照组比较，差异具有统计学意义（$P<0.01$ 或 $P<0.05$），说明复方扭肚藤胶囊能抑制大黄所致小鼠的腹泻，提示复方扭肚藤胶囊具有一定的止泻作用。

表1 复方扭肚藤胶囊对大黄所致小鼠腹泻的影响（$\bar{x}\pm s$，$n=12$）

组别	剂量/（$g\cdot kg^{-1}$）	腹泻潜伏期/min	给药后不同时间累计腹泻次数		
			2 h	4 h	6 h
空白	—	51.2±20.3	7.2±2.0	11.1±3.7	14.7±4.5
复方扭肚藤胶囊	0.36	80.2±17.6*	3.9±1.6*	6.1±3.3**	7.6±3.2**
	0.72	98.2±26.9**	1.8±1.0**	4.9±2.8**	5.3±1.8**
	1.44	115.6±34.8**	1.0±0.7**	3.8±1.1**	4.4±2.0**
复方地芬诺酯片	0.00251	24.3±32.1**	0.6±0.8**	3.2±1.4**	4.2±1.2**

注：与空白对照组比较 *$P<0.05$，**$P<0.01$。

3.2 复方扭肚藤胶囊对蓖麻油所致小鼠腹泻的影响

由表2可见，复方扭肚藤胶囊中、高剂量组的蓖麻油所致小鼠腹泻潜伏期、2 h的腹泻次数及复方扭肚藤胶囊低、中、高剂量组4 h和6 h的蓖麻油所致小鼠腹泻次数与空白对照组比较，差异具有统计学意义（$P<0.01$ 或 $P<0.05$），说明复方扭肚藤胶囊能够抑制蓖麻油所致小鼠的小肠性腹泻，提示复方扭肚藤胶囊具有一定的止泻作用。

表2 复方扭肚藤胶囊对蓖麻油所致小鼠腹泻的影响（$\bar{x}\pm s$，$n=12$）

组别	剂量/（$g\cdot kg^{-1}$）	腹泻潜伏期/min	给药后不同时间累计腹泻次数		
			2 h	4 h	6 h
空白	—	40.6±12.4	6.8±2.3	10.4±2.5	13.6±3.2
复方扭肚藤胶囊	0.36	60.1±26.3	5.3±2.1	6.4±2.0*	8.1±3.3*
	0.72	63.8±23.4*	3.8±1.6*	5.8±1.7**	6.9±2.4**
	1.44	74.6±13.8**	2.6±1.5**	5.2±2.2**	6.0±2.8**
复方地芬诺酯片	0.0025	79.4±22.5**	2.4±1.3**	4.3±1.9**	6.1±2.3**

注：同表1。

3.3 复方扭肚藤胶囊对细菌性小鼠腹泻的影响

由表3可见，复方扭肚藤胶囊中、高剂量组的细菌性小鼠腹泻潜伏期、6 h的腹泻次数及复方扭肚藤胶囊低、中、高剂量组8 h、10 h的腹泻次数与空白对照组比较，差异具有统计学意义（$P<0.01$ 或 $P<0.05$），说明复方扭肚藤胶囊能抑制

细菌性小鼠腹泻，提示复方扭肚藤胶囊具有一定的止泻作用。

表3　复方扭肚藤胶囊对细菌性小鼠腹泻的影响（$\bar{x} \pm s$，$n=12$）

组别	剂量/(g·kg^{-1})	腹泻潜伏期/min	给药后不同时间累计腹泻次数		
			2 h	4 h	6 h
空白	—	187.9±43.5	8.4±3.5	13.5±4.6	15.1±3.3
复方扭肚藤胶囊	0.36	220.1±36.3	6.7±2.3	9.9±3.4*	11.2±3.9*
	0.72	253.8±53.4*	4.8±1.7**	6.6±2.0**	7.2±3.2**
	1.44	274.6±43.8**	4.1±1.5**	4.9±1.6**	6.9±2.1**
盐酸小檗碱片	0.16	279.4±32.5**	3.2±1.2**	3.8±1.4**	6.0±2.5**

注：同表1。

4　讨论

急性胃肠炎是指除肠痢疾、霍乱、伤寒以外的各种致病菌（包括细菌和病毒）引起的急性胃肠道的感染。好发于夏秋季，常通过不洁的饮食、水等，经口侵入。主要表现为恶心、呕吐、腹痛、腹泻等胃肠道症状，较严重的伴畏寒、发热等全身感染症状，属于中医学“泄泻”“腹痛”等范畴[3]。针对急性胃肠炎腹泻的病理机制，目前常见的实验模型有细菌性腹泻模型、蓖麻油致泻模型（小肠性腹泻模型）、大黄或番泻叶致泻模型（大肠性腹泻模型）[1]。

本复方中火炭母能清热利湿、凉血解毒，治泄泻、痢疾；石榴皮能涩肠、止血，治久泻、久痢；扭肚藤能清热利湿，治湿热腹痛、肠炎、痢疾[5]。经配伍后，清热利湿作用增强，同时兼有涩肠、解毒、止痛等功效，对于急性胃肠炎的恶心、呕吐、腹痛、腹泻等胃肠道症状均有一定的缓解作用。本研究采用大黄、蓖麻油和细菌3种致腹泻模型，研究了复方扭肚藤胶囊对各种腹泻的止泻作用。结果表明：复方扭肚藤胶囊能够显著抑制大黄致泻模型、蓖麻油致泻模型和细菌性腹泻模型小鼠的腹泻次数及明显延长腹泻潜伏期，提示复方扭肚藤胶囊具有明显的止泻作用，且其作用部位广泛，对渗透性泻下、刺激性泻下及细菌性泻下均具有抑制作用。该研究为复方扭肚藤胶囊的临床应用提供了实验依据。

参考文献

[1] 陈奇. 中药药效研究思路与方法[M]. 北京：人民卫生出版社，2005：427.

[2] 赵荣山，杨会锁，郝京生. 小鼠细菌性腹泻模型的诱导方法[J]. 现代中西医结合杂志，2000，9(13)：1210.

[3] 唐兴荣，李进才，宋理萍. 香香镇痛丸治疗急性胃肠炎临床研究 [J]. 中国中医急症，2005，14（3）：223-224.
[4] 江苏新医学院. 中药大辞典 [M]. 上海：上海科学技术出版社，1986：500，1110，619.

[作者：李沛波、王永刚、彭维、苏薇薇，原文发表于《中国中药杂志》，2008 年第 33 卷第 3 期，第 323-325 页]

十三、清毒安肾胶囊的研究

利用 RRLC/MS/MS 技术鉴定清毒安肾胶囊中的化学成分

［摘要］**目的：**利用快速液相－三重串联四级杆质谱（RRLC/MS/MS）技术鉴定清毒安肾胶囊中的化学成分。**方法：**用 Agilent ZORBAX SB-C_{18}色谱柱，以乙腈－0.1%甲酸水溶液为流动相进行梯度洗脱，电喷雾质谱在线检测（正负离子两种模式、MS 和 MS/MS 两种扫描方式）。**结果：**鉴定了清毒安肾胶囊中 32 个化学成分。**结论：**该研究为阐明清毒安肾胶囊的化学物质基础提供了依据。

中药复方制剂清毒安肾胶囊具有健脾益肾、通腑降浊、活血化瘀的功效，用于治疗慢性肾功能衰竭、肾功能不全代偿期、氮质血症期和尿毒症早期。笔者首次采用 RRLC/MS/MS 技术，鉴定了清毒安肾胶囊中 32 个化学成分，为阐明清毒安肾胶囊的化学物质基础提供了依据。

1 仪器与试药

1200SL RRLC－6410 QQQ 液相－质谱联用仪（美国 Agilent 公司）；BP211D 电子分析天平（瑞士 Sartorius 公司）；KQ－250DE 型数控超声波清洗器（昆山超声仪器有限公司）；Simplicity SIMS00000 超纯水器（美国 Millipore 公司）。

淫羊藿苷（批号：110737－200415）、大黄酸（批号：110757－200206）、大黄酚（批号：110796－201017）、芦荟大黄素（批号：110795－200806）、阿魏酸（批号：110773－200611）、芍药苷（批号：110736－200934）、人参皂苷 Rb_1（批号：110704－200921）对照品均购自中国药品生物制品检定所；毛蕊异黄酮（批号：E－0156）、毛蕊异黄酮苷（批号：E－0636）、芒柄花苷（批号：10031522）对照品均购自上海同田生物技术有限公司；朝藿定 A（批号：C033）、朝藿定 B（批号：C034）、朝藿定 C（批号：C035）对照品均购自天津市尖峰天然产物研究开发有限公司；清毒安肾胶囊（批号：0910002）由丽珠医药集团股份有限公司提供。乙腈为色谱纯（B & J 公司），甲酸为色谱纯（Sigma 公司），甲醇为分析纯（广东光华科技股份有限公司），水为超纯水。

2 方法

2.1 溶液的制备

2.1.1 对照品溶液的制备 取毛蕊异黄酮、毛蕊异黄酮苷、芒柄花苷、淫羊藿苷、朝藿定A、朝藿定B、朝藿定C、大黄酸、大黄酚、芦荟大黄素、阿魏酸、芍药苷、人参皂苷 Rb_1 适量，精密称定，加甲醇制成每1 mL含毛蕊异黄酮、毛蕊异黄酮苷、芒柄花苷、淫羊藿苷、朝藿定A、朝藿定B、朝藿定C、大黄酸、大黄酚、芦荟大黄素、阿魏酸、芍药苷各0.1 mg，含人参皂苷 Rb_1 0.2 mg的混合对照品贮备液，4 ℃冷藏备用。使用时将贮备液稀释100倍，作为对照品溶液。

2.1.2 供试品溶液的制备 取本品内容物适量，混匀，研细，取约0.8 g，精密称定，置具塞锥形瓶中，精密加入甲醇50 mL，密塞，称定重量，超声处理（功率250 W，频率40 kHz）30 min，放冷，再称定重量，用甲醇补足减失的重量，摇匀，滤过，精密量取续滤液5 mL，定量转移至固相萃取小柱（填料：C_{18}，规格：6 mL，500 mg），用甲醇20 mL分次洗脱，收集洗脱液，减压回收溶剂至干，残渣定量加入甲醇2 mL，使完全溶解，用0.22 μm微孔滤膜滤过，取续滤液，稀释100倍，即得（表1）。

2.2 RRLC/MS/MS分析

2.2.1 色谱分析 色谱柱：Agilent ZORBAX SB-C_{18}（2.1 mm × 100 mm，3.5 μm）；流动相：A为乙腈，B为0.1%甲酸溶液；梯度洗脱条件：0～8 min（A为2%→18%），8～16 min（A为18%），16～43 min（A为18%→30%），43～70 min（A为30%→88%）；流速：0.25 mL/min；进样量：5 μL。

2.2.2 质谱分析 电喷雾电离源：ESI，正负离子两种模式检测，干燥氮气温度350 ℃，流量12.0 L/min，雾化气压力40 psi，毛细管电压4000 V，扫描质量范围 m/z 100～1500。

3 结果

清毒安肾胶囊的正负模式总离子流图见图1和图2。对其中显示的每种化学成分，均可得到其相对分子质量、二级色谱图及保留时间，通过对照品对照、碎片离子分析及文献查阅[1-10]，共鉴定了32个化学成分，结果见表1和表2。

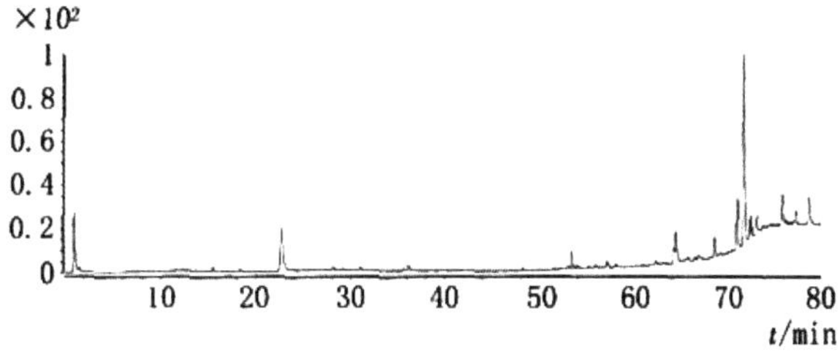

图 1 清毒安肾胶囊总离子流图（正离子模式）

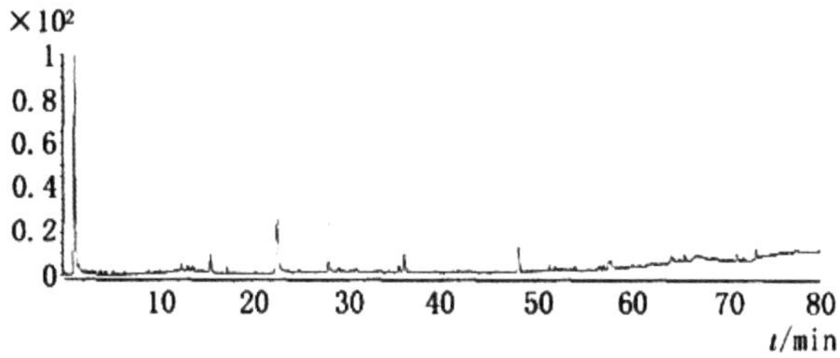

图 2 清毒安肾胶囊总离子流图（负离子模式）

表 1 清毒安肾胶囊化学成分表（正离子模式）

保留时间/min	化学成分	相对分子质量	准分子离子峰 $[M+H]^+$/(m/z)	主要碎片离子/(m/z)
13.60	阿魏酸	194	195	177.1 $[M+H\text{-}H_2O]^+$
13.67	毛蕊异黄酮苷	446	447	285.0 $[M+H\text{-}glc]^+$
15.18	当归内酯	186	209 $[M+Na]^+$	191.1 $[M+Na\text{-}H_2O]^+$ 181.0 $[M+Na\text{-}CO]^+$ 163.1 $[M+Na\text{-}H_2O\text{-}CO]^+$
18.41	洋川芎内酯 H/I	224	207 $[M+H\text{-}H_2O]^+$	189.2 $[M+H\text{-}2H_2O]^+$ 179.1 $[M+H\text{-}H_2O\text{-}CO]^+$ 164.9 $[M+H\text{-}H_2O\text{-}CO\text{-}CH_2]^+$ 145.0 $[M+H\text{-}2H_2O\text{-}CO]^+$
21.11	芒柄花苷	430	431	269.0 $[M+H\text{-}glc]^+$ 237.1 $[M+H\text{-}glc\text{-}CH_3OH]^+$
23.80	淫羊藿苷 A	662	663	516.8 $[M+H\text{-}rha]^+$ 355.2 $[M+H\text{-}rha\text{-}glc]^+$
27.16	毛蕊异黄酮	284	285	270.0 $[M+H\text{-}\cdot CH_3]^+$ 252.7 $[M+H\text{-}CH_3OH]^+$ 225.0 $[M+H\text{-}CH_3OH\text{-}CO]^+$ 213.2 $[M+H\text{-}\cdot CH_3\text{-}2CO]^+$ 137.0 (Retro-DielsAlder 裂解)
33.67	朝藿定 A	838	839	676.5 $[M+H\text{-}glc]^+$ 531.2 $[M+H\text{-}rha\text{-}glc]^+$ 369.2 $[M+H\text{-}glc\text{-}rha\text{-}glc]^+$ 312.7 $[M+H\text{-}glc\text{-}rha\text{-}glc\text{-}C_4H_8]^+$

续上表

保留时间/min	化学成分	相对分子质量	准分子离子峰[M+H]$^+$/(m/z)	主要碎片离子/(m/z)
34.66	朝藿定 B	808	809	676.8[M+H-xyl]$^+$ 531.0[M+H-xyl-rha]$^+$ 369.2[M+H-xyl-rha-glc]$^+$ 312.8[M+H-xyl-rha-glc-C_4H_8]$^+$
35.65	朝藿定 C	822	823	677.2[M+H-rha]$^+$ 531.2[M+H-rha-rha]$^+$ 369.0[M+H-rha-rha-glc]$^+$ 312.9[M+H-rha-rha-glc-C_4H_8]$^+$
36.23	淫羊藿苷	676	677	531.2[M+H-rha]$^+$ 369.2[M+H-rha-glc]$^+$
42.80	芒柄花素	268	269	254.0[M+H-·CH_3]$^+$ 225.8[M+H-·CH_3-CO]$^+$ 213.3[M+H-2CO]$^+$
48.31	大花淫羊藿苷 A	500	501	355.1[M+H-rha]$^+$ 299.2[M+H-rha-C_4H_8]$^+$
52.70	箭藿苷 B	646	647	515.3[M+H-xyl]$^+$ 369.4[M+H-xyl-rha]$^+$
52.97	淫羊藿次苷Ⅱ	660	661	515.3[M+H-rha]$^+$ 369.4[M+H-rha-rha]$^+$
52.99	洋川芎内酯 A	192	193	175.0[M+H-H_2O]$^+$ 146.9[M+H-H_2O-CO]$^+$
54.20	宝藿苷Ⅰ	514	369[M+H-rha]$^+$	313.0[M+H-rha-C_4H_8]$^+$
55.46	泽泻醇 C	486	487	469.4[M+H-H_2O]$^+$ 451.3[M+H-2H_2O]$^+$ 397.3[M+H-H_2O-C_4H_8O]$^+$
57.42	藁本内酯	190	191	173.3[M+H-H_2O]$^+$ 163.2[M+H-CO]$^+$ 155.1[M+H-2H_2O]$^+$ 145.1[M+H-H_2O-CO]$^+$
57.73	3-丁烯基苯酞	188	189	170.9[M+H-H_2O]$^+$ 152.9[M+H-2H_2O]$^+$ 142.9[M+H-H_2O-CO]$^+$
60.24	泽泻醇 B	472	437	455.0[M+H-H_2O]$^+$ 437.1[M+H-2H_2O]$^+$ 383.3[M+H-H_2O-C_4H_8O]$^+$ 364.9[M+H-2H_2O-C_4H_8O]$^+$

表2 清毒安肾胶囊化学成分表（负离子模式）

保留时间/min	化学成分	相对分子质量	准分子离子峰[M+H]$^+$/(m/z)	主要碎片离子/(m/z)
12.34	芍药苷	481	480	449.8[M-H-30]$^-$ 428.0[M-H-152]$^-$
13.72	芦荟大黄素葡萄糖苷	433	432	269.7[M-H-glc]$^-$ 240.5[M-H-glc-CHO]$^-$

续上表

保留时间/min	化学成分	相对分子质量	准分子离子峰[M+H]$^+$/(m/z)	主要碎片离子/(m/z)
14.15	大黄酸葡萄糖苷	447	446	283.0[M-H-glc]$^-$ 240.0[M-H-glc-CO_2]$^-$
20.02	大黄素葡萄糖苷	433	432	269.1[M-H-glc]$^-$ 241.1[M-H-glc-CO]$^-$
24.94	三七皂苷 R_1	933	932	800.3[M-H-xyl]$^-$ 769.3[M-H-glc]$^-$ 638.5[M-H-xyl-glc]$^-$
31.03	大黄酚葡萄糖苷	417	416	253.1[M-H-glc]$^-$ 238.5[M-H-glc-CH_2]$^-$ 225.0[M-H-glc-CO]$^-$
45.09	芦荟大黄素	270	269	239.8[M-H-CO-H]$^-$ 223.3[M-H-CO-H_2O]$^-$
48.32	人参皂苷 Rb_1	1109	1108	946.5[M-H-glc]$^-$
49.31	大黄酸	284	283	239.0[M-H-CO]$^-$
56.75	大黄素	270	269	241.0[M-H-CO]$^-$ 224.9[M-H-CO]$^-$
61.11	大黄酚	254	253	225.2[M-H-CO]$^-$

4 讨论

清毒安肾胶囊 32 个化学成分的归属如下，4 个异黄酮类化合物：毛蕊异黄酮苷、毛蕊异黄酮、芒柄花苷、芒柄花素（归属于黄芪），10 个黄酮及其苷类化合物：淫羊藿苷、朝藿定 A、朝藿定 B、朝藿定 C、淫羊藿苷 A、大花淫羊藿苷 A、箭藿苷 B、淫羊藿次苷Ⅱ、宝藿苷Ⅰ（归属于淫羊藿）、芍药苷（归属于白芍），8 个蒽醌及其苷类化合物：大黄酸、大黄素、大黄酚、芦荟大黄素、大黄酸葡萄糖苷、大黄素葡萄糖苷、大黄酚葡萄糖苷、芦荟大黄素葡萄糖苷（归属于大黄），5 个内酯类化合物：当归内酯（归属于当归）、洋川芎内酯 A、洋川芎内酯 H/I（归属于川芎）、藁本内酯、3－丁烯基苯酞（当归、川芎共有成分），1 个有机酸类：化合物阿魏酸（当归、川芎共有成分），2 个皂苷类化合物：三七皂苷 R_1、人参皂苷 Rb_1（归属于三七），2 个三萜类化合物：泽泻醇 B、泽泻醇 C（归属于泽泻）。

结合文献分析，已鉴定的异黄酮类化合物，具有调节免疫、抗心肌缺血、清除自由基等作用[11]，能通过抗氧自由基损伤，改善肾脏血流动力学，降低蛋白尿，改善血脂代谢，提高机体免疫力等作用起到肾保护功效；已鉴定的化合物淫羊藿苷表现性激素样作用[12]，能提高机体免疫功能，特别是对肾虚患者免疫功能低下有改善作用；蒽醌及其苷类化合物的泻下、抗菌作用[13]，当归挥发油的抗血小板聚集作用，阿魏酸的抗氧化、抗血栓作用[14]，均可调节免疫，改善代谢，减轻肾损伤。这些化合物通过协同或互补作用，适用于慢性肾功能衰竭的治疗。

参考文献

[1] 李锐，付铁军，及元乔，等．荚膜黄芪与蒙古黄芪化学成分的高效液相色谱－质谱研究［J］．分析化学，2005，33（12）：1676－1680.

[2] 张曦，孙衍国，张峰，等．中药黄芪中异黄酮苷类化合物的高效液相色谱－串联质谱分析［J］．精细化工，2005，22（12）：898－902.

[3] 吕磊，张海，赵亮，等．RRLC-TOF/MS 快速鉴别中药淫羊藿中43种化学成分［J］．第二军医大学学报，2011，32（3）：306－310.

[4] 马小红，沈少林，韩凤梅，等．大黄蒽醌类化合物电喷雾质谱研究［J］．湖南大学学报（自然科学版），2006，28（4）：403－406.

[5] 杨帆，肖远胜，章飞芳，等．当归化学成分的 HPLC-MS/MS 分析［J］．药学学报，2006，41（11）：1078－1083.

[6] 李松林，林鸽，钟凯声，等．应用 HPLC-DAD-MS 联用技术研究中药川芎指纹图谱［J］．药学学报，2004，39（8）：621－626.

[7] 郑敏霞，陈喆，刘培，等．白芍中芍药苷及其衍生物的 HPLC-MS/MS 分析［J］．中国中药杂志，2011，36（12）：1641－1643.

[8] 韩凤梅，张玲，蔡敏，等．三七药材皂苷类成分的电喷雾离子阱质谱特征图谱研究［J］．湖南大学学报（自然科学版），2006，28（2）：176－180.

[9] 赵新峰，孙毓庆．高效液相色谱－电喷雾－质谱法分析泽泻中的活性成分［J］．中成药，2007，29（12）：1805－1807.

[10] LIU J H，WANG X，CAI S Q，et al. Analysis of the constituents in the Chinese drug notoginseng by liquid chromatography-electrospray mass spectrometry［J］. Journal of Chinese pharmaceutical sciences，2004，13（4）：225－237.

[11] 陈建真，吕圭源，叶磊，等．黄芪黄酮的化学成分与药理作用研究进展［J］．医药导报，2009，28（10）：1314－1316.

[12] 李芳芳，李思，吕占军，等．淫羊藿甙对大鼠卵泡颗粒细胞和肾上腺皮质细胞分泌功能的影响［J］．中国中药杂志，1997，22（8）：499－500.

[13] 郑虎占，董泽宏，佘靖．中药现代研究与应用（第二卷）［M］．北京：学苑出版社，1997：382－383.

[14] 王芳，李东．当归的化学及药理研究进展［J］．中国药房，2003，14（10）：630－631.

［作者：陈思、范罗嫡、聂怡初、彭维、曹晖、苏薇薇，原文发表于《中药材》，2012年第35卷第10期，第1689－1692页］

清毒安肾胶囊高效液相色谱指纹图谱质量控制方法研究

[摘要] **目的：** 建立清毒安肾胶囊高效液相色谱指纹图谱。**方法：** 色谱条件为 Ultimate XB-C_{18}（3.0 mm×150 mm，3 μm）色谱柱，以乙腈（A）-0.04%磷酸溶液（B）为流动相，非线性梯度洗脱，洗脱程序如下：0～10 min（2%→8% A），10～20 min（18% A），20～55 min（18%→30% A），55～90 min（30%→88% A）；检测波长：203 nm、260 nm；流速：0.6 mL/min；柱温：30 ℃。**结果：** 该指纹图谱中，确定了 34 个共有色谱峰，可检出清毒安肾胶囊中 9 味药材；并采用 RRLC/MS/MS 及 HPLC-PDA 鉴定了指纹图谱中 20 个化学成分。**结论：** 该方法准确可靠，重复性好，为清毒安肾胶囊的质量控制提供了有效手段。

中药复方制剂清毒安肾胶囊具有健脾益肾、通腑降浊、活血化瘀的功效，用于治疗慢性肾功能衰竭、肾功能不全代偿期、氮质血症期和尿毒症早期。清毒安肾胶囊原为医院制剂，现由丽珠医药集团股份有限公司研究开发，申报 SFDA 六类新药证书。本实验室负责开展清毒安肾胶囊“指纹图谱质量标准研究”部分。本研究建立其指纹图谱质量控制方法，用于制剂生产工艺全过程的质量控制和最终产品的质量评价，具有实际应用价值，现综述如下。

1 仪器与试药

Dionex P680 高效液相色谱仪（ASI－100 自动进样器、ATH－585 柱温箱、P680 四元梯度泵、PDA－100 检测器及 Chromeleon 工作站，美国戴安公司）；1200SL RRLC－6410 QQQ 液相－质谱联用仪（美国 Agilent 公司）；BP211D 十万分之一电子分析天平（瑞士 Sartorius 公司）；KQ－250DE 型数控超声波清洗器（昆山超声仪器有限公司）；Simplicity SIMS00000 超纯水器（美国 Millipore 公司）。

腺嘌呤（批号：886－200001）、淫羊藿苷（批号：110737－200415）、大黄酸（批号：110757－200206）、大黄酚（批号：110796－201017）、芦荟大黄素（批号：110795－200806）、大黄素甲醚（批号：110758－200912）、没食子酸（批号：110831－200803）、阿魏酸（批号：110773－200611）、芍药苷（批号：110736－

200934)、人参皂苷 Rb_1（批号：110704－200921)、人参皂苷 Rg_1（批号：0703－200120）对照品（中国药品生物制品检定所，纯度均≥98.0%）；毛蕊异黄酮（批号：E－0156)、毛蕊异黄酮苷（批号：E－0636)、芒柄花苷（批号：10031522）对照品（上海同田生物技术有限公司，纯度均≥98.0%）；朝藿定 A（批号：C033)、朝藿定 B（批号：C034)、朝藿定 C（批号：C035)、23－乙酰泽泻醇 B（批号：20100304）对照品（天津市尖峰天然产物研究开发有限公司，纯度均≥98.0%）；清毒安肾胶囊（批号：0910002、110701、110702、110703、110704，规格：每粒装 0.5 g，丽珠医药集团股份有限公司）。

药材样品均由广东广弘药材有限公司提供，由中山大学彭维主任药师鉴定，黄芪药材样品鉴定为豆科植物蒙古黄芪 *Astragalus membranaceus*（Fisch.）Bge. var. *mongholicus*（Bge.）Hsiao 的干燥根，淫羊藿药材样品鉴定为小檗科植物淫羊藿 *Epimedium brevicornu* Maxim. 的干燥叶，大黄药材样品鉴定为蓼科植物药用大黄 *Rheum officinale* Baill. 的干燥根和根茎，当归药材样品鉴定为伞形科植物当归 *Angelica sinensis*（Oliv.）Diels 的干燥根，川芎药材样品鉴定为伞形科植物川芎 *Ligusticum chuanxiong* Hort. 的干燥根茎，白芍药材样品鉴定为毛茛科植物芍药 *Paeonia lactiflora* Pall. 的干燥根，地黄药材样品鉴定为玄参科植物地黄 *Rehmannia glutinosa* Libosch. 的干燥块根，三七药材样品鉴定为五加科植物三七 *Panax notoginseng*（Burk.）F. H. Chen 的干燥根和根茎，茯苓药材样品鉴定为多孔菌科真菌茯苓 *Poria cocos*（Schw.）Wolf 的干燥菌核，泽泻药材样品鉴定为泽泻科植物泽泻 *Alisma orientalis*（Sam.）Juzep. 的干燥块茎。

乙腈为色谱纯（B & J 公司），甲酸为色谱纯（Sigma 公司），甲醇为分析纯（广东光华科技股份有限公司），水为超纯水。

2 方法与结果

2.1 溶液的制备

2.1.1 对照品溶液的制备 取毛蕊异黄酮苷、毛蕊异黄酮、芒柄花苷、腺嘌呤、淫羊藿苷、朝藿定 A、朝藿定 B、朝藿定 C、大黄酸、大黄酚、芦荟大黄素、大黄素甲醚、没食子酸、阿魏酸、芍药苷、人参皂苷 Rb_1、人参皂苷 Rg_1、23－乙酰泽泻醇 B 对照品适量，精密称定，加甲醇制成每 1 mL 含毛蕊异黄酮苷、毛蕊异黄酮、芒柄花苷、腺嘌呤、淫羊藿苷、朝藿定 A、朝藿定 B、朝藿定 C、大黄酸、大黄酚、芦荟大黄素、大黄素甲醚、没食子酸、阿魏酸、芍药苷各 0.1 mg，含人参皂苷 Rb_1、人参皂苷 Rg_1、23－乙酰泽泻醇 B 各 0.2 mg 的混合溶液，即得。

2.1.2 成品供试品溶液的制备 取清毒安肾胶囊内容物适量，混匀，研细，取约 0.8 g，精密称定，置具塞锥形瓶中，精密加入甲醇 50 mL，密塞，称定重量，超声处理（功率 250 W，频率 40 kHz）30 min，放冷，再称定重量，用甲醇补足减失的重量，摇匀，滤过，精密量取续滤液 5 mL，定量转移至 Agilent 固相萃取小柱（填料：C_{18}，规格：6 mL，500 mg），用甲醇 20 mL 分次洗脱，收集洗脱液，减压回收溶剂至干，残渣定量加入甲醇 2 mL，使完全溶解，用 0.22 μm 微孔滤膜滤过，取续滤液，即得。

2.1.3　药材供试品溶液的制备　取各味药材粗粉，取样量分别为黄芪 0.54 g，淫羊藿、大黄、白芍、茯苓、泽泻 0.20 g，当归、川芎、地黄 0.27 g，三七 0.08 g，按生产工艺的制法提取后，溶液减压蒸干，精密加入 50 mL 甲醇溶解，取 5 mL 定量转移至固相萃取小柱（填料：C_{18}，规格：6 mL，500 mg），用 20 mL 甲醇洗脱，收集流出液，减压蒸干，定量吸取 2 mL 甲醇溶解，用 0.22 μm 微孔滤膜滤过，取续滤液，即得。

2.1.4　阴性供试品溶液的制备　分别取缺黄芪、缺淫羊藿、缺大黄、缺当归、缺川芎、缺白芍、缺地黄、缺三七、缺茯苓、缺泽泻阴性供试品，按“2.1.2 节”方法操作，即得。

2.2　色谱条件

Ultimate XB-C_{18}（3.0 mm × 150 mm，3 μm）色谱柱；以乙腈为流动相 A，以 0.04% 磷酸溶液为流动相 B，非线性梯度洗脱：0 ～ 10 min（2% →18% A），10 ～ 20 min（18% A），20 ～ 55 min（18% →30% A），55 ～ 90 min（30% →88% A）；检测波长：203 nm、260 nm；流速：0.6 mL/min；柱温：30 ℃；进样量：10 μL。理论板数按淫羊藿苷峰计算大于等于 6000。

2.3　方法学考察

2.3.1　精密度试验　按“2.1.2 节”方法制备清毒安肾胶囊供试品溶液（批号：0910002），连续进样 6 次，记录 HPLC 色谱图，采用《中药色谱指纹图谱相似度评价系统》（2009 版）进行评价，各检测波长下的相似度均大于 0.99，表明仪器精密度好。

2.3.2　稳定性考察　按“2.1.2 节”方法制备清毒安肾胶囊供试品溶液（批号：0910002），分别在 0 h、2 h、4 h、8 h、10 h、24 h 进样分析，记录 HPLC 色谱图，采用《中药色谱指纹图谱相似度评价系统》（2009 版）进行评价，相似度均大于 0.97，表明供试品溶液在 24 h 内稳定。

2.3.3　重复性试验　取同一批清毒安肾胶囊（批号：0910002），按“2.1.2 节”方法制备清毒安肾胶囊供试品溶液，平行 6 份，分别进样分析，记录 HPLC 色谱图，采用《中药色谱指纹图谱相似度评价系统》（2009 版）进行评价，相似度均大于 0.98，表明方法重现性好。

2.4 清毒安肾胶囊指纹图谱的构建及相关技术参数

2.4.1 指纹图谱的构建 取5个批号的清毒安肾胶囊供试品溶液，按“2.2节”色谱条件进行HPLC分析，通过《中药色谱指纹图谱相似度评价系统》（2009版）对5批清毒安肾胶囊高效液相指纹图谱进行评价，确定34个共有特征峰并获得共有模式（参照指纹图谱，见图1）。

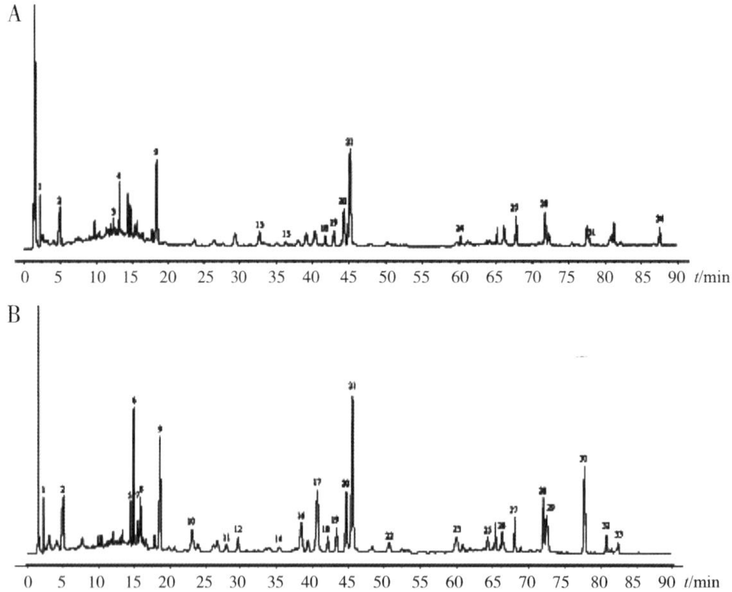

图1 清毒安肾胶囊203 nm（A）和260 nm（B）HPLC参照指纹图谱

2.4.2 共有峰的标定及药材归属 分别精密吸取单味药材及阴性缺味供试品溶液，注入液相色谱仪，采集色谱图。通过对比分析，所构建的指纹图谱在203 nm、260 nm共检测出的34个共有色谱峰中，归属于黄芪的色谱峰4个，分别为6、11、14、15号峰；归属于淫羊藿的色谱峰7个，分别为12、18、19、20、21、26、27号峰；归属于大黄的色谱峰7个，分别为16、17、22、23、25、30、32号峰；归属于当归的色谱峰1个，为10号峰；归属于白芍的色谱峰2个，分别为3、4号峰；归属于地黄的色谱峰1个，为31号峰；归属于三七的色谱峰2个，分别为13、24号峰；归属于泽泻的色谱峰1个，为34号峰；另有当归、川芎的共有色谱峰4个，分别为7、28、29、33号峰。

2.4.3 色谱峰的定性分析

（1）对照品对照法：分别精密吸取混合对照品及成品供试品溶液，注入液相色谱仪，按“2.2节”色谱条件分析，采集色谱图，根据色谱峰的保留时间定位以及化学成分的PDA光谱图信息对比，对203 nm波长检测的指纹图谱进行峰归属，结果见图2；对260 nm波长检测的指纹图谱进行峰归属，结果见图3。

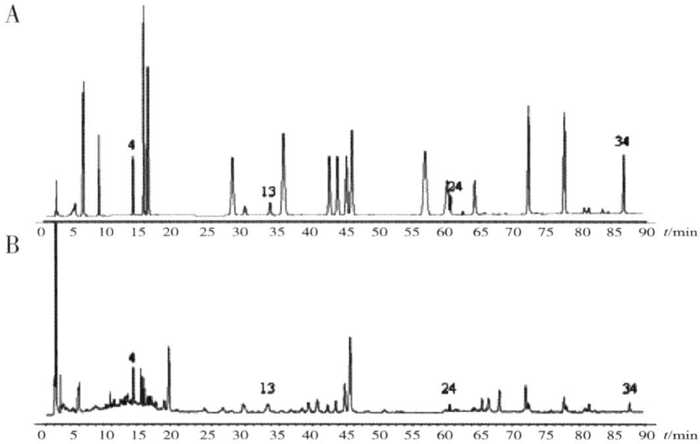

图2　203 nm 混合对照品图（A）与清毒安肾胶囊色谱图（B）

4：芍药苷；13：人参皂苷 Rg_1；24：人参皂苷 Rb_1；34：23－乙酰泽泻醇 B。

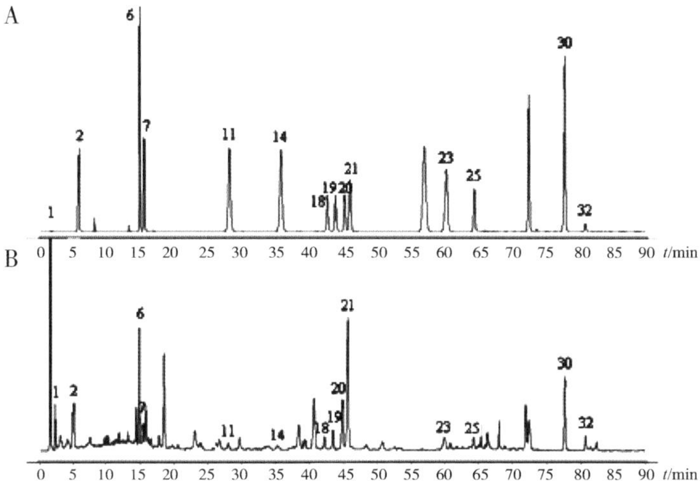

图3　260 nm 混合对照品图（A）与清毒安肾胶囊色谱图（B）

1：腺嘌呤；2：没食子酸；6：毛蕊异黄酮苷；7：阿魏酸；11：芒柄花苷；14：毛蕊异黄酮；18：朝藿定 A；19：朝藿定 B；20. 朝藿定 C；21：淫羊藿苷；23：大黄酸；25：芦荟大黄素；30：大黄酚；32：大黄素甲醚。

（2）LC-ESI-MS/MS 成分鉴别：采用 Agilent ZORBAX SB－C_{18}（2.1 mm×100 mm，3.5 μm）柱，乙腈－0.1%甲酸溶液作为流动相，对清毒安肾胶囊色谱成分进行分析。ESI-MS/MS 参数：干燥氮气温度 350 ℃，流量 12.0 L/min，雾化气压力 40 psi，毛细管电压 4000 V，扫描质量范围 m/z 100 ～ 1500。制剂中含有异黄酮类、黄酮类、蒽醌类、酯类等化合物，故采用了正负离子两种模式扫描，结合样品的正负离子谱，完整地分析样品中的化学成分。根据准分子离子峰、碎片离子峰、色谱保留时间和相关文献[1-10]，对指纹图谱中的色谱峰进行归属，鉴定了 15 个化学成分，结果见表1和表2。

表1 清毒安肾胶囊化学成分质谱归属（正离子模式）

色谱峰	化学成分	相对分子质量（MW）	准分子离子峰 $[M+H]^+$/（m/z）	主要碎片离子（MS/MS）/（m/z）
6	毛蕊异黄酮苷	446	447	285.0
7	阿魏酸	194	195	177.1
11	芒柄花苷	430	431	269.0、237.1
14	毛蕊异黄酮	284	285	270.0、252.7、225.0、213.2、137.0
18	朝藿定A	838	839	676.5、531.2、369.2、312.7
19	朝藿定B	808	809	676.8、531.0、369.2、312.8
20	朝藿定C	822	823	677.2、531.2、369.0、312.9
21	淫羊藿苷	676	677	531.2、369.2
28	藁本内酯	190	191	173.3、163.2、155.1、145.1
29	3－丁烯基苯酞	188	189	170.9、152.9、142.9

表2 清毒安肾胶囊化学成分质谱归属（负离子模式）

色谱峰	化学成分	相对分子质量（MW）	准分子离子峰 $[M+H]^+$/（m/z）	主要碎片离子（MS/MS）/（m/z）
4	芍药苷	481	480	449.8、428.0
23	大黄酸	284	283	239.0
24	人参皂苷 Rb_1	1109	1108	946.5
25	芦荟大黄素	270	269	239.8、223.3
30	大黄酚	254	253	225.2

3 讨论

本研究首次构建了清毒安肾胶囊高效液相指纹图谱，采用二元非线性梯度洗脱，运用双波长检测（203 nm、260 nm），能检出34个共有色谱峰。采用归一化法对成品指纹图谱中的共有特征峰进行统计，检测波长203 nm时，已知成分（11个）峰面积总和占共有色谱峰（16个）峰面积总和的71%；检测波长260 nm时，已知成分（16个）峰面积总和占共有色谱峰（27个）峰面积总和的63%。建立的指纹图谱可以全面监控原料药材、半成品和成品的质量，通过色谱指纹特征相似程度的比较，评价优劣、考察稳定性和一致性，弥补了原质量控制方法的不足。

采用RRLC/MS/MS及HPLC-PDA对清毒安肾胶囊图谱中的色谱峰进行分析，通过质谱的分子离子峰、裂解碎片，结合紫外吸收光谱特征，并与对照品对照，鉴定出指纹图谱中20个化学成分，分别为腺嘌呤、没食子酸、芍药苷、毛蕊异黄酮苷、阿魏酸、芒柄花苷、人参皂苷 Rg_1、毛蕊异黄酮、朝藿定 A、朝藿定 B、朝藿定 C、淫羊藿苷、大黄酸、人参皂苷 Rb_1、芦荟大黄素、藁本内酯、3-丁烯基苯酞、大黄酚、大黄素甲醚、23-乙酰泽泻醇 B，涵盖清毒安肾胶囊中黄芪、淫羊藿、大黄、当归、川芎、白芍、三七、泽泻 8 味药材。

实验采用 203 nm、260 nm 双波长检测。203 nm 波长为末端吸收，260 nm 波长下响应的成分均能在此波长下出峰，但存在响应成分多、基线不够稳定的缺点，因此指纹图谱采用 260 nm 波长检测为主、203 nm 波长为辅的方法检测成品中的皂苷类成分。

参考文献

[1] 李锐，付铁军，及元乔，等. 荚膜黄芪与蒙古黄芪化学成分的高效液相色谱－质谱研究［J］. 分析化学，2005，33（12）：1676－1680.

[2] 张曦，孙衍国，张峰，等. 中药黄芪中异黄酮苷类化合物的高效液相色谱－串联质谱分析［J］. 精细化工，2005，22（12）：898－902.

[3] 刘鹏飞，徐德然，孔令义. HPLC-MS3 分析心叶淫羊藿有效部位的化学成分［J］. 中国中药杂志，2007，32（16）：1666－1668.

[4] 袁杰，龚又明，鞠鹏，等. HPLC-MS2 法分析朝鲜淫羊藿中的化学成分［J］. 中草药，2004，35（4）：371－374.

[5] 马小红，沈少林，韩凤梅，等. 大黄蒽醌类化合物电喷雾质谱研究［J］. 湖南大学学报（自然科学版），2006，28（4）：403－406.

[6] 董静，王弘，万乐人，等. 高效液相色谱／电喷雾－离子阱－飞行时间质谱分析鉴定中药虎杖中的主要化学成分［J］. 色谱，2009，27（4）：425－430.

[7] 李松林，林鸽，钟凯声，等. 应用 HPLC-DAD-MS 联用技术研究中药川芎指纹图谱［J］. 药学学报，2004，39（8）：621－626.

[8] 杨帆，肖远胜，章飞芳，等. 当归化学成分的 HPLC-MS/MS 分析［J］. 药学学报，2006，41（11）：1078－1083.

[9] 郑敏霞，陈喆，刘培，等. 白芍中芍药苷及其衍生物的 HPLC-MS/MS 分析［J］. 中国中药杂志，2011，36（12）：1641－1643.

[10] 韩凤梅，张玲，蔡敏，等. 三七药材皂苷类成分的电喷雾离子阱质谱特征图谱研究［J］. 湖南大学学报（自然科学版），2006，28（2）：176－180.

［作者：陈思、彭维、范罗嫡、郑文燕、曹晖、苏薇薇，原文发表于《中南药学》，2012 年第 10 卷第 11 期，第 847－850 页］

十四、红珠胶囊的研究

原创中药新药红珠胶囊质量标准研究

［摘要］为建立红珠胶囊（其内容物为化橘红有效部位）的质量标准，采用薄层色谱法对红珠胶囊中柚皮苷、野漆树苷进行定性鉴别，紫外分光光度法测定红珠胶囊中总黄酮含量并进行溶出度考察，高效液相色谱法测定其中柚皮苷含量。结果显示薄层鉴别专属性强；总黄酮质量浓度在0～27 μg/mL 范围内呈良好的线性关系，$r=0.9998$，平均回收率为99.63%，*RSD* 为1.95%（$n=9$）；柚皮苷在0.2012～2.0120 μg 范围内呈良好的线性关系，$r=0.9999$，平均回收率为97.92%，*RSD* 为2.80%（$n=9$）。这表明该质量标准方法简便、准确，重复性好，可用于红珠胶囊的质量控制。

红珠胶囊是中山大学研制的原创中药五类新药，具有止咳、化痰的功效，用于呼吸道疾病引起的咳嗽、痰多。药理研究表明：黄酮类化合物是化橘红发挥药效的主要物质基础[1-2]，其中柚皮苷为其主要的活性成分，占有效部位的70%以上。为保证产品质量，确保临床疗效，本研究建立了制剂中柚皮苷、野漆树苷的薄层色谱鉴别方法，采用紫外分光光度法测定红珠胶囊中总黄酮含量并进行溶出度考察，采用高效液相色谱法测定其中柚皮苷含量。

1 仪器与材料

Dionex P680 型高效液相色谱仪（美国戴安公司，四元梯度泵、真空脱气机、自动进样器、PDA－100 检测器及 Chromeleon 工作站）；BP211D 电子分析天平（瑞士沙多利斯公司）；ATS4 薄层自动点样仪，REPROSTAR 3 薄层成像系统，TLC PLATE HEATER Ⅲ 薄层板加热器（瑞士 CAMAG 公司）；TU－1901 紫外－可见光分光光度仪（北京普析通用仪器有限责任公司）；ZRS－8G 智能溶出试验仪（天津大学无线电厂）；T660/H 超声波清洗器（美国埃玛公司）。

化橘红对照药材（中国药品生物制品检定所提供，批号：1165－200001）；柚皮苷（供含量测定用，中国药品生物制品检定所提供，批号：110722－200309）；野漆树苷（美国 Sigma 公司提供，纯度＞95%，批号：A8906）。6 批红珠胶囊由中山大学广州现代中药质量研究开发中心研制，委托广东环球制药有限公司生产。甲醇（德国默克）为色谱纯，冰醋酸为分析纯，水为超纯水。

2 方法与结果

2.1 定性鉴别

取本品内容物研磨均匀，取约0.2 g，加甲醇10 mL，超声处理（功率360 W，频率35 kHz）10 min，滤过，滤液作为供试品溶液。另取柚皮苷对照品，加甲醇制成每1 mL含1 mg的溶液，作为对照品溶液。再取化橘红对照药材粉末1 g，加甲醇10 mL，超声处理（功率360 W，频率35 kHz）10 min，滤过，作为对照药材溶液。吸取上述对照品溶液3 μL，对照药材溶液、供试品溶液各1 μL，分别点于同一聚酰胺薄膜上，以丙酮－乙酸乙酯－水－冰醋酸（20：40：4：1）为展开剂，展开，取出，晾干，喷以三氯化铝试液，60 ℃加热至斑点显色清晰，置紫外光灯（365 nm）下检视。供试品色谱中，在与对照药材、对照品色谱相应的位置上，显相同颜色的荧光斑点，阴性对照无干扰，结果见图1。

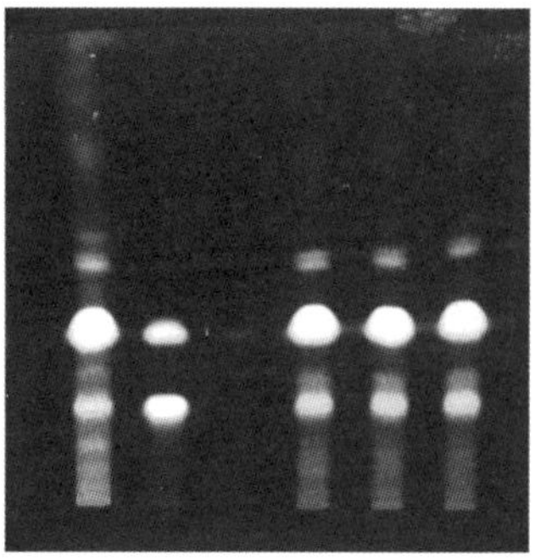

图1 化橘红对照药材（1）、对照品（2）、阴性对照（3）、红珠胶囊供试品（4～6）薄层色谱图

2.2 总黄酮含量测定

2.2.1 对照品溶液的制备 取已干燥至恒质量的柚皮苷对照品15.00 mg，置50 mL量瓶中，加甲醇使溶解并稀释至刻度，摇匀，制成每1 mL中含柚皮苷300 μg的对照品溶液Ⅰ；精密量取对照品溶液Ⅰ5 mL，置100 mL量瓶中，加甲醇稀释至刻度，制成每1 mL中含柚皮苷15 μg的对照品溶液Ⅱ。

2.2.2 供试品溶液的制备 取装量差异项下的胶囊内容物，研细，取0.1 g，精密称定，置100 mL量瓶中，加甲醇约70 mL，超声处理（功率360 W，频率

35 kHz）30 min，放冷至室温，加甲醇稀释至刻度，摇匀，用0.45 μm微孔滤膜滤过，取续滤液作为供试品溶液Ⅰ；精密量取供试品溶液Ⅰ1 mL，置25 mL量瓶中，加甲醇稀释至刻度，摇匀，作为供试品溶液Ⅱ。

2.2.3 专属性试验 分别取上述对照品溶液、供试品溶液、阴性对照溶液，以甲醇作为溶剂空白，分别进行光谱扫描（400～200 nm）。结果表明：对照品溶液和供试品溶液的光谱图基本一致，最大吸收波长均在（283 ± 1）nm，阴性对照溶液在283 nm处无干扰。故测定波长选择283 nm。

2.2.4 线性关系考察 精密吸取上述对照品溶液Ⅰ：0.00 mL（空白）、0.10 mL、0.30 mL、0.50 mL、0.70 mL、0.90 mL，置于10 mL量瓶中，加甲醇稀释至刻度，摇匀，制成对照品系列溶液。以甲醇作为空白，在波长283 nm测定吸收值。以质量浓度为横坐标，吸收度为纵坐标，绘制标准曲线。回归方程为：$A = 0.0370C + 0.0126$（$r = 0.9998$）。柚皮苷质量浓度在0～27 μg/mL范围内呈良好的线性关系。

2.2.5 精密度试验 取对照品溶液Ⅱ，连续测定6次，计算柚皮苷吸光度的*RSD*为0.41%，表明方法精密度好。

2.2.6 稳定性试验 取供试品溶液Ⅱ，分别于0 min、10 min、30 min、60 min、90 min、120 min测定，*RSD*为1.26%，表明供试品溶液在2 h内稳定性好。

2.2.7 重复性试验 取同一批号（20050102）的红珠胶囊内容物粉末（以平均装量0.12010 g计），研细，平行取样6份，按“2.2.2节”方法制成供试品溶液6份，测定总黄酮的含量及计算*RSD*为2.45%，结果表明，方法重复性好。

2.2.8 加样回收率试验 按照高、中、低3个质量浓度梯度，精密称取已测知含量的红珠胶囊（20050102，平均含量46.20 mg/粒，折算质量分数为38.47%）样品9份，每个质量浓度梯度平行操作3份，再分别精密加入一定量的柚皮苷，依法测定，计算回收率，平均加样回收率为99.63%（$n = 9$），*RSD*为1.95%。结果表明，方法回收率好。

2.2.9 样品测定 取上述对照品溶液Ⅱ及供试品溶液Ⅱ，在283 nm的波长处测定吸光度，计算，即得（表1）。

表1 红珠胶囊总黄酮含量测定结果

批号	总黄酮含量/（mg/粒）		平均含量/（mg/粒）
20041222	44.92	44.64	44.78
20050101	50.90	51.56	51.23
20050102	45.17	47.23	46.20
20050103	43.75	43.27	43.51
20061101	46.30	47.34	46.82
20080601	47.75	47.70	47.72

本品每粒含总黄酮以柚皮苷($C_{27}H_{32}O_{14}$)计，不得少于 38 mg，不得高于 56 mg。

2.2.10　溶出度测定[3]　取本品，每批随机取 6 粒，照溶出度测定法(《中国药典》2010 年版二部附录 XC 第一法)，以水 900 mL 为溶出介质，转速为 100 r/min，依法操作，经 45 min，取溶液 5 mL，滤过，精密量取续滤液 2.5 mL，置 5 mL 量瓶中，用水稀释至刻度，摇匀，按照上述总黄酮紫外分光光度法，在 283 nm 的波长处分别测定吸光度；另取柚皮苷对照品适量，精密称定，加溶出介质溶解并定量稀释制成每 1 mL 中约含 16 μg 的溶液，同法测定，计算每粒的溶出量及以实际含量计的溶出度，并做均一性比较。限度为实际含量的 70%，应符合规定。结果见表 2。

表 2　红珠胶囊溶出度测定结果

批号	溶出度/%	RSD/%	批号	溶出度/%	RSD/%
20041222	79.74	2.23	20050101	88.67	3.10
20050102	80.24	2.62	20061101	89.70	3.48
20050103	89.86	2.65	20080601	95.27	2.50

2.3　柚皮苷的含量测定

2.3.1　色谱条件　Dikma Diamasil C_{18}（4.6 mm × 250 mm，5 μm）；流动相：甲醇 - 醋酸 - 水（35 ∶ 4 ∶ 61）；检测波长为283 nm；流速：1.0 mL/min；柱温：30 ℃；进样量 5 μL。

2.3.2　专属性试验　分别量取对照品溶液 Ⅰ、供试品溶液 Ⅰ 注入液相色谱仪，记录色谱图，结果柚皮苷能与样品中其他成分峰分离良好。理论板数按柚皮苷峰计算应不低于 2000，柚皮苷与邻近色谱峰达到基线分离，分离度大于 1.5。色谱图见图 2。

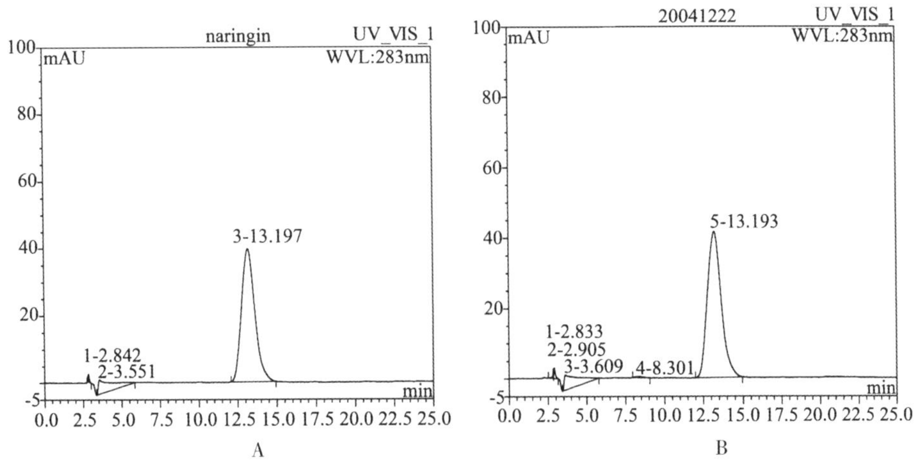

图 2　柚皮苷对照品（A）和供试品（B）色谱图

2.3.3 线性关系考察 精密称取柚皮苷对照品 0.01006 g，用甲醇定容到 50 mL量瓶中，再精密吸取5 mL稀释至10 mL，质量浓度为0.1006 mg/mL。按上述色谱条件，吸取柚皮苷对照品，以2 μL、5 μL、10 μL、15 μL、20 μL连续进样，测定。以峰面积积分值 A 对对照品的进样量 C（μg）进行回归分析，得回归方程：柚皮苷 $A=27.907C-0.0961$，$r=1.0000$。结果表明柚皮苷在 0.2012～2.0120 μg 范围线性关系良好。

2.3.4 精密度试验 精密吸取柚皮苷对照品溶液 10 μL，在以上色谱条件下，连续重复进样5次，依法测定，计算柚皮苷峰面积的 *RSD* 为 1.03%，表明仪器精密度好。

2.3.5 稳定性试验 取供试品溶液，室温下分别放置 0 h、2 h、4 h、8 h、12 h、24 h、48 h后，按“2.3.1节”色谱条件，取5 μL进样，依法操作，测定峰面积，计算柚皮苷峰面积的 *RSD* 为2.14%，表明稳定性好。

2.3.6 重复性试验 取同一批号的红珠胶囊内容物（批号：20041222，平均装量 0.12111 g）6份，精密称定，照“2.2.2节”方法制备供试品溶液，按“2.3.1节”色谱条件，进样5 μL，测定柚皮苷的含量及计算 *RSD* 为 1.95%，表明方法重复性好。

2.3.7 加样回收率试验 精密称取已测知柚皮苷含量的红珠胶囊内容物（批号：20041222，柚皮苷质量分数 36.67%，44.42 mg/粒）适量，再分别精密加入一定量的对照品，使供试品溶液中的柚皮苷质量浓度分别在柚皮苷标准曲线的高、中、低区域各3份，照“2.2.2节”方法制备供试品溶液，按“2.3.1节”色谱条件，进样5 μL，测定，计算，平均加样回收率为97.92%，*RSD* 为2.80%，表明方法回收率好。

2.3.8 样品测定 取装量差异项下的胶囊内容物，研细，精密称定，照“2.2.2节”方法制备供试品溶液，分别精密吸取柚皮苷对照品、供试品溶液各5 μL，注入液相色谱仪中，记录色谱图，按外标法计算样品中柚皮苷的含量，结果见表3。

表3 红珠胶囊中柚皮苷的含量测定结果

批号	柚皮苷含量/（mg/粒）		平均含量/（mg/粒）
20041222	44.36	44.48	44.42
20050101	47.05	50.02	48.54
20050102	45.15	46.60	45.88
20050103	43.17	43.60	43.38
20061101	43.23	45.24	44.23
20080601	39.93	39.56	39.74

3 讨论

（1）建立与国际接轨的中药质量控制方法，是中药现代化的客观要求[4-5]。红珠胶囊的化学成分组成是以柚皮素为母核的柚皮苷、新北美圣草苷等二氢黄酮类化合物以及柚皮苷的氧化物野漆树苷，最大吸收波长大多在 283 ±1 nm 处，且柚皮苷含量占有效部位的 70% 以上，故可采用紫外分光光度法测定总黄酮含量。所建立的总黄酮含量测定方法可用于胶囊溶出度的测定。

（2）本研究建立的质量标准，方法简便、准确，重复性好，为全面监控红珠胶囊的质量提供了可靠的方法。

参考文献

[1] 李沛波，马燕，王永刚，等. 化州柚提取物止咳化痰平喘作用的实验研究［J］. 中国中药杂志，2006，31（16）：1350－1352.

[2] 李沛波，苏畅，毕福钧，等. 化州柚提取物止咳作用及其机制的研究［J］. 中草药，2008，39（2）：247－250.

[3] 国家药典委员会. 中华人民共和国药典［M］. 一部、二部. 北京：中国医药科技出版社，2010：69，附录 85.

[4] 关倩怡，黄琳，彭维，等. 口炎清颗粒指纹图谱研究［J］. 中山大学学报（自然科学版），2011，50（1）：115－118.

[5] 彭维，黄琳，关倩怡，等. 红腺忍冬的质量研究［J］. 中山大学学报（自然科学版），2010，49（6）：142－144.

［作者：彭维、苏薇薇、古淑仪、王永刚、郭静，原文发表于《中山大学学报（自然科学版）》，2013 年第 52 卷第 6 期，第 110－113 页］

一测多评法测定红珠胶囊中6种黄酮类成分的含量

[**摘要**] **目的：**建立一测多评法测定红珠胶囊中6种黄酮类成分的含量。**方法：**采用HPLC法，以柚皮苷为参照对照品，建立其与新北美圣草苷、樱桃苷、野漆树苷、Melitidin、柚皮素的相对校正因子（分别为1.05、0.782、1.89、1.27、0.532），利用相对校正因子计算这些成分的含量；同时，采用外标法进行验证。**结果：**相对校正因子重现性好，其计算值和外标法实测值无显著性差异。**结论：**一测多评法操作简单、结果准确，可用于红珠胶囊黄酮类成分的定量分析。

红珠胶囊是中山大学研制的原创中药五类新药，具有止咳、化痰的功效，用于呼吸道疾病引起的咳嗽痰多。笔者采用一测多评法同时测定红珠胶囊中6种黄酮类成分的含量，现综述如下。

1 仪器与材料

十万分之一电子分析天平（德国Sartorius公司，BP211D型）；超纯水器（美国密理博Millipore公司，Simplicity）；旋转蒸发仪（德国Laborota公司，4001型）；数控超声波清洗器（昆山超声仪器有限公司，KQ-250DE型）；Ultimate 3000 DGLC高效液相色谱仪（美国Dionex公司，DGP-3600SD双三元泵、SRD-3600脱气机、WPS-3000SL自动进样器、TCC3000-RS柱温箱、DAD检测器、Chromeleon6.8数据处理软件）；P680高效液相色谱仪（美国Dionex公司，ASI-100自动进样器、ATH-585柱温箱、P680四元梯度泵、PDA-100检测器）。

柚皮苷（供含量测定用，中国食品药品检定研究院，批号：110722-200309）；新北美圣草苷（Sigma-Aldrich公司，批号：1326322，质量分数98.6%）；野漆树苷（Sigma-Aldrich公司，批号：023H0743，质量分数99.0%）；樱桃苷（加拿大Chroma Dex公司，质量分数99.5%）；Melitidin（实验室自制，经UV、IR、MS、NMR谱确证，质量分数98.0%）；柚皮素（Sigma公司，批号：035K1316，质量分数97.5%）。3批红珠胶囊（批号：20071201、20071202、20120501）由中山大学委托广东环球制药有限公司在GMP条件下生产。

甲醇为色谱纯（美国 Burdick & Jackson），乙酸为色谱纯（瑞士 Fluka Analytical），水为超纯水。

2 方法与结果

2.1 色谱条件

以十八烷基硅烷键合硅胶为填充剂；流动相：甲醇-乙酸溶液（pH=3.0）；线性梯度：0～50 min，甲醇：30%～60%；检测波长：283 nm；柱温：30 ℃。理论塔板数按柚皮苷计算应不低于5000。

2.2 样品溶液的制备

2.2.1 混合对照品溶液的制备 取新北美圣草苷、樱桃苷、柚皮苷、野漆树苷、Melitidin和柚皮素对照品适量，加甲醇配制成浓度分别为5.0 μg/mL、5.4 μg/mL、300 μg/mL、8.0 μg/mL、5.1 μg/mL和2.4 μg/mL的混合对照品溶液，备用。

2.2.2 供试品溶液的制备 取装量差异项下的胶囊内容物，研细，取0.1 g，精密称定，置100 mL量瓶中，加甲醇约70 mL，超声处理30 min，放冷至室温，加50%甲醇稀释至刻度，摇匀，用0.45 μm微孔滤膜滤过，取续滤液，即得。

2.2.3 阴性对照溶液制备 取辅料适量，按照“2.2.2节”方法制备阴性对照溶液，备用。

2.3 专属性试验

分别吸取混合对照品溶液、供试品溶液和阴性对照溶液各10 μL注入液相色谱仪，按相应色谱条件记录色谱图，结果表明专属性好。

2.4 一测多评方法的建立

2.4.1 线性范围 精密吸取混合对照品溶液各2 μL、5 μL、10 μL、20 μL、30 μL进样分析，以进样量x（μg）对峰面积积分值y进行线性回归，得新北美圣草苷、樱桃苷、柚皮苷、野漆树苷、Melitidin和柚皮素的线性回归方程（表1），表明各成分在相应范围内线性关系良好。

表1 红珠胶囊中6种黄酮类成分的线性回归方程

成分	回归方程	r	线性范围/μg
新北美圣草苷	$y_1 = 0.0747x_1 - 0.0043$	1.0000	0.0007～0.0137
樱桃苷	$y_2 = 0.0263x_2 + 0.0029$	0.9999	0.0011～0.0162
柚皮苷	$y_3 = 6.8664x_3 + 0.4362$	1.0000	0.608～12.150
野漆树苷	$y_4 = 0.0887x_4 - 0.0024$	1.0000	0.016～0.320
Melitidin	$y_5 = 0.0169x_5 - 0.0013$	1.0000	0.0010～0.0152
柚皮素	$y_6 = 0.0403x_6 - 0.0127$	0.9999	0.0005～0.0072

2.4.2 相对校正因子的计算　以柚皮苷为内标，计算新北美圣草苷、樱桃苷、野漆树苷、Melitidin、柚皮素的相对校正因子，其结果见表2。

表2 5种黄酮类成分的相对校正因子

进样体积/μL	$f_{新北美圣草苷/柚皮苷}$	$f_{樱桃苷/柚皮苷}$	$f_{野漆树苷/柚皮苷}$	$f_{Melitidin/柚皮苷}$	$f_{柚皮素/柚皮苷}$
2	1.07	0.775	1.91	1.27	0.549
5	1.06	0.773	1.90	1.28	0.532
10	1.05	0.775	1.89	1.27	0.529
20	1.04	0.788	1.89	1.26	0.524
30	1.04	0.798	1.88	1.27	0.524
平均值	1.05	0.782	1.89	1.27	0.532
RSD/%	1.24	1.39	0.60	0.56	1.94

2.4.3 校正因子的重现性考察　不同色谱柱：取混合对照品溶液，进样2μL、5μL、10μL、20μL、30 μL测定，用校正因子的计算方法计算柚皮苷对新北美圣草苷、樱桃苷、野漆树苷、Melitidin和柚皮素的校正因子。实验考察了3种色谱柱：Agilent ZORBAX Eclipse Plus C_{18}（4.6 mm×250 mm，5 μm）；Dionex Acclaim® C_{18}（4.6 mm×250 mm，5 μm）；Ultimate XB-C_{18}（4.6 mm×250 mm，5 μm）。结果显示，使用3种不同填料的色谱柱，新北美圣草苷、樱桃苷、野漆树苷、Melitidin和柚皮素的相对校正因子的*RSD*分别为1.93%、1.69%、2.44%、1.60%和2.57%。

使用不同的仪器：新北美圣草苷、樱桃苷、野漆树苷、Melitidin和柚皮素相对于柚皮苷校正因子的相对平均偏差分别为0.47%、0.38%、1.89%、1.92%和0.85%，表明不同仪器相对校正因子的重现性好。

待测组分色谱峰的定位：采用待测成分与内参物的相对保留时间比值定位，再结合峰形和光谱图，便可正确判断出目标峰的准确位置，结果显示，使用3种不同填料的色谱柱，新北美圣草苷、樱桃苷、野漆树苷、Melitidin和柚皮素相对柚皮苷的相对保留时间的*RSD*分别为3.02%、1.44%、1.47%、2.75%和2.95%；结果显示，使用2种不同型号的仪器，新北美圣草苷、樱桃苷、野漆树苷、Melitidin和柚皮素相对柚皮苷的相对保留时间的*RSD*分别为0.41%、1.15%、1.24%、0.83%和1.52%，表明该方法相对保留时间重现性良好。利用相对保留时间进行峰的定位是可行的。

2.5 采用外标法验证一测多评的准确性

2.5.1 精密度试验 精密吸取混合对照品溶液10 μL，连续进样6次，记录各待测峰的峰面积，新北美圣草苷、樱桃苷、柚皮苷、野漆树苷、Melitidin、柚皮素的*RSD*分别为0.30%、0.87%、0.36%、0.80%、2.06%、1.85%，表明精密度好。

2.5.2 稳定性试验 取同一份供试品溶液，在制备后的0 h、2 h、4 h、6 h、8 h、12 h、24 h、48 h进样分析，记录各待测峰的峰面积积分值。结果显示，新北美圣草苷、樱桃苷、柚皮苷、野漆树苷、Melitidin、柚皮素的*RSD*分别为1.21%、0.56%、0.78%、0.57%、0.65%、1.25%，表明48 h内供试品溶液稳定性好。

2.5.3 重复性试验 取同一批红珠胶囊，按“2.2.2节”方法制备6份供试品溶液，分别进样，记录各待测峰的峰面积积分值。结果显示，新北美圣草苷、樱桃苷、柚皮苷、野漆树苷、Melitidin、柚皮素的平均含量分别为1.912 mg/g、1.398 mg/g、327.8 mg/g、28.04 mg/g、0.942 mg/g、1.418 mg/g，*RSD*分别为1.95%、1.70%、0.53%、0.58%、2.53%、1.89%，表明该方法的重复性好。

2.5.4 加样回收率试验 取同一批已知含量的红珠胶囊内容物粉末约50 mg，精密称定，平行6份，分别精密加入一定量的混合对照品溶液，按“2.2.2节”方法制备供试品溶液，测定并计算各成分的加样回收率及*RSD*。结果显示，新北美圣草苷、樱桃苷、柚皮苷、野漆树苷、Melitidin、柚皮素的加样回收率分别为100.2%、100.9%、99.34%、100.3%、100.67%、102.6%，*RSD*分别为1.23%、2.99%、0.88%、1.29%、2.61%、2.89%。

2.5.5 一测多评与外标法测定结果的比较 分别取3批红珠胶囊，依法测定。采用外标两点法和一测多评法分别测定和计算红珠胶囊中各成分的含量，结果见表3。结果表明，一测多评法计算值和外标法实测值之间没有明显差异，说明建立的相对校正因子具有很好的重现性和可信度，在定量用对照品缺乏的情况下，可以通过一测多评法实现对红珠胶囊6个黄酮成分含量的同步测定。

表 3　外标法和一测多评法测定红珠胶囊中 6 种黄酮类成分含量（mg/g）的比较

成分	方法	批号		
		20071201	20071202	20120501
新北美圣草苷	外标法	3.055	3.647	1.912
	一测多评法	3.080	3.676	1.927
樱桃苷	外标法	4.422	2.647	1.398
	一测多评法	4.482	2.683	1.417
柚皮苷	外标法	329.4	356	327.8
	一测多评法	329.4	356	327.8
野漆树苷	外标法	7.416	7.775	28.05
	一测多评法	7.766	7.855	28.17
Melitidin	外标法	3.409	3.898	0.942
	一测多评法	3.486	3.985	0.973
柚皮素	外标法	1.476	1.045	1.418
	一测多评法	1.474	1.008	1.426

3　讨论

（1）采用一测多评法，结合校正因子，在同一色谱条件下，以柚皮苷为“内标性”成分，同时测定红珠胶囊中 6 种黄酮类成分的含量。该方法准确性高、重现性好，在缺乏新北美圣草苷、樱桃苷、野漆树苷、Melitidin 和柚皮素对照品的情况下，运用廉价易得的柚皮苷对照品进行定量分析，并对以上 5 种黄酮类成分进行定位和定量，为全面质量控制提供了新方法、新思路。

（2）本研究以柚皮苷为参照，根据目标峰与内参物峰之间的相对保留时间，结合各峰的紫外吸收特征、峰形等信息，能正确判断出各目标峰的准确位置。由此表明，利用上述方法进行峰的定位是可行的。本研究在建立红珠胶囊的相对校正因子过程中，考察了不同色谱柱、不同液相色谱仪器的影响，结果表明，在缺少对照品的情况下，利用相对校正因子对药品进行质量控制是快速、可行的。

参考文献

[1] 王智民，高慧敏，付雪涛，等．“一测多评”法中药质量评价模式方法学研究［J］．中国中药杂志，2006，31（23）：1925－1928．

[2] 何兵，杨世艳，张燕．一测多评中待测成分校正和定位的新方法研究［J］．药学学报，2012，47（12）：1653－1659．

[3] 国家药典委员会．中华人民共和国药典［M］．一部．北京：中国医药科技出版社，2010：71－72．

[4] 吴铁荣，许妍，罗岳华．一测多评法同步测定肿节风药材中 6 种成分［J］．中药材，2011，34（11）：1730－1734．

［作者：彭维、苏薇薇、邹威、朱芳绘、郭静，原文发表于《中药材》，2013 年第 36 卷第 11 期，第 1860－1863 页］

红珠胶囊多次给药后 Beagle 犬体内血药浓度检测

[摘要] **目的：** 对红珠胶囊多次给药后 Beagle 犬体内的血药浓度进行检测。**方法：** Beagle 犬 6 只，给药前禁食 12 h，然后按 3 次/天，3 粒（60 mg/粒）/天剂量口服给予红珠胶囊，连续给药 3 d，在首次给药后 1 h 开始取血，以后每间隔 3 h 取血 1 次，每次取血量约 1.0 mL。采用 HPLC-ESI-MS/MS 法测定 Beagle 犬血浆中红珠胶囊有效成分柚皮苷的含量。**结果：** Beagle 犬给予红珠胶囊 1 h 后，各时间点血药浓度均高于起效浓度 38.5 ng/mL，给药 7 h 后各时间点的浓度趋于稳定。**结论：** 本研究为红珠胶囊的临床应用提供了实验依据。

红珠胶囊是中山大学研制的中药五类新药，该药有效成分柚皮苷含量达 65%～75%。本研究进行红珠胶囊多次给药后在 Beagle 犬体内的血药浓度（以柚皮苷为目标物）检测，考察其稳态浓度及稳态时间，为临床用药提供参考。

1 材料与仪器

1.1 实验动物

Beagle 犬 6 只，雌雄各半，体质量 10 ± 0.5 kg，由广州医药工业研究院提供，许可证号：SCXK（粤）2008 – 0007。

1.2 药物与试剂

红珠胶囊，广东环球制药有限公司生产（批号：20100901），规格：每粒含化橘红提取物 60 mg，其中柚皮苷含量为 74.9%（采用高效液相法测定）；柚皮苷对照品（批号：110722 – 200309，购于中国药品生物制品检定所，供含量测定用）；异槲皮苷对照品（批号：1316197，购于 Sigma 公司，含量≥90%）；甲醇、乙酸乙酯（色谱纯，B&J 公司）；甲酸铵、甲基叔丁基醚（色谱纯，Sigma 公司）；Millipore 超纯水；β-葡萄糖苷酸酶（Type H –1，Sigma 公司，货号：G0751）。

1.3 主要仪器

1200SL RRLC – 6410 QQQ 液相 – 质谱联用仪（美国 Agilent 公司）；Centrifuge

5415R 台式高速冷冻离心机（德国 Eppendorf 公司）；Vortex Genie 2 涡旋振荡器（美国 Scientific Industries 公司）；BP211D 电子分析天平（德国 Sartorius 公司）；系列精密移液器（法国 Gilson 公司、德国 Eppendorf 公司）。

2 方法与结果

2.1 给药途径与样品采集

依据国家食品药品监督管理局药品评审中心《化学药物非临床药代动力学研究技术指导原则》（2005 年 3 月），根据本品特点，选用 Beagle 犬为实验动物，给药途径为口服，与临床给药途径一致。取 Beagle 犬 6 只，给药前禁食 12 h，然后按 3 次/天，3 粒（60 mg/粒）/次剂量口服给予红珠胶囊，连续给药 3 d，在首次给药后 1 h 开始取血，以后每隔 3 h 取血 1 次，每次取全血量约 1.0 mL。全血置于经肝素处理过的离心管中，离心，分离血浆，置 –20 ℃冰箱保存，用于血药浓度检测。

2.2 样品测定[1]

2.2.1 柚皮苷系列标准溶液及内标溶液的配制 ①柚皮苷储备液：取105 ℃干燥至恒重的柚皮苷对照品，精密称定 10.18 mg，置 50 mL 量瓶中，用甲醇溶解定容，作为对照品储备液（203.6 μg/mL），4 ℃冰箱内保存备用。②柚皮苷对照品溶液：精密吸取柚皮苷对照品储备液适量，置 10 mL 量瓶中，用甲醇 – 水（50∶50，*V/V*）溶液逐级稀释成系列浓度对照品溶液，浓度依次为 20.36 ng/mL、50.90 ng/mL、101.80 ng/mL、509.00 ng/mL、1018.00 ng/mL、5090.00 ng/mL、10180.00 ng/mL，备用。③内标异槲皮苷对照品溶液：取五氧化二磷减压干燥至恒重的异槲皮苷对照品，精密称定 9.50 mg，置 50 mL 量瓶中，用甲醇溶解并稀释至刻度，摇匀，作为储备溶液（0.19 mg/mL）；用甲醇 – 水（50∶50，*V/V*）溶液将储备液稀释至 1900.00 ng/mL，并于4 ℃冰箱内保存备用。④β-葡萄糖醛酸酶溶液配制：精密称定 β-葡萄糖醛酸酶粉末 10 mg 溶于4 mL 0.2 mmol/L 醋酸缓冲液中（pH 5.0），配制成相当于 10 U/μL 的 β-葡萄糖醛酸酶溶液，分装，于 –20 ℃冰箱内保存备用。

2.2.2 检测条件 色谱柱为 Agilent RRHT ZORB-AX Eclipse 柱（2.1 mm × 100 mm，1.8 – Micron）；柱温：40 ℃；流动相：甲醇 –0.25% 甲酸溶液（*V/V*）= 52∶48，流速：0.2 mL/min；进样体积：10 μL。离子源参数：Capillary 4000V，Drying Gas 9 L/min，Neb Pressure 30 psi，Gas Temp：350 ℃。ESI 电喷雾源，采用负离子模式检测，MRM（多反应离子监测）方式，检测离子对分别为：柚皮苷：579.2/271.0，Fragmentor：200 V，Collision Energy：35 V；异槲皮苷：463.0/299.8，Fragmentor：130 V；Collision Energy：25 V。

2.2.3 血浆样品处理 ①线性和 QC 样品制备：取空白犬血浆 100 μL，分别加入系列浓度的柚皮苷对照品溶液各 10 μL，混匀，制成柚皮苷浓度分别为：2.04 ng/mL、5.09 ng/mL（QC L）、10.18 ng/mL、50.90 ng/mL（QC M）、101.80 ng/mL、509.00 ng/mL（QC H）、1018.00 ng/mL的血浆样品。向混匀后的血浆中加入 β-葡萄糖醛酸酶 10 μL（10 U/μL），混匀，37 ℃水浴 2 h。取出后，加入内标溶液 10 μL，混匀后加入 2% 甲酸 6 μL 酸化后，加入乙酸乙酯 1000 μL，涡旋 3 min，10000 r/min 离心 10 min，转移上清液至新离心管中，挥干，加入 100 μL 流动相，超声 30 s 后涡旋 3 min 复溶，13000 r/min 离心 10 min 后，取 10 μL 上清进样测定。②血浆样品制备：取血浆样品 100 μL，加入 β-葡萄糖醛酸酶 10 μL（10 U/μL），混匀，37 ℃水浴 2 h。取出后，加入 50% 甲醇水溶液（*V/V*）20 μL 和内标溶液 10 μL，混匀后加入 2% 甲酸 6 μL 酸化后，加入乙酸乙酯 1000 μL，涡旋 3 min，10000 r/min 离心 10 min，转移上清液至新离心管中，挥干，加入 100 μL 流动相，超声 30 s 后涡旋 3 min 复溶，13000 r/ min 离心10 min后，取 10 μL 上清进样测定。③血浆样品稀释：当血浆样品测得浓度超出线性范围时，则用空白犬血浆将此血样稀释后再进行如上操作，稀释倍数视超出情况而定。

2.3 数据处理

血浆样品以红珠胶囊有效成分柚皮苷为目标物进行测定，柚皮苷浓度测定数据由 Agilent Mass Hunter Quantitative Analysis 计算。

2.4 结果

样品测定按照“2.2.3 节”项下操作，每个分析批制备一条标准曲线，同时制备低、中、高 3 个浓度的 QC 样品，每个浓度的 QC 样品进行双样本分析。根据每一分析批的标准曲线计算 QC 样品和未知样品的浓度。测定结果见表 1 和图 1。

表 1 Beagle 犬血药浓度测定结果（$\bar{x} \pm s$，$n=6$）

天数	浓度							
	1 h	4 h	7 h	10 h	13 h	16 h	19 h	22 h
第 1 天	38.92 ± 11.77	67.16 ± 18.96	131.06 ± 27.53	102.03 ± 30.86	133.10 ± 35.30	80.73 ± 21.65	139.35 ± 24.98	125.65 ± 38.28
第 2 天	159.77 ± 31.67	131.65 ± 9.06	137.73 ± 30.29	85.37 ± 19.27	116.03 ± 18.20	83.05 ± 21.97	80.61 ± 13.40	95.44 ± 16.59
第 3 天	92.39 ± 19.42	80.00 ± 18.45	127.37 ± 24.39	76.76 ± 19.66	95.47 ± 16.85	90.00 ± 18.40	124.57 ± 20.22	118.34 ± 18.86

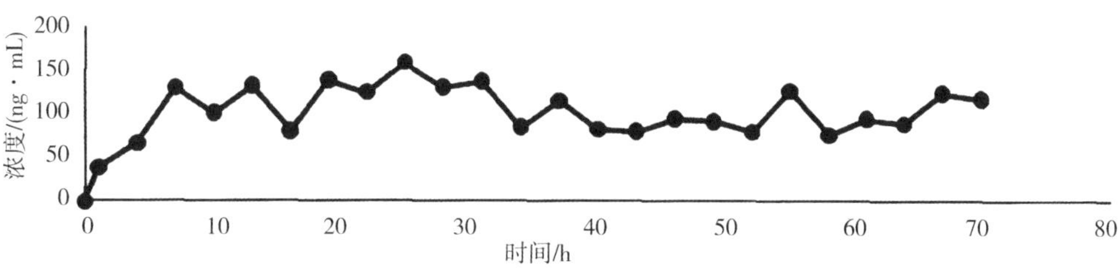

图 1 Beagle 犬多次给药血药浓度 - 时间曲线

3 讨论

本研究旨在探讨红珠胶囊连续多天、每天多次给药后 Beagle 犬体内的血药浓度的变化趋势。结果表明：Beagle 犬给予红珠胶囊 1 h 后血药浓度高于起效浓度（药效学试验表明其起效浓度为 38.5 ng/mL），给药 7 h 后各时间点的血药浓度在 76 ~ 160 ng/mL 范围内波动，基本处于稳态，说明每天 3 次口服给药是可行的。本研究为红珠胶囊的临床应用提供了实验依据，具有理论意义和实用价值。

参考文献

[1] LIU M H, YANG C P, ZOU W, et al. Toxicokinetics of naringin, a putative antitussive, after 184-day repeated oral administration in rats [J]. Environmental toxicology and pharmacology, 2011, 30 (3): 485 -489.

[作者：刘孟华、杨翠平、邹威、苏薇薇，原文发表于《中药材》，2012 年第 35 卷第 3 期，第 465 -466 页]

十五、其他

基于网络药理学和分子对接法揭示透解祛瘟颗粒防治新冠肺炎的活性成分及作用机制

[摘要] **目的：** 探索透解祛瘟颗粒治疗新冠肺炎的活性成分及作用机制，为其在新冠肺炎防治中的应用提供科学依据。**方法：** 通过查阅文献和 TCMSP 数据库检索筛选透解祛瘟颗粒的化学成分，采用 TCMSP 和 CTD 数据库检索其化学成分的靶蛋白或靶标基因，使用 String 数据库进行蛋白-蛋白相互作用（PPI）分析得到核心靶点和核心化合物，通过 Cytoscape 软件构建可视化药材-活性成分-核心靶点网络，并进行拓扑分析和对核心靶点进行 KEGG 通路分析，再将核心化合物与血管紧张素转化酶 2（ACE2）、3CL 水解酶（MPro）和木瓜样蛋白酶（PLP）进行分子对接，探讨其在抑制新冠病毒（SARS-CoV -2）感染和复制方面的活性；预测其防治新冠肺炎的作用机制。**结果：** 网络拓扑分析筛选得到 132 个核心靶点和 109 个核心化合物，关键靶点涉及环氧化酶（PTGS2）、胱天蛋白酶 3（CASP3）、白细胞介素 6（IL -6）、肿瘤坏死因子（TNF）、TP53、AKT1、MAPK3、血管内皮生长因子 A（VEGFA）、MAPK1、信号传导与转录激活因子 3（STAT3）、JUN、甘油醛 -3 -磷酸脱氢酶（GAPDH）、INS、ALB 和 AR 等。通路富集得到甲型流感、小细胞肺癌、肿瘤坏死因子、Toll 样受体、PI3K-Akt 和 HIF -1 等关键信号通路。分子对接结果表明，透解祛瘟颗粒中化学成分中与血管紧张素转化酶 2、3CL 水解酶和木瓜样蛋白酶对接结果结合能超过平均值的化合物分别有 58 个、64 个和 56 个。**结论：** 透解祛瘟颗粒中的活性成分能够通过作用于血管紧张素转化酶 2、3CL 水解酶和木瓜样蛋白酶发挥抑制病毒感染宿主细胞及自我复制的进程，也能通过多靶点多通路抑制细胞因子风暴，减少肺纤维化的形成，改善低氧血症，有效防治新冠肺炎。

2019 年底，一种由新型冠状病毒（severe acute respiratory syndrome coronavirus 2，SARS-CoV -2）引发的急性呼吸道传染病肆虐全球，对人体健康、经济发展和社会稳定带来了巨大影响。国家卫生健康委员会将 SARS-CoV -2 导致的肺炎命名为

“新型冠状病毒肺炎”，世界卫生组织（WHO）将其命名为 coronavirus disease 2019（COVID-19）。目前，针对 COVID-19 尚无特异性治疗药物，临床治疗以对症、支持疗法为主。国家卫生健康委先后印发了 7 版《新型冠状病毒感染的肺炎诊疗方案》，推荐采用中西医联合疗法进行 COVID-19 的治疗及预防，效果显著[1]。中医认为，本病属于中医“温疫”范畴，为外感温邪热毒，伤津耗气而发。结合广东省湿热胶结、阻滞气机、病程难以痊愈的特点[1]，广东省药品监督管理局将具有清热解毒、透表疏风、益气养阴等多种功效的透解祛瘟颗粒（曾用名“肺炎 1 号方”）推广至全省新冠肺炎定点救治医院应用，显著改善了轻型新冠肺炎患者的临床症状，减少了重症的发生趋势[2-3]。然而，透解祛瘟颗粒防治 COVID-19 的活性成分和作用机制尚不清楚。

中药网络药理学可以从整体角度系统探索药物与疾病间的关联性，构建“药物-靶点-疾病”网络，为中药复方的多成分、多途径和多靶点的复杂整体作用机制提供新的视角[4]。分子对接技术是基于分子的几何结构，运用计算机技术模拟分子间相互作用力，研究药物分子与蛋白靶点间的相互作用，常应用于药物发现阶段的早期虚拟筛选、药物潜在作用机制研究以及药物作用靶点的预测。本研究首次采用网络药理学方法及分子对接技术研究透解祛瘟颗粒防治 COVID-19 的活性成分和机制，为透解祛瘟颗粒在新冠肺炎防治中的临床应用提供科学依据。

1 方法

1.1 透解祛瘟颗粒化学成分收集

口服生物利用度（OB）表示口服药物的活性成分或有效成分经吸收达到体循环的速度与程度，是重要的药代动力学参数之一。分子类药性（DL）是指化合物与已知药物的相似性，常用于筛选出有潜在失败倾向的化合物，节约研究资源。本研究借助中药系统药理学平台 TCMSP（http://tcmspw.com/），分别以连翘、山慈菇、金银花、黄芩、大青叶、柴胡、青蒿、蝉蜕、前胡、川贝母、浙贝母、茯苓、乌梅、玄参和太子参为关键词检索透解祛瘟颗粒中的化学组成，并以 OB≥30% 和 DL≥0.18 作为筛选条件，结合已报道的现代药理学研究文献，进行透解祛瘟颗粒主要化学成分的筛选。

1.2 核心靶蛋白和靶基因的确定及药材-活性成分-核心靶点网络的构建

采用中药系统药理学平台（TCMSP，http://tcmspw.com/）和毒性与基因比较数据库（CTD，https://ctdbase.org/）分析并检索活性化合物的靶蛋白或靶标基因，借助 Uniprot（https://www.uniprot.org/）、Drugbank（https://www.drugbank.ca/）

等数据库查阅靶蛋白对应的基因名。使用 String（https://string-db. org/）数据库对上述所有靶点进行蛋白间相互作用（PPI）分析，并将分析结果导入 Cytoscape 3. 7. 2 软件进行网络拓扑分析，将节点的度（degree）大于 2 倍中位值、紧密中心度（closeness centrality）和间距中心度（betweenness centrality）均大于其中位值的节点基因作为核心靶基因[5-6]。筛选核心靶点后，运用 Cytoscape 3. 7. 2 构建可视化的药材-活性成分-核心靶点网络，并分析网络的拓扑特征。

1.3 核心靶点通路分析

为进一步解析上述筛选出的靶基因的功能以及在信号通路中的作用，将筛选得到的核心靶点导入 DAVID 数据库（https://david. ncifcrf. gov/）并限定物种为人（homo sapiens），进行 KEGG 信号通路分析。

1.4 化学成分-靶点分子对接

研究表明，SARS-CoV-2 表达的 S-蛋白可与细胞表面的人血管紧张素转化酶（ACE2）结合，促进病毒进入细胞内，增强其致病性，因此 ACE2 常作为治疗 COVID-19 的重要潜在靶点之一[7-8]。此外，作为 RNA 病毒，SARS-CoV-2 需要通过 3CL 水解酶（3CL protease，Mpro）水解前体蛋白，产生功能蛋白，才能完成复制的全过程。因此，Mpro 也是治疗新冠肺炎的潜在靶点之一[9]。值得一提的是，冠状病毒木瓜样蛋白酶（papain-like protease，PLP）也是冠状病毒在复制过程中的重要蛋白酶之一[10]。本研究为进一步明确透解祛瘟颗粒中的化学成分在防治 COVID-19 的作用及机制，将透解祛瘟颗粒的化学成分与靶点 ACE2、Mpro 和 PLP 进行虚拟对接。从 RCSD 蛋白质数据库（https://www. rcsb. org/）下载 ACE2（PDB ID：1R4L）、Mpro（PDB ID：6LU7）和 PLP（PDB ID：4OVZ）晶体结构，采用 AutoDock Tools 1. 5. 6 软件删除靶蛋白的水分子，分离配体和受体，添加非极性氢，计算 Gasteiger 电荷，分别导出为 pdbqt 格式的文件，作为对接受体。从 PubChem（https://pubchem. ncbi. nlm. nih. gov）数据库下载化合物的结构，存为 SDF 格式，再通过 Openbabel 软件将化合物转为 pdbqt 格式，导入 AutoDock Tools 1. 5. 6，添加原子电荷，分配原子类型，所有柔性键均默认可旋转，导出为 pdbqt 格式，作为对接配体。运行 AutoDock Vina 1. 1. 2 软件进行对接，采用 VMD 1. 9. 2 软件将对接结果可视化。

2 结果

2.1 化学成分的收集及核心靶点的筛选

通过 TCMSP 检索和文献研读筛选出透解祛瘟颗粒的主要化学成分共 197 个，

其中23个来自连翘，3个来自山慈菇，23个来自金银花，36个来自黄芩，10个来自大青叶，17个来自柴胡，22个来自青蒿，5个来自蝉蜕，24个来自前胡，13个来自川贝母，7个来自浙贝母，15个来自茯苓，8个来自乌梅，9个来自玄参，20个来自黄芪，8个来自太子参。透解祛瘟颗粒中的化学成分信息见表1。从TCMSP和CTD数据库搜集到成分靶点共667个，通过PPI分析后，得到核心靶点132个，与核心靶标相关的活性成分共109个，用于后续网络构建。

表1 透解祛瘟颗粒化学成分

编号	来源	代表性成分	PubChem CID	OB	DL
1*	连翘/黄芩	wogonin	5281703	30.68	0.23
2	连翘	20(S)-dammar-24-ene-3β, 20-diol-3-acetate	—	40.23	0.82
3*	连翘	isolariciresinol	160521	66.51	0.39
4*	连翘	dimethylmatairesinol	384877	52.3	0.48
5	连翘	O-methylpinoresinol	12314161	53.08	0.57
6	连翘	phillyrin	24721571	36.4	0.86
7	连翘	pinoresinol monomethyl ether	21722915	85.12	0.57
8	连翘	(+)-phylliroside	21722933	61.2	0.57
9	连翘	3beta-Acetyl-20, 25-epoxydammarane-24alpha-ol	11799642	33.07	0.79
10*	连翘/黄芪	mairin	64971	55.38	0.78
11	连翘	forsythinol	363707	81.25	0.57
12	连翘	(-)-phillygenin	3083590	95.04	0.57
13	连翘	β-amyrin acetate	92156	42.06	0.74
14*	连翘	hyperforin	441298	44.03	0.6
15	连翘	adhyperforin	9963735	44.03	0.61
16	连翘	lactucasterol	5318918	40.99	0.85
17	连翘	onjixanthoneI	5320290	79.16	0.3
18*	连翘/山慈菇/金银花/黄芩/大青叶/浙贝母/乌梅/玄参/太子参	beta-sitosterol	222284	36.91	0.75
19*	连翘/金银花/柴胡/青蒿/乌梅/黄芪	kaempferol	5280863	41.88	0.24
20*	连翘	arctiin	100528	34.45	0.84
21*	连翘/金银花/青蒿/太子参	luteolin	5280445	36.16	0.25
22*	连翘	bicuculline	10237	69.67	0.88
23*	连翘/金银花/柴胡/青蒿/前胡/乌梅/黄芪	quercetin	5280343	46.43	0.28
24*	山慈菇/金银花/黄芩/柴胡/青蒿/乌梅	stigmasterol	5280794	43.83	0.76
25*	山慈菇	2-methoxy-9,10-dihydrophenanthrene-4,5-diol	11506999	44.97	0.18
26*	金银花	mandenol	5282184	42	0.19
27	金银花	ethyl linolenate	5367460	46.1	0.2
28*	金银花	phytofluene	6436722	43.18	0.5
29*	金银花/黄芩	eriodyctiol (flavanone)	373261	41.35	0.24

续上表

编号	来源	代表性成分	PubChem CID	OB	DL
30	金银花	(-)-(3R, 8S, 9R, 9aS, 10aS)-9-ethenyl-8-(beta-D-glucopyranosyloxy)-2, 3, 9, 9a, 10, 10a-hexahydro-5-oxo-5H, 8Hpyrano[4, 3-d] oxazolo[3, 2-a]pyridine-3-carboxylicacid_ qt	—	87.47	0.23
31	金银花	secologanic dibutylacetal_ qt	—	53.65	0.29
32*	金银花	beta-carotene	5280489	37.18	0.58
33*	金银花	stigmasterol glucoside	11870462	43.83	0.76
34*	金银花	chryseriol	5280666	35.85	0.27
35	金银花	kryptoxanthin	5281235	47.25	0.57
36	金银花	rhodoxanthin	5380108	31.22	0.55
37*	金银花	corymbosin	10970376	51.96	0.41
38	金银花	7-epi-vogeloside	102183193	46.13	0.58
39	金银花	caeruloside C	—	55.64	0.73
40	金银花	centauroside_ qt	6440698	55.79	0.5
41	金银花	ioniceracetalides B_ qt	—	61.19	0.19
42*	金银花	xylostosidine	14466553	43.17	0.64
43*	金银花	dinethylsecologanoside	—	48.46	0.48
44*	黄芩/太子参	acacetin	5280442	34.97	0.24
45*	黄芩	alpinetin	821279	55.23	0.2
46*	黄芩	baicalein	5281605	33.52	0.21
47	黄芩	5, 8, 2′-Trihydroxy-7-methoxyflavone	156992	37.01	0.27
48	黄芩	5, 7, 2, 5-tetrahydroxy-8, 6-dimethoxyflavone	44258628	33.82	0.45
49*	黄芩	carthamidin	188308	41.15	0.24
50	黄芩	2, 6, 2′, 4′-tetrahydroxy-6′-methoxychaleone	—	69.04	0.22
51	黄芩	dihydrobaicalin_ qt	14135323	40.04	0.21
52*	黄芩	salvigenin	161271	49.07	0.33
53*	黄芩	5, 2′, 6′-Trihydroxy-7, 8-dimethoxyflavone	5322059	45.05	0.33
54*	黄芩	5, 7, 2′, 6′-Tetrahydroxyflavone	5321865	37.01	0.24
55	黄芩	dihydrooroxylin A	5316733	38.72	0.23
56*	黄芩	skullcapflavone Ⅱ	124211	69.51	0.44
57*	黄芩	oroxylin a	5320315	41.37	0.23
58*	黄芩	panicolin	5320399	76.26	0.29
59*	黄芩	5, 7, 4′-Trihydroxy-8-methoxyflavone	5322078	36.56	0.27
60*	黄芩	dihydrooroxylin	177032	66.06	0.23
61*	黄芩	norwogonin	5281674	39.4	0.21
62*	黄芩	5, 2′-dihydroxy-6, 7, 8-trimethoxyflavone	159029	31.71	0.35
63*	黄芩	ent-epicatechin	182232	48.96	0.24
64*	黄芩	coptisine	72321	30.67	0.86
65	黄芩	bis(2-ethylhexyl) phthalate	7057920	43.59	0.35
66*	黄芩/太子参	supraene	638072	33.55	0.42
67	黄芩	diop	33934	43.59	0.39
68	黄芩	epiberberine	160876	43.09	0.78
69*	黄芩	moslosooflavone	188316	44.09	0.25
70	黄芩	11, 13 - eicosadienoic acid, methyl ester	5365674	39.28	0.23
71*	黄芩	5, 7, 4′-trihydroxy-6-methoxyflavanone	5322074	36.63	0.27

续上表

编号	来源	代表性成分	PubChem CID	OB	DL
72	黄芩	5，7，4′-trihydroxy-8-methoxyflavanone	42608119	74. 24	0. 26
73*	黄芩	rivularin	13889022	37. 94	0. 37
74*	大青叶	γ-sitosterol	457801	36. 91	0. 75
75	大青叶	indigo	10215	38. 2	0. 26
76*	大青叶	qingdainone	3035728	45. 28	0. 89
77	大青叶	indicaxanthin	6096870	31. 79	0. 22
78*	大青叶	indirubin	10177	48. 59	0. 26
79*	大青叶	glycyrol	5320083	90. 78	0. 67
80	大青叶	glucobrassicin	656506	66. 02	0. 48
81*	大青叶	isovitexin	162350	31. 29	0. 72
82*	柴胡	linoleyl acetate	21159087	42. 1	0. 2
83*	柴胡	baicalin	64982	40. 12	0. 75
84*	柴胡/青蒿/黄芪	isorhamnetin	5281654	49. 6	0. 31
85	柴胡	3′，4′，5′，3，5，6，7-heptamethoxyflavone	389001	31. 97	0. 59
86*	柴胡/青蒿	arcapillin	158311	48. 96	0. 41
87*	柴胡	cubebin	117443	57. 13	0. 64
88	柴胡	longikaurin A	433636	47. 72	0. 53
89	柴胡	octalupine	73404	47. 82	0. 28
90	柴胡	sainfuran	185034	79. 91	0. 23
91*	柴胡	troxerutin	5486699	31. 6	0. 28
92*	柴胡/前胡	(+)-anomalin	6450453	46. 06	0. 66
93	柴胡	saikosaponin c_qt	167927	30. 5	0. 63
94*	柴胡	α-spinasterol	5281331	42. 98	0. 76
95*	柴胡	petunidin	73386	30. 05	0. 31
96*	青蒿	eupatin	5317287	50. 8	0. 41
97	青蒿/前胡/川贝母/玄参	sitosterol	12303645	36. 91	0. 75
98*	青蒿	tamarixetin	5281699	32. 86	0. 31
99*	青蒿	patuletin	5281678	53. 11	0. 34
100*	青蒿	artemetin	5320351	49. 55	0. 48
101*	青蒿	skrofulein	188323	30. 35	0. 3
102	青蒿	artemisitene	11000442	54. 36	0. 31
103	青蒿	vicenin-2_qt	442664	45. 84	0. 21
104*	青蒿	cirsiliol	160237	43. 46	0. 34
105	青蒿	vitexin_qt	—	52. 18	0. 21
106*	青蒿	DMQT	5281603	42. 6	0. 37
107*	青蒿	asperglaucide	10026486	58. 02	0. 52
108	青蒿	6，8-di-c-glucosylapigenin_qt	—	59. 85	0. 21
109*	青蒿	artemisinin	68827	49. 88	0. 31
110*	青蒿	dihydroartemisinin	3000518	50. 75	0. 3
111	青蒿	deoxyartemisinin	12814879	54. 47	0. 26
112	蝉蜕	N-acetyldopamine	100526	8. 63	0. 06
113*	蝉蜕	chitin	6857375		
114*	蝉蜕	dl-alanine	602		
115	蝉蜕	dl-proline	614		
116*	蝉蜕	dl-aspartic acid	424		

续上表

编号	来源	代表性成分	PubChem CID	OB	DL
117	前胡	vaginidiol	11817856	37. 3	0. 2
118*	前胡	decursin	442126	39. 27	0. 38
119*	前胡	praeruptorin E	6440581	51. 22	0. 66
120*	前胡	dl-praeruptorin a	38347601	46. 46	0. 53
121*	前胡	decussine	156336	39. 83	0. 65
122	前胡	skimmin (8CI)	99693	38. 35	0. 32
123	前胡	peucedanocoumarin II	5434471	63. 48	0. 53
124	前胡	rubricauloside	196862	58. 36	0. 71
125	前胡	isomexoticin	176970	48. 57	0. 21
126*	前胡	sporidesmin	99596	58. 31	0. 76
127*	前胡	selinidin	668081	87. 48	0. 37
128*	前胡	rutarin	21733113	45. 33	0. 73
129	前胡	rutarin_qt	44146779	70. 1	0. 2
130*	前胡	umbelliprenin	1781413	46. 57	0. 44
131*	前胡	ammidin	10212	34. 55	0. 22
132*	前胡	isoimperatorin	68081	45. 46	0. 23
133*	前胡	phellopterin	98608	40. 19	0. 28
134*	前胡	nodakenin	73191	57. 12	0. 69
135	前胡	hesperetine	3593	47. 74	0. 27
136*	前胡	tanshinone iia	164676	49. 89	0. 4
137	川贝母	bis[(2R)-2-ethylhexyl]benzene-1, 2-dicarboxylate	7057921	43. 59	0. 35
138*	川贝母/浙贝母	peimisine	161294	57. 4	0. 81
139*	川贝母	cyclopamine	442972	55. 42	0. 82
140	川贝母	chuanbeinone	5315861	41. 07	0. 71
141	川贝母	ent-(16S)-atisan-13, 17-oxide	6325926	47. 74	0. 43
142*	川贝母	isoverticine	21573744	48. 23	0. 67
143*	川贝母	korseveriline	16406745	35. 16	0. 68
144*	川贝母	korseverinine	101316983	53. 51	0. 71
145*	川贝母	verticinone	167691	60. 07	0. 67
146	川贝母	sinpemine A	126149	46. 96	0. 71
147	川贝母	songbeinone	—	45. 35	0. 71
148*	浙贝母	pelargonidin	440832	37. 99	0. 21
149*	浙贝母	zhepeiresinol	192547	58. 72	0. 19
150	浙贝母	ziebeimine	3083151	64. 25	0. 7
151	浙贝母	6-Methoxyl-2-acetyl-3-methyl-1, 4-naphthoquinone-8-O-beta-D-glucopyranoside	5319462	33. 31	0. 57
152	浙贝母	chaksine	135438603	65. 63	0. 66
153	茯苓	stellasterol	5283628	43. 51	0. 72
154	茯苓	Poricoic acid B	5471852	30. 52	0. 75
155	茯苓	poricoic acid C	56668247	38. 15	0. 75
156*	茯苓/黄芪	hederagenin	73299	36. 91	0. 75
157	茯苓	poricoic acid A	5471851	30. 61	0. 76
158	茯苓	cerevisterol	10181133	37. 96	0. 77
159	茯苓	trametenolic acid	12309443	38. 71	0. 8
160	茯苓	eburicoic acid	73402	38. 7	0. 81

续上表

编号	来源	代表性成分	PubChem CID	OB	DL
161	茯苓	pachymic acid	5484385	33. 63	0. 81
162	茯苓	7，9(11)-dehydropachymic acid	15226717	35. 11	0. 81
163	茯苓	ergosterol peroxide	—	40. 36	0. 81
164	茯苓	16alpha - hydroxydehydrotrametenolic acid	10743008	30. 93	0. 81
165	茯苓	dehydrotumulosic acid	15225964	31. 07	0. 82
166	茯苓	polyporenic acid C	9805290	38. 26	0. 82
167	茯苓	dehydroeburicoic acid	15250826	44. 17	0. 83
168*	乌梅	(R)-naringenin	667495	42. 36	0. 21
169*	乌梅	campesterin	173183	37. 58	0. 71
170*	乌梅	methyl arachidonate	6421258	46. 9	0. 23
171*	乌梅	cholesterol	5997	37. 87	0. 68
172*	玄参	paeoniflorin_qt	442534	68. 18	0. 4
173*	玄参	sugiol	94162	36. 11	0. 28
174	玄参	scropolioside A_qt	6449923	38. 63	0. 77
175	玄参	14-deoxy-12(R)-sulfoandrographolide	—	62. 57	0. 42
176	玄参	scropolioside D	6450157	36. 62	0. 4
177	玄参	scropolioside D_qt	—	33. 17	0. 82
178*	玄参	harpagoside_qt	5281542	122. 87	0. 32
179*	黄芪	Jaranol	5318869	50. 83	0. 29
180	黄芪	(24S)-24-Propylcholesta-5-ene-3beta-ol	15976101	36. 23	0. 78
181	黄芪	3，9-di-O-methylnissolin	15689655	53. 74	0. 48
182	黄芪	5′-hydroxyiso-muronulatol-2′，5′-di-O-glucoside	15689654	41. 72	0. 69
183*	黄芪	7-O-methylisomucronulatol	15689652	74. 69	0. 3
184*	黄芪	astrapterocarpan glucoside	101679160	36. 74	0. 92
185*	黄芪	astrapterocarpan	14077830	64. 26	0. 42
186*	黄芪	bifendate	108213	31. 1	0. 67
187*	黄芪	formononetin	5280378	69. 67	0. 21
188	黄芪	isoflavanone	160767	109. 99	0. 3
189*	黄芪	calycosin	5280448	47. 75	0. 24
190*	黄芪	FA	6037	68. 96	0. 71
191	黄芪	(3R)-3-(2-hydroxy-3，4-dimethoxyphenyl) chroman-7-ol	10380176	67. 67	0. 26
192	黄芪	isomucronulatol-7，2′-di-O-glucosiole	15689653	49. 28	0. 62
193*	黄芪	1，7-dihydroxy-3，9-dimethoxy pterocarpene	5316760	39. 05	0. 48
194*	太子参	linarin	5317025	39. 84	0. 71
195	太子参	taraxerol	92097	38. 4	0. 77
196*	太子参	schottenol	441837	37. 42	0. 75
197	太子参	1-monolinolein	5283469	37. 18	0. 3

注：成分后中有“_ qt”，表示该成分的苷元，如 centauroside_ qt 表示 centauroside 的苷元；* 表示与核心靶标相关的活性成分，共 109 个。

2.2 核心靶点筛选和药材-成分-核心靶点网络分析

从 TCMSP 和 CTD 数据库搜集到成分靶点共 667 个，通过 PPI 分析后，得到核心靶点 132 个，与核心靶标相关的核心化合物共 109 个，其中 12 个来自连翘，3 个来自山慈菇，13 个来自金银花，24 个来自黄芩，6 个来自大青叶，13 个来自柴胡，16 来自青蒿，1 个来自蝉蜕，17 个来自前胡，6 个来自川贝母，4 个来自浙贝母，1 个来自茯苓，8 个来自乌梅，4 个来自玄参，14 个来自黄芪，5 个来自太子参。运用 Cytoscape 建立的药材-成分-核心靶点网络见图 1。由图 1 可知，该网络共有 257 个节点（16 味药材，109 个成分，132 个核心靶点），5922 条边。在 118 个核心靶点中，Degree 值前 15 的靶点为 PTGS2、CASP3、IL6、TNF、TP53、AKT1、MAPK3、血管内皮生长因子 A（VEGFA）、MAPK1、信号传导与转录激活因子 3（STAT3）、JUN、甘油醛-3-磷酸脱氢酶（GAPDH）、INS、ALB 和 AR。Degree 值前 5 的成分是槲皮素、木犀草素、汉黄芩素、山柰酚和黄芩苷。

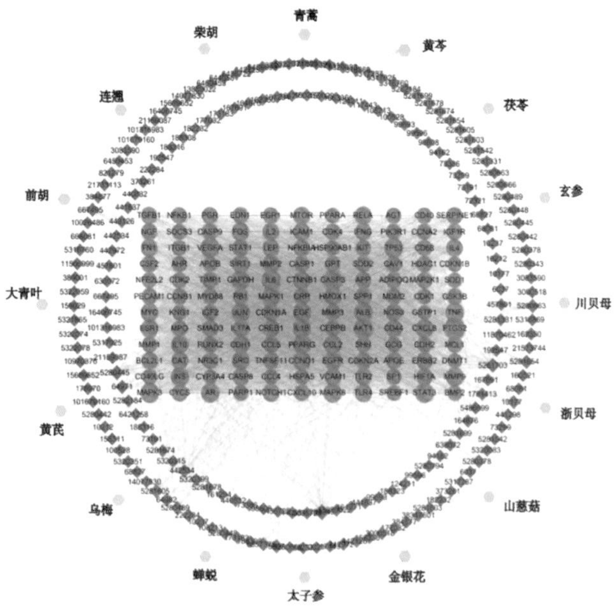

图 1　药材-成分-核心靶点网络图

注：绿色六边形代表药材，红色圆代表成分作用的核心靶点，蓝色正方形代表活性成分，图形的大小代表了节点的 degree 值。

2.3　核心靶点通路分析

通过对透解祛瘟颗粒 132 核心靶点进行 KEGG 通路分析，共筛选得到 119 条通路（筛选 $P<0.05$ 的通路，P 值越小，富集程度越高）。图 2 为列举的前 30 条相关通路，主要包括与病毒性疾病相关的乙肝、甲型流感、Epstein-Barr 病毒感染通路，与呼吸系统疾病相关的小细胞肺癌、百日咳、军团菌病通路，与炎症免疫调控相关的 TNF、Toll 样受体、T 细胞受体信号通路；此外，还包括在肺纤维化形成和缺氧应答中发挥重要作用的 PI3K-Akt、FoxO、HIF-1 信号通路。

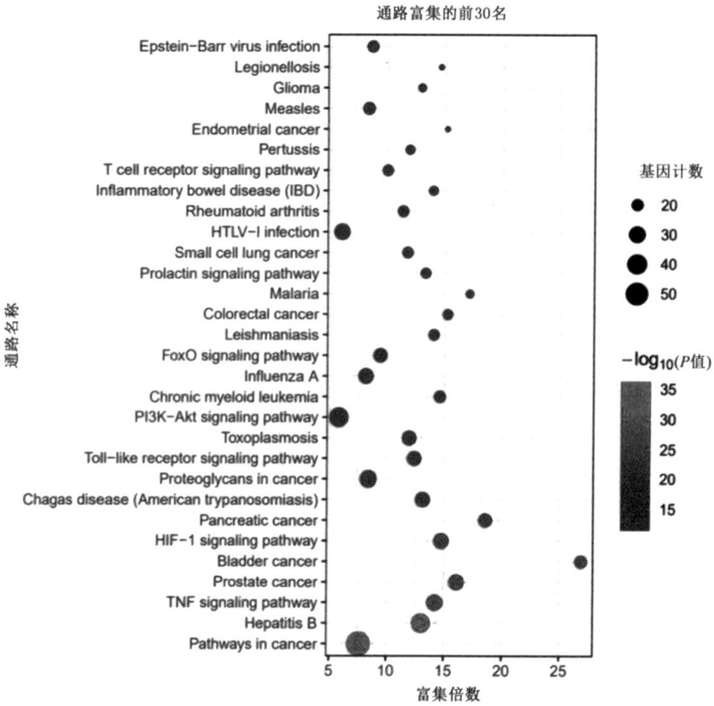

图 2　透解祛瘟颗粒核心靶点 KEGG 通路分析结果

2.4　分子对接结果分析

通常认为配体与受体结合的构象稳定时能量越低，二者发生作用的可能性越大。本研究对透解祛瘟颗粒中的 109 个核心化合物与 ACE2、MPro 和 PLP 靶点进行分子对接，以结合能超过平均值作为筛选标准，结果发现 109 个核心化合物中，与 ACE2、MPro 和 PLP 对接结合能超过平均值的化合物分别有 58 个、64 个和 56 个[11-12]，见表 2。此外，本研究发现部分化合物与 ACE2、MPro 和 PLP 均具有较好的结合活性，如青黛酮、黄芩苷和蒙花苷等，部分代表性活性成分与靶蛋白的相互作用见图 3。由此可见，透解祛瘟颗粒中含有与 ACE2、MPro 和 PLP 存在较好的结合活性的成分群，可以抑制 SARS-CoV-2 病毒感染宿主细胞和自我复制的作用。

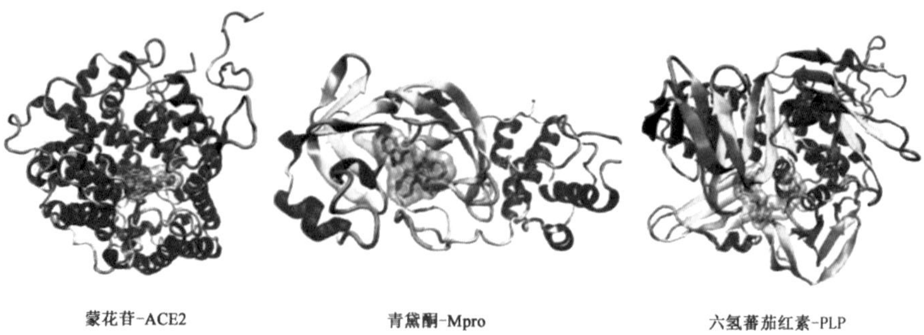

图 3　代表性化学成分与 ACE2、MPro 和 PLP 分子对接结果

表 2　透解祛瘟颗粒化学成分与 ACE2、MPro 和 PLP 靶点结合的筛选

来源	结合能分数/（kcal · mol^{-1}）		
	ACE2	Mpro	PLP
10026486	-9.6	-7.7	-9.3
100528	-9.6	-7.4	-9.8
10131698	-9.7	-7.8	-8
10167916	-9.7	-7.3	-9.7
10177	-9.3	-7.6	-8.7
10212	-8.1	-7.1	-9.1
10237	-10.1	-7.6	-8.8
10821	-8.2	-6.5	-7
10970376	-8.4	-7	-8.4
11506999	-8.6	-6.8	-7.8
117443	-9.4	-7.4	-10.3
11870462	-9.9	-7	-8.4
124211	-8	-6.7	-7.6
13889022	-8.2	-7	-8.1
14077830	-7.9	-6.8	-7.5
156336	-9.8	-7.9	-8.3
15689652	-8.2	-6.5	-7.5
158311	-8.3	-7.3	-8.2
160237	-8.8	-7.5	-8.2
160521	-8.4	-6.8	-7.9
161271	-8.7	-7.2	-8.8
161294	-11.3	-9	-9.2
162350	-10.9	-7.7	-9
16406745	-10.3	-7.6	-8.9
164676	-10.1	-7.6	-10.5
167691	-11.1	-8	-8.3
173183	-9.4	-6.9	-9
176970	-7.9	-6.8	-7.7
177032	-9.1	-7	-8.1
1781413	-8.6	-6	-10.2
182232	-8.9	-7.4	-7.8
188308	-9	-8	-8.6
188316	-8.2	-7.5	-8.5
188323	-8.5	-7.1	-8.4
192547	-7.8	-6.6	-7.1
21159087	-6.3	-4.2	-6.9
21573744	-10.1	-7.9	-8
21733113	-10	-8.4	-8.6

续上表

来源	结合能分数/（kcal · mol⁻¹）		
	ACE2	Mpro	PLP
222284	-9.5	-6.6	-8.9
3000518	-8.7	-6.5	-7.5
3035728	-12	-9.4	-10.8
3083590	-9.4	-6.9	-9
373261	-8.8	-7.5	-8.9
38347601	-9.5	-6.7	-7.8
384877	-8.7	-6.5	-8.3
389001	-7.9	-6.5	-8
440832	-8.4	-7.7	-8.1
441298	-10	-6.2	-8.5
441837	-9.4	-7.6	-9.2
442126	-9.1	-8.1	-9.5
442534	-9.9	-8	-9.6
442972	-11	-8.8	-9
457801	-9.3	-6.8	-8.9
5280343	-9.1	-7.3	-8.7
5280378	-8.4	-6.9	-8.7
5280442	-8.7	-7.6	-8.6
5280445	-8.8	-7.4	-8.7
5280448	-8.7	-7.3	-8.6
5280489	-0.7	-6.6	-10.3
5280666	-8.7	-7.4	-8.5
5280794	-9.7	-7	-9.4
5280863	-8.8	-7.8	-8.6
5281331	-9.6	-7.2	-9.1
5281542	-9.9	-7.6	-9.4
5281603	-8.5	-7.3	-8.3
5281605	-9.1	-7.8	-8.9
5281654	-9.1	-7.3	-8.6
5281674	-9.2	-7.2	-8.8
5281678	-9.2	-7.3	-8.4
5281699	-8.8	-7.5	-8.2
5281703	-8.5	-7.2	-8.3
5282184	-6.2	-4.6	-7
5316760	-9	-7.5	-7.9
5317025	-11.7	-8.1	-9.9
5317287	-9	-7.1	-8.2
5318869	-8.7	-7.1	-8.1
5320083	-9.4	-7.3	-9

续上表

来源	结合能分数/（kcal · mol⁻¹）		
	ACE2	Mpro	PLP
5320315	-9.2	-7.2	-8.2
5320351	-8.3	-6.9	-7.9
5320399	-8.3	-7	-8.7
5321865	-9.2	-7.2	-8.6
5322059	-8.1	-6.9	-8.3
5322074	-9.1	-7.4	-8.4
5322078	-8.6	-7.4	-8.4
5486699	-10.8	-8.4	-9.1
5997	-9.2	-6.7	-8.4
6037	-9.8	-7.6	-10.5
638072	-7.3	-5.4	-9.8
6421258	-6.4	-5.1	-7.4
6436722	-9	-6.2	-10.9
6440581	-9.5	-7	-7.8
6450453	-9.6	-6.7	-7.6
64971	-10.7	-7.4	-6.8
64982	-10.4	-8.3	-10.4
667495	-8.4	-7.8	-8.9
668081	-9.3	-7.2	-9
68081	-8.3	-6.9	-7.9
6857375	-6.6	-5.6	-6.6
68827	-8.9	-6.7	-7.9
72321	-0.9	-1	-1
73191	-9.6	-8.3	-9.3
73299	-9.1	-7.6	-6.9
73386	-0.9	-1	-1
821279	-8.7	-7.4	-8.8
94162	-9.3	-6.8	-8.6
98608	-8.2	-6.9	-8.1
99596	-8.7	-5.9	-6.5
99693	-8.3	-7.4	-8.8
平均值	-8.8 ± 1.67	-7.1 ± 1.12	-8.4 ± 1.34

3 讨论

本研究采用网络药理学方法筛选出透解祛瘟颗粒中主要化学成分 197 个，作用靶点 667 个，进一步通过 PPI 分析筛选得到 132 个核心靶点和 109 个核心化合物，用于构建药材 - 活性成分 - 核心靶点网络，之后再对核心靶点进行 KEGG 通路分析，并运用分子对接法对核心化合物与 ACE2、MPro 和 PLP 靶点进行对接，探讨透解祛瘟颗粒防治 COVID－19 的作用机制。

ACE2、MPro 和 PLP 是 SARS-CoV－2 病毒感染宿主细胞或自我复制的关键蛋白，被认为是抗 SARS-CoV－2 病毒药物筛选的重要靶点。本研究表明，透解祛瘟颗粒中含有与 ACE2、MPro 和 PLP 有较好的结合活性的成分群，在抑制 SARS-CoV－2 病毒感染宿主细胞或自我复制方面具有一定的作用。一些代表性活性成分已经有相关抗病毒活性研究文献报道，例如，黄芩苷对多种呼吸道病毒均有良好的抑制作用，既可通过影响细胞脂质合成，降低体外柯萨奇病毒（Coxsakhievirus B3）的滴度，又能促进 I 型干扰素的上调，发挥抗 A 型流感病毒（influenza A virus）的功效[13－14]。

细胞因子风暴（cytokine release syndrome，CRS）是一种由感染和药物等因素引发的全身性炎症反应，可表现为患者体内多种细胞因子水平迅速升高，常见于病毒感染和免疫系统相关性疾病，具有致死的风险[15]。尽管目前 CRS 的病理生理机制尚不明确，但有研究发现，其发病过程与细胞间多种细胞因子的相互作用与调节功能出现紊乱、促炎反应与抗炎反应平衡失调有着十分密切的关系。已有研究表明，COVID－19 重症患者体内存在不同程度的细胞因子风暴，尤其是重症监护病房（ICU）患者的血浆中均检测出较高水平的 TNF-α、IL－2、IL－6、IL－7、IL－10、MCP－1 和 MIP－1A 等[16－19]。TNF-α 和 IL－6 是引发 CRS 的关键炎症因子，IL－6 进行性上升已作为新型冠状病毒肺炎重型、危重型病例病情恶化的临床警示指标[20]。目前，临床用于治疗 COVID－19 的抗病毒药物氯喹可抑制 TNF-α 和 IL－6 的产生和释放，减轻炎症反应[21]。环氧化酶（PTGS2）可以催化花生四烯酸产生前列腺素 E2（PGE2），广泛参与多个组织和器官的炎症反应，在机体炎症反应过程中起着十分重要的作用。本研究结果表明，透解祛瘟颗粒可能通过作用于 PTGS2、IL－6、TNF 和 MAPK1 等与炎症调控密切相关的多个靶点以及作用于 TNF、Toll 样受体和 T 细胞受体等多个信号通路，协同干预病毒入侵后机体免疫功能失调的状态，预防和缓解 COVID－19 引起的 CRS 症状。

肺纤维化是以肺泡持续性损伤、成纤维细胞大量增殖和胞外基质沉积为主要表现的一类肺部疾病，具有起病隐匿、早期症状不明显等特点。已有研究发现，新冠肺炎患者胸部 CT 出现了多发小斑片影及间质改变，存在形成肺纤维化的风险[22]。因此，预防肺纤维化的形成也是治疗 COVID－19 过程中需要引起重视的问题之一。PI3K-Akt 和 FoxO 信号通路在细胞的增殖分化、氧化应激和凋亡中发挥着重要作用，二者可协同抑制肺成纤维细胞的自噬，减少肺纤维化的形成[23－26]。通路富集研究结果表明，透解祛瘟颗粒可作用于 PI3K-Akt 和 FoxO 信号通路，降低 COVID－19 出现肺纤维化的风险。此外，COVID－19 重症患者在发病 1 周后出现多呼吸困难和/或低氧血症，而 HIF－1 信号通路的激活可使机体细胞更好地适应缺氧状态，提示透解祛瘟颗粒可通过作用于 HIF－1 信号通路改善 COVID－19 患者的低氧血症[27]。

综上所述，透解祛瘟颗粒中的活性成分群通过作用于 ACE2、MPro 和 PLP 靶点抑制病毒感染宿主细胞及自我复制的进程，同时通过多靶点多通路抑制细胞因子风暴、减少肺纤维化的形成、改善患者的低氧血症，有效地防治 COVID -19。本研究阐明了透解祛瘟颗粒防治 COVID -19 的活性成分及作用机制，为透解祛瘟颗粒的临床应用提供了科学依据。

参考文献

[1] 国家卫生健康委办公厅，国家中医药管理局办公室. 关于印发新型冠状病毒肺炎诊疗方案（试行第七版）的通知（国卫办医函〔2020〕184 号）[EB/OL].（2020 年 3 月 3 日）. http://www.nhc.gov.cn/yzygj/s7653p/202003/46c9294a7dfe4cef80dc7f5912eb1989.shtml.

[2] 傅晓霞，林路平，谭行华. 透解祛瘟颗粒治疗新型冠状病毒肺炎临床观察 [J]. 中国实验方剂学杂志，2020，26（12）：44 -48.

[3] 广东省药品监督管理局. 广东省药品监督管理局广东省卫生健康委员会广东省中医药局关于透解祛瘟颗粒（曾用名“肺炎 1 号方”）临床使用有关规定的通知（粤药监局许〔2020〕8 号）[EB/OL].（2020 -02 -08）. http://mpa.gd.gov.cn/zwgk/gzwj/content/post_2888223.html.

[4] LI S，ZHANG B. Traditional Chinese medicine network pharmacology: theory, methodology and application [J]. Chin J Nat Med，2013，11（2）：110 -120.

[5] WANG Y Y，WEI S Z，GAO T，et al. Anti-inflammatory effect of a TCM formula Li-Ru-Kang in rats with hyperplasia of mammary gland and the underlying biological mechanisms [J]. Front pharmacol，2018，9：1318.

[6] WANG J B，CUI H R，WANG R L，et al. A systems pharmacology-oriented discovery of a new therapeutic use of the TCM formula Liuweiwuling for liver failure [J]. Sci Rep，2018，8（1）：5645.

[7] XU X，CHEN P，WANG J，et al. Evolution of the novel coronavirus from the ongoing Wuhan outbreak and modeling of its spike protein for risk of human transmission [J]. Sci China Life Sci，2020，63（3）：457 -460.

[8] TOWLER P，STAKER B，PRASAD S G，et al. ACE2 Xray structures reveal a large hinge-bending motion important for inhibitor binding and catalysis [J]. J Biol Chem，2004，279（17）：17996 -18007.

[9] LIU X，WANG X J. Potential inhibitors for 2019-nCoV coronavirus M protease from clinically approved medicines [J]. J genet genomics，2020，47（2）：119 -121.

[10] 杨宇东，孙莉，陈忠斌. SARS 冠状病毒 PLpro 蛋白酶的结构与功能 [J]. 中国生物化学与分子生物学报，2010，26（1）：15 -21.

[11] OLIVEIRA G S，IERICH J C M，MORAES A S，et al. Immobilization and

unbinding investigation of the antigen-antibody complex using theoretical and experimental techniques [J]. J Mol Graph Model, 2019, 86: 219 - 227.
[12] KWOFIE S K, DANKWA B, ENNINFUL K S, et al. Molecular docking and dynamics simulation studies predict munc18b as a target of mycolactone: a plausible mechanism for granule exocytosis impairment in buruli ulcer pathogenesis [J]. Toxins (Basel), 2019, 11 (3): 181.
[13] WANG M J, YANG C H, JIN Y, et al. Baicalin inhibits coxsackievirus B3 replication by reducing cellular lipid synthesis [J]. Am J Chin Med, 2020, 48 (1): 143 - 160.
[14] LI R, WANG L. Baicalin inhibits influenza virus A replication via activation of type Ⅰ IFN signaling by reducing miR - 146a [J]. Mol Med Rep, 2019, 20 (6): 5041 - 5049.
[15] SHIMABUKURO-VORNHAGEN A, GÖDEL P, SUBKLEWE M, et al. Cytokine release syndrome [J]. J immunother cancer, 2018, 6 (1): 56.
[16] MOORE J B, JUNE C H. Cytokine release syndrome in severe COVID - 19 [J]. Science, 2020, 368 (6490): 473 - 474.
[17] HIRANO T, MURAKAMI M. COVID - 19: a new virus, but a familiar receptor and cytokine release syndrome [J]. Immunity, 2020, 52 (5): 731 - 733.
[18] HUANG C, WANG Y, LI X, et al. Clinical features of patients infected with 2019 novel coronavirus in Wuhan, China [J]. Lancet, 2020, 395 (10223): 497 - 506.
[19] WAN S, YI Q, FAN S, et al. Characteristics of lymphocyte subsets and cytokines in peripheral blood of 123 hospitalized patients with 2019 novel coronavirus pneumonia (NCP) [J/OL]. MedRxiv, 2020. https://www.medrxiv.org/content/10.1101/2020.02.10.20021832v1.
[20] 张曦木，黎檀实. 流感后肺炎的细胞因子风暴及免疫治疗 [J]. 医学综述，2020，26 (6): 1142 - 1146.
[21] SAVARINO A, BOELAERT J R, CASSONE A, et al. Effects of chloroquine on viral infections: an old drug against today's diseases? [J]. Lancet Infect Dis, 2003, 3 (11): 722 - 727.
[22] 夏萌，严龙君，熊敏超，等. 湖北省鄂州市30例新型冠状病毒肺炎患者胸部CT表现分析 [J]. 山东医药，2020，60 (5): 48 - 51.
[23] HE M, ZHANG Y, XIE F, et al. Role of PI3K/Akt /NF-κB and GSK - 3β pathways in the rat model of cardiopulmonary bypass-related lung injury [J]. Biomed pharmacother, 2018, 106: 747 - 754.
[24] XIE T, XU Q, WAN H, et al. Lipopolysaccharide promotes lung fibroblast

proliferation through autophagy inhibition via activation of the PI3K-Akt-mTOR pathway [J]. Lab Invest, 2019, 99 (5): 625 -633.

[25] NORAMBUENA-SOTO I, NU ÑEZ-SOTO C, SANHUEZA-OLIVARES F, et al. Transforming growth factor-beta and forkhead box O transcription factors as cardiac fibroblast regulators [J]. Biosci Trends, 2017, 11 (2): 154 -162.

[26] IM J, HERGERT P, NHO R S. Reduced FoxO3a expression causes low autophagy in idiopathic pulmonary fibrosis fibroblasts on collagen matrices [J]. Am J Physiol Lung Cell Mol Physiol, 2015, 309 (6): L552 -L561.

[27] ZHU Y, TAN J, XIE H, et al. HIF-1α regulates EMT via the snail and β-catenin pathways in paraquat poisoninginduced early pulmonary fibrosis [J]. J Cell Mol Med, 2016, 20 (4): 688 -697.

[作者：饶鸿宇、谌攀、吴灏、王永刚、李沛波、苏薇薇，原文发表于《药学研究》，2020 年第 39 卷第 12 期，第 705 -713 页]

基于分子对接法和网络药理学揭示小柴胡汤防治新型冠状病毒肺炎的活性成分及作用机制

[摘要] **目的：**探索小柴胡汤防治新型冠状病毒肺炎（COVID－19）的活性成分及作用机制，为小柴胡汤在 COVID－19 防治中的应用提供参考。**方法：**通过 TCMSP 数据库检索小柴胡汤的化学成分，将各化学成分与 ACE2、MPro 和 PLP 进行分子对接，预测其在抑制新型病毒感染和复制方面的活性；采用 TCMSP 和 CTD 数据库检索小柴胡汤化学成分的靶点，使用 String 数据库进行蛋白－蛋白相互作用分析得到核心靶点，通过 Cytoscape 软件构建药材－活性成分－核心靶点网络，并进行拓扑分析并对核心靶点进行 KEGG 通路富集分析，预测小柴胡汤防治 COVID－19 的作用机制。**结果：**分子对接结果表明，小柴胡汤的化学成分中与 ACE2、MPro 和 PLP 对接结果 Libdockscore > 120 的活性成分个数分别为 86、114 和 105，如甘草苷 E 与 ACE2、MPro 和 PLP 均具有较好的结合活性，柴胡皂苷 C 的苷元和人参皂苷 Rh2 与 ACE2 有较高的结合活性，曲克芦丁和原卟啉与 MPro 具有高的结合活性，菠菜甾醇和鲨烯与 PLP 具有高的结合活性。网络拓扑分析筛选得到 118 个核心靶点，关键靶点涉及 PTGS2、AR、MAPK14、PPARG 和 GSK3B 等，与核心靶点相关联的活性成分共 124 个，如槲皮苷、汉黄芩素、山柰酚、异鼠李素和儿茶酸等。通路富集得到 Influenza A、Smallcelllungcancer、TNF、Toll-like receptor、PI3K-Akt 和 HIF－1 等关键信号通路。**结论：**小柴胡汤中的活性成分群发挥防治 COVID－19 的作用机制主要包括以下三个方面：①活性成分可通过作用于 ACE2、MPro 和 PLP 靶点抑制病毒感染宿主细胞及自我复制的进程；②通过作用于 PTGS2、TNF－α 和 IL－6 等靶点抑制细胞因子风暴；③通过调控 HIF－1 信号通路改善低氧血症。

新型冠状病毒（severe acute respiratory syndrome coronavirus 2，SARS-CoV－2）引发的肺炎，以发热、干咳、乏力为主要表现，该病毒具有传染性强、各类人群普遍易感的特点[1－2]。目前，尚无治疗 COVID－19 的特效药，研究表明，COVID－19 患者康复后，抗体存在时间很短，只能持续 2～3 个月[3]。中国在临床上主要是以中西医结合的方式对症治疗，以减轻患者的发热、干咳、乏力等肺炎症状，并通过免疫调节以抑制细胞因子风暴，降低病死率，取得了很好的效果。中医认为，COVID-19 属于温病范畴的湿毒疫[4]。国家卫生健康委员会、国家中医药管理局印发的《新型冠状病毒感染的肺炎诊疗方案（试行第七版）》指出，本病属于中医“疫病”范畴，病因是感受“疫疠”之气。为充分发挥中医药在应对 COVID-19 中的作用，目前已有多个中药制剂获各省药品监督管理局批准用于防控 COVID-19 疫情。这些制剂多以经方为基础。

经方小柴胡汤由柴胡、黄芩、半夏、人参、甘草、生姜和大枣 7 味中药组成，首载于《伤寒论》，为和解少阳的代表方，具有和解表里之功效，是传统中医用于防治伤寒疫症等外感病的主方。在 COVID-19 防治中，小柴胡汤以及以小柴胡汤为基础方的中药方剂被应用于临床，并取得了较好的疗效。如广州市第八人民医院以小柴胡汤为基础方组合的透解祛瘟颗粒（曾用名“肺炎 1 号方”）因具有较好的临床价值[5]，获得广东省药品监督管理局的批准，可以在广东省 SARS-CoV-2 感染的肺炎定点救治医院直接调剂使用[6]。国家中医药管理局在山西、河北、黑龙江和陕西省试点的以小柴胡汤为基础方的“清肺排毒汤”，其总体有效率 >90%[7]。可见，小柴胡汤是中药防治 COVID-19 的重要基础方。但是，小柴胡汤防治 COVID-19 的活性成分和作用机制尚不清楚。

分子对接在药物虚拟筛选中应用广泛，其实质就是利用计算机技术，通过分子的几何结构模拟分子间相互作用力，研究药物分子与靶点间的相互作用，应用于药物发现阶段的早期虚拟筛选、药物潜在作用机制研究以及药物作用靶点的预测[8]。中药网络药理学可以从整体角度系统探索药物与疾病间的关联性，构建“药物-靶点-疾病”网络，为中药复方的多成分、多途径和多靶点的整体作用机制提供新的视角[9]。本研究采用分子对接技术及网络药理学方法研究经方小柴胡汤防治 COVID-19的活性成分和作用机制，为小柴胡汤在 COVID-19 防治中的临床应用提供依据。

1 方法

1.1 小柴胡汤化学成分的获得

借助中药系统药理学平台（TCMSP，http://tcmspw.com/），分别以“柴胡”“大枣”“生姜”“黄芩”“甘草”“半夏”“人参”为关键词检索小柴胡汤中的化学成分。口服生物利用度（oral bioavailability，OB）表示口服药物的有效成分经吸收达到体循环的速度与程度，是筛选药物活性成分的一个重要指标。类药性（drug-likeness，DL）是通过分析现有分子药物的物理化学性质和结构特征而确定的，已被广泛用于排除一些在吸收、分布、代谢、排泄和安全性方面较差的化合物[10]。

本研究筛选小柴胡汤中 OB≥30% 且 DL≥0.18 的化学成分[10]。

1.2 化学成分-靶点分子对接

据文献报道，SARS-CoV -2 是通过其 S -蛋白与人体内血管紧张素转化酶（angiotensin converting enzyme，ACE2）结合而进入宿主细胞，进而诱发疾病[11-12]。最新的研究表明，SARS-CoV -2 的 S -蛋白与人体 ACE2 结合的亲和力要远高于 SARS-CoV 的 S -蛋白，这是其传染性强的主要原因[13-14]。SARS-CoV -2 作为 RNA 病毒，在复制过程中首先需要编码 1 个多聚前体蛋白，然后再水解产生功能蛋白，该水解过程主要由 3CL 水解酶（3CL protease，Mpro）参与完成[15]。因此，Mpro 是治疗 COVID -19 的潜在靶点。冠状病毒木瓜样蛋白酶（papain-like protease，PLP）是冠状病毒在复制过程中的重要蛋白酶之一[16]。有鉴于此，本研究对小柴胡汤中的化学成分与靶点 ACE2、Mpro 和 PLP 进行虚拟对接，揭示化学成分在小柴胡汤发挥防治 COVID -19 的作用。从 PubChem（https://pubchem.ncbi.nlm.nih.gov）数据库中下载化合物结构（SDF 格式）。在 Discovery studio 2016 软件工具栏中 Minimize Ligands 模块上选择 Full Minimization，批量施加 CHARMm 力场优化小分子结构。从 RCSD 蛋白质数据库（https://www.rcsb.org/）下载 ACE2（PDB ID：1R4L）、Mpro（PDB ID：6LU7）和 PLP（PDB ID：4OVZ）的晶体结构，在 Discovery studio 2016 软件中删去晶体结构的水分子，并通过 Prepare Protein 功能补全不完整残基、加氢以及分配相关电荷。ACE2、Mpro 和 PLP 蛋白晶体复合结构中的原配体分别为 XX5[12]、N3[17]和 P85[18]，是相应靶蛋白的抑制剂，并与靶蛋白有很好的结合活性。先将蛋白晶体结构中的原配体删去，选择原配体的结合位置作为对接活性口袋，采用 LibDock 模块将小分子化合物和原配体对接到对应的蛋白结构的活性口袋中，保留打分较高的对接构象，并与原配体的对接结果作为参照。

1.3 核心靶点的确定及“药材 - 活性成分 - 核心靶点”网络的构建

采用中药系统药理学平台（TCMSP，http://tcmspw.com/）和毒性与基因比较数据库（CTD，https://ctdbase.org/）分析并检索化合物的靶蛋白或靶标基因，借助 Uniprot（https://www.uniprot.org/）、Drugbank（https://www.drugbank.ca/）数据库查阅靶蛋白对应的基因名。使用 String（https://string-db.org/）数据库对上述所有靶点进行蛋白-蛋白相互作用（protein-protein interaction，PPI）分析，并将分析结果导入 Cytoscape3.7.2 软件进行网络拓扑分析，将 Degree >2 倍中位值、紧密中心度（closeness centrality）和间距中心度（betweenness centrality）均大于其中位值的节点基因作为核心靶基因[19-20]。筛选到核心靶点后，运用 Cytoscape3.7.2 构建可视化的“药材 - 活性成分 - 核心靶点”网络，并分析网络的拓扑特征。

1.4 核心靶点通路富集分析

为进一步分析筛选出的靶基因的功能以及在信号通路中的作用，将筛选得到的核心靶点导入 DAVID 数据库（https://david. ncifcrf. gov/），并限定物种为人（Homo sapiens），进行 KEGG 信号通路富集分析。

2 结果

2.1 化学成分的获得及核心靶点的筛选

通过 TCMSP 检索并收集到柴胡、大枣、生姜、黄芩、甘草、半夏和人参中满足 OB≥30% 且 DL≥0. 18 的化学成分共 177 个，其中 17 个来自柴胡，26 个来自大枣，5 个来自生姜，33 个来自黄芩，85 个来自甘草，10 个来自半夏，21 个来自人参，结果见表 1。从 TCMSP 和 CTD 数据库搜集到成分靶点共 526 个，通过 PPI 分析得到核心靶点 118 个，与核心靶点相关联的成分共 124 个（表 1 中标注“ * ”的成分），这 124 个成分为防治 COVID -19 的活性成分，其中 13 个来自柴胡，16 个来自大枣，4 个来自生姜，24 个来自黄芩，67 个来自甘草，6 个来自半夏，13 个来自人参，用于后续网络构建。

表 1 小柴胡汤化学成分

序号	来源	成分	PubChem CID	OB/%	DL
1*	柴胡	Linoleyl acetate	21159087	42. 10	0. 20
2*	柴胡/半夏	Baicalin	64982	40. 12	0. 75
3*	柴胡/黄芩/半夏/人参/生姜/大枣	Stigmasterol	5280794	43. 83	0. 76
4*	柴胡/甘草	Isorhamnetin	5281654	49. 60	0. 31
5*	柴胡/人参/甘草	Kaempferol	5280863	41. 88	0. 24
6	柴胡	3′, 4′, 5′, 3, 5, 6, 7-Heptamethoxyflavone	389001	31. 97	0. 59
7*	柴胡	Areapillin	158311	48. 96	0. 41
8*	柴胡	Cubebin	117443	57. 13	0. 64
9*	柴胡	Longikaurin A	433636	47. 72	0. 53
10	柴胡	Octalupine	73404	47. 82	0. 28
11	柴胡	Sainfuran	185034	79. 91	0. 23
12*	柴胡	Troxerutin	5486699	31. 60	0. 28
13*	柴胡	(+)-Anomalin	6450453	46. 06	0. 66
14	柴胡	Saikosaponin c_ qt	254770436	30. 50	0. 63
15*	柴胡	α-Spinasterol	12960498	42. 98	0. 76
16*	柴胡	Petunidin	441774	30. 05	0. 31
17*	柴胡/甘草/大枣	Quercetin	5280343	46. 43	0. 28
18*	黄芩	Acacetin	5280442	34. 97	0. 24
19*	黄芩	Wogonin	5281703	30. 68	0. 23
20*	黄芩	(2*R*)-7-Hydroxy-5-methoxy-2-phenylchroman-4-one	821279	55. 23	0. 20
21*	黄芩	Baicalein	5281605	33. 52	0. 21
22	黄芩	5, 8, 2′-Trihydroxy-7-methoxyflavone	156992	37. 01	0. 27
23	黄芩	5, 7, 2, 5-Tetrahydroxy-8, 6-dimethoxyflavone	44258628	33. 82	0. 45
24*	黄芩	Carthamidin	188308	41. 15	0. 24

续上表

序号	来源	成分	PubChem CID	OB/%	DL
25	黄芩	Dihydrobaicalin_ qt	14135325	40. 04	0. 21
26*	黄芩	Eriodyctiol (flavanone)	373261	41. 35	0. 24
27*	黄芩	Salvigenin	161271	49. 07	0. 33
28	黄芩	5, 2′, 6′-Trihydroxy-7, 8-dimethoxyflavone	44258546	45. 05	0. 33
29*	黄芩	5, 7, 2′, 6′-Tetrahydroxyflavone	5321865	37. 01	0. 24
30	黄芩	Dihydrooroxylin A	5316733	38. 72	0. 23
31*	黄芩	Oroxylin A	5320315	41. 37	0. 23
32*	黄芩	Panicolin	5320399	76. 26	0. 29
33*	黄芩	5, 7, 4′-Trihydroxy-8-methoxyflavone	5322078	36. 56	0. 27
34*	黄芩	Neobaicalein	124211	104. 34	0. 44
35*	黄芩	Dihydrooroxylin	177032	66. 06	0. 23
36	黄芩	5, 2′-Dihydroxy-6, 7, 8-trimethoxyflavone	159029	31. 71	0. 35
37*	黄芩	Ent-Epicatechin	182232	48. 96	0. 24
38*	黄芩	Coptisine	72322	30. 67	0. 86
39	黄芩	Bis[(2*S*)-2-ethylhexyl] benzene-1, 2-dicarboxylate	7057920	43. 59	0. 35
40	黄芩	Supraene	638072	33. 55	0. 42
41	黄芩	Diisooctyl phthalate	33934	43. 59	0. 39
42*	黄芩	Epiberberine	160876	43. 09	0. 78
43*	黄芩	Moslosooflavone	188316	44. 09	0. 25
44	黄芩	11, 13-Eicosadienoic acid, methyl ester	5365674	39. 28	0. 23
45*	黄芩	5, 7, 4′-Trihydroxy-6-methoxyflavanone	46893290	36. 63	0. 27
46*	黄芩	5, 7, 4′-Trihydroxy-8-methoxyflavanone	42608119	74. 24	0. 26
47*	黄芩	Rivularin	13889022	37. 94	0. 37
48*	黄芩/半夏/人参/生姜/大枣	Beta-Sitosterol	222284	36. 91	0. 75
49	半夏	24-Ethylcholest-4-en-3-one	15596633	36. 08	0. 76
50*	半夏	Cavidine	193148	35. 64	0. 81
51*	半夏	Coniferin	5280372	31. 11	0. 32
52	半夏	10, 13-eicosadienoic	5365687	39. 99	0. 20
53	半夏	(3*S*, 6*S*)-3-(Benzyl)-6-(4-hydroxybenzyl) piperazine-2, 5-qui none	11438306	46. 89	0. 27
54*	半夏	Cycloartenol	92110	38. 69	0. 78
55	半夏	Beta-D-Ribofuranoside, xanthine-9	64959	44. 72	0. 21
56*	人参	Ginsenoside Rh4_qt	21599928	31. 11	0. 78
57	人参	Gomisin B	6438572	31. 99	0. 83
58*	人参	Panaxadiol	73498	33. 09	0. 79
59*	人参	Ginsenoside Rh2	119307	36. 32	0. 56
60*	人参	Alexandrin_qt	5742590	36. 91	0. 75
61	人参	Chrysanthemaxanthin	21160900	38. 72	0. 58
62*	人参	Deoxyharringtonine	285342	39. 27	0. 81
63*	人参	Ginsenoside Rg5_qt	11550001	39. 56	0. 79
64*	人参	Dianthramine	441562	40. 45	0. 20
65*	人参	Arachidonate	444899	45. 57	0. 20
66*	人参	Suchilactone	132350840	57. 52	0. 56
67*	人参	Girinimbin	96943	61. 22	0. 31
68*	人参	Frutinone A	441965	65. 90	0. 34

续上表

序号	来源	成分	PubChem CID	OB/%	DL
69	人参	Aposiopolamine	52143306	66.65	0.22
70	人参	Celabenzine	442847	101.88	0.49
71*	人参/甘草	Inermine	91510	75.18	0.54
72	人参/大枣	Malkangunin	90473155	57.71	0.63
73*	人参/大枣	Fumarine	4970	59.26	0.83
74*	甘草	Liquiritigenin	114829	32.76	0.18
75*	甘草	Glycyrol	5320083	90.78	0.67
76*	甘草	Jaranol	5318869	50.83	0.29
77*	甘草	Medicarpin	336327	49.22	0.34
78*	甘草	Lupiwighteone	5317480	51.64	0.37
79*	甘草	7-Methoxy-2-methyl isoflavone	911486	42.56	0.20
80*	甘草	Formononetin	5280378	69.67	0.21
81*	甘草	Calycosin	5280448	47.75	0.24
82*	甘草	Naringenin	439246	59.29	0.21
83	甘草	Shinflavanone	197678	31.79	0.72
84*	甘草	Glyasperin B	480784	65.22	0.44
85*	甘草	Glyasperin F	392442	75.84	0.54
86*	甘草	Glyasperin C	480859	45.56	0.40
87*	甘草	Isotrifoliol	5318679	31.94	0.42
88	甘草	Kanzonol B	10881804	39.62	0.35
89*	甘草	Kanzonols W	15380912	50.48	0.52
90	甘草	(2*S*)-6-(2, 4-Dihydroxyphenyl)-2-(2-hydroxypropan-2-yl)-4-methoxy-2, 3-dihydrofuro[3, 2-g]chromen-7-One	637112	60.25	0.63
91*	甘草	Semilicoisoflavone B	5481948	48.78	0.55
92*	甘草	Glepidotin A	5281619	44.72	0.35
93*	甘草	Glepidotin B	442411	64.46	0.34
94*	甘草	Phaseolinisoflavan	4484952	32.01	0.45
95*	甘草	Glypallichalcone	5317768	61.60	0.19
96	甘草	Glabrocoumarone A	10542808	58.44	0.38
97*	甘草	Licochalcone B	5318999	76.76	0.19
98*	甘草	Licochalcone G	49856081	49.25	0.32
99	甘草	Licoarylcoumarin	10090416	59.62	0.43
100*	甘草	Licoricone	5319013	63.58	0.47
101*	甘草	Gancaonin A	5317478	51.08	0.40
102*	甘草	Gancaonin B	5317479	48.79	0.45
103	甘草	Licorice glycoside E	42607811	32.89	0.27
104	甘草	Gancaonin L	14604077	66.37	0.41
105*	甘草	Gancaonin M	14604078	30.49	0.41
106	甘草	Gancaonin O	14604081	44.15	0.41
107*	甘草	Glycyrin	480787	52.61	0.47
108*	甘草	Licocoumarone	503731	33.21	0.36
109*	甘草	Licoisoflavone A	5281789	41.61	0.42
110*	甘草	Licoisoflavone B	5481234	38.93	0.55
111*	甘草	Licoisoflavanone	392443	52.47	0.54

续上表

序号	来源	成分	PubChem CID	OB/%	DL
112*	甘草	Shinpterocarpin	10336244	80.30	0.73
113	甘草	5-Prenylbutein	11267805	46.27	0.31
114*	甘草	Liquiritin	503737	65.69	0.74
115*	甘草	Licopyranocoumarin	122851	80.36	0.65
116	甘草	Glyuranolide	195396	34.32	0.55
117*	甘草	Glyzaglabrin	5317777	61.07	0.35
118*	甘草	Glabridin	124052	53.25	0.47
119*	甘草	Glabranin	124049	52.90	0.31
120*	甘草	Glabrene	480774	46.27	0.44
121*	甘草	Glabrone	5317652	52.51	0.50
122	甘草	Hedysarimcoumestan B	11558452	48.14	0.43
123	甘草	1,3-Dihydroxy-8,9-dimethoxy-6-benzofurano [3, 2-c] chromenone	11602329	62.90	0.53
124*	甘草	Eurycarpin A	5317300	43.28	0.37
125	甘草	Glycyroside	101939210	37.25	0.79
126*	甘草	(−) -Medicocarpin	23724664	40.99	0.95
127*	甘草	Sigmoidin B	73205	34.88	0.41
128*	甘草	(2*R*) -7-hydroxy-2- (4-hydroxyphenyl) chroman-4-one	928837	71.12	0.18
129	甘草	Isobavachin	193679	36.57	0.32
130*	甘草	Isoglycyrol	124050	44.70	0.84
131*	甘草	Isolicoflavonol	5318585	45.17	0.42
132*	甘草	Isoformononetin	3764	38.37	0.21
133*	甘草	1-Methoxyphaseollidin	480873	69.98	0.64
134*	甘草	3′-Hydroxy-4′-O-Methylglabridin	15228662	43.71	0.57
135*	甘草	Licochalcone A	5318998	40.79	0.29
136*	甘草	3′-Methoxyglabridin	5319439	46.16	0.57
137	甘草	4′-Methoxyglabridin	9927807	36.21	0.52
138*	甘草	Inflacoumarin A	50218733	39.71	0.33
139	甘草	Icos-5-enoic acid	3349565	30.70	0.20
140*	甘草	Kanzonol F	101666840	32.47	0.89
141*	甘草	7, 2′, 4′-Trihydroxy-5-methoxy-3-arylcoumarin	25015742	83.71	0.27
142*	甘草	7-Acetoxy-2-methylisoflavone	268208	38.92	0.26
143	甘草	Gadelaidic acid	5460988	30.70	0.20
144*	甘草	Vestitol	92503	74.66	0.21
145*	甘草	Gancaonin G	480780	60.44	0.39
146*	甘草	Gancaonin H	5481949	50.10	0.78
147*	甘草	Licoagrocarpin	15840593	58.81	0.58
148*	甘草	Glycyrrhiza flavonol A	5317765	41.28	0.60
149*	甘草	Licoagroisoflavone	636883	57.28	0.49
150	甘草	18α-hydroxyglycyrrhetic acid	14189465	41.16	0.71
151*	甘草	Odoratin	13965473	49.95	0.30
152*	甘草	Phaseol	44257530	78.77	0.58
153*	甘草	Xambioona	14769500	54.85	0.87
154*	甘草/大枣	Mairin	64971	55.38	0.78

续上表

序号	来源	成分	PubChem CID	OB/%	DL
155*	生姜	Poriferast-5-en-3beta-ol	457801	36.91	0.75
156	生姜	6-Methylgingediacetate	53145002	48.73	0.32
157*	生姜	Dihydrocapsaicin	107982	47.07	0.19
158*	大枣	Stepharine	98455	31.55	0.33
159	大枣	Spiradine A	441756	113.52	0.61
160	大枣	Jujuboside A_qt	51346169	36.67	0.62
161*	大枣	Coumestrol	5281707	32.49	0.34
162*	大枣	Jujubasaponin V_qt	101635353	36.99	0.63
163*	大枣	Jujuboside C_qt	71448946	40.26	0.62
164*	大枣	Mauritine D	6443026	89.13	0.45
165*	大枣	Berberine	2353	36.86	0.78
166*	大枣	(S) -Coclaurine	160487	42.35	0.24
167*	大枣	Ziziphin_qt	441957	66.95	0.62
168*	大枣	Ruvoside_qt	101650325	36.12	0.76
169*	大枣	(+) -Catechin	9064	54.83	0.24
170*	大枣	Stepholidine	6917970	33.11	0.54
171*	大枣	Nuciferin	10146	34.43	0.40
172	大枣	Protoporphyrin	4971	30.86	0.56
173	大枣	Ceanothic acid	161352	73.52	0.77
174*	大枣	Moupinamide	5280537	86.71	0.26
175*	大枣	Beta-Carotene	5280489	37.18	0.58
176*	大枣	(-) -Catechin	73160	49.68	0.24
177	大枣	Stigmast-4-ene-3, 6-diol	10550610	34.37	0.78

注："qt" 表示该成分的苷元，如 Ginsenoside-Rh4_qt 表示 Ginsenoside 的苷元；"*" 表示与核心靶点相关的活性成分，共 124 个。

2.2 分子对接结果分析

化学成分与 ACE2、MPro 和 PLP 对接结果 Libdockscore > 120 的化学成分数分别有 86 个、114 个和 105 个。此外，本研究发现某些成分的结合活性与原配体接近，结果见表 2。柴胡中的柴胡皂苷 C、大枣中的滇刺枣碱 D、黄芩中的表小檗碱、甘草中的甘草苷 E 和人参中的人参皂苷 Rh2 与 ACE2 有较强的结合活性。柴胡中的曲克芦丁、半夏中的松柏苷和大枣中的酸枣仁皂苷 A 与 MPro 具有较强的结合活性。人参中人参皂苷 Rh4、生姜中的 6－甲基姜辣二醇双乙酸酯和甘草中的甘草苷与 PLP 具有强的结合活性。部分代表性活性成分与靶蛋白的相互作用见图 1。由此可见，小柴胡汤中含与 ACE2、MPro 和 PLP 有较好结合活性的成分群，提示这些活性成分可能具有抑制 SARS-CoV－2 病毒感染宿主细胞和自我复制的作用。

表 2　ACE2、MPro 和 PLP 靶点筛选获得的代表性化学成分

来源	ACE2		MPro		PLP	
	代表性成分	Libdockscore	代表性成分	Libdockscore	代表性成分	Libdockscore
—	原配体(XX5)	140.1	原配体(N3)	207.0	原配体(P85)	175.1
柴胡	Saikosaponin C_qt	170.0	Troxerutin	195.3	α-Spinasterol	165.9
黄芩	Supraene	146.5	2′-Elucuronide	166.8	Supraene	157.0
半夏	Baicalin	153.6	Coniferin	136.5	Cyclo(L-Tyr-L-Phe)	141.0
人参	Ginsenoside Rh2	161.6	Ginsenoside Rh2	148.0	Deoxyharringtonine	150.8
甘草	Licorice glycoside E	173.0	Licorice glycoside E	208.2	Licorice glycoside E	188.1
生姜	6-Methylgingediacetat	139.5	6-Methylgingediacetate	143.9	6-Methylgingediacetate	150.9
大枣	Mauritine D	148.0	Protoporphyrin	180.4	Stigmast-4-ene-3, 6-diol	143.0

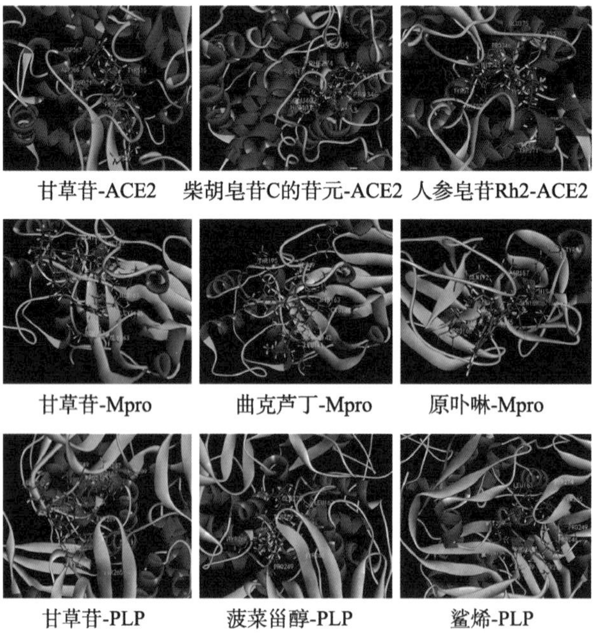

图 1　代表性成分与 ACE2、MPro 和 PLP 分子对接模式

2.3　“药材－活性成分－核心靶点”网络分析

利用 Cytoscape 建立的“药材－活性成分－核心靶点”网络见图 2。该网络共有 249 个节点（7 味药材，124 个活性成分，118 个核心靶点），2030 条边。在 118 个核心靶点中，Degree 值前 15 的靶点为 PTGS2、AR、MAPK14、PPARG、GSK3B、CCNA2、MAPK1、MAPK3、TP53、IL-6、CHEK1、JUN、STAT3、TNF 和 RELA。Degree 值前 5 的成分是槲皮素、汉黄芩素、山柰酚、异鼠李素和儿茶酸，说明这些成分可以作用于多个靶点。

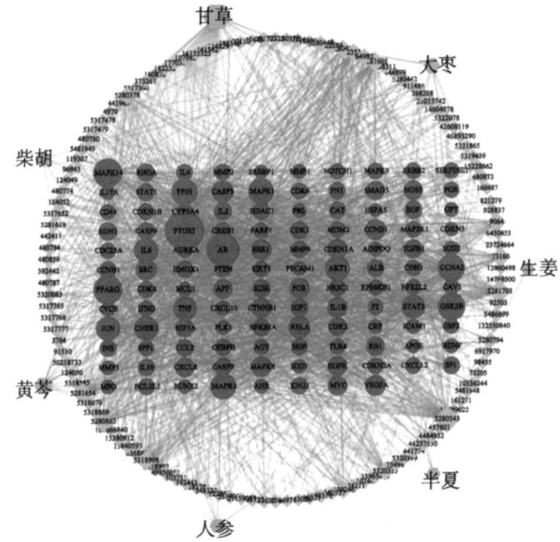

图 2　药材 – 活性成分 – 核心靶点网络图

六边形代表药材，圆形代表成分作用的核心靶点，正方形代表活性成分，图形的大小代表了节点的 Degree 值。

2.4　核心靶点通路富集分析

通过对小柴胡汤作用的 118 个核心靶点进行 KEGG 通路富集，得到 119 条通路（筛选 $P<0.05$ 的通路，P 值越小，富集程度越高）。图 3 列举了前 30 条相关通路，包括与病毒性疾病相关的 Hepatitis B、Influenza A、Epstein-Barr virus infection、Viral carcinogenesis 通路；与呼吸系统疾病相关的 Pertussis、Small cell lung cancer、Tuberculosis 通路；与炎症免疫调控相关的 TNF、Toll-like receptor 信号通路；此外，还包括在炎症因子调控及低氧浓度或缺氧应答中发挥重要作用的 HIF-1 信号通路，以及在某些病毒复制过程中必须激活的 PI3K-Akt 信号通路。

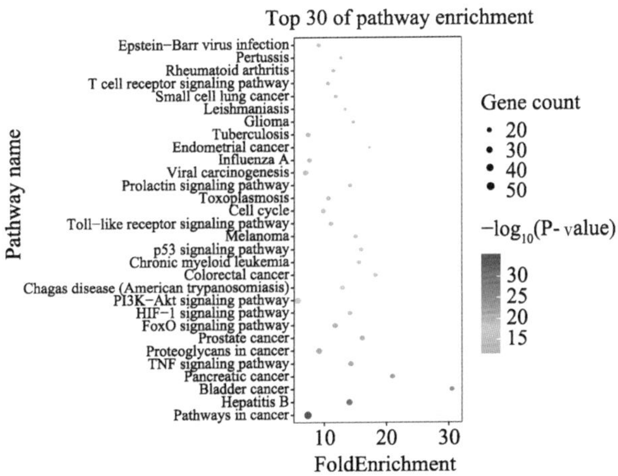

图 3　小柴胡汤核心靶点 KEGG 通路富集分析结果

3 讨论

小柴胡汤在防治 COVID-19 中取得了良好的效果，但是其活性成分和作用机制尚不清楚。本研究的目的就是探索小柴胡汤防治 COVID-19 的活性成分及作用机制，为小柴胡汤在 COVID-19 的预防和治疗中的应用提供参考。本研究采用分子对接法对小柴胡汤中作用于 ACE2、MPro 和 PLP 靶点的活性成分进行预测和筛选，然后利用 TCMSP 和 CTD 等数据库进行靶点检索，通过 PPI 分析筛选得到核心靶点，构建"药材-活性成分-核心靶点"网络，对核心靶点进行 KEGG 通路富集分析，探讨小柴胡汤防治 COVID-19 的可能作用通路。

ACE2、MPro 和 PLP 是 SARS-CoV-2 病毒感染宿主细胞或自我复制的关键蛋白，被认为是抗 SARS-CoV-2 病毒药物筛选的重要靶点。本研究结果表明，小柴胡汤中含有与 ACE2、MPro 和 PLP 有较好结合活性的成分群；甘草苷 E 与 ACE2、MPro 和 PLP 均具有较好的结合活性，柴胡皂苷 C 的苷元和人参皂苷 Rh2 与 ACE2 有较高的结合活性，曲克芦丁和原卟啉与 MPro 具有较高的结合活性，菠菜甾醇和鲨烯与 PLP 具有较高的结合活性。这些活性成分在抑制 SARS-CoV-2 病毒感染宿主细胞或自我复制方面具有潜在的作用。一些代表性活性成分已经有相关抗病毒活性的文献报道，如柴胡皂苷 C[21] 有抑制丙型肝炎病毒复制的活性，人参皂苷 Rh2[22-23] 和黄芩苷[24-26] 则对多种病毒有抑制作用。

细胞因子风暴（cytokine release syndrome，CRS）是一种全身性炎症反应，可由感染等因素引发，表现为多种炎症因子水平急剧升高。CRS 多见于免疫系统相关疾病或病毒感染[27]。已有研究表明，COVID-19 重症患者存在不同程度的细胞因子风暴；相较于非重症监护患者，重症监护患者的血浆中存在更高的 IL-6 和 TNF-α 等炎症因子浓度[28-29]。其中，TNF-α 和 IL-6 是引发 COVID-19 患者 CRS 的关键炎症因子，IL-6 的进行性上升已作为 COVID-19 重型、危重型病例病情恶化的临床警示指标。研究证实，IL-6 抑制剂可降低 COVID-19 住院患者死亡风险[30]。环氧化酶 2（Cyclooxygenase-2，Cox-2/PTGS2）在机体炎症反应过程中起着十分重要的作用，主要功能之一就是催化花生四烯酸产生前列腺素 E2，广泛参与机体多个组织和器官的炎症反应。Cox-2/PTGS2 的抑制剂双氯芬酸被推荐用于治疗 COVID-19[31]。本研究结果表明，小柴胡汤可作用于 PTGS2、TNF-α 和 IL-6 等与炎症调控密切相关的多个靶点以及作用于 TNF、Toll-like receptor 等多个信号通路，提示其可能具有抑制 COVID-19 引起的 CRS 的作用。此外，COVID-19 低氧血症重症患者多在发病 1 周后出现呼吸困难和/或低氧血症。本研究通路富集结果显示，HIF-1 信号通路也是小柴胡汤作用的关键通路之一，提示小柴胡汤对 COVID-19 患者的低氧血症可能也有改善作用。

本研究中分子对接是通过将小柴胡汤中的成分与抑制病毒感染宿主细胞及自我复制的靶点进行对接，以筛选出其中具有抑制病毒的活性成分。通过网络药理学研究搜集了小柴胡汤成分的相关作用靶点，对成分靶点进行蛋白间相互作用分析、网络构建及拓扑分析、通路富集分析，挖掘关键靶点和通路，并确定与之相关的活性成分。分子对接和网络药理学研究所侧重的内容和研究方法不同，两部分研究内容互相补充，共同揭示了小柴胡汤防治 COVID－19 的活性成分及作用机制。网络药理学是基于整体和系统的角度去研究中药复方的作用机制，这与中医的整体观念相一致，但该方法也存在一些不足，如目前还无法将活性成分进入血液循环的量考虑进去，也没有考虑到从数据库收集的各靶点的权重差异。分子对接作为一种虚拟研究手段，能快速预测药物靶点，但有可能出现假阳性结果。因此，本研究预测的结果还需要后续的实验验证。

综上所述，小柴胡汤中的活性成分群发挥防治 COVID－19 的作用机制主要包括以下三个方面：①活性成分可能通过作用于 ACE2、MPro 和 PLP 抑制病毒感染宿主细胞及自我复制的进程；②通过作用于 PTGS2、TNF-α 和 IL－6 等靶点抑制细胞因子风暴；③通过调控 HIF－1 信号通路改善低氧血症。小柴胡汤防治 COVID－19 的活性成分及作用机制的阐明为小柴胡汤的临床应用提供了依据。

参考文献

[1] KANNE J P. Chest CT findings in 2019 novel coronavirus (2019-nCoV) infections from Wuhan, China: key points for the radiologist [J]. Radiology, 2020, 295 (1): 16－17.

[2] GUAN W J, NI Z Y, HU Y, et al. Clinical characteristics of coronavirus disease 2019 in China [J]. N Engl J Med, 2020, 382 (18): 1708－1720.

[3] LONG Q X, TANG X J, SHI Q L, et al. Clinical and immunological assessment of asymptomatic SARS-CoV－2 infections [J]. Nat Med, 2020, 26 (8): 1200－1204.

[4] MIAO Q, CONG X D, WANG B, et al. Understanding and thinking of novel coronavirus pneumonia in trditinal Chinese medicine [J]. J Tradit Chin Med, 2020, 61 (4): 286－288.

[5] 广东省药品监督管理局. "肺炎 1 号方"获批用于广东 30 家定点救治医院 [EB/OL]. http://mpa.gd.gov.cn/xwdt/xwfbpt/mtzx/content/post_2895790.html. 2020－02－14.

[6] 广东省药品监督管理局. 广东省药品监督管理局、广东省卫生健康委员会、广

东省中医药局关于透解祛瘟颗粒（曾用名"肺炎1号方"）临床使用有关规定的通知［EB/OL］. http://mpa. gd. gov. cnzwgkgzwj/content/post_2888223. html. 2020－02－08.

［7］ZHAO J, TIAN S S, YANG J, et al. Investigating mechanism of Qing-Fei-Pai-Du-Tang for treatment of COVID－19 by network pharmacology［J］. Chin Tradit Herb Drugs, 2020, 51（4）: 829－835.

［8］JIN X J, WANG Y R, WANG Y, et al. Explore the material basis of treating pulmonary fibrosis with yifei jianpi prescription based on network pharmacology, molecular docking and chemical informatics［J］. Chin J Mod Appl Pharm, 2020, 37（8）: 897－906.

［9］OU H Y, YE X P, LI S, et al. Study on medication rules of herbs in the regulation of ferroptosis based on network pharmacology and data mining［J］. Chin J Mod Appl Pharm, 2019, 36（18）: 2317－2324.

［10］DU B, LIU L H, LV Y J, et al. Systems pharmacology uncovers multiple mechanisms of erxian decoction for treatment of premature ovarian failure［J］. Chin J Integr Med, 2020, 26（2）: 106－113.

［11］XU X T, CHEN P, WANG J F, et al. Evolution of the novel coronavirus from the ongoing Wuhan outbreak and modeling of its spike protein for risk of human transmission［J］. Sci China Life Sci, 2020, 63（3）: 457－460.

［12］TOWLER P, STAKER B, PRASAD S G, et al. ACE2 X-ray structures reveal a large hinge-bending motion important for inhibitor binding and catalysis［J］. J Biol Chem, 2004, 279（17）: 17996－18007.

［13］WRAPP D, WANG N S, CORBETT K S, et al. Cryo-EM structure of the 2019－nCoV spike in the prefusion conformation［J］. Science, 2020, 367（6483）: 1260－1263.

［14］CHEN Y, GUO Y, PAN Y, et al. Structure analysis of the receptor binding of 2019-nCoV［J］. Biochem Biophys Res Commun, 2020, 525（1）: 135－140.

［15］LIU X, WANG X J. Potential inhibitors against 2019-nCoV coronavirus M pro tease from clinically approved medicines［J］. J Genet Genom, 2020, 47（2）: 119－121.

［16］YANG Y D, SUN L, CHEN Z B. Structure and functions of papain-like protease of severe acute respiratory syndrome（SARS）coronavirus［J］. Chin J Biochem Mol Biol, 2010, 26（1）: 15－21.

［17］JIN Z, DU X, XU Y, et al. Structure of Mpro from SARS-CoV-2 and discovery of its inhibitors [J]. Nature, 2020, 582 (7811): 289 - 293.

[18] BÁEZ-SANTOS Y M, BARRAZA S J, WILSON M W, et al. X-ray structural and biological evaluation of a series of potent and highly selective inhibitors of human coronavirus papain-like proteases [J]. J Med Chem, 2014, 57 (6): 2393 - 2412.

[19] WANG Y Y, WEI S Z, GAO T, et al. Anti-inflammatory effect of a TCM formula Li-Ru-Kang in rats with hyperplasia of mammary gland and the underlying biological mechanisms [J]. Front Pharmacol, 2018 (9): 1318. Doi: 10. 3389/fphar. 2018. 01318.

[20] WANG J B, CUI H R, WANG R L, et al. A systems pharmacology-oriented discovery of a new therapeutic use of the TCM formula Liuweiwuling for liver failure [J]. Sci Rep, 2018, 8 (1): 1 - 14.

[21] LI T, PENG T. Traditional Chinese herbal medicine as a source of molecules with antiviral activity [J]. Antivir Res, 2013, 97 (1): 1 - 9.

[22] DONG W, FAROOQUI A, LEON A J, et al. Inhibition of influenza A virus infection by ginsenosides [J]. PLoS One, 2017, 12 (2): e0171936. Doi: 10. 1371/journal. pone. 0171936.

[23] KANG S, IM K, KIM G, et al. Antiviral activity of 20 (R)-ginsenoside Rh2 against murine gammaherpesvirus [J]. J Ginseng Res, 2017, 41 (4): 496 - 502.

[24] XU G, DOU J, ZHANG L, et al. Inhibitory effects of baicalein on the influenza virus *in vivo* is determined by baicalin in the serum [J]. Biol Pharm Bull, 2010, 33 (2): 238 - 243.

[25] MOGHADDAM E, TEOH B T, SAM S S, et al. Baicalin, a metabolite of baicalein with antiviral activity against dengue virus [J]. Sci Rep, 2014, 4 (1): 1 - 8.

[26] ZHU H Y, HAN L, SHI X L, et al. Baicalin inhibits autophagy induced by influenza A virus H3N2 [J]. Antivir Res, 2015, 113: 62 - 70.

[27] REN Y, YAO M C, HUO X Q, et al. Study on treatment of "cytokine storm" by anti - 2019 - nCoV prescriptions based on arachidonic acid metabolic pathway [J]. China J Chin Mater Med, 2020, 45 (6): 1225 - 1231.

[28] HUANG C L, WANG Y M, LI X W, et al. Clinical features of patients infected with 2019 novel coronavirus in Wuhan, China [J]. Lancet, 2020, 395 (10223): 497 - 506.

[29] SUN X, WANG T, CAI D, et al. Cytokine storm intervention in the early stages of

COVID - 19 pneumonia [J]. Cytokine Growth Factor Rev, 2020 (53): 38 - 42.

[30] THARAUX P L. Association between administration of IL - 6 antagonists and mortality among patients hospitalized for COVID - 19: a meta - analysis [EB/OL]. JAMA, 2021. 326 (6): 499 - 518.

[31] VERRALL G M. Scientific rationale for a bottom - up approach to target the host response in order to try and reduce the numbers presenting with adult respiratory distress syndrome associated with COVID - 19, is there a role for statins and COX - 2 inhibitors in the prevention and early treatment of the disease? [J]. Front Immunol, 2020 (11): 2167. Doi: 10.3389/ fimmu.2020.02167.

[作者：谌攀、饶鸿宇、吴灏、王永刚、苏薇薇、李沛波，原文发表于《中国现代应用药学》，2021 年第 38 卷第 21 期，第 2665 - 2674 页]